常用药物不良反应

速查手册

主编　何红梅　杨志福

中国健康传媒集团

中国医药科技出版社

内容提要

本书内容包括总论与各论两篇十七章，共收录药品 1000 余种。除简明扼要地阐述药物的分类、药理作用、适应证和用法用量及注意事项外，本书重点介绍药物的不良反应，并以表格形式呈现，方便读者迅速查找。本书适用于临床医师、药师以及从事药物不良反应监测、上市药品再评价的专业人员，同时也适用于医药院校的教师和药品开发人员参考阅读。

图书在版编目（CIP）数据

常用药物不良反应速查手册/杨志福，何红梅主编. -- 北京：中国医药科技出版社，2020.7（2024.10 重印）

ISBN 978-7-5214-1845-3

Ⅰ.①常…　Ⅱ.①杨…　②何…Ⅲ.①药物副作用—手册　Ⅳ.① R961-62

中国版本图书馆 CIP 数据核字（2020）第 085366 号

美术编辑　陈君杞
版式设计　友全图文

出版　**中国健康传媒集团** | 中国医药科技出版社
地址　北京市海淀区文慧园北路甲 22 号
邮编　100082
电话　发行：010-62227427　邮购：010-62236938
网址　www.cmstp.com
规格　710×1000mm $\frac{1}{16}$
印张　47 $\frac{1}{4}$
字数　1060 千字
版次　2020 年 7 月第 1 版
印次　2024 年 10 月第 2 次印刷
印刷　北京盛通印刷股份有限公司
经销　全国各地新华书店
书号　ISBN 978-7-5214-1845-3
定价　98.00 元

获取新书信息、投稿、为图书纠错，请扫码联系我们。

编 委 会

主　编　何红梅　杨志福

副主编　文爱东　石小鹏　王婧雯　张　维
　　　　　夏　晴

编　委（以姓氏笔画为序）

丁　一　　王艳华　　宁泽琼　　乔　元

杨　燕　　李　寅　　李　薇　　宋丽娜

张　蓉　　张　静　　张小瑞　　周　锦

周晓俊　　高行军　　曹金一　　康阿龙

葛　洁

前言
PREFACE

按照我国《药品不良反应报告和监测管理办法》中的规定，药品不良反应，是指合格药品在正常用法用量下出现的与用药目的无关的有害反应。该定义排除有意的或意外的过量用药及用药不当引起的反应。本书撰写以全面梳理药物不良反应为前提，指导医务人员及时掌握、发现、解决和预防潜在的或实际存在的用药问题，维护患者合理用药权益。为此，本书以全面梳理药物不良反应为出发点，通过查阅大量国内外最新文献资料，参考《新编药物学》（第 18 版）、美国 FDA 最新说明书等国内外权威学术资料，针对每种药物的药理作用、适应证、用法用量、不良反应和咨询要点进行重点阐述，以期引导医药人员积极参与药物治疗和药学监护，尽可能对 ADR 早预防、早发现、早救治，规避不必要的医疗风险，降低医疗费用，从而保证公众用药安全。

本书具有以下特点。

● 药物丰富：依据《国家基本药物目录（2018 年版）》，收录常用药物 1000 余种。

● 专业性强：针对每种药品引发各系统不良反应的发生率和处理方法重点阐述。

● 对比性强：采用表格分类法展示药物不良反应，便于准确把握临床特征和进行对比。

● 警示性高：详细收载药物研发应用具有警示意义的重大事件。

● 便于查阅：药物的不良反应以表格的形式呈现，一目了然。

本书适用于临床医师、药师以及从事药物不良反应监测、上市药品再评价的专业人员，同时也适用于医药院校的教师和药品研发人员。我们希望本书能够对广大读者有所帮助，但限于能力与水平和药品信息的时效性，书中难免存在一些不足，恳请广大读者提出宝贵意见，以便修订完善。

编者

2020 年 04 月

目录
CONTENTS

第八章　主要作用于泌尿和生殖系统的药物 ·················479

第九章　主要作用于内分泌系统的药物 ·················524

上篇　总论

第一章　概述

第一节　药物不良反应相关概念

1.药物不良反应（Adverse Drug Reactions，简称 ADR）　世界卫生组织将药物不良反应定义为，正常剂量的药物用于预防、诊断、治疗疾病或调节生理机能时出现的有害的和与用药目的无关的反应。我国《药品不良反应报告和监测管理办法》中第六十三条规定："药品不良反应，是指合格药品在正常用法用量下出现的与用药目的无关的有害反应。该定义排除有意的或意外的过量用药及用药不当引起的反应。

2.药物不良事件（Adverse Drug Event，ADE）　世界卫生组织将其定义为不良感受，是指药物治疗过程中所发生的任何不幸的医疗卫生事件，而这种事件不一定与药物治疗有因果关系。这一概念在药物，特别是新药的安全性评价中具有实际意义。

3.用药错误（Medication Errors，ME）　美国国家用药错误通报及预防协调审议委员会（NCC-MERP）将其定义为：在药物治疗过程中，医疗专业人员、患者或消费者因不适当地使用药物而造成患者损伤的可预防事件。

4.药源性疾病（Drug Induced Diseases）　当药物引起的不良反应持续时间比较长，或者发生的程度比较严重，造成某种疾病状态或组织器官发生持续的功能性、器质性损害而出现一系列临床症状和体征，则称为药源性疾病。

5.非预期不良反应（Unanticipated Adverse Reaction）　是指不良反应的性质和严重程度与药品说明书或上市批文不一致，或者根据药物的特性无法预料的不良反应。

6.严重不良事件（Serious Adverse Event，SAE）　凡在药物治疗期间出现下列情形之一的称为严重不良事件：①死亡；②立即危及生命；③导致持续性的或明显的残疾、功能不全；④导致先天异常或分娩缺陷；⑤引起身体损害而导致住院治疗或延长住院时间；⑥其他有意义的重要医学事件。

第二节　药物不良反应分类及临床特点

一、药物不良反应分类

（一）按照药理作用的关系分类

可分为三类即 A 型、B 型和 C 型。

1.A 型（量变型异常）　是由药物的药理作用增强所致，特点是可以预测，与常规的药理作用有关，反应的发生与剂量有关，停药或减量后症状很快减轻或消失，发生率高（>1%），死亡率低。

特点：①常见；②与剂量有关；③时间关系较明确；④可重复性；⑤在上市前常可发现。

2.B 型（质变型异常）　一般很难预测，常规毒理学筛选不能发现，发生率低（1%），死亡率高。

特点：①罕见；②非预期的；③较严重；④时间关系明确。例如应用青霉素治疗量或极少量就可发生过敏反应。

3.C 型　一般在长期用药后出现，潜伏期较长，没有明确的时间关系，难以预测。

特点：①背景发生率高；②非特异性（指药物）；③没有明确时间关系；④潜伏期较长；⑤不可重现。⑥机制不清。

（二）按发生机制分类

可分为 A 类反应（Augmemed）、B 类反应（Bugs）、C 类反应（Chemical）、D 类反应（Delivery）、E 类反应（Exit）、F 类反应（Familial）、G 类反应（Genetoxicity）、H 类反应（Hypersensitivity）和 U 类反应（Unclassified）。

1.A 类（Augmemed）反应　即扩大的反应，是药物对人体呈剂量相关的反应，其特点是它可根据药物或赋形剂的药理学和作用模式来预知。这些反应仅在人体接受该制剂时发生，停药或剂量减少时则可部分或完全改善。

2.B 类（Bugs）反应　即药物导致某些微生物生长引起的不良反应。该类反应的特点是在药理学上是可预测的，但与 A 类反应不同，因为其直接的和主要的药理作用是针对微生物体而不是人体。如含糖药物引起的龋齿，抗生素引起的肠道内耐药菌群的过度生长，广谱抗生素引起的鹅口疮，过度使用某种可产生耐药菌的药物而使之再次使用时无效。

3.C 类（Chemical）反应　即化学的反应，C 类反应的严重程度主要与起因药物的浓度而不是剂量有关，此类典型的不良反应包括外渗物反应，静脉炎，药物或形剂刺激而致的注射部位疼痛，酸碱灼烧，接触性（"刺激物"）皮炎，以及局部刺激引起的胃肠黏膜损伤。这些反应不是药理学可预知的，但了解起因药物的生理化学特性还是可以预测的。

4.D 类（Delivery）反应　即是给药反应，许多不良反应是因药物特定的给药方式而引起的。这些反应不依赖于制剂成分的化学或药理性质，而是因剂型的物理性质和（或）给药方式而发生。这些反应不是单一的，给药方式不同，不良反应的特性也必将不同，其共同的特点是，如果改变给药方式，不良反应即可停止发生。如植入药物周围的炎症或纤维化，注射液中微粒引起的血栓形成的血管塞，片剂停留在咽喉部，用干粉吸入剂后的咳嗽，注射液经微生物污染引起的感染。应注意，与注射相关的感染属 D 类，不是 B 类。这些感染的发生与给药方式等有关，与所用药物无关，B 类反应则为药物与微生物之间的直接相互作用。

5.E 类（Exit）反应　即撤药反应，通常所说的撤药反应是生理依赖的表现。它们只发生在停止给药或剂量突然减少后。与其他继续用药会加重反应的所有不良反应不同，该药再次使用时，可使症状得到改善。反应的可能性更多与给药时程而不是剂量有关。此外，虽然这些反应一定程度上是药理学可预知的，但撤药反应的发生也不是普遍的，许多患者虽然持续大剂量使用也不一定会发生此类反应。常见的可引起撤药反应的药物有阿片类、苯二氮草类、三环类抗抑郁药、β 受体阻滞药、可乐定等。

6.F 类（Familial）反应　即家庭性反应，某些不良反应仅发生在那些由遗传因子决定的代谢障碍的敏感个体中。一些较常见的家庭性障碍有苯丙酮酸尿，葡萄糖 –6– 磷酸脱氢酶、C_1 醇抑制剂缺陷，卟啉症和镰状细胞性贫血。此类反应不可混淆于人体对某种药物代谢能力的正常差异而发生的反应。例如，西方人群 10% 以上缺乏 CYP2D6，与其他人群相比，他们更容易发生受 CYP2D6 代谢的药物的已知的 A 类反应，因为他们对这些药物的消除能力较低。有上述代谢障碍的人群易发生的不良反应，在无此障碍的其他人群中，不管剂量多大也不会发生。例如，有 G6PD 缺陷的患者，使用奎宁时可能会出现溶血，而其他个体即使奎宁用量很大也绝不会发生。

7.G 类（Genetoxicity）反应　基因毒性反应，许多药物能引起人类的基因损伤，值得注意的是有些是潜在的致癌物或遗传毒物，有些（并非全部）致畸物在胎儿期即使遗传物质受损。

8.H 类（Hypersensitivity）反应　即过敏反应可能是继 A 类反应后最常见的不良反应、类别很多，均涉及免疫应答的活化。它们不是药理学上可预测的，也不是剂量相关的。因此，减少剂量通常不会改善症状，必须停药。如过敏反应、过敏性皮疹、重症多形性红斑型药疹、光敏性皮炎、急性血管性水肿。

9.U 类（Unclassified）反应　即未分类反应，为发生机制不明的反应，如药源性味觉障碍，辛伐他汀所致的肌痛、横纹肌溶解症等，气体全麻药引起的恶心、呕吐。

第三节　药物不良反应分级

根据药物不良反应的严重程度，将其分为轻度、中度、重度和严重四个等级。轻度不良反应指有症状出现，但很轻微，例如消化道不适、轻微头痛、疲乏、全身不适等；中度不良反应症状稍重，但能很好的耐受，不影响正常生活，例如大面积的皮疹、视觉障碍、肌肉震颤、排尿困难、认知障碍、血液成分（白细胞、血糖等）的改变；重度不良反应症状较重，影响正常生活，患者难以忍受，需要停药或对症处理，例如严重肝功能异常、心律失常、严重过敏反应等；严重不良反应症状严重，危及患者生命，致死或致残，须立即停药或紧急处理，例如肝功衰竭、严重的心律失常等。

第二章 药物不良反应发生的原因

由于药物种类繁多，给药途径不同，体质又因人而异。因此，药物不良反应发生的原因也是复杂的。几乎所有的药物都可引起不良反应，只是反应的程度和发生率不同。随着药品种类日益增多，药物不良反应的发生率也逐年增加。虽然有些药物不良反应较难避免，但相当一部分是由于临床用药不合理所致，如阿司匹林是公认的比较安全的常用药物，但久服可引起胃肠道出血，诱发胃溃疡，使胃溃疡恶化，导致溃疡出血、穿孔，长期服用还可引起缺铁性贫血，少数患者可引起粒细胞及血小板减少。药物不良反应常见原因如下。

一、药物方面

1. 药理作用　很多药物在应用一段时间后，由于其药理作用，可导致一些不良反应，例如，长期大量使用糖皮质激素能使毛细血管变性出血，以致皮肤、黏膜出现瘀点、瘀斑，同时出现类肾上腺皮质功能亢进症。

2. 药物杂质　药物生产中可能混入微量高分子杂质，亦常渗入赋形剂等，如胶囊的染料常会引起固定性皮疹。青霉素过敏反应是因制品中含微量青霉素烯酸、青霉素噻唑酸及青霉素聚合物等物质引起的。

3. 药物污染　由于生产或保管不当，使药物污染，常可引起严重反应。

4. 药物剂量　用药量过大，可发生中毒反应，甚至死亡。

5. 药物剂型　同一药物剂型不同，由于制造工艺和用药方法的不同，往往影响药物的吸收与血中药物的浓度，亦即生物利用度有所不同，如不注意掌握，即会引起不良反应。

6. 药物质量　同一组成的药物，可因厂家不同，制剂技术差别、杂质的除去率不同，而影响其不良反应的发生率。如冠心平中的不纯物对氯苯酚则是发生皮炎的原因；氨苄西林中的蛋白质则是发生药疹的原因等。

二、机体方面

1. 种族差别　同一种药物对不同种族患者产生的疗效大相径庭，同样也适用于不良反应。例如，甲基多巴所诱发的溶血性贫血在不同种族间的发生率是不同的。进行直接抗球蛋白试验时，服用此药的高加索人则15%出现阳性，而服用此药的印第安人和非洲人以及中国人则显示阴性。解热消炎剂异丁苯酸在英国则多出现损伤，而在日本则比较少见等。

2. 性别不同　在药物性皮炎中，男性发病者多于女性，其比率约为3∶2。西咪替丁可引起男性乳房发育。保泰松和氯霉素导致的粒细胞缺乏症，妇女比男性高3倍，氯霉素引起的再生障碍性贫血女性比男性高2倍。据Hurtwity报道，不良反应男性发生率占7.3%（50/682），女性则为14.2%（68/478）。

3. 年龄差异　老年人、少年、儿童对药物反应与成年人不同，例如青霉素，成年人的半衰期为0.55小时，而老年人则为1小时，老年人由于血浆蛋白浓度减少，与药物结合能力也降低，如苯妥英钠与血浆蛋白的结合率较45岁以下的人低26%，小儿对中枢抑制药，影响水盐代谢及酸碱平衡的药物均较成人敏感。一般来说，婴幼儿较成人易发生不良反应的原因有：药物代谢速度较成人慢，肾排泄较差，作用点上药物的感受性较高，且易透过血－脑屏障等。据统计，60岁以下者不良反应发生率为6.3%（42/667），而60岁以上者为5.4%（76/493），老年人使用洋地黄及利血平等尤应注意。

4. 个体差异 不同个体对同一剂量的相同药物有不同反应，这是正常的"生物学差异"现象。例如，对水杨酸钠的不良反应就是个体差异。300 例男性患者用水杨酸钠治疗，约有 2/3 的患者在总量为 6.5~13.0g 时发生不良反应，但在总量仅为 3.25g 时，已有不少患者出现反应，也有个别患者在总量达 30.0g 左右时才出现反应，引起反应的剂量在不同个体中相差可达 10 倍。有时，个体差异也影响到药物作用的性质，例如巴比妥类药物在一般催眠剂量时，对大多数人可产生催眠作用，但对个别人不但不催眠甚至引起焦躁不安、不能入睡。吗啡也有类似情况，对个别人不表现抑制作用，而是兴奋作用。前述之过敏反应和特异质即是个体差异的表现。

5. 病理状态 病理状态能影响机体各种功能，因而也能影响药物作用。例如腹泻时，口服药的吸收差，疗效低。肝肾功能减退时，可以显著延长或加强许多药物的作用，引起药物蓄积甚至中毒。

6. 血型差异 据报告，女性口服避孕药引起血栓症，A 型较 O 型者多。

7. 营养状态 饮食的不平衡亦可影响药物的作用，如异烟肼引起的神经损伤，当处于维生素 B_6 缺乏状态时则较正常情况更严重。对缺乏烟酸饲养的动物，当用硫喷妥钠麻醉时，作用增强。

三、给药方法的影响

1. 误用、滥用 医、护、药人员处方配伍不当，患者滥用药物等均可发生不良反应。

2. 用药途径 给药途径不同，关系到药的吸收、分布，也影响药物发挥作用的快慢强弱及持续时间，例如静脉直接进入血液循环，立即发生效应，较易发生不良反应，口服刺激性药物可引起恶心、呕吐等。

3. 用药时间过长 长期用药易发生不良反应，甚至发生蓄积而中毒。

4. 联合用药不当 由于药物的相互作用，不良反应的发生率亦随之增高，据报告 5 种药并用的发生率为 4.2%，6~10 种为 7.4%，11~15 种为 24.2%，16~20 种为 40%，21 种以上达 45%。

5. 减药或停药 不恰当的减药或停药，也可引起不良反应，例如治疗严重皮疹，停用糖皮质激素或减药过速时，会产生反跳现象。

四、多药联合应用

多药并用易引起不良反应，不良反应的严重性与药品种类数无比例关系，饮酒同时服药可增加不良反应的发生。医生或药剂师应了解患者正在服用的所有药物可减少药物不良反应的危险。

第三章　正确对待药物不良反应

药物对机体所呈现的作用是多方面的。长期的临床实践使人们对药物的一般规律（预防与治疗作用）以及药物毒性作用机制都有了比较深入的认识。临床用药中，常因药物自身的调节作用、用药时机与剂量大小、机体的病理状态或病种不同等因素，出现正反两个方面的效果，因此临床用药须全面认识。

1. 药物本身有双重调节作用　如影响免疫功能的药物，对机体免疫功能的影响可分为两个方面：一方面是诱导兴奋，出现超出寻常的免疫反应，如变态反应、自身免疫反应。这些过强的免疫反应可对机体产生程度不同的损害，甚至危及生命。另一方面则是引起抑制反应，使免疫功能低下，导致机体对感染或其他疾病抵抗能力下降。

2. 用药剂量不同所致的双重作用　如地西泮小剂量（<10mg）时对呼吸几乎没有影响，但剂量 >30mg 时，则可抑制呼吸，使呼吸减慢。

3. 用药不同时期的双重作用　如哌甲酯是治疗轻度脑功能失调首选药物，在儿童多动症的治疗中却能控制多动而显示其镇静作用。通过中枢兴奋作用，对巴比妥类及其他镇静催眠药等过量所致的昏睡和呼吸抑制具有良好的疗效。

4. 在不同疾病治疗中的双重作用　如普萘洛尔对心脏 β 受体拮抗作用较强，可使心率减慢，心肌收缩力减弱；能降低心肌自律性，延长有效不应期，减慢传导，使心输出量减少，心肌耗氧降低，血压稍降低。普萘洛尔亦可拮抗 $β_2$ 受体，使支气管平滑肌收缩，对支气管哮喘患者可诱发或加重急性发作。

5. 药理作用广泛的双重作用　三七皂苷具有止血化瘀、活血生肌、理血补气的作用，既用于内外伤出血、血瘀证及产后、术后创伤愈合，又用于中风麻痹偏瘫。

第一节　药代动力学指导临床

药物代谢动力学在临床上的实用意义不仅仅是单纯地判断一个药物的疗效高低、起效快慢、毒性强弱、使用方法及应用前景如何，还在于药物在体内的吸收、分布、代谢和排泄规律，药物对机体的作用，以及运用数学原理和方法阐明血药浓度随时间变化，包括药物消除动力学的规律。熟练掌握和运用必要的药代动力学参数与知识，可在药物不良反应的诊断救治过程中有的放矢。

一、生物利用度

生物利用度是指药物被机体吸收进入体循环的相对分量和速率，与药物作用的强度与速度有关，一般是以口服吸收百分率（%）或分数表示。F（生物利用度）$=（A/D）100\%$。A 为进入体循环药物量，D 为服药剂量。影响生物利用度的因素较多，包括药物颗粒的大小晶型、填充剂的紧密度、赋型剂及生产工艺等。生物利用度是用来评价制剂吸收程度的指标。生物利用度与药物疗效密切相关，特别是治疗指数窄、剂量小、溶解度小和急救用的药物，其生物利用度的改变对临床疗效的影响尤为严重。生物利用度由低变高时，可导致中毒，甚至危及生命；反之则达不到应有疗效而贻误治疗。生物利用度具有较大的差异，临床效果亦不相同。因此，对生物利用度变化较大的药物，以及一些难溶性药物、治疗量与中毒量接近的药物，在应用过程中需要换用不同厂家或不同批号的同一药物时，都要考虑生物利用度的影响，注意观察疗效和不良反应的变化，防止无效、效差、中毒现象的发生。必要时应进行生物利用度的测定。

二、血药稳态浓度

药物在连续恒速给药（如静脉滴注）或分次恒量给药的过程中，血药浓度会逐渐增加，当给药速度大于消除速度时称为药物蓄积；当给药速度等于消除速度时，血药浓度维持在一个基本稳定的水平，称血药稳态浓度，又称坪浓度或坪值。

临床意义：①作为调整给药剂量的依据：当治疗效果不满意时或发生不良反应时，可通过测定稳态血药浓度对给药剂量加以调整；②作为确定负荷剂量的依据：病情危重需要立即达到有效血药浓度时应给负荷量，即首次剂量就能达到稳态血药浓度的剂量；③作为制订理想的给药方案依据：理想的维持剂量应使稳态浓度维持在最小中毒浓度与最小有效浓度之间。因此，除恒速消除药物治疗指数太小及半衰期特长或特短的药物外，快速、有效安全的给药方法是每隔1个半衰期给半个有效剂量，并把首次剂量加倍。

三、最大血药浓度

最大血药浓度，即血药峰值浓度。用药后药物进入血液所达到的最大血液浓度与给药剂量、给药途径、给药次数以及获得最大的血液浓度所需时间有关。

四、达峰时间

达峰时间是指给药后血药浓度达到峰浓度所需的时间，这个时间点血药浓度最高。既可用来分析合理的服药时间，同样也可判断产生不良反应的药物达到峰浓度的时间，用以指导药物不良反应的临床救治。

每种药物或个体的达峰时间不是定值，是随不同因素而变化的，其影响因素主要有药物性质、药物的制剂类型、给药途径、药物的相互作用、组织器官功能状况，如胃肠道蠕动、黏膜的吸收能力、首过消除等。

五、隔室模型

隔室模型是为了定量地研究药物体内过程的变化而建立的数学模型，即药动学最常用的动力学模型。

1. 单隔室模型　单隔室模型是把机体视为由一个单元组成，即药物进入体循环后迅速地分布于可分布到的机体的组织、器官和体液中，并立即达到分布上的动态平衡，成为动力学的均一状态。

2. 双隔室模型　双隔室模型把机体看成是由药物分布速度不同的两个单元组成的体系，其中一个称为中央室，由血液和血流丰富的组织器官（心、肺、肝、肾、内分泌腺等）组成，药物在中央室迅速达到分布平衡；另一个室为周边室（二室），由血液供应不丰富的组织、器官（骨髓、肌肉、皮下脂肪等）组成，药物在周边室分布较慢。大多数药物在体内的转运和分布符合双室模型，其消除与临床意义较大。

六、表观分布容积

表观分布容积是指药物吸收达到平衡或稳定时，按照血药浓度（C）推算体内药物总体量（A）在理论上应占有的体液容积。即表观分布容积 $V=A/C$，V 可用（L/kg）表示。V 的大小与药物的脂溶性、血浆蛋白结合率等因素有关。不同的药物 V 不同，但对某一药物而言，在较广剂量范围内它是恒定的，因此 V 是判断药物分布特征的一个指标，可以反映药物分布的广泛程度或与组织中大分子的结合程度。利用这一数值可以用血浆容量算出机体内药物总量，或算出要求达到某一血浆有效浓度所需要的药物剂量。

七、半衰期

药物半衰期是指血浆中药物下降一半所需要的时间。通常以 $t_{1/2}$ 表示，包括分布半衰期、消除半衰期。反映药物代谢物排出体外的速度，是重要的药代动力学参数。半衰期不因为血药浓度高低而变化，也不受给药途径的影响，是制订给药方案的重要依据，具有一定的实用价值。

药物半衰期反映了药物在体内消除（排泄、生物转化及储存等）的速度，表示了药物在体内的时间与血药浓度间的关系，它是决定给药剂量、次数的主要依据。半衰期长的药物在体内消除慢，给药的间隔时间就长，如用药过于频繁，易在体内蓄积引起中毒；相反消除快的药物，如给药间隔时间太长，血药浓度太低，达不到治疗效果。

药物的半衰期各不一样，即使是同一种药物对于不同的个体其半衰期也不完全一样；成年人与儿童、老年人、孕妇，健康人与患者药物半衰期也有明显的差异。肝、肾功能不全的患者，药物消除速度慢，半衰期便会相对延长。如仍按原规定给药，势必会引起中毒，这点必须特别注意。

第二节　治疗药物监测、基因检测指导临床

临床上遴选是否需要进行监测的药物主要遵循以下几个原则：①治疗窗窄的药物。这类药物的治疗浓度与其毒性浓度接近，极易中毒，只有通过 TDM 调整剂量，才能保证用药安全有效。如地高辛的有效血药浓度范围仅为 0.5~2ng/ml，有效浓度与中毒浓度极为接近，因此，监测地高辛血药浓度对避免药物产生毒性作用具有重要意义。②存在影响药物体内过程的病理情况。如当患者肾功能受损时，若服用万古霉素等以肾清除为主的药物，则会出现清除率下降和毒副反应风险增加的情况，此时应及时监测万古霉素浓度，以避免药物蓄积，产生毒副反应。③难以获得稳定、可控的血药浓度的药物。如苯妥英钠应用一定剂量后，血药浓度非线性急剧增加，有中毒危险，因此需要监测血药浓度。④不同治疗目的需不同的血药浓度。如应用地高辛治疗心房扑动时，血药浓度需要达到 2ng/ml，且不会引起毒性反应，但在治疗慢性充血性心力衰竭时，该浓度会导致严重的心律失常等毒副反应，因此需要借助 TDM 将地高辛血药浓度准确控制在治疗所需的范围内。⑤长期用药后不明原因引起药物的疗效降低或毒性增加。如苯巴比妥长期使用易导致机体反应性减弱，药效降低，必须通过逐步增加剂量来达到原来的疗效，故应结合血药浓度监测来调整疗效。⑥药物中毒症状与剂量不足而造成病情恶化的症状相似，而临床又不能准确明辨。如普鲁卡因胺等抗心律失常药物在血药浓度过高时也会引起心律失常，故应通过监测血药浓度判断导致其不良反应的准确原因。⑦药物代谢存在较大的个体差异，特别是因遗传因素导致药物代谢存在多态性的药物。如 CYP2D6 的底物药物去甲替林，这类药物代谢酶在人群中存在快代谢人群和慢代谢人群，不同人群的血药浓度存在显著差异，所以应该结合 TDM 指导个性化给药。⑧具有非线性药动学特征的药物。如苯妥英钠血药浓度与剂量不成比例关系，药动学参数随剂量改变，在调整剂量时容易造成药物中毒，所以要及时监测血药浓度，避免毒副反应的发生。

1959 年由 Motulsky 和 Vogel 首先使用了"遗传药理学"这一名词，正式将其作为药

理学的一门分支提出。遗传药理学定义为个体遗传变异对药物反应个体差异影响的学科。近年来随着组学（Omics）领域研究的热门，"药物基因组学"的概念也随之引入。药物基因组学是通过关联基因表达或单核苷酸多态性与药物的吸收、分布、代谢、排泄（ADME）过程以及药物受体靶标，来研究患者携带的先天遗传或是后天获得的遗传变异对药物作用的影响的学科。药物基因组学因其特有的前瞻能力为 TDM 开辟了一条崭新的发展方向。临床上，药物反应个体化差异现象非常普遍，如患者诊断、一般状况相同，给药相同且血药浓度均在治疗范围内，可是产生的疗效、毒副作用却可能完全不同。如有的患者显示给药不足，有的却出现严重的不良反应。常规 TDM 不能很好地解释和解决这些问题，而药物基因组学的出现为临床用药个体差异带来了更深入的解释和前瞻性的指导，向实现个体化用药和精准医疗迈出了新的步伐。

　　药物基因组学是从基因组水平出发，研究基因序列多态性与药物效应多样性之间相互关系的学科。通过研究影响药物吸收、分布、代谢、排泄等个体差异的基因特性，以及基因多态性导致的药物效应多样性，来减少不良反应的发生、提高疗效，达到个体化用药的目的。只要单基因变异（即同一基因位点上多个等位基因引起的变异）发生率大于 1%，则可称为遗传多态性，主要包括药物代谢酶、药物转运蛋白和药物作用靶点的多态性。

　　随着药物基因组学的发展，人们发现基因多态性在药物敏感性、药物代谢和毒性反应中起到重要作用，因此近年来，对于个体差异大的药物，需要及时监测药物浓度及代谢情况，并结合基因检测来制定更加精准的合理化给药方案。

　　2010 年，由于氯吡格雷个体化差异带来的严重心血管不良反应，美国 FDA 要求对氯吡格雷说明书加注"黑框警告"。其具体内容为："警告：弱代谢者不能有效地将氯吡格雷代谢为活性产物，导致药效降低；提醒：医护人员应了解目前可以进行 CYP2C19 基因检测来判断患者 CYP2C19 的代谢能力；建议：医护人员对弱代谢者应考虑使用其他抗血小板药物或改变氯吡格雷的剂量方案。"氯吡格雷通过肝内 CYP 代谢为活性产物，能抑制血小板聚集。患者对氯吡格雷反应的个体差异表现在抑制血小板聚集率的能力上，弱代谢者接受常规治疗剂量氯吡格雷后在血小板功能试验中不能达到预期的抗血小板作用，从而使复发心血管事件的危险增加。黑框警告提醒医生，对患者在用药前进行 CYP2C19 基因监测，若为弱代谢者，应考虑应用其他抗血小板药物，或增加氯吡格雷的剂量。

第四章 药物不良反应救治原则

一、救治原则及方法

根据不良反应的分类进行处置。①A 型不良反应：调整药量，观察停药，选用另一种药理作用相似的药物替代或加入具有拮抗作用的药物对症治疗。②B 型不良反应：必须立即停药，积极抢救，加用具有解毒作用的药物对症治疗。避免使用同类药理作用相似的药物，选用肾上腺皮质激素或组胺药物以及营养支持治疗。③C 型不良反应：全面了解既往用药史，进行综合分析，必要时进行手术、正畸、放疗或化疗等治疗措施。具体处理步骤如下。

1. 及时停药，祛除病因　是发生药品不良反应最根本的治疗措施。绝大多数轻型药品不良反应停止使用相关药物后症状可自愈或停止进展。如不及时停药，不良反应症状可能加重，甚至造成死亡。

2. 加速排泄，延缓吸收　对于一些与剂量相关的药品不良反应的治疗，临床上可以采取静脉输液、利尿、导泻、洗胃、催吐、使用毒物吸附剂及血液透析等方法加速药物的排泄，延缓和减少药物的吸收。

3. 使用拮抗药　利用药物的相互拮抗作用来降低药理活性，减轻药品不良反应。

4. 治疗过敏反应　药物引起的过敏性休克，可在短时间内导致死亡，治疗必须争分夺秒，就地抢救。发现患者出现休克症状时应立即使患者平卧，保持呼吸道通畅，吸氧。迅速建立静脉通道，给予抗休克药物治疗。肾上腺素是治疗过敏性休克的首选药物，具有兴奋心脏、升高血压、松弛支气管平滑肌等作用。

5. 治疗受损的器官　对药物引起的各种器官系统损害的治疗方法与其他疾病引起的相应器官损害的治疗方法相同，可按疾病诊疗技术操作常规执行。

6. 对症处理　对过敏性皮肤损害者可对症局部用药，缓解瘙痒症状；对恶心、呕吐等消化道反应可给予止吐治疗等。

二、常用解毒急救药物

（一）中毒的一般处理程序

见解救中毒的一般处理表。

解救中毒的一般处理表

处理方式	主要措施
中毒后药物拮抗	物理性拮抗：药用炭等吸附蛋白、牛乳、沉淀、重金属
	化学性拮抗：巯基化合物结合重金属，弱酸中和强碱，弱碱中和强酸
	生理性拮抗：如阿托品拮抗有机磷中毒，毛果芸香碱拮抗颠茄碱类中毒
加速药物排泄	催吐：当患者摄入毒物早期神志清醒可刺激咽后壁或口服催吐剂催吐。昏迷、进食强腐蚀剂、汽油者禁用；年老体弱、妊娠、高血压、心脏病、门脉高压者慎用

续表

处理方式	主要措施
加速药物排泄	洗胃：一般服药后 6 小时内均可洗胃。腐蚀性强的毒物中毒者禁忌洗胃。毒物不明患者洗胃液用 8000~10 000ml 温开水或 0.9% 氯化钠注射液；2%~4% 碳酸氢钠溶液用于有机磷农药及砷中毒（美曲膦酯禁用）；浓度（1∶2000）~（1∶5000）高锰酸钾用于急性巴比妥类、阿托品及毒蕈中毒（对硫磷 1605 禁用）
	导泻：硫酸钠或硫酸镁；镇静药与催眠药中毒避免硫酸镁导泻；极度衰弱或中毒引起严重腹泻者禁用
	灌肠：1% 微温盐水，1% 肥皂水或清水，可加入药用炭
	利尿：静脉注射呋塞米 20~40mg
	血液净化：血液透析、腹膜透析、血液灌注、血液滤过和血浆置换等；用于重度中毒

二、临床常用的特殊解毒剂

见临床常用的特殊解毒剂种类及对应药物表。

临床常用的特殊解毒剂种类及对应药物表

药物	特殊解毒剂
吗啡、哌替啶	烯丙吗啡、纳洛酮
氰化物	乙酰胺、谷胱甘肽
苯二氮䓬类	氟马西尼
对乙酰氨基酚	乙酰半胱氨酸
三环类抗抑郁药	毒扁豆碱

下篇　各论

第一章　抗感染药物

青霉素 [药典（二）；基（基）；医保（甲）]
Penicillin

【分类】β-内酰胺类抗生素。

【药理作用】本品在细菌繁殖期起杀菌作用，对革兰阳性球菌（链球菌、肺炎球菌、敏感的葡萄球菌）及革兰阴性球菌（脑膜炎球菌、淋球菌）的抗菌作用较强，对革兰阳性杆菌（白喉杆菌）、螺旋体（梅毒螺旋体、回归热螺旋体、钩端螺旋体）、梭状芽孢杆菌（破伤风杆菌、气性坏疽杆菌）、放线菌以及部分拟杆菌有抗菌作用。通过抑制细菌细胞壁合成而发挥杀菌作用。

【适应证】用于敏感菌所致的急性感染，如菌血症、败血症、猩红热、丹毒、肺炎、脓胸、扁桃体炎、中耳炎、蜂窝织炎、疖、痈、急性乳腺炎、心内膜炎、骨髓炎、流行性脑脊髓膜炎、钩端螺旋体病（对本病早期疗效较好）、樊尚咽峡炎、创伤感染、回归热、气性坏疽、炭疽、淋病、放线菌病等。治疗破伤风、白喉宜与相应的抗毒素联用。

【用法用量】青霉素钠常用于肌内注射或静脉滴注。①肌内注射：成人每日量为80万~320万单位，儿童每日量为3万~5万单位/kg，分为2~4次给予。②静脉滴注：适用于重病，如感染性心内膜炎、化脓性脑膜炎患者。成人每日量为240万~2000万单位，儿童每日量为20万~40万单位/kg，分4~6次加至少量注射液中作间歇快速滴注。

【不良反应】见青霉素的不良反应表。

青霉素的不良反应表

分类	少见	临床报道（发生率不明）	不良反应处置
免疫系统		药疹、接触性皮炎、发热	严重的过敏性休克和哮喘发作。如发生休克，立即肌内或皮下注射0.1%肾上腺素注射液0.5~1ml，小儿酌减，必要时可数分钟重复注射一次。并根据需要进行输液、给氧、滴注肾上腺皮质激素（氢化可的松或地塞米松），应用升压药和其他必要的急救措施。有呼吸困难时可缓慢静脉注射氨茶碱0.25~0.5g，同时人工呼吸
消化系统		假膜性结肠炎、恶心、呕吐、口炎、舌部发黑及其他胃肠道刺激症状	
泌尿系统		肾小管损伤、间质性肾炎、蛋白尿、血尿、血清尿素氮升高、肾衰竭	停用青霉素可使大多数患者病情好转
血液系统	溶血性贫血	中性粒细胞减少、嗜酸性粒细胞增多、电解质紊乱即高钾血症，静脉给药可能发生静脉炎	
神经系统		神经毒性反应包括反射亢进、肌阵挛性抽搐、癫痫发作和昏迷	

【咨询要点】①毒性反应：动物生殖试验未发现本品引起胎儿损害。但尚未在孕妇中进行严格对照试验以明确这类药物对胎儿的不良影响，所以孕妇应仅在确有必要时使用本品。少量本品从乳汁中分泌，哺乳期妇女用药时宜暂停哺乳。②药物过量：主要表现是中枢神经系统不良反应，应及时停药并予对症、支持治疗。血液透析可清除青霉素。

参考文献

[1] 谢锐锋.220例青霉素不良反应临床分析[J].中国药物经济学，2017，12（05）：25-27.

[2] 吴建国.青霉素类药物致泌尿系统不良反应效果分析[J].临床医药文献电子杂志，2018，05（30）：157-158.

青霉素 V 钾[医保（甲）]
Phenoxymethylpenicillin Potassium

【分类】半合成青霉素类。

【药理作用】抗菌谱与青霉素相同，但多数葡萄球菌菌株（>90%），包括金黄色葡萄球菌和凝固酶阴性葡萄球菌可产生 β－内酰胺酶使本品水解而失活。本品对大多数敏感菌株的活性较青霉素弱 2~5 倍，对产青霉素酶的菌株无抗菌作用。本品的作用机制是抑制细菌细胞壁的合成，使细菌迅速破裂溶解。

【适应证】适用于青霉素敏感菌株所致的轻、中度感染，包括链球菌所致的扁桃体炎、咽喉炎、猩红热、丹毒等；肺炎球菌所致的支气管炎、中耳炎、鼻窦炎；以及敏感葡萄球菌所致的皮肤软组织感染等。青霉素 V 钾也可作为风湿热复发和感染性心内膜炎的预防用药，亦可用于螺旋体感染。

【用法用量】口服。①成人：链球菌感染，每次 0.118~0.236g（1/2~1 片），每 6~8 小时 1 次，疗程 10 日。肺炎球菌感染，每次 0.236~0.472g（1~2 片），每 6 小时 1 次，疗程至热退后至少 2 日。葡萄球菌感染、螺旋体感染（樊尚咽峡炎），每次 0.236~0.472g（1~2 片），每 6~8 小时 1 次。预防风湿热复发，每次 0.236g（1 片），每日 2 次。预防心内膜炎，在拔牙或上呼吸道手术前 1 小时口服 1.888g，6 小时后再服 0.944g（4 片）（27kg 以下儿童剂量减半）。②小儿：按体重，每次 2.36~8.78mg/kg，每日 6 次；或每次 3.54~13.22mg/kg，每日 4 次；或每次 4.72~17.65mg/kg，每日 3 次。

【不良反应】见青霉素 V 钾的不良反应表。

青霉素 V 钾的不良反应表

分类	常见	少见	罕见	临床报道（发生率不明）
免疫系统	皮疹	皮肤瘙痒		荨麻疹及其他血清病样反应、过敏反应、过敏性休克
消化系统	恶心、上腹部不适	腹痛、腹泻、呕吐、血清转氨酶一过性升高		黑毛舌
泌尿系统		肾毒性		
血液系统		溶血性贫血、白细胞减少、血小板减少		嗜酸性粒细胞增多
神经系统	头晕	头痛、手唇舌麻、神经毒性	耳鸣	
心血管系统				诱发心肌缺血、心悸
耳鼻喉系统				喉头水肿
其他				药物热、包皮水肿

【咨询要点】药物过量：长期服用本品的患者应进行全血球计数和血细胞分类计数以及肝、肾功能的检查。如发生持续、严重的腹泻，则可能患有假膜性小肠结肠炎（血清样的黏液样痢疾；钝性弥散性的疝气痛腹痛；发热偶有里急后重）。这种情况会危及生命，应立即停用青霉素 V 钾，以细菌学研究为指导进行治疗（如口服万古霉素 250mg，每日 4 次）。避免使用止痉剂。

苄星青霉素 [药典（二）；基（基）；医保（甲）]
Benzathine Benzylpenicillin

【分类】β – 内酰胺酶敏感的青霉素类。

【药理作用】青霉素的二苄基乙二胺盐，其抗菌活性成分为青霉素。

【适应证】主要用于预防风湿热复发，也可用于控制链球菌感染的流行。

【用法用量】临用前加适量灭菌注射用水使成混悬液。肌内注射，成人每次 60 万 ~120 万单位，2~4 周 1 次；小儿每次 30 万 ~60 万单位，2~4 周 1 次。

【不良反应】见苄星青霉素的不良反应表。

苄星青霉素的不良反应表

分类	临床报道（发生率不明）	不良反应处置
免疫系统	过敏性休克偶见，皮疹	保持气道畅通、吸氧及应用肾上腺素、糖皮质激素等治疗措施
泌尿系统	间质性肾炎	
血液系统	白细胞减少，血清病	
呼吸系统	哮喘发作	
其他	可出现耐青霉素金黄色葡萄球菌、革兰阴性杆菌或念珠菌二重感染	

参考文献

[1] 冼俊芳.苄星青霉素致迟发性过敏反应 1 例［J］.温州医科大学学报，2016，46（11）：858–859.

普鲁卡因青霉素 [药典（二）；医保（乙）]
Procaine Benzylpenicillin

【分类】半合成青霉素。

【药理作用】普鲁卡因青霉素为青霉素的普鲁卡因盐，其抗菌活性成分为青霉素。

【适应证】由于本品血药浓度较低，故其应用仅限于青霉素高度敏感病原体所致的轻、中度感染，如 A 组链球菌所致的扁桃体炎、猩红热、丹毒，肺炎链球菌所致肺炎，青霉素敏感金黄色葡萄球菌所致疖、痈以及樊尚咽峡炎等。本品尚可用于治疗钩端螺旋体病、回归热和早期梅毒。

【用法用量】每次 40 万 ~80 万单位，每日 1~2 次。

【不良反应】见普鲁卡因青霉素的不良反应表。

普鲁卡因青霉素的不良反应表

分类	常见	少见	临床报道（发生率不明）	不良反应处置
免疫系统	荨麻疹等各类皮疹		过敏性休克	一旦发生过敏性休克，必须立即就地抢救，予以保持气道畅通、吸氧及用肾上腺素、糖皮质激素等治疗措施

分类	常见	少见	临床报道 （发生率不明）	不良反应处置
消化系统			胃肠道反应	
泌尿系统		间质性肾炎		
血液系统		白细胞减少、血清病型反应		
心血管系统			心律失常	
呼吸系统		哮喘发作		
其他			耐青霉素金黄色葡萄球菌、革兰阴性杆菌或念珠菌二重感染、赫氏反应和药物热	

苯唑西林钠 [药典（二）；基（基）；医保（甲）]
Oxacillin Sodium

【分类】青霉素类。

【药理作用】本品为半合成的异噁唑类，具有耐葡萄球菌青霉素酶的性质；不被金黄色葡萄球菌所产生的青霉素酶所破坏，对产酶金黄色葡萄球菌菌株有效；但对不产酶菌株的抗菌作用不如青霉素。

【适应证】本品主要用于产酶的金黄色葡萄球菌和表皮葡萄球菌的周围感染，包括内脏、皮肤和软组织等部位的感染，但对耐甲氧西林金黄色葡萄球菌（MRSA）感染无效。对中枢神经系统感染不适用。

【用法用量】①静脉滴注：每次 1~2g，必要时可用到 3g，溶于 100ml 注射液内滴注 0.5~1 小时，每日 3~4 次。小儿每日用量 50~100mg/kg，分次给予。②肌内注射：每次 1g，每日 3~4 次。口服、肌内注射均较少用。肾功能轻、中度不足者可按正常用。

【不良反应】见苯唑西林钠的不良反应表。

苯唑西林钠的不良反应表

分类	临床报道（发生率不明）	不良反应处置
免疫系统	药疹	一旦发生过敏性休克，必须立即就地抢救，予以保持气道畅通、吸氧及用肾上腺素、糖皮质激素等治疗措施
消化系统	恶心、呕吐、腹胀、腹泻、食欲不振等	
血液系统	静脉炎，偶见中性粒细胞减少，对特异体质者可致出血倾向	
神经系统	大剂量应用可出现神经系统反应，如抽搐、痉挛、神志不清、头痛等	
其他	药物热、少数患者会发生白色念珠菌感染	

【咨询要点】药物过量：如果药物过量，停止服药并对症治疗。可采用呕吐或其他从胃中除去药物的方法。

氯唑西林钠 [药典（二）；医保（甲）]
Cloxacillin Sodium

【分类】β－内酰胺类抗生素。

【药理作用】本品为半合成青霉素，具有耐酸、耐青霉素酶的特点，对革兰阳性球菌和奈瑟菌有抗菌活性，对葡萄球菌属（包括金黄色葡萄球菌和凝固酶阴性葡萄球菌）产酶株的抗菌活性较苯唑西林强，但对青霉素敏感葡萄球菌和各种链球菌的抗菌作用较青霉素弱，对甲氧西林耐药葡萄球菌无效。

【适应证】本品仅适用于产青霉素酶葡萄球菌感染，包括败血症、心内膜炎、肺炎和皮肤、软组织感染等。也可用于化脓性链球菌或肺炎球菌与耐青霉素葡萄球菌所致的混合感染。

【用法用量】静脉滴注：成人1日4~6g，分2~4次；小儿1日按体重50~10mg/kg，分2~4次。轻、中度肾功能减退患者不需调整剂量，严重肾功能减退患者应避免应用大剂量，以防中枢神经系统毒性反应发生。

【不良反应】见氯唑西林钠的不良反应表。

氯唑西林钠的不良反应表

分类	临床报道（发生率不明）	不良反应处置
免疫系统	皮疹、过敏性休克	停药，皮下注射肾上腺素，使用抗过敏药物，使用升压药维持血压，应用糖皮质激素，补充液体维持水、电解质平衡，维持酸碱平衡
消化系统	恶心、呕吐、淤胆型肝炎	
泌尿系统	间质性肾炎、血尿、蛋白尿和尿毒症	
血液系统	白细胞减少、血清氨基转移酶升高、粒细胞缺乏症	
神经系统	抽搐	
呼吸系统	哮喘发作	

氨苄西林 [药典（二）；基（基）；医保（甲）]
Ampicillin

【分类】β－内酰胺类抗生素。

【药理作用】氨苄西林钠为广谱半合成青霉素。本品对溶血性链球菌、肺炎链球菌和不产青霉素酶葡萄球菌具较强抗菌作用，与青霉素相仿或稍逊于青霉素。氨苄西林对草绿色链球菌亦有良好抗菌作用，对肠球菌属和李斯特菌属的作用优于青霉素。本品对白喉棒状杆菌、炭疽芽孢杆菌、放线菌属、流感嗜血杆菌、百日咳鲍特杆菌、奈瑟菌属以及除脆弱拟杆菌外的厌氧菌均具抗菌活性，部分奇异变形杆菌、大肠埃希菌、沙门菌属和志贺菌属细菌对本品敏感。氨苄西林通过抑制细菌细胞壁合成发挥杀菌作用。

【适应证】适用于敏感菌所致的呼吸道感染、胃肠道感染、尿路感染、软组织感染、心内膜炎、脑膜炎、败血症等。

【用法用量】①口服：1 日 50~100mg/kg，分成 4 次空腹服用；儿童 1 日 50~100mg/kg，分成 4 次。②肌内注射：1 次 0.5~1g，1 日 4 次；儿童 1 日 50~150mg/kg，分成 4 次。③静脉滴注：1 次 1~2g，必要时可用到 3g，溶于 100ml 注射液中，滴注 0.5~1 小时，1 日 2~4 次，必要时每 4 小时 1 次；儿童 1 日 100~150mg/kg，分 4 次给予。

【不良反应】见氨苄西林的不良反应表。

氨苄西林的不良反应表

分类	临床报道（发生率不明）	不良反应处置
免疫系统	皮疹、荨麻疹、脱落性皮炎、多形性红斑	应停止使用氨苄西林，通过抗组胺药和全身皮质类固醇激素来控制
消化系统	血清 AST 中度升高、舌炎、口炎、恶心、呕吐、肠胃炎、假膜性结肠炎、腹泻	
血液系统	贫血、血小板减少、血小板缺乏性紫癜、嗜酸性粒细胞增多、白细胞减少、粒细胞缺乏症	停止治疗时可恢复

【咨询要点】①毒性反应：尚无本品在孕妇应用的严格对照试验，所以孕妇应仅在确有必要时使用本品。少量本品从乳汁中分泌，哺乳期妇女用药时宜暂停哺乳。②药物过量：在过量情况下，停止用药，治疗症状，并根据需要采取支持措施。对于肾功能受损的患者，氨苄西林类抗生素可以通过血液透析去除，但不能通过腹膜透析去除。

参考文献

[1] 李航宇，田丽娟.注射用氨苄西林钠致过敏性休克病例分析［J］.药物流行病学杂志，2018，27（05）：328-332.

阿莫西林 [药典（二）；基（基）；医保（甲、乙）]
Amoxicillin

【分类】β - 内酰胺类抗生素。

【药理作用】阿莫西林为青霉素类抗生素，对肺炎链球菌、溶血性链球菌等链球菌属、不产青霉素酶葡萄球菌、粪肠球菌等需氧革兰阳性球菌，大肠埃希菌、奇异变形杆菌、沙门菌属、流感嗜血杆菌、淋病奈瑟菌等需氧革兰阴性菌的不产 β - 内酰胺酶菌株及幽门螺杆菌具有良好的抗菌活性。阿莫西林通过抑制细菌细胞壁合成而发挥杀菌作用，可使细菌迅速成为球状体而溶解、破裂。

【适应证】本品常用于敏感菌所致的呼吸道、尿路和胆道感染以及伤寒等。

【用法用量】本品为时间依赖性的抗菌药物。①口服：成人每日 1~4g，分 3~4 次服；儿童每日 50~100mg/kg，分 3~4 次服。肾功能严重不足者应当延长用药时间间隔；肾小球滤过率 10~15ml/min 者，8~12 小时给药 1 次；小于 10ml/min 者 12~16 小时给药 1 次。②肌内注射：每次 0.5~1g，每日 3~4 次。③静脉滴注：每次 0.5~1g，每日 3~4 次。与青霉素和头孢类交叉过敏，如果头孢过敏应小心使用，如果不发热，24 小时可以进行正常活动。缓释片不用于 12 岁以下儿童。

【不良反应】见阿莫西林的不良反应表。

阿莫西林的不良反应表

分类	常见	少见	罕见但严重	临床报道 （发生率不明）	不良反应处置
免疫系统		皮疹	严重过敏	已报道血清病样反应、急性全身性发疹性脓疱病、红斑性斑丘疹、多形性红斑、剥脱性皮炎、史－约综合征、中毒性表皮坏死松解症、荨麻疹、黑色素瘤、黏膜皮肤念珠菌病	出现过敏反应时，应立即停用一切可疑的致敏药，鼓励患者多饮开水，在医师指导下口服抗组胺药、维生素 C 和静脉使用钙剂，必要时全身使用糖皮质激素治疗。如患者出现胸闷、气短、面色苍白、出冷汗、手足冰凉、血压下降等表现，应立即送医院。若出现过敏性休克时，立即平卧，给氧，皮下注射肾上腺素 0.5~1mg（小儿减半）；使用抗过敏药物；使用升压药维持血压；应用糖皮质激素，补充液体维持水、电解质平衡，维持酸碱平衡
消化系统	腹泻、恶心		肝衰竭	胆汁淤积性肝炎、胆汁淤积性黄疸、肝炎（急性细胞溶解）、血清 ALT 升高、血清 AST 升高、出血性结肠炎、假膜性结肠炎、呕吐	
泌尿系统		结晶尿	肾衰竭	急性间质性肾炎	
血液系统			全血细胞减少症	粒细胞缺乏症、贫血、嗜酸性粒细胞增多症、溶血性贫血、白细胞减少症、血小板减少症、血小板减少性紫癜	这些反应通常在停止治疗时是可逆的
神经系统	躁动、焦虑、行为改变、精神错乱、头晕、头痛、多动（可逆）、失眠、癫痫发作			偏盲、抑郁、多发性神经炎、眼睑水肿、静脉注射量大时可见惊厥	
心血管系统				过敏性血管炎	
其他	牙齿变色(棕色、黄色或灰色）				大多数报告发生在儿科患者身上。在大多数情况下，通过刷牙或牙齿清洁减少或消除变色

【**咨询要点**】①毒性反应：动物生殖试验显示，10 倍于人类剂量的阿莫西林未损害大鼠和小鼠的生育力和胎儿。但在人类尚缺乏足够的对照研究，鉴于动物生殖试验不能完全预测人体反应，孕妇应仅在确有必要时应用本品。由于乳汁中可分泌少量阿莫西林，乳母服用后可能导致婴儿过敏。②药物过量：如果药物过量，停止服药，对症治疗，并根据需要采取支持措施。如果药物过量是时间较短且没有禁忌证，则可以尝试呕吐或其他从胃中除去药物的方法。在阿莫西林用药过量后，少数患者报告了导致少尿肾衰竭的间质性肾炎。在成人和儿科患者中阿莫西林过量使用后，也报道了在某些情况下导致肾衰竭的结晶尿。如果药物过量，应保持足够的液体摄入和利尿，以降低阿莫西林结晶尿的风险。在停止给药时，肾损伤似乎是可逆的。由于阿莫西林的肾清除率降低，血液浓度高的患者更容易导

致肾功能受损。阿莫西林可通过血液透析从循环中除去。

参考文献

［1］Bami Simona，Mori Francesca，Fili Lucia，et al. Amoxicillin/clavulanic acid-induced exfoliative dermatitis in a child［J］.Minerva Pediatr. 2018，70（5）：495-496.

［2］Rodríguez-Martín Sara,Martín-Merino Elisa,Lerma Victoria,et al. Incidence of Stevens-Johnson syndrome/ toxic epidermal necrolysis among new users of different individual drugs in a European population: a case-population study［J］. European journal of clinical pharmacology,2018.

［3］Oyebode Olubukola T,Adebiyi Oluwaseun R,Olorunsogo Olufunso O. Toxicity of Broad Spectrum Antibacterials in Normal Rat Liver: The Role of Mitochondrial Membrane Permeability Transition Pore［J］. Toxicology mechanisms and methods,2018.

哌拉西林钠 [药典（二）；基（基）；医保（甲）]
Piperacillin Sodium

【分类】 β-内酰胺类抗生素。

【药理作用】 哌拉西林是半合成青霉素类抗生素，具广谱抗菌作用。哌拉西林对大肠埃希菌、变形杆菌属、沙雷菌属、克雷伯菌属、肠杆菌属、枸橼酸菌属、沙门菌属和志贺菌属等肠杆菌科细菌，以及铜绿假单胞菌、不动杆菌属、流感嗜血杆菌、奈瑟菌属等其他革兰阴性菌均具有良好抗菌作用。本品对肠球菌属及 A 组、B 组溶血性链球菌、肺炎链球菌以及不产青霉素酶的葡萄球菌亦具有一定抗菌活性。包括脆弱拟杆菌、梭状芽孢杆菌等许多厌氧菌也对哌拉西林敏感。哌拉西林的作用机制为通过抑制细菌细胞壁合成发挥杀菌作用。

【适应证】 适用敏感肠杆菌科细菌、铜绿假单胞菌、不动杆菌属所致的败血症、上尿路及复杂性尿路感染、呼吸道感染、胆道感染、腹腔感染、盆腔感染以及皮肤、软组织感染等。哌拉西林与氨基糖苷类联合应用亦可用于有粒细胞减少症免疫缺陷患者的感染。

【用法用量】 ①成人中度感染，每日 8g，分 2 次静脉滴注；严重感染每次 3~4g，每 4~6 小时静脉滴注或注射。每日总剂量不超过 24g。②婴幼儿和 12 岁以下儿童的剂量为每日按体重 100~200mg/kg。③新生儿体重低于 2kg 者，出生后第 1 周每 12 小时 50mg/kg，静脉滴注；第 2 周起 50mg/kg，每 8 小时 1 次。新生儿体重 2kg 以上者出生后第 1 周每 8 小时 50mg/kg，静脉滴注；1 周以上者每 6 小时 50mg/kg。

【不良反应】 见哌拉西林钠的不良反应表。

哌拉西林钠的不良反应表

分类	罕见	临床报道（发生率不明）	不良反应处置
免疫系统	过敏性休克	皮疹、瘙痒	停药，立即平卧，给氧，皮下注射肾上腺素 0.5~1mg（小儿减半），使用抗过敏药物，使用升压药维持血压，应用糖皮质激素，补充液体维持水、电解质平衡，维持酸碱平衡
消化系统		腹泻、稀便、恶心、呕吐等、假膜性结肠炎、胆汁淤积性黄疸	
神经系统		头痛、头晕、疲倦	
其他		局部注射部位疼痛、血栓性静脉炎、青霉素脑病	

【咨询要点】药物过量：应及时停药并予对症、支持治疗。血液透析可清除哌拉西林。

美洛西林钠 [药典（二）；医保（乙）]
Mezlocillin Sodium

【分类】β – 内酰胺类抗生素。

【药理作用】本品为半合成青霉素类抗生素，对铜绿假单胞菌、大肠埃希菌、肺炎杆菌、变形杆菌、肠杆菌属、枸橼酸杆菌、沙雷菌属、不动杆菌属以及对青霉素敏感的革兰阳性球菌均有抑菌作用，大剂量有杀菌作用。对大肠埃希菌、肠杆菌属、肺炎杆菌、枸橼酸杆菌、沙雷菌属以及不动杆菌属等的抗菌活性强于羧苄西林、氨苄西林；对吲哚阳性变形杆菌、铜绿假单胞菌的抗菌活性强于羧苄西林和磺苄西林；对革兰阳性菌如金黄色葡萄球菌的抗菌活性与羧苄西林相似，而对粪链球菌的抗菌活性比羧苄西林、磺苄西林优越。对脆弱拟杆菌等大多数厌氧菌具有较好抗菌作用。本品体外试验表明其对细菌所产生的 β – 内酰胺酶不稳定。本品与庆大霉素、卡那霉素等氨基糖苷类抗生素联合应用有显著协同作用。

【适应证】用于大肠埃希菌、肠杆菌属、变形杆菌等革兰阴性杆菌中敏感菌株所致的呼吸系统、泌尿系统、消化系统、妇科和生殖器官等感染，如败血症、化脓性脑膜炎、腹膜炎、骨髓炎、皮肤及软组织感染及眼、耳、鼻、喉科感染。

【用法用量】肌内注射、静脉注射或静脉滴注。肌内注射临用前加灭菌注射用水溶解，静脉注射通常加入 5% 葡萄糖氯化钠注射液或 5%~10% 葡萄糖注射溶解后使用。①成人：每日 2~6g，严重感染者可增至 8~12g，最大可增至 15g。②儿童：按体重每日 0.1~0.2g/kg，严重感染者可增至 0.3g/kg；肌内注射每日 2~4 次，静脉滴注按需要每 6~8 小时 1 次，其剂量根据病情而定，严重者可每 4~6 小时静脉注射 1 次。

【不良反应】见美洛西林钠的不良反应表。

美洛西林钠的不良反应表

分类	临床报道（发生率不明）	不良反应处置
免疫系统	肌内注射局部疼痛和皮疹，超敏反应	停药，皮下注射肾上腺素，使用抗过敏药物，使用升压药维持血压，应用糖皮质激素，补充液体维持水、电解质平衡，维持酸碱平衡
消化系统	食欲缺乏、恶心、呕吐、腹泻	
血液系统	血清氨基转移酶、碱性磷酸酶升高、嗜酸性粒细胞一过性增多、中性粒细胞减少、低钾血症	

阿洛西林钠 [药典（二）；医保（乙）]
Azlocillin Sodium

【分类】半合成的广谱青霉素。

【药理作用】本品为半合成青霉素，对革兰阳性菌和阴性菌及铜绿假单胞菌均有良好的抗菌作用。与阿米卡星、庆大霉素、奈替米星合用时可产生协同作用。

【适应证】主要用于敏感的革兰阳性菌及阴性菌所致的各种感染以及铜绿假单胞菌感染，

包括败血症、脑膜炎、心内膜炎、化脓性胸膜炎、腹膜炎及下呼吸道、胃肠道、胆道、泌尿道、骨及软组织和生殖器官等感染，妇科、产科感染，恶性外耳炎、烧伤、皮肤及手术感染等。

【用法用量】 加入适量 5% 葡萄糖氯化钠注射液或 5%~10% 葡萄糖注射液中，静脉滴注。①成人每日 6~10g，严重病例可增至 10~16g，一般分 2~4 次滴注。②儿童按体重每日 75mg/kg。③婴儿及新生儿按体重每日 100mg/kg，分 2~4 次滴注。

【不良反应】 见阿洛西林钠的不良反应表。

阿洛西林钠的不良反应表

分类	临床报道（发生率不明）	不良反应处置
免疫系统	过敏性休克、寒战、皮疹、瘙痒、荨麻疹、血管性水肿、斑丘疹、药疹、静脉炎、皮肤青紫瘀斑	停药，皮下注射肾上腺素，使用抗过敏药物，使用升压药维持血压，应用糖皮质激素，补充液体维持水、电解质平衡，维持酸碱平衡
消化系统	可出现胃肠道反应，如恶心、呕吐、腹胀、腹泻、食欲不振等，口服给药时较常见，上消化道出血；个别患者氨基转移酶升高	
血液系统	可见静脉炎、凝血障碍、低钾血症	
呼吸系统	呼吸困难、胸闷憋气、咽痒咳嗽	
心血管系统	心悸、潮红、心动过速、血压下降	
神经系统	大剂量应用可出现神经系统反应，如抽搐、痉挛、神志不清、头晕、麻木感、肌阵挛	
其他	药物热、苍白、眶周水肿、四肢水肿、晕厥、耳鸣、少数人可发生白色念珠菌继发感染	

参考文献

［1］刘欣欣，冯亚楠，李永辉，等. 264 例阿洛西林钠不良反应的文献分析［J］. 中国药物警戒，2015，12（09）：556-559，563.

［2］黄倩倩，李明. 注射用阿洛西林钠皮试阴性患者发生过敏性休克1例［J］. 药学与临床研究，2017，25(01)：77-78.

磺苄西林钠 [药典（二）；医保（乙）]
Sulbenicillin Sodium

【分类】 青霉素类抗生素。

【药理作用】 磺苄西林属广谱半合成青霉素类抗生素，对大肠埃希菌、变形杆菌属、肠杆菌属、枸橼酸菌属、沙门菌属和志贺菌属等肠杆菌科细菌，以及铜绿假单胞菌、流感嗜血杆菌、奈瑟菌属等其他革兰阴性菌具有抗菌作用。本品对溶血性链球菌、肺炎链球菌以及不产青霉素酶的葡萄球菌亦具抗菌活性。本品对消化链球菌、梭状芽孢杆菌在内的厌氧菌也有一定作用。磺苄西林的作用机制为通过抑制细菌细胞壁合成发挥杀菌作用。

【适应证】主要适用于对本品敏感的铜绿假单胞菌、某些变形杆菌属以及其他敏感革兰阴性菌所致肺炎、尿路感染、复杂性皮肤软组织感染和败血症等。对本品敏感菌所致腹腔感染、盆腔感染宜与抗厌氧菌药物联合应用。

【用法用量】静脉滴注，也可静脉注射；成人中度感染，每日剂量8g，重症感染或铜绿假单胞菌感染时，剂量需增至每日20g，分4次静脉给药；儿童根据病情，每日剂量按体重80~300mg/kg，分4次给药。

【不良反应】见磺苄西林钠的不良反应表。

磺苄西林钠的不良反应表

分类	少见	罕见	不良反应处置
免疫系统	药疹、接触性皮炎	过敏性休克	用前必须皮试；一旦发生过敏性休克，必须就地抢救，予以保持气道畅通、吸氧及用肾上腺素、糖皮质激素等治疗措施
消化系统	肝酶升高，肝活检显示非特异性肝炎；恶心、呕吐、腹胀、腹泻、食欲不振、上腹部灼热感		长期用药期间应常规检查肝、肾功能和血常规；大剂量应用时应定期检测血清钠水平。停药后症状消失
血液系统	溶血性贫血（Ⅱ型变态反应）		
神经系统	周围神经炎		
其他	哮喘发作；滴注速度过快，在注射部位可能引起疼痛、硬结		

参考文献

［1］邓林.磺苄西林钠在呼吸道系统治疗效果观察.中国实用医药，2015（8）：155-156.

头孢氨苄 [药典（二）；医保（乙）]
Cefalexin

【分类】头孢菌素类。

【药理作用】抑制细胞壁的合成，使细胞内容物膨胀至破裂溶解，杀死细菌。

【适应证】适用于敏感菌所致的急性扁桃体炎、咽峡炎、中耳炎、鼻窦炎、支气管炎、肺炎等呼吸道感染、尿路感染及皮肤软组织感染等。本品为口服制剂，不宜用于重症感染。

【用法用量】①成人：口服，每次250~500mg，每日4次，最高剂量每日4g。肾功能减退的患者，应根据肾功能减退的程度，减量用药。单纯性膀胱炎、皮肤软组织感染及链球菌咽峡炎患者每12小时500mg。②儿童：口服，每日按体重25~50mg/kg，每日4次。皮肤软组织感染及链球菌咽峡炎患者，每次12.5~50mg/kg，每日2次。

【不良反应】见头孢氨苄的不良反应表。

头孢氨苄的不良反应表

分类	常见	少见	临床报道（发生率不明）	不良反应处置
免疫系统	过敏性休克	面色潮红、发绀、苍白	皮疹	一旦发生过敏反应，立即停用药物。如发生过敏性休克，须立即就地抢救，包括保持气道通畅、吸氧和肾上腺素、糖皮质激素的应用等措施
消化系统		恶心、呕吐、腹泻和腹痛、假膜性结肠炎、肝功能异常		
泌尿系统			一过性肾损害：尿素氮、肌酸、肌酐升高，偶见蛋白尿、少尿	
血液系统			血清氨基转移酶升高、Coombs 试验阳性、溶血性贫血	
神经系统			头晕、复视、耳鸣、抽搐	
呼吸系统		呼吸困难、气短		
其他	无力	寒战	中性粒细胞减少，喉头水肿并猩红热，药物热	

【咨询要点】①毒性反应：肾功能有损伤者服用本药，可致本药在体内的半衰期延长，且加重肾脏损害，应避免长期、大量服用。②药物过量：血液透析和血液灌流能有效地将本药从体内清除。

头孢唑林钠 [药典（二）；基（基）；医保（甲）]
Cefazolin Sodium

【分类】头孢菌素类抗生素。

【药理作用】本品为半合成的第一代头孢菌素。抗菌谱类似头孢氨苄，对葡萄球菌（包括产酶菌株）、链球菌（肠球菌除外）、肺炎链球菌、大肠埃希菌、奇异变形杆菌、克雷伯菌、流感嗜血杆菌以及产气肠杆菌等有抗菌作用。本品的特点是对革兰阳性菌的作用较强，对葡萄球菌的 β - 内酰胺酶耐抗性较弱。

【适应证】用于敏感菌所致的呼吸道、泌尿生殖系、皮肤软组织、骨和关节、胆道等感染，也可用于心内膜炎、败血症、咽和耳部感染。本品也可作为外科手术前的预防用药。本品不宜用于中枢神经系统感染。对慢性尿路感染，尤其伴有尿路解剖异常者的疗效较差。本品不宜用于治疗淋病和梅毒。

【用法用量】①成人常用剂量：静脉缓慢注射、静脉滴注或肌内注射，每次 0.5~1g，每日 2~4 次，严重感染可增加至每日 6g，分 2~4 次静脉给予。②儿童常用剂量：每日 50~100mg/kg，分 2~3 次静脉缓慢注射，静脉滴注或肌内注射。③肾功能减退者：肌酐清除率大于 50ml/min 时，仍可按正常剂量给药；肌酐清除率为 20~50ml/min 时，每 8 小时 0.5g；肌酐清除率为 11~34ml/min 时，每 12 小时 0.25g；肌酐清除率小于 10ml/min 时，每 18~24

小时 0.25g，所有不同程度肾功能减退者的首次剂量为 0.5g。小儿肾功能减退者应用头孢唑林时，先给予 12.5mg/kg，继以维持量，肌酐清除率在 70ml/min 以上时，仍可按正常剂量给予；肌酐清除率为 40~70ml/min 时，每 12 小时按体重 12.5~30mg/kg；肌酐清除率为 20~40ml/min 时，每 12 小时按体重 3.1~12.5mg/kg；肌酐清除率为 5~20ml/min 时，每 24 小时按体重 2.5~10mg/kg。④本品用于预防外科手术后感染：一般为术前 0.5~1 小时肌内注射或静脉给药 1g，手术时间超过 6 小时者术中加用 0.5~1g，术后每 6~8 小时 0.5~1g，至手术后 24 小时止。

【不良反应】见头孢唑林钠的不良反应表。

头孢唑林钠的不良反应表

分类	少见	临床报道（发生率不明）	不良反应处置
免疫系统	药疹、过敏性休克		一旦发生过敏反应，立即停用药物。如发生过敏性休克，须立即就地抢救，包括保持气道通畅、吸氧和肾上腺素、糖皮质激素的应用等措施
消化系统		药物性肝炎	
泌尿系统		肾功能减退患者应用高剂量（每日 12g）的本品时可出现脑病反应	
其他	嗜酸性粒细胞升高	血清氨基转移酶、碱性磷酸酶升高、肌内注射区疼痛、血栓性静脉炎、药物热、白色念珠菌二重感染	

头孢羟氨苄 [药典（二）；医保（乙）]
Cefadroxil

【分类】头孢菌素类抗生素。

【药理作用】本品为半合成的第一代口服头孢菌素。其作用类似头孢氨苄，对金黄色葡萄球菌、溶血性链球菌、肺炎链球菌、大肠埃希菌、奇异变形杆菌、肺炎克雷伯菌等有抗菌作用。

【适应证】主要用于敏感细菌所致的尿路感染，如尿道炎、膀胱炎、前列腺炎、肾盂肾炎、淋病；呼吸道感染，如肺炎、鼻窦炎、支气管炎、咽喉炎、扁桃体炎；皮肤软组织感染，如蜂窝织炎、疖；中耳炎等。

【用法用量】口服。①成人常用量：每次 0.5~1g（4~8 片），每日 2 次。②小儿常用量：按体重每 12 小时 15~20mg/kg。③成人肾功能减退者：首次剂量为 1g 饱和量，然后根据肾功能减退程度确定给药间期。肌酐清除率为 25~50ml/min 者，每 12 小时服 0.5g；10~25ml/min 者，每 24 小时服 0.5g；0~10ml/min 者，每 36 小时服 0.5g。

【不良反应】见头孢羟氨苄的不良反应表。

头孢羟氨苄的不良反应表

分类	少见	临床报道（发生率不明）	不良反应处置
免疫系统	药疹、皮炎	过敏性休克	如发生休克，应立即肌内或皮下注射 0.1% 肾上腺素注射液 0.5~1ml（小儿酌减），必要时可数分钟重复注射一次，并根据需要进行输液、给氧、滴注肾上腺皮质激素（氢化可的松或地塞米松），应用升压药和其他必要的急救措施。有呼吸困难时可缓慢静脉注射氨茶碱 0.25~0.5g，同时人工呼吸
消化系统	恶心、呕吐、胃部不适等	出血性结肠炎、假膜性结肠炎、呕吐	
其他		血清 ALT、AST、尿素氮升高	

【咨询要点】毒性反应：本品可透过胎盘，亦经乳汁排出，故孕妇及哺乳期妇女应慎用。

头孢拉定 [药典（二）；医保（甲、乙）]
Cefradine

【分类】头孢菌素类。

【药理作用】抗菌性能类似头孢氨苄，对金黄色葡萄球菌、溶血性链球菌、肺炎链球菌、大肠埃希菌、奇异变形杆菌、肺炎克雷伯菌、流感嗜血杆菌等有抗菌作用。

【适应证】用于呼吸道、泌尿道、皮肤和软组织等部位的敏感菌感染，注射剂也用于败血症和骨感染。

【用法用量】①口服：成人每日 1~2g，分 3~4 次服用。小儿每日 25~50mg/kg，分 3~4 次服用。②肌内注射、静脉注射或滴注：成人每日 2~4g，分 4 次注射；小儿每日量为 50~100mg/kg，分 4 次注射。③肾功能不全者：肌酐清除率 > 20m/min 者，每 6 小时服 500mg；15~20ml/min 者，每 6 小时服 250mg；< 15ml/min 者，每 12 小时服 250mg。

【不良反应】见头孢拉定的不良反应表。

头孢拉定的不良反应表

分类	罕见	临床报道（发生率不明）	不良反应处置
免疫系统		过敏性休克、皮疹、红斑、过敏性紫癜	需在严密观察下慎用。一旦发生过敏反应，立即停用药物。如发生过敏性休克，须立即就地抢救，包括保持气道通畅、吸氧和肾上腺素、糖皮质激素的应用等措施
消化系统	假膜性结肠炎	暂时性肝功能异常、恶心、呕吐、食欲减退、腹痛、腹泻、味觉障碍	
泌尿系统		可出现尿素氮、肌酸、肌酐值升高，血尿	
血液系统		血红蛋白降低、血小板减少、中性粒细胞减少、嗜酸性粒细胞增多、溶血性贫血	

【咨询要点】毒性反应：因本品可透过血－胎盘屏障进入胎儿血循环，孕妇用药需有确

切指征。本品亦可少量进入乳汁，虽至今尚无哺乳期妇女应用头孢菌素类发生问题的报告，但应用时仍须权衡利弊。

参考文献

［1］孙宇，陈志宏．头孢拉定致过敏性紫癜1例［J］．中国继续医学教育，2015（16）：120-121.

［2］游春葵，周桃花．注射用头孢拉定致血尿不良反应的临床病例资料报道［J］．北方药学，2016，13（04）：125-126.

头孢呋辛钠 [药典（二）；基（基）；医保（甲）]
Cefuroxime Sodium

【分类】头孢菌素类。

【药理作用】本品为半合成的第二代头孢菌素，对革兰阳性菌的抗菌作用低于或接近于第一代头孢菌素。革兰阴性菌，如流感嗜血杆菌、淋球菌、脑膜炎球菌、大肠埃希菌、克雷伯菌、奇异变形杆菌、肠杆菌属、枸橼酸杆菌、沙门菌属、志贺菌属以及某些吲哚阳性变形杆菌对本品敏感。本品有较好的耐革兰阴性菌的内酰胺酶的性能，对上述菌中耐氨苄西林或耐第一代头孢菌素的菌株也能有效。铜绿假单胞菌、弯曲杆菌、不动杆菌、沙雷杆菌大部分菌株、普通变形杆菌、难辨羧状芽孢杆菌、李斯特菌等对本品不敏感。

【适应证】临床应用于敏感的革兰阴性菌所致的下呼吸道、泌尿系、皮肤和软组织、骨和关节、女性生殖器等部位的感染。对败血症、脑膜炎也有效。

【用法用量】肌内注射或静脉注射。①成人：每次750~1500mg，每日3次；对严重感染，可按每次1500mg，每日4次。应用于脑膜炎，每日剂量在9g以下。②儿童：平均每日量为60mg/kg，严重感染可用到100mg/kg，分3~4次给予。③肾功能不全者：肌酐清除率>20ml/min者，每日3次，每次0.75~1.5g；10~20ml/min者，每次0.75g，每日2次；<10ml/min者，每次0.75g，每日1次。静脉给药时，每0.75g本品，用灭菌注射用水约10ml稀释，使溶解成澄明溶液，缓慢静脉注射或加到墨菲管中随注射液滴入。

【不良反应】见头孢呋辛钠的不良反应表。

头孢呋辛钠的不良反应表

分类	常见	少见	罕见	临床报道（发生率不明）	不良反应处置
免疫系统				包括皮疹、瘙痒、荨麻疹。多形性红斑、中毒性表皮坏死松解症、史-约综合征	需在严密观察下慎用。一旦发生过敏反应，立即停用药物。如发生过敏性休克，须立即就地抢救，包括保持气道通畅、吸氧和肾上腺素、糖皮质激素的应用等措施
消化系统	ALT、AST、碱性磷酸酶、LDH和胆红素水平短暂升高			肝功能障碍、胆汁淤积、呕吐、腹痛、结肠炎	
泌尿系统				血清肌酐和血尿素氮（BUN）升高，肌酐清除率降低，中毒性肾病	

续表

分类	常见	少见	罕见	临床报道 （发生率不明）	不良反应处置
血液系统		血红蛋白和血细胞比容降低、暂时性嗜酸性粒细胞增多症、中性粒细胞减少症	白细胞减少症、血小板减少	再生障碍性贫血、溶血性贫血、出血	
神经系统				四肢抽搐	

【咨询要点】①毒性反应：本品可透过胎盘，也可经乳汁排出，妊娠期妇女、哺乳期妇女用药应权衡利弊。②药物过量：过量服用头孢菌素类药物可引起惊厥。血液透析和腹膜透析可以降低头孢呋辛的血清水平。

参考文献

[1] 喻革玲.100例头孢呋辛致不良反应报告［J］.中国医院用药评价与分析，2017，17（02）：269-270.

[2] 刘立章.头孢呋辛钠在临床注射应用中的不良反应分析［J］.中国医药指南，2016，14（04）：95.

[3] 杨忠慧.注射用头孢呋辛致患者四肢抽搐1例分析［J］.抗感染药学，2015，12（03）：392-393.

[4] 郭菲，仝秋斌.注射用头孢呋辛钠致迟发型过敏反应1例［J］.临床合理用药杂志，2017，10（1A）：60-62.

头孢克洛 ^[药典（二）；医保（乙）]
Cefaclor

【分类】头孢菌素类。

【药理作用】本品为半合成头孢菌素，抗菌谱较其他的第一代略广。抗菌性能与头孢唑林相似，对葡萄球菌（包括产酶菌株）、化脓性链球菌、肺炎链球菌、大肠埃希菌、奇异变形杆菌、流感嗜血杆菌等有良好的抗菌作用。

【适应证】用于上述敏感菌所致的呼吸道、泌尿道和皮肤、软组织感染，以及中耳炎等。

【用法用量】①成人：口服常用量为每次250mg，每8小时1次。重病或微生物敏感性较差时，剂量可加倍，但1日量不可超过4g。②儿童：1日口服剂量为20mg/kg，分3次（每8小时1次）；重症可按1日40mg/kg给予，但1日量不超过1g。

【不良反应】见头孢克洛的不良反应表。

头孢克洛的不良反应表

分类	少见	罕见	临床报道 （发生率不明）	不良反应处置
免疫系统	皮疹、荨麻疹、红斑			需在严密观察下慎用。一旦发生过敏反应，立即停用药物。如发生过敏性休克，须立即就地抢救，包括保持气道通畅、吸氧和肾上腺素、糖皮质激素的应用等措施

续表

分类	少见	罕见	临床报道 （发生率不明）	不良反应处置
消化系统	腹泻、腹痛、恶心、呕吐、暂时性肝炎和胆汁淤积性黄疸，AST、ALT 或碱性磷酸酶值轻微升高			
泌尿系统		可逆性间质肾炎、BUN 或血清肌酐轻微升高		
血液系统	嗜酸性粒细胞增多症	血小板减少症，增加凝血酶原时间	胆红素升高、全血细胞减少症	
神经系统			躁动、紧张、失眠、头晕、幻觉、嗜睡、癫痫	

【咨询要点】①毒性反应：本品对乳婴的作用未知。给哺乳妇女服用头孢克洛要谨慎。②药物过量：保护患者的气道，支持通气和灌注。在可接受的限度内，仔细监测和维持患者的生命体征、血气、电解质等。给予活性炭可减少药物从胃肠道的吸收，在许多情况下，活性炭比呕吐或灌洗更有效。

参考文献

［1］于宏，季海宁，代晓燕.头孢克洛不良反应近况文献概述［J］.中国药物滥用防治杂志，2017，23（06）：366-367.

［2］刘泗容，黄文莉.头孢克洛的不良反应［J］.海峡药学，2015，27（09）：242-243.

头孢噻肟钠^[药典（二）]
Cefotaxime Sodium

【分类】头孢菌素类抗生素。

【药理作用】本品为半合成的第三代头孢菌素，对革兰阳性菌的作用与第一代头孢菌素近似或较弱，对链球菌（肠球菌除外）抗菌作用较强；对革兰阴性菌有较强的抗菌效能。奈瑟菌属、流感杆菌、大肠埃希菌、奇异变形杆菌、克雷伯菌、沙门杆菌等对本品甚敏感；枸橼酸杆菌对本品中度敏感；沙雷杆菌、吲哚阳性变形杆菌等对本品也有一定的敏感性。铜绿假单胞菌、阴沟杆菌、脆弱拟杆菌等对本品较不敏感。本品在肠道中不吸收。肌内注射 1g，0.5 小时血药浓度达峰，约为 22μg/ml，6 小时降为 1.5μg/ml，$t_{1/2}$ 约为 1 小时，药物血浆蛋白结合率为 30%~45%。体内分布面较广，胆汁中较高，不易透过正常脑膜，但脑膜有炎症时可增加透入量。

【适应证】用于敏感菌所致的呼吸道、泌尿道、骨和关节、皮肤和软组织、腹腔、胆道、消化道、五官、生殖器等部位的感染，对烧伤、外伤引起的感染以及败血症、中枢感染也有效。

【用法用量】临用前，加灭菌注射用水适量使溶解，溶解后立即使用。①成人：肌内或静脉注射，1 次 0.5~1g，每日 2~4 次。一般感染用 2g/d，分成 2 次肌内注射或静脉注射；中等或较重感染 3~6g/d，分为 3 次肌内注射或静脉注射；败血症等 6~8g/d，分为 3~4 次静脉给药；极重感染者每日不超过 12g，分为 6 次静脉给药；淋病用 1g 肌内注射（单次给药已足）。

静脉滴注，2~3g/d。②小儿：肌内注射或静脉注射每日量为 50~100mg/kg，分成 2~3 次给予。婴幼儿不能肌内注射。

【不良反应】见头孢噻肟钠的不良反应表。

头孢噻肟钠的不良反应表

分类	临床报道（发生率不明）	不良反应处置
消化系统	肝功能异常、食欲缺乏、恶心、呕吐、腹泻	
免疫系统	发热、过敏性休克、皮疹、瘙痒等	如发生休克，应立即肌内或皮下注射 0.1% 肾上腺素注射液 0.5~1ml（小儿酌减），必要时可数分钟重复注射一次。并根据需要进行输液、给氧、滴注肾上腺皮质激素（氢化可的松或地塞米松），应用升压药和其他必要的急救措施。有呼吸困难时可缓慢静脉注射氨茶碱 0.25~0.5g，同时人工呼吸
心血管系统	贫血、急性心肌损伤和急性心力衰竭	
其他	白细胞、中性粒细胞、血小板减少，嗜酸性粒细胞增多，一过性血尿素氮和肌酐增高，长期用药可致二重感染，如念珠菌病、假膜性结肠炎等	

参考文献

［1］李峥嵘.头孢噻肟钠致急性心肌损伤和急性心力衰竭［J］.药物不良反应杂志，2015，17（5）：373-374.

头孢曲松钠 [药典（二）；基（基）；医保（甲）]
Ceftriaxone Sodium

【分类】头孢菌素类。

【药理作用】本品为半合成的第三代头孢菌素。抗菌谱与头孢噻肟近似，对革兰阳性菌有中度的抗菌作用。对革兰阴性菌的作用强，主要敏感菌有金黄色葡萄球菌、链球菌属、肺炎链球菌、嗜血杆菌属、奈瑟菌属、大肠埃希菌、肺炎克雷伯菌、沙雷杆菌、各型变形杆菌、枸橼酸杆菌、伤寒杆菌、志贺菌属、消化球菌、消化链球菌、梭状芽孢杆菌等。铜绿假单胞菌、肠杆菌属对本品也敏感。产酶金黄色葡萄球菌、耐氨苄西林的流感嗜血杆菌、耐第一代头孢菌素和庆大霉素的一些革兰阴性菌常可对本品敏感。但粪链球菌和耐甲氧西林的葡萄球菌对本品均耐药。

【适应证】用于敏感菌所致的肺炎、支气管炎、腹膜炎、胸膜炎，以及皮肤和软组织、尿路、胆道、骨及关节、五官、创面等部位的感染，还用于败血症和脑膜炎。

【用法用量】一般感染，每日 1g，1 次肌内注射或静脉注射。严重感染，每日 2g，分 2 次给予。脑膜炎，可按每日 100mg/kg（但总量不超过 4g），分 2 次给予。淋病，单次用药 250mg 即足。儿童用量一般按成人量的 1/2 给予。①肌内注射：将 1 次药量溶于适量 0.5% 盐酸利多卡因注射液，作深部肌内注射。②静脉注射：按 1g 药物用 10ml 灭菌注射用水溶解，缓缓注入，历时 2~4 分钟。③静脉滴注：成人 1 次量 1g 或 1 日量 2g，溶于 0.9% 氯化钠注射液或 5%~10% 葡萄糖注射液 50~100ml 中，于 0.5~1 小时内滴入。

【不良反应】 见头孢曲松钠的不良反应表。

头孢曲松钠的不良反应表

分类	少见	罕见	临床报道（发生率不明）	不良反应处置
免疫系统	皮疹			需在严密观察下慎用。一旦发生过敏反应，立即停用药物。如发生过敏性休克，须立即就地抢救，包括保持气道通畅、吸氧和肾上腺素、糖皮质激素的应用等措施
消化系统	ALT、AST升高，腹泻、恶心、呕吐、味觉障碍	碱性磷酸酶和胆红素升高	假膜性结肠炎	
泌尿系统		泌尿生殖系念珠菌病、尿路结石、肾功能损害		
血液系统	嗜酸性粒细胞、血小板增多和白细胞减少。贫血、溶血性贫血、中性粒细胞减少、血小板减少和延长凝血酶原时间			
神经系统		头痛或头晕	癫痫	

【咨询要点】 ①毒性反应：孕妇和哺乳期妇女应用头孢菌素类虽尚未见发生问题的报告，其应用仍须权衡利弊。头孢曲松可通过胎盘屏障。尚未建立人类妊娠期的安全性。动物生殖研究未见胚胎毒性、胎儿毒性、致畸性或对雄性或雌性动物的生育力、分娩或围产期以及出生后发育的不良反应。在灵长类的研究中未见胚胎毒性或致畸性。头孢曲松在人乳汁中有少量排出，哺乳期妇女用药应当谨慎。②药物过量：一旦发生药物过量，血液透析或腹膜透析方法不会降低血药浓度，亦无特殊解毒剂，应给予对症治疗。

参考文献

［1］朱亚平，周永红.279例注射用头孢曲松钠不良反应案例分析［J］.中国药物经济学，2018（06）：30-34.

［2］白荷荷，聂晓静.头孢曲松致尿路结晶及肾功能损害1例［J］.临床药物治疗杂志，2017，15（10）：80-82.

［3］吴晓丽，陈海云.头孢曲松钠皮试致过敏性休克死亡1例［J］.医药导报，2018，37（01）：131.

头孢哌酮钠 [药典（二）]
Cefoperazone Sodium

【分类】 头孢菌素类抗生素。

【药理作用】 本品为半合成的第三代头孢菌素，抗菌性能与头孢噻肟相似。对革兰阳性菌的作用较弱，仅对溶血性链球菌和肺炎链球菌较为敏感。对大多数的革兰阴性菌，本品的作用略次于头孢噻肟，对铜绿假单胞菌的作用较强。口服不吸收，肌内注射1g后1小时，血药浓度达峰值，约为65μg/ml。静脉注射1g后数分钟内血药浓度可达175μg/ml。在2小时内滴注本品1g，结束时，血药浓度为100μg/ml，到第10小时约为4μg/ml。$t_{1/2}$约为2小时。本品由尿和胆汁排泄，因此在尿液和胆汁中有很高的浓度，还可以分布到胸水、腹水、羊水、痰液中，在脑膜发炎时，可进入脑脊液。

【**适应证**】用于各种敏感菌所致的呼吸道、泌尿道、腹膜、胸膜、皮肤和软组织、骨和关节、五官等部位的感染，还可用于败血症和脑膜炎等。

【**用法用量**】可供肌内注射、静脉注射或静脉滴注。①成人常用量：一般感染，每次 1~2g，每 12 小时 1 次；严重感染，每次 2~3g，每 8 小时 1 次。接受血液透析者，透析后应补给 1 次剂量。成人每日剂量不超过 9g，但在免疫缺陷患者有严重感染时，剂量可加大至每日 12g。②小儿常用量：每日 50~200mg/kg，分 2~3 次静脉滴注。制备肌内注射液，每 1g 药加灭菌注射用水 2.8ml 及 2% 利多卡因注射液 1ml，其浓度为 250mg/ml。静脉缓慢注射，每 1g 药物加葡萄糖氯化钠注射液 40ml 溶解；静脉滴注，取 1~2g 头孢哌酮溶解于 100~200ml 葡萄糖氯化钠注射液或其他稀释液中，最后药物浓度为 2~25mg/ml。每 1g 头孢哌酮的钠含量为 1.5mmol（34mg）。

【**不良反应**】见头孢哌酮钠的不良反应表。

头孢哌酮钠的不良反应表

分类	少见	罕见	临床报道 （发生率不明）	不良反应处置
消化系统		腹泻、腹痛	食欲缺乏、恶心、呕吐、肝功能异常、菌群失调	
免疫系统	皮疹		瘙痒、过敏性休克、高热	如发生休克，应立即肌内或皮下注射 0.1% 肾上腺素注射液 0.5~1ml（小儿酌减），必要时可数分钟重复注射一次。并根据需要进行输液、给氧、滴注肾上腺皮质激素（氢化可的松或地塞米松），应用升压药和其他必要的急救措施。有呼吸困难时可缓慢静脉注射氨茶碱 0.25~0.5g，同时人工呼吸
泌尿系统			急性肾衰竭	
其他	白细胞、中性粒细胞、血小板减少，嗜酸性粒细胞增多		暂时性血清氨基转移酶、碱性磷酸酶、尿素氮或血肌酐升高、出血	偶有出血者，可用维生素 K 预防或控制

【**咨询要点**】药物过量：本品无特效拮抗药，药物过量时主要给予对症治疗和大量饮水及补液等。

头孢哌酮钠舒巴坦钠^[药典（二）；医保（乙）]
Cefoperazone Sodium and Sulbactam Sodium

【**分类**】头孢菌素类。

【**药理作用**】头孢哌酮钠舒巴坦钠的抗菌成分为头孢哌酮，为第三代头孢菌素，通过在细菌繁殖期抑制敏感细菌细胞壁黏肽的生物合成而达到杀菌作用。舒巴坦除对奈瑟菌科和不动杆菌外，对其他细菌不具有任何有效的抗菌活性。舒巴坦对内酰胺酶具有不可逆性的抑制作用。

【**适应证**】上、下呼吸道感染，上、下泌尿道感染，腹膜炎、胆囊炎、胆管炎和其他腹腔内感染，败血症，脑膜炎，皮肤和软组织感染，骨骼和关节感染，盆腔炎、子宫内膜炎、淋病和其他生殖道感染。

【用法用量】①头孢哌酮钠舒巴坦钠成人每日推荐剂量：比例 1:1，头孢哌酮钠舒巴坦钠 2.0~4.0g，上述剂量分等量，每 12 小时给药 1 次。②在严重感染或难治性感染时：头孢哌酮钠舒巴坦钠的每日剂量可增加到 8g（1:1，头孢哌酮:舒巴坦，即 4g 头孢哌酮）。病情需要时，接受头孢哌酮:舒巴坦钠（1:1）治疗的患者可另外单独增加头孢哌酮的用量，所用剂量应等分，每 12 小时给药 1 次。舒巴坦每日推荐最大剂量为 4g。③肾功能障碍患者：肾功能明显降低的患者（肌酐清除率 <30ml/min）舒巴坦清除减少，应调整头孢哌酮钠舒巴坦钠的用药方案。肌酐清除率为 15~30ml/min 的患者，每日舒巴坦的最高剂量为 2g，分等量，每 12 小时注射 1 次。肌酐清除率 <15ml/min 的患者每日舒巴坦的最高剂量为 1g，分等量，每 12 小时注射 1 次。遇严重感染，必要时可单独增加头孢哌酮的用量。④在血液透析患者中：舒巴坦的药物动力学特性有明显改变，头孢哌酮在血液透析患者中的血清半衰期轻微缩短，因此在血样透析后，应给予 1 剂头孢哌酮钠舒巴坦钠。

【不良反应】见头孢哌酮钠舒巴坦钠的不良反应表。

头孢哌酮钠舒巴坦钠的不良反应表

分类	少见	罕见	临床报道（发生率不明）	不良反应处置
免疫系统		皮疹、发热	史 - 约综合征和中毒性表皮坏死松解症	
消化系统	ALT、AST、ALP 升高	腹泻	急性重型肝炎、假膜性结肠炎	中断给药
泌尿系统			急性肾衰竭	
血液系统			严重血恶病质，例如溶血性贫血、全血细胞减少、粒细胞减少（包括粒细胞缺乏症）、血小板减少	中断给药

【咨询要点】①毒性反应：舒巴坦和头孢哌酮均可通过胎盘屏障，因此，只有在医生认为必要时孕妇才能使用本品。尽管只有少量的舒巴坦和头孢哌酮能够进入到母乳中，但哺乳期妇女仍应小心使用本品。②药物过量：由于头孢哌酮和舒巴坦均可通过血液透析从血循环中被清除，因此如肾功能损害的患者发生药物过量，血液透析治疗可增加本品从体内的排出。

参考文献

[1] 张洁.68 例头孢哌酮钠舒巴坦钠不良反应报告分析 [J].临床医药文献电子杂志，2017（13）：2537-2538.

[2] 周仑.头孢哌酮钠舒巴坦钠导致粒细胞缺乏 2 例分析 [J].中国医院药学杂志，2016，36（14）：1230-1231.

[3] 王为，曹爱霖，钱皎.1 例头孢哌酮舒巴坦致患者血小板减少的用药分析与药学监护 [J].中南药学，2018（09）：1315-1318.

[4] 孔祥红，马永芳，严婷婷.注射用头孢哌酮钠舒巴坦钠致过敏性休克死亡 1 例 [J].药学研究，2017，36（08）：494.

头孢他啶 [药典（二）；基（基）；医保（乙）]
Ceftazidime

【分类】头孢菌素类。

【药理作用】对革兰阳性菌的作用与第一代头孢菌素近似或较弱；葡萄球菌、链球菌 A 和 B 群、肺炎链球菌对本品敏感。对革兰阴性菌的作用突出，对大肠埃希菌、肠杆菌属、克雷伯菌、枸橼酸杆菌、奇异变形杆菌、普通变形杆菌、流感嗜血杆菌（包括耐氨苄西林菌株）、脑膜炎球菌等有良好的抗菌作用。对铜绿假单胞菌的作用强，超过其他 β - 内酰胺类和氨基糖苷类抗生素。对某些拟杆菌也有效。肠球菌、耐甲氧西林的葡萄球菌、李斯特菌、螺旋杆菌、难辨梭状芽孢杆菌和脆弱拟杆菌（大部分菌株）对本品耐药。

【适应证】用于革兰阴性菌的敏感菌株所致的下呼吸道、皮肤和软组织、骨和关节、胸腔、腹腔、泌尿生殖系以及中枢等部位感染，也用于败血症。

【用法用量】①轻症 1 日剂量为 1g，分 2 次肌内注射。②中度感染 1 次 1g，1 日 2~3 次，肌内注射或静脉注射。③重症 1 次可用 2g，1 日 2~3 次，静脉滴注或静脉注射。本品可加入氯化钠注射液、5%~10% 葡萄糖注射液、含乳酸钠的注射液、右旋糖酐注射液中。

【不良反应】见头孢他啶的不良反应表。

头孢他啶的不良反应表

分类	临床报道（发生率不明）	不良反应处置
消化系统	肝功能障碍、胆汁淤积、高胆红素血、黄疸、腹泻、恶心、呕吐、腹痛	
泌尿系统	肾衰竭	
血液系统	溶血性贫血、出血、血小板减少、延长凝血酶原时间	
神经系统	头痛、头晕、感觉异常、癫痫	
免疫系统	过敏反应	需在严密观察下慎用。一旦发生过敏反应，立即停用药物。如发生过敏性休克，须立即就地抢救，包括保持气道通畅、吸氧和肾上腺素、糖皮质激素的应用等措施

【咨询要点】①毒性反应：低浓度时可进入乳汁，哺乳期妇女谨慎用药。②药物过量：过量后对患者有肾损害。反应包括癫痫发作，脑病，姿势不能保持和神经 - 肌肉兴奋。急性的过量病例，需仔细观察并给予对症支持性治疗。特别是有肾衰竭的患者，进行血液透析或腹膜透析可除去体内的头孢他啶。

参考文献

［1］黄新伟，赖远花，洪怀章.头孢他啶致高热、寒战、呕吐不良反应 1 例［J］.中国现代药物应用，2017，11（15）：140-141.

头孢美唑 [医保（乙）]
Cefmetazole

【分类】头孢菌素类。

【药理作用】本品系第二代头孢菌素类半合成抗生素，性能与第二代头孢菌素相近。抗菌谱包括革兰阳性菌、革兰阴性菌和厌氧菌，对葡萄球菌、大肠埃希菌、克雷伯菌、吲哚阴性和阳性变形杆菌、脆弱拟杆菌等有良好的抗菌作用。本品的耐酶性能强。对一些已对头孢菌素耐药的病原菌也可有效。

【适应证】用于葡萄球菌、大肠埃希菌、克雷伯菌、吲哚阴性和阳性杆菌、拟杆菌等微生物的敏感菌株所致的肺炎、支气管炎、胆道感染、腹膜炎、泌尿系统感染、子宫及附件感染等。

【用法用量】静脉注射或静脉滴注。①成人，1 日量为 1~2g，分为 2 次；儿童，1 日量为 25~100mg/kg，分为 2~4 次。②重症或顽症时，成人可用到 1 日 4g，儿童可用到 1 日 150mg/kg。溶剂可选用 0.9% 氯化钠注射液或 5% 葡萄糖注射液，静脉注射时还可用灭菌注射用水（但不适用于滴注，因渗透压过低）。

【不良反应】见头孢美唑的不良反应表。

头孢美唑的不良反应表

分类	常见	少见	罕见	不良反应处置
免疫系统	出现荨麻疹、皮疹			需在严密观察下慎用。一旦发生过敏反应，应立即停用药物。如发生过敏性休克，须立即就地抢救，包括保持气道通畅、吸氧和肾上腺素、糖皮质激素的应用等措施
消化系统	恶心、呕吐和腹泻等		假膜性结肠炎	
血液系统		嗜酸性粒细胞增多、白细胞减少以及红细胞减少，氨基转移酶和碱性磷酸酶升高		

【咨询要点】毒性反应：孕妇或可能妊娠的妇女，仅在治疗的有益性超过危险性时方可给药，尚未确立妊娠期用药的安全性。

参考文献

［1］于雯，于晋建，李成建. 头孢美唑所致不良反应近况文献概述［J］. 中国药物滥用防治杂志，2015（07）：244-245.

［2］宋芳，徐斌，马琳琳. 注射用头孢美唑钠致过敏反应 2 例［J］. 临床合理用药杂志，2016，21（04）：36-38.

头孢克肟 ^{［药典（二）；医保（乙）］}
Cefixime

【分类】头孢菌素类。

【药理作用】本品为口服用的第三代头孢菌素类抗生素，具第三代头孢菌素的抗菌特性，其抗菌谱包括链球菌、肺炎链球菌、淋球菌、大肠埃希菌、克雷伯菌、卡他布拉汉菌、沙雷杆菌、枸橼酸杆菌、阴沟肠杆菌、产气肠杆菌、流感嗜血杆菌等。对细菌的 β - 内酰胺酶甚稳定。

【适应证】用于上述敏感菌所引起的肺炎、支气管炎、泌尿道炎、淋病、胆囊炎、胆管炎、猩红热、中耳炎、副鼻窦炎等。

【用法用量】①成人及体重为 30kg 以上的儿童：1 次 50~100mg，1 日 2 次；重症 1 次口服量可增至 200mg。②体重为 30kg 以下的儿童：1 次 1.5~3mg/kg，1 日 2 次；重症 1 次量可增至 6mg/kg。

【**不良反应**】见头孢克肟的不良反应表。

头孢克肟的不良反应表

分类	临床报道（发生率不明）	不良反应处置
免疫系统	皮疹、荨麻疹、瘙痒、剥脱性皮炎、过敏性唇炎	需在严密观察下慎用。一旦发生过敏反应，立即停用药物。如发生过敏性休克，须立即就地抢救，包括保持气道通畅、吸氧和肾上腺素、糖皮质激素的应用等措施
消化系统	ALT、AST、碱性磷酸酶升高，肝炎、黄疸升高、假膜性结肠炎	
泌尿系统	肾小管或肌酐短暂升高、急性肾衰竭	
血液系统	短暂性血小板减少、白细胞减少、中性粒细胞减少、凝血酶原时间延长、LDH 升高、全血细胞减少、粒细胞减少、嗜酸性粒细胞增多	
神经系统	头痛、头晕、癫痫发作	

【**咨询要点**】①毒性反应：妊娠期妇女使用本品的安全性和有效性尚未确立，仅在确实需要使用时使用本品；尚不清楚本品是否从乳汁中分泌，必须使用时应暂停哺乳。②药物过量：可进行洗胃。头孢克肟不能从血液透析或腹膜透析去除。

头孢西丁钠 [药典（二）]
Cefoxitin Sodium

【**分类**】头孢菌素类抗生素。

【**药理作用**】头孢西丁钠是由链霉菌产生的甲氧头孢菌素 C，经半合成制得的一类新型抗生素，其母核与头孢菌素相似，且抗菌性能也类似，习惯上也被列入第二代头孢菌素类中。对革兰阳性菌的抗菌性能弱，对革兰阴性菌作用强。对大肠埃希菌、克雷伯菌、流感嗜血杆菌、淋球菌、奇异变形杆菌、吲哚阳性变形杆菌等有抗菌作用。本品还对一些厌氧菌有良好的作用，如消化球菌、消化链球菌、梭状芽孢杆菌、拟杆菌对本品敏感。铜绿假单胞菌、肠球菌和阴沟杆菌的多数菌株对本品不敏感。

【**适应证**】临床应用于敏感的革兰阴性菌或厌氧菌所致的下呼吸道、泌尿生殖系统、腹腔、骨和关节、皮肤和软组织等部位感染，也可用于败血症。

【**用法用量**】①成人：1 次 1~2g，每日 3~4 次。②肾功能不全者：肌酐清除率为 30~50ml/min 者，每 8~12 小时用 1~2g；10~29ml/min 者，每 12~24 小时用 1~2g；5~9ml/min 者，每 12~24 小时用 0.5~1g；<5ml/min 者，每 24~48 小时用 0.5~1g。

【**不良反应**】见头孢西丁钠的不良反应表。

头孢西丁钠的不良反应表

分类	常见	少见	罕见	临床报道（发生率不明）	不良反应处置
消化系统	腹泻、恶心			肝功能异常、恶心、呕吐、食欲下降、腹痛、腹泻、便秘	

续表

分类	常见	少见	罕见	临床报道（发生率不明）	不良反应处置
免疫系统		皮疹、荨麻疹、红斑	过敏性休克	过敏性紫癜	如发生休克，应立即肌内或皮下注射0.1%肾上腺素注射液0.5~1ml（小儿酌减），必要时可数分钟重复注射一次。并根据需要进行输液、给氧、滴注肾上腺皮质激素（氢化可的松或地塞米松），应用升压药和其他必要的急救措施。有呼吸困难时可缓慢静脉注射氨茶碱0.25~0.5g，同时人工呼吸
泌尿系统				肾功能异常	
其他				药物热、长期大剂量使用该品可致菌群失调，发生二重感染。还可能引起维生素K、维生素B缺乏。肌内注射部位可能引起硬结、疼痛；静脉注射剂量过大或过快时可产生灼热感、血管疼痛，严重者可致血栓性静脉炎、惊厥抽搐	

参考文献

［1］郑造乾，王小军，杨秀丽，等.头孢西丁钠致过敏性紫癜1例［J］.中国现代应用药学，2015，32（01）：112-113.

［2］方圣博，张四喜，宋燕青.注射用头孢西丁钠致儿童低体温1例［J］.中国医院药学杂志，2016，36（17）：1535.

头孢米诺钠 [药典（二）；医保（乙）]
Cefminox Sodium

【分类】其他 β-内酰胺类。

【药理作用】为头孢菌素类抗生素，其对 β-内酰胺酶高度稳定。本品与 β-内酰胺类抗类生素作用点青霉素结合蛋白有很强的亲和性，能抑制细胞壁的生物合成，并能结合于肽多糖，抑制肽多糖与脂蛋白结合而促进溶菌。此外，本品还能与革兰阴性菌特有的外膜脂蛋白的二氨基庚二酸结合，在短时间内显示其很强的双重杀菌作用。

【适应证】用于治疗上述敏感细菌引起的下列感染症：①呼吸系统感染：扁桃体炎、扁桃体周围脓肿、支气管炎、细支气管炎、支气管扩张症（感染时），慢性呼吸道疾患继发感染、肺炎、肺化脓症。②泌尿系统感染：肾盂肾炎、膀胱炎。③腹腔感染：胆囊炎、胆管炎。

【用法用量】静脉注射或静脉滴注：成人每次1g，1日2次；儿童1次20mg/kg，1日3~4次。败血症时，成人1日可用到6g，分3~4次给予。该品静脉注射，每1g药物用20ml灭菌注射用水，5%~10% 葡萄糖注射液或 0.9% 氯化钠注射液溶解。滴注时，每 1g 药物溶于注射液 100~200ml 中，滴注 1~2 小时。

【不良反应】见头孢米诺钠的不良反应表。

头孢米诺钠的不良反应表

分类	常见	少见	罕见	临床报道（发生率不明）	不良反应处置
免疫系统	皮疹、瘙痒	迟发型皮疹、过敏性休克	皮肤发红、发热		需在严密观察下慎用。一旦发生过敏反应，立即停用药物。如发生过敏性休克，须立即就地抢救，包括保持气道通畅、吸氧和肾上腺素、糖皮质激素的应用等措施
消化系统		食欲减退、恶心、肠道菌群失调和二次感染	γ-GT、LAP、LDH、胆红素升高及黄疸、假膜性结肠炎、恶心、呕吐、食欲不振、喉头舌根水疱、口腔异味	ALT、AST、ALP 升高	
泌尿系统	尿 NGA 酶升高	急性肾损伤	BUN、血中肌酐升高，少尿、蛋白尿等肾损害		
血液系统		粒细胞减少、嗜酸性粒细胞增多、凝血功能障碍	全血细胞减少症、红细胞减少、红细胞压积值降低、血红蛋白减少、血小板减少、凝血酶原时间延长		
神经系统			全身乏力感		
呼吸系统			呼吸骤停		
其他		双硫仑样反应	口腔炎、念珠菌病		

头孢吡肟 [药典（二）；医保（乙）]
Cefepime

【分类】头孢菌素类。

【药理作用】本品是对革兰阴性和阳性菌均有抗菌活性的"第四代"头孢菌素。经临床证实有效的细菌有：肠杆菌属、大肠埃希菌、肺炎克雷伯菌、奇异变形杆菌、铜绿假单胞菌、金黄色葡萄球菌（MRSA 除外）、肺炎链球菌、化脓性链球菌；尚有在体外显示有抗菌作用的微生物有：表皮葡萄球菌（MRSE 除外）、腐生链球菌、无乳链球菌、醋酸钙不动杆菌、枸橼酸杆菌、流感嗜血杆菌（包括产 β-内酰胺酶株）、哈夫尼亚菌、卡他莫拉菌（包括产 β-内酰胺酶株）、摩根杆菌、普通变形杆菌、普鲁威登菌、沙雷杆菌。本品对肠球菌、耐甲氧西林的葡萄球菌、黄单胞菌、嗜麦芽窄食单胞菌、难辨梭状芽孢杆菌无效。

【适应证】用于敏感菌所致的下呼吸道、皮肤和骨组织、泌尿系、妇科和腹腔感染以及菌血症等。

【用法用量】常用剂量每日 2~4g，分 2 次给予。治疗泌尿系感染每日 1g；极严重感染可用每日 6g，分 3 次给予。可用 0.9% 氯化钠注射液、5%~10% 葡萄糖注射液、0.16mol/L 乳酸钠、林格液等溶解。溶解液在室温 24 小时内应用。

【不良反应】见头孢吡肟的不良反应表。

头孢吡肟的不良反应表

分类	少见	罕见但严重	临床报道（发生率不明）	不良反应处置
免疫系统	皮疹	静脉炎、史－约综合征、多形性红斑等		需在严密观察下慎用。一旦发生过敏反应，立即停用药物。如发生过敏性休克，须立即就地抢救，包括保持气道通畅、吸氧和肾上腺素、糖皮质激素的应用等措施
消化系统	ALT、AST 升高		肝功能障碍包括胆汁淤积、结肠炎（包括假膜性结肠炎）、腹泻、恶心、呕吐	
血液系统	嗜酸性粒细胞、凝血功能异常			
神经系统	头痛			

【咨询要点】①毒性反应：虽然动物生殖毒性试验和致畸试验表明头孢吡肟无致畸和胚胎毒性，但尚无本品用于孕妇和分娩时妇女的足够和有良好对照的临床资料。因此，本品用于孕妇应谨慎。头孢吡肟在人乳汁中有极少量排出。头孢吡肟用于哺乳期妇女应谨慎。
②药物过量：用药过量患者，应仔细观察并使用支持疗法，并用血液透析治疗促进药物的排除，而不宜采用腹膜透析。在血液透析开始的 3 小时内，体内 68% 的头孢吡肟可排出。

参考文献

［1］吕敬龙，陈永平，肖青，等.头孢吡肟致凝血功能异常 1 例并文献复习［J］.检验医学与临床，2016（13）：1902-1903.
［2］林哲人，杜丽芬.1 例头孢吡肟引起神经系统损害的病例分析［J］.中国药师，2016（06）：1140-1142.

头孢丙烯 [药典（二）；医保（乙）]
Cefprozil

【分类】第二代头孢菌素类。

【药理作用】头孢丙烯作用机制与其他头孢菌素类药相似，主要通过阻碍细菌细胞壁生物合成而起抗菌作用。头孢丙烯作用特点是抗革兰阴性杆菌活性和对革兰阴性杆菌 β－内酰胺酶的稳定性均比第一代头孢菌素强。头孢丙烯对革兰阳性需氧菌中的金黄色葡萄球菌（包括产 β－内酰胺酶菌株）、肺炎链球菌、化脓性链球菌有较好的抗菌活性；对坚忍肠球菌、单核细胞增多性李斯特菌、表皮葡萄球菌、腐生葡萄球菌、无乳链球菌、链球菌 C、D、F、

G组和草绿色链球菌也具有一定抗菌活性。头孢丙烯对革兰阴性需氧菌中的嗜血流感杆菌（包括产 β-内酰胺酶菌株）、卡他莫拉菌（包括产 β-内酰胺酶菌株）具有很强的抗菌活性；对枸橼酸菌、大肠埃希菌、肺炎克雷伯菌、淋病奈瑟菌（包括产 β-内酰胺酶菌株）、奇异变形杆菌、沙门菌属、志贺菌和弧菌也有一定抗菌活性。头孢丙烯对厌氧菌中的黑色素类杆菌、艰难梭菌、产气荚膜杆菌、梭杆菌属、消化链球菌和痤疮丙酸杆菌具有一定抗菌活性。头孢丙烯对耐甲氧西林葡萄球菌和粪肠球菌、多数脆弱杆菌、不动杆菌、肠杆菌属、摩氏摩根菌属、普通变形杆菌、普罗威登菌属、假单胞菌的多数菌株无抗菌活性。

【适应证】①上呼吸道感染：如化脓性链球菌性咽炎、扁桃体炎；②下呼吸道感染：如由肺炎链球菌、嗜血流感杆菌（包括产 β-内酰胺酶菌株）和卡他莫拉菌（包括产 β-内酰胺酶菌株）引起的急性支气管炎和慢性支气管炎急性发作；③皮肤和皮肤软组织感染：如金黄色葡萄球菌（包括产青霉素酶菌株）和化脓性链球菌引起的非复杂性皮肤和皮肤软组织感染。

【用法用量】口服。①成人（13 岁或以上）：上呼吸道感染，1 次 0.5g，1 日 1 次；下呼吸道感染，1 次 0.5g，1 日 2 次；皮肤或皮肤软组织感染，1 日 0.5g，分 1 次或 2 次服用，严重病例 1 次 0.5g，1 日 2 次。②2~12 岁儿童：上呼吸道感染，按体重 1 次 7.5mg/kg，1 日 2 次；皮肤或皮肤软组织感染：按体重 1 次 20mg/kg，1 日 1 次。③6 个月婴儿至 12 岁儿童：中耳炎，按体重 1 次 15mg/kg，1 日 2 次；急性鼻窦炎，一般按体重 1 次 7.5mg/kg，1 日 2 次；严重病例，按体重 1 次 15mg/kg，1 日 2 次。疗程一般 7~14 日，但 β-溶血性链球菌所致急性扁桃体炎、咽炎的疗程至少 10 日。

【不良反应】见头孢丙烯的不良反应表。

头孢丙烯的不良反应表

分类	临床报道（发生率不明）	不良反应处置
免疫系统	皮疹、荨麻疹	需在严密观察下慎用。一旦发生过敏反应，立即停用药物。如发生过敏性休克，须立即就地抢救，包括保持气道通畅、吸氧和肾上腺素、糖皮质激素的应用等措施
消化系统	AST 和 ALT 升高、碱性磷酸酶和胆红素升高、胆汁瘀积性黄疸、腹泻、恶心、呕吐、腹痛	
泌尿系统	血清尿素氮升高，血清肌酐升高、Coomb 试验阳性，LDH 升高	
血液系统	白细胞减少，嗜酸性粒细胞增多、全血细胞减少，中性粒细胞减少，粒细胞缺乏症、异常淤血或出血	
神经系统	眩晕、多动、头痛、精神紧张、失眠，均呈可逆性；手足震颤	
其他	尿布皮炎样皮疹、二重感染、生殖器瘙痒和阴道炎、关节痛、口腔溃疡、变应性结膜炎	

参考文献

[1] 田野，李俊山. 头孢丙烯胶囊致变应性结膜炎 1 例 [J]. 人民军医，2018，61（09）：838-839.

头孢硫脒 [药典（二）；医保（乙）]
Cefathiamidine

【分类】第一代头孢菌素类。

【药理作用】本品对革兰阳性菌及部分阴性菌有抗菌活性，对革兰阳性球菌的作用尤强。本品体外抗菌活性试验表明：对肺炎球菌、化脓性链球菌、金黄色葡萄球菌（MSSA 菌株）、表皮葡萄球菌（MSSE 菌株）和卡他布兰汉菌有较强的抗菌活性，对肺炎链球菌 MIC_{90} 为 $0.25\mu g/ml$，对其他 3 种细菌的 MIC_{90} 均小于 $8.0\mu g/ml$，对流感嗜血杆菌亦有较强的抗菌活性，MIC_{90} 为 $2.0\mu g/ml$。对肠球菌亦显示有很强的体外抗菌活性，MIC_{90} 为 $2.0\mu g/ml$。对溶血性链球菌、非溶血性链球菌、白喉杆菌、产气荚膜杆菌、破伤风杆菌和炭疽杆菌均有良好抗菌作用。对金黄色葡萄球菌（MRSA 菌株）、表皮葡萄球菌（MRSE 菌株）的体外抗菌活性不如万古霉素。本品作用机制为抑制敏感菌的细胞壁合成，而产生杀菌作用。

【适应证】用于敏感菌所引起的呼吸系统、肝胆系统、五官、尿路系统感染及心内膜炎、败血症。

【用法用量】①肌内注射：1 次 0.5g~1.0g，1 日 4 次；小儿按体重，1 日 50~100mg/kg，分 3~4 次给药。②静脉注射：1 次 2g，1 日 2~4 次；小儿按体重 1 日 50~100mg/kg，分 2~4 次给药。

【不良反应】见头孢硫脒的不良反应表。

头孢硫脒的不良反应表

分类	常见	少见	罕见	临床报道（发生率不明）	不良反应处置
免疫系统	皮疹、过敏性休克、过敏性反应		重度药疹	荨麻疹、皮肤瘙痒	需在严密观察下慎用。一旦发生过敏反应，立即停用药物。如发生过敏性休克，须立即就地抢救，包括保持气道通畅、吸氧和肾上腺素、糖皮质激素的应用等措施
消化系统	恶心	呕吐	腹痛、腹泻，ALT、ALP 升高		
血液系统			白细胞减少、粒细胞减少		
心血管系统		心律失常		血管性水肿	
神经系统			头痛、头晕、抽搐		
呼吸系统		呼吸急促、呼吸困难	哮喘、咳嗽、喉头水肿，支气管痉挛		
泌尿系统			血尿素氮升高、肾功能异常、血尿、肾区疼痛		
其他	发热、寒战	乏力，四肢疼痛		寒战、高热	

【咨询要点】①毒性反应：生殖毒性试验中，试验组小鼠的胎仔死亡率明显高于对照组

（$P<0.01$）。老年患者肾功能减退，应用时须适当减量。②药物过量：尚不明确。如出现药物过量，一般应采用对症治疗和支持治疗。

参考文献

［1］张敏，许东伟，文娱.注射用头孢硫脒386例不良反应文献分析［J］.药品评价，2016，13（12）：57-60.

［2］白军锋.注射用头孢硫脒不良反应统计分析及原因探讨［J］.中国医药科学，2018，8（14）：191-195.

头孢替安^{［医保（乙）］}
Cefotiam

【分类】头孢菌素类抗生素。

【药理作用】本品为半合成的第二代头孢菌素，其抗菌作用特点是对革兰阴性菌有较强的抗菌活性，对β-内酰胺酶稳定性强于第一代头孢菌素。对革兰阳性球菌的作用与第一代相似或略差，但比第三代强。对伤寒沙门菌、淋球菌、大肠埃希菌、克雷伯菌、流感杆菌等有较强的抗菌活性。对肠道菌属、枸橼酸杆菌属、吲哚阳性的普通变形杆菌等也有较好的作用。对本药敏感的葡萄球菌、链球菌属和肺炎球菌也有抗菌活性。口服不吸收，肌内注射生物利用度为86%。静脉滴注1g和2g后，血药峰浓度分别为75μg/ml和148μg/ml。药物体内分布，以痰、扁桃体、肺组织、胸水、腹水、肾组织、前列腺、盆腔渗出液及胆汁中浓度较高。难以通过血-脑屏障，血清蛋白结合率约为8%。$t_{1/2}$为0.6~1.1小时。主要以原型经肾排出，给药后6小时尿排泄率为60%~75%。

【适应证】用于对本品敏感的葡萄球菌属、链球菌属（肠球菌除外）、肺炎球菌、流感杆菌、大肠埃希菌、克雷伯菌属、肠道菌属等所致下列感染：败血症、术后感染、烧伤感染，皮下脓肿、痈、疖、疖肿，骨髓炎，化脓性关节炎，扁桃体炎（扁桃体周围炎，扁桃体周围脓肿），支气管炎，支气管扩张合并感染，肺炎，肺化脓症，脓胸，胆管炎，胆囊炎，腹膜炎，肾盂肾炎，膀胱炎，尿路炎，前列腺炎，髓膜炎，子宫内膜炎，盆腔炎，子宫旁组织炎，附件炎，前庭大腺炎，中耳炎，鼻窦炎。

【用法用量】成人：静脉给药，每日1~2g，2~4次缓慢静脉注射或静脉滴注；严重感染增至每日4g。儿童：每日40~80mg/kg，分3~4次静脉给药；重症时剂量可增至每日160mg/kg。

【不良反应】见头孢替安的不良反应表。

头孢替安的不良反应表

分类	罕见	临床报道（发生率不明）	不良反应处置
免疫系统	过敏性休克	史-约综合征、皮疹、荨麻疹、多形性红斑、瘙痒、发热、淋巴结肿大	如发生休克，应立即肌内或皮下注射0.1%肾上腺素注射液0.5~1ml（小儿酌减），必要时可数分钟重复注射一次。并根据需要进行输液、给氧、滴注肾上腺皮质激素（氢化可的松或地塞米松），应用升压药和其他必要的急救措施。有呼吸困难时可缓慢静脉注射氨茶碱0.25~0.5g，同时人工呼吸
消化系统		恶心、呕吐、腹泻、菌群失常引起维生素缺乏	
泌尿系统	严重肾损害	肾功能损伤	
呼吸系统		过敏性哮喘	

续表

分类	罕见	临床报道（发生率不明）	不良反应处置
运动系统		关节痛	
其他	全血细胞减少症	丙氨酸氨基转移酶及碱性磷酸酶升高，偶见胆红素、乳酸脱氢酶升高，红细胞、粒细胞或血小板减少，嗜酸性粒细胞增多，凝血功能异常，眼结膜充血	这些反应通常在停止治疗时是可逆的

参考文献

［1］王法财，聂松柳，蒋俊杰.注射用头孢替安致凝血功能异常1例［J］.中国药师，2018，21（07）：1247-1248.

［2］王燕，方敏.注射用盐酸头孢替安致儿童过敏性哮喘1例［J］.儿科药学杂志，2018，24（04）：66.

头孢唑肟 [药典（二）；医保（乙）]
Ceftizoxime

【**分类**】头孢菌素类抗生素。

【**药理作用**】本品为半合成的第三代头孢菌素类广谱抗生素。对多种革兰阳性菌和革兰阴性菌产生的广谱 β - 内酰胺酶（包括青霉素酶和头孢菌素酶）稳定。对大肠埃希菌、肺炎克雷伯菌奇异变形杆菌等肠杆菌科细菌有较强的抗菌活性，铜绿假单胞菌等假单胞菌属和不动杆菌属对本品敏感性差。对流感嗜血杆菌和淋病奈瑟球菌有良好抗菌作用。本品对金黄色葡萄球菌和表皮葡萄球菌的作用较第一、第二代头孢菌素为差。耐甲氧西林金黄色葡萄球菌和肠球菌属以及艰难梭菌对本品耐药。蛋白结合率30%。本品血消除半衰期（$t_{1/2}$）为1.7小时。在体内不代谢，24小时内给药量的80%以上以原型经肾排泄。

【**适应证**】敏感菌所致的下呼吸道感染、尿路感染、腹腔感染、盆腔感染、败血症、皮肤软组织感染、骨和关节感染、肺炎链球菌或流感嗜血杆菌所致脑膜炎和单纯性淋病。

【**用法用量**】静脉滴注或静脉注射。①成人：1次1~2g，每8~12小时1次；严重感染者的剂量可增至1次3~4g，每8小时1次；治疗非复杂性尿路感染时，1次0.5g，每12小时1次。②6个月及6个月以上的婴儿和儿童常用量：按体重1次50mg/kg，每6~8小时1次。

【**不良反应**】见头孢唑肟的不良反应表。

头孢唑肟的不良反应表

分类	临床报道（发生率不明）	不良反应处置
免疫系统	皮疹、瘙痒、史－约综合征、黏膜念珠菌病、药物热、蜂窝织炎、静脉炎（静脉注射者）	需在严密观察下慎用。一旦发生过敏反应，立即停用药物。如发生过敏性休克，须立即就地抢救，包括保持气道通畅、吸氧和肾上腺素、糖皮质激素的应用等措施
消化系统	腹泻、恶心、呕吐、食欲不振	
神经系统	头痛、麻木、眩晕，注射部位烧灼感、疼痛、硬化和感觉异常	

续表

分类	临床报道（发生率不明）	不良反应处置
其他	碱性磷酸酶、血清氨基转移酶轻度升高、暂时性血胆红素升高、贫血（包括溶血性贫血）、白细胞减少、嗜酸性粒细胞增多或血小板减少、血尿素氮和肌酐升高	

参考文献

［1］沈黎，王诚，江翊国，等.头孢唑肟致 Stevens-Johnson 综合征一例［J］.天津医药，2018，46（10）：1087-1089.

头孢孟多[药典（二）]
Cefamandole

【分类】头孢菌素类。

【药理作用】头孢孟多为第二代头孢菌素类抗生素，进入体内后迅速水解为头孢孟多，两者体内抗菌作用基本相同。其作用特点是，抗革兰阴性杆菌和对革兰阴性杆菌 β-内酰胺酶稳定性优于第一代头孢菌素但不及第三代。对革兰阳性球菌（包括产酶耐药金黄色葡萄球菌）的作用与第一代头孢菌素相似或略差，但强于第三代头孢菌素。本药对金黄色葡萄球菌、表皮葡萄球菌、β-链球菌、肺炎链球菌、大肠埃希菌、克雷伯菌、肠杆菌属、流感嗜血杆菌及梭状芽孢杆菌属、类杆菌属和梭状杆菌属等厌氧菌均有抗菌活性。对大多数沙雷菌属、不动杆菌属，假单胞菌属和耐甲氧西林金黄色葡萄球菌耐药。

【适应证】临床应用于敏感的革兰阴性菌所致的呼吸道、泌尿生殖系统、皮肤和软组织、骨和关节、咽耳鼻喉等部位感染以及腹膜炎、败血症等。对胆道和肠道感染有较好疗效。

【用法用量】静脉注射或滴注。①成人：一般感染 1 次 0.5~1g，1 日 4 次；较重感染 1 次 1g，1 日 6 次；极严重感染 1 日可用到 12g。②儿童：1 日剂量为 50~100mg/kg；极重感染可用到中 150mg/kg，分 3~4 次给予。

【不良反应】见头孢孟多的不良反应表。

头孢孟多的不良反应表

分类	罕见	临床报道（发生率不明）	不良反应处置
免疫系统		皮疹、瘙痒、发热	需在严密观察下慎用。一旦发生过敏反应，立即停用药物。如发生过敏性休克，须立即就地抢救，包括保持气道通畅、吸氧和肾上腺素、糖皮质激素的应用等措施
消化系统		假膜性结肠炎，暂时性ALT、AST 及碱性磷酸酶升高，偶有暂时性肝炎及胆汁郁滞性黄疸	
泌尿系统		肌酐清除率降低	
血液系统	罕见中性粒白细胞减少、血小板减少	嗜酸性粒细胞增多、干扰凝血功能，大剂量时可致出血倾向	
神经系统		意识模糊、躁动不安	

【咨询要点】①毒性反应：乳汁中本品含量甚少。孕妇及哺乳期妇女应用权衡利弊。②药物过量：大剂量给药时，头孢菌素会引起癫痫发作，特别是患者的肾脏会受到损害。当患者的肾脏功能受到损害时必须将剂量减少（参看给药剂量）。如果癫痫发作应立即停止给药，若出现临床症状应给予抗惊厥药的治疗，在无法治疗这种过量反应的情况下应考虑使用血液透析治疗。

参考文献

［1］陈惠娟，郑刚，刘斌.头孢孟多酯钠所致不良反应近况文献概述［J］.中国药物滥用防治杂志，2015（09）：292-306.

拉氧头孢钠 ^{药典（二）；医保（乙）}
Latamoxef Sodium

【分类】β-内酰胺抗生素。

【药理作用】本品为新型半合成 β-内酰胺类的广谱抗生素，作用机制是与细胞内膜上的靶位蛋白结合，使细菌不能维持正常形态和正常分裂繁殖，最后溶菌死亡，由于本品对 β-内酰胺酶极为稳定，对革兰阴性菌和厌氧菌具有强大的抗菌力，对革兰阳性菌作用略弱，对铜绿假单胞菌亦有一定的抗菌作用。

【适应证】用于敏感菌引起的各种感染症，如败血症、脑膜炎、呼吸系统感染症（肺炎、支气管炎、支气管扩张症、肺化脓症、脓胸等），消化系统感染症（胆道炎、胆囊炎等），腹腔内感染症（肝脓肿、腹膜炎等），泌尿系统及生殖系统感染症（肾盂肾炎、膀胱炎、尿道炎、淋病、附睾炎、子宫内感染、子宫附件炎、盆腔炎等），皮肤及软组织感染，骨、关节感染及创伤感染。

【用法用量】静脉滴注、静脉注射或肌内注射，成人 1 日 1~2g，分 2 次；小儿 1 日 40~80mg/kg，分 2~4 次，并依年龄、体重、症状适当增减，难治性或严重感染时，成人增加至 1 日 4g，小儿 1 日 150mg/kg，分 2~4 次给药。静脉注射时，本品 0.5g，以 4ml 以上的灭菌注射用水，5% 葡萄糖注射液或 0.9% 氯化钠注射液充分摇匀，使之完全溶解；肌内注射时，以 0.5% 利多卡因注射液 2~3ml 充分摇匀，使完全溶解。溶解后，尽快使用，需保存时，冰箱内保存于 72 小时以内，室温保存 24 小时内使用。

【不良反应】见拉氧头孢钠的不良反应表。

拉氧头孢钠的不良反应表

分类	临床报道（发生率不明）	不良反应处置
免疫系统	发疹、荨麻疹、瘙痒	需在严密观察下慎用。一旦发生过敏反应，立即停用药物。如发生过敏性休克，须立即就地抢救，包括保持气道通畅、吸氧和肾上腺素、糖皮质激素的应用等措施
消化系统	恶心、呕吐、腹泻、腹痛	
血液系统	转氨酶升高、凝血障碍	

参考文献

［1］李六水，陈顿，王畅，等.拉氧头孢钠加重凝血功能障碍1例［J］.医药导报，2017（3）：346-347.

头孢地尼 [药典（二）；医保（乙）]
Cefdinir

【分类】头孢菌素类。

【药理作用】对革兰阳性菌和革兰阴性菌有广范围的抗菌谱，特别是对革兰阳性菌中的葡萄球菌属、链球菌属等，比以往的口服头孢菌素有更强的抗菌活性，其作用方式是杀菌性的。对多种细菌产生的 β–内酰胺酶稳定，对 β–内酰胺酶的产生菌也具有优异的抗菌活性。作用机制为阻止细菌细胞壁的合成。

【适应证】对头孢地尼敏感的葡萄球菌属、链球菌属、肺炎球菌、消化链球菌、丙酸杆菌、淋病奈瑟菌、卡他莫拉菌、大肠埃希菌、克雷伯菌属、奇异变形杆菌、普鲁威登斯菌属、流感嗜血杆菌等菌株所引起的下列感染：咽喉炎、扁桃体炎、急性支气管炎、肺炎；中耳炎、鼻窦炎；肾盂肾炎、膀胱炎、淋菌性尿道炎；附件炎、宫内感染、前庭大腺炎；乳腺炎、肛门周围脓肿、外伤或手术伤口的继发感染；毛囊炎、疖、疖肿、痈、传染性脓疱病、丹毒、蜂窝织炎、淋巴管炎、甲沟炎、皮下脓肿、粉瘤感染、慢性脓皮病；眼睑炎、睑腺炎、睑板腺炎。

【用法用量】成人服用的常规剂量为 1 日 3 次，1 次 100mg（按效价计算）。儿童服用的常规剂量为 1 日 9~18mg（效价）/kg，分 3 次口服。可依年龄、症状进行适量增减。

【不良反应】见头孢地尼的不良反应表。

头孢地尼的不良反应表

分类	常见	少见	罕见	临床报道（发生率不明）	不良反应处置
免疫系统		皮疹、瘙痒、荨麻疹、发热、皮肤红肿		多形性红斑	需在严密观察下慎用。一旦发生过敏反应，立即停用药物。如发生过敏性休克，须立即就地抢救，包括保持气道通畅、吸氧和肾上腺素、糖皮质激素的应用等措施
消化系统	腹泻	恶心、腹部疼痛		ALT、AST、碱性磷酸酶升高，粒细胞减少，消化不良、胃肠胀气、呕吐、厌食症、便秘	
血液系统				嗜酸性粒细胞升高	
神经系统		头痛		头晕、失眠	

【咨询要点】毒性反应：有关妊娠期的用药，其安全性尚未确立。对孕妇或怀疑有妊娠的妇女、哺乳期妇女用药要权衡利弊，只有在利大于弊的情况下，才能使用。

头孢匹罗 [医保（乙）]
Cefpirome

【分类】头孢菌素类抗生素。

【药理作用】头孢匹罗为第四代头孢菌素，对多种 β–内酰胺酶稳定，对临床主要致病菌的抗菌活性较许多第三代头孢菌素强，对大肠埃希菌、铜绿假单胞菌、黏质沙雷菌的外膜具有良好的通透性。多数革兰阳性菌包括金黄色葡萄球菌和表皮葡萄球菌的产酶菌株对头孢匹罗敏感。对葡萄球菌的活性较头孢他啶强 8~64 倍。对耐甲氧西林金黄色葡萄球菌的抗菌活性差，但对化脓性链球菌、溶血性链球菌和肺炎球菌高度敏感。头孢匹罗对铜绿假单胞菌的作用较强，与头孢他啶相似，对氨基糖苷类耐药的铜绿假单胞菌亦有效。对肠杆菌科各属细菌的作用与头孢噻肟钠相似或略强，对流感杆菌和淋球菌及其耐药者有较高敏感性。对多数革兰阳性菌如金黄色葡萄球菌等亦有效。但对脆弱杆菌作用较弱。

【适应证】①严重的下呼吸道感染：如支气管炎、大叶性肺炎、肺脓肿、感染性支气管扩张等。严重的泌尿、生殖器感染。②严重的皮肤及皮肤软组织感染。③骨、关节感染。④中性粒细胞减少患者所至严重感染。⑤其他严重感染：如败血症、脑膜炎等。

【用法用量】①肌内注射（深部）、静脉注射或静脉滴注给药：成人每日 2~4g，分 2 次给予。②静脉注射：将 1 小瓶 1.0g 或 2.0g 头孢匹罗的药粉分别溶解于 10ml 或 20ml 灭菌注射用水，然后在 3~5 分钟内将药液直接注入静脉内或夹闭的输液管道的远端部分。对于肾功能损害患者，则可将 0.25g 或 0.5g 本品分别溶解于 2ml、5ml 灭菌注射用水中。③短时静脉滴注：将 1.0g 或 2.0g 小瓶的头孢匹罗药粉溶解于 50ml 灭菌注射用水，在 20~30 分钟内输完。④下列注射液也可使用：0.9% 氯化钠注射液，林格液，标准电解质注射液，5% 及 10% 葡萄糖注射液，5% 果糖注射液，6% 葡萄糖注射液 +0.9% 氯化钠注射液。

【不良反应】见头孢匹罗的不良反应表。

头孢匹罗的不良反应表

分类	罕见	临床报道（发生率不明）	不良反应处置
免疫系统	血管性水肿	皮疹、荨麻疹、瘙痒、多形性红斑、史－约综合征、毒性上皮坏死溶解等大疱性反应、过敏性休克	①出现过敏反应时，应立即停用一切可疑的致敏药，鼓励患者多饮开水，在医师指导下口服抗组胺药、维生素 C 和静脉使用钙剂，必要时全身使用糖皮质激素治疗。如患者出现胸闷、气短、面色苍白、出冷汗、手足冰凉、血压下降等表现，应立即送医院②若出现过敏性休克时，立即平卧，给氧，皮下注射肾上腺素 0.5~1mg（小儿减半），使用抗过敏药物，使用升压药维持血压，应用糖皮质激素，补充液体维持水、电解质平衡，维持酸碱平衡
消化系统	假膜性结肠炎	恶心、呕吐、腹泻	立即停止头孢匹罗治疗并开始特异性的抗生素治疗（即万古霉素或甲硝唑）。禁止使用抑制肠道蠕动的药物
呼吸系统	有发生间质性肺炎（出现伴有发热、咳嗽、呼吸困难、胸部 X 线异常、嗜酸性粒细胞增多等症状）、支气管痉挛及 PIE 症候群的可能性		停止给药，采取给予肾上腺皮质激素等适当处理
泌尿系统		血清肌酐及尿素的轻度升高、间质性肾炎、急性肾衰竭	出现血清肌酐及尿素的轻度升高在大多数情况下无须因此中止治疗
神经系统	惊厥、在大剂量治疗时特别是在肾功能不全患者中可发生可逆性的脑病	注射部位疼痛、味觉及／或嗅觉异常、头痛	在大剂量治疗时特别是在肾功能不全患者中发生的脑病，通常在停止治疗时是可逆的

续表

分类	罕见	临床报道（发生率不明）	不良反应处置
其他	中性粒细胞减少及更少见的中性粒细胞缺乏	血清肝酶（如 ALT、AST、碱性磷酸酶）、γ-GT、乳酸脱氢酶（LDH）和（或）胆红素升高，血小板减少、嗜酸性粒细胞增多、药物热	对于疗程长于 10 日的患者应监测血常规

【咨询要点】①毒性反应：体外研究已证实头孢匹罗可通过人的胎盘，因此妊娠期间应禁用本品。试验动物研究尚未发现对于生殖、胚胎或胎儿发育、妊娠过程及围产期、产后发育的直接或间接的有害影响。本品可经人乳排出，故应中止本品治疗或停止喂乳。②药物过量：在过量病例，特别是肾功能不全患者中，可能发生脑病。一旦药物血浆水平降低，脑病通常是可逆的。可通过腹膜透析及血液透析来降低头孢匹罗的血清水平。每次 4 小时的血液透析可清除体内约 50% 的头孢匹罗。

参考文献

［1］严晓沁.头孢匹罗致过敏性休克 1 例［J］.中国药物警戒，2015，12（07）：445.

舒巴坦钠 [药典（二）；医保（乙）]
Sulbactam Sodium

【分类】β-内酰胺酶抑制剂。

【药理作用】不可逆的竞争性 β-内酰胺酶抑制剂，对革兰阳性及阴性菌（除铜绿假单胞菌外）所产生的 β-内酰胺酶均有抑制作用。单独应用对淋球菌和脑膜炎球菌的周围感染有效；舒巴坦与氨苄西林、头孢哌酮、哌拉西林、美洛西林等联合治疗敏感细菌所致的呼吸道、尿路、妇产科、腹腔内、皮肤软组织、眼耳鼻喉科和骨关节感染以及败血症、脑膜炎等。

【适应证】本品与青霉素类或头孢菌素类联合，用于治疗敏感菌所致的尿路感染、肺部感染、支气管感染、耳鼻喉科感染、腹腔和盆腔感染、胆道感染、败血症、皮肤软组织感染等。

【用法用量】本品与氨苄西林以 1：2 剂量比应用。①一般感染：成人剂量为 1 日舒巴坦 1~2g（2~4 支），氨苄西林 2~4g，分 2~3 次静脉滴注或肌内注射。②轻度感染：亦可 1 日用舒巴坦 0.5g（1 支），氨苄西林 1g，分 2 次静脉滴注或肌内注射。③重度感染：可增大剂量至 1 日舒巴坦 3~4g（6~8 支），氨苄西林 6~8g，分 3~4 次静脉滴注。

【不良反应】见舒巴坦钠的不良反应表。

舒巴坦钠的不良反应表

分类	少见	临床报道（发生率不明）	不良反应处置
免疫系统	皮疹	剥脱性皮炎、过敏性休克、面部潮红或苍白，	需在严密观察下慎用。一旦发生过敏反应，立即停用药物。如发生过敏性休克，须立即就地抢救，包括保持气道通畅、吸氧和肾上腺素、糖皮质激素的应用等措施
消化系统		腹泻、恶心、腹痛	
血液系统		一过性嗜酸性粒细胞增多、血清氨基转移酶升高	

续表

分类	少见	临床报道（发生率不明）	不良反应处置
心血管系统		心悸	
呼吸系统		气喘、胸闷	
其他	注射部位疼痛	药物热、静脉炎	

阿莫西林克拉维酸钾[药典（二）；基（基）；医保（甲、乙）]
Amoxicillin and Clavulanate Potassium

【分类】β-内酰胺类抗生素复方制剂。

【药理作用】为与克拉维酸钾以不同的比例（片剂为2：1、4：1或7：1；注射剂为5：1）制成的复方制剂。阿莫西林与克拉维酸钾联合，可抑制葡萄球菌、流感嗜血杆菌、卡他球菌、大肠埃希菌、克雷伯菌、奇异变形杆菌、普通变形杆菌、淋球菌、军团菌、脆弱拟杆菌等微生物产生的 β-内酰胺酶对阿莫西林的破坏，因此对上述病原菌的产酶或不产酶株有效。本品还对不产 β-内酰胺酶的肺炎链球菌、化脓性链球菌、草绿色链球菌、梭状芽孢杆菌、消化球菌、消化链球菌等也有抗菌作用。

【适应证】用于上述敏感菌所致的下呼吸道、中耳、鼻窦、皮肤组织、尿路等部位感染。对肠杆菌属尿路感染也可有效。

【用法用量】①成人及12岁以上儿童：轻至中度感染，每日2次，每次1片；对严重感染可从给予注射剂（本品注射剂另有说明书）开始，然后继续用口服制剂治疗。口腔感染（如牙周脓肿），每日2次，每次1片，使用5日。不推荐12岁以下儿童使用本品。②肾功能不全患者：轻度受损（肌酐清除率>30ml/min）剂量不变；中度受损（肌酐清除率10~30ml/min），每日2次，每次1片；严重受损（肌酐清除率<10ml/min），每24小时不超过1片。③肝功能不全患者：应谨慎用药，对肝功能进行定期常规检查。未经重新检查，本品治疗不得超过14日。

【不良反应】见阿莫西林克拉维酸钾的不良反应表。

阿莫西林克拉维酸钾的不良反应表

分类	常见	少见	罕见但严重	不良反应处置
免疫系统		皮疹、瘙痒和荨麻疹	多形性红斑、史-约综合征、中毒性表皮坏死松解症、大疱样剥脱性皮炎和急性广泛性发疹性脓疱病、血管神经性水肿、过敏反应、血清病样综合征、过敏性血管炎	过敏反应必须立即停药
消化系统	腹泻、恶心、呕吐、中等程度的 AST 和（或）ALT 升高	消化不良	肝炎及胆汁淤积性黄疸、抗生素相关性结肠炎、黑毛状舌	肝脏不良事件多出现在男性或老年患者中，可能与延长用药有关，儿童中极少见。恶心多与大剂量口服有关，餐时服用本品，以减轻症状
泌尿系统			间质性肾炎、结晶尿	

续表

分类	常见	少见	罕见但严重	不良反应处置
血液系统			可逆性的白细胞减少症（包括中性粒细胞减少）和血小板减少症、可逆性粒细胞缺乏症和溶血性贫血、出血时间及凝血酶原时间延长	
神经系统		头晕、头痛	可逆性的活动过度和惊厥	惊厥可出现在肾功能损害患者或接受高剂量治疗的患者
其他	皮肤与黏膜的念珠菌病		儿童牙齿表面变色	

【咨询要点】药物过量：可能出现胃肠道症状，水及电解质紊乱。可采用水和电解质的对症疗法并保持水与电解质平衡，血中的本品可通过透析法清除。曾有阿莫西林结晶尿在某些情况下可导致肾衰竭的报道。

参考文献

[1] 王文文，院江丽，王军.阿莫西林和阿莫西林克拉维酸钾在临床应用上的不良反应比较分析 [J].中国实用医药，2016，11（08）：126-127.

[2] 白建平，撒照华，王招娣，等.阿莫西林克拉维酸钾与阿莫西林的不良反应对比分析 [J].临床医学研究与实践，2017，2（22）：77-78.

阿莫西林舒巴坦匹酯 [药典（二）；医保（乙）]
Amoxicillin and Sulbactam Pivoxil

【分类】β-内酰胺类抗生素复方制剂。

【药理作用】本品是由阿莫西林和舒巴坦匹酯组成的复方制剂。阿莫西林系杀菌性广谱抗生素；舒巴坦匹酯是可以口服的、对细菌抑制作用很弱的、竞争性不可逆的广谱 β-内酰胺酶抑制剂，它通过有效的抑制细菌产生的 β-内酰胺酶而保护了阿莫西林免受该酶的破坏，因此，使两种药物组分产生良好的协同作用，可用于耐细菌产生的感染。本品对多种革兰阳性菌与革兰阴性菌有效，包括金黄色葡萄球菌，表皮葡萄球菌（耐青霉素与一些甲氧苯青霉素菌株），肺炎球菌、粪链球菌以及其他链球菌属阳性菌，阴性菌包括大肠埃希菌，流感嗜血杆菌、布兰汉卡他菌，埃希杆菌，克雷伯菌、奇异变形杆菌等，对包括脆弱杆菌的厌氧菌亦有效。

【适应证】本品适用于对阿莫西林耐药但对本品敏感的产 β-内酰胺酶致病菌引起的下列轻、中度感染性疾病，包括：①上呼吸道感染，如耳、鼻、喉部感染，即中耳炎、鼻窦炎、扁桃体炎和咽炎等；②下呼吸道感染，如肺炎、急性支气管炎和慢性支气管炎急性发作、支气管扩张等；③泌尿生殖系统感染，如膀胱炎和尿道炎、肾盂肾炎、妇科感染、产后感染等；④皮肤及软组织感染，如蜂窝织炎、伤口感染、疖病、脓性皮炎和脓疱病、性病、淋病等；⑤口腔感染，如口腔脓肿、手术用药等；⑥其他感染，如细菌性心内膜炎、腹膜炎、骨髓炎、伤寒和副伤寒、预防心内膜炎等。

【用法用量】口服，成人和 12 岁以上儿童每次 0.5~1.0g，每 8 小时服用 1 次；9 个月至2 岁儿童每次 0.125g，每 8 小时服用 1 次；2~6 岁儿童每次 0.25g，每 8 小时服用 1 次；6~12 岁儿童每次 0.5g，每 8 小时服用 1 次。中度肾功能不全（肌肝清除率 10~30ml/min）

患者每 12 小时服用 0.5~1.0g；严重肾功能不全（肌肝清除率 <10ml/min）患者每 12 小时服用少于 0.5g。

【不良反应】见阿莫西林舒巴坦匹酯的不良反应表。

阿莫西林舒巴坦匹酯的不良反应表

分类	临床报道（发生率不明）	不良反应处置
免疫系统	斑丘疹、荨麻疹等	轻度、短暂的不良反应会自动消失或停药后消失，对青霉素过敏者可能发生的严重过敏反应，需对症处理
消化系统	腹泻、恶心、呕吐	

【咨询要点】药物过量：如发生过量服用，应采取对症治疗措施，必要时应采用血液透析的方法将本品从血液循环中清除。

参考文献

[1] 王华光，王子惠，张莹，等. 阿莫西林舒巴坦致红皮病型药疹 1 例 [J]. 中国药业，2016，25（12）：96-97.

[2] 张华，钟远. 阿莫西林 – 舒巴坦致大疱性表皮坏死松解型药疹 1 例 [J]. 中国新药与临床杂志，2015，34（09）：689-691.

氨苄西林钠舒巴坦钠[药典（二）；医保（乙）]
Ampicillin Sodium and Sulbactam Sodium

【分类】β – 内酰胺类抗生素复方制剂。

【药理作用】本品是 β – 内酰胺类抗生素的氨苄西林钠和 β – 内酰胺酶抑制剂的舒巴坦钠的混合物，重量（效价）比为 2:1。对葡萄球菌、卡他球菌、淋球菌、大肠埃希菌、克雷伯菌、部分变形杆菌、脆弱拟杆菌等产酶和不产酶株均有较好的抗菌作用。对不产酶的肺炎链球菌、化脓性链球菌、草绿色链球菌、梭状芽孢杆菌、消化链球菌等也有抗菌作用。

【适应证】用于治疗上述敏感菌所致的下呼吸道、泌尿道、胆道、皮肤和软组织、中耳、鼻窦等部位感染。

【用法用量】氨苄西林和舒巴坦钠以 2:1（效价）的比例联合应用。①肌内注射：1次 0.75g（氨苄西林 0.5g 和舒巴坦钠 0.25g），每日 2~4 次。②静脉注射或静脉滴注：1 次 1.5g，每日 2~4 次。静脉滴注时以 100ml0.9% 氯化钠注射液或灭菌注射用水溶解，滴注 0.5~1 小时。

【不良反应】见氨苄西林钠舒巴坦钠的不良反应表。

氨苄西林钠舒巴坦钠的不良反应表

分类	临床报道（发生率不明）	不良反应处置
免疫系统	剥脱性皮炎、过敏性休克	需在严密观察下慎用。一旦发生过敏反应，立即停用药物。如发生过敏性休克，须立即就地抢救，包括保持气道通畅、吸氧和肾上腺素、糖皮质激素的应用等措施
消化系统	腹泻、恶心	
血液系统	血清 ALT、AST 一过性升高	
其他	注射部位疼痛	

【咨询要点】药物过量：如果药物过量是时间较短且没有禁忌证，则可以尝试呕吐或其他从胃中除去药物的方法。在成人和儿科患者中如果阿莫西林过量使用，应保持足够的液体摄入和利尿，以降低阿莫西林结晶尿的风险。由于阿莫西林的肾清除率降低，血液浓度高的患者更容易导致肾功能受损。在停止给药时，肾损伤似乎是可逆的。阿莫西林可通过血液透析从循环中除去。

美洛西林钠舒巴坦钠[医保（乙）]
Mezlocillin Sodium and Sulbactam Sodium

【分类】β-内酰胺抗生素。

【药理作用】美洛西林属青霉素类广谱抗生素，主要通过干扰细菌细胞壁的合成而起杀菌作用；舒巴坦除对奈瑟菌科和不动杆菌外，对其他细菌无抗菌活性，但是舒巴坦对由 β-内酰胺类抗生素耐药菌株产生的多数重要的 β-内酰胺酶具有不可逆性的抑制作用。舒巴坦可防止耐药菌对青霉素类和头孢菌素类抗生素的破坏，舒巴坦与青霉素类和头孢菌素类抗生素具有明显的协同作用。本品对多种革兰阳性菌和革兰阴性菌（包括有氧和厌氧株）均有杀菌作用，而且体外对多数细菌产生的 β-内酰胺酶稳定。

【适应证】①呼吸系统感染：如中耳炎、窦炎、扁桃体炎、咽炎、肺炎、急性支气管炎和慢性支气管炎急性发作、支气管扩张、脓胸、肺脓肿等；②泌尿生殖系统感染：如肾盂肾炎、膀胱炎和尿道炎等；③腹腔感染：如胆道感染等；④皮肤及软组织感染：如蜂窝织炎、伤口感染、疖病、脓性皮炎和脓疱病；⑤性病：淋病等；⑥盆腔感染：妇科感染、产后感染等；⑦严重系统感染：如脑膜炎、细菌性心内膜炎、腹膜炎、败血症、脓毒症等。对于致命的全身性细菌感染、未知微生物或不敏感微生物所致感染、重度感染及混合感染等，如使用本品，建议与其他杀菌剂联合用药治疗。

【用法用量】静脉滴注，用前以适量灭菌注射用水或氯化钠注射液溶解后，再加入 0.9% 氯化钠注射液、5% 葡萄糖氯化钠注射液或 5~10% 葡萄糖注射液 100ml 中静脉滴注，每次滴注时间为 30~50 分钟。成人每次 3.75g（美洛西林 3.0g，舒巴坦 0.75g），每 8 小时或 12 小时 1 次，疗程 7~14 日。

【不良反应】见美洛西林钠舒巴坦钠的不良反应表。

美洛西林钠舒巴坦钠的不良反应表

分类	少见	罕见	临床报道（发生率不明）	不良反应处置
免疫系统		过敏性休克	皮疹、瘙痒	停药立即平卧，给氧，皮下注射肾上腺素 0.5~1mg（小儿减半），使用抗过敏药物，使用升压药维持血压，应用糖皮质激素，补充液体维持水、电解质平衡，维持酸碱平衡
消化系统	腹泻、恶心、呕吐			
血液系统			血小板功能紊乱、白细胞减少甚至粒细胞缺乏症、贫血、血小板减少症	
神经系统			焦虑、肌肉痉挛、惊厥	
其他			注射部位罕见血栓性静脉炎或疼痛	

【咨询要点】药物过量：目前尚缺乏详细的研究资料。本品使用最高剂量不宜超过 15g（美洛西林 12g，舒巴坦 3g）。

参考文献

[1] 叶英姿，谢伟林.注射用美洛西林钠舒巴坦钠致全血细胞减少一例［J］.中国疗养医学，2018（10）：1119-1120.

哌拉西林钠舒巴坦钠 [医保（乙）]
Piperacillin Sodium and Sulbactam Sodium

【分类】广谱青霉素 / β - 内酰胺酶抑制剂。

【药理作用】主要通过干扰细菌细胞壁的合成而起杀菌作用，主要用于铜绿假单胞菌和各种革兰阴性杆菌所致的感染，但易被细菌产生的 β - 内酰胺酶水解而产生耐药性；舒巴坦除对奈瑟菌科和不动杆菌外，对其他细菌无抗菌活性，但是舒巴坦对由 β - 内酰胺类抗生素耐药菌株产生的多数重要的 β - 内酰胺酶具有不可逆性的抑制作用。舒巴坦可防止耐药菌对青霉素类和头孢菌素类抗生素的破坏，舒巴坦与青霉素类和头孢菌素类具有明显的协同作用。本品对哌拉西林敏感的细菌和产 β - 内酰胺酶耐哌拉西林的下列细菌有抗菌作用。

【适应证】适用于治疗下列由已检出或疑为敏感细菌所致的全身和（或）局部细菌感染：下呼吸道感染；泌尿道感染（混合感染或单一细菌感染）；腹腔内感染；皮肤及软组织感染；细菌性败血症；妇科感染；与氨基糖苷类药物联合用于患中性粒细胞减少症的患者的细菌感染；骨与关节感染；多种细菌混合感染，包括怀疑感染部位（腹腔内、皮肤和软组织、上下呼吸道、妇科）存在需氧菌和厌氧菌的感染。

【用法用量】成人每次 1.5g（即哌拉西林 1g，舒巴坦 0.5g）或 3.0g（即哌拉西林 2.0g，舒巴坦 1.0g），每 12 小时 1 次。每日最大剂量为 12.0g（即哌拉西林 8.0g，舒巴坦 4.0g），每日舒巴坦最大剂量为 4.0g。肾功能不全者酌情调整剂量。疗程 7~14 日或遵医嘱。肌酐清除率 ≤ 40ml/min 的患者和透析患者［血液透析和连续非卧床腹膜透析（CAPD）］，应当根据肾功能损害的程度调整静脉给药剂量。

【不良反应】见哌拉西林钠舒巴坦钠的不良反应表。

哌拉西林钠舒巴坦钠的不良反应表

分类	少见	罕见	临床报道（发生率不明）	不良反应处置
免疫系统	皮疹	瘙痒、荨麻疹、大疱性皮炎、多形性红斑、非常罕见史 - 约综合征、中毒性表皮坏死松解症	过敏反应休克	严重过敏反应需要中止抗生素治疗，并可能需要应用肾上腺素及采取其他紧急措施，如：给予吸氧、静脉用皮质类固醇激素、气道处理（包括气管插管）等治疗
消化系统	腹泻、恶心、呕吐	ALT、AST 水平升高，便秘、消化不良、黄疸、口腔炎	胆红素水平升高、血碱性磷酸酶水平升高、γ -GT 水平升高、肝炎	
泌尿系统		间质性肾炎、肾衰竭、非常罕见血尿素氮水平升高		

续表

分类	少见	罕见	临床报道 （发生率不明）	不良反应处置
血液系统		贫血、出血表现（包括紫癜，鼻衄、出血时间延长）、嗜酸性粒细胞增多、溶血性贫血、非常罕见粒细胞缺乏症、Coombs 直接试验阳性、全血细胞减少症、部分促凝血酶原激酶时间延长、凝血酶原时间延长、血小板增多症		
神经系统		头痛、失眠、低血压、血栓性静脉炎	上肢抽搐震颤、迟发性血管性水肿	
心血管系统		低血压、静脉炎、血栓性静脉炎		
呼吸系统			鼻炎、呼吸困难	
肌肉骨骼系统		血肌酐水平升高、关节痛	肌痛	
其他		念珠菌二重感染、发热、注射部位反应、寒战		

【咨询要点】①毒性反应：目前尚无本品的遗传毒性、生殖毒性和致癌性研究资料，动物实验中，单用哌拉西林或舒巴坦未见生殖毒性。②药物过量：本品无特效拮抗药，药物过量时主要给予对症治疗和大量饮水及补液等。血透析可清除哌拉西林。本品最大用量不得超过 12g/d（舒巴坦最大推荐剂量 4g/d）。

参考文献

［1］饶娇.哌拉西林/舒巴坦注射液致儿童过敏反应休克 1 例［J］.药物流行病学杂志，2015，24（07）：408.

哌拉西林钠他唑巴坦钠 [药典（二）；基（基）；医保（乙）]
Piperacillin Sodium and Tazobactam Sodium

【分类】β-内酰胺抗生素。

【药理作用】本品为哌拉西林和他唑巴坦组成的复方制剂，哌拉西林为广谱半合成青霉素类抗生素，主要通过抑制细菌细胞壁的合成而起到杀菌作用。他唑巴坦为 β-内酰胺酶抑制剂，可以抑制 β-内酰胺酶的活性而使哌拉西林免被 β-内酰胺酶破坏。本品对哌拉西林敏感的细菌和产 β-内酰胺酶耐哌拉西林的多种细菌有抗菌作用。它对产和不产 β-内酰胺酶的大肠埃希菌、克雷伯菌属、变形杆菌属、沙门菌属、志贺菌属、淋病奈瑟菌、脑膜炎球菌、摩根杆菌属、嗜血杆菌属耶尔森菌属、弯曲菌属、枸橼酸杆菌属、沙雷菌属、铜绿假单胞菌、嗜麦芽假单胞菌及不动杆菌属有较好的抗菌作用。本品对链球菌属、肠球菌属、金黄色葡萄球菌（不包括 MRSA）、表皮葡萄球菌、棒状杆菌属、李斯特菌属也有较好的抗菌作用。产和不产 β-内酰胺酶的厌氧菌对哌拉西林钠他唑巴坦钠敏感。

【适应证】本品用于治疗对哌拉西林耐药但对哌拉西林钠他唑巴坦钠敏感的产 β-内酰胺酶的细菌引起的中、重度感染，如阑尾炎、腹膜炎、蜂窝织炎、皮肤脓肿、子宫内膜炎以及肺炎。

【用法用量】本品必须缓慢静脉滴注给药。肾功能正常的成人和青少年的常用剂量为每 8 小时给予 4.5g。每日的用药总剂量根据感染的严重程度和部位增减，剂量范围可每 6 小时、8 小时或 12 小时 1 次，每次 2.25~4.5g 注用哌拉西林钠他唑巴坦钠。当与另一种抗生素(如: 氨基糖苷类药物) 合用时，必须分别给药。β – 内酰胺类在体外可导致氨基糖苷类药物的大量失活。本品的常规疗程为 7~10 日，但是治疗医院获得性肺炎的推荐疗程为 7~14 日。任何情况下，都应当根据感染的严重程度和患者的临床病情及细菌学进展情况，决定治疗的疗程。

【不良反应】见哌拉西林钠他唑巴坦钠的不良反应表。

哌拉西林钠他唑巴坦钠的不良反应表

分类	常见	少见	罕见	不良反应处置
免疫系统		皮疹、瘙痒		严重过敏反应需要中止抗生素治疗，并可能需要应用肾上腺素及采取其他紧急措施，如：给予吸氧、静脉用皮质类固醇激素、气道处理（包括气管插管）等治疗。
消化系统	腹泻	便秘、恶心、呕吐	消化不良、腹痛	
血液及心血管系统		血小板增多	血栓性静脉炎、低血压、紫癜、白细胞减少、鼻衄、贫血、血小板减少症	
神经系统			头痛、失眠	

【咨询要点】①毒性反应：哌拉西林和他唑巴坦可穿过胎盘。但是，没有针对哌拉西林 / 他唑巴坦组合或单独用于孕妇的充分和良好对照的研究。由于动物生殖研究的结果并非总能预测人体应用情况，因此，只有明确适用（也就是当预期益处大于对孕妇和胎儿的潜在风险）时，方可在妊娠时使用哌拉西林 / 他唑巴坦。母乳可分泌出低浓度的哌拉西林；他唑巴坦在人乳汁中的分泌浓度尚无相关研究。只有当预期益处大于对母亲和婴儿的潜在风险时，方可用于哺乳期妇女。②药物过量：出现用药过量时，应停止哌拉西林 / 他唑巴坦治疗。尚无治疗本品过量的专用解毒剂。应当根据患者的临床表现采取支持治疗和对症治疗。可通过血液透析降低血清中过高哌拉西林或他唑巴坦浓度。

参考文献

［1］付曼曼，赵庆春. 哌拉西林钠他唑巴坦钠致剧烈腹痛 1 例［J］.临床军医杂志, 2017（03）：330.
［2］王娜，文华，胡秀萍. 哌拉西林钠他唑巴坦钠致白细胞减少［J］.中南药学, 2018（08）：1167-1168.

替卡西林[药典（二）]
Ticarcillin

【分类】β – 内酰胺抗生素。

【药理作用】替卡西林为广谱半合成青霉素，属羧基青霉素类。其抗菌作用机制同青霉素。抗菌谱与羧苄西林近似，抗菌活性略强于羧苄西林。其作用特点是对铜绿假单胞菌和吲哚阳性变形杆菌等革兰阴性杆菌作用强（比青霉素强数倍），但对革兰阳性菌的作用比天然青霉素或氨基青霉素差。

【适应证】主要用于治疗革兰阴性菌感染，包括变形杆菌、大肠埃希菌、肠杆菌属、淋球菌、流感杆菌等所致全身感染，对铜绿假单胞菌感染，常与氨基糖苷类抗生素联合使用。

【用法用量】①成人（包括老年人）：常用剂量，根据体重，每6~8小时给药1次，每次1.6~3.2g。最大剂量，每4小时给药1次，每次3.2g。②儿童：常用剂量，每次80mg/kg，每6~8小时给药1次。③新生儿期的用量：每次80mg/kg，每12小时给药1次，继而可增至每8小时给药1次。肾功能不全患儿的用量须参照成人肾功能不全患者的推荐用量进行调整。

【不良反应】见替卡西林的不良反应表。

替卡西林的不良反应表

分类	罕见	临床报道（发生率不明）	不良反应处置
免疫系统		过敏反应：表现为皮疹、大疱疹、荨麻疹和其他过敏反应，严重者可致血栓性静脉炎	一旦发生严重过敏反应，必须就地抢救。包括立即给患者肌内注射0.1%肾上腺素0.5~1ml；必要时以5%葡萄糖注射液或氯化钠注射液稀释后作静脉注射。临床表现无改善者，半小时后重复一次。心搏停止者，可作肾上腺素心内注射，同时静脉滴注大剂量肾上腺皮质激素，并补充血容量。血压持久不升者给以多巴胺等血管活性药。同时还可考虑采用抗组胺药，以减轻荨麻疹。有呼吸困难者应予以氧气吸入或人工呼吸，喉头水肿明显者，应及时作气管切开
消化系统	假膜性结肠炎	AST或ALT中度增高、可出现肝炎和胆汁淤积性黄疸、恶心、呕吐、腹泻	
泌尿系统		出血性膀胱炎	
血液系统		出血性疾患如紫癜、黏膜出血。低钾血症	
神经系统		注射高浓度替卡西林时可出现惊厥、抽搐、癫痫发作、短暂的精神失常等神经毒性反应	

【咨询要点】①毒性反应：对妊娠及哺乳的影响，动物实验显示本药没有致畸胎作用，然而尚未以人体作过研究，因此本药并不推荐孕妇使用。②药物过量：可以通过血液透析去除血循环中过量的替卡西林。

替卡西林钠克拉维酸钾 [药典（二）；基（基）；医保（乙）]
Ticarcillin Sodium and Potassium Clavulanate

【分类】β－内酰胺抗生素。

【药理作用】替卡西林是青霉素类广谱杀菌剂，而克拉维酸则是一种不可逆性高效β－内酰胺酶抑制剂。多种革兰阳性（G⁺）菌和阴性（G⁻）菌都能产生β－内酰胺酶，这类酶能在青霉素类药物作用于病原体之前将其破坏。克拉维酸通过阻断β－内酰胺酶破坏细菌的防御屏障，恢复替卡西林敏感性。克拉维酸钾单独抗菌作用甚微，但与替卡西林配伍后使本品成为具有广谱杀菌作用的抗生素，适用于对广泛的细菌感染性疾病的经验治疗。

【适应证】本品适用于各种细菌感染，如败血症、菌血症、腹膜炎、腹内脓毒症、特殊人群（继发于免疫系统抑制或受损）的感染、术后感染、骨及关节感染、皮肤及软组织感染、呼吸道感染，严重或复杂的泌尿道感染（如：肾盂肾炎）、耳鼻喉感染。

【用法用量】本品可通过静脉滴注间歇给药，不用于肌内注射。①成人（包括老年人）：常用剂量，根据体重，每6~8小时给药1次，每次1.6~3.2g（1.6g：1~2支；3.2g：0.5~1支）。最大剂量，每4小时给药1次，每次3.2g（1.6g：2支；3.2g：1支）。②儿童：常用剂量，每次80mg/kg，每6~8小时给药1次。③新生儿：每次80mg/kg，每12小时给药1次，继而可增至每8小时给药1次。

【不良反应】见替卡西林钠克拉维酸钾的不良反应表。

替卡西林钠克拉维酸钾的不良反应表

分类	少见	罕见	临床报道（发生率不明）	不良反应处置
免疫系统	皮疹、大疱疹、荨麻疹和其他过敏反应	过敏性休克		若出现过敏性休克时，立即平卧，给氧，皮下注射肾上腺素0.5~1mg（小儿减半），使用抗过敏药物，使用升压药维持血压，应用糖皮质激素，补充液体维持水、电解质平衡，维持酸碱平衡
消化系统	肝炎、胆汁淤积性黄疸、腹泻、恶心、呕吐	假膜性结肠炎	血清ALT升高、血清AST升高	及时给予保肝药
泌尿系统	肾损害，表现为少尿、无尿、蛋白尿、血尿以及血尿素氮升高			及时给予利尿药、碱化尿液药物
血液系统	全血细胞减少症	严重中性粒细胞缺乏	出血现象	
神经系统	惊厥			应及时停药并给予对症治疗
其他	局部反应	下肢疼痛、低钾血症	静脉注射部位的血栓性静脉炎	

【咨询要点】①毒性反应：动物实验表明无致畸作用。②用药过量：未发现药物过量的资料，如果药物过量停止服药对症治疗，并根据需要采取支持措施，血液透析可清除。

参考文献

［1］谢诚，高杰等．替卡西林/克拉维酸致严重中性粒细胞缺乏1例［J］.中国药师，2016，19（4）：737-738.

亚胺培南西司他丁钠 [医保（乙）]
Imipenem and Cilastatin Sodium

【分类】碳青霉烯类。

【药理作用】亚胺培南对革兰阳性菌、革兰阴性菌的需氧和厌氧菌具有抗菌作用。肺炎链球菌、化脓性链球菌、金黄色葡萄球菌（包括产酶株）、大肠埃希菌、克雷伯菌、不动杆菌部分菌株、脆弱拟杆菌及其他拟杆菌、消化球菌和消化链球菌的部分菌株对本品甚敏感。粪链球菌、表皮链球菌、流感嗜血杆菌、奇异变形杆菌、沙雷杆菌、产气肠杆菌、阴沟肠杆菌、铜绿假单胞菌、气性坏疽梭菌、难辨梭菌等对本品也相当敏感。本品有较好的耐酶性能，与其他 β–内酰胺类药物间较少出现交叉耐药性。

【适应证】用于敏感菌所致的腹膜炎、肝胆感染、腹腔内脓肿、阑尾炎、妇科感染、下呼吸道感染、皮肤和软组织感染、尿路感染、骨和关节感染以及败血症等。

【用法用量】静脉滴注或肌内注射。①用量以亚胺培南计，根据病情，1 次 0.25~1g，1 日 2~4 次。对中度感染一般可按 1 次 1g，1 日 2 次给予。静脉滴注可选用 0.9% 氯化钠注射液、5%~10% 葡萄糖注射液作溶剂。每 0.5g 药物用 100ml 溶剂，制成 5mg/ml 液体，缓缓滴入。肌内注射用 1% 利多卡因注射液为溶剂，以减轻疼痛。②对肾功能不全者应按肌酐清除率调整剂量：肌酐清除率为 31~70ml/min 的患者，每 6~8 小时用 0.5g，每日最高剂量为 1.5~2g；肌酐清除率为 21~30ml/min 者，每 8~12 小时用 0.5g，每日最高剂量为 1~1.5g；肌酐清除率为 <20ml/min 者，每 12 小时用 0.25~0.5g，1 日最高剂量为 0.5~1g。

【不良反应】见亚胺培南西司他丁钠的不良反应表。

亚胺培南西司他丁钠的不良反应表

分类	临床报道（发生率不明）	不良反应处置
免疫系统	皮肤瘙痒、皮疹、荨麻疹、药物热	若出现过敏性休克时，立即平卧、给氧，皮下注射肾上腺素 0.5~1mg（小儿减半），使用抗过敏药物，使用升压药维持血压，应用糖皮质激素，补充液体维持水、电解质平衡，维持酸碱平衡
消化系统	氨基转移酶、血胆红素、碱性磷酸酶升高、恶心、呕吐、腹泻等胃肠道症状，也偶引起假膜性结肠炎	
泌尿系统	血肌酐和血尿素氮的升高	
血液系统	嗜酸性粒细胞增多、白细胞减少、中性粒细胞减少、粒细胞缺少、血小板减少或增多、血红蛋白减少等	
神经系统	神经系统方面的症状，如肌痉挛、精神障碍、幻觉及昏迷	

【咨询要点】①毒性反应：在怀孕妇女使用本品方面，尚未有足够及良好对照的研究资料，只有考虑在对胎儿益处大于潜在危险的情况下，才能在妊娠期间给药。哺乳期妇女在人乳中可测出亚胺培南，如确定有必要对哺乳期妇女使用本品时，患者需停止授乳。②药物过量：尚无有关处理本品治疗过量的特殊资料。亚胺培南西司他丁钠盐可通过血液透析清除，但在剂量过大时这种措施对处理本品药物过量是否有用尚不得而知。

参考文献

［1］唐智佳.亚胺培南西司他丁钠致肌阵挛 1 例［J］.临床合理用药杂志，2017（07）：110–111.
［2］赵玖玲，赵天琦.亚胺培南 / 西司他丁导致幻觉、昏迷 1 例［J］.中南药学，2018（06）：876–877.

美罗培南 [药典（二）；医保（乙）]
Meropenem

【分类】碳青霉烯类。

【药理作用】对大肠埃希菌和铜绿假单胞菌的青霉素结合蛋白（PBP）和金黄色葡萄球菌的 PBP 有强的亲和力。抗菌谱与亚胺培南近似，经临床证实的有效菌有肺炎链球菌（耐青霉株除外）、绿色链球菌、大肠埃希菌、流感嗜血杆菌（包括产 β–内酰胺酶株）、肺炎克雷伯菌、脑膜炎奈瑟球菌、铜绿假单胞菌、脆弱拟杆菌、丙酸消化球菌等。此外，在体外对下列菌显示明显抗菌作用：金黄色葡萄球菌和表皮葡萄球菌（包括产酶株）、不动杆菌、气单胞菌、弯曲菌、枸橼酸杆菌、阴沟肠杆菌、流感嗜血杆菌（耐氨苄西林和非产酶株）、哈夫尼亚菌、卡他莫拉菌（包括产酶株）、摩根杆菌、巴斯德杆菌、奇异变形杆菌、普通变形杆菌、沙门菌属、沙雷杆菌、志贺菌属、结肠炎耶尔森菌、多种拟杆菌、难辨梭状芽孢杆菌、真杆菌、梭杆菌等。本品对多数的 β - 内酰胺酶有良好的耐抗力（除金属 β - 内酰胺酶外）。本品不用于耐甲氧西林的葡萄球菌（MRSA，MRSE）感染，对李斯特菌无效。与其他碳青霉烯类显示交叉耐药性。

【适应证】用于敏感菌所致的呼吸道、尿路、肝胆、外科、骨科、妇科、五官科感染以及腹膜炎、皮肤化脓性疾病等。本品可适用于敏感菌所致脑膜炎。

【用法用量】成人每日 0.5~1g，分为 2~3 次，稀释后静脉滴注每次 30 分钟。重症每日剂量可增至 2g。连续应用不超过 2 周。本品每 0.5g 用 0.9% 氯化钠注射液约 100ml 溶解，不可用灭菌注射用水。儿童（3 月龄以上的）推荐用量：周围感染 20mg/kg，每 8 小时 1 次；脑膜炎 40mg/kg，每 8 小时 1 次。肌酐清除率 <50ml/min 患者需调整剂量。

【不良反应】见美罗培南的不良反应表。

美罗培南的不良反应表

分类	罕见	临床报道（发生率不明）	不良反应处置
免疫系统		荨麻疹、出汗、皮肤溃疡	若出现过敏性休克时，立即平卧，给氧，皮下注射肾上腺素 0.5~1mg（小儿减半），使用抗过敏药物，使用升压药维持血压，应用糖皮质激素，补充液体维持水、电解质平衡，维持酸碱平衡
消化系统	腹泻、恶心、呕吐、消化道出血	ALT、AST、碱性磷酸酶、LDH 和胆红素增加、胆汁淤积、厌食症、胆汁性黄疸/黄疸、胃肠胀气、肠梗阻、肝衰竭、消化不良	
泌尿生殖系统		排尿困难、肾衰竭、阴道念珠菌病、尿失禁	
血液系统		贫血、低色素性贫血、血容量过多、血小板增多、嗜酸性粒细胞增多、血小板减少、血红蛋白减少、血细胞减少、白细胞减少、凝血酶原时间缩短、部分凝血活酶时间缩短、白细胞增多、低钾血症	
神经系统		失眠、躁动、谵妄、混乱、头晕、癫痫、紧张、感觉异常、幻觉、嗜睡、焦虑、抑郁	
心血管系统		心力衰竭、心搏停止、心动过速、高血压、心肌梗死、肺栓塞、心动过缓、低血压	

【咨询要点】①毒性反应：孕妇不宜使用本品，除非可证实使用该药对胎儿的影响利大于弊。哺乳期妇女不推荐使用本品，除非证实使用该药对乳儿的影响利大于弊。②药物过量：在治疗过程中若出现过量，特别是对肾功能损害的患者，应及时处理因此产生的症状，通常药物可通过肾脏迅速排泄；肾功能不全的患者可通过血液透析清除美罗培南

及其代谢物。

参考文献

[1] 邢刚, 刘晓玲, 黄建华. 美罗培南致胆汁淤积性肝损伤 1 例 [J]. 医药导报, 2018, 37 (07): 913–914.

[2] 陈猛. 美罗培南致严重心衰样不良反应 1 例 [J]. 中国现代应用药学, 2018, 35 (09): 1419.

[3] 李志业, 冀建伟, 邢玲. 美罗培南的神经毒性不良反应分析 [J]. 中国实用神经疾病杂志, 2016, 19 (15): 120–121.

[4] 黄宝坤, 李生鹏, 王兴榆. 注射用美罗培南致血小板升高 1 例 [J]. 实用妇科内分泌杂志 (电子版), 2018 (19): 181–184.

帕尼培南倍他米隆 ^[药典（二）；基（基）；医保（乙）]
Panipenem and Betamipron

【分类】碳青霉烯类。

【药理作用】帕尼培南对青霉素结合蛋白具有高亲和性，可阻碍细菌的细胞壁合成从而起到杀菌作用，对革兰阳性或阴性菌、需氧菌和厌氧菌均具有强大的抗菌活性。

【适应证】本品适用于治疗下列敏感菌：葡萄球菌属、链球菌属、肺炎链球菌、肠球菌属、黏膜炎莫拉菌、大肠埃希菌、枸橼酸杆菌属、克雷伯菌属、肠杆菌属、沙雷菌属、变形杆菌属、摩氏摩根菌属、普罗威登斯菌属、流感嗜血杆菌、铜绿假单胞菌、洋葱伯克霍尔德菌、消化链球菌、拟杆菌属、普雷奥菌属引起的感染等。

【用法用量】①成人：通常每日 1g（效价，按帕尼培南计），分 2 次给药，每次静脉滴注 30 分钟以上。根据患者的年龄和病症可适当增减给药剂量，对重症或难治愈的感染症患者，可增至每日 2g（效价），分 2 次用药。但是，对成年人每次给药 1g（效价）时，滴注时间应在 60 分钟以上。②儿童：通常每日 30~60mg（效价）/kg，分 3 次给药，每次静脉滴注 30 分钟以上。根据患者的年龄和病症可适当增减给药量，对重症或难治愈的感染症患者，可增至每日 100mg（效价）/kg，分 3~4 次给药，但是，本品的给药量上限不得超过每日 2g（效价）。

【不良反应】见帕尼培南倍他米隆的不良反应表。

帕尼培南倍他米隆的不良反应表

分类	少见	罕见	不良反应处置
免疫系统	皮疹、发热、水肿	休克、过敏反应、中毒性表皮坏死松解症	若出现过敏性休克时，立即平卧，给氧，皮下注射肾上腺素 0.5~1mg（小儿减半），使用抗过敏药物，使用升压药维持血压，应用糖皮质激素，补充液体维持水、电解质平衡，维持酸碱平衡
消化系统	肝功能障碍（AST、ALT、ALP、LDH、LAP 均增高），腹泻、恶心、食欲减退呕吐	急性重型肝炎、便血的假膜性小肠结肠炎	应注意观察，若出现异常，应立即停药并作适当处理
泌尿系统	BUN 升高、血清肌酐升高	急性肾衰竭	定期检查肾功能，若出现异常，应立即停药并作适当处理

续表

分类	少见	罕见	不良反应处置
血液系统	贫血、嗜酸性粒细胞增多、血小板增多、血小板减少、白细胞增多	粒细胞缺乏症、全血细胞减少症、溶血性贫血	
神经系统	惊厥、头痛	意识障碍、精神兴奋症状（肌肉震颤、抽搐等）、癫痫发作	
其他	维生素 K/ 维生素 B 缺乏症、并发感染	间质性肺炎、血栓性静脉炎	

【咨询要点】毒性反应：大鼠围产期及哺乳期给药试验的 400mg/kg 给药群见到出生仔睾丸下降轻度延迟以外，对雌性动物的受精、交尾、怀孕能力及哺乳能力无影响，也未见胎仔毒性（致死作用、致畸作用、发育障碍、视听觉障碍、学习及运动能力障碍、生殖能力等）。

比阿培南[医保（乙）]
Biapenem

【分类】碳青霉烯类。

【药理作用】本品对革兰阳性菌的作用较弱，对革兰阴性菌的抗菌活性强于亚胺培南。对不动杆菌和厌氧菌作用强于头孢他啶。本品的肾毒性和中枢毒性低，不诱发癫痫发作。

【适应证】用于肠杆菌属、假单胞属、不动杆菌、枸橼酸杆菌、脆弱拟杆菌所致慢性呼吸道感染急性发作、肺炎、肺脓肿、腹膜炎、复杂性膀胱炎、女性生殖器感染。对某些革兰阳性菌也有效。

【用法用量】静脉滴注：成人一般感染，每次 0.3g，每日 2 次。可根据病情增加剂量，但每日不可超过 1.2g。用 0.9% 的 0.9% 氯化钠注射液或 5% 葡萄糖注射液稀释。

【不良反应】见比阿培南的不良反应表。

比阿培南的不良反应表

分类	常见	少见	临床报道（发生率不明）	不良反应处置
免疫系统	皮疹、皮肤瘙痒			若出现过敏性休克时，立即平卧，给氧，皮下注射肾上腺素 0.5~1mg（小儿减半），使用抗过敏药物，使用升压药维持血压，应用糖皮质激素，补充液体维持水、电解质平衡，维持酸碱平衡
消化系统	腹泻、恶心、呕吐、食欲不振	ALT、AST 值升高	假膜性结肠炎、肝功能损伤、黄疸	
泌尿系统			急性肾功能不全	
血液系统		嗜酸性粒细胞增多		
神经系统			肌痉挛、精神障碍	

【咨询要点】①毒性反应：对孕妇及妊娠妇女用药的安全性尚不明确。②药物过量：未见有关本品人体过量使用的报道。如发现患者过量使用本品，可采用常规的监护及对症治疗。

参考文献

［1］孙国先，查娴，徐德宇. 比阿培南致精神错乱 1 例［J］. 中国临床药学杂志，2017，26（01）：60.
［2］马序竹，侯芳. 比阿培南致药物热［J］. 中国临床药理学杂志，2016（09）：853-854.

厄他培南^[医保（乙）]
Ertapenem

【分类】碳青霉烯类。

【药理作用】本品对革兰阳性菌、革兰阴性菌和厌氧菌均有抗菌作用，甲氧西林敏感葡萄球菌、肺炎链球菌、化脓性链球菌等以及肠杆菌属、嗜血杆菌属、卡他莫拉菌、脑膜炎奈瑟菌等对本品敏感，而 MRSA、肠球菌属、铜绿假单胞菌、不动杆菌均对本品耐药。本品对革兰阳性菌的抗菌活性略低于亚胺培南，对革兰阴性菌、流感嗜血杆菌和卡他莫拉菌的抗菌活性强于亚胺培南。厄他培南对肾脱氢肽水解酶Ⅰ较亚胺培南稳定，因此不必与西司他汀等酶抑制剂一起使用。

【适应证】用于治疗敏感菌引起的呼吸系统、泌尿生殖系统、腹腔、皮肤及软组织、盆腔等部位的感染。

【用法用量】静脉滴注：成人，每日 1g，用不少于 100ml 的 0.9% 氯化钠注射液稀释。肾功能不全者，肌酐消除率 <30ml/min。每日剂量 0.5g。3 个月及以上的儿童，每日 2 次，按 15mg/kg 给予肌内注射或静脉滴注，日剂量不超过 1g。

【不良反应】见厄他培南的不良反应表。

厄他培南的不良反应表

分类	少见	罕见	临床报道（发生率不明）	不良反应处置
免疫系统			荨麻疹、剥脱性皮炎	立即停药并进行相应处理
消化系统	腹泻、恶心、呕吐		ALT、AST、ALP 和肌酐值升高	
血液系统			血清直接胆红素、血清总胆红素、嗜酸性细胞、血清间接胆红素、PTT、尿中的细菌、BUN、血清肌酐、血清葡萄糖、单核细胞、尿中的上皮细胞和尿中的红细胞升高；多形核中性粒细胞、白细胞、红细胞比积、血红蛋白以及血小板数下降	
神经系统		癫痫	①精神紊乱：包括激动、攻击性、谵妄、定向障碍、精神状态变化 ②神经系统紊乱：意识水平下降、运动障碍、幻觉、肌阵挛、震颤	立即停药并进行相应处理

【咨询要点】①毒性反应：尚未在孕妇中进行过充分的有良好对照的研究。只有当潜在的益处超过对母亲和胎儿的潜在危险时，才能在妊娠期间使用本品。厄他培南能分泌到人的乳汁中。当给哺乳期妇女使用本品时，应慎重。②药物过量：当发生药物过量时，应停止使用本品并给予一般的支持性治疗，直到肾脏的清除发挥作用。本品可通过血液透析清除。但尚无使用血液透析治疗药物过量的资料。

参考文献

［1］张德隆,赵永爱,王洪志.序贯应用三种抗菌药物致剥脱性皮炎的不良反应[J].分析天津药学,2018(04)：25-26.

［2］董悦,胡欣.厄他培南致中枢神经系统不良反应的文献分析［J］.中国药物警戒,2015,12（11）：674-678.

法罗培南钠^[药典（二）；基（基）；医保（乙）]
Faropenem Sodium

【分类】碳青霉烯类抗生素。

【药理作用】通过其共价键与参与细胞壁合成的青霉素结合蛋白（PBP）结合而抑制细菌细胞壁的合成，使细菌细胞壁缺损，菌体膨胀裂解，从而达到抗菌作用。

【适应证】广谱抗菌药物。对除铜绿假单胞菌外的需氧革兰阳性菌、革兰阴性菌均显示出广谱抗菌活性，尤其对金黄色葡萄球菌、耐青霉素的肺炎球菌、粪链球菌等革兰阴性菌与脆弱拟杆菌等。

【用法用量】①肺炎、肺化脓、肾盂肾炎、膀胱炎（单纯性除外）、前列腺炎、附睾炎、中耳炎、副鼻窦炎的成人患者：通常口服，每次 200~300mg，每日 3 次。可随年龄、症状酌情增减。②其他感染：通常口服，每次 150~200mg，每日 3 次。

【不良反应】见法罗培南钠的不良反应表。

法罗培南钠的不良反应表

分类	少见	罕见	临床报道（发生率不明）	不良反应处置
免疫系统	过敏性症状、发热、发汗、全身潮红	休克	皮肤黏膜眼综合征、中毒性表皮坏死松解症	若出现过敏性休克时，立即平卧，给氧，皮下注射肾上腺素 0.5~1mg（小儿减半），使用抗敏药物，使用升压药维持血压，应用糖皮质激素，补充液体维持水、电解质平衡，维持酸碱平衡
呼吸系统	呼吸困难			及时停药并给予吸氧等治疗
消化系统	肝功能不全、黄疸、腹泻、腹痛、软便、胀气	便血、严重结肠炎	ALT、AST 升高	严重者应及时停药或给予保肝药物
血液系统	粒细胞缺乏症、嗜酸性粒细胞增多、血红蛋白下降	PIE 综合征		
神经系统		眩晕		
心血管系统		血管水肿、血压降低		
其他	口内异常感、耳鸣	间质性肺炎、横纹肌溶解症、急性肾衰竭		出现间质性肺炎或者肌痛应立即停药，并做相应治疗

【咨询要点】毒性反应：大鼠在器官形成期经口给药 320mg/kg、800mg/kg 和 2000mg/kg，在妊娠前和妊娠初期及围产期、哺乳期经口给药 80mg/kg、360mg/kg 和 1620mg/kg，结果

除了见大鼠摄食量发生轻度变化外，总体状态和体重均无变化。试验显示法罗培南钠对母鼠生殖功能、胎鼠和新生鼠没有影响，且未发现药物存在致畸性。

氨曲南 [药典（二）；医保（乙）]
Aztreonam

【分类】单酰胺环 β–内酰胺抗生素。

【药理作用】抗菌谱主要包括革兰阴性菌，诸如大肠埃希菌、克雷伯菌、沙雷杆菌、奇异变形杆菌、吲哚阳性变形杆菌、枸橼酸杆菌、流感嗜血杆菌、铜绿假单胞菌及其他假单胞菌、某些肠杆菌属、淋球菌等。与头孢他啶、庆大霉素相比，对产气杆菌、阴沟肠杆菌的作用高于头孢他啶，但低于庆大霉素；对铜绿假单胞菌的作用低于头孢他啶，与庆大霉素相近；对于质粒传导的 β–内酰胺酶，本品较第三代头孢菌素为稳定。

【适应证】用于敏感的革兰阴性菌所致的感染，包括肺炎、胸膜炎、腹腔感染、胆道感染、骨和关节感染、皮肤和软组织炎症，尤适用于尿路感染，也用于败血症。由于本品有较好的耐酶性能，因此，当细菌对青霉素类、头孢菌素类、氨基糖苷类等药物不敏感时，可试用本品。

【用法用量】肌内注射、静脉注射、静脉滴注。①成人：一般感染，3~4g/d，分 2~3 次给予；严重感染，1 次 2g，1 日 3~4 次，1 日最大剂量为 8g；无其他并发症的尿路感染，只需用 1g，分 1~2 次给予。②儿童：每次 30mg/kg，1 日 3 次，重症感染可增加至 1 日 4 次给药，1 日最大剂量为 120mg/kg。

【不良反应】见氨曲南的不良反应表。

氨曲南的不良反应表

分类	少见	罕见	临床报道（发生率不明）	不良反应处置
免疫系统	皮疹、紫癜、瘙痒	过敏性休克	皮肤毒性表皮坏死松解症	若出现过敏性休克时，立即平卧，给氧，皮下注射肾上腺素 0.5~1mg（小儿减半），使用抗过敏药物，使用升压药维持血压，应用糖皮质激素，补充液体维持水、电解质平衡，维持酸碱平衡
消化系统	腹泻、恶心、呕吐、味觉改变		假膜性结肠炎或消化道出血、肝炎、黄疸	
血液系统			全血细胞减少、中性粒细胞减少、血小板减少、贫血、嗜酸性粒细胞增多、白细胞增多、血小板增多	
神经系统			眩晕、感觉异常、失眠、头晕	
心血管系统			低血压、短暂心电图改变	

【咨询要点】①毒性反应：本品能通过胎盘进入胎儿循环，虽然动物实验显示对胎儿无影响、无毒性和无致畸作用，但妊娠妇女或有妊娠可能性的妇女，仅在必要时方可给药。本品可经乳汁分泌，浓度不及母体血液的 1%。哺乳妇女使用时应暂停哺乳。②药物过量：

尚未见使用本品过量的报道，血液透析和腹膜透析将有助于本品从血液中清除。

参考文献

［1］刘欣欣．注射用氨曲南致过敏性休克 1 例［J］．临床合理用药杂志，2017（04）：33-35.
［2］刘玉菲．氨曲南致过敏性休克 1 例［J］．中国药师，2015（12）：2130-2131.

阿米卡星^[药典（二）；基（基）；医保（甲）]
Amikacin

【分类】氨基糖苷类抗生素。

【药理作用】抗菌谱与庆大霉素相似，对大肠埃希菌、铜绿假单胞菌、吲哚阴性和阳性变形杆菌、克雷伯菌、不动杆菌、枸橼酸杆菌以及沙雷杆菌和肠杆菌的部分菌株有很强的抗菌作用。对于结核杆菌、非典型性分枝杆菌和金黄色葡萄球菌（产酶和不产酶株）也有很强的抗菌作用。其他革兰阳性球菌（包括粪链球菌）、厌氧菌、立克次体、真菌和病毒均对本品不敏感。本品的耐酶性能较强，当微生物对其他氨基糖苷类耐药后，对本品还常敏感。

【适应证】临床主要用于对卡那霉素或庆大霉素耐药的革兰阴性杆菌所致的尿路、下呼吸道、腹腔、软组织、骨和关节、生殖系统等部位的感染以及败血症等。

【用法用量】肌内注射或静脉滴注：成人 7.5mg/kg，每 12 小时 1 次，每日总量不超过 1.5g，可用 7~10 日；无并发症的尿路感染，每次 0.2g，每 12 小时 1 次；小儿，开始用 10mg/kg，以后 7.5mg/kg，每 12 小时 1 次；较大儿童可按成人用量。给药途径以肌内注射为主，也可用 100~200ml 注射液稀释后静脉滴注，30~60 分钟进入体内，儿童则为 1~2 小时。疗程一般不超过 10 日。肾功能不全者首次剂量 7.5mg/kg，以后则调整使血药峰浓度为 25μg/ml，谷浓度 5~8μg/ml。

【不良反应】见阿米卡星的不良反应表。

阿米卡星的不良反应表

分类	罕见	临床报道（发生率不明）	不良反应处置
免疫系统	皮疹、荨麻疹、药物热		
消化系统		恶心和呕吐	
泌尿系统		肾毒性	严重者应及时停药或给予相应处理
血液系统	粒细胞减少、溶血性贫血、嗜酸性粒细胞增多症、贫血、低血压、低镁血症		
神经系统		头痛、感觉异常、震颤、面部及四肢麻木、周围神经炎、视力模糊	

【咨询要点】①毒性反应：本品属孕妇用药的 D 类，即对人类有一定危害，但用药后可能利大于弊。本品可穿过胎盘到达胎儿组织，可能引起胎儿听力损害。妊娠妇女使用本品前必须充分权衡利弊。哺乳期妇女用药时宜暂停哺乳。②药物过量：由于缺少特异性拮抗药，本品过量或引起毒性反应时，主要用对症疗法和支持疗法，同时补充大量水分。血液透析或腹膜透析有助于从血中清除阿米卡星。

参考文献

[1] 王文韬. 老年感染患者使用阿米卡星的安全性和治疗药物监测必要性分析 [J]. 中国感染与化疗杂志，2018，18（02）：221-224.

妥布霉素 ^{药典（二）；医保（乙）}
Tobramycin

【分类】氨基糖苷类抗生素。

【药理作用】抗菌谱与庆大霉素近似，主要包括革兰阴性杆菌，如铜绿假单胞菌、大肠埃希菌、克雷伯菌、肠杆菌属、吲哚阴性和阳性变形杆菌、枸橼酸杆菌和普鲁威登菌。对于铜绿假单胞菌的抗菌作用较庆大霉素强 3~5 倍。对庆大霉素中度敏感的铜绿假单胞菌对本品高度敏感。但对其他革兰阴性菌，本品的作用则低于庆大霉素。对金黄色葡萄球菌有抗菌作用，对链球菌无效。与庆大霉素有交叉耐药，仅有 10% 对庆大霉素耐药菌株而对妥布霉素仍敏感。

【适应证】临床主要用于铜绿假单胞菌感染，如烧伤、败血症等；对其他敏感革兰阴性杆菌所致的感染也可应用。与庆大霉素间存在较密切的交叉耐药性。

【用法用量】①肌内注射或静脉滴注，每日 4.5mg/kg，分为 2 次给予，每日剂量不可超过 5mg/kg。静脉滴注时 1 次量用注射液 100ml 稀释，于 30 分钟左右滴入。新生儿每日量 4mg/kg，分为 2 次给予。一般用药不超过 7~10 日。②滴于眼睑内：轻、中度感染，1 次 1~2 滴，每 4 小时 1 次；重度感染，1 次 2 滴，每小时 1 次。

【不良反应】见妥布霉素的不良反应表。

妥布霉素的不良反应表

分类	临床报道（发生率不明）	不良反应处置
消化系统	恶心、呕吐、食欲不振、腹胀、腹泻、极度口渴（肾毒性）、肝损害	
泌尿系统	肾损害、管型尿、少尿、蛋白尿或血清肌酐浓度升高、排尿次数显著减少或尿量减少、血尿	
免疫系统	皮疹、过敏性休克、静脉炎	如发生休克，应立即肌内或皮下注射 0.1% 肾上腺素注射液 0.5~1ml（小儿酌减），必要时可数分钟重复注射一次或进行静脉、心内注射，并根据需要进行输液、给氧、滴注肾上腺皮质激素（氢化可的松或地塞米松），应用升压药和其他必要的急救措施。有呼吸困难时可缓慢静脉注射氨茶碱 0.25~0.5g，同时人工呼吸
神经系统	听力减退、耳鸣或耳部饱满感、眩晕、步履不稳、嗜睡、极度软弱无力，滴眼液偶见局部刺激症状，如：眼睑灼痛或肿胀、结膜红斑等	
呼吸系统	呼吸困难	
其他	血小板减低、白细胞减低、粒细胞减低、转氨酶升高	

【咨询要点】药物过量：过量的严重程度与剂量大小、患者的肾功能、脱水状态、年龄以

及是否同时使用有类似毒性作用的药物等有关。成人每日用量超过 5mg/kg，儿童每日用量超过 7.5mg/kg 或用药疗程过长以及对肾功能不全患者的用药剂量未作调整均可引起本品的毒性。毒性发作可发生在用药后 10 日。毒性作用主要表现为肾功能损害以及前庭神经和听神经的损害，也可发生神经–肌肉阻滞和呼吸麻痹。本品无特异性，对抗药物过量或引起毒性反应时，主要用对症疗法和支持疗法。血液透析或腹膜透析有助于从血中清除本品。新生儿也可考虑换血疗法。

庆大霉素 [药典（二）；基（基）；医保（甲、乙）]
Gentamicin

【分类】氨基糖苷类抗生素。

【药理作用】对大肠埃希菌、产气杆菌、克雷伯菌、奇异变形杆菌、某些吲哚阳性变形杆菌、铜绿假单胞菌、某些奈瑟菌、无色素沙雷杆菌和志贺菌等革兰阴性菌有抗菌作用。革兰阳性菌中，金黄色葡萄球菌对本品尚可有一定敏感性；链球菌（包括化脓性链球菌、肺炎球菌、粪链球菌等）均对本品耐药。厌氧菌（拟杆菌属）、结核杆菌、立克次体、病毒和真菌亦对本品耐药。

【适应证】临床主要用于大肠埃希菌、痢疾杆菌、克雷伯肺炎杆菌、变形杆菌、铜绿假单胞菌等革兰阴性菌引起的系统或局部感染（对中枢感染无效）。

【用法用量】①肌内注射或静脉滴注：1 次 80mg，1 日 2~3 次（间隔 8 小时），对于革兰阴性杆菌所致重症感染或铜绿假单胞菌全身感染，1 日量可用到 5mg/kg。静脉滴注给药可将 1 次量（80mg）用注射液 100ml 稀释，于 30 分钟左右滴入。小儿 1 日 3~5mg/kg，分 2~3 次给予。②口服：1 次 80~160mg，1 日 3~4 次。小儿 1 日 10~15mg/kg，分 3~4 次服，用于肠道感染或术前准备。

【不良反应】见庆大霉素的不良反应表。

庆大霉素的不良反应表

分类	临床报道（发生率不明）	不良反应处置
免疫系统	皮疹、荨麻疹	
消化系统	恶心、呕吐、唾液增多和口炎	
泌尿系统	肾毒性	
血液系统	粒细胞减少、溶血性贫血、血清转氨酶（ALT，AST）、血清 LDH 和胆红素水平升高，降低血清钙、镁、钠、钾含量，贫血、白细胞减少、粒细胞减少、嗜酸性粒细胞增多和减少、血小板减少	
神经系统	对第Ⅷ神经前庭和听觉分支都有严重的不良影响，症状包括头晕、眩晕、耳鸣以及听力丧失。周围神经病变或脑病，包括麻木、皮肤刺痛、肌肉抽搐和肌无力，重症肌无力已被报道。嗜睡、意识混乱、抑郁、视觉障碍	使用该药物时有必要行听力检查，出现眩晕、耳鸣、听力下降等症状时最好停止给药

【咨询要点】①毒性反应：本品可穿过胎盘屏障进入胎儿组织，有引起胎儿听力损害的可能，孕妇使用本品前应充分权衡利弊。本品在乳汁中分泌量很少，但通常哺乳期妇女在用药期仍宜暂停哺乳。②药物过量：本品无特异性拮抗药，过量或引起毒性反应时，主要用对症疗法和支持疗法，同时补充大量水分。血液透析或腹膜透析有助于从血中清除庆大

霉素。

参考文献

［1］Lydia Enyonam Kuatsienu，Charles Ansah，Michael Buenor Adinortey. Toxicological evaluation and protective effect of ethanolic leaf extract of Launaea taraxacifolia on gentamicin induced rat kidney injury［J］. Asian Pacific Journal of Tropical Biomedicine. 2017（07）：640-646.

［2］Dalia H. El-Kashef，Asmaa E. El-Kenawi，Ghada M. Suddek，et al.Flavocoxid attenuates gentamicin-induced nephrotoxicity in rats［J］. Naunyn-Schmiedeberg's Archives of Pharmacology，2015，388（12）：1305-1315.

奈替米星[药典（二）]
Netilmicin

【分类】氨基糖苷类抗生素。

【药理作用】作用机制是通过作用于细菌体内的核糖体，抑制细菌蛋白质合成，并破坏细菌细胞膜的完整性，致使细菌细胞膜破裂、细菌死亡。有广泛的抗微生物作用，对变形杆菌、大肠埃希菌、肠杆菌属、铜绿假单胞菌、枸橼酸杆菌、志贺菌属、沙门菌属均有抗菌作用，体外实验对假单胞菌属及奈瑟菌属也有活性。对革兰阳性菌如金黄色葡萄球菌、表皮葡萄球菌也有一定活性，但对链球菌、肺炎球菌抗菌作用较弱。对肠球菌、厌氧菌无作用。

【适应证】用于敏感细菌所致的下呼吸道感染、复杂性尿路感染、腹腔感染（包括腹膜炎和腹内脓肿）、皮肤软组织感染、中枢神经系统感染（包括脑膜炎）、生殖系统感染、胃肠道感染、胆道感染、骨骼感染、新生儿脓毒症、中耳炎、鼻窦炎、败血症、李斯特菌病。

【用法用量】本品可肌内注射也可静脉注射，剂量一致。①全身严重感染：1 次 1.3~2.2mg/kg，每 8 小时 1 次；或 1 次 2~3.25mg/kg，每 12 小时 1 次，疗程 7~14 日，最大日剂量为 7.5mg/kg。②复杂尿路感染：1 次 1.5~2mg/kg，每 12 小时 1 次，疗程 7~14 日，最大日剂量为 7.5mg/kg。③肾功能不全：按照血药浓度进行调整，也可根据肌酐清除率调整剂量，调整后的日剂量可每日 1 次给药，也可分次给药，一般而言，单次剂量不超过 3.25mg/kg。④老年人：按轻度肾功减退剂量用药。⑤透析者：透析时按 2mg/kg 补充本药，直至血药浓度达所需浓度。⑥其他疾病者：严重烧伤者，应根据血药浓度测定结果调整剂量；发热患者通常无需调整剂量；肥胖患者应按标准体重计算剂量。⑦儿童常规剂量，6 周岁以内儿童，1 次 2~3mg/kg，每 12 小时 1 次，疗程 7~14 日；6~12 周岁儿童，1 次 1.8~2.7mg/kg，每 8 小时 1 次，或 1 次 2.7~4mg/kg，每 12 小时 1 次，疗程 7~14 日。⑧肝功能不全者无需调整剂量。

【不良反应】见萘替米星的不良反应表。

萘替米星的不良反应表

分类	少见	罕见	临床报道（发生率不明）	不良反应处置
免疫系统		皮疹、瘙痒		对症治疗
消化系统	呕吐、腹泻	AST、ALT、胆红素升高		停药后可恢复
泌尿系统		肾毒性（大剂量）		
内分泌系统		高钾血症、血糖升高		
血液系统	血小板增多、嗜酸性粒细胞增多	凝血时间延长、贫血、白细胞减少、血小板减少、白血病样反应		

续表

分类	少见	罕见	临床报道（发生率不明）	不良反应处置
神经系统	头晕、头痛、眩晕、耳鸣	眼部震颤、听力丧失、感觉障碍	有周围神经病变或脑病的（包括麻木、皮肤刺激感、肌肉疼痛、惊厥、毒性样肌无力综合征）的报道	严重可对症治疗
心血管系统		心悸、低血压		
其他		视物模糊		

【咨询要点】①毒性反应：遗传毒性：本药致突变试验结果为阴性。生殖毒性：大鼠生殖毒性实验数据显示，本药对动物生殖能力无影响，但妊娠妇女用药可损害胎儿。②药物过量：长期或大剂量用药可引起蛋白尿、管型尿、不可逆听力减退及神经 – 肌肉阻滞作用等。过量可采用血液透析清除本药。

异帕米星 [药典（二）；基（基）；医保（乙）]
Isepamicin

【分类】氨基糖苷类抗生素。

【药理作用】抗菌作用为抑制细菌蛋白合成而显示抗菌作用，其作用为杀菌性。对临床分离株的大肠埃希菌、枸橼酸杆菌属、克雷伯菌属、肠杆菌属、沙雷菌属、变形杆菌属及铜绿假单胞菌显示很强抗菌作用。

【适应证】败血症、外伤、烧伤及手术创伤等的继发感染、肺炎、慢性呼吸道病变的继发感染、膀胱炎、肾盂肾炎、腹膜炎。

【用法用量】成人以硫酸异帕米星计，1 日 400mg（效价），分 1~2 次肌内注射或静脉滴注。静脉滴注方法：1 日 1 次给药时，用 1 小时注入；1 日 2 次给药时，用 0.5~1 小时注入。应随年龄及症状适宜增减剂量或遵医嘱。

【不良反应】见异帕米星的不良反应表。

异帕米星的不良反应表

分类	少见	罕见	不良反应处置
免疫系统	皮疹	过敏性休克	
耳部系统	听力减退、耳鸣或耳部饱满		立即停药，盐酸倍他司汀口服液口服，每次 10~20mg，30~60mg/d，1 日最大量不超过 60mg
呼吸系统	呼吸衰竭		呼吸抑制时给氧，必要时应用人工呼吸支持及其他综合治疗
消化系统	肝功能损害、恶心、呕吐		应及时停药，严重者可给予保肝治疗；胃肠道反应减量或停药后可恢复
泌尿系统	肾功能损害、血尿、排尿次数显著减少 / 尿量减少	急性肾衰竭	
血液系统	贫血、粒细胞减少		减量或停药后可恢复
神经系统	步履不稳、眩晕	第Ⅷ对脑神经损害	

续表

分类	少见	罕见	不良反应处置
其他	注射部位发红溃疡形成、神经 – 肌肉阻滞、药物热		本药引起神经 – 肌肉阻滞时，应用新斯的明 0.25mg 静脉注射，或 0.5~1.0mg 肌内注射；10% 葡萄糖酸钙注射液 10ml 加入葡萄糖注射液 20~40ml 中缓慢静脉注射；呼吸抑制时给氧，必要时人工呼吸支持及其他综合治疗

【咨询要点】药物过量：过量误服应予以催吐、洗胃，减少吸收；静脉滴注 10% 葡萄糖注射液，以促进排泄。

依替米星 [药典（二）；医保（乙）]
Etimicin

【分类】氨基糖苷类抗菌药物。

【药理作用】本品为国内首创的半合成氨基糖苷类抗生素，制品为硫酸盐。具有广谱抗菌性质，抗菌谱类似奈替米星，对于一些常见的革兰阳性和阴性病原菌，本品的抗菌作用与奈替米星相当或略有差别。对一些耐庆大霉素的病原菌仍有较强作用。

【适应证】临床主要用于革兰阴性杆菌、大肠埃希菌、肺炎克雷伯菌、沙雷菌属、流感嗜血杆菌等敏感菌株所引起的呼吸道、泌尿生殖系统、腹腔、皮肤和软组织等部位感染以及败血症等。

【用法用量】成人量每日 200mg，1 次加入注射液（0.9% 氯化钠注射液或 5% 葡萄糖注射液）100ml 中，静脉滴注 1 小时，每日只用 1 次，连用 3~7 日。

【不良反应】见依替米星的不良反应表。

依替米星的不良反应表

分类	罕见	临床报道（发生率不明）	不良反应处置
免疫系统		皮疹，瘙痒	
消化系统		ALT、AST、碱性磷酸酶（ALP）升高，恶心	立即停药或给予相应保肝治疗
泌尿系统	肾功能损伤	尿素氮（BUN）、肌酐升高	
神经系统		眩晕	
心血管系统		心悸、静脉炎	
其他	耳毒性、听力下降	耳鸣、胸闷	

【咨询要点】毒性反应：本品因能引起不可逆的耳毒性和肾毒性，哺乳期妇女服用本品间需暂停哺乳。

参考文献

[1]薛琴.依替米星致泌尿系统不良反应报告分析[J].中国处方药，2017，15（8）：51–52.

[2]胡戴，邓艾平，王奕，等.硫酸依替米星氯化钠注射液致血肌酐和尿素氮水平升高1例[J].医药导报，2017，36（9）：1069.

大观霉素 [药典（二）；基（基）；医保（乙）]
Spectinomycin

【分类】氨基糖苷类抗生素。

【药理作用】通过作用于 30S 核糖体亚基，将已接上的甲酰蛋氨酰 tRNA 从 70S 起始复合物上解离掉，抑制细菌细胞壁的蛋白质合成。对大多数革兰阴性菌，如铜绿假单胞菌、变形杆菌、肺炎杆菌、大肠埃希菌、肠杆菌属、志贺菌等和革兰阳性菌均具有抗菌活性。本药对包括青霉素敏感菌和产青霉素酶淋球菌有较强抗菌活性，尤其对奈瑟淋球菌作用极强（最小抑菌浓度为 7.5~20μg/ml）。普罗菲登菌和铜绿假单胞菌对本药耐药；对梅毒或衣原体无效。

【适应证】用于奈瑟淋球菌所致尿道炎、前列腺炎、宫颈炎和直肠感染，主要用于对青霉素、四环素等耐药菌株引起的感染。

【用法用量】肌内注射。①成人：宫颈、直肠或尿道淋球菌感染，每次 2g，每日 1 次。播散性淋病，每次 2g，每 12 小时 1 次，共 3 日。成人 1 次最大剂量为 4g。治疗男性和女性无并发症的淋菌性尿道炎、子宫颈炎、直肠炎的推荐剂量为 1 次 2.0g。本品对一些难治的病例和一些已知有耐药菌出现的感染，剂量可增大到 4.0g，两侧臀部肌内注射或 1 次肌内注射 2g，1 日内用药 2 次，或连续用药 3 日。②儿童：体重 45kg 以下儿童，单剂量肌内注射 40mg/kg；体重 45kg 以上儿童，单剂量肌内注射 2g。

【不良反应】见大观霉素的不良反应表。

大观霉素的不良反应表

分类	罕见	不良反应处置
免疫系统	发热、皮疹、注射部位疼痛、变态反应、过敏性休克及短暂性失语	用药后出现严重过敏反应时，可给予肾上腺素、皮质激素和（或）抗组胺药，并保持气道通畅及给予吸氧等
消化系统	肌酐清除率降低、碱性磷酸酶、BUN 和氨基转移酶等值升高，呕吐、恶心，急性重型肝炎	
泌尿系统	尿量减少、生殖器菌群失调综合征	减量或停药后一般可恢复
神经系统	短暂眩晕、失眠、听神经损害	减量或停药后一般可恢复
血液系统	血红蛋白和红细胞减少	
其他	肌肉坏死	应及时停药并给予对症治疗

【咨询要点】毒性反应：与碳酸锂合用，可使碳酸锂在个别患者身上出现毒性作用。

新霉素 [药典（二）；医保（乙）]
Neomycin

【分类】氨基糖苷类抗生素。

【药理作用】本品为氨基糖苷类抗生素，对葡萄球菌属（甲氧西林敏感株）、棒状杆菌属、大肠埃希菌、克雷伯菌属、变形杆菌属等肠杆菌科细菌有良好抗菌作用，对各组链球菌、肺炎链球菌、肠球菌属等活性差。铜绿假单胞菌、厌氧菌等对本品耐药。细菌对链霉素、新霉素和卡那霉素、庆大霉素间有部分或完全交叉耐药。新霉素全身用药有显著肾毒性和耳毒性，故仅限于口服或局部应用。

【适应证】结肠手术前准备、肝昏迷时作为辅助治疗。新霉素不宜用于全身性感染的治疗，对铜绿假单胞菌无效。

【用法用量】①口服：成人常用量，1 次 0.25~0.5g（以下皆以新霉素计），每日 1~2g。肝性脑病的辅助治疗，1 次 0.5~1.0g，每 6 小时 1 次，疗程 5~6 天。结肠手术前准备，每小时 0.5g，用药 4 小时，继以每 4 小时 0.5g，共 24 小时。小儿常用量按体重每日 25~50mg/kg，分 4 次服用。②外用：滴眼液，滴入眼结膜囊内，1 次 1~2 滴，每日 3~5 次。软膏，涂于患处，每日 2~3 次。

【不良反应】见新霉素的不良反应表。

新霉素的不良反应表

分类	临床报道（发生率不明）	不良反应处置
免疫系统	局部用药时皮肤过敏	停药可恢复
消化系统	食欲不振、恶心、腹泻、极度口渴、偶可引起肠黏膜萎缩而导致吸收不良综合征及脂肪性腹泻，甚至假膜性小肠结肠炎	立即停药或给予相应治疗
泌尿系统	尿量或排尿次数显著减少	
神经系统	听力减退、耳鸣或耳部饱满感、头昏或步履不稳、眼部用药偶有轻度刺激不适	
其他	眼睑水肿	

四环素 [药典（二）；医保（甲,乙）]
Tetracycline

【分类】抗感染药。

【药理作用】广泛应用于革兰阳性和阴性细菌、细胞内支原体、衣原体和立克次体引起的感染。

【适应证】本品作为首选或选用药物应用于下列疾病：立克次体病，包括流行性斑疹伤寒、地方性斑疹伤寒、洛矶山热、恙虫病和 Q 热；支原体属感染；衣原体属感染，包括鹦鹉热、性病、淋巴肉芽肿、非特异性尿道炎、输卵管炎、宫颈炎及沙眼；回归热；布鲁菌病；霍乱；兔热病；鼠疫；软下疳。治疗布鲁菌病和鼠疫时需与氨基糖苷类联合应用。由于目前常见致病菌对四环素类耐药现象严重，仅在病原菌对本品呈现敏感时，方有指征选用该类药物。

【用法用量】口服。①成人常用量：1 次 0.25~0.5g（1~2 片），每 6 小时 1 次。②8 岁以上小儿常用量：每次 25~50mg/kg，每 6 小时 1 次。疗程一般为 7~14 日，支原体肺炎、布鲁菌病需 3 周左右。

【不良反应】见四环素的不良反应表。

四环素的不良反应表

分类	临床报道（发生率不明）	不良反应处置
免疫系统	斑丘疹和红斑、荨麻疹、过敏性紫癜、系统性红斑狼疮、皮疹、表皮剥脱性皮炎、过敏性休克，光敏性皮炎	立即停药或进行相应治疗
消化系统	消化不良、呕吐、恶心、上腹不适、腹胀、腹泻、食管炎和食管溃疡、胰腺炎、肝毒性	立即停药或进行相应保肝治疗
泌尿系统	氮质血症加重	

续表

分类	临床报道（发生率不明）	不良反应处置
血液系统	溶血性贫血、血小板减少、中性粒细胞减少和嗜酸性粒细胞减少	
神经系统	血管性水肿、良性颅内压增高、头痛、视盘水肿	
心血管系统	心包炎	
呼吸系统	哮喘	
其他	维生素 B 缺乏、真菌繁殖、口干、咽炎、口角炎、舌炎、舌苔色暗或变色等	

土霉素 [药典（二）]
Oxytetracycline

【分类】四环素类抗生素。

【药理作用】广谱抑菌剂，许多立克次体属、支原体属、衣原体属、螺旋体对本品敏感，本品能特异性与细菌核糖体 30S 亚基的 A 位置结合，抑制肽链的增长和影响细菌蛋白质的合成。肠球菌属对其耐药。其他如放线菌属、炭疽杆菌、单核细胞增多性李斯特菌、梭状芽孢杆菌、奴卡菌属、弧菌、布鲁菌属、弯曲杆菌、耶尔森菌等对本品亦较敏感，与四环素类抗生素的不同品种之间存在交叉耐药。

【适应证】①立克次体病，包括流行性斑疹伤寒、地方性斑疹伤寒、洛矶山热、恙虫病和 Q 热。②衣原体属感染，包括鹦鹉热、性病、淋巴肉芽肿、非特异性尿道炎、输卵管炎、宫颈炎及沙眼。③支原体属感染。④回归热。⑤布鲁菌病。⑥霍乱。⑦兔热病。⑧鼠疫。⑨软下疳。治疗布鲁菌病和鼠疫时需与氨基糖苷类联合应用。由于目前常见致病菌对本品耐药现象严重，仅在病原菌对本品敏感时，方可作为选用药物。

【用法用量】口服：成人每日 1.5~2g，分 3~4 次；8 岁以上小儿每日 30~40mg/kg，分 3~4 次。8 岁以下小儿禁用本品。

【不良反应】见土霉素的不良反应表。

土霉素的不良反应表

分类	少见	罕见	临床报道（发生率不明）	不良反应处置
免疫系统	斑丘疹、红斑、表皮剥脱性皮炎等过敏反应	严重过敏、过敏性休克、表皮坏死松解症、阴茎表皮全部脱落、药物性疱疹		若出现过敏性休克时，立即平卧，给氧，皮下注射肾上腺素 0.5~1mg（小儿减半），使用抗过敏药物，使用升压药维持血压，应用糖皮质激素，补充液体维持水、电解质平衡，维持酸碱平衡
消化系统	腹泻、恶心、肝毒性	呃逆	通常为脂肪肝变性，妊娠期妇女、原有肾功能损害的患者易发生肝毒性，但肝毒性亦可发生于并无上述情况的患者；胃肠道症状如恶心、呕吐、上腹不适、腹胀、腹泻，偶有胰腺炎、食管炎和食管溃疡的报道，多发生于服药后立即卧床的患者	

续表

分类	少见	罕见	临床报道（发生率不明）	不良反应处置
泌尿系统	肾毒性		原有显著肾功能损害的患者可能发生氮质血症加重、高磷酸血症和酸中毒	
血液系统	全血细胞减少症	血小板增多在	溶血性贫血、血小板减少、中性粒细胞减少和嗜酸性粒细胞减少	如有出血现象，应及时给予维生素 K 及其他止血剂，必要时可给予冷沉淀补充必要的凝血物质
神经系统	良性颅内压增高		头痛、呕吐、视盘水肿	颅内压升高症状应立即停药，并对症治疗
其他	牙齿不同程度变色黄染、牙釉质发育不良及龋齿，前庭功能紊乱	光敏反应、全身水肿、呼吸困难	骨骼发育不良	前庭功能紊乱一般停药于 24~48 小时后可恢复

【咨询要点】①毒性反应：本品可透过胎盘屏障进入胎儿体内，沉积在牙齿和骨的钙质区内，引起胎儿牙齿变色、牙釉质再生不良及抑制胎儿骨骼生长。此外，该类药物在动物实验中有致畸胎作用，因此妊娠期妇女不宜使用本品。本品可自乳汁分泌，乳汁中浓度较高，对乳儿有潜在的发生严重不良反应的可能，哺乳期妇女应用时应暂停授乳。②药物过量：本药无特异性拮抗药，药物过量时主要采用对症疗法和支持疗法，如催吐、洗胃、补液；治疗过程中出现毒副作用者应立即停药，并保护肝、肾功能；静脉滴注高渗葡萄糖液可促进药物排泄。

多西环素 [药典（二）；医保（甲、乙）]
Doxycycline

【分类】四环素类抗菌药物。

【药理作用】抗菌谱与四环素、土霉素基本相同，体内、外抗菌作用均较四环素为强。微生物对本品与四环素、土霉素等有密切的交叉耐药性。

【适应证】临床主要用于敏感的革兰阳性球菌和革兰阴性杆菌所致的上呼吸道感染、扁桃体炎、胆道感染、淋巴结炎、蜂窝织炎、老年慢性支气管炎等，也用于斑疹伤寒、恙虫病、支原体肺炎等。尚可用于治疗霍乱，也可用于预防恶性疟疾和钩端螺旋体感染。

【用法用量】口服，首次 0.2g，以后每次 0.1g，1 日 1~2 次。8 岁以上儿童，首次 4mg/kg，以后每次 2~4mg/kg，1 日 1~2 次。一般疗程为 3~7 日。预防恶性疟：每周 0.1g；预防钩端螺旋体病：每周 2 次，每次 0.1g。

【不良反应】见多西环素的不良反应表。

多西环素的不良反应表

分类	常见	少见	罕见	临床报道（发生率不明）	不良反应处置
免疫系统	光敏性			中毒性表皮坏死松解症、史－约综合征、多形性红斑、斑丘疹和红斑疹，不常见的剥脱性皮炎、光敏性皮炎、荨麻疹、血管性水肿、过敏反应、过敏性紫癜、血清病、心包炎、系统性红斑狼疮的恶化	服药期间避免直接暴露于阳光或紫外线下，一旦出现红斑应立即停药

续表

分类	常见	少见	罕见	临床报道 （发生率不明）	不良反应处置
消化系统	恶心、呕吐、腹泻	食道溃疡、难辨梭菌结肠炎	厌食、舌炎、吞咽困难、炎症性病变（伴有念珠菌过度生长）和胰腺炎，在接受四环素类中胶囊和片剂形式的药物的患者中有罕见的食道炎，大多数患者在睡觉前立即服用药物	
泌尿系统			肾毒性		
血液系统				溶血性贫血，血小板、中性粒细胞和嗜酸性粒细胞减少	
心血管系统			颅内压增高		
其他			儿童发育不良	成人永久性牙列的浅表变色，牙齿发育期间使用时发生永久性牙齿变色和牙釉质发育不全，头痛，婴儿囟门膨出	成人在停药和专业牙科清洁时可逆

【咨询要点】①毒性反应：本品可透过胎盘屏障进入胎儿体内，沉积在牙齿和骨的钙质区内，引起胎儿牙齿变色、牙釉质再生不良及抑制胎儿骨骼生长，该类药物在动物实验中有致畸胎作用，因此孕妇不宜应用。本品可自乳汁分泌，乳汁中浓度较高，哺乳期妇女应用时应暂停哺乳。②药物过量：如果药物过量，停止服药，对症治疗并制定支持措施。透析不会改变血清半衰期，因此在治疗过量用药的情况下不会有益。

参考文献

［1］Goetze S，Hiernickel C，Elsner P. Phototoxicity of Doxycycline：A Systematic Review on Clinical Manifestations，Frequency，Cofactors，and Prevention.［J］. Skin Pharmacol Physiol，2017，30（2）：76–80.

［2］Velušček M，Bajrović FF，Strle F. Doxycycline–induced photosensitivity in patients treated for erythema migrans［J］. BMC Infect Dis，2018，18（1）：365.

米诺环素 [药典（二）；医保（乙）]
Minocycline

【分类】四环素类抗菌药物。

【药理作用】抗菌谱与四环素相近，具有高效和长效性质。在四环素类中，本品的抗菌作用最强。

【适应证】临床主要用于立克次体病、支原体肺炎、淋巴肉芽肿、下疳、鼠疫、霍乱、布氏杆菌病（与链霉素联合应用）等引起的泌尿系统、呼吸道、胆道、乳腺及皮肤软组织感染。

【用法用量】成人一般首次量200mg，以后每12小时服100mg，或在首次量后，每6小时服用50mg。

【不良反应】见米诺环素的不良反应表。

米诺环素的不良反应表

分类	常见	罕见	非常罕见	临床报道（发生率不明）	不良反应处置
免疫系统		脱发、多形性红斑、结节性红斑、固定性药疹、皮肤着色过度、光敏反应、瘙痒、皮疹、荨麻疹，过敏性/过敏性样反应（包括休克）	血管性水肿、剥脱性皮炎、指甲着色过度、史－约综合征、毒性表皮坏死、脉管炎	超敏反应	立即停药或给予相应治疗
消化系统		肝酶升高、肝炎、腹泻、恶心、呕吐、口腔炎、厌食	肝内胆汁淤积、肝衰竭（包括致命性的）、高胆红素血症、黄疸、消化不良、吞咽困难、小肠结肠炎、食道炎、食道溃疡、舌炎、胰腺炎、假膜性结肠炎	自身免疫性肝炎、口腔变色（包括舌、唇和牙龈）	立即停药或给予保肝治疗
泌尿系统		血尿素氮升高	急性肾衰竭		
血液系统		嗜酸性粒细胞增多、白细胞减少、中性粒细胞减少、血小板减少	溶血性贫血、全血细胞减少症	粒细胞缺乏	
神经系统	头昏、头晕	头痛、感觉迟钝、感觉异常、眩晕	囟门凸出	惊厥、镇静	
心血管系统		心肌炎、心包炎			
耳与迷路系统		听力损害、耳鸣			
内分泌系统			甲状腺功能异常、甲状腺褐－黑变		
肌肉、结缔组织和骨骼系统		关节痛、狼疮样综合征、肌痛	关节炎、骨变色、系统性红斑狼疮恶化、关节僵直、关节肿胀		
呼吸系统		咳嗽、呼吸困难	支气管痉挛、哮喘恶化、肺嗜酸性粒细胞增多	局限性肺炎	
其他	8 岁以下儿童牙齿变色	脑假瘤、牙齿变色（包括成人牙齿变色）	牙釉质发育不全、分泌物变色	发热	

【咨询要点】①毒性反应：本品和其他四环素类抗生素一样，可通过胎盘，孕妇服用后可致胎儿损害。如果在怀孕期间服用盐酸米诺环素或在服药期间怀孕，应告知患者药物对胎儿的潜在危险。牙齿发育期间（孕后期）使用四环素类可引起牙齿的永久变色或牙釉质的发育不全。在妊娠的后 3 个月服用四环素类药物可在胎儿骨骼中形成稳定的钙复合物。在未发育完全的婴幼儿中服用四环素类药物（每 6 小时 25mg/kg）可观察到腓骨生长速度的降低，腓骨生长速度的变化在停药后可恢复。在上市后临床经验报道中，有先天性畸形，包括四肢减少的发生。盐酸米诺环素可在人乳中分泌，因此，应决定是停止哺乳还是停止用药。②药物过量：最常见的不良反应包括头昏、恶心和呕吐，尚无盐酸米诺环素的特定的解毒剂。万一发生药物过量，应立即停药，对症治疗并采取支持性治疗措施。血液透析和腹膜透析不能有效清除血液中的盐酸米诺环素。

参考文献

［1］Kang MK，Gupta R K，Srinivasan J. Peripheral Vasculitic Neuropathy Associated With Minocycline Use［J］. J Clin Neuromuscul Dis，2018，19（3）：138–141.

［2］Clark AK，Shi VY，Sivamani RK.Unique urticarial presentation of minocycline–induced lupus erythematosus［J］. Dermatol Online J，2017，23（8）：1–5.

氯霉素 [药典（二）；基（基）；医保（甲）]
Chloramphenicol

【**分类**】酰胺醇类抗菌药物。

【**药理作用**】主要抗菌谱包括肺炎链球菌、化脓性链球菌、草绿色链球菌、淋球菌、腹膜炎球菌、流感嗜血杆菌、李斯特菌、布氏杆菌、败血出血性巴斯德杆菌、白喉杆菌、支原体、衣原体、立克次体、螺旋体和一些厌氧菌。其中肺炎链球菌、流感嗜血杆菌、脑膜炎球菌较易发生耐药。金黄色葡萄球菌部分敏感。肠杆菌科的一些菌，如沙门菌（包括伤寒杆菌）、大肠埃希菌、肺炎克雷伯菌、奇异变形杆菌等大部菌株对本品敏感，但耐药株已日见增多。沙雷杆菌、普鲁威登菌、吲哚阳性变形杆菌、铜绿假单胞菌的多数菌株对本品耐药。

【**适应证**】本品临床主要用于伤寒、副伤寒和其他沙门菌、脆弱拟杆菌感染。与氨苄西林合用于流感嗜血杆菌性脑膜炎。由脑膜炎球菌或肺炎链球菌引起的脑膜炎，在患者不宜用青霉素时，也可用本品。外用治疗沙眼或化脓菌感染。

【**用法用量**】①口服：成人1次0.25~0.5g，1日1~2g；小儿1日25~50mg/kg，分3~4次服；新生儿1日不超过25mg/kg。②静脉滴注：1日量为1~2g，分2次注射。以注射液稀释，1支氯霉素（250mg）至少用稀释液100ml。氯霉素注射液（含乙醇、甘油或丙二醇等溶媒），宜用干燥注射器抽取，边稀释边振荡，防止析出结晶。症状消退后应酌情减量或停药。

【**不良反应**】见氯霉素的不良反应表。

氯霉素的不良反应表

分类	临床报道（发生率不明）	不良反应处置
免疫系统	皮疹、日光性皮炎、剥脱性皮炎、黄斑和水疱疹	立即停药或给予相应治疗
消化系统	恶心、呕吐、食欲不振、舌炎、口腔炎、腹泻和小肠结肠炎	
血液系统	粒细胞及血小板减少、再生障碍性贫血、溶血性贫血、血管性水肿、阵发性睡眠性血红蛋白尿、灰婴综合征	
神经系统	球后视神经炎、共济失调、头痛、轻度抑郁、精神错乱和谵妄	
心血管系统	血管性水肿、心肌损害	
其他	菌群减少引起的维生素缺乏、二重感染	

【**咨询要点**】①毒性反应：氯霉素可透过胎盘屏障，对早产儿和足月产新生儿均可能引起毒性反应，发生"灰婴综合征"，因此在妊娠期，尤其是妊娠末期或分娩期不宜应用本品。本品自乳汁分泌，有致哺乳婴儿发生不良反应的可能，包括严重的骨髓抑制反应，因此本品不宜用于哺乳期妇女，必须应用时应暂停哺乳。新生儿由于肝脏酶系统未发育成熟，肾脏排泄功能又差，药物自肾排泄较成人缓慢，故氯霉素应用于新生儿易导致血药浓度过高

而发生毒性反应（灰婴综合征）。②药物过量：本品无特异性拮抗药，药物过量时应给予对症和支持治疗。

红霉素^[药典（二）；基（基）；医保（甲）]
Erythromycin

【分类】 大环内酯类抗生素。

【药理作用】 本品是由链球菌所产生的一种碱性抗生素，是抑菌剂，但在高浓度时对高度敏感的细菌也具杀菌作用。其作用机制是可透过细菌细胞膜，在接近供位（"P"位）与细菌核糖体的 50S 亚基成可逆性结合，阻断转移核糖核酸（tRNA）结合至 "P" 位上，同时也阻断多肽链自受位（"A"位）至 "P" 位的位移，使细菌蛋白质合成受到抑制，从而起抗菌作用。红霉素仅对分裂活跃的细菌有效。红霉素抗菌谱广，对大多数革兰阳性菌、部分革兰阴性菌及一些非典型致病菌有效。红霉素对葡萄球菌属（包括产酶菌株）、各组链球菌、肺炎双球菌、炭疽杆菌、破伤风杆菌、白喉杆菌、淋球菌、脑膜炎球菌、流感杆菌、百日咳杆菌、空肠弯曲菌属、军团菌属、李斯特菌、伊斯雷尔放线菌具有较强的抗菌活性；对梅毒螺旋体、肺炎支原体、钩端螺旋体、立克次体、衣原体等也有较好的抑制作用。

【适应证】 适用于支原体肺炎、沙眼衣原体引起的新生儿结膜炎、婴儿肺炎、生殖泌尿道感染（包括非淋病性尿道炎）、军团菌病、白喉（辅助治疗）及白喉带菌者、皮肤软组织感染、百日咳、敏感菌（流感杆菌、肺炎球菌、溶血性链球菌、葡萄球菌等）引起的呼吸道感染（包括肺炎）、链球菌咽峡炎、李斯特菌感染、风湿热的长期预防及心内膜炎的预防、空肠弯曲菌肠炎以及淋病、梅毒、痤疮等。临床上主要用于耐青霉素的金黄色葡萄球菌感染及对青霉素过敏的金黄色葡萄球菌感染。亦用于溶血性链球菌及肺炎球菌所致的呼吸道、军团菌肺炎、支原体肺炎、皮肤软组织等感染，此外，对白喉患者，以本品及白喉抗毒素联用则疗效显著。

【用法用量】 ①口服：成人每日 1~2g，分 3~4 次服用；儿童每日 30~50mg/kg，分 3~4 次服用。②静脉滴注：成人每日 1~2g，分 2~4 次给药；儿童每日 20~40mg/kg，分 2~4 次给药。③局部给药：治疗沙眼、结膜炎、角膜炎，用适量眼膏涂于眼睑内，每日数次。肾功能减退患者一般无须减少用量。

【不良反应】 见红霉素的不良反应表。

红霉素的不良反应表

分类	少见	临床报道（发生率不明）	不良反应处置
免疫系统	皮疹、嗜酸性粒细胞增多等过敏反应		过敏者给予抗过敏治疗
消化系统	乏力、黄疸及肝功能异常等肝毒性、腹泻、恶心、呕吐、腹痛、食欲减退		可给予促肝细胞生长素、肌苷等药物保肝治疗；在饭后服，一般应在饭后 1~2 小时后服
血液系统	静脉刺激或静脉炎		滴注速度宜缓慢
心血管系统	室性心律失常、室性心动过速、Q-T 间期延长		

续表

分类	少见	临床报道（发生率不明）	不良反应处置
其他	听力减退，心律不齐，口腔或阴道念珠菌感染，药物热	发生过敏性紫癜，肾衰竭；应用本药1.5g后，发生重症肌无力表现	停药后大多可以恢复正常

参考文献

[1]伍鸣杰.不同剂量红霉素治疗小儿功能性消化不良效果对比分析[J].中医临床研究,2018,10(12):6-7.

[2]王树平.红霉素软膏常用，更要注意"宜"与"忌"[J].医食参考,2018(7):24-25.

[3]刘军燕,曲冬梅,李新成.阿奇霉素与红霉素治疗小儿支原体肺炎的临床疗效及安全性[J].中国农村卫生,2018(13):33-33.

[4]彭升,何洲,古超群,等.红霉素对小儿喘息性肺炎抗炎效果观察[J].中国医药科学,2018,8(12):58-60.

琥乙红霉素[药典(二);医保(乙)]
Erythromycin Ethylsuccinate

【分类】 大环内酯类抗生素。

【药理作用】 在体内水解，释放出红霉素而起抗菌作用。因无味，且在胃液中稳定，故可制成不同的口服剂型，供儿童和成人应用。

【适应证】 支原体肺炎，沙眼衣原体引起的新生儿结膜炎、婴儿肺炎，生殖泌尿道感染（包括非淋病性尿道炎），军团菌病，白喉（辅助治疗）及白喉带菌者，皮肤软组织感染，百日咳，敏感菌（流感杆菌、肺炎球菌、溶血性链球菌、葡萄球菌等）引起的呼吸道感染（包括肺炎），链球菌咽峡炎，李斯特菌感染，风湿热的长期预防及心内膜炎的预防，空肠弯曲菌肠炎以及淋病、梅毒、痤疮等。

【用法用量】 口服。①成人：1日1.6g，分2~4次服用。军团菌病患者，1次0.4~1.0g，1日4次，成人1日量一般不宜超过4g。预防链球菌感染，1次0.4g，1日2次。衣原体或溶脲脲原体感染，1次0.8g，每8小时1次，共7日；或1次0.4g，每6小时1次，共14日。②小儿：按体重1次7.5~12.5mg/kg，1日4次；或1次15~25mg/kg，1日2次；严重感染1日量可加倍，分4次服用。③百日咳患儿：按体重1次10~12.5mg/kg，1日4次，疗程14日。

【不良反应】 见琥乙红霉素的不良反应表。

琥乙红霉素的不良反应表

分类	常见	少见	罕见	不良反应处置
免疫系统		皮疹、嗜酸性粒细胞增多		停药后大多可恢复
消化系统	黄疸、肝功能试验结果异常	腹泻、恶心、呕吐、腹痛、口舌疼痛、食欲减退		停药后常可恢复，用药期间定期检查肝功能；其发生率与剂量大小有关，停药后大多可恢复
其他		药物热、听力减退	心律失常，口腔或阴道念珠菌感染	停药后大多可恢复

参考文献

[1] 张源, 胡海赟. 琥乙红霉素干混悬剂与其他药物在儿童肺炎治疗中的疗效对比 [J]. 中国处方药, 2018, 16 (10): 66-67.

环酯红霉素 [药典（二）]
Erythromycin Cyclic

【分类】大环内酯类抗生素。

【药理作用】本品的抗菌谱广, 作用于细菌细胞核糖体50S亚单位, 抑制细菌蛋白质的合成。

【适应证】由肺炎支原体、嗜肺军团菌和肺炎衣原体引起的肺炎; 在无有效的局部治疗方案或其他抗生素无法使用情况下（如非青霉素敏感的葡萄球菌引起的感染和青霉素过敏患者）的皮肤组织感染, 如疖、痤疮、脓疱疮、蜂窝织炎、湿疹以及其他皮肤软组织感染。由支原体、衣原体、奈瑟淋球菌引起的感染, 如非淋病性尿道炎、淋病。由弯曲杆菌属引起的肠炎; 由幽门螺杆菌属引起的胃炎; 儿童百日咳。

【用法用量】本品为时间依赖性的抗菌药物。①口服: 成人每日 1~4g, 分 3~4 次服; 儿童每日 50~100mg/kg, 分 3~4 次服。肾功能严重不足者应当延长用药时间间隔; 肾小球滤过率 10~15ml/min 者, 8~12 小时给药 1 次; 小于 10ml/min 者, 12~16 小时给药 1 次。②肌内注射: 每次 0.5~1g, 每日 3~4 次。③静脉滴注: 每次 0.5~1g, 每日 3~4 次。缓释片不用于 12 岁以下儿童。

【不良反应】见环酯红霉素的不良反应表。

环酯红霉素的不良反应表

分类	少见	临床报道（发生率不明）	不良反应处置
免疫系统	皮疹、发热、嗜酸性粒细胞增多		减量或停药后可恢复, 严重者可给予抗过敏等治疗
消化系统	腹泻、恶心	胃肠道功能紊乱	一般比较轻微, 严重者可给予对症处理
其他	听力减退		一般为可逆性, 停药可恢复

【咨询要点】药物过量: 一旦发生过量, 应立即停止用药, 给予催吐、灌胃等常规处理, 并给予对症治疗。血液或腹膜透析不能有效清除。

罗红霉素 [药典（二）; 医保（乙）]
Roxithromycin

【分类】大环内酯类抗菌药物。

【药理作用】抗菌谱与红霉素相近, 对金黄色葡萄球（MRSA 除外）、链球菌（包括肺炎链球菌和 A、B、C 型链球菌, 但 G 型和肠球菌除外）、棒状杆菌、李斯特菌、卡他摩拉菌（卡他球菌）、军团菌等高度敏感或较敏感。对口腔拟杆菌、产黑拟杆菌、消化球菌、消化链球菌、痤疮丙酸杆菌等厌氧菌以及脑炎弓形体、衣原体、梅毒螺旋体等也有较好的抗菌作用。对螺旋杆菌、淋球菌、脑膜炎球菌、百日咳杆菌等作用较弱。

【适应证】本品适用于化脓性链球菌引起的咽炎及扁桃体炎, 敏感菌所致的鼻窦炎、中耳炎、急性支气管炎、慢性支气管炎急性发作, 肺炎支原体或肺炎衣原体所致的肺炎; 沙眼衣原体引起的尿道炎和宫颈炎；敏感细菌引起的皮肤软组织感染。

【用法用量】①成人：每次 150mg，每日 2 次，餐前服。②幼儿：每次 2.5~5mg/kg，每日 2 次。③老年人与肾功能减退者不需调整剂量。④严重肝硬化者，每日 150mg。

【不良反应】见罗红霉素的不良反应表。

罗红霉素的不良反应表

分类	少见	临床报道（发生率不明）	不良反应处置
免疫系统		皮疹、瘙痒	停药后可恢复
消化系统	恶心、腹痛、腹泻、呕吐	便秘、肝功能异常	
血液系统		血细胞下降	
神经系统		头痛、头晕、嗜睡	停药后可恢复

【咨询要点】毒性反应：孕妇及哺乳期妇女慎用。低于 0.05% 的给药量排入母乳，虽然有报道对婴儿的影响不大，但仍需考虑是否中止哺乳。

克拉霉素 [药典（二）；医保（乙）]
Clarithromycin

【分类】大环内酯类抗菌药物。

【药理作用】本品的抗菌谱与红霉素近似，对葡萄球菌、肺炎链球菌、化脓性链球菌、卡他球菌、肺炎支原体等有抗菌作用。本品对流感嗜血杆菌有较强的作用，14-OH 代谢物对该菌的作用为母体药物的两倍。

【适应证】临床用于化脓性链球菌所致的咽炎和扁桃体炎，肺炎链球菌所致的急性中耳炎、肺炎和支气管炎，流感嗜血杆菌、卡他球菌所致支气管炎，支原体肺炎以及葡萄球菌、链球菌所致皮肤及软组织感染。

【用法用量】①轻症：每次 250mg。②重症：每次 500mg，均为 12 小时 1 次口服，疗程 7~14 日。12 岁以上儿童按成人量；6 个月以上小儿至 12 岁以下儿童，每日 15mg/kg，分为 2 次；或 8~11kg 体重者，每次 62.5mg；12~19kg 体重者，每次 125mg；20~29kg 体重者，每次 187.5mg；30~40kg 体重者，每次 250mg，按上量每日用药 2 次。

【不良反应】见克拉霉素的不良反应表。

克拉霉素的不良反应表

分类	少见	临床报道（发生率不明）	不良反应处置
免疫系统		史 - 约综合征	
消化系统	腹泻、恶心、消化不良、腹痛或不适	肝毒性、ALT 和 AST 升高	停药后可恢复或给予保肝治疗
血液系统		贫血、白细胞计数、中性粒细胞及血小板减少	
神经系统	头痛	重症肌无力、幻觉、头晕	
心血管系统		心动过缓	
其他	味觉改变	口炎	

【咨询要点】①毒性反应：孕妇和哺乳期妇女服用克拉霉素的安全性尚未确认。克拉霉素

可由乳汁排出。②药物过量：报告表明，摄入过量的克拉霉素会产生胃肠道症状。一名精神紊乱患者曾一次服用 8g 克拉霉素，导致精神状态改变，偏执，低血钾和血氧过少。对因过量所致的不良反应，应及时地排除未吸收的药物并采取一定的治疗。与其他大环内酯类药物一样，血液或腹膜透析不能降低克拉霉素的血浓。

参考文献

［1］鲁晴，王伟明.抗 Hp 感染中克拉霉素致药物性口炎 1 例［J］.中国民族民间医药，2016，25（5）：40.

<h1 style="text-align:center">阿奇霉素^[药典（二）；基（基）；医保（甲、乙）]</h1>

Azithromycin

【分类】大环内酯类抗菌药物。

【药理作用】本品的抗菌谱与红霉素相近，作用较强，对流感嗜血杆菌、淋球菌的作用比红霉素强 4 倍；比军团菌强 2 倍；比绝大多数革兰阴性菌的 MIC 小于 1μg/ml，对梭状芽孢杆菌的作用也比红霉素强，在应用于金黄色葡萄球菌感染中也比红霉素有效。此外，本品对弓形体、梅毒螺旋体也有良好的杀灭作用。

【适应证】临床应用于敏感微生物所致的呼吸道、皮肤和软组织感染。

【用法用量】每日只需服 1 次，成人 500mg；儿童 10mg/kg，连用 3 日。重症可注射给药，每日 1 次，每次 500mg，以灭菌注射用水 5ml 溶解后，加入 0.9% 氯化钠注射液或 5% 葡萄糖注射液中使成 1~2mg/ml 浓度，静脉滴注 1~2 小时，约 2 日症状控制后改成口服巩固疗效。

【不良反应】见阿奇霉素的不良反应表。

阿奇霉素的不良反应表

分类	少见	罕见	临床报道（发生率不明）	不良反应处置
免疫系统	注射部位疼痛、局部炎症反应	史-约综合征、血管性水肿、过敏休克样反应、中毒性表皮坏死松解症		某些患者出现过敏症状时，起初给予对症治疗有效，若过早停止治疗，即使未再用阿奇霉素，过敏症状仍可迅速复发。对这类患者需延长对症治疗和观察的时间。目前尚不知这些事件的发生是否与阿奇霉素在组织中的半衰期长因而机体暴露于抗原的时间较长有关。如发生过敏反应，应立即停药并给予适当的治疗。医生应知道，停止对症治疗后，过敏症状可能再次出现
消化系统	呕吐、腹泻、腹痛、恶心、厌食	难辨梭菌相关性腹泻（CDAD）、致死性结肠炎、ALT 和 AST 升高	肝功能异常、肝炎、胆汁淤积性黄疸、肝坏死以及肝衰竭	如果出现肝炎症状和体征，应立即停止使用本品。因此需仔细询问病史。如果怀疑或确诊 CDAD，可能需要停用正在使用的并非针对难辨梭菌的抗生素。必须根据临床需要适当补充水、电解质和蛋白质，并给予对难辨梭菌有效的抗生素，必要时进行手术评估
泌尿及生殖系统	阴道炎			

续表

分类	少见	罕见	临床报道 （发生率不明）	不良反应处置
血液系统		贫血、白细胞计数、中性粒细胞及血小板减少	血小板减少症	
神经系统	头痛、嗜睡		惊厥、眩晕、嗜睡、多动、神经过敏、情绪激动和晕厥	
心血管系统		Q-T 间期延长	心律失常	
其他	支气管痉挛、味觉异常	重症肌无力		

【咨询要点】①毒性反应：目前妊娠妇女中尚无样本数足够的对照性研究。由于动物生育研究并不能够完全预测人体的反应，因此妊娠时应用阿奇霉素需有确切的指征。目前尚不知阿奇霉素是否经乳汁分泌，因许多药物经乳汁分泌，故哺乳期妇女应用阿奇霉素时应予注意。②药物过量：在动物实验中未发现阿奇霉素对胚胎有损害作用。

参考文献

[1] 王云. 阿奇霉素导致严重肝功能损害合并窦性心动过缓 1 例 [J]. 中国卫生标准管理, 2015（19）：95-96.

[2] 苏丹. 应用阿奇霉素腹痛不良反应的防治 [J]. 医学理论与实践, 2017（7）：1019-1020.

地红霉素 [药典（二）；医保（甲）]
Dirithromycin

【分类】大环内酯类抗生素。

【药理作用】本品为红霉胺的前体药物，其作用机制是通过与敏感微生物的 50S 核糖体亚基结合，从而抑制蛋白质的合成。动物体外试验和临床感染治疗均证实本品对下列微生物有活性：需氧革兰阳性微生物，如金黄色葡萄球菌（仅针对甲氧西林敏感的菌）、肺炎链球菌、化脓性链球菌；需氧革兰阴性微生物，如流感嗜血杆菌、嗜肺军团菌、卡他莫拉菌；其他微生物，如肺炎支原体体外试验表明（其临床意义尚不完全清楚），本品对单核细胞李斯特菌、葡萄球菌（C、F、G 组）、百日咳鲍特菌、痤疮丙酸杆菌等有活性。对其他大环内酯抗生素耐药的细菌对本品也耐药。

【适应证】适用于 12 岁以上患者，用于治疗下列敏感菌引起的轻、中度感染：慢性支气管炎急性发作（由流感嗜血杆菌、卡他莫拉菌、肺炎链球菌引起）、急性支气管炎（由卡他莫拉菌、肺炎链球菌引起）、社区获得性肺炎（由嗜肺军团菌、肺炎支原体、肺炎链球菌引起）、咽炎和扁桃体炎（由化脓性链球菌引起）、单纯性皮肤和软组织感染［由金黄色葡萄球菌（甲氧西林敏感菌株）、化脓性链球菌引起］。

【用法用量】本品应与食物同服或饭后 1 小时内服用，不得分割、压碎、咀嚼。①慢性支气管炎急性发作：每次 0.5g，每日 1 次，5~7 日。②急性支气管炎：每次 0.5g，每日 1 次，7 日。③社区获得性肺炎：每次 0.5g，每日 1 次，14 日。④咽炎和扁桃体炎：每次 0.5g，每日 1 次，10 日。⑤单纯性皮肤和软组织感染：每次 0.5g，每日 1 次，5~7 日。

【不良反应】见地红霉素的不良反应表。

地红霉素的不良反应表

分类	临床报道（发生率不明）	不良反应处置
免疫系统	皮疹	停药后可恢复
消化系统	恶心、呕吐、腹痛、腹泻、消化不良	
血液系统	血小板计数增加、钾离子升高、碳酸氢盐减少、CK 增加、嗜酸性粒细胞增加、中性粒细胞增加、白细胞增加	
神经系统	头痛、眩晕、头昏	

【咨询要点】药物过量：药物过量的症状包括恶心、呕吐、腹上部疼痛和痢疾。如果其他症状出现，可能是过敏反应或中毒的继发反应。治疗方案：保持患者的呼吸畅通，通风，小心监视患者的体征，维持血压正常和血清电解等。活性炭在多数情况下比呕吐或洗胃更能有效降低药物在胃肠道的吸收。考虑到活性炭而不是胃排空，重复剂量的活性炭可以加强一些已经被吸收的药物的消除，当采用胃排空和活性炭时要保证患者的呼吸通畅。多尿、腹膜的透析和血液透析被证明对地红霉素的过量无益，对慢性肾衰竭的患者血液渗析也不会加快地红霉素在血浆中的消除。

参考文献

［1］陈余霞 . 探析地红霉素、克拉霉素及阿奇霉素的药物不良反应［J］. 世界最新医学信息文摘，2018，18（79）：123-127.

乙酰螺旋霉素 [药典（二）；医保（乙）]
Acetylspiramycin

【分类】大环内酯类抗生素。

【药理作用】抗菌谱与红霉素近似，对葡萄球菌、化脓性链球菌、肺炎链球菌、脑膜炎球菌、淋球菌、白喉杆菌、支原体、梅毒螺旋体等有抗菌作用。口服 100mg 或 200mg，于 2 小时血药浓度达峰，分别为 0.8μg/ml 和 1μg/ml。体内分布以肺脏、肝脏较多，胆汁中浓度可达血清药物浓度的 7~10 倍，尿液中排泄甚少。本品不能透过正常人的血 - 脑屏障。

【适应证】适用于上述敏感菌所致的扁桃体炎、支气管炎、肺炎、咽炎、中耳炎、皮肤和软组织感染、乳腺炎、胆囊炎、猩红热、牙科和眼科感染等。

【用法用量】成人 1 次 0.2g，每日 4~6 次，重症 1 日可用至 1.6~2g。儿童 1 日量为 30mg/kg，分 4 次给予。

【不良反应】见乙酰螺旋霉素的不良反应表。

乙酰螺旋霉素的不良反应表

分类	临床报道（发生率不明）	不良反应处置
免疫系统	药疹	
消化系统	腹痛、恶心、呕吐	常发生于大剂量用药时，程度大多轻微，停药后可自行消失

去甲万古霉素 [药典（二）；医保（乙）]
Norvancomycin

【分类】糖肽类抗菌药物。

【药理作用】对化脓性链球菌、肺炎链球菌、金黄色葡萄球菌、表皮葡萄球菌等有强大的抗菌作用。厌氧链球菌、难辨梭状芽孢杆菌、炭疽杆菌、放线菌、白喉杆菌、淋球菌对本品也甚敏感。草绿色链球菌、牛链球菌、粪链球菌等也有一定的敏感性。革兰阴性杆菌、分枝杆菌、拟杆菌、真菌等对本品不敏感。

【适应证】本品主要用于葡萄球菌（包括产酶株和耐甲氧西林株）、肠球菌（耐氨苄西林株）、难辨梭状芽孢杆菌等所致的系统感染和肠道感染，如心内膜炎、败血症，以及假膜性结肠炎等。

【用法用量】①口服（治疗假膜性结肠炎）：成人1次0.4g，每6小时1次，每日量不可超过4g；儿童酌减。②静脉滴注：成人1日量0.8~1.6g，1次或分次给予；小儿1日量为16~24mg/kg，1次或分次给予。一般将1次量的药物先用10ml灭菌注射用水溶解，再加入到适量0.9%氯化钠注射液或5%葡萄糖注射液中，缓慢滴注。如采取连续滴注给药，则可将1日量药物加到24小时内所用的注射液中给予。

【不良反应】见去甲万古霉素的不良反应表。

去甲万古霉素的不良反应表

分类	临床报道（发生率不明）	不良反应处置
免疫系统	瘙痒、皮疹、红人综合征（面部、颈部、上身、背、臂等处发红或伴麻刺感）、过敏性休克反应	停药后可恢复或给予相应治疗
消化系统	食欲不佳、恶心、呕吐、异常口渴	
泌尿系统	血尿、尿量或排尿次数显著增多或减少	
血液系统	嗜酸性粒细胞增多、一过性白细胞减少	
神经系统	口麻、刺痛感、麻木	
心血管系统	心搏加快	
其他	听力下降、耳鸣、耳部饱满感、呼吸困难、软弱感、发热、寒战、晕厥、嗜睡	

【咨询要点】毒性反应：静脉给药可通过胎盘，引致胎儿第Ⅷ对脑神经损害。因此孕妇在危及生命的情况下或在严重疾患其他药物无效或不能应用时，要充分权衡利弊决定是否用药。静脉给药后广泛分布于多数体液中，并可在乳汁中排出。哺乳期妇女必须采用本品治疗时应充分权衡利弊决定是否用药。

万古霉素 [药典（二）；医保（乙）]
Vancomycin

【分类】糖肽类抗菌药物。

【药理作用】属于糖肽类抗生素。对金黄色葡萄球菌、表皮葡萄球菌、化脓性链球菌、肺炎链球菌等有较强抗菌活性，对厌氧链球菌、难辨梭状芽孢杆菌、炭疽杆菌，放线菌、白喉杆菌、淋球菌、草绿色链球菌、粪链球菌等有一定的抗菌作用。本品对革兰阳性菌有较强的杀菌作用，对多数革兰阴性菌、分枝杆菌属、立克次体属、衣原体属或真菌均无效。

【适应证】临床用于革兰阳性菌严重感染，尤其是对其他抗菌药耐药的耐甲氧西林菌株。血液透析患者发生葡萄球菌属所致的动静脉分流感染。口服用于对甲硝唑无效的假膜性结肠炎或多重耐药葡萄球菌小肠结肠炎。

【用法用量】①口服：每次125~500mg，每6小时1次，每日剂量不宜超过4g，疗程5~10日；小儿1次10mg/kg，每6小时1次，疗程5~10日。②静脉滴注：全身感染，成人每6小时75mg/kg，或每12小时15mg/kg。严重感染，可1日3~4g，短期应用；新生儿（0~7日）首次15mg/kg，以后10mg/kg，每12小时给药1次；婴儿（7天至1个月）首次15mg/kg，以后10mg/kg，每8小时给药1次；儿童每次10mg/kg，每6小时给药1次，或每次20mg/kg，每12小时1次。

【不良反应】见万古霉素的不良反应表。

万古霉素的不良反应表

分类	少见	临床报道（发生率不明）	不良反应处置
免疫系统	皮疹、瘙痒	皮肤黏膜综合征、中毒性表皮坏死松解症、IgA大疱性皮肤病症、剥脱性皮炎、红人综合征、休克、过敏样症状（呼吸困难、全身潮红、浮肿）	
消化系统	AST、ALT、ALP升高	肝功能损害、黄疸、腹泻、嗳气、呕吐、腹痛、假膜性结肠炎	
泌尿系统	BUN、肌酐升高	急性肾功能不全、间质性肾炎	
血液系统	贫血、白细胞减少、血小板减少、嗜酸性粒细胞增多		
神经系统		第Ⅷ对脑神经损伤、眩晕、耳鸣、听力下降	使用该药物时有必要行听力检查，出现眩晕、耳鸣、听力下降等症状时最好停止给药
心血管系统		静脉炎、血管痛、皮肤血管炎、注射部位疼痛	
其他	发热	寒战	

【咨询要点】①毒性反应：万古霉素盐酸盐在人乳中排泄。当给予哺乳期妇女盐酸万古霉素时，应谨慎行事。由于可能发生不良事件，应考虑到药物对母亲的重要性，决定是否停止哺乳或停药。②药物过量：可出现急性肾功能不全等肾脏损害。耳聋等第Ⅷ对脑神经损害等症状。处理：有使用HPM进行血液透析后血药浓度下降的报道。

参考文献

[1] Riemenschneider K, Diiorio DA, Zic JA. Drug-induced linear IgA bullous dermatosis in a patient with a vancomycin -impregnated cement spacer.Cutis [J]. 2018，101（4）：293-296.

[2] 张友平，唐洲平，李永胜.万古霉素致迟发性红人综合征一例 [J].新医学，2017，48（12）：904-906.

替考拉宁 [药典（二）；医保（乙）]
Teicoplanin

【分类】糖肽类抗菌药物。

【药理作用】对金黄色葡萄球菌、链球菌、李斯特菌、肠球菌等革兰阳性和一些厌氧菌有抗菌作用。对所有革兰阴性菌、分枝杆菌、真菌等均无效。口服不吸收，静脉注射给药后，药物广泛分布于体内周围部位，包括胆汁、扁桃体、黏膜、肝、胰、胃、肾等部位，但在皮肤和脑脊液中浓度甚低。

【适应证】临床用于耐甲氧西林金黄色葡萄球菌和耐氨苄西林肠球菌所致的系统感染（对中枢感染无效）。本类药物（万古霉素与本品）限用于上述适应证，其目的是防止过度应用（即用于其他抗生素能控制的一些病原菌感染而造成耐药菌滋长）。

【用法用量】首剂（第 1 日）400mg，次日开始每日 200mg，静脉注射或肌内注射；严重感染，每次 400mg，每日 2 次，3 日后减为 1 日 200~400mg。用前以灭菌注射用水溶解，静脉注射应不少于 1 分钟。若采取静脉滴注，则将药物加入 0.9% 氯化钠注射液中，静脉滴注不少于 30 分钟。也可采用肌内注射。

【不良反应】见替考拉宁的不良反应表。

替考拉宁的不良反应表

分类	少见	罕见	不常见	临床报道（发生率不明）	不良反应处置
免疫系统	皮疹、红斑、瘙痒	红人综合征		过敏性休克、中毒性表皮坏死松解症、史 - 约综合征、多形性红斑、血管性水肿、剥脱性皮炎、荨麻疹	立即停药，严重时给予相应治疗
消化系统			转氨酶升高、血碱性磷酸酶升高、腹泻、呕吐、恶心		立即停药或给予保肝治疗
泌尿系统			血肌酐升高	肾衰竭（包括急性肾衰竭）	
血液系统			白细胞减少、血小板减少、嗜酸性粒细胞减少	粒细胞减少、中性粒细胞减少	
神经系统			头晕、头痛	癫痫	
心血管系统			静脉炎	血栓性静脉炎	
呼吸系统			支气管痉挛		
耳和迷路系统			耳聋、听力丧失、耳鸣、前庭障碍		
其他	疼痛、发热	脓肿		注射部位脓肿、寒战、二重感染	

【咨询要点】①毒性反应：除非明确必须使用，妊娠期间不能使用替考拉宁。不能排除对胎儿内耳和肾脏损伤的潜在风险。尚不清楚替考拉宁是否可分泌至人体的乳汁中。应考虑哺乳对幼儿的受益和替考拉宁治疗对母亲的受益来决定是否继续 / 终止哺乳或继续 / 终止

替考拉宁治疗。②药物过量：使用过量时应对症治疗。替考拉宁不能被血透清除，只能通过腹膜透析缓慢清除。

参考文献

[1]陈颖博，陈文颖.替考拉宁诱发超敏反应综合症1例[J].现代医院，2015，15（11）：59–60.

[2]陈芳，施芳红.替考拉宁致中性粒细胞减少症1例[J].医药导报，2016，35（s1）：171.

林可霉素 [药典（二）；医保（甲、乙）]
Lincomycin

【分类】其他抗生素。

【药理作用】本品对常见的需氧革兰阳性菌有较高抗菌活性，如金黄色葡萄球菌（包括耐青霉素者）、表皮葡萄球菌、β溶血性链球菌、草绿色链球菌和肺炎链球菌等。对厌氧菌有良好的抗菌作用，包括破伤风杆菌、白喉棒状杆菌和产气荚膜杆菌等。对肠球菌属、脑膜炎双球菌、淋病奈瑟菌和流感嗜血杆菌等革兰阴性菌以及真菌无活性。本品与青霉素、氯霉素、头孢菌素类和四环素类之间无交叉耐药，与大环内酯类有部分交叉耐药。本品作用于敏感菌核糖体的50S亚基，阻止肽链的延长，从而抑制细菌细胞的蛋白质合成，一般系抑菌剂，但在高浓度时，对某些细菌也具有杀菌作用。

【适应证】用于呼吸道感染、骨髓炎、胆道炎、败血症及关节软组织感染。

【用法用量】①口服：本品宜空腹服用。成人1日1.5~2g，分3~4次口服；小儿每日按体重30~60mg/kg，分3~4次口服；婴儿小于4周者不宜服用。②肌内注射：成人1次0.6g，1日2次；儿童（出生1个月以上者）每日按体重注射10~20mg/kg（即1万~2万单位/kg），分2~3次注射。③静脉滴注：成人1次0.6g（1支），溶于100~200ml（不少于100ml）注射液内，静脉滴注1~2小时（不少于1小时），每8~12小时1次；儿童（出生1个月以上者）每日按体重注射10~20mg/kg（即1万~2万单位/kg），分2~3次注射。

【不良反应】见林可霉素的不良反应表。

林可霉素的不良反应表

分类	临床报道（发生率不明）	不良反应处置
免疫系统	皮疹、瘙痒、荨麻疹、血管性水肿和血清病反应、表皮脱落、大疱性皮炎、多形性红斑和史–约综合征	立即停药，严重时给予相应治疗
消化系统	恶心、呕吐、腹痛、腹泻，严重者有腹绞痛、腹部压痛、严重腹泻、黄疸	出现黄疸时，立即停药或给予保肝治疗
血液系统	白细胞减少、中性粒细胞减低、中性粒细胞缺乏和血小板减少，再生障碍性贫血	
心血管系统	低血压、心电图变化甚至心搏、呼吸停止	
其他	血栓性静脉炎	

【咨询要点】药物过量：林可霉素过量无特效解毒药，也不为透析疗法清除，以对症、支持治疗为主，如洗胃、用催吐药及补液等。发生过敏反应时立即停药，并予以相应治疗。发生假膜性结肠炎时，轻者停药可望恢复；中、重度者须补充水、电解质和蛋白质，必要时给万古霉素口服，125~500mg，每6小时1次，疗程5~10日；甲硝唑250~500mg，每日3次，口服也有效。

达托霉素 [药典（二）；基（基）；医保（甲）]
Daptomycin

【分类】环脂肽类抗生素。

【药理作用】作用机制不同于任何其他的抗生素。本品与细菌细胞膜结合，并引起细胞膜电位的快速去极化，抑制了蛋白质、DNA 和 RNA 的合成，最终导致细菌细胞死亡。在临床上用于治疗因需氧革兰阳性菌引起的感染。体外抗菌谱包括大多数与临床有关的革兰阳性病原菌。对耐抗生素的革兰阳性菌，包括对甲氧西林、万古霉素和利奈唑胺耐药菌仍有效。

【适应证】金黄色葡萄球菌（包括甲氧西林敏感和甲氧西林耐药）导致的伴发右侧感染性心内膜炎的血流感染（菌血症）。如果确定或怀疑的病原体包括革兰阴性菌或厌氧菌，则临床上可采用联合抗菌治疗。

【用法用量】①金黄色葡萄球菌（包括甲氧西林敏感和甲氧西林耐药）导致的伴发右侧感染性心内膜炎的血流感染（菌血症）：将 6mg/kg 本药溶解在 0.9% 氯化钠注射液中，以 30 分钟的时程滴注，每 24 小时 1 次，至少 2~6 周。疗程应根据主管医生的实际诊断而定。②肾功能受损患者：由于达托霉素主要通过肾脏消除，建议对肌酐清除率 <30ml/min 的患者，包括接受血液透析或连续不卧床腹膜透析（CAPD）的患者进行剂量调整，推荐的剂量方案为肌酐清除率 ≥ 30ml/min 的患者，每 24 小时给予 6mg/kg；对肌酐清除率 <30ml/min 的患者，包括接受血液透析或 CAPD 的患者，每 48 小时给予 6mg/kg。对肾功能不全的患者，应增加对肾功能和 CK 进行监测的频率。如有可能，在血液透析日完成血液透析后，再给予本药。③成年患者的注射用达托霉素推荐剂量：肌酐清除率 ≥ 30ml/min 的患者，每 24 小时 6mg/kg；肌酐清除率 <30ml/min，包括血液透析或 CAPD 的患者，每 48 小时 6mg/kg。

【不良反应】见达托霉素的不良反应表。

达托霉素的不良反应表

分类	少见	临床报道（发生率不明）	不良反应处置
免疫系统	皮疹		立即停药或给予相应治疗
消化系统	肝功能试验结果异常，黄疸、腹泻、腹胀、口炎		
血液系统		白细胞增多、血小板减少、血小板增多、嗜酸性粒细胞增多	
神经系统	头痛、头晕	眩晕、精神状态改变、感觉异常	
心血管系统	低血压、室上心律失常		

【咨询要点】①毒性反应：妊娠期药品安全分级 B，只有在非常必要的情况下，才可在妊娠期间使用本品。尚不知达托霉素是否能够分泌至人乳中，因此哺乳期妇女应慎用。②药物过量：建议给予支持性治疗并保持肾小球滤过。

参考文献

[1] 李娜，洪婧如，王博龙，等. 达托霉素在临床使用中的药物不良反应分析 [J]. 中国临床药理学杂志，2018，34（05）：581-583.

[2] 童凌斐，胡建新. 1 例达托霉素所致血小板减少的病例分析 [J]. 药物流行病学杂志，2017（08）：580-581.

利福昔明 [药典（二）；基（基）；医保（乙）]
Rifaximin

【分类】其他抗菌药物类。

【药理作用】利福昔明是广谱肠道抗生素，是利福霉素 SV 的半合成衍生物。利福昔明和其他利福霉素类抗生素一样，通过与细菌 DNA- 依赖 RNA 聚合酶的 β - 亚单位不可逆地结合而抑制细菌 RNA 的合成，最终抑制细菌蛋白质的合成。由于其与酶的结合是不可逆的，所以其活性为对敏感菌的杀菌活性，对利福昔明抗菌活性的研究资料显示，本品与利福霉素具有同样广泛的抗菌谱，对多数革兰阳性菌和革兰阴性菌，包括需氧菌和厌氧菌的感染具有杀菌作用。由于利福昔明口服时不被胃肠道吸收，所以它是通过杀灭肠道的病原体而在局部发挥抗菌作用。

【适应证】对利福昔明敏感的病原菌引起的肠道感染，包括急性和慢性肠道感染、腹泻综合征、夏季腹泻、旅行者腹泻和小肠结肠炎等。

【用法用量】成人口服给药，每次 0.2g（2 粒），每日 4 次。6~12 岁儿童口服给药，每次 0.1~0.2g（1~2 粒），每日 4 次。12 岁以上儿童剂量同成人。可根据医嘱调节和服用次数。除非是遵照医嘱的情况下，每个疗程不应超过 7 天。

【不良反应】见利福昔明的不良反应表。

利福昔明的不良反应表

分类	少见	罕见	临床报道（发生率不明）	不良反应处置
免疫系统		荨麻疹		立即停药或给予相应治疗
消化系统	腹胀、腹痛、恶心和呕吐			
血液系统		血清钾和血清钠浓度轻度升高	肝性脑病患者服用本药后可出现体重下降	
神经系统	头痛			
其他	水肿			

【咨询要点】①毒性反应：大鼠重复给药毒性实验中未见其他异常改变。遗传毒性体内外研究未见本品有致突变作用。大鼠及家兔给予本品 50mg/kg 及 100mg/kg 未见生殖毒性。②药物过量：试验证明，服用本品剂量达 1.6g/d，既没有局部也没有全身的不良事件发生。一旦过量服用应洗胃，并配合其他适当治疗。

多黏菌素 B [医保（乙）]
Polymyxin B

【分类】多肽类抗生素。

【药理作用】对铜绿假单胞菌、大肠埃希菌、肺炎克雷伯菌，以及嗜血杆菌、肠杆菌属、沙门菌、志贺菌、百日咳杆菌、巴斯德菌和弧菌等革兰阴性菌有抗菌作用。变形杆菌、奈瑟菌、沙雷菌、普鲁威登菌、革兰阳性菌和专性厌氧菌均对本类药物不敏感。细菌对本品与多黏菌素 E 之间有交叉耐药性，但对本类药物与他类抗菌药物间则没有交叉耐药性发现。口服不吸收，注射后主要由尿排出，但在 12 小时内仅排出很少量，以后可达到 0.02~0.1mg/ml浓度。停药以后 1~3 天内，继续有药物排泄。

【适应证】主要应用于铜绿假单胞菌及其他假单胞菌引起的创面、尿路以及眼、耳、气管等部位感染，也可用于败血症、腹膜炎。

【用法用量】①静脉滴注：成人及儿童肾功能正常者，1 日 15~25mg/kg（一般不超过 25mg/kg），分成 2 次，每 12 小时滴注 1 次。每 50mg 本品，以 5% 葡萄糖注射液 500ml 稀释后滴入。婴儿肾功能正常者可耐受 1 日 4mg/kg 的用量。②肌内注射：成人及儿童 1 日 2.5~3mg/kg，分次给予，每 4~6 小时用药 1 次。婴儿 1 日量可用到 4mg/kg，新生儿可用到 4.5mg/kg。③鞘内注射（用于铜绿假单胞菌性脑膜炎）：以氯化钠注射液制备 5mg/ml 药液。成人与 2 岁以上儿童，每日 5mg，应用 3~4 日后，改为隔日 1 次，至少 2 周，直至脑脊液培养阴性，检验糖量正常。2 岁以下儿童，用 2mg，每日 1 次，连续 3~4 天（或者 2.5mg，隔日 1 次），以后用 2.5mg，隔日 1 次，直到检验正常。④滴眼液：浓度 1~2.5mg/ml。

【不良反应】见多黏菌素 B 的不良反应表。

多黏菌素 B 的不良反应表

分类	临床报道（发生率不明）	不良反应处置
免疫系统	发绀、变态反应	
消化系统	恶心、呕吐及腹泻	
泌尿系统	肾脏损害、肾小管坏死及肾衰竭	肾功能不全者应减量，及时停药部分患者可恢复，部分可持续 1~2 周
神经系统	神经系统功能紊乱、如口腔周围麻木及水肿、严重者可招致呼吸抑制	静脉注射可能招致呼吸抑制，一般不采用；鞘内注射量 1 次不宜超过 5mg，以防引起对脑膜或神经组织的刺激

夫西地酸钠 [医保（乙）]
Sodium Fusidate

【分类】其他抗菌药物。

【药理作用】为一种具有甾体骨架的抗生素，主要对革兰阳性菌及奈瑟球菌、结核杆菌有抗菌作用。用于敏感菌所致的周围感染，对耐其他抗生素的菌株尤为适宜。常用于皮肤、骨组织及关节等部位感染以及心内膜炎等。

【适应证】主治由各种敏感细菌，尤其是葡萄球菌引起的各种感染，如骨髓炎、败血症、心内膜炎，反复感染的囊性纤维化、肺炎、皮肤及软组织感染，外科及创伤性感染等。

【用法用量】①成人：每次 500mg（1 瓶），每日 3 次。②儿童及婴儿：每日 20mg/kg，分 3 次给药。

【不良反应】见夫西地酸钠的不良反应表。

夫西地酸钠的不良反应表

分类	罕见	临床报道（发生率不明）	不良反应处置
免疫系统	过敏反应		
消化系统		可逆性转氨酶升高、可逆性黄疸、黄疸	停药后肝功能可恢复，若黄疸持续不退，需停用本品
血液系统		静脉炎	严格控制滴注速度，每分钟 40 滴为宜；本品应输入血流良好、直径较大的静脉，或中心静脉插管输入，以减少发生静脉痉挛及血栓性静脉炎的危险
其他		横纹肌溶解症	

【咨询要点】成人每日总量不得超过 2g。

磺胺嘧啶 [药典（二）]
Sulfadiazine

【分类】磺胺类抗菌药物。

【药理作用】本品对非产酶黄色葡萄球菌、化脓性链球菌、肺炎链球菌、大肠埃希菌、克雷伯菌属、沙门菌属、志贺菌属等肠杆菌科细菌、淋球菌、脑膜炎球菌、流感嗜血杆菌具有抗菌作用。此外，在体外对沙眼衣原体、星形奴卡菌、疟原虫和弓形虫也有抗微生物活性。本品抗菌活性同磺胺甲噁唑。但近年来细菌对本品的耐药性增高，尤其是链球菌属、奈瑟菌属以及肠杆菌科细菌。磺胺类为广谱抑菌剂，本品在结构上类似对氨基苯甲酸（PABA），可与 PABA 竞争性作用于细菌体内的二氢叶酸合成酶，从而阻止 PABA 作为原料合成细菌所需的叶酸，减少了具有代谢活性的四氢叶酸的量，而后者则是细菌合成嘌呤、胸腺嘧啶核苷和脱氧核糖核酸（DNA）的必需物质，因此抑制了细菌的生长繁殖。

【适应证】本品主要用于敏感脑膜炎奈瑟菌所致的脑膜炎患者的治疗。也可用于治疗对其敏感的流感嗜血杆菌、肺炎链球菌和其他链球菌所致的急性支气管炎、轻症肺炎；星形奴卡菌病；对氯喹耐药的恶性疟疾治疗的辅助用药；与乙胺嘧啶联合用药治疗鼠弓形虫引起的弓形虫病。

【用法用量】本品需用灭菌注射用水或 0.9% 氯化钠注射液稀释成 5% 的溶液，缓慢静脉注射；静脉滴注浓度 ≤ 1%。治疗严重感染如流行性脑脊髓膜炎，成人静脉注射剂量为首剂 50mg/kg，继以每日 100mg/kg，分 3~4 次静脉滴注或缓慢静脉注射。2 个月以上小儿的一般感染，本品剂量为每日 50~75mg/kg，分 2 次应用；流行性脑脊髓膜炎剂量为每日 100~150mg/kg，分 3~4 次静脉滴注或缓慢静脉注射。

【不良反应】见磺胺嘧啶的不良反应表。

磺胺嘧啶的不良反应表

分类	少见	罕见	不良反应处置
免疫系统	药疹	渗出性多形红斑、剥脱性皮炎、大疱表皮松解萎缩性皮炎	治疗时应严密观察，当皮疹或其他反应早期征兆出现时即应立即停药
消化系统	黄疸、肝功能减退、恶心、呕吐、食欲减退、腹泻	高胆红素血症、新生儿黄疸、胆红素脑病、急性重型肝炎、艰难梭菌肠炎	一发生艰难梭菌肠炎需停药

续表

分类	少见	罕见	不良反应处置
血液系统		中性粒细胞减少或缺乏症、再生障碍性贫血、溶血性贫血及血红蛋白尿	
神经系统	头痛、乏力	中枢神经系统毒性反应	头痛、乏力一般症状轻微，不影响继续用药。一旦出现中枢神经系统毒性反应均需立即停药
泌尿系统	结晶尿、血尿和管型尿	间质性肾炎或肾小管坏死	
其他	光敏反应、药物热、关节及肌肉疼痛、发热	甲状腺肿大及功能减退、多脏器损害	

【咨询要点】①应用磺胺药期间多饮水，保持高尿流量，以防结晶尿的发生，必要时亦可服药碱化尿液。②毒性反应：磺胺血浓度不应超过200μg/ml，如超过此浓度，不良反应发生率增高，毒性增强。与溶栓药合用时可能增大其潜在的毒性作用。③药物过量：过量服用会出现恶心、呕吐、头晕、头痛、嗜睡、神志不清、骨髓抑制等症状。长期服用会引起骨髓抑制，造成血小板、白细胞的减少和巨幼红细胞性贫血。当出现骨髓抑制症状时，患者应立即停药同时每天肌内注射甲酰四氢叶酸5~15mg，直至造血功能恢复正常。过量的处理方法：洗胃；同时给尿液碱化药促进本品排泄；支持疗法；血液透析。

磺胺多辛 [药典（二）；基（基）；医保（乙）]
Sulfadoxine

【分类】磺胺类抗菌药。

【药理作用】磺胺多辛属长效磺胺类药物，具广谱抗菌作用，为广谱抑菌剂，可与对氨基苯甲酸（PABA）竞争性作用于细菌体内的二氢叶酸合成酶，阻止细菌所需叶酸的，抑制细菌的生长繁殖。本品的抗菌作用较弱，因其具有抗疟原虫作用，与乙胺嘧啶联合，对氯喹耐药的疟原虫有效。

【适应证】长效磺胺，用于溶血性链球菌、肺炎球菌及志贺菌属等细菌感染，现已少用。本品与乙胺嘧啶联合可用于防治耐氯喹的恶性疟原虫所致的疟疾，也可用于疟疾的预防。

【用法用量】口服。首次1~1.5g（2~3片），以后0.5~1g（1~2片），每4~7日服1次。

【不良反应】见磺胺多辛的不良反应表。

磺胺多辛的不良反应表

分类	常见	少见	罕见	临床报道（发生率不明）	不良反应处置
免疫系统	药疹		严重过敏	渗出性多形性红斑、剥脱性皮炎和大疱表皮松解萎缩性皮炎，也有光敏反应、关节及肌肉疼痛、发热等血清病样反应	当皮疹或其他反应的早期征兆出现时即立即停药
消化系统		黄疸、肝功能减退、恶心、呕吐、消化不良、腹泻、艰难梭菌肠炎	急性重型肝炎		一般症状轻微，不影响继续用药。偶有患者发生艰难梭菌肠炎，此时需停药

续表

分类	常见	少见	罕见	临床报道（发生率不明）	不良反应处置
泌尿系统		结晶尿、血尿	间质性骨炎或为小管坏死	肾脏损害。由于本品在尿中溶解度较高（游离型和乙酰化物），故结晶尿与血尿少见	
血液系统		全血细胞减少、溶血性贫血	粒细胞缺乏、再生障碍性贫血	中性粒细胞减少或缺乏症、血小板减少及再生障碍性贫血。患者可表现为咽痛、发热、苍白和出血倾向	
神经系统		乏力、头痛	精神错乱、定向力障碍、幻觉、欣快感或抑郁感		一旦出现，均需立即停药
其他		高胆红素血症、甲状腺肿大及功能减退		由于磺胺药与胆红素竞争蛋白结合部位，可致游离胆红素增多。新生儿肝功能不完善，故较易发生高胆红素血症和新生儿黄疸，偶可发生胆红素脑病	

【咨询要点】①毒性反应：本品可穿过胎盘屏障至胎儿体内，动物实验发现有致畸作用。人类研究缺乏充足资料，孕妇宜避免应用。本品可自乳汁中分泌，乳汁中浓度约可达母体血药浓度的 50%~100%，药物可能对乳儿产生影响。本品在葡萄糖-6-磷酸脱氢酶缺乏的新生儿中的应用有导致溶血性贫血发生的可能。鉴于上述原因，哺乳期妇女不宜应用本品。②药物过量：磺胺血浓度不应超过 200μg/ml，如超过此浓度，不良反应发生率升高，毒性增强。

柳氮磺吡啶 [药典（二）；基（基）；医保（甲）]
Sulfasalazine

【分类】磺胺类抗菌药。

【药理作用】柳氮磺吡啶是水杨酸与磺胺吡啶的偶氮化合物，具有抗菌、抗风湿和免疫抑制作用。在肠道内被该处细菌分解为磺胺吡啶（SP）与 5- 氨基水杨酸（5-ASA）。SP 有微弱的抗菌作用，它在药物分子中主要起载体作用，阻止 5-ASA 在胃和十二指肠部位吸收，仅在肠道碱性条件下，肠道微生物使重氮键破裂而释出有效成分。其机制目前认为主要是 5-ASA 与大肠壁结缔组织络合后较长时间停留在肠壁组织中起到抗菌消炎和免疫抑制作用，减少大肠埃希菌和梭状芽孢杆菌，同时抑制肠前列腺素的合成（溃疡性结肠炎患者前列腺素增加）以及其他炎症介质（白三烯）的合成。其抗风湿作用可能是通过磺胺吡啶抑制肠道中的某些抗原性物质而产生的，从而抑制强直性脊柱炎和类风湿关节炎的免疫过程。柳氮磺吡啶在胃肠道几无吸收，对结缔组织有特别的亲和力，并从肠壁结缔组织中释放出磺胺吡啶。

【适应证】主要用于炎症性肠病，即急、慢性溃疡性结肠炎和克罗恩病，并可预防溃疡性结肠炎的复发。肠道手术后预防感染。用于类风湿关节炎和强直性脊柱炎的治疗

【用法用量】①初始剂量为每日 2~3g，分 3~4 次服用，吞服勿嚼。无反应时渐增至每日 4~6g，症状缓解后逐渐减量至每日 1.5~2g，直至症状消失。总疗程可达 1 年。2 岁以上儿童初始量为 0.01~0.015g/kg，维持量为 0.0075~0.01g/kg，每日 4 次。②直肠给药：重症患者每日早、中、晚排便后各用肛栓剂 1 粒；中或轻症者，早、晚排便后各用肛栓剂 1 粒。症状明显改善后，每晚或隔日晚用肛栓剂 1 粒。栓剂塞入肛门后侧卧 0.5 小时。③灌肠：柳氮磺吡啶 2g 研粉加白及粉 3g，锡类散 1 支和氢化可的松、普鲁卡因适量，温开水 100~200ml 混合后作保留灌肠，每日 1~2 次。

【不良反应】见柳氮磺吡啶的不良反应表。

柳氮磺吡啶的不良反应表

分类	临床报道（发生率不明）	不良反应处置
免疫系统	药疹	
消化系统	急性胰腺炎、恶心、呕吐	
血液系统	白细胞减少症	应检查血常规
其他	高热、寒战、药物热	

参考文献

［1］杨佳丽，冯婉玉.柳氮磺吡啶肠溶片致急性胰腺炎 1 例［J］.中国药物警戒，2016，13（12）：764+766.

甲氧苄啶 [药典（二）；基（基）；医保（乙）]
Trimethoprim

【分类】化学合成的抗菌药物（甲氧苄啶类抗生素）。

【药理作用】甲氧苄啶是细菌二氢叶酸还原酶抑制剂，属磺胺增效药，其抗菌作用原理为干扰细菌的叶酸代谢。主要为选择性抑制细菌的二氢叶酸还原酶的活性，使二氢叶酸不能还原为四氢叶酸，从而抑制细菌的生长繁殖。

【适应证】本品可单独用于治疗敏感菌所致的急性单纯性尿路感染和细菌性前列腺炎；与磺胺甲噁唑或磺胺嘧啶联用，可用于治疗敏感菌所致的败血症、脑膜炎、中耳炎、伤寒、志贺菌病(细胞性痢疾)等；与磺胺–2,6–二甲氧嘧啶联用,还可用于治疗对氯喹耐药的疟疾。

【用法用量】①急性单纯性尿路感染：每次 0.1g，每 12 小时 1 次；或每次 0.2g，每日 1 次。疗程为 7~10 日。②预防尿路感染：每次 0.1g，每日 1 次。③肾功能不全时剂量：肾功能损害者需根据肌酐清除率调整剂量，肌酐清除率大于每分钟 30ml 者，使用成人常用量；肌酐清除率为每分钟 15~30ml 者，每 12 小时服用 0.05mg；肌酐清除率小于每分钟 15ml 者，不宜使用用甲氧苄啶。④透析时剂量：甲氧苄啶可经血液透析清除，在血液透析后需补给 1 次维持剂量。

【不良反应】见甲氧苄啶的不良反应表。

甲氧苄啶的不良反应表

分类	临床报道（发生率不明）	不良反应处置
免疫系统	过敏反应	
消化系统	恶心、呕吐、腹泻	一般症状轻微，有胃肠道刺激症状时也可与食物同服

续表

分类	临床报道（发生率不明）	不良反应处置
血液系统	白细胞减少、血小板减少或正铁血红蛋白性贫血	一般白细胞及血小板减少系轻度，及时停药可望恢复，也可加用叶酸制剂
其他	发生无菌性脑膜炎，出现头痛、颈项强直等症状	

【咨询要点】药物过量：过量服用本品会出现恶心、呕吐、头晕、头痛、嗜睡、神志不清、骨髓抑制等症状。过量的处理：洗胃；同时给尿液酸化药促进本品排泄；支持疗法；血液透析。长期服用本品会引起骨髓抑制，造成血小板、白细胞的减少和巨幼红细胞性贫血。当出现骨髓抑制症状时，患者应立即停药，同时每天肌内注射甲酰四氢叶酸 5~15mg，直至造血功能恢复正常。

联磺甲氧苄啶 [药典（二）；基（基）；医保（乙）]
Sulfamethoxazole，Sulfadiazine and Trimethoprim

【分类】磺胺类抗菌药物。

【药理作用】本品系磺胺甲噁唑（SMZ）、磺胺嘧啶（SD）和甲氧苄啶（TMP）的复方制剂。其抗菌谱广，抗菌作用强，并具有协同抑菌或杀菌作用，对大多数革兰阳性和阴性菌，包括非产酶金黄色葡萄球菌、化脓性链球菌、肺炎球菌、大肠埃希菌、克雷伯菌属、沙门菌属、变形杆菌属、摩根菌属、志贺菌属等肠杆菌科细菌、淋球菌、脑膜炎球菌、流感嗜血杆菌等均具有良好抗菌活性。此外在体外对霍乱弧菌、沙眼衣原体等，亦具良好抗菌活性。其作用机制为 SMZ 和 SD 均能与对氨基苯甲酸竞争二氢叶酸合成酶，使细菌不能合成二氢叶酸，TMP 则通过抑制细菌的二氢叶酸还原酶，阻碍二氢叶酸还原成四氢叶酸。三者合用时，对细菌合成四氢叶酸过程起双重阻断作用，其抗菌作用较单药增强，对其呈现耐药的菌株也相应减少。

【适应证】主要用于对此药敏感的细菌所致的尿路感染、肠道感染、成人慢性支气管炎急性发作、急性中耳炎等。

【用法用量】口服。成人常用量为每次 2 片，每日 2 次，首次剂量加倍。慢性支气管炎急性发作疗程至少 10~14 日；尿路感染疗程 7~10 日；细菌性痢疾 5~7 日；急性中耳炎 10 日。

【不良反应】见联磺甲氧苄啶的不良反应表。

联磺甲氧苄啶的不良反应表

分类	少见	罕见	临床报道（发生率不明）	不良反应处置
免疫系统		渗出性多形红斑、剥脱性皮炎、大疱表皮松解萎缩性皮炎、光敏反应、过敏性休克		应停药并给予适当治疗，按照休克抢救原则进行抢救
消化系统	恶心、呕吐、食欲减退、腹泻	艰难梭菌肠炎、肝脏损害、暴发性肝坏死		肝脏反应一旦出现应及时停药，其他反应一般症状轻微，不影响继续用药。发生艰难梭菌肠炎，此时需停药

续表

分类	少见	罕见	临床报道（发生率不明）	不良反应处置
泌尿系统		结晶尿、血尿和管型尿等肾脏损害、间质性肾炎或肾小管坏死		
血液系统	中性粒细胞减少或缺乏症、血小板减少症	再生障碍性贫血	在葡萄糖 -6- 磷酸脱氢酶缺乏的新生儿中的应用有导致溶血性贫血发生的可能	
神经系统	头痛、乏力	中枢神经系统毒性反应（精神错乱、定向力障碍、幻觉、欣快感或抑郁感）		一旦出现中枢毒性均需立即停药
其他		药物热、甲状腺肿大及功能减退、无菌性脑膜炎		一旦出现均需立即停药

【咨询要点】①毒性反应：动物实验发现有致畸作用。人类研究缺乏充足资料，孕妇宜避免应用。可自乳汁中分泌，可达母体血药浓度的 50%~100%，哺乳期应避免使用。②药物过量：磺胺血浓度不应超过 200μg/ml，超过此浓度，不良反应发生率增高，毒性增强。过量短期服用本品，会出现食欲不振、腹痛、恶心、呕吐、头晕、头痛、嗜睡、神志不清、精神低沉、发热、血尿、结晶尿、血液疾病、黄疸、骨髓抑制等。长期过量服用本品会引起骨髓抑制，造成血小板、白细胞的减少和巨幼红细胞性贫血。

呋喃妥因 [药典（二）；基（基）；医保（甲）]
Nitrofurantoin

【分类】化学合成抗菌药物（硝基呋喃类）。

【药理作用】本品的微晶型在小肠内迅速而完全吸收，大结晶型的吸收较缓，引起的胃肠道刺激也较强。血清中药物浓度很低，高浓度出现于尿中，肾中的药物浓度可能也较高。本品也可经胎盘进入胎儿循环。

【适应证】敏感大肠埃希菌、肺炎杆菌、产气杆菌、变形杆菌所致的尿路感染；预防尿路感染。

【用法用量】口服。成人每6小时 50~100mg，预防应用为每晚 50~100mg。1 个月内婴儿禁用；1 个月以上小儿每 6 小时 1 次，按体重 1.25~1.75mg/kg；预防应用每晚睡前 1 次，按体重 1~2mg/kg。

【不良反应】见呋喃妥因的不良反应表。

呋喃妥因的不良反应表

分类	少见	临床报道（发生率不明）	不良反应处置
免疫系统		皮疹	
消化系统	恶心、呕吐、纳差和腹泻	肝炎	宜与食物同服，以减少胃肠道刺激
血液系统		粒细胞减少、溶血性贫血	
神经系统		头痛、头昏、嗜睡、肌痛、眼球震颤、多发性神经炎	

续表

分类	少见	临床报道（发生率不明）	不良反应处置
呼吸系统		发热、咳嗽、胸痛、肺部浸润和嗜酸性粒细胞增多、间质性肺炎或肺纤维化、过敏性肺泡炎、药物热	停药后可迅速消失，重症患者采用皮质激素可能减轻症状；应及早停药并采取相应治疗措施

【咨询要点】药物过量：本品过量的主要表现为呕吐，无特效解毒药，需进一步诱导呕吐，并给予大量补液，以保证药物随尿液排泄。本品也可经透析清除。

呋喃唑酮 [药典（二）；基（基）；医保（甲）]
Furazolidone

【分类】抗微生物药。

【药理作用】抗菌谱与呋喃妥因相似，对沙门菌、志贺菌、大肠埃希菌、变形杆菌、链球菌及葡萄球菌等均有抗菌作用。

【适应证】本品仅用于难以根除的幽门螺杆菌感染。

【用法用量】口服。成人常用剂量为 1 次 0.1g（1 片），1 日 3~4 次；儿童按体重 1 日 5~10mg/kg，分 4 次服用。

【不良反应】见呋喃唑酮的不良反应表。

呋喃唑酮的不良反应表

分类	少见	罕见	不良反应处置
免疫系统	皮疹、药疹	皮肤瘙痒 / 黄染	停药可恢复
消化系统	恶心、呕吐、腹泻、黄疸、急性重型肝炎		肝脏、胆囊反应出现应及时停药，必要时可给予保肝治疗；其他反应减量或停药后一般可恢复
血液系统	溶血性贫血、血小板减少性紫癜		
神经系统	头痛、头晕、多发性神经炎、精神障碍		停药并给予抗组胺药物
心血管系统	直立性低血压		
眼部系统	视神经炎、双眼上直肌痉挛		及时停药并给予适当处理
其他	药物热、肛门瘙痒、哮喘、低血糖、肺浸润、双硫仑样反应、肢痛	肢体红肿、肿胀	减量或停药后一般可恢复

【咨询要点】①毒性反应：动物实验显示对动物有致癌风险，但临床至今未有对人类致癌的病例报道，建议使用时权衡利弊。②药物过量：每日剂量超过 0.4g 或总量超过 3g 时，可引起精神障碍及多发性神经炎。本品无特异拮抗药，过量时应给予对症处理及支持治疗，包括催吐、洗胃、大量饮水及补液等。

吡哌酸 [药典（二）；医保（甲）]
Pipemidic Acid

【分类】喹诺酮类抗菌药物。

【药理作用】本品通过作用于细菌 DNA 旋转酶，干扰细菌 DNA 的合成，从而导致细菌死亡。对革兰阴性杆菌，如大肠埃希菌、肺炎克雷伯菌、产气肠杆菌、奇异变形杆菌、沙雷菌属、伤寒沙门菌、志贺菌属、铜绿假单胞菌等具抗菌作用。

【适应证】用于敏感菌革兰阴性杆菌所致的尿路感染、细菌性肠道感染。

【用法用量】口服。成人1次0.5g（2片），每日2次。

【不良反应】见吡哌酸的不良反应表。

吡哌酸的不良反应表

分类	临床报道（发生率不明）	不良反应处置
免疫系统	发疹、瘙痒、发热、颜面水肿、偶可引起过敏性休克	
消化系统	口渴、口炎、恶心、嗳气、上腹不适、食欲减退、稀便或便秘等，有时可导致氨基转移酶、肌酐、BUN等值上升	肝脏反应出现时，应立即停药或给予保肝治疗
血液系统	白细胞减少等	
神经系统	头痛、头晕、倦怠	

诺氟沙星 [药典（二）；基（基）；医保（甲、乙）]
Norfloxacin

【分类】氟喹诺酮类药物。

【药理作用】本品具有抗菌谱广、作用强的特点，尤其对革兰阴性菌，如铜绿假单胞菌、大肠埃希菌、肺炎克雷伯菌、奇异变形杆菌、产气杆菌、沙门菌、沙雷菌、淋球菌等有强的杀菌作用，其最低抑菌浓度（MIC）远较常用的抗革兰阴性菌药物为低。对于金黄色葡萄球菌，本品的作用也较庆大霉素为强。

【适应证】本品应用于敏感菌所致泌尿道、肠道、耳鼻喉科、妇科、外科和皮肤科等感染性疾病。

【用法用量】口服，成人1次0.1~0.2g，1日3~4次。空腹服药吸收较好。一般疗程为3~8日，少数病例可达3周。对于慢性泌尿道感染病例，可先用一般量2周，再减量为200mg/d，睡前服用，持续数月。严重病例及不能口服者静脉滴注。用量：每次200~400mg，每12小时1次。将1次量加于注射液中，滴注1小时。

【不良反应】见诺氟沙星的不良反应表。

诺氟沙星的不良反应表

分类	常见	临床报道（发生率不明）	不良反应处置
免疫系统		皮疹、皮肤瘙痒，偶可发生渗出性多形性红斑及血管性水肿、光敏反应	
消化系统	腹部不适或疼痛、腹泻、恶心或呕吐	氨基转移酶升高	肝脏反应出现时，立即停药或给予保肝治疗
泌尿系统		血尿、结晶尿	
血液系统		血尿素氮升高及周围血常规白细胞降低	
神经系统		癫痫发作、精神异常、烦躁不安、意识障碍、幻觉、震颤、头昏、头痛、嗜睡或失眠	

氧氟沙星 [药典（二）；基（基）；医保（甲、乙）]
Ofloxacin

【分类】化学合成的喹诺酮类抗菌药。

【药理作用】本品对葡萄球菌、链球菌（包括肠球菌）、肺炎链球菌、淋球菌、大肠埃希菌、枸橼酸杆菌、志贺杆菌、肺炎克雷伯菌、肠杆菌属、沙雷杆菌属、变形杆菌、流感嗜血杆菌、不动杆菌、螺旋杆菌等有较好的抗菌作用，对铜绿假单胞菌和沙眼衣原体也有一定的抗菌作用。尚有抗结核杆菌作用，可与异烟肼、利福平并用于结核病。口服吸收良好，口服100mg 和 200mg，血药浓度达峰时间为 0.7 小时，峰浓度分别为 1.33μg/ml 和 2.64μg/ml。尿中 48 小时可回收药物 70%~87%。$t_{1/2}$ 为 6.7~74 小时。

【适应证】主要用于上述革兰阴性菌所致的呼吸道、咽喉、扁桃体、泌尿道（包括前列腺）、皮肤及软组织、胆囊及胆管、中耳、鼻窦、泪囊、肠道等部位的急、慢性感染。

【用法用量】口服。①支气管感染、肺部感染：每次 0.3g（3 片），每日 2 次，疗程 7~14 日。②急性单纯性下尿路感染：每次 0.2g（2 片），每日 2 次，疗程 5~7 日。③复杂性尿路感染：每次 0.2g（2 片），每日 2 次，疗程 10~14 日。④前列腺炎：每次 0.3g（3 片），每日 2 次，疗程 6 周。⑤衣原体宫颈炎或尿道炎：每次 0.3g（3 片），每日 2 次，疗程 7~14 日。⑥单纯性淋病：每次 0.4g（4 片），单剂量。⑦伤寒：每次 0.3g（3 片），每日 2 次，疗程 10~14 日。铜绿假单胞菌感染或较重感染剂量可增至每次 0.4g（4 片），每日 2 次。

【不良反应】见氧氟沙星的不良反应表。

氧氟沙星的不良反应表

分类	临床报道（发生率不明）	不良反应处置
免疫系统	皮疹、皮肤瘙痒，偶可发生渗出性多形红斑及血管性水肿、光敏反应较少见	
消化系统	腹部不适或疼痛、腹泻、恶心或呕吐等胃肠功能障碍，肝酶升高	
泌尿系统	可致肾功能障碍（BUN 升高、血肌酐值升高）、间质性肾炎、血尿、结晶尿	
血液系统	血细胞和血小板减少、血清氨基转移酶升高、血尿素氮升高及周围血常规白细胞降低	多属轻度，并呈一过性，停药消失
神经系统	头昏、头痛、嗜睡或失眠、癫痫发作、精神异常、烦躁不安、意识混乱、幻觉、震颤	
其他	发热、关节疼痛、严重低血糖	

左氧氟沙星 [药典（二）；基（基）；医保（甲、乙）]
Levofloxacin

【分类】氟喹诺酮类抗菌药物。

【药理作用】本品是氧氟沙星的左旋体，其体外抗菌活性是氧氟沙星的 2 倍。它的主要作用机制是通过抑制细菌 DNA 旋转酶（细菌拓扑异构酶Ⅱ）的活性，阻碍细菌 DNA 的复制而达到抗菌作用。本品对大多数肠杆菌科细菌，如大肠埃希菌、克雷伯菌属、沙雷菌属、变形杆菌属、志贺菌属、沙门菌属、枸橼酸杆菌、不动杆菌属以及铜绿假单胞菌、流感嗜血杆菌、淋球菌等革兰阴性菌有较强活性。对部分甲氧西林敏感葡萄球菌、肺炎链球菌、化脓性链球菌、溶血性链球菌等革兰阳性菌和军团菌、支原体、衣原体也有良好的抗菌作用。

【适应证】本品适用于敏感细菌所引起的下列中、重度感染：呼吸系统感染，泌尿系统感染，生殖系统感染，皮肤软组织感染，肠道感染，败血症、粒细胞减少及免疫功能低下患者的各种感染，乳腺炎、外伤、烧伤及手术后伤口感染，腹腔感染（必要时合用甲硝唑）、胆囊炎、胆管炎、骨与关节感染以及五官科感染等。

【用法用量】口服，每次 100mg，每日 2 次，根据感染严重程度可增量，最多每次 200mg，每日 3 次。静脉滴注，每日 200~600mg，分 1~2 次静脉滴注。

【不良反应】见左氧氟沙星的不良反应表。

左氧氟沙星的不良反应表

分类	常见	少见	罕见	临床报道（发生率不明）	不良反应处置
免疫系统	皮肤光敏反应	皮疹、瘙痒	荨麻疹	史–约综合征、中毒性表皮坏死松解症、急性全身性发疹性脓疱病（AGEP）、固定性药疹、多形性红斑、过敏反应有时是致命的，包括：过敏性反应、过敏性休克、血管性水肿、血清病	立即停药，严重时给予相应治疗
消化系统		恶心、腹泻、便秘、腹痛	肝功能异常、肝酶升高、碱性磷酸酶升高、假膜性小肠结肠炎	肝功能衰竭（包括致命病例）、肝炎、黄疸	立即停药或给予保肝治疗
泌尿系统			肾功能异常、急性肾衰竭	间质性肾炎	
血液系统			贫血、血小板减少症、粒细胞减少症	全血细胞减少症、再生障碍性贫血、白细胞减少症、溶血性贫血、嗜酸性粒细胞增多症；凝血酶原时间延长、肌酶增加	
神经系统		失眠、头痛、头晕		重症肌无力的恶化、周围神经病变（可以是不可逆的）、脑病异常脑波的分离的报告（EEG）、发音困难、假性脑瘤	
心血管系统			心搏骤停、心悸、室性心律失常	心电图 Q–T 延长报告、心动过速、室性心律失常	
呼吸系统		呼吸困难		嗅觉丧失/倒错	
肌肉骨骼系统		关节痛、肌腱炎	肌痛、骨骼疼痛	肌腱断裂、肌肉损伤，包括破裂性横纹肌溶解症	
眼部及耳部系统				葡萄膜炎、视力障碍，包括复视视力下降、视力模糊、暗点；耳鸣	
其他				多器官衰竭、发热	

【咨询要点】①毒性反应：因不能确保妊娠妇女的用药安全，妊娠或有可能妊娠的妇女禁用。因药物经乳汁排泄，所以哺乳期妇女禁用。如必须服用本品，应暂停哺乳。②药物过

量：急救措施及解毒药，如输液（加保肝药物）：代谢性酸中毒给以碳酸氢钠注射液，尿碱化给以碳酸氢钠注射液，以增加本品由肾脏的排泄；强制利尿：给予呋塞米注射液；对症疗法：抽搐时应反复投以安定静脉注射液；重症：可考虑进行血液透析。

参考文献

[1] Schloss M, Becak D, Tosto S T, et al. A Case of Levofloxacin-Induced Hepatotoxicity [J]. American Journal of Case Reports, 2018, 19: 272.

[2] Gonzá lezvaquero D, Martosrosa A, Acostarobles P J, et al. Delayed pancytopenia due to treatment with levofloxacin: A case report [J]. Revista De La Sociedad Espanola De Farmacia Hospitalaria, 2018, 42（1）: 22-24.

[3] Shybut T B, Puckett E R. Triceps Ruptures After Fluoroquinolone Antibiotics: A Report of 2 cases [J]. Sports Health, 2017, 9（5）: 474-476.

环丙沙星 [药典（二）；基（基）；医保（甲、乙）]
Ciprofloxacin

【分类】氟喹诺酮类抗菌药物。

【药理作用】抗菌谱与诺氟沙星相似，对肠杆菌、铜绿假单胞菌、流感嗜血杆菌、淋球菌、链球菌、军团菌、金黄色葡萄球菌、脆弱拟杆菌等的最低抑菌浓度（MIC_{90}）为 0.008~2μg/ml，显著优于其他同类药物以及头孢菌素、氨基糖苷类等抗生素，对耐 β-内酰胺类或耐庆大霉素的病菌也常有效。

【适应证】本品适用于敏感菌所致的呼吸道、尿道、消化道、胆道、皮肤和软组织、盆腔、眼、耳、鼻、咽喉等部位的感染。

【用法用量】口服：成人 1 次 250mg，1 日 2 次，重症者可加倍用量。但 1 日最高量不可超过 1500mg。肾功能不全者（肌酐消除率低于 30ml/min）应减少服量。静脉滴注：1 次 100~200mg，1 日 2 次，预先用 0.9% 氯化钠注射液或葡萄糖注射液稀释，滴注时间不少于 30 分钟。

【不良反应】见环丙沙星的不良反应表。

环丙沙星的不良反应表

分类	少见	罕见	临床报道（发生率不明）	不良反应处置
免疫系统	皮疹	多形性红斑、史-约综合征	变态反应、过敏性反应，包括危及生命的过敏性休克、剥脱性皮炎、中毒性表皮坏死松解症、血管炎、血管性水肿、口唇、面部、颈部、结膜、手或下肢水肿、紫癜、发热、寒战、潮红、瘙痒、荨麻疹、皮肤念珠菌病、水疱、出汗增多、色素过度沉着、结节性红斑、血栓性静脉炎、烧灼感、感觉异常、红斑、肿胀、光过敏/光毒性反应	立即停药，严重时给予相应治疗
消化系统	恶心、腹泻、呕吐、肝功能检查异常	肝衰竭	肠梗阻、胃肠道出血、难辨梭菌相关腹泻、假膜性结肠炎、胰腺炎、肝坏死、肠穿孔、消化不良、上腹痛、便秘、口腔溃疡、口腔念珠菌病、口干、厌食、吞咽困难、肠胃胀气、肝炎、口腔黏膜疼痛、黄疸	

续表

分类	少见	罕见	临床报道（发生率不明）	不良反应处置
泌尿生殖系统			肾衰竭、间质性肾炎、肾炎、出血性膀胱炎、肾结石、尿频、酸中毒、尿道出血、多尿、尿潴留、念珠菌病、阴道炎、结晶尿、管型尿、血尿和白蛋白尿	
血液系统		贫血、中性粒细胞减少症、血小板减少症	粒细胞缺乏症、凝血酶原时间延长、淋巴结病、瘀点	
神经系统			癫痫发作、偏执狂、抑郁症、言语障碍、恐怖症、人格解体、躁狂反应、无应答、共济失调、意识错乱、幻觉、头晕、感觉异常、焦虑症、震颤、失眠、梦魇、无力、困倦、易怒、昏睡、步态异常、癫痫大发作、偏头痛	
心血管系统			心肌梗死、心律失常、心动过速、心悸、脑血栓形成、心脏杂音、高血压、低血压、心绞痛、心房扑动、心室异位、（血栓性）静脉炎、血管扩张	
骨骼系统	关节痛、肌痛、肌腱炎	肌腱断裂、重症肌无力	颌痛、臀痛或背痛、关节僵直、颈痛和胸痛、疼痛、痛风骤发	
其他	头痛		男性乳房发育、乳房疼痛、视力减退、视物模糊、视觉紊乱（闪光、色觉改变、亮度过大、复视）、眼痛、嗅觉丧失、听觉丧失、耳鸣、眼球震颤、色幻视、味觉异常、四肢疼痛	

【咨询要点】①毒性反应：FDA 妊娠分类为 C。目前尚无足够的在孕妇中进行的对照研究，不能证明无致畸风险。除非潜在获益超过对胎儿和母亲的潜在风险，否则不得在妊娠期使用环丙沙星。环丙沙星可通过人乳排泄，由于可能在哺乳期婴儿中产生严重不良反应，因此必须根据药物对母亲的重要性决定是否停止哺乳或停用药物。②药物过量：在急性过量使用的情况下，有报道出现可逆的肾毒性。应通过诱导呕吐或洗胃来清空胃。应仔细观察患者并给予支持性治疗，包括监测肾功能和给予含镁、铝或钙的抗酸剂，这些抗酸剂可降低环丙沙星的吸收。必须保持充足的水合作用。

参考文献

［1］Sim D W，Yu J E，Jeong J，et al. Ciprofloxacin - induced immune - mediated thrombocytopenia：No cross - reactivity with gemifloxacin［J］. Journal of Clinical Pharmacy & Therapeutics，2017.
［2］Smith N, Fackrell R, Henderson E. Ciprofloxacin–associated bilateral iliopsoas tendon rupture：a case report［J］. Age & Ageing，2016，45（5）.

洛美沙星[药典（二）；医保（乙）]
Lomefloxacin

【分类】喹诺酮类抗菌药物。

【药理作用】本品作用机制为抑制细菌 DNA 螺旋酶。本品对革兰阴性菌、阳性菌和部分厌氧菌均有抗菌活性。与其他类抗菌药物之间未见交叉耐药性。对肠杆菌科细菌如大肠埃希菌、志贺菌属、克雷伯菌属、变形杆菌属、肠杆菌属等具有高度的抗菌活性；流感杆菌、淋球菌等对本品亦呈现高度敏感；对不动杆菌、铜绿假单胞菌等假单胞菌属、葡萄球菌属和肺炎球菌、溶血性链球菌等亦具有一定的抗菌作用。

【适应证】适用于敏感细菌引起的下列感染：呼吸道感染，如慢性支气管炎急性发作、支气管扩张伴感染、急性支气管炎、肺炎等；泌尿生殖系统感染，如急性膀胱炎、急性肾盂肾炎、复杂性尿路感染、慢性尿路感染急性发作、急慢性前列腺炎、单纯性淋病等；腹腔、胆道、肠道、伤寒等感染；皮肤软组织感染；其他感染，如副鼻窦炎、中耳炎、眼睑炎等。

【用法用量】口服，1日0.6g（3片），分2次服；病情较重者可增至1日0.8g（4片），分2次服。①单纯性尿路感染：1次0.4g（2片），1日1次。②单纯性淋病：1日0.6g（3片），分2次口服，或遵医嘱。

【不良反应】见洛美沙星的不良反应表。

洛美沙星的不良反应表

分类	临床报道（发生率不明）	不良反应处置
免疫系统	皮疹、瘙痒	立即停药或给予相应治疗
消化系统	中、上腹部不适，纳差、恶心、口干	
血液系统	ALT、AST升高，低血糖	立即停药或给予保肝治疗
神经系统	轻微头痛、头晕	
心血管系统	心悸、胸闷	
其他	短暂失明	

【咨询要点】①毒性反应：洛美沙星影响幼年动物的负重关节；大剂量给药时，如超过272mg/kg可引起啮齿动物的中枢神经系统损害，狗和猫因敏感性高，较低剂量即可致中枢损害；动物中未见肾毒性，人体试验亦未发现尿结晶；动物实验中洛美沙星对血浆球蛋白有影响，在人体试验中未见此现象。洛美沙星在8倍口服剂量下不影响男性和女性的生殖。②药物过量：人体内用药过量的信息有限，若药物过量应进行适当支持疗法或遵医嘱。血液或腹膜透析效果甚微。

参考文献

［1］张晓兰，张合立，陈世财.洛美沙星疑致短暂性失明1例［J］.中国药物应用与监测，2016（1）：61-62.

氟罗沙星 ^[药典（二）；医保（乙）]
Fleroxacin

【分类】化学合成的抗菌药物（喹诺酮类抗菌药物）。

【药理作用】本品对革兰阴性菌，包括大肠埃希菌、肺炎杆菌、变形杆菌属、伤寒沙门菌、副伤寒沙门菌、志贺菌属、阴沟肠杆菌、产气肠杆菌、枸橼酸菌属、黏质沙雷菌、铜绿假单胞菌、脑膜炎奈瑟菌、流感嗜血杆菌、摩拉卡他菌、嗜肺军团菌、淋病奈瑟菌等均有较强的抗菌作用。对葡萄球菌属、溶血链球菌等革兰阳性球菌亦具有中等抗菌作用。本品的作用机制是通过抑制细菌的 DNA 旋转酶而起杀菌作用。

【适应证】用于对本品敏感细菌引起的急性支气管炎、慢性支气管炎急性发作及肺炎等呼吸系统感染；膀胱炎、肾盂肾炎、前列腺炎、附睾炎、淋病奈瑟菌性尿道炎等泌尿生殖系统感染；伤寒沙门菌感染、细菌性痢疾等消化系统感染；皮肤软组织感染、骨感染、腹腔感染及盆腔感染等。

【用法用量】口服，1 日 0.2~0.4g，分 1~2 次服，一般疗程 7~14 日。避光缓慢静脉滴注，1 次 0.2~0.4g，1 日 1 次，稀释于 5% 250~500ml 葡萄糖注射液中。

【不良反应】见氟罗沙星的不良反应表。

氟罗沙星的不良反应表

分类	常见	少见	不良反应处置
免疫系统	皮疹、皮肤瘙痒	渗出性多形红斑，发热、皮疹	皮肤出现灼热、发红、肿胀、水疱、皮疹、瘙痒、皮炎时应停药
消化系统	腹部不适或疼痛、腹泻、恶心、呕吐、食欲不振		
泌尿系统		血尿、间质性肾炎、结晶尿	每日饮水量必须充足，以使每日尿量保持在 1200~1500ml 以上；肾功能减退者慎用，若使用，应根据减退程度调整剂量
血液系统	贫血、血小板减少		静脉滴注速度不宜过快，每 0.2g 滴注时间至少为 45~60 分钟
神经系统	头昏、头痛、兴奋、嗜睡或失眠	癫痫发作、精神异常、烦躁不安、意识混乱、幻觉、震颤	原有中枢神经系统疾病患者，包括脑动脉硬化或癫痫病史者均应避免应用，有指征时权衡利弊应用
其他		光敏反应、关节疼痛	至少在光照后 12 小时才可接受治疗，治疗期间及治疗后数天内应避免过长时间暴露于明亮光照下

参考文献

[1]马杰,王瑛.氧氟沙星与氟罗沙星治疗下呼吸道感染的临床药效探讨[J].中国卫生标准管理,2017,8(8): 67-69.

莫西沙星 [药典（二）；医保（乙）]
Moxifloxacin

【分类】第四代喹诺酮类广谱抗菌药物。

【药理作用】本品 C-7 位上氮双环结构加强了对革兰阳性菌抗菌作用，甲氧基则加强对厌氧菌的作用。对常见的呼吸道病原菌、青霉素敏感和耐药的肺炎链球菌、嗜血杆菌属、卡他莫拉菌属以及肺炎支原体、肺炎衣原体和肺炎军团菌等均较敏感。

【适应证】适用于敏感菌所致的呼吸道感染，包括慢性支气管炎急性发作、轻度或中度的社区获得性肺炎、急性鼻窦炎等。

【用法用量】成人每日 1 次 400mg，连用 5~10 日，口服或静脉滴注。滴注时间为 90 分钟。

【不良反应】见莫西沙星的不良反应表。

莫西沙星的不良反应表

分类	少见	临床报道（发生率不明）	不良反应处置
免疫系统	皮疹、瘙痒症、多汗症、红斑、荨麻疹、皮炎	光敏性/光毒性反应、史–约综合征、中毒性表皮坏死松解症、过敏反应、过敏性休克、喉头水肿	立即停药，严重时给予相应治疗
消化系统	恶心、呕吐、腹泻、便秘、上腹部疼痛、消化不良	肝功能异常、肝炎（主要是胆汁淤积性）、肝功能衰竭（包括致命病例）、黄疸、急性重型肝炎、口干、腹胀、胃肠炎、胃食管反流、食欲下降	立即停药或给予保肝治疗
泌尿系统		肾衰竭、排尿困难、急性肾衰竭、肾功能不全、间质性肾炎	
血液系统	贫血	粒细胞缺乏症、血小板增多症、嗜酸性粒细胞增多、中性粒细胞减少、血小板减少、白细胞减少、白细胞增多	
神经系统		味觉障碍、昏睡、感觉异常、紧张性头痛、感觉迟钝、晕厥、协调改变、步态异常、重症肌无力恶化、肌肉无力、周围神经病变（可能是不可逆转的）、多发性神经病、焦虑、混乱感、神经紧张、躁动、出现幻觉、迷失方向	
心血管系统	心房颤动、心悸、心动过速、充血性心力衰竭、心绞痛、心搏骤停、心动过缓	高血压、低血压、静脉炎、快速型室性心律失常：包括极少数情况下心搏骤停和尖端扭转型室性心动过速，通常伴有严重的潜在致心律失常症状的患者	
肌肉骨骼及结缔组织系统		肌腱断裂、背痛、四肢疼痛、关节痛、肌痛、肌肉痉挛、肌肉骨骼疼痛	
内分泌系统		高血糖、低血糖、厌食症、高脂血症、脱水	
呼吸系统		过敏性肺炎、呼吸困难、哮喘、喘息、支气管痉挛	
其他		耳鸣、视力模糊、胸痛、乏力、发冷、面部疼痛、疲劳、水肿、听力障碍，包括耳聋（大多数情况下可逆）、视力丧失（特别是在 CNS 反应过程中，大多数情况下是短暂的）、外阴阴道念珠菌病、口腔念珠菌病、外阴阴道真菌感染、阴道感染、口腔真菌感染、真菌感染	

【咨询要点】①毒性反应：妊娠级别为 C。由于没有对孕妇进行过充分或控制良好的研究，只有在潜在的益处超过对胎儿潜在风险时，才应在怀孕期间使用莫西沙星。莫西沙星可以在人乳中排泄。由于服用莫西沙星的母亲正在哺乳的婴儿可能会出现严重的不良反应，因此应考虑药物对母亲的重要性，决定是否停止哺乳或停药。②药物过量：单次口服过量达 2.8g 与任何严重不良事件无关。如果急性过量，应清空胃并保持足够的水合作用。由于 Q–T 间期延长的可能性，建议进行 ECG 监测。应仔细观察患者并给予支持性治疗。口服过量后尽快给予活性炭可以防止全身莫西沙星暴露过度增加。通过连续不卧床腹膜透析和血液透析分别除去约 3% 和 9% 的莫西沙星剂量，以及约 2% 和 4.5% 的葡糖苷酸代谢物。

参考文献

［1］Gorelik E， Masarwa R1， Perlman A. Fluoroquinolones and Cardiovascular Risk： A Systematic Review， Meta–analysis and Network Meta–analysis［J］.Drug Saf， 2019,42（4）：529–538.

［2］Khan F， Ismail M， Khan Q. Moxifloxacin–induced QT interval prolongation and torsades de pointes： a narrative review［J］. Expert Opin Drug Saf，2018，17（10）：1029-1039.

［3］Granados J，Ceballos M，Amariles P. Hypo or hyperglycemia associated with fluoroquinolone use［J］. Rev Med Chil，2018，146（5）：618-626.

吉米沙星[医保（乙）]
Gemifloxacin

【分类】合成的广谱氟喹诺酮类口服抗菌药物。

【药理作用】与多数喹诺酮类药物相似，作用是抑制细菌细胞的合成，抑制 DNA 螺旋酶，导致 mRNA 和蛋白质的合成不能控制，使细胞不再分裂，从而杀菌。本品与其他同类药相比，该药对耐甲氧西林的金黄葡萄球菌和关键呼吸系统病原菌（如流感嗜血杆菌、黏膜炎莫拉菌和肺炎球菌）有很好的疗效。有关体外试验资料证实，本品抗肺炎链球菌的活性较环丙沙星、司氟沙星、格帕沙星、莫西沙星等要强，对青霉素和红霉素耐药的不同肺炎菌株的抗菌活性比环丙沙星高 16~64 倍。与上述药物相比，最低 MIC_{90} 为 0.03~0.06μg/ml。本品在对厌氧菌的感染上显示良好的疗效。

【适应证】用于治疗由肺炎链球菌、耐甲氧西林的金黄色葡萄球菌、流感嗜血杆菌或黏膜炎莫拉菌和肺炎球菌所致的急性支气管炎、慢性支气管炎、上呼吸道感染，肺炎衣原体引起的社区获得性肺炎，也用于厌氧菌所致的泌尿系统、生殖系统、消化系统、皮肤和软组织感染。

【用法用量】口服：每次 100~200mg，每日 1 次，连续 5~7 日。用于急性、慢性支气管炎，每次 200~300mg，每日 1 次，连续 10 日。老年患者不需要调整剂量。

【不良反应】见吉米沙星的不良反应表。

吉米沙星的不良反应表

分类	少见	罕见	临床报道（发生率不明）	不良反应处置
免疫系统	药疹	皮炎、瘙痒		发生药疹时，吉米沙星的治疗应当停止
消化系统		腹痛、食欲缺乏、便秘、干口、消化不良、胃炎、胃肠胀气及呕吐	假膜性小肠结肠炎	轻度假膜性小肠结肠炎的情况通常仅停药即可。中度至重度的情况，应考虑输液及电解质、补充蛋白质，用临床上对梭状芽孢杆菌有抗菌效果的抗菌药物治疗
血液系统		血小板增多症、高血糖		
神经系统		眩晕、疲劳、嗜睡、震颤、失眠		
其他		关节痛、味觉异常、念珠菌病、生殖器念珠菌病、阴道炎、真菌感染		

【咨询要点】药物过量：任何过量的征象均可对症治疗，无已知的特异性的解毒药。在急性口服过量时，应当通过诱导呕吐或洗胃将其排空；应仔细观察情况，对症处置，并保持适当的水分。血液透析可从血浆中移去约 20%~30% 口服剂量的吉米沙星。

利奈唑胺 [医保（乙）]
Linezolid

【分类】 噁唑酮类抗菌药物。

【药理作用】 本品能抑制细菌蛋白质合成，其特点是与细菌 50S 核糖体附近界面的 30S 亚基结合，阻止 70 S 初始复合物的形成而产生杀菌作用。由于其结构特殊和作用机制独特，因此与其他抗菌药无交叉耐药性。对多重耐药的革兰阳性球菌，包括 MRSA、MRSE、PRSP、CRSP，尤其是对万古霉素耐药的肠球菌最有效。

【适应证】 主要用于控制耐万古霉素屎肠球菌所致的系统感染，包括败血症、肺炎以及复杂性皮肤和皮肤组织感染等。

【用法用量】 口服与静脉滴注剂量相同。成人和超过 12 岁儿童，每次 600mg，每 12 小时 1 次。治疗耐万古素肠球菌感染疗程 14~28 日，肺炎、菌血症及皮肤软组织感染疗程 10~14 日。儿童（出生至 11 岁者），每次 10mg/kg，每 12 小时 1 次，疗效欠佳可增至每 8 小时 1 次，口服或静脉给药。

【不良反应】 见利奈唑胺的不良反应表。

利奈唑胺的不良反应表

分类	少见	临床报道（发生率不明）	不良反应处置
免疫系统	皮疹	过敏反应、皮肤水疱	立即停药或给予相应治疗
消化系统	腹泻、恶心、呕吐、便秘、肝功能异常		
血液系统		骨髓抑制（包括贫血、白细胞减少、全血细胞减少、血小板减少）	
神经系统	头痛、头晕、失眠	周围神经病变、视神经病变	
心血管系统		血管性水肿	
其他	味觉改变、舌褪色、念珠菌性阴道病、口腔念珠菌病、发热	乳酸性酸中毒、惊厥、低钠血症	

【咨询要点】 ①毒性反应：属于妊娠 C 级药物，只有在潜在的益处超过对胎儿潜在风险的情况下，才能在怀孕期间使用利奈唑胺。②药物过量：建议采取支持性治疗，并保持肾小球滤过。血液透析可以促进利奈唑胺的更快速消除。

参考文献

[1] Mao Y, Dai D, Jin H, et al. The risk factors of linezolid-induced lactic acidosis: A case report and review [J]. Medicine (Baltimore), 2018, 97 (36): e12114.

[2] Ioannou P, Stavroulaki M, Mavrikaki V. A case of severe hyponatremia due to linezolid-induced SIADH [J]. J Clin Pharm Ther, 2018, 43 (3): 434-436.

替加环素 [药典（二）；医保（乙）]
Tigecycline

【分类】 四环素类抗菌药物。

【药理作用】 替加环素为甘氨酰环素类抗菌药物，其通过与核糖体 30S 亚单位结合、阻止氨酰化 tRNA 分子进入核糖体 A 位而抑制细菌蛋白质合成。体外和体内试验证实替加环素具有广谱抗菌活性。尚未发现替加环素与其他抗生素存在交叉耐药。

【适应证】本品适用于 18 岁以上患者在下列情况下由特定细菌的敏感菌株所致感染的治疗。①复杂性腹腔内感染：弗劳地枸橼酸杆菌、阴沟肠杆菌、大肠埃希菌、产酸克雷伯菌、肺炎克雷伯菌、粪肠球菌（仅限于万古霉素敏感菌株）、金黄色葡萄球菌（甲氧西林敏感菌株和甲氧西林耐药菌株）、咽峡炎链球菌族（包括咽峡炎链球菌、中间链球菌和星座链球菌）、脆弱拟杆菌、多形拟杆菌、单形拟杆菌、普通拟杆菌、产气荚膜梭菌和微小消化链球菌等所致者。②复杂性皮肤和皮肤软组织感染：大肠埃希菌、粪肠球菌（万古霉素敏感菌株）、金黄色葡萄球菌（甲氧西林敏感菌株及耐药菌株）、无乳链球菌、咽峡炎链球菌族（包括咽峡炎链球菌、中间链球菌和星座链球菌）、化脓性链球菌、阴沟肠杆菌、肺炎克雷伯菌和脆弱拟杆菌等所致者。③社区获得性细菌性肺炎：肺炎链球菌（青霉素敏感菌株），包括伴发菌血症者、流感嗜血杆菌（β - 内酰胺酶阴性菌株）和嗜肺军团菌引起的肺炎。

【用法用量】①静脉滴注，推荐的给药方案为首剂 100mg，然后，每 12 小时 50mg。替加环素的静脉滴注时间应该每 12 小时给药 1 次，每次约 30~60 分钟。替加环素用于治疗复杂性皮肤和皮肤软组织感染或复杂性腹腔内感染的推荐疗程为 5~14 日，治疗社区获得性细菌性肺炎的推荐疗程为 7~14 日。治疗疗程应该根据感染的严重程度及部位、患者的临床和细菌学进展情况而定。轻至中度肝功能损害（Child Pugh 分级 A 和 B 级）患者无需调整剂量。根据重度肝功能损害患者（Child Pugh 分级 C 级）的药代动力学特征，替加环素的剂量应调整为起始剂量 100mg，然后维持剂量每 12 小时 25mg。重度肝功能损害患者应谨慎用药并监测治疗反应。肾功能损害或接受血液透析患者无需对替加环素进行剂量调整。②儿童用药：由于在成年患者中观察到接受替加环素治疗者的死亡率增加，因此未评价儿童给药方案的安全性和疗效。除非没有其他可用的抗菌药物，否则儿童患者不应使用替加环素。在上述情况下，建议参考以下剂量：8~11 岁儿童患者应每 12 小时静脉滴注 1.2mg/kg 替加环素，最大剂量为每 12 小时滴注 50mg 替加环素。12~17 岁儿童患者应每 12 小时滴注 50mg 替加环素。

【不良反应】见替加环素的不良反应表。

替加环素的不良反应表

分类	常见	少见	临床报道（发生率不明）
免疫系统		皮疹、瘙痒	史 - 约综合征、过敏反应、急性胰腺炎、脓毒血症、感染性休克
消化系统	恶心、呕吐、腹泻、AST 水平升高、ALT 水平升高、高胆红素血症	腹痛、消化不良、食欲减退、排便异常、黄疸、肝脏胆汁淤积	肝功能衰竭
血液系统		贫血、血小板减少、APTT 延长、PT 延长、INR 增加	
神经系统		头痛、头晕、嗜睡	
心血管系统		静脉炎、血栓性静脉炎	
内分泌系统		伤口愈合欠佳、低钠血症、低血糖、低蛋白血症	
其他		脓肿、乏力、感染、碱性磷酸酶升高、淀粉酶升高、胆红素升高、BUN 水平升高	

【咨询要点】①毒性反应：妊娠妇女服用替加环素可能引起胎儿毒性。尚不知本品是否经人乳汁分泌，所以本品应用于乳母时应谨慎。②药物过量：替加环素过量尚无特殊治疗措施。血液透析不能显著清除替加环素。

参考文献

[1] Wu X1, Zhao P, Dong L, et al. A case report of patient with severe acute cholangitis with tigecycline treatment causing coagulopathy and hypofibrinogenemia [J].Medicine (Baltimore), 2017, 96 (49): e9124.

[2] Yilmaz Duran F, Yildırım Hi, Şen EMi.A Lesser Known Side Effect of Tigecycline: Hypofibrinogenemia [J]. Turk J Haematol, 2018, 35 (1): 83–84.

对氨基水杨酸钠 [药典（二）；基（基）；医保（甲）]
Sodium Aminosalicylate

【分类】抗结核病药。

【药理作用】只对结核杆菌有抑菌作用。本品为对氨基苯甲酸（PABA）的同类物，通过对叶酸合成的竞争抑制作用而抑制结核分枝杆菌的生长繁殖。

【适应证】适用于结核分枝杆菌所致的肺及肺外结核病。本品仅对分枝杆菌有效，单独应用时结核杆菌对本品能迅速产生耐药性，因此必须与其他抗结核药合用。链霉素和异烟肼与本品合用时能延缓结核杆菌对前二者耐药性的产生。本品对不典型分枝杆菌无效。主要用作二线抗结核药。

【用法用量】①口服：每次 2~3g，每日 8~12g，饭后服。小儿每日 0.2~0.3g/kg，分 4 次服。②静脉滴注：每日 4~12g（先从小剂量开始），以 0.9% 氯化钠注射液或 5% 葡萄糖液溶解后，配成 3%~4% 浓度滴注。小儿每日 0.2~0.3g/kg。③胸腔内注射：每次 10%~20% 溶液 10~20ml（用 0.9% 氯化钠注射液溶解）。④甲状腺功能亢进者：手术前每日 8~12g，分 4 次服，同时服用维生素 B、维生素 C。服药时间不可过长，以防毒性反应出现。

【不良反应】见对氨基水杨酸钠的不良反应表。

对氨基水杨酸钠的不良反应表

分类	少见	临床报道（发生率不明）	不良反应处置
免疫系统	皮肤干燥、颈前部肿胀	瘙痒、皮疹、关节酸痛与发热、极度疲乏或软弱	应立即停药
消化系统		肝功能损害及粒细胞减少	肝肾功能减退者慎用，应立即停药
泌尿系统		血尿、蛋白尿	应立即停药
生殖系统		月经失调、男性性欲降低	
其他	体重增加	咯血和药物热	

利福喷丁 [医保（甲）]
Rifapentin

【分类】抗结核病药。

【药理作用】本药为半合成的利福霉素类抗生素，作用机制和抗菌谱与利福平相同，对结核分枝杆菌、非结核分枝杆菌、麻风杆菌、革兰阳性菌、革兰阴性菌、某些病毒、衣原体均有杀灭作用，对利福平类以外的抗结核药物耐药的结核杆菌也有较强的作用，但对鸟分枝杆菌耐药。本药抗结核活性比利福平强 2~10 倍，是全效杀菌药；对衣原体的作用与红霉素、多西环素相似，较利福平差；对耐甲氧西林葡萄球菌作用较差，但对其他多数革兰阳性球菌有高度抗菌活性。

【适应证】本品与其他抗结核药联合用于各种结核病的初治与复治，但不宜用于结核性脑膜炎的治疗。适合医务人员直接观察下的短程化疗。亦可用于非结核性分枝杆菌感染的治疗。与其他抗麻风药联合用于麻风治疗可能有效。

【用法用量】①口服给药：每次 600mg，每周 1 次（其作用约相当于利福平 600mg，每日 1 次），必要时也可每次 600mg，每周 2 次。化脓性皮肤病，每日 300mg，5 日为 1 个疗程。②经眼给药：0.05% 滴眼剂，每次 1~2 滴，每日 1 次，3 个月为 1 个疗程。③本药单独用于治疗结核病可能迅速产生细菌耐药性，与利福平有完全的交叉耐药性，体外试验结果显示：衣原体属、金黄色葡萄球菌和淋球菌都会对本药产生耐药性，因此必须联合其他抗结核药治疗。本药为长效制剂，但目前尚缺乏其他长效的抗结核药物与之匹配，高剂量异烟肼间隔 3 日用药尚可，但尚不能和本药每周用药 1 次相匹配。因此本药与其他抗结核药物联合，间歇该药的模式尚需研究。④可空腹或于进食后给药。如服利福平出现胃肠道刺激症状者，可改服本药。⑤肝功能减退的患者，即使每周仅用药 1~2 次，也必须密切观察肝功能的变化。⑥如曾间歇服用利福平后发生变态反应，如血压下降或休克、急性溶血性贫血、血小板减少或急性间质性肾炎者，均不宜再用本药。

【不良反应】见利福喷丁的不良反应表。

利福喷丁的不良反应表

分类	临床报道（发生率不明）
免疫系统	皮疹
血液系统	白细胞、血小板减少，ALT 升高
神经系统	头昏、失眠

【咨询要点】①毒性反应：动物实验证明本品有一定的肝毒性，对胎儿有致畸作用。②药物过量：洗胃后给予活性炭糊，以吸收胃肠道内残余的利福喷丁；有严重恶心、呕吐者，给予止吐剂。输液，给利尿药促进药物排泄。出现严重肝功能损害达 24~48 小时以上者，可考虑进行胆汁引流，以切断本品的肝 – 肠循环。

链霉素 [药典（二）；基（基）；医保（甲）]
Streptomycin

【分类】氨基糖苷类抗生素。

【药理作用】链霉素主要与原核细胞（如细菌）核糖体 30S 亚单位结合，抑制细菌蛋白质（酶）的合成，使细菌不能正常生长或者代谢而死亡。

【适应证】主要与其他抗结核药联合用于结核分枝杆菌所致各种结核病的初治病例，或其他敏感分枝杆菌感染。本品可单用于治疗土拉菌病，或与其他抗菌药物联合用于鼠疫、腹股沟肉芽肿、布鲁菌病、鼠咬热等的治疗。亦可与青霉素或氨苄西林联合治疗草绿色链球菌或肠球菌所致的心内膜炎。

【用法用量】①成人常用量：肌内注射，1 次 0.5g，每 12 小时 1 次，与其他抗菌药物合用。②细菌性（草绿链球菌）心内膜炎：肌内注射，每 12 小时 1g，与青霉素合用，连续 1 周，继以每 12 小时 0.5g，连续 1 周；60 岁以上的患者应减为每 12 小时 0.5g，连续 2 周。③肠球菌性心内膜炎：肌内注射，与青霉素合用，每 12 小时 1g，连续 2 周，继以每 12 小时 0.5g，连续 4 周。④鼠疫：肌内注射，1 次 0.5~1g，每 12 小时 1 次，与四环素合用，疗程 10 日。

【不良反应】见链霉素的不良反应表。

链霉素的不良反应表

分类	少见	临床报道（发生率不明）
免疫系统	偶可出现皮疹、瘙痒、红肿	
泌尿系统		血尿、排尿次数减少或尿量减少等肾毒性症状，少数患者血液中尿素氮及肌酐值增高
神经系统	偶可发生视力减退（视神经炎）、嗜睡、软弱无力、呼吸困难等神经-肌肉阻滞症状	影响前庭功能时可有步履不稳、眩晕等症状、影响听神经出现听力减退、耳鸣、耳部饱满感，部分患者可出现面部或四肢麻木、针刺感等周围神经炎症状

【咨询要点】①毒性反应：本品属孕妇用药 D 类，即对人类有危害，但用药后可能利大于弊。本品可穿过胎盘进入胎儿组织。据报道孕妇应用本品后曾引起胎儿听力损害。因此妊娠妇女在使用本品前必须充分权衡利弊。哺乳期妇女用药期间宜暂停哺乳。②药物过量：由于缺少特异性拮抗药，本品过量或引起毒性反应时，主要用对症疗法和支持疗法，同时补充大量水分。血液透析或腹膜透析有助于从血中清除链霉素。

丙硫异烟胺 [药典（二）；基（基）；医保（乙）]
Protionamide

【分类】抗结核病药。

【药理作用】本品为异烟酸的衍生物，其作用机制不明，可能对肽类合成具有抑制作用。本品对结核分枝杆菌的作用取决于感染部位的药物浓度，低浓度时仅具有抑菌作用，高浓度具有杀菌作用。抑制结核杆菌分枝菌酸的合成。本品与乙硫异烟胺有部分交叉耐药现象。

【适应证】本品仅对分枝杆菌有效，与其他抗结核药联用于结核病经一线药物（如链霉素、异烟肼、利福平和乙胺丁醇）治疗无效者。

【用法用量】成人常用量口服，与其他抗结核药合用，1 次 250mg，1 日 2~3 次。小儿常用量与其他抗结核药合用，1 次按体重口服 4~5mg/kg，1 日 3 次。

【不良反应】见丙硫异烟胺的不良反应表。

丙硫异烟胺的不良反应表

分类	常见	少见	罕见	不良反应处置
消化系统		胃痛、胃部不适、呕吐、黄疸、肝炎、肝损害		减量或停药后一般可消失。肝脏不良反应应停药并给予适当治疗

续表

分类	常见	少见	罕见	不良反应处置
神经系统	精神忧郁	步态不稳或麻木、针刺感、烧灼感、手足疼痛（周围神经炎）、精神错乱或其他精神改变		停药并对症治疗
其他		白细胞减少，血小板降低、女性泌乳	视力模糊或视力减退、合并或不合并眼痛（视神经炎）、月经失调或怕冷、性欲减退（男子），皮肤干而粗糙、甲状腺功能减退，关节疼痛、僵直肿胀	

参考文献

［1］郝晓菁，赵喜荣.丙硫异烟胺致白细胞血小板降低1例［J］.实用医技杂志，2015，22（9）：1012-1013.

氯法齐明 [药典（二）；基（基）；医保（乙）]
Clofazimine

【分类】抗麻风病类。

【药理作用】本品不仅对麻风杆菌有缓慢杀菌作用，与其他抗分枝杆菌药合用对结核分枝杆菌、溃疡分枝杆菌亦有效。此外还具有抗炎作用，对治疗和预防Ⅱ型麻风反应结节性和多形性红斑等均有效。其抗菌作用可能通过干扰麻风杆菌的核酸代谢，与其DNA结合，抑制依赖DNA的RNA聚合酶，阻止RNA的合成，从而抑制细菌蛋白的合成，发挥其抗菌作用。本品的抗炎作用可能与稳定细胞溶酶体膜有关。

【适应证】作为治疗瘤型麻风的选用药，通常应与氨苯砜联合使用。与利福平或乙硫异烟胺联合用于治疗耐砜类药物的菌株所致的感染。本品也可用于红斑结节性麻风反应和其他药物引起的急性麻风反应。本品亦可与其他抗结核药合用于艾滋病患者并发非结核性分枝杆菌感染，但临床疗效常不满意。

【用法用量】①耐氨苯砜的各型麻风：口服，每次50~100mg，每日1次，与其他一种或几种抗麻风药合用。②伴红斑结节麻风反应的各型麻风：有神经损害或皮肤溃疡凶兆者，每日口服100~300mg，有助于减少和撤除泼尼松（每日40~80mg）。待反应控制后，逐渐递减至每日100mg。为使组织内达到足够的药物浓度，用药2个月后才逐渐减少泼尼松的用量。无神经损害或皮肤溃疡凶兆时，按耐氨苯砜的各型麻风处理。③治疗氨苯砜敏感的各型麻风：本品可与其他两种抗麻风药合用。如可能三药合用至少2年以上，直至皮肤涂片查菌转阴。此后，继续采用一种合适的药物。④成人每日最大量不超过300mg，小儿剂量尚未确认。

【不良反应】见氯法齐明的不良反应表。

氯法齐明的不良反应表

分类	少见	罕见	临床报道（发生率不明）	不良反应处置
免疫系统	鱼鳞病			约70%~80%用本品治疗的患者皮肤有鱼鳞病样改变，尤以四肢和冬季为主，停药后2~3个月可好转

续表

分类	少见	罕见	临床报道（发生率不明）	不良反应处置
消化系统	食欲减退、恶心、呕吐、腹痛、腹泻、肝炎或黄疸、ALT升高	脾梗死、肠梗阻或消化道出血		出现严重不良反应应及时给予对症治疗
神经系统	眩晕、嗜睡、眼干燥、刺激感			

【咨询要点】①毒性反应：本品能透过胎盘并进入乳汁，使新生儿和哺乳儿皮肤染色。孕妇避免应用本品，哺乳期妇女不宜应用本品。②药物过量：予以催吐、洗胃、导泻，必要时予以对症、支持治疗。

两性霉素 B [药典（二）；基（基）；医保（乙）]
Amphotericin B

【分类】多烯类抗真菌药。

【药理作用】为抗深部真菌感染药。本品与真菌细胞膜上的甾醇结合，损伤膜的通透性，导致真菌细胞内钾离子、核苷酸、氨基酸等外漏，破坏正常代谢而起抑菌作用。

【适应证】本品用于隐球菌、球孢子菌、荚膜组织胞浆菌、芽生菌、孢子丝菌、念珠菌、毛霉、曲菌等引起的内脏或全身感染。

【用法用量】临床前，加灭菌注射用水适量使溶解（不可用氯化钠注射液溶解与稀释），再加入 5% 葡萄糖注射液（pH>4.2）中，浓度每 1ml 不超过 1mg。①注射用两性霉素 B 静脉滴注：开始用小剂量 1~2mg，逐日递增到每日 1mg/kg。每日给药 1 次，滴注速度通常为 1~1.5ml/min。疗程总量：白色念珠菌感染约 1g，隐球菌脑膜炎约 3g。②两性霉素 B 脂质复合体（AMLC）：成人及小儿推荐剂量为每日 5mg/kg，静脉滴注液浓度为 1mg/ml。小儿和心血管疾病患者可为 2mg/ml，每日 1 次，滴注速度每小时 2.5mg/kg，时间超过 2 小时应再次摇匀。③两性霉素 B 脂质体（AMBL）：系统真菌感染，每日 3~5mg/kg；HIV 感染的脑隐球菌脑膜炎，每日 6mg/kg；中性粒细胞减少症发热时的经验治疗，每日 3mg/kg；内脏利什曼原虫病的治疗，免疫功能正常者，第 1~5 日，每日 3mg/kg，于第 14 日和 21 日各再加剂量。免疫功能不正常者第 1~5 日，每日 4mg/kg，第 10、17、21、31 和 38 日再各给 1 剂。均为静脉滴注，每日滴注 1 次，每次滴注时间约 2 小时，耐受良好者可缩短为 1 小时，药液需通过输液管内滤膜后方可给予。④鞘内注射：对隐球菌脑膜炎，除静脉滴注外尚需鞘内给药。每次从 0.05~0.1mg 开始，逐渐递增至 0.5~1mg（浓度为 0.1~0.25mg/ml），溶于灭菌注射用水 0.5~1ml 中，按鞘内注射法常规操作，共约 30 次，必要时可酌加地塞米松注射液，以减轻反应。⑤雾化吸入：适用于肺及支气管感染病例。每日量 5~10mg，溶于灭菌注射用水 100~200ml 中，分 4 次用。⑥局部病灶注射：浓度 1~3mg/ml，3~7 日用 1 次，必要时可加普鲁卡因注射液少量，对真菌性脓胸和关节炎，可局部抽脓后注入药 5~10mg，每周 1~3 次。⑦局部外用：浓度 2.5~5mg/ml。⑧腔道用药：栓剂 25mg。⑨眼部用药：眼药水 0.25%；眼药膏 1%。⑩口服：对肠道真菌感染，每日 0.5~2g，分 2~4 次服。

【不良反应】见两性霉素 B 的不良反应表。

两性霉素 B 的不良反应表

分类	常见	临床报道（发生率不明）
免疫系统		斑丘疹、瘙痒、皮疹、出汗、痤疮、脱发、瘀点、皮肤颜色改变、皮丘、大疱疹
消化系统		腹泻、口干、恶心、呕吐、口炎、厌食、血性腹泻、便秘、消化不良、大便失禁、γ-谷氨酰转肽酶升高、胃肠道异常、胃肠道出血、齿龈炎、舌炎、肝功能衰竭、黑粪症、口腔溃疡、念珠菌病、直肠异常
泌尿系统		血尿、白蛋白尿、排尿困难、尿糖、肾衰竭、少尿、尿失禁
血液系统		贫血、凝血障碍、凝血酶原减少、瘀斑、纤维蛋白原增加、低血色素性贫血、白细胞增多、白细胞减少、出血点、促凝血酶原减少
神经系统		精神错乱、眩晕、失眠、嗜睡、震颤、易激动、焦虑、惊厥、抑郁、幻觉、张力过高、神经质、神经病、感觉异常、精神病、言语功能障碍、木僵
心血管系统	低血压、心动过速	心功能紊乱、出血、高血压、心律失常、心房纤颤、心动过缓、充血性心力衰竭、心搏停止、静脉炎、休克、室上性心动过速、晕厥、血管扩张、肝静脉阻塞性疾病、室性期外收缩、心肌扩大
内分泌系统		水肿、低钙血症、低磷血症、体重增加、酸中毒、BUN 升高、脱水、低钠血症、高钾血症、高脂血症、高钠血症、高血容量、低血糖、低蛋白血症、乳酸脱氢酶升高、AST 升高、ALT 升高、体重下降
呼吸系统		窒息、哮喘、过度通气、咳嗽加剧、咯血、肺水肿、咽炎、胸腔积液、呼吸道异常、鼻窦炎
其他	寒战、发热	腹痛、腹胀、胸痛、背痛、注射部位炎症、面部浮肿、黏膜异常、意外伤害、过敏反应、无力、死亡、低体温、免疫系统异常、感染、注射部位疼痛及注射部反应、弱视、耳聋、听力异常、耳鸣

【咨询要点】①毒性反应：本品属妊娠 B 类药物。故本品只有在预见的益处大于对胎儿的潜在危险时才可在怀孕期间使用。哺乳期的母亲尚不清楚本品是否会分泌到乳汁中。由于两性霉素 B 对婴儿的潜在严重不良反应，同时也考虑到药物对母亲的重要性，应在哺乳期母亲是否停止母乳喂养或停止用药这两者之间做出选择。②药物过量：本品不可通过血液透析清除，有报道普通两性霉素 B 过量导致心脏停搏或呼吸停止。

参考文献

［1］Soares JR，Nunes MC，Leite AF. Reversible dilated cardiomyopathy associated with amphotericin B therapy［J］. J Clin Pharm Ther. 2015，40（3）：333-5.

咪康唑 ^[药典（二）；基（基）；医保（甲）]
Miconazole

【分类】抗真菌药。

【药理作用】本品为广谱抗真菌药，对多种真菌，尤其是念珠菌有抗菌作用，对某些革兰阳性杆菌和球菌也有抗菌作用。其作用机制是抑制真菌细胞膜的合成，以及影响其代谢过程。

【适应证】外阴阴道念珠菌病和革兰阳性细菌引起的双重感染。

【用法用量】①栓剂：阴道给药。每晚 1 次，1 次 1 枚。连续 7 天为 1 个疗程。也可采用 3 日疗法，第 1 日晚 1 枚，随后 3 日早、晚各 1 枚，在月经期应持续使用，完成疗程。②阴道片 / 软胶囊：阴道给药，每晚 1 次，1 次 1 片。③阴道泡腾片：阴道给药，洗净后将泡腾片置于阴道深处。每晚 1 次，1 次 1 片。连续 7 日为 1 个疗程。也可采用 3 日疗法，即第 1 日晚 1 片，随后 3 日早、晚各 1 片。即使症状迅速消失，也要完成治疗疗程，在月经期间应持续使用。

【不良反应】见咪康唑的不良反应表。

咪康唑的不良反应表

分类	少见	罕见	不良反应处置
免疫系统	局部刺激、瘙痒和烧灼感，皮疹	过敏反应、面部水肿、玫瑰痤疮、荨麻疹、皮肤丘疹、血管性水肿、超敏反应、面肿、酒渣鼻、变态反应（乳膏）	如有灼烧感、瘙痒、红肿等应停止用药，洗净
泌尿及生殖系统	阴道烧灼感、女性生殖器瘙痒、外阴阴道不适、阴道分泌物增多、痛经、腹痛、阴道疼痛、阴道出血、尿道感染、排尿困难	盆腔痉挛、阴道刺激和给药部位反应	症状严重者应立即停药并给予适当处理
神经系统	头痛（阴道给药）	头晕（口服给药）	

【咨询要点】毒性反应：动物实验显示咪康唑对胎儿有毒性，因此孕妇禁用本品；本品是否会分泌进入乳汁尚不明确，因此不推荐哺乳期妇女使用本品。有报道怀孕妇女应用阴道制剂未见畸胎发生率增加，大鼠和家兔静脉注射咪康唑（剂量分别为 40mg/kg、20mg/kg）时未见胚胎毒性和致畸作用。大鼠经口给药 80mg/kg 以上时出现胚胎毒性和难产，但大鼠阴道内给药未见影响。

参考文献

[1] 李庆习，嘉宁. 硝酸咪康唑乳膏致变态反应 1 例［J］. 人民军医，2016，59（10）：1082.

伊曲康唑 [药典（二）；基（基）；医保（乙）]
Itraconazole

【分类】三唑类抗真菌药物。

【药理作用】本品是具有三唑环的合成唑类抗真菌药物。对深部真菌与浅表真菌都有抗菌作用。三唑环的结构使本品对人细胞色素 P450 的亲和力降低，而对真菌细胞色素 P450 仍保持强亲和力。

【适应证】本品主要应用于深部真菌所引起的系统感染，如芽生菌病、组织胞浆菌病、类球孢子菌病、着色真菌病、孢子丝菌病、球孢子菌病等。也可用于念珠菌病和曲菌病。

【用法用量】胶囊剂用餐后立即给药，必须整粒服用。口服液不应与食物同服，服药后至少 1 小时内不要进食。

【不良反应】见伊曲康唑的不良反应表。

伊曲康唑的不良反应表

分类	少见	罕见	临床报道（发生率不明）
免疫系统		中毒性表皮坏死松解症、剥脱性皮炎	多形性红斑、白细胞分裂型脉管炎、荨麻疹、脱发、皮疹、瘙痒、光过敏、血清病、血管性水肿、过敏反应、过敏样反应、变态反应

续表

分类	少见	罕见	临床报道（发生率不明）
消化系统	胆红素血症、ALT/AST升高、肝功能异常、黄疸、恶心、腹泻、呕吐、腹痛	严重肝毒、肝衰竭	可逆性肝酶升高、肝炎
泌尿系统	肾功能异常、血肌酐升高	蛋白尿	尿频、尿失禁
血液系统		白细胞减少、中性粒细胞减少、血小板减少	
神经系统	头痛、头晕、全身疼痛		外周神经病变、触觉异常、感觉减退、眩晕
心血管系统		心力衰竭	
内分泌系统	低钾血症、碱性磷酸酶升高、低镁血症	LDH升高、高血糖	高甘油三酯血症
其他			视觉障碍（视力模糊、复视）、耳鸣、短暂性或永久性听力丧失、月经失调、勃起障碍、肌肉痛、关节痛

【咨询要点】药物过量：当发生药物过量时，应采取支持疗法。伊曲康唑不能通过血液透析清除，也没有特效解救药。

参考文献

［1］Pettit NN，Pisano J，Weber S，et al. Hepatic Failure in a Patient Receiving Itraconazole for Pulmonary Histoplasmosis–Case Report and Literature Review［J］. Am J Ther，2016，23（5）：e1215–21.

［2］Rodrigo–Troyano A，Mediavilla MM，Garin N. Heart failure induced by itraconazole［J］. Med Clin（Barc），2017，148（2）：69–70.

氟康唑 [药典（二）；基（基）；医保（甲、乙）]
Fluconazole

【分类】三唑类抗真菌药。

【药理作用】本品为氟代三唑类抗真菌药，高度选择抑制真菌的细胞色素 P450，使菌细胞损失正常的甾醇，而 14α–甲基甾醇则在菌细胞中蓄积，起抑菌作用。对新型隐球菌、白色念珠菌及其他念珠菌、黄曲菌、烟曲菌、皮炎芽生菌、粗球孢子菌、荚膜组织胞浆菌等有抗菌作用。

【适应证】应用于敏感菌所致的各种真菌感染，如隐球菌性膜炎、复发性口咽念珠菌病等。

【用法用量】①念珠菌性口咽炎或食管炎：第 1 日口服 200mg，以后每日服 100mg，疗程 2~3 周，症状消失仍需用药以免复发。②念珠菌系统感染：第 1 日 400mg，以后每日 200mg，疗程 4 周或症状消失后再用 2 周。③隐球菌性脑膜炎：第 1 日 400mg，以后每日 200mg，如患者反应正常也可用每日 1 次 400mg，至脑脊液细菌培养阴性后 10~12 周。④肾功能不全者减少用量：肌酐清除率 >50ml/min 者，用正常量；肌酐清除率为 21~50ml/min 者，用 1/2 量；肌酐清除率为 11%~20% 者，用 1/4 量。注射给药的用量与口服量相同。静脉滴注速度约为 200mg/h。可加入到葡萄糖注射液、0.9% 氯化钠注射液、乳酸钠林格液中滴注。

【不良反应】见氟康唑的不良反应表。

氟康唑的不良反应表

分类	少见	罕见	临床报道（发生率不明）
免疫系统	皮疹	瘙痒、荨麻疹、出汗增加、药疹病、面部水肿、脱发、过敏反应、血管水肿	剥脱性皮炎、大疱性固定药疹
消化系统	恶心、呕吐、腹痛、腹泻、消化不良、胃肠胀气、口干	碱性磷酸酶升高、胆红素升高、血清 ALT 和 AST 升高、肝炎、肝细胞坏死、黄疸	肝毒性、肝细胞坏死
血液系统		白细胞减少、中性粒细胞减少、血小板减少症和粒细胞缺乏症	
心血管系统		高胆固醇血症、高甘油三酯血症、低钾血症	尖端扭转型心动过速、Q-T 间期延长
其他	头痛	失眠、嗜睡、癫痫发作、震颤、眩晕、乏力、发热	

【咨询要点】①毒性反应：应避免在怀孕期间使用，除非患有严重或可能危及生命的真菌感染的患者，如果预期的益处超过对胎儿可能的风险，可使用氟康唑。有病例报告描述了子宫内暴露的婴儿先天性异常，母体在妊娠早期的大部分或全部期间使用高剂量氟康唑（400~800mg/d）。②药物过量：有报告称氟康唑药物过量可伴随幻觉和妄想行为。对用药过量的患者，应采取对症治疗（支持疗法及必要时洗胃）。氟康唑大部分由尿排出，强迫利尿可能增加其清除率。3 小时的血液透析治疗可使氟康唑的血药浓度降低约 50%。

参考文献

［1］Sławińska M，Barańska-Rybak W，Wilkowska A. Bullous fixed drug eruption due to fluconazole，imitating herpes simplex［J］.Clin Exp Dermatol，2017，42（5）：544-545.

［2］Kyriakidis I，Tragiannidis A，Munchen S.Clinical hepatotoxicity associated with antifungal agents［J］.Expert Opin Drug Saf，2017，16（2）：149-165.

伏立康唑 [药典（二）；医保（乙）]
Voriconazole

【分类】三唑类抗真菌药。

【药理作用】本品通过抑制对真菌细胞色素 P450 有依赖的羊毛甾醇 14α - 去甲基化酶，进而抑制真菌细胞膜麦角醇的生物合成，使真菌细胞膜的结构和功能丧失，最终导致真菌死亡。对分枝霉杆菌、链孢霉菌属以及所有曲霉菌均有杀菌活性，对耐氟康唑的克柔念珠菌、光滑念珠菌、白色念珠菌等也有抗菌作用。

【适应证】本品用于治疗侵性曲霉病，以及对氟康唑耐药的严重侵入性念珠菌病感染及由足放线病菌属和镰刀菌属引起的严重真菌感染。主要用于进行性、致命危险的免疫系统受损的 2 岁以上患者。

【用法用量】①负荷剂量：第 1 日静脉注射，每次 6mg/kg，12 小时 1 次；口服，体重大于 40kg 者，每次 400mg；小于 40kg 者，200mg，均为 12 小时 1 次。②维持剂量：第 2 日起静脉注射，每次 4mg/kg，每日 2 次；口服，体重大于 40kg 者，每次 200mg；小于 40kg 者，100mg，均为 12 小时 1 次。③治疗口、食管白色念珠菌病：口服，每次 200mg，每日 2 次；静脉注射，每次 3~6mg/kg，12 小时 1 次。

【不良反应】 见伏立康唑的不良反应表。

伏立康唑的不良反应表

分类	常见	少见	罕见	临床报道 （发生率不明）
免疫系统		皮疹、剥脱性皮炎、面部水肿、光敏反应、丘疹、瘙痒症、脱发、红斑	史 - 约综合征、血管性水肿、药物高敏反应、银屑病	中毒性表皮坏死松解症、多形性红斑、盘状红斑狼疮
消化系统	恶心、呕吐、腹痛、腹泻	肝功能异常、胆汁郁积性黄疸、AST 升高、ALT 升高	肝衰竭、肝炎、肝大、胰腺炎、腹膜炎、假膜性结肠炎	肝昏迷
泌尿系统		肾功能异常、急性肾衰竭、血尿、尿蛋白	肾小管坏死	
血液系统		全血细胞减少、骨髓抑制、白细胞减少、血小板减少、贫血、紫癜	弥漫性血管内凝血、粒细胞缺乏	
神经系统	头痛	头晕、意识混乱、震颤、激惹、感觉异常、幻觉、抑郁、焦虑	脑水肿、共济失调、感觉减退、惊厥、失眠	
心血管系统		心动过速、低血压、血栓性静脉炎	心律失常	
呼吸系统		急性呼吸窘迫综合征、肺水肿、胸痛		
肌肉骨骼和结缔组织系统		背痛	关节炎	肌张力亢进、骨膜炎
内分泌系统		低血糖、低钾血症、碱性磷酸酶升高、肌酐增加		
其他	视觉异常、发热	畏光、色视症、注射部位反应、寒战、衰弱	视盘水肿、视神经异常、巩膜炎、眼球震颤	

【咨询要点】 ①毒性反应：动物实验显示本品有生殖毒性，对人体的潜在危险性尚不确定。本品不宜用于孕妇，除非对母亲的益处显著大于对胎儿的潜在毒性。育龄期妇女应用伏立康唑期间需采取有效的避孕措施。哺乳期妇女尚无伏立康唑在乳汁中分泌的资料。除非明显的利大于弊，否则哺乳期妇女不宜使用伏立康唑。②药物过量：目前尚无已知的伏立康唑的解毒剂。伏立康唑已知的血液透析的清除率为 121ml/min 。所以当药物过量时血液透析有助于将伏立康唑从体内清除。

参考文献

[1] Adwan MH. Voriconazole-induced periostitis: a new rheumatic disorder[J]. Clin Rheumatol, 2017, 36(3): 609-615.

[2] Bayhan GI, Garipardic M, Karaman K. Voriconazole-associated visual disturbances and hallucinations [J]. Cutan Ocul Toxicol, 2016, 35 (1): 80-2.

氟胞嘧啶 ^[药典（二）；医保（乙）]
Flucytosin

【分类】 其他抗真菌药。

【**药理作用**】本品对念珠菌、隐球菌，以及地丝菌有良好的抑制作用，对部分曲菌以及引起皮肤真菌病的分枝孢子菌、真菌等也有作用。对其他真菌和细菌都无作用。口服吸收良好，3~4 小时血药达到高峰，血中半衰期为 8~12 小时，可透过血 - 脑屏障。

【**适应证**】本品用于念珠菌和隐球菌感染，单用效果不如两性霉素 B，可与两性素 B 合用以增效（协同作用）。

【**用法用量**】口服：1 日 4~6g，分 4 次服，疗程自数周至数月。静脉注射，1 日 50~150mg/kg，分 2~3 次。单用本品时真菌易产生耐药性，宜与两性霉素 B 合用。

【**不良反应**】见氟胞嘧啶的不良反应表。

氟胞嘧啶的不良反应表

分类	罕见	临床报道（发生率不明）
免疫系统		皮疹、瘙痒、荨麻疹、光敏反应
消化系统	肝坏死	肝损伤、肝功能不全、黄疸、胆红素升高、肝酶升高、恶心、呕吐、腹痛、腹泻、厌食、口干、十二指肠溃疡、消化道出血、结肠炎、小肠结肠炎
泌尿系统		氮质血症、肌酐和 BUN 升高、结晶尿、肾衰竭
血液系统		贫血、粒细胞缺乏症、再生障碍性贫血、嗜酸性粒细胞增多、白细胞减少、全血细胞减少、血小板减少和骨髓发育不良
神经系统		共济失调、听力丧失、头痛、感觉异常、帕金森病、周围神经病变、发热、眩晕、镇静、抽搐
心血管系统	心搏骤停	心室功能障碍
呼吸系统	呼吸停止	胸痛、呼吸困难
其他		困惑、幻觉、精神病、疲劳、低血糖、低钾血症、虚弱、过敏反应、莱尔综合征

【**咨询要点**】①毒性反应：孕妇没有充分和良好对照的研究。只有在潜在的益处证明对胎儿有潜在风险时，才应在怀孕期间使用氟胞嘧啶胶囊。目前尚不清楚这种药物是否在人乳中排泄。由于许多药物在人乳中排泄，并且由于氟胞嘧啶胶囊对哺乳婴儿可能造成严重不良反应，因此应考虑药物对母亲的重要性，决定是否停止哺乳或停药。②药物过量：血清浓度超过 100mg/ml 可能与毒性发生率增加有关，尤其是胃肠道（腹泻，恶心，呕吐），血液学（白细胞减少，血小板减少）和肝脏（肝炎）。在管理过量使用时，建议立即洗胃或使用催吐剂。如果需要，应通过静脉途径维持足够的液体摄入，因为氟胞嘧啶胶囊通过肾道不加排泄。应经常监测血液学参数；应仔细监测肝肾功能。如果在任何这些参数中出现任何异常，应采取适当的治疗措施，血液透析可以迅速降低无尿患者的血清浓度。

参考文献

［1］Kyriakidis I，Tragiannidis A，Munchen S.Clinical hepatotoxicity associated with antifungal agents［J］. Expert Opin Drug Saf，2017，16（2）：149-165.

特比萘芬 [药典（二）；医保（乙）]
Terbinafine

【**分类**】烯丙胺类抗真菌药。

【**药理作用**】本品抑制真菌细胞麦角醇合成过程中的鲨烯环氧化酶，并使鲨烯在细胞中蓄积而起杀菌作用。人体细胞对本品的敏感性为真菌的万分之一。本品有广谱抗真菌作用，对皮肤真菌有杀菌作用，对白色念珠菌则起抑菌作用。

【适应证】用于浅表真菌引起的皮肤、指甲感染，如毛癣菌、狗小孢子菌、絮状表皮癣菌等引起的体癣、股癣、足癣、甲癣以及皮肤白色念珠菌感染。

【用法用量】①口服：每日1次，每次250mg，足癣、体痒、股癣服用1周；皮肤念珠菌病1~2周；指甲癣4~6周；趾甲癣12周（口服对花斑癣无效）。②外用（1%霜剂）：每日涂抹1~2次，疗程不定（约1~2周）。

【不良反应】见特比萘芬的不良反应表。

特比萘芬的不良反应表

分类	常见	少见	罕见	临床报道（发生率不明）
免疫系统		皮疹、瘙痒、荨麻疹	多形性红斑、史-约综合征、红斑狼疮	中毒性表皮坏死松解症、剥脱性皮炎、大疱性皮炎以及嗜酸性粒细胞增多和全身症状（DRESS）综合征的药物反应、急性全身性发疹性脓疱病、银屑病样皮疹或银屑病恶化、光敏反应、脱发、血管性水肿、过敏反应、系统性红斑狼疮的沉淀和恶化
消化系统	腹泻	肝酶升高、消化不良、腹痛、恶心、胀气	肝衰竭	特异性和症状性肝损伤、肝炎、胆汁淤积、胰腺炎、呕吐
血液系统			粒细胞缺乏症、白细胞减少、全血细胞减少	严重嗜中性白细胞减少、血小板减少、血栓性微血管病（TMA）（包括血栓形成血小板减少性紫癜和溶血性尿毒症综合征）
神经系统	头痛			
肌肉骨骼系统				横纹肌溶解症、关节痛、肌痛
其他		发热、视觉障碍、味觉异常		视野缺损、视力下降、味觉减退、听力障碍、眩晕、耳鸣、萎靡、疲劳、流感样疾病

【咨询要点】①毒性反应：胎儿毒性及生育能力动物实验研究发现，无不良反应。妊娠妇女中的临床经验非常有限，在妊娠期间，如果服药的益处不能超过风险，不应使用。特比萘芬可以分泌至乳汁当中，因此口服特比萘芬治疗的母亲不应哺乳。②药物过量：已有少数药物过量（达到5g）的病例报告，发生了头痛、恶心、上腹痛及头晕。药物过量的推荐治疗是清除药物，主要是服用活性炭来治疗，根据需要可针对症状给予支持治疗。

参考文献

[1] Mayser P.Terbinafine: Drug-induced lupus erythematodes and triggering of psoriatic skin lesions [J]. Hautarzt, 2016, 67 (9): 724-31.

[2] Kramer ON, Albrecht J. Clinical presentation of terbinafine-induced severe liver injury and the value of laboratory monitoring: a Critically Appraised Topic [J]. Br J Dermatol, 2017, 177 (5): 1279-1284.

[3] Veraldi S, Pontini P, Serini SL.Terbinafine and taste loss [J]. G Ital Dermatol Venereol, 2016, 151 (3): 308-9.

卡泊芬净 [医保（乙）；基（基）]
Caspofungin

【分类】棘白菌素类抗真菌药。

【药理作用】卡泊芬净是一种 β-（1,3）-D-葡聚糖合成抑制剂，可特异性抑制真菌细胞壁的组成成分 β-（1,3）-D-葡聚糖的合成，从而破坏真菌结构，使之溶解。由于哺乳动物细胞不产生 β-（1,3）-D-葡聚糖，因此卡泊芬净对患者不产生类似两性霉素 B 样的细胞毒性。此外，卡泊芬净不是 CYP450 的抑制剂，因此不会与经 CYP3A4 途径代谢的药物产生相互作用。本品对许多种致病性曲霉菌属和念珠菌属真菌具有抗菌活性。

【适应证】用于治疗对其他治疗无效或不能耐受的侵袭性曲霉菌病；对疑似真菌感染的中性粒细胞缺乏症伴发热患者的经验治疗；口咽及食道念珠菌病。侵袭性念珠菌病，包括中性粒细胞减少症及非中性粒细胞减少症患者的念珠菌血症。

【用法用量】第 1 日给予单次 70mg 负荷剂量，随后每日给予 50mg 的剂量。本品约需要 1 小时的时间经静脉缓慢地滴注给药。疗程取决于患者疾病的严重程度、被抑制的免疫功能恢复情况以及对治疗的临床反应。对于治疗无临床反应而对本品耐受性良好的患者可以考虑将每日剂量加大到 70mg。

【不良反应】见卡泊芬净的不良反应表。

卡泊芬净的不良反应表

分类	少见	临床报道（发生率不明）
免疫系统	皮疹、瘙痒症、发汗	
消化系统	肝酶水平升高、血清肌酐升高、恶心、腹泻、呕吐	肝功能失调
血液系统		高钙血症
心血管系统	静脉炎、血栓性静脉炎、静脉输液并发症	
呼吸系统	呼吸困难	
其他	发热、发冷	

【咨询要点】毒性反应：动物实验发现，卡泊芬净能穿过胎盘屏障。除非一定必要，本品不得在妊娠期间使用。哺乳妇女尚不清楚本药物是否能由人类乳汁排出。因此接受本品治疗的妇女不应哺乳。

米卡芬净 [医保（乙）]
Micafungin

【分类】棘白菌素类抗真菌药。

【药理作用】米卡芬净可特异性抑制真菌细胞壁的组成成分 β（1,3）-D-葡聚糖的合成，破坏真细胞结构，使之溶解。对念珠菌如白色念珠菌、光滑念珠菌、热带念珠菌、克柔念珠菌和近平滑念珠菌有较好的抑制活性，对于曲霉也有良好的体外抑制活性，但对于新生隐球菌、镰刀菌、接合菌和白吉利毛孢子菌等无抑制活性。

【适应证】用于治疗食管念珠菌感染，预防造血干细胞移植患者的念珠菌感染。

【用法用量】治疗食管念珠菌病的推荐剂量为 150mg/d，预防造血干细胞移植患者的念珠菌感染的推荐剂量为 50mg/d。平均疗程分别为 15 日和 19 日。只能用 0.9% 氯化钠注射液（可用 5% 葡萄糖注射液代替）配制和稀释。每 50mg 米卡芬净钠先加入 5ml 0.9% 氯化钠注射液溶解。为减少泡沫的产生，须轻轻转动玻璃瓶，不可用力振摇。随后将已溶解好的米卡芬净钠溶液加入到 100ml 0.9% 氯化钠注射液中滴注给药，给药时间至少 1 小时。

【不良反应】见米卡芬净的不良反应表。

米卡芬净的不良反应表

分类	少见	罕见	临床报道（发生率不明）
免疫系统	皮疹		休克、过敏样反应、发热
消化系统	AST 升高、ALT 升高、ALP 升高、胆红素血症、呕吐、恶心、腹泻、厌食、便稀		肝功能异常、黄疸
泌尿系统	BUN 上升、肌酐升高		急性肾衰竭
血液系统		中性粒细胞减少、血小板减少、贫血	溶血性贫血
神经系统	头痛		
心血管系统		血管扩张、高血压	
内分泌系统	高钾血症、低钾血症		低钙血症、低镁血症
其他	静脉炎、关节炎、血管疼痛、寒战		

【咨询要点】毒性反应：孕妇或可能妊娠的妇女，仅在预期治疗的益处超过可能产生的风险时方可用药。建议哺乳期妇女避免使用本品，如果确实有必要使用，治疗期间必须停止哺乳。

参考文献

［1］Jeong SH，Kim DY，Jang JH.Efficacy and safety of micafungin versus intravenous itraconazole as empirical antifungal therapy for febrile neutropenic patients with hematological malignancies：a randomized，controlled，prospective，multicenter study［J］.Ann Hematol，2016，95（2）：337-44.

喷昔洛韦 [药典（二）；基（基）；医保（乙）]
Penciclovir

【分类】核苷类抗病毒药。

【药理作用】本品体外对 I 型和 II 型单纯疱疹病毒有抑制作用，在病毒感染细胞中，病毒胸腺嘧啶脱氧核苷激酶将本品磷酸化为喷昔洛韦单磷酸盐，然后细胞激酶将喷昔洛韦单磷酸盐转化为喷昔洛韦三磷酸盐。体外实验表明，喷昔洛韦三磷酸盐与脱氧鸟嘌呤核苷三磷酸盐竞争性抑制单纯疱疹病毒多聚酶，从而选择性抑制单纯疱疹病毒 DNA 的合成，进而抑制病毒的复制。耐本品的单纯疱疹病毒突变株的产生是由于病毒胸腺嘧啶脱氧核苷激酶或 DNA 多聚酶性质发生了改变，最常见耐阿昔洛韦的病毒突变株缺乏胸腺嘧啶核苷激酶，它们对本品也耐药。

【适应证】口唇或面部单纯疱疹、生殖器疱疹。

【用法用量】外用：涂于患处，每日 4~5 次，应尽早开始治疗（如有先兆或损害出现时）。

【不良反应】见喷昔洛韦的不良反应表。

喷昔洛韦的不良反应表

分类	少见
呼吸系统	鼻塞
神经系统	头痛、头晕
消化系统	腹泻
免疫系统	红斑

【咨询要点】①毒性反应：某些动物实验显示高浓度的喷昔洛韦可致突变，但无染色体改变的依据。在对细胞无害的浓度下喷昔洛韦未表现出致突变作用。实验结果表明喷昔洛韦对受试动物的胚胎发育和生活能力、多代发育、生殖能力及生殖行为等仅有轻微或没有影响。长期大剂量注射喷昔洛韦可致动物睾丸萎缩和精子数减少，停药后可部分恢复。动物实验未见致癌性依据。②药物过量：文献报道，健康男性志愿者12人，单次或多次使用1%喷昔洛韦软膏（每次180mg，约为临床常用剂量的67倍），在血浆或尿中未检出喷昔洛韦。

参考文献

［1］张国强，任明媛，刘娜，等.注射用喷昔洛韦致过敏性休克1例［J］.中国医院药学杂志，2016，36（2）：159-160.

聚乙二醇干扰素 α-2a [医保（乙）]
Peginterferon alfa-2a

【分类】抗病毒药。

【药理作用】聚乙二醇干扰素 α-2a 是聚乙二醇（PEG）与重组干扰素 α-2a 结合形成的长效干扰素。干扰素可与细胞表面的特异性 α 受体结合，触发细胞内复杂的信号传递途径并激活基因转录，调节多种生物效应，包括抑制感染细胞内的病毒复制，抑制细胞增殖，并具有免疫调节作用。

【适应证】本品适用于治疗成人慢性乙型肝炎、之前未接受过治疗的慢性丙型肝炎成年患者。

【用法用量】本品须由有经验的治疗慢性乙型和丙型肝炎的内科医师开始治疗。与利巴韦林联合使用时请同时参阅利巴韦林的说明书。①用于慢性乙型肝炎患者：本品的推荐剂量为每次180μg，每周1次，共48周，腹部或大腿皮下注射。其他剂量和疗程尚未进行充分的研究。②本品单药或与利巴韦林联合应用于慢性丙型肝炎：推荐剂量为每次180μg，每周1次，腹部或大腿皮下注射。联合治疗时同时口服利巴韦林。

【不良反应】见聚乙二醇干扰素 α-2a 的不良反应表。

聚乙二醇干扰素 α-2a 的不良反应表

分类	常见	少见	罕见	不良反应处置
免疫系统	脱发、瘙痒症	皮肤疾病、皮疹、湿疹、银屑病、荨麻疹、光敏反应	急性过敏反应（包括血管性水肿、支气管痉挛和过敏性休克）	停药并立即送医院。若出现过敏性休克时，立即平卧，给氧，皮下注射肾上腺素0.5~1mg（小儿减半），使用抗过敏药物，使用升压药维持血压，应用糖皮质激素，补充液体维持水、电解质平衡，维持酸碱平衡

续表

分类	常见	少见	罕见	不良反应处置
消化系统	恶心、腹泻、腹痛、厌食	胃炎、腹胀、口干、口腔溃疡、牙龈出血、牙龈炎、唇炎、便秘、口腔炎、吞咽困难、舌炎		
泌尿系统		阳痿		
血液系统		淋巴结肿大、贫血和血小板减少		
神经系统	头痛、失眠易激惹、抑郁、头晕	记忆力障碍、味觉改变、感觉异常、感觉迟钝、震颤、虚弱、情感障碍、情绪改变、神经过敏、攻击意识、性欲减退、偏头痛、嗜睡、感觉过敏、梦魇、晕厥		
心血管系统		心悸、外周水肿、心动过速、面部潮红	心包炎	停药
其他	乏力、发热、寒战、注射局部反应	甲状腺功能减退/亢进、视物模糊、眼干、眼部炎症、眼痛、眩晕、耳痛、上呼吸道感染、咽痛、鼻炎、鼻咽炎、鼻窦充血、肺充血、胸部紧缩感、劳累性呼吸困难、鼻出血、骨痛、背痛、颈部疼痛、肌肉痉挛、肌肉无力、骨骼肌疼痛、关节炎、流感样疾病、不适、嗜睡、寒战、潮热、虚弱、单纯疱疹、胸痛、口渴		

【咨询要点】①毒性反应：动物生殖毒性实验提示，与其他干扰素相同，雌猴给予 PEG 干扰素 α-2a 后出现月经周期延长，并伴随 17α-雌二醇和黄体激素峰的减低和延迟，停药后，月经恢复正常；雄猴给予干扰素 α-2a 25×10^6 国际单位/（kg·d），连续 5 个月，未见其对生育力的影响。恒河猴给予干扰素 α-2a 后，流产率显著升高，未见畸胎，有统计学意义。②药物过量：已有连续每日给药的报告，最少为连续 2 日每日注射本品 1 次（而不是间隔 1 周注射），最大为连续 1 周每日注射、总剂量达每周 1260μg。这些患者未出现特殊的或严重的不良事件而必须中断治疗。已分别进行了使用每周 540μg 和每周 630μg 治疗肾细胞癌和慢性粒细胞白血病的临床试验。与剂量相关的毒性反应包括疲劳、肝酶升高、中性粒细胞减少和血小板减少，是干扰素治疗的典型反应。

氯喹 [药典（二）；基（基）；医保（甲）]
Chloroquine

【分类】抗寄生虫病药。

【药理作用】本药及其他 4- 氨基喹啉类抗疟药（如哌喹、阿莫地喹等）主要对疟原虫的红内期起作用。可能破坏疟原虫裂殖体 DNA 的复制与转录过程，从而干扰其繁殖或阻碍了其内吞作用，导致虫体因缺乏氨基酸而死亡。本药能有效地控制疟疾症状发作。但对红外期无作用，不能阻止复发，不过因作用较持久，能使复发推迟（恶性疟因无红外期，故能被根治）；对配子体也无直接作用。故既不能作病因预防，也不能阻断传播。目前发现有相当一部分恶性疟原虫对本药产生了耐药性，使本药疗效降低，因此在很多情况下需改用其他抗疟药或联合用药。除抗疟外，本药对阿米巴滋养体也有较强的杀灭作用。因本药还有口服后肠壁组织浓度低，而肝、肺组织浓度高的特点，故对阿米巴痢疾无效，而对阿米巴肝脓肿和肺脓肿等肠外阿米巴有显著疗效。

【适应证】主要用于治疗疟疾急性发作，控制疟疾症状；预防性抑制疟疾症状发作；治疗阿米巴肝脓肿（肝阿米巴病）、华支睾吸虫病、肺并殖吸虫病（肺吸虫病）等；治疗红斑狼疮和类风湿关节炎等结缔组织病及光敏性疾病（如日晒红斑症）。

【用法用量】①成人：口服给药，控制疟疾发作，首剂 1000mg，第 2、3 日每日 500mg，如与伯氨喹合用，只需第 1 日服本药 1000mg；预防性抑制疟疾症状发作，每周 1 次，每次 500mg；阿米巴肝脓肿，第 1、2 日，每日 2~3 次，每次服 500mg，以后每日 500mg，连用 2~3 周；盘状红斑狼疮及类风湿关节炎，开始每日 1~2 次，每次 250mg，经 2~3 周后，如症状得到控制，改为每日 2~3 次，每次量不宜超过 250mg，长期维持；对系统性红斑狼疮，用皮质激素治疗症状缓解后，可加用本药以减少皮质激素用量。静脉滴注，控制疟疾发作，缓慢滴注，每次 2~3mg/kg。第 1 日 1500mg，第 2、3 日每天 500mg，疗程 3 日，总量 2500mg，第 1 日药量于 12 小时内全部输完。②儿童：口服给药，控制疟疾发作，首剂 16mg/kg（高热期酌情减量，分次服），6~8 小时后及第 2~3 日各服 8mg/kg；预防性抑制疟疾症状发作，每周 8mg/kg。

【不良反应】见氯喹的不良反应表。

氯喹的不良反应表

分类	少见	罕见	临床报道 （发生率不明）	不良反应处置
免疫系统	皮疹、皮肤瘙痒、光敏性皮炎、毛发变白、全身色素沉着或脱色	剥脱性皮炎	可诱发迟发性皮肤卟啉病患者一过性周身反应	治疗中发生毒性反应时迅速停药，多数停药后症状消失
消化系统	口腔炎、恶心、呕吐、腹痛、腹泻			保护胃黏膜
泌尿系统	卟啉尿			
血液系统	AST 升高	溶血、再生障碍性贫血、可逆性粒细胞缺乏症及血小板减少		
神经系统	头昏、头痛、眼花、耳鸣、烦躁、视网膜轻度水肿		本药相当部分可在组织内蓄积，久服可致视网膜轻度水肿和色素聚集，出现暗点，影响视力，常为不可逆	眼花、耳鸣、烦躁等，一般停药后可自行消失
心血管系统	血压降低、窦房结的抑制	阿 - 斯综合征、Q-T 间期延长	窦房结的抑制可导致心律失常、休克	（1）如有心室停搏，应迅速抢救予以 CPR （2）心脏传导抑制、血压降低时及时予以下处置 ①异丙肾上腺素 0.5mg 加入 10% 葡萄糖注射液 40ml 内，以 1~2ml/min 的速度静脉缓慢注射至心搏有力、心率恢复至接近正常，血压回升便停止。改用静脉滴注维持，即用异丙肾上腺素 1mg 加入 10% 葡萄糖注射液 500ml 中，以每分钟 10~15 滴的速度滴入，根据心率和血压情况调整 ②麻黄碱或肾上腺素也可使心脏功能改善、血压回升，但作用不如异丙肾上腺素

续表

分类	少见	罕见	临床报道 （发生率不明）	不良反应处置
其他	损害听力		妊娠妇女大量服用 可造成小儿先天性 耳聋、智力迟钝等	

【咨询要点】①毒性反应：在治疗肺吸虫病、华支睾吸虫病及结缔组织疾病时，用药量大，疗程长，可能会有较重的反应，常见者为对眼的毒性。②药物过量：用药过量时可出现头痛、视力障碍、心力衰竭、惊厥，甚至心搏和呼吸停止。处理：因服过量而发生中毒时必须迅速催吐、洗胃、炭吸附及导泻；再给予抗酸药或白陶土以减少本药的吸收；给予氯化铵口服，成人 8g/d，分次服用，每周 3~4 日，在停止本药治疗后继续使用数月。

硫酸羟氯喹 [医保（甲、乙）]
Hydroxychloroquine Sulphate

【分类】抗疟药。

【药理作用】本品化学结构与氯喹相似，是氯喹 4 位氮原子上的乙基由羟乙基取代的衍生物，因此药理作用相同。其抗疟作用与氯喹一样，但毒性仅为氯喹的一半。本品也具有抗炎和免疫调节作用，由于能减少红细胞的沉积和抑制血小板凝集，因而也具有抗凝作用。

【适应证】主要用于疟疾的预防和治疗，也用于类风湿关节炎和青少年类风湿关节炎，以及盘状红斑狼疮及系统性红斑狼疮的治疗。

【用法用量】①治疗急性疟疾：成人口服，首次 0.8g，以后每 6~8 小时 0.4g，然后每 2 日 0.4g；儿童首剂量 0.01g/kg，6 小时第 2 次服药 0.005g/kg，第 2、3 日，每日 1 次，0.005g/kg。②预防疟疾：在进入疟疾流行区前 1 周服 0.4g，以后每周 1 次 0.4g；儿童 0.005g/kg。③治疗风湿性关节炎和红斑狼疮：成人每日 0.4g，分 1~2 次服用，根据患者的反应，该剂量可持续数周或数月。长期维持治疗，可用较小的剂量，每日 0.2~0.4g 即可。

【不良反应】见硫酸羟氯喹的不良反应表。

硫酸羟氯喹的不良反应表

分类	临床报道（发生率不明）	不良反应处置
免疫系统	头发变白、脱发、瘙痒、皮肤及黏膜色素沉着、皮疹、老年女性面部红肿、皮肤色素沉着	通常停药后容易恢复
消化系统	恶心、呕吐、腹泻、食欲不振及腹部痉挛	在减小剂量或停止治疗后，这些症状通常会立刻消失
血液系统	再生障碍性贫血、粒细胞缺乏、白细胞减少、血小板减少、骨髓抑制	进行定期的血细胞计数，如出现异常应停用本品
神经系统	兴奋、神经过敏、情绪改变、梦魇、精神病、头痛、头昏、眩晕、耳鸣、眼球震颤、神经性耳聋、惊厥、共济失调	
其他	角膜浑浊、视网膜损伤、视力障碍、体重减轻、倦怠、卟啉症恶化以及非光敏性银屑病	在治疗期间应进行眼科检查；停药后肌病可能恢复

【咨询要点】药物过量：如不慎过量服用，或在敏感患者小剂量应用时中毒症状在 30 分钟内即可出现，如头痛、困倦、视力失常、心血管衰竭、惊厥、甚至突发早期呼吸和心搏

骤停。心电图显示房性停搏、结性心律、心室间传导时间延长，进行性心动过缓导致心室纤颤和（或）心搏骤停。主要为对症治疗，应通过催吐（在家中，转运至医院前）或洗胃尽快排空胃内容物。在服药后 30 分钟内，洗胃后通过胃管导入至少 5 倍服药量的活性炭粉末可抑制药物的进一步吸收。如患者发生抽搐，应在洗胃前给予控制。如抽搐是因大脑刺激所致，可谨慎使用超短效的巴比妥类药物，然而，如果因缺氧所致，则需给予氧疗、人工通气，如发生低血压性休克应使用血管紧张药物。鉴于呼吸支持的重要性，患者在胃灌洗后如病情需要应进行气管插管或气管切开。血液置换可用于减少血中 4- 氨基喹啉的浓度，急性期存活的患者即使没有症状也应严密观察至少 6 小时。过量服用或对药物敏感的患者应补充液体和给予几天足量的气化铵（成年人每天 8g，分次使用）以酸化尿液促进药物从尿中排出。

参考文献

［1］王雪，王曼，姚丽艳，等.1 例硫酸羟氯喹致老年女性面部红肿的不良反应报道［J］.临床药物治疗杂志，2017，15（10）：74-76.

［2］王华光，赵瑞，刘丽宏.硫酸羟氯喹致皮肤色素沉着1例并文献复习[J].临床药物治疗杂志,2017,15(09):77-79.

甲氟喹
Mefloquine

【分类】抗疟药。

【药理作用】本品以 4 种具大致相同抗疟效力的光学异构体的外消旋混合物形式存在。抗疟作用与奎宁相似，但确切作用机制尚不完全清楚。可能是选择性地与疟原虫的磷脂结合，并与铁卟啉IX结合形成对疟原虫有毒的甲氟啉铁卟啉复合物，使本品在受疟原虫感染的红细胞内的浓度远高于非感染红细胞内的浓度，杀灭红细胞内期的疟原虫裂殖体，从而很好地发挥抗疟作用。

【适应证】主要用于恶性疟疾预防。单独使用甲氟喹，只应用于抗氯喹和多药抗药性恶性疟原虫引起的疟疾的预防和治疗。本品特别适用于在疟疾感染流行区只作短期停留的无免疫力的旅游者作预防用药，而流行区本地居民不应使用本品作预防用，以免导致抗甲氟喹疟原虫的出现。

【用法用量】①治疗恶性疟：单次 250mg，用 250ml 水送服（避免空腹服用）。为避免复发，应继续用伯氨喹治疗。②预防对氯喹耐药的恶性疟：每周 1 次，每次 250mg，共 4 周，然后隔周 250mg。最好在进入流行区前 1 周开始服用。

【不良反应】见甲氟喹不良反应表。

甲氟喹不良反应表

分类	少见	临床报道（发生率不明）
消化系统	恶心、呕吐、腹泻、腹部疼痛、食欲不振	
神经系统	眩晕 、平衡失调	神经精神紊乱，如焦虑、多疑、抑郁、精神错乱、幻觉、耳鸣、头痛、感觉异常、视觉障碍
其他		血小板减少、白细胞减少，细胞比容降低、AST/ALT升高、多形性红斑以及史-约综合征、无症状性心动徐缓及心电图改变、皮疹、瘙痒、荨麻疹、疲乏无力、肌痛、心脏不良事件

【咨询要点】注意事项：①有精神病史和惊厥史患者及严重肝、肾功能不全者禁用。②对奎宁、奎尼丁或氯喹有不良反应者应禁用或慎用。③大剂量的甲氟喹能使啮齿类动物发生畸形或发育异常，故本品不应预防性地应用于妊娠期妇女，特别在妊娠头 3 个月内。对于治疗妊娠期妇女的疟疾，则应审慎权衡。④服药期间应避免进行需要较高运动共济性能的工作，如驾车或操作机器等。

哌喹 [药典（二）；基（基）；医保（乙）]
Piperaquine

【分类】抗疟疾药。

【药理作用】哌喹影响伯氏疟原虫红内期裂殖体的超微结构，主要能使滋养体食物胞膜和线粒体肿胀。疟色素形态变异，多呈长梭形。线粒体及食泡腔内出现螺纹膜。这些变化呈进行性加重。其作用方式可能通过影响膜上有关酶系而改变膜的功能。线粒体肿胀等变化导致其生理功能的破坏。线粒体数量增多及其腔出现较多层膜小体，则可能是结构遭到损伤后的一种代偿反应。

【适应证】用于疟疾的治疗，也可作症状抑制性预防用。尤其是用于耐氯喹虫株所致的恶性疟的治疗与预防。亦可用于治疗矽肺。

【用法用量】成人常用量口服，剂量按哌喹计。①抑制性预防疟疾：每月服 0.6g，1 月 1 次，临睡前服，可连服 4~6 个月，但不宜超过 6 个月。②治疗疟疾：本品对耐氯喹虫株所致的恶性疟有根治作用，但作用缓慢，宜在奎宁、青蒿素、咯萘啶控制症状后继用本品。首次 0.6g，第 2、3 日分别服 0.6g 及 0.3g，总量 1.2~2.5g。③矽肺的防治：预防，每次服 0.5g，10~15日 1 次，1 月量 1~1.5g；治疗，每次 0.3~0.75g，每周 1 次，1 月量 2g，半年为 1 个疗程。间歇 1 月后，进行第 2 个疗程，总疗程 3~5 年。

【不良反应】见哌喹的不良反应表。

哌喹的不良反应表

分类	少见	罕见	不良反应处置
消化系统	胃部不适	肝损害	停药后可恢复
神经系统	面部和唇周麻木	视神经病变、头昏、嗜睡、乏力	停药后可恢复

【咨询要点】①药物在体内积蓄时间较长的重要因素可能是药物随胆汁排出，存在肝－肠循环的代谢途径。②毒性反应：本品多积聚于肝脏，若给药量多，间隔时间短则易引起肝脏不可逆病变。③药物过量：肝功能不全者慎用。本品多积聚于肝脏，若给药量多，间隔时间短则易引起肝脏不可逆病变。

咯萘啶 [药典（二）；基（基）；医保（乙）]
Malaridine

【分类】抗寄生虫病药。

【药理作用】动物实验证明本品的杀虫机制主要是破坏疟原虫复合膜的结构与功能以及食物泡的代谢活力。对疟原虫红内期超微结构的改变是使滋养体复合膜肿胀，呈多层螺纹膜变，食物泡融合，色素凝集，这些变化呈进行性加重，随后线粒体、内质网、核膜肿胀，核糖体致密，染色质聚集。先见滋养体结构瓦解，而后裂殖体受到破坏，达到迅速杀虫的作用。

【适应证】对各种疟原虫的红内期无性体均有杀灭作用，亦对抗氯喹的恶性疟原虫有较强作用。该药不仅可用于一般疟疾治疗，而且因与氯喹无交叉抗药性，也适用于抗氯喹恶性疟治疗。对脑型疟和凶险疟疾的危重患者均有效。本品与其他药物合用可增强疗效，延缓抗药性的产生，防止疟疾复燃。

【用法用量】①普通片：成人常用量口服，第 1 日服 2 次，1 次 3 片，间隔 4~6 小时；第 2、3 日每日 1 次，1 次 3 片。小儿常用量口服，日总剂量按体重 24mg/kg，分 3 次服。②注射剂：静脉滴注，每次 3~6mg/kg，加入 5% 葡萄糖注射液 200~500ml 中，于 2~3 小时滴毕。间隔 6~8 小时重复 1 次，12 小时内总剂量相当于 12mg/kg。肌内注射：每次 2~3mg/kg，共给 2 次，间隔 4~6 小时。小儿口服总剂量为 24mg/kg，分 3 次服，注射剂量参照成人。

【不良反应】见咯萘啶的不良反应表。

咯萘啶的不良反应表

分类	少见	罕见	不良反应处置
免疫系统	注射部位稍有疼痛感	注射部位红肿、硬结	均可逐渐消失
消化系统	胃部不适、稀便	恶心、呕吐	反应均轻微，停药后即消失
神经系统		头昏、头痛	反应均轻微，停药后即消失
心血管系统	窦性心动过缓	心律失常	

青蒿素哌喹 [药典（二）]
Artemisinin and Piperaquine

【分类】抗疟疾药。

【药理作用】青蒿素进入体内后迅速转化为活性物质双氢青蒿素。双氢青蒿素对疟原虫无性体有较强的杀灭作用，能迅速杀灭疟原虫，从而迅速控制症状。哌喹为 4- 氨基喹啉类抗疟药，抗疟作用与氯喹类似，但与其无交叉耐药性。双氢青蒿素的血药半衰期为 4 小时，耐药性培育试验表明，疟原虫对双氢青蒿素不易产生耐药性；磷酸哌喹的血药半衰期为 7~9 天，作用持久。体外药效学研究提示，二者合用具有增效作用，可延缓疟原虫药性的产生。

【适应证】用于治疗恶性疟、间日疟和三日疟。

【用法用量】口服，24 小时服药 2 次为 1 个疗程。各年龄段的使用剂量不同，遵医嘱。

【不良反应】见青蒿素哌喹的不良反应表。

青蒿素哌喹的不良反应表

分类	少见	罕见	不良反应处置
免疫系统	皮肤瘙痒、皮疹		一般停药后可恢复
消化系统	恶心、呕吐、食欲不振、腹痛、腹泻、血肌酐升高		一般停药后可恢复，严重者应停药并给予对症治疗

续表

分类	少见	罕见	不良反应处置
血液系统		网织红细胞一过性降低，ALT、AST 一过性升高	
神经系统		头晕、头痛、耳聋、失眠	

【咨询要点】①毒性反应：双氢青蒿素对妊娠小鼠有胚胎毒性，可使吸收胎增加，呈剂量依赖性；未见致畸作用。哌喹动物实验未见胚胎毒性和致畸作用。②药物过量：主要表现为恶心、呕吐、头晕、疲乏或有脸麻感。若遇药物过量的情况，可采用催吐和导泻剂加速药物排出。

双氢青蒿素 [药典（二）]
Dihydroartemisinin

【分类】抗疟药。

【药理作用】①本品为青蒿素的衍生物，对疟原虫红内期有强大且快速的杀灭作用，能迅速控制临床发作及症状。青蒿素的作用机制尚不十分清楚，主要是干扰疟原虫的表膜－线粒体功能。②青蒿素通过影响疟原虫红内期的超微结构，使其膜系结构发生变化。由于对食物胞膜的作用，阻断了疟原虫的营养摄取，当疟原虫损失大量胞质和营养物质，而又得不到补充，因而很快死亡。③其作用方式是通过其内过氧化物（双氧）桥，经血红蛋白分解后产生的游离铁所介导，产生不稳定的有机自由基和（或）其他亲电子的中介物，然后与疟原虫的蛋白质形成共价加合物，而使疟原虫死亡。

【适应证】适用于各种类型疟疾的症状控制，尤其是对抗氯喹恶性及凶险型疟疾有较好疗效。

【用法用量】本品口服，每日 1 次，连用 5~7 日，成人每日 60mg，首次加倍；儿童按年龄递减。

【不良反应】推荐剂量未见不良反应，少数病例有轻度网织红细胞一过性减少。

【咨询要点】毒性反应：在动物生殖毒性方面的研究证明，小鼠妊娠感应期给药，能增加胚胎吸收，但未见致畸作用。

双氢青蒿素哌喹 [药典（二）；基（基）；医保（甲）]
Dihydroartemisinin and Piperaquine Phosphate

【分类】抗疟药。

【药理作用】本品为双氢青蒿素和磷酸哌喹组成的复方制剂。双氢青蒿素为青蒿素的衍生物，是青蒿素的体内活性物质，对疟原虫无性体有较强的杀灭作用，能迅速杀灭疟原虫，从而控制症状。耐药性培育实验表明，疟原虫对双氢青蒿素不易产生耐药性。磷酸哌喹为 4-氨基喹啉类抗疟药，抗疟作用与氯喹类似，影响疟原虫红内期裂殖体的超微结构，主要能使滋养体食物胞膜和线粒体肿胀，导致其生理功能的破坏，从而杀死疟原虫。磷酸哌喹与氯喹没有交叉抗药性。体外药效学研究提示，二者合用具有增效作用，可延缓疟原虫抗药性的产生。

【**适应证**】用于治疗恶性疟和间日疟。

【**用法用量**】口服，成人总剂量 8 片，早、晚各 1 次，每次 2 片。

【**不良反应**】见双氢青蒿素哌喹的不良反应表。

双氢青蒿素哌喹的不良反应表

分类	少见	不良反应处置
免疫系统	皮肤瘙痒、皮疹	减量或停药后可消失，严重者给予对症治疗
消化系统	ALT、AST 一过性升高，血肌酐升高、恶心、呕吐、食欲不振、腹痛、腹泻	减量或停药后可消失，严重者给予对症治疗
血液系统	外周红细胞降低	通常为一过性
神经系统	头晕、头痛、耳聋、失眠、面部及肢体麻木、乏力、嗜睡	

【**咨询要点**】①双氢青蒿素的遗传毒性：Ames 试验、CHL 染色体畸变试验、微核试验结果均为阴性。②双氢青蒿素的生殖毒性：对妊娠小鼠有胚胎毒性作用，可以使胚胎吸收增加，呈剂量依赖性；未见致畸作用。③磷酸哌喹的重复给药毒性：Beagle 犬每周经口给药 1 次，100mg/kg 共 14 周，或者 2mg/kg 共 26 周，发现主要毒性靶器官为肝脏；④磷酸哌喹的遗传毒性：Ames 试验、骨髓细胞染色体分析法和姐妹染色单体互换率（SCE）试验结果均为阴性。

蒿甲醚 ^[药典（二）；基（基）；医保（甲）]
Artemether

【**分类**】抗疟药。

【**药理作用**】药理动物药效学研究表明：本品对动物体内的伯氏疟原虫血液无性体有较强的杀灭作用，用药后原虫血症转阴快，疗效稳定；对于抗氯喹恶性疟虫株具有同样效果。

【**适应证**】适用于各类疟疾的治疗，包括抗氯喹恶性疟的治疗，如恶性疟和间日疟。

【**用法用量**】口服：1 日 1 次，连服 5 日或 7 日，成人 1 次口服 80mg 或按体重 1.6mg/kg，首次加倍，儿童按年龄递减。

【**不良反应**】临床使用剂量不良反应轻微，个别患者可见网织红细胞一过性减少，ALT、AST 轻度升高。极个别患者可能有心律失常（如室性期前收缩等），过敏反应。

【**咨询要点**】毒性反应：毒理动物急性毒性研究表明，小鼠口服一次给予蒿甲醚的 LD_{50} 为 895mg/kg，小鼠肌内注射一次给予蒿甲醚的 LD_{50} 为 296mg/kg；大鼠肌内注射一次给予蒿甲醚的 LD_{50} 为 597mg/kg；说明本品为低毒药物。

奎宁 ^[药典（二）；基（基）；医保（甲/乙）]
Quinine

【**分类**】抗疟疾药。

【**药理作用**】奎宁是喹啉类衍生物，能与疟原虫的 DNA 结合，形成复合物，抑制 DNA 的复制和 RNA 的转录，从而抑制原虫的蛋白合成，作用较氯奎为弱。另外，奎宁能降低疟原虫氧耗量，抑制疟原虫内的磷酸化酶而干扰其糖代谢。奎宁也引起疟色素凝集，但发展缓慢，很少形成大团块，并常伴随着细胞死亡。电子显微镜观察，可见原虫的核和外膜肿胀，并有小空泡，血细胞颗粒在小空泡内聚合，此与氯喹的色素凝集有所不同。在血液中，一定浓度的奎宁可导致被寄生红细胞早熟破裂，从而阻止裂殖体成熟。本品对红外期无效，不能根治良性疟，长疗程可根治恶性疾，但对恶性疟的配子体亦无直接作用，故不能中断传播。奎宁对心脏有抑制作用，延长不应期，减慢传导，并减弱其收缩力。本品对妊娠子宫有微弱的兴奋作用。

【适应证】 用于治疗耐氯喹虫株所致的恶性疟。也可用于治疗间日疟。

【用法用量】 ①片剂：用于治疗耐氯喹虫株引起的恶性疟时，成人每日 1.8g，分次服用，疗程 14 日。小于 1 岁者，每日 0.1~0.2g，分 2~3 次服；1~3 岁，0.2~0.3g；4~6 岁，0.3~0.5g；7~11 岁，0.5~1g，疗程 10 日。②注射剂：成人按体重 5~10mg/kg（最高量 500mg），加入氯化钠注射液 500ml 中静脉滴注，4 小时滴完，12 小时后重复 1 次，病情好转后改口服。②小儿用量同成人，按体重 5~10mg/kg（最高量 500mg）。

【不良反应】 见奎宁的不良反应表。

奎宁的不良反应表

分类	少见	罕见	不良反应处置
眼部系统	视野缩小、复视、弱视		24 小时内剂量大于 4g 时易发生
血液系统	血小板减少	急性溶血	应及时停药并给予对症治疗
其他	皮疹、瘙痒、哮喘		应及时停药并给予对症治疗

【咨询要点】 ①毒性反应：奎宁致死量约 8g，孕妇禁用，奎宁有催产作用，本品可通过胎盘引起胎儿听力损害及中枢神经系统、四肢的先天损伤。哺乳期妇女慎用。②药物过量：大剂量中毒时，除金鸡纳反应加重外，还可抑制心肌、延长不应期、减慢传导，减弱心肌收缩力，扩张外周血管，有时可致血压骤降、呼吸变慢变浅、发热、烦躁、谵妄等，多死于呼吸麻痹。

伯氨喹 [药典（二）；基（基）；医保（甲）]
Primaquine

【分类】 抗疟药。

【药理作用】 可杀灭间日疟、三日疟、恶性疟和卵形疟组织期的虫株，尤以间日疟为著，也可杀灭各种疟原虫的配子体，对恶性疟的作用尤强，使之不能在蚊体内发育，以阻断传播。对红内期虫体的作用很弱。伯氨喹的抗疟机制还不完全清楚，可能与干扰 DNA 的合成有关，该药能抑制线粒体的氧化作用，使疟原虫摄氧量显著减少。伯氨喹在体内经过代谢，转变为具有较强氧化性能的喹啉醌衍生物，能将红细胞内的还原型谷胱甘肽（GSH）转变为氧化型谷胱甘肽（GSSH），当后者还原时，需要消耗还原型辅酶Ⅱ（NADPH）。由于疟原虫红外期在肝实质细胞内发育本已消耗辅酶Ⅱ（NADP），而伯氨喹的作用又干扰辅酶Ⅱ的还原过程，使辅酶Ⅱ减少，严重地破坏疟原虫的糖代谢及氧化过程。

【适应证】 主要用于根治间日疟和控制疟疾传播，常与氯喹或乙胺嘧啶合用。对红内期作用较弱，对恶性疟红内期则完全无效，不能作为控制症状的药物应用。对某些疟原虫的红前期也有影响，但因需用剂量较大，已接近极量，不够安全，故也不能作为病因预防药应用。

【用法用量】成人常用量：口服，按伯氨喹计。根治间日疟每日 3 片，连服 7 日。用于杀灭恶性疟配子体时，每日 2 片，连服 3 日。小儿常用量：口服，按氨喹计。根治间日疟每日按体重 0.39mg/kg，连服 14 日。用于杀灭恶性疟配子体时，剂量相同，连服 3 日。

【不良反应】本品毒性反应较其他抗疟药为高。当每日用量超过 30mg（基质）时，易发生疲倦、头晕、恶心、呕吐、腹痛等不良反应；少数人可出现药物热，粒细胞缺乏，心律失常等，停药后即可恢复。

【咨询要点】毒性反应：当葡萄糖 -6- 磷酸脱氢酶缺乏时，会引起高铁血红蛋白过多症，出现发绀、胸闷等症状，应用亚甲蓝 1~2mg/kg 作静脉注射，能迅速改善症状。

双碘喹啉 ^[药典（二）；基（基）；医保（乙）]
Diiodohydroxyquinoline

【分类】抗阿米巴病及抗滴虫病药。

【药理作用】本药具有广谱抗微生物作用，其疗效可能与抑制肠内共生性细菌的间接作用有关。因阿米巴的生长繁殖得益于与肠内细菌共生，而本药抑制了肠内共生细菌，从而使肠内阿米巴的生长繁殖出现障碍。本药只对阿米巴滋养体有作用，对包囊无杀灭作用。在培养基里需要高浓度才能杀灭溶组织内阿米巴，但治疗量不能达到这种浓度，因此，难以单用直接杀灭阿米巴作用来解释临床实际效果。

【适应证】用于治疗轻型或无明显症状的阿米巴痢疾，治愈率约为 80%。与依米丁、甲硝唑联用，对急性阿米巴痢疾及较顽固病例可达根治效果。

【用法用量】口服：每次 400~600mg，每日 3 次，连服 14~21 日。儿童，10mg/kg，每日 3 次，连服 14~21 日。

【不良反应】见双碘喹啉的不良反应表。

双碘喹啉的不良反应表

分类	少见	临床报道（发生率不明）	不良反应处置
免疫系统	瘙痒、皮疹		减量或停药后可恢复
消化系统	肝功能减退、腹泻	大剂量可至肝功能减退、腹部痉挛、恶心	一般在治疗第 2、3 日开始，不需停药
其他	甲状腺肿大、头晕、头痛、发热、寒战		减量或停药后可恢复

依米丁 ^[药典（二）；基（基）；医保（乙）]
Emetine

【分类】抗阿米巴及抗滴虫药。

【药理作用】对阿米巴原虫滋养体有直接杀灭作用，但对其包囊则无效。其作用是通过抑制肽链的延长，而使寄生虫和哺乳动物细胞中的蛋白质合成受阻。依米丁只能杀死肠壁及组织中的滋养体，而不能消灭肠腔中的滋养体。

【**适应证**】适用于急性阿米巴痢疾急需控制症状者，还可用于蝎子螫伤。

【**用法用量**】①治阿米巴痢：体重在60kg以下者，按每日每千克体重1mg计（60kg以上者，剂量仍按60kg计），每日1次或分2次作深部皮下注射，连用6~10日为1个疗程。如未愈，30日后再用第2个疗程。②治蝎子螫伤：以本品3%~6%注射液少许，注入螫孔内即可。

【**不良反应**】见依米丁的不良反应表。

依米丁的不良反应表

分类	少见	临床报道（发生率不明）	不良反应处置
消化系统	恶心、呕吐、腹痛、腹泻		
神经系统	周围神经炎、肌无力		注射前静脉注射10%葡萄糖酸钙10ml可减轻副反应
心血管系统	心肌损害、心电图异常变化、传导异常或异位节律	血压下降，心前区痛、脉细弱、心律失常、心力衰竭等	治疗中出现心脏毒副作用、心电图变化应立即停药，否则易致急性心肌炎而引起死亡。针对心肌损害应给予以下处理措施①卧床休息以减轻心脏负荷及减少心肌耗氧量②大剂量高浓度维生素C缓慢静脉注射，能促进心肌病变恢复
其他	注射部位可出现蜂窝织炎		早期予以热敷及抗生素治疗，如脓肿形成及时外科处理

【**咨询要点**】毒性反应：由于此药的排泄很慢，停药后40~60日仍继续排泄药物，所以易发生蓄积作用。

吡喹酮 [药典（二）；基（基）；医保（甲）]
Praziquantel

【**分类**】抗吸虫病药。

【**药理作用**】对血吸虫、绦虫、囊虫、华支睾吸虫、肺吸虫、姜片虫均有效。对虫体可起两种主要药理作用：①虫体肌肉发生强直性收缩而产生痉挛性麻痹。血吸虫接触低浓度吡喹酮后仅20秒虫体张力即增高，药物浓度达1mg/L以上时，虫体瞬即强烈挛缩。虫体肌肉收缩可能与吡喹酮增加虫体细胞膜的通透性，使细胞内钙离子丧失有关。②虫体皮层损害与宿主免疫功能参与。

【**适应证**】用于治疗血吸虫病。也可治疗华支睾吸虫病、并殖吸虫病、姜片虫病以及绦虫病和囊虫病。

【**用法用量**】①血吸虫病：各种慢性血吸虫病，采用总剂量60mg/kg的1~2日疗法，每日量分2~3次餐间服。急性血吸虫病总剂量为120mg/kg，每日量分2~3次服，连服4日。体重超过60kg者按60kg计算。②华支睾吸虫病：总剂量为210mg/kg，每日3次，连服3日。③肺吸虫病：25mg/kg，每日3次，连服3日。④姜片虫病：15mg/kg，顿服。⑤牛肉和猪肉绦虫：10mg/kg，清晨顿服，1小时后用服硫酸镁。⑥短小膜壳绦虫和阔节裂头绦虫病：25mg/kg，顿服。⑦囊虫病：总剂量120~180mg/kg，分3~5日服，每日量分2~3次服。

【**不良反应**】见吡喹酮的不良反应表。

吡喹酮的不良反应表

分类	少见	罕见	不良反应处置
消化系统	恶心、腹痛、腹泻	消化道出血、一过性转氨酶升高	少见的不良反应一般程度较轻，持续时间较短，不影响治疗，不需处理
神经系统	多梦、头昏、头痛、乏力、四肢酸痛、失眠	精神失常	少见的不良反应一般程度较轻，持续时间较短，不影响治疗，不需处理
心血管系统		心悸、胸闷等症状，心电图显示 T 波改变和期外收缩，偶见室上性心动过速、心房纤颤	
其他	多汗		

阿托伐醌[药典（二）]
Atovaquone

【分类】抗疟药。

【药理作用】具有抗几种原虫的活性。①对疟原虫属，其作用部位为细胞色素 bcl 结合点（结合点Ⅲ）。②二氢乳清酸脱氢酶是吡啶生物合成中重要的酶，通过辅酶 Q 连接线粒体作电子传递，因此本品通过抑制电子传递阻止吡啶的合成。③一些代谢酶通过辅酶 Q 参与线粒体的电子传递，因此，本品抑制电子传递作用实际上是抑制了这些酶的活性。

【适应证】适用于不能耐受 SMZ–TMP 的轻度至中度卡氏肺炎的 AIDS 患者的口服治疗。

【用法用量】口服，每次 750mg，每日 3 次，与食物同服，共 21 日。儿童（14 个月以上）为 40mg/（kg·d）。体重超过 40kg 的儿童剂量按成人剂量。

【不良反应】见阿托伐醌的不良反应表。

阿托伐醌的不良反应表

分类	常见	少见	不良反应处置
免疫系统	皮肤红斑		一般减量或停药后可消失
消化系统	呕吐、恶心	肝药酶活性增加	可给予对症治疗
神经系统	头晕、头痛、失眠		减量或停药后可减轻
其他	发热		

【咨询要点】①注意事项：与肉类特别是脂肪同服，可增加吸收约 30%。②药物过量：尚不明确，出现过量时可对症治疗，本品有较长的半衰期，正常人半衰期为（2.9±0.8）日。AIDS 患者半衰期为（2.2±0.6）日。其原因主要为不经肾排泄，肠 – 肝循环也延迟了其从粪便排泄的速度，因此透析不能将本品滤过。

乙胺嗪[药典（二）；基（基）；医保（甲）]
Diethylcarbamazine

【分类】抗寄生虫病药。

【药理作用】本品对微丝蚴及成虫均有杀灭作用。对马来丝虫病的疗效较班氏丝虫病为好，与卡巴肿合用能增强其杀虫作用。此外能驱蛔虫，亦可治疗嗜酸性粒细胞增多症。

【**适应证**】用于马来丝虫病和班氏丝虫的治疗。也可以用于嗜酸性粒细胞增多症。

【**用法用量**】口服。①治疗班氏和马来丝虫病：总量4.2g，7日疗法。即0.6g/d，分3次服，7日为1个疗程。间隔1~2个月，可应用2~3个疗程，大剂量短程疗法（主要用于马来丝虫病），每次1~1.5g，夜间顿服法，也可间歇用2~3个疗程。②治疗罗阿丝虫病，宜用小剂量2mg/kg，每日3次，连服2~3周，必要时间隔3~4周可重复。③治疗盘尾丝虫病：初始剂量宜小，每次不超过0.5mg/kg。第1日，每日1次；第2日，每日2次；第3日，1mg/kg，每日3次，如无严重反应，增至2mg/kg，每日3次，总疗程14日。如初始全身反应严重，可暂停用药或减少剂量。必要时可用肾上腺皮质激素。④预防：在流行区将本药掺拌于食盐中成浓度为0.1%~0.4%的药盐，间断食用数月后，人体微丝蚴感染率可明显下降。

【**不良反应**】见乙胺嗪不良反应表。

乙胺嗪不良反应表

分类	罕见	临床报道（发生率不明）	不良反应处置
消化系统	食欲减退、恶心、呕吐、		
神经系统	头晕、头痛、乏力、失眠		
淋巴系统		大剂量服药后成虫在淋巴结及淋巴管中死亡，可引起局部淋巴结出现结节、红肿、疼痛等炎症表现	
其他		喉头水肿	

【**咨询要点**】①毒性反应：多次反复给药后，很少蓄积现象。②药物过量：口服（误服）剂量过大时间较短者应立即催吐、洗胃，口服药用炭、并导泻去除残留药物。对症处理，有惊厥时可选用地西泮、水合氯醛镇静；必要时给予氧气吸入，同时注意补充液体；观察血压变化，必要时给予升压药物。

哌嗪 [药典（二）；基（基）；医保（乙）]
Piperazine

【**分类**】抗寄生虫药。

【**药理作用**】具有麻痹蛔虫肌肉的作用，使之由寄生部位脱开，随肠蠕动而排出。其作用机制可能为阻断乙酰胆碱对蛔虫肌肉的兴奋作用。其对蛲虫的作用机制尚不太明确。对其他线虫病效果不显著。

【**适应证**】用于蛔虫和蛲虫感染。

【**用法用量**】口服。12岁以上儿童及成人，用于蛔虫感染，睡前每次服5~6片，连服2日；用于蛲虫感染，睡前每次服3~4片，连服7~10日。12岁以下：1~3岁（10~15kg），蛔虫病2~3片，蛲虫1~1.5片，睡前1次服用。4~6岁（16~21kg），蛔虫病3~4片，蛲虫1.5~2片，连服2日。7~9岁（22~27kg），蛔虫病4~5片，蛲虫2~2.5片，7~10日。9~12岁（28~32kg），蛔虫病6片，蛲虫2.5~3片。

【不良反应】见哌嗪的不良反应表。

哌嗪的不良反应表

分类	罕见	不良反应处置
免疫系统	荨麻疹、过敏性休克	停药后很快消失
消化系统	恶心、呕吐、腹痛、腹泻、病毒性肝炎样表现	停药后很快消失
神经系统	头痛及感觉异常	
其他	瞳孔缩小、瞳孔调节障碍、麻痹性斜视及白内障形成	停药后很快消失

【咨询要点】药物过量：长期或过量使用本品对人类特别是儿童具有潜在的神经－肌肉毒性。日剂量超过 6g 或排泄障碍，可发生眼球震颤、共济失调、乏力、遗忘、肌阵挛性收缩、舞蹈样运动或锥体外系综合征、抽搐、反射消失等。

甲苯咪唑 [药典（二）；基（基）；医保（甲）]
Mebendazole

【分类】驱肠虫药。

【药理作用】甲苯咪唑是苯并咪唑的衍生物，该类药物对虫体的 β－微管蛋白有很强的亲和力，在很低浓度下就能与之结合，从而抑制微管的聚合，引起虫体表皮或肠细胞的消失，降低消化作用和减少营养物质如葡萄糖的吸收，导致虫体的死亡。药物也可抑制线粒体内延胡索酸还原酶，减少葡萄糖的转运，并使氧化磷酸化解偶联，从而影响 ATP 的产生。对成虫及虫卵均有作用。

【适应证】蛔虫病、蛲虫病、鞭虫病、钩虫病、粪类圆线虫病、绦虫病。

【用法用量】治疗蛔虫病、蛲虫病可采用 400mg 顿服。治疗鞭虫病、钩虫病、粪类圆线虫病时，1 次 200mg，每日 2 次，连服 3 日。第 1 个疗程未完全治愈者，3~4 周后可服用第 2 个疗程。治疗绦虫病，1 次 300mg，每日 2 次，连服 3 日。

【不良反应】见甲苯咪唑的不良反应表。

甲苯咪唑的不良反应表

分类	罕见	临床报道（发生率不明）	不良反应处置
免疫系统	皮肤及皮下组织类疾病，包括皮疹、中毒性表皮坏死松解症、史－约综合征、出疹、血管性水肿、荨麻疹、脱发、超敏反应，包括速发过敏反应及类速发过敏反应		停药并给予对症治疗
消化系统	腹部不适、腹泻和胃肠胀气、腹痛、肝炎和肝功能检查异常	少数病例特别是蛔虫感染较严重的患者服药后可引起蛔虫游走、造成腹痛或吐蛔虫，甚至引起窒息，此时应立即就医	
血液系统	中性粒细胞减少症		停药后大多可恢复
神经系统	惊厥、头晕		
其他	视神经视网膜病变、血尿	在上市后数据中，儿童，包括 1 岁以下的婴幼儿服用本品后出现惊厥（非常罕见）	

【咨询要点】 ①毒性反应：对多种动物进行的急性毒性研究显示了甲苯咪唑的耐受性良好且安全范围广。对大鼠进行的口服重复剂量的长期毒性研究中，在毒性剂量为 40mg/kg 及以上时，显示了肝脏重量的变化并伴有轻度的小叶中心肿大和肝细胞空泡形成，以及睾丸重量的变化并伴有管腔退化脱落和生精活动的明显抑制。在对小鼠和大鼠的研究中，未观察到致癌性。在体外基因突变研究中，未显示甲苯咪唑有致突变性。②药物过量：如患者过量使用药物或超过推荐疗程使用药物时，罕见脱发、可逆性肝功能异常、肝炎、粒细胞缺乏症、中性粒细胞减少症、肾小球肾炎。除粒细胞缺乏症和肾小球肾炎外，其他不良反应均在正常使用本品的患者身上有报告。如意外服用过量，可能会出现腹部痉挛、恶心、呕吐及腹泻症状。无特定解救药，如需要，可给予活性炭治疗。

阿苯达唑 [药典（二）；基（基）；医保（甲）]
Albendazole

【分类】 抗寄生虫病药。

【药理作用】 阿苯达唑系苯并咪唑类衍生物，其在体内迅速代谢为亚砜、砜醇和 2-胺砜醇。对肠道线虫选择性及不可逆性地抑制寄生虫肠壁细胞胞浆微管系统的聚合，阻断其对多种营养和葡萄糖的摄取吸收，导致虫体内源性糖原耗竭，并抑制延胡索酸还原酶系统，阻止三磷酸腺苷的产生，致使虫体无法生存和繁殖。与甲苯咪唑相似，本品还可引起虫体肠细胞胞浆微管变性，并与其微管蛋白结合，造成细胞内运输堵塞，致使高尔基体内分泌颗粒积聚，胞浆逐渐溶解，吸收细胞完全变性，引起虫体死亡。本品有完全杀死钩虫卵和鞭虫卵及部分杀死蛔虫卵的作用。除可杀死驱除寄生于动物体内的各种线虫外，对绦虫及囊尾蚴亦有明显的杀死及驱除作用。

【适应证】 本品对线虫、血吸虫、绦虫均有高度活性，而且对虫卵发育具有显著抑制作用。阿苯达唑是治疗寄生虫的，但对昆虫是无效的。对寄生于动物体的各种线虫、血吸虫、绦虫以及囊尾蚴亦具有明显的驱除作用。适用于驱除蛔虫、蛲虫、钩虫、鞭虫，也可用于家畜的驱虫。临床观察 556 例证明，驱钩虫、蛔虫、蛲虫、鞭虫虫卵阴转率分别为 100%、96.4%、98.9%、70%。本品尚可用于治疗各种类型的囊虫病，如脑型、皮肌型，显效率为 80% 以上，用于治疗旋毛虫病，总有效率达 100%，疗效优于甲苯咪唑。

【用法用量】 口服。成人常用量蛔虫及蛲虫病，每次 400mg 顿服；钩虫病，鞭虫病，每次 400mg，每日 2 次，连服 3 日；旋毛虫病，每次 400mg，每日 2 次，连服 7 日；囊虫病，按体重每日 20mg/kg，分 3 次口服，10 日为 1 个疗程，一般需 1~3 个疗程。疗程间隔视病情而定，多为 3 个月；包虫病，按体重每日 20mg/kg，分 2 次口服，疗程 1 个月，一般需 5 个疗程以上，疗程间隔为 7~10 日。12 岁以下小儿用量减半。

【不良反应】 见阿苯达唑的不良反应表。

阿苯达唑的不良反应表

分类	罕见但严重	临床报道（发生率不明）	不良反应处置
免疫系统		少数患者可出现药疹、剥脱性皮炎、全身性脱毛症等皮肤损害	多可自行恢复

续表

分类	罕见但严重	临床报道（发生率不明）	不良反应处置
血液系统		可出现白细胞（特别是粒细胞）、血小板减少、过敏性紫癜、贫血	多可自行恢复
消化系统	特异性药物肝损伤	治疗囊虫病和包虫病，因用药剂量较大，疗程较长，可出现 ALT 升高；少数病例有较轻微口干、恶心、呕吐、腹痛、腹泻、出血性坏死性胰腺炎、出血性结肠炎、消化道出血	多数停药后逐渐恢复正常，偶有蛔虫游走造成腹痛或者吐蛔现象，但不影响治疗
神经系统		较轻微思睡、乏力、头晕、头痛；一过性失明，良性颅内压升高、惊厥、癫痫样发作、脑炎综合征多为迟发性反应	不需处理可自行缓解，脑囊虫患者必须住院治疗，以免出现意外。必要时可酌情给予地塞米松，20% 的甘露醇
泌尿系统		血尿、肾炎	
心血管系统		心律失常、胸闷、心肌炎	
其他		一过性尿糖，严重的不良反应多发生于剂量过大、用药时间过长、间隔时间过短或合用肾上腺皮质激素的病例，应引起注意	

【咨询要点】毒性反应：本药在雌大白鼠和雌兔应用较大剂量［30mg/（kg·d）］时，可发生胎儿吸收和骨骼畸形等。

参考文献

［1］苏凤华，何登明. 阿苯达唑致重度肝损伤病例分析及文献复习［J］. 实用医药杂志，2017，34（03）：225-227.

氯硝柳胺 ［药典（二）；基（基）；医保（乙）］
Niclosamide

【分类】抗寄生虫药。

【药理作用】本品能抑制绦虫细胞内线粒体的氧化磷酸化过程，高浓度时可抑制虫体呼吸并阻断对葡萄糖的摄取，从而使之发生变质。药物能破坏头节及体节前段，排出时部分被消化而不易辨认。本品对虫卵无杀灭作用。

【适应证】用于人体和动物绦虫感染，为治疗牛带绦虫、短小膜壳绦虫、阔节裂头绦虫等感染的良好药物。对猪带绦虫亦有效，但服药后有增加感染囊虫病的可能性。

【用法用量】①驱牛带绦虫和猪带绦虫：空腹口服，应嚼碎后服下，成人常用量：1 次 1g，隔 1 小时再服 1g，2 小时后导泻，并可进食。儿童 10~35kg，1g；<10kg，0.5g。②驱短小膜壳绦虫：首剂 2g，继以每日 1g，连服 6 日，必要时间隔 1 月后复治。小儿 2~6 岁，1 日服 1g；<2 岁，1 日服 0.5g。

【不良反应】偶可引起乏力、头晕、胸闷、胃肠道功能紊乱、发热、瘙痒等。

【咨询要点】药物过量：①过量误服者应及时催吐、洗胃、导泻；②大量补充液体，促进排泄；对症处理。

氨苯砜 [药典（二）；基（基）；医保（甲）]
Dapsone

【分类】抗麻风病药。

【药理作用】本品为砜类抑菌剂，对麻风杆菌有较强的抑菌作用，大剂量时显示杀菌作用。其作用机制与磺胺类药物相似，作用于细菌的二氢叶酸合成酶，干扰叶酸的合成。两者的抗菌谱相似，均可为对氨基苯甲酸所拮抗。本品亦可作为二氢叶酸还原酶抑制剂。此外，本品尚具免疫抑制作用，可能与抑制疱疹样皮炎的作用有关。如长期单用，麻风杆菌易对本品产生耐药。

【适应证】本品与其他抑制麻风药联合用于由麻风分枝杆菌引起的各种类型麻风和疱疹样皮炎的治疗；也用于脓疱性皮肤病、类天疱疮、坏死性脓皮病、复发性多软骨炎、环形肉芽肿、系统性红斑狼疮的某些皮肤病变、放线菌性足分枝菌病、聚会性痤疮、银屑病、带状疱疹的治疗；可与甲氧苄啶联合用于治疗卡氏肺孢子虫感染；与乙胺嘧啶联合用于预防氯喹耐药性疟疾；亦可与乙胺嘧啶和氯喹三者联合用于预防间日疟。

【用法用量】口服给药。①抑制麻风（与一种或多种其他抗麻风药合用）：成人，每次 50~100mg，每日 1 次；或按体重每次 0.9~1.4mg/kg，每日 1 次，最高剂量每日 200mg。开始可每日口服 12.5~25mg，以后逐渐加量到每日 100mg。小儿按体重每次 0.9~1.4mg/kg，每日 1 次。由于本品有蓄积作用，故每服药 6 日停药 1 日，每服药 10 周停药 2 周。②治疗疱疹样皮炎：成人起始每日 50mg，如症状未完全控制，每日剂量可增加至 300mg，成人最高剂量每日 500mg，待病情控制后减至最低有效维持量。小儿开始按体重每次 2mg/kg，每日 1 次，如症状未完全控制，可逐渐增加剂量，待病情控制后减至最小有效量。③预防疟疾：本品 100mg 与乙胺嘧啶 12.5mg 联合，1 次顿服，每 7 日服药 1 次。

【不良反应】见氨苯砜的不良反应表。

氨苯砜的不良反应表

分类	少见	罕见	临床报道 （发生率不明）	不良反应处置
免疫系统	皮肤瘙痒、药物性皮炎	剥脱性皮炎、超敏反应、红皮病	多发生于服药后 5~6 周，即所谓"五周氨苯砜皮炎"。表现为麻疹样、猩红热样或荨麻疹样外观，自觉瘙痒，有时可以发热。一般在停用砜类药后 2~7 天即可消退	处理方法为停药并给予抗敏治疗
消化系统	胃痛、食欲减退、恶心、呕吐、肝功能障碍	肝脏损害		
泌尿系统	肾功能障碍			
血液系统	溶血性贫血、红细胞计数及血红蛋白均下降、粒细胞减低或缺乏	高铁血红蛋白血症	DDS 是强力氧化剂，能使红细胞内还原型谷胱甘肽发生氧化而导致溶血，当氨苯砜的剂量超过每天 200mg 或增量太快时，容易发生此种不良反应，粒细胞减少症	症状轻者不必停药予以减量，同时给予铁剂与维生素 B_{12}，可使贫血现象好转。如果红细胞降至 $3.0×10^{12}$/L，血红蛋白降至 80g/L 以下时，则应停药，给予铁剂及维生素 B_{12} 治疗。严重者应予输血，并口服泼尼松，每天 30mg

续表

分类	少见	罕见	临床报道 （发生率不明）	不良反应处置
神经系统	头晕、乏力、精神障碍、周围神经病变、精神错乱		主要发生于服药剂量较大者，在服药后6个月内发生。初起时患者述头昏、头痛、失眠、健忘等症状，逐渐出现精神忧郁，有时转为狂躁兴奋，并有视听幻觉	停用砜类药后予以镇静剂，这些症状即可逐渐消失
心血管系统	心动过速			
其他	背痛、腿痛、异常乏力或软弱、砜类综合征	低氧血症		砜类综合征：①停服氨苯砜；②应用糖皮质激素，如泼尼松每日20~30mg，或氢化可的松静脉滴注，每日100~200m；③有癫痫样发作者口服苯妥英钠，每日250~300mg（2.5~3片），开始时100mg(1片)，每日2次，1~3周内增加至250~300mg（2.5~3片），分3次口服

【咨询要点】药物过量：导致高铁血红蛋白血症、溶血、肝肾功能损害、视神经萎缩和精神障碍。处理：洗胃，给予活性炭30g，同时给予泻药，每6小时1次，至少持续24~48小时；紧急情况下，对正常及变性血红蛋白还原酶缺乏的患者用亚甲蓝1~2mg/kg缓慢静脉注射，如变性血红蛋白重性积蓄，可重复注射；非紧急情况时，用亚甲蓝3~5mg/kg，每4~6小时口服1次，但G-6-PD缺乏患者不能使用。亦可用活性炭，即使在使用本品数小时后仍可应用。

索磷布韦维帕他韦[药典（二）]
Sofosbuvir and Velpatasvir

【分类】抗病毒类。

【药理作用】本品为索磷布韦与维帕他韦组成的复方制剂。索磷布韦是丙肝非结构蛋白5B依赖性RNA聚合酶抑制剂，是一种核苷酸药物前体，代谢产物GS-461203（尿苷类似物三磷酸盐）可被NS5B聚合酶嵌入HCVRNA而终止复制。GS-461203既不是人类DNA和RNA聚合酶抑制剂，也不是线粒体RNA聚合酶的抑制剂。

【适应证】本品用于治疗成人慢性丙型肝炎病毒（HCV）感染。

【用法用量】口服，推荐剂量为每日1次，每次1片，随食物或不随食物服用。

【不良反应】见索磷布韦维帕他韦的不良反应表。

索磷布韦维帕他韦的不良反应表

分类	常见	少见	临床报道（发生率不明）
消化系统	恶心		
心血管系统		心律失常	当索磷布韦与其他直接作用抗病毒药物联合，并合用药物胺碘酮和（或）降低心率的其他药品时，观察到严重心动过缓和心脏传导阻滞情况
神经系统	头痛、疲劳		

葡萄糖酸锑钠 [药典（二）；基（基）；医保（甲）]
Sodium Stibogluconate

【分类】抗黑热病药。

【药理作用】对组织中培养生长的前鞭毛体无作用，但对体内寄生的前鞭毛体则有良效，提示五价锑必须还原成三价锑才能发挥作用。其作用机制为通过抑制虫体的磷酸果糖激酶，干扰能量供应，使其失去吸附力，在肝内被白细胞、网状内皮细胞吞噬杀灭，此外还能抑制雌虫生殖系统，使卵巢、黄体退变而停止产卵。药物通过选择性细胞内胞饮摄入，进入巨噬细胞的吞噬体，其中存在的利什曼原虫即被消灭。

【适应证】用于治疗黑热病。

【用法用量】肌内或静脉注射，成人每次6ml（含五价锑0.6g），每日1次，连用6~10日；或总剂量按体重90~130mg/kg（以50kg为限），等分6~10次，每日1次。对敏感性较差的虫株感染，可重复1~2个疗程，间隔10~14日。对全身情况较差者，可每周注射2次，疗程3周或更长。对新近曾接受锑剂治疗者，可减少剂量。儿童按五价锑量计，小儿总剂量按体重150~200mg/kg，分为6次，每日1次。

【不良反应】见葡萄糖酸锑钠的不良反应表。

葡萄糖酸锑钠的不良反应表

分类	少见	罕见	临床报道（发生率不明）	不良反应处置
免疫系统	过敏反应			
消化系统	恶心、呕吐、腹痛、腹泻			可给予维生素 B_6、阿托品、颠茄合剂、复方地芬诺酯等，严重者要输液，维持水、电解质平衡
血液系统		白细胞减少、血小板减少		
其他	肌内注射局部疼痛、肌痛和关节僵直	肝中毒、休克和突然死亡	后期可出现心电图改变（T波低平或倒置、Q-T间期延长），为可逆性	实施心电监测，及时抗心律失常治疗

【咨询要点】药物过量：过量服用应予催吐、洗胃、口服药用炭悬液胃肠道吸附，然后导泻促使排出；迅速建立静脉通道，以保证后续治疗，静脉输液利尿，予以葡萄糖注射液、葡萄糖氯化钠注射液等促进毒物排泄；对症处理。

奈韦拉平
Nevirapine

【分类】抗病毒药。

【药理作用】为非核苷酸抗反转录酶药物。可抑制有关DNA聚合酶活性，对人体细胞正常酶无作用。通过与HIV-1的反转录酶直接结合，破坏该酶的催化位点来阻断RNA依赖和DNA依赖的DNA聚合酶的活性，从而阻断HIV的复制。

【适应证】常与其他药物联合应用于治疗 I 型 HIV 感染。单独用本品则病毒可迅速产生耐药性。

【用法用量】成人：先导期剂量，每日 1 次，每次 200mg，用药 14 日（以减少皮疹发生）；以后每日 2 次，每次 200mg。儿童：2 个月至 8 岁，每日 1 次，每次 4mg/kg，用药 14 日，以后每日 2 次，每次 7mg/kg；8 岁以上者，每日 1 次，每次 4mg/kg，用药 14 日，以后每日 2 次，每次 4mg/kg。所有患者的用量每日不超过 400mg。

【不良反应】见奈韦拉平的不良反应。

奈韦拉平的不良反应

分类	常见	少见	罕见但严重	不良反应处置
血液系统		嗜酸性粒细胞增多、粒细胞缺乏		
神经系统		疲劳、头痛、抑郁		
消化系统	恶心、呕吐、腹痛、腹泻等		肝坏死	
免疫系统			严重皮肤反应，包括史 - 约综合征、中毒性表皮坏死松解症	应立即永久性停药并进行检查。对伴有全身症状的高敏反应的皮疹患者，包括肝炎、嗜酸性粒细胞增多、粒细胞缺乏、肾功能障碍或其他内脏受损迹象患者，必须永久性停药
其他		肌肉关节痛		

司他夫定
Stavudine

【分类】抗病毒药。

【药理作用】本品为合成的胸苷类似物，在体内转化为三磷酸司坦夫定而抑制 HIV 病毒的反转录酶，从而抑制病毒 DNA 合成。

【适应证】用于治疗 I 型 HIV 感染。

【用法用量】成人：体重 ≥ 60kg 者，口服每次 40mg，每日 2 次（相隔 12 小时）；体重 <60kg 者，每次 30mg，每日 2 次。儿童：体重 ≥ 30kg 者，按成人剂量；体重 <30kg 者，每次 1mg/kg，每日 2 次。肾功能低下者，需根据其肌酐清除率调整剂量。

【不良反应】见司他夫定的不良反应。

司他夫定的不良反应

分类	常见	少见	罕见但严重	不良反应处置
血液系统		贫血、白细胞缺乏和血小板减少		用药期间监测血常规、凝血酶原时间、肝肾功能。如有异常可停药
神经系统		外周神经病变，表现为手足麻木、刺痛感；头痛、失眠、神经炎、焦虑		

续表

分类	常见	少见	罕见但严重	不良反应处置
消化系统		恶心、呕吐、腹痛、腹泻等	胰腺炎	
其他	乳酸性酸中毒、脂肪变性、中毒性肝肿大（氨基转移酶可不升高）	肌肉痛、运动无力		

【咨询要点】用药期间监测血常规、凝血酶原时间、肝肾功能。

利托那韦
Ritonavir

【分类】抗病毒药。

【药理作用】本品系合成的 HIV-1 和 HIV-2 蛋白酶抑制药。通过抑制 HIV 蛋白酶，使其不能合成 gag-pol 多蛋白质前体，而生成不具感染性未成熟的 HIV 颗粒。作用于 HIV 复制的晚期。由于作用的靶酶不同，因此本品与反转录酶抑制药之间无交叉耐药性。

【适应证】单独使用或与其他反转录酶抑制药联合用于治疗 HIV 感染。

【用法用量】口服：成人初始剂量为每次 300mg，每日 2 次，之后每 2~3 日，每次用量增加 100mg，直至达推荐剂量为每次 600mg，每日 2 次。2 岁以上儿童，初始剂量每次 250mg/m^2，每日 2 次，之后每 2~3 日每次用量增加 50mg/m^2，直至达推荐剂量为每次 400mg/m^2，每日 2 次。最大剂量不超过每次 600mg，每日 2 次。

【不良反应】见利托那韦的不良反应。

利托那韦的不良反应

分类	常见	少见	不良反应处置
呼吸系统		支气管痉挛	
神经系统	神经功能失调		
消化系统	胃肠道症状		
免疫系统	疲乏	荨麻疹、轻度皮疹、血管性水肿等过敏反应	在开始本品治疗前、治疗中，定期检查血脂、转氨酶或尿酸，若出现升高时应停药或减量观察

膦甲酸钠 [医保（乙）]
Foscarnet Sodium

【分类】抗病毒药。

【药理作用】本品为广谱抗病毒药物，作用机制为直接抑制病毒特异的 DNA 多聚酶和逆转录酶。本品对 I 型、II 型单纯疱疹病毒、巨细胞病毒等有抑制作用。

【适应证】艾滋病（AIDS）患者巨细胞病毒性视网膜炎；免疫功能损害患者耐阿昔洛韦单纯疱疹毒性皮肤黏膜感染。

【用法用量】静脉滴注，剂量个体化。①艾滋病（AIDS）患者巨细胞病毒性视网膜炎（肾功能正常）：诱导治疗，推动初始量为 60mg/kg，每 8 小时 1 次，静脉滴注时间不得少于

1 小时，根据疗效连用 2~3 周；维持治疗，维持剂量为 90~120mg/（kg·d）（按肾功能调整剂量），静脉滴注时间不得少于 2 小时。维持治疗期间，若病情加重，可重复诱导治疗及维持治疗过程。②免疫功能损害患者耐阿昔洛韦单纯疱疹病毒性皮肤黏膜感染：推荐剂量为 40mg/kg，每 8 或 12 小时 1 次，静脉滴注时间不得小于 1 小时，连用 2~3 周或直至治愈。

【不良反应】见膦甲酸钠的不良反应。

膦甲酸钠的不良反应

分类	少见	临床报道（发生率不明）	不良反应处置
泌尿系统	血清肌酐值升高、肌酐清除率降低、肾功能异常、急性肾衰竭、尿毒症、多尿、代谢性酸中毒		
神经系统		惊厥、头痛、眩晕、非自主性肌肉收缩、震颤、共济失调、神经病	
消化系统	腹泻、腹痛、消化不良、厌食、恶心、呕吐、便秘等	胰腺炎	
其他	疲乏、不适、寒战、发热、脓毒症		避免与皮肤、眼接触，若不慎接触，应立即用清水洗净。短期（8日）应用的不良反应表现为少数患者有一过性可耐受的眼部刺激症状

金刚烷胺 [药典（二）；基（基）；医保（甲）]
Amantadine

【分类】抗病毒药。

【药理作用】在临床上能有效地预防和治疗各种 A 型流感病毒的感染。在流感流行期采用本品作预防药，保护率可达 50%~79%，对已发病者，如在 48 小时内给药，能有效地治疗由 A 型流感病毒引起的呼吸道症状。金刚烷胺的抗病毒谱较窄，主要用于亚洲 A 型流感的预防，对 B 型流感病毒、风疹病毒、麻疹病毒、流行性腮腺炎病毒及单纯疱疹病毒感染均无效。

【适应证】用于亚洲 A–Ⅱ型流感感染发热患者，尚用于震颤麻痹。

【用法用量】流感 A 病毒感染：成人每日 200mg，分 1~2 次服用；新生儿与 1 岁内婴儿不用；1~9 岁，每日 4.4~8.8mg/kg，每日 1~2 次，每日最大剂量不超过 150mg；9~12 岁，100~200mg/d。

【不良反应】见金刚烷胺的不良反应。

金刚烷胺的不良反应

分类	少见	不良反应处置
神经系统	眩晕、易激动、失眠、共济失调	停药

磷霉素
Fosfomycin

【分类】广谱抗生素。

【药理作用】通过抑制细菌细胞壁的早期合成，使细菌的细胞壁合成受到阻抑而导致其死亡。本品的抗菌谱较广，对大多数革兰阳性菌和革兰阴性菌均有一定的抗菌作用，本品的抗菌谱包括金黄色葡萄球菌、大肠埃希菌、痢疾杆菌、沙雷菌属、志贺菌属、铜绿假单胞菌、肺炎克雷伯菌和产气杆菌等。

【适应证】口服适用于对磷霉素敏感的致病菌所致的下列感染：①肠道感染，如细菌性肠炎、细菌性痢疾；②泌尿系统感染，如膀胱炎、肾盂肾炎、尿道炎；③皮肤科及软组织感染，如疖病、炭疽、汗腺炎、淋巴结炎、毛囊炎；④呼吸道感染，如鼻咽炎、扁桃体炎、气管炎、早期慢性支气管炎；⑤眼科疾病，如睑腺炎、泪囊炎；⑥妇科疾病，如阴道炎、子宫颈炎。

【用法用量】口服，小儿按体重每日 50~100mg，分 3~4 次服用。

【不良反应】见磷霉素的不良反应表。

磷霉素的不良反应表

分类	少见	罕见	临床报道（发生率不明）	不良反应处置
免疫系统			皮疹	一般不影响继续用药
消化系统	轻度胃肠道反应，如恶心、食欲减退、中上腹不适、稀便或轻度腹泻		ALT 升高	一般不影响继续用药
血液系统			嗜酸性粒细胞增多	

【咨询要点】药物过量：磷霉素在体外对二磷酸腺苷（ADP）介导的血小板凝集有抑制作用，剂量加大时更为显著，但临床应用中尚未见引起出血的报道。

富马酸替诺福韦二吡呋酯
Tenofovir Disoproxil Fumarate

【分类】抗病毒药。

【药理作用】富马酸替诺福韦是一种一磷酸腺苷的开环核苷膦化二酯结构类似物，首先需要经二酯的水解转化为替诺福韦，然后通过细胞酶的磷酸化形成二磷酸替诺福韦。二磷酸替诺福韦通过与天然底物 5′- 三磷酸脱氧腺苷竞争，并且在与 DNA 整合后终止 DNA 链，从而抑制 HIV-1 逆转录酶的活性。二磷酸替诺福韦对哺乳动物 DNA 聚合酶 α、β 和线粒体 DNA 聚合酶 γ 是弱抑制剂。

【适应证】①HIV-1 感染：适用于与其他抗逆转录病毒药物联用，治疗成人 HIV-1 感染。②慢性乙型肝炎：适用于治疗慢性乙肝成人和 ≥ 12 岁的儿童患者。

【用法用量】富马酸替诺福韦二吡呋酯每片 300mg，每日 1 次，每次 1 片，口服，可空腹或与食物同时服用。

【不良反应】见富马酸替诺福韦二吡呋酯的不良反应表。

富马酸替诺福韦二吡呋酯的不良反应表

分类	常见	少见	不良反应处置
消化系统	腹泻	恶心、消化不良、呕吐、肝酶升高和肝炎	立即停药并进行相应处理
内分泌系统		脂肪再生不良	
神经系统	抑郁、失眠	头晕、外周神经病变、焦虑	
免疫系统	皮疹		
泌尿系统		肾功能不全、肾衰竭、蛋白尿	
呼吸系统		肺炎	

【咨询要点】药物过量：在高于富马酸替诺福韦二吡呋酯 300mg 治疗剂量下的临床经验很有限，没有报告严重的不良事件，更高剂量可能产生的影响尚不清楚。如果发生服用过量，必须监测患者是否有中毒的证据，如有必要，应采用标准的支持治疗方案。

第二章 主要作用于中枢神经系统的药物

尼可刹米 [药典（二）；基（基）；医保（甲）]
Nikethamide

【分类】呼吸兴奋剂。

【药理作用】选择性地兴奋延髓呼吸中枢，使呼吸加深加快，也可作用于颈动脉体和主动脉体化学感受器反射性地兴奋呼吸中枢，提高呼吸中枢对 CO_2 的敏感性。对血管运动中枢有微弱兴奋作用。对阿片类药物中毒的解救效力较戊四氮好，对吸入麻醉药中毒次之，对巴比妥类药中毒的解救不如印防己毒素及戊四氮。作用时间短暂，一次静脉注射仅可维持作用 5~10 分钟，可能与药物在体内的迅速分布有关。药物在体内代谢为烟酰胺，再被甲基化为 N-甲基烟酰胺，经尿液排出。本品对呼吸肌麻痹者无效。

【**适应证**】用于中枢性呼吸及循环衰竭、麻醉药及其他中枢抑制药的中毒。

【**用法用量**】①常用量：皮下注射、肌内或静脉注射，每次 0.25~0.5g。必要时 1~2 小时重复用药。②极量：皮下、肌内或静脉注射，每次 1.25g。6 个月以下婴儿，每次 75mg，1 岁者，每次 125mg，4~7 岁者，每次 175mg。

【**不良反应**】见尼可刹米的不良反应表。

尼可刹米的不良反应表

分类	常见	不良反应处置
消化系统	恶心、呕吐	
神经系统	烦躁不安、抽搐、面部刺激征	停药后消失

【**咨询要点**】药物过量：大剂量可引起血压升高、心悸、出汗、呕吐、震颤及肌僵直，应及时停药以防惊厥。如出现惊厥，应及时静脉注射苯二氮䓬类或小剂量硫喷妥钠。

参考文献

［1］朱远高，刘德忠，熊万里.BiPAP 与尼可刹米治疗 COPD 并 II 型呼吸衰竭的临床效果及安全性研究［J］. 中国药物评价，2017，34（05）：361-363.

洛贝林 [药典（二）；基（基）；医保（甲）]
Lobeline

【**分类**】中枢神经系统兴奋药。

【**药理作用**】洛贝林为呼吸兴奋药，是从产于北美洲的山梗菜科植物山梗菜中提取的一种生物碱，现已能化学合成。可刺激颈动脉窦和主动脉体的化学感受器（均为 N_1 受体），反射性地兴奋呼吸中枢而使呼吸加快，但对呼吸中枢无直接的兴奋作用。对迷走神经中枢和血管运动中枢也有反射性的兴奋作用，对自主神经节先兴奋后阻断。作用时间短暂，常需持续静脉给药才能取得疗效。作用短暂，且安全范围大，不易惊厥。

【**适应证**】主要用于各种原因引起的呼吸抑制。临床上常用于新生儿窒息、一氧化碳、吸入麻醉剂及其他中枢抑制药（如阿片、巴比妥类）的中毒及肺炎、白喉等传染病引起的呼吸衰竭。

【**用法用量**】①肌内注射：成人每次 3~10mg；极量为每次 20mg，每日 50mg。儿童每次 1~3mg。②皮下注射：同肌内注射项。③静脉注射：成人每次 3mg，必要时每 30 分钟重复 1 次；极量为每次 6mg，每日 20mg。儿童每次 0.3~3mg。

【**不良反应**】见洛贝林的不良反应表。

洛贝林的不良反应表

分类	临床报道（发生率不明）	不良反应处置
消化系统	恶心、呕吐	停药后消失
神经系统	头痛、惊厥	
心血管系统	心动过速、心悸	

【**咨询要点**】①毒性反应：毒性较轻微，安全范围大，不易引起惊厥。洛贝林中毒的治疗要点为：因应用本药所引起的昏迷状态不能用中枢兴奋剂解救，以对症、支持治疗为主。

②药物过量：剂量过大可引起出汗、心动过速、呼吸抑制、血压下降、体温下降、强直性阵挛性惊厥及昏迷。

咖啡因[药典（二）]
Caffeine

【分类】中枢神经兴奋剂。

【药理作用】对中枢兴奋作用较弱。小剂量增强大脑皮层兴奋过程，振奋精神，减少疲劳。剂量增大可兴奋延脑呼吸中枢及血管运动中枢，特别当这些中枢处于抑制状态时，作用更为显著。本品还可增加肾小球的血流量，减少肾小管的重吸收，有弱利尿作用。本品口服后容易吸收。

【适应证】①解救因急性感染中毒、催眠药、麻醉药、镇痛药中毒引起的呼吸、循环衰竭；②与溴化物合用，使大脑皮层的兴奋、抑制过程恢复平衡，用于神经官能症；③与阿司匹林、对乙酰氨基酚制成复方制剂，用于一般性头痛；与麦角胺合用治疗偏头痛；④用于小儿多动症（注意力缺陷综合征）；⑤防治未成熟新生儿呼吸暂停或阵发性呼吸困难。

【用法用量】口服。①常用量：每次 0.1~0.3g，每日 0.3~1.0g；极量：每次 0.4g，每日 1.5g。

【不良反应】见咖啡因的不良反应表。

咖啡因的不良反应表

分类	临床报道（发生率不明）	不良反应处置
免疫系统	荨麻疹	停药后消失
消化系统	食道动力障碍（括约肌张力下降）、胃炎	
神经系统	躁动、谵妄、头晕、幻觉、头痛、失眠、精神病、烦躁不安、肌肉震颤	
心血管系统	心绞痛、胸痛、心悸、窦性心动过速、室上性心动过速、血管扩张、室性心律失常	
其他	眼压升高、瞳孔缩小	

【咨询要点】①毒性反应：动物实验表明本品可引起仔鼠先天性缺损，骨骼发育迟缓，因之妊娠期妇女慎服。②药物过量：偶有过量服用，可致恶心、头痛或失眠，长期过多服用可出现头痛、紧张、激动和焦虑。过量表现为烦躁、恐惧、耳鸣、视物不清、心率加快及期前收缩。成人致死量为 10g，有死于肝性脑病的报道。

参考文献

［1］Jennifer L. Temple. Trends，Safety，and Recommendations For Caffeine Use in Children and Adolescents［J］. Journal of the American Academy of Child and Adolescent Psychiatry，2019，58（1）：36–45.

［2］Daniele Wikoff，Brian T. Welsh，Rayetta Henderson，et al. Systematic review of the potential adverse effects of caffeine consumption in healthy adults，pregnant women，adolescents，and children［J］. Food and Chemical Toxicology，2017，109：585–648

［3］刘雅竹，陈亚丹，李婷婷，等.不同剂量枸橼酸咖啡因用于早产儿呼吸暂停的疗效和安全性系统评价［J］.中国医院药学杂志，2018，38（02）：173–178.

甲氯芬酯^[药典（二）；基（基）；医保（乙）]
Meclofenoxate

【分类】中枢兴奋药。

【药理作用】本品可促进脑细胞的氧化还原代谢，增加对糖类的利用，对中枢抑制患者有兴奋作用。

【适应证】用于外伤性昏迷、酒精中毒、新生儿缺氧症、儿童遗尿症。

【用法用量】口服。①成人：每次 0.1~0.2g，每日 3 次，至少服用 1 周。②儿童：每次 0.1g，每日 3 次，至少服用 1 周。

【不良反应】见甲氯芬酯的不良反应表。

甲氯芬酯的不良反应表

分类	少见	临床报道（发生率不明）	不良反应处置
消化系统	恶心、消化不良、胃部不适		通常不影响和继续治疗
神经系统	兴奋、失眠、倦怠、头痛	偏盲、抑郁、多发性神经炎、眼睑水肿、静脉注射量大时可见惊厥	及时停药并给予适当治疗
其他		静脉用药可出现尿频、尿急、尿失禁，注射部位出现皮疹、荨麻疹等过敏反应	

【咨询要点】药物过量：可出现中毒症状，如焦虑不安、活动增多、共济失调、惊厥，可引起心悸、心率加快、血压升高。处理方法如洗胃、5% 葡萄糖氯化钠注射液静脉滴注，并给予相应的对症治疗及支持疗法。

吗啡^[药典（二）；医保（甲，乙）]
Morphine

【分类】阿片受体激动剂。

【药理作用】①中枢神经系统：镇痛作用，吗啡具有强大的镇痛作用；镇静、致欣快作用；抑制呼吸；镇咳；缩瞳，针尖样瞳孔为其中毒特征；其他中枢作用，作用于下丘脑体温调节中枢等。②平滑肌：胃肠道平滑肌；胆道平滑肌；其他平滑肌，吗啡降低子宫张力、收缩频率和收缩幅度等。③心血管系统：能扩张血管，降低外周阻力，可发生直立性低血压。吗啡类药物能模拟缺血性预适应对心肌缺血性损伤的保护作用，减小梗死病灶，减少心肌细胞死亡。④免疫系统：对免疫系统有抑制作用。也可抑制人类免疫缺陷病毒蛋白诱导的免疫反应，这可能是吗啡吸食者易感 HIV 病毒的主要原因。

【适应证】镇痛（现仅用于创伤、手术、烧伤等引起的剧痛）；心肌梗死；心源性哮喘；麻醉前给药。

【用法用量】①常用量：口服，1 次 5~15mg，1 日 15~60mg；皮下注射，1 次 5~15mg，1 日 15~40mg；静脉注射，5~10mg。②极量：口服，1 次 30mg，1 日 100mg；皮下注射，1 次 20mg，1 日 60mg；硬膜外腔注射，1 次极量 5mg，用于手术后镇痛。

【不良反应】见吗啡的不良反应表。

吗啡的不良反应表

分类	常见	少见	不良反应处置
免疫系统		皮疹	
消化系统	便秘、恶心、呕吐		停药后消失
泌尿系统	排尿困难		
神经系统	嗜睡、头痛	幻觉、耳鸣、惊厥、抑郁	
心血管系统	体位性低血压		
其他	瞳孔缩小如针尖、视力模糊或复视	呼吸抑制、支气管痉挛、喉头水肿	

【咨询要点】药物过量：可致急性中毒，成人中毒量为 60mg，致死量为 250mg。对于重度痛患者，吗啡使用量可超过上述剂量（即不受药典量的限制）。可采用人工呼吸、给氧、给予升压药提高血压，β-肾上腺素受体阻滞药减慢心率，补充液体维持循环功能。静脉注射纳洛酮 0.001~0.01mg/kg，成人 0.4mg。亦可用烯丙吗啡作为拮抗药。

参考文献

[1] 赵建昌.芬太尼透皮贴和吗啡缓释片在控制中重度癌痛的效果及不良反应[J].现代医学与健康研究电子杂志，2017，1（08）：73.

[2] 高平.癌症疼痛患者接受盐酸吗啡缓释片治疗的效果及其安全性[J].中国医药指南，2018，16（02）：138-139.

[3] Kristian Jansen，Dagny F. Haugen，Lisa Pont，et al. Safety and Effectiveness of Palliative Drug Treatment in the Last Days of Life—A Systematic Literature Review[J]. Journal of Pain and Symptom Management，2018，55（2）：508-521.

哌替啶[药典（二）；基（基）；医保（甲）]
Pethidine

【分类】阿片受体激动剂。

【药理作用】与吗啡相似。镇痛作用相当于吗啡的 1/10~1/8，持续时间 2~4 小时。对胆道和支气管平滑肌张力的增强作用较弱，能使胆总管括约肌痉挛。对呼吸有抑制作用。镇静、镇咳作用较弱。能增强巴比妥类的催眠作用。口服吸收快，分布容积为 2.8~4.2L/kg，蛋白结合率为 64%~82%，经肝代谢，$t_{1/2}$ 为 3.2~4.1 小时，清除率为 10~17ml/（kg·min）。

【适应证】①各种剧痛，如创伤、烧伤、烫伤、术后疼痛等；②心源性哮喘；③麻醉前给药；④内脏剧烈绞痛（胆绞痛、肾绞痛需与阿托品合用）；⑤与氯丙嗪、异丙嗪等合用进行人工冬眠。

【用法用量】①口服：1 次 50~100mg，1 日 200~400mg；极量为 1 次 150mg，1 日 600mg。②皮下注射或肌内注射：1 次 25~100mg，1 日 100~400mg；极量为 1 次 150mg，1 日 600mg。两次用药间隔不宜少于 4 小时。③静脉注射：成人以每次 0.3mg/kg 为限。④麻醉前肌内注射：成人以每 1kg 体重 1.0mg，术前 30~60 分钟给予。⑤麻醉过程中静脉滴注：成人以每 1kg 体重 1.2~2.0mg 计算总量，配成稀释液，以每分钟 1mg 静脉滴注，小儿滴速减慢。⑥手术后镇痛及癌性止痛：以每日 2.1~2.5mg/kg 剂量为限，经硬膜外腔缓慢注入或泵入。

【不良反应】见哌替啶的不良反应表。

哌替啶的不良反应表

分类	临床报道（发生率不明）	不良反应处置
免疫系统	瘙痒、皮疹、荨麻疹	
消化系统	胆绞痛、便秘、恶心、呕吐、口腔干燥症	停药后消失
泌尿系统	尿潴留	
神经系统	躁动、神志不清、谵妄、头晕、药物依赖（躯体依赖）、幻觉、头痛、颅内压升高、不自主的肌肉运动（包括肌肉抽搐，肌阵挛）、情绪变化（包括欣快，焦虑）、镇静、癫痫发作	
心血管系统	心动过缓、心搏骤停、低血压、心悸、休克、晕厥、心动过速	
其他	视觉障碍、呼吸困难	

【咨询要点】药物过量：可致瞳孔散大、惊厥、心动过速，幻觉、血压下降、呼吸抑制、昏迷等。

参考文献

［1］Friesen Kevin J，Falk Jamie，Bugden Shawn. Voluntary warnings and the limits of good prescribing behavior：the case for de–adoption of meperidine［J］. Journal of pain research，2015，8：879–84.

［2］梁涛，刘娜，尹东涛，等．一次性术后局部麻醉镇痛系统与静脉自控镇痛泵对常规开胸术后镇痛效果和安全性的比较［J］.海军医学杂志，2016，37（02）：139–142.

美沙酮 [药典（二）；医保（乙）]
Methadone

【分类】阿片受体激动剂。

【药理作用】镇痛效力与吗啡相等或略强，止痛效果好。起效慢，服用后30分钟左右起效，作用维持时间长。

【适应证】适用于创伤性、癌症剧痛、外科手术后和慢性疼痛，也用于阿片、吗啡及海洛因成瘾者的脱毒治疗。

【用法用量】①口服：成人每日10~15mg，分2~3次服。儿童每日按0.7mg/kg计，分4~6次服。极量为1次10mg，1日20mg。②肌内注射或皮下注射：每次2.5~5mg，1日10~15mg。三角肌内注射血浆峰值高，作用出现快，因此可采用三角肌内注射。极量为1次10mg，1日20mg。

【不良反应】见美沙酮的不良反应表。

美沙酮的不良反应表

分类	临床报道（发生率不明）	不良反应处置
免疫系统	出血性荨麻疹（罕见）、瘙痒、皮疹、荨麻疹	
消化系统	腹痛、厌食、胆道痉挛、便秘、舌炎、恶心、呕吐、口腔干燥症	停药后消失
泌尿生殖系统	精子疾病、尿潴留	
血液系统	血小板减少症	
神经系统	躁动、精神错乱、定向障碍、头晕、嗜睡、药物依赖（身体依赖）、烦躁不安、欣快感、头痛、失眠、镇静、癫痫发作	

续表

分类	临床报道（发生率不明）	不良反应处置
心血管系统	心动过缓、心律失常、心力衰竭、心肌病、心电图改变、水肿、期外收缩、潮红、低血压、心电图反转 T 波、心悸、静脉炎、心电图 Q–T 间期延长、休克、晕厥、心动过速、尖端扭转型室性心动过速、心室颤动、室性心动过速	
内分泌系统	肾上腺皮质功能不全、激素水平改变（雄激素缺乏；慢性阿片类药物使用）、闭经、抗利尿作用、性欲降低、血浆睾酮降低、低钾血症、低镁血症、体重增加	
其他	视觉障碍、肺水肿、呼吸抑制	

【咨询要点】药物过量：少数病例用量过大时引起失明、下肢瘫痪、昏迷、右束支传导阻滞、心动过速和低血压等。

芬太尼 [药典（二）；基（基）；医保（甲，乙）]
Fentanyl

【分类】阿片受体激动剂。

【药理作用】强效麻醉性镇痛药，药理作用与吗啡类似。动物实验表明，其镇痛效力约为吗啡的 80 倍。镇痛作用产生快，但持续时间较短，静脉注射后 1 分钟起效，4 分钟达峰值，维持作用 30 分钟。肌内注射后约 7 分钟起效，维持约 1~2 小时。本品呼吸抑制作用较吗啡弱，不良反应比吗啡小。

【适应证】适用于各种疼痛及外科、妇科等手术后和手术过程中的镇痛；也用于防止或减轻手术后出现的谵妄；还可与麻醉药合用，作为麻醉辅助用药；与氟哌利多配伍制成"安定镇痛剂"，用于大面积换药及进行小手术的镇痛。

【用法用量】①麻醉前给药：0.05~0.1mg，于手术前 30~60 分钟肌内注射。②诱导麻醉：静脉注射 0.05~0.1mg，间隔 2~3 分钟重复注射，直至达到要求；危重患者，年幼及年老患者的用量减小至 0.025~0.05mg。③维持麻醉：当患者出现苏醒症状时，静脉注射或肌内注射 0.025~0.05mg。④一般镇痛及术后镇痛：肌内注射 0.05~0.1mg。可控制手术后疼痛、烦躁和呼吸急迫，必要时可用于 1~2 小时后重复给药。硬膜外腔注入镇痛，一般 4~10 分钟起效，20 分钟脑脊液浓度达峰值，作用持续 3~6 小时。

【不良反应】见芬太尼的不良反应表。

芬太尼的不良反应表

分类	常见	少见	不良反应处置
免疫系统	应用部位红斑	多汗症、瘙痒、皮疹、发绀、湿疹、皮肤异常	
消化系统	便秘、恶心、呕吐	腹胀、腹痛、厌食、食欲减退、腹泻、味觉障碍、消化不良、吞咽困难、胃肠胀气、胃炎、肠胃炎、胃食管反流病、胃肠道系统出血、消化道溃疡、牙龈疼痛、牙龈炎、舌炎、呕血、肠梗阻、牙周脓肿、直肠疼痛、口腔炎、口腔干燥症、腹水、血清碱性磷酸酶升高、血清 AST 升高、黄疸	及时停药，对症处理
泌尿生殖系统		尿潴留、排尿困难、勃起功能障碍、乳腺痛、尿失禁、尿路感染、尿急、阴道出血、阴道炎、肾衰竭综合征	

续表

分类	常见	少见	不良反应处置
血液系统		贫血、淤伤、白细胞减少、淋巴结肿大、中性粒细胞减少、血小板减少症	
神经系统	头晕、嗜睡、头痛	步态异常、异常思维、情绪激动、健忘、焦虑、共济失调、失眠、精神状态改变、感觉异常、言语障碍、昏迷、眩晕、震颤	
心血管系统		心房颤动、二联律、心律不齐、胸痛、下肢深静脉血栓形成、水肿、高血压、低血压、心肌梗死、体位性低血压、心悸、血管性水肿、肺栓塞（喷鼻）、窦性心动过速、晕厥、心动过速、血管舒张	
内分泌系统	脱水	高钙血症、高血糖、低蛋白血症、低钙血症、低钾血症、低镁血症、低钠血症、体重减轻	
呼吸系统		呼吸暂停、哮喘、肺不张、支气管炎、咳嗽、劳累时呼吸困难、鼻出血、流感样症状、咯血、换气过度、通气不足、喉炎、鼻塞、鼻腔不适、咽炎、咽喉疼痛、肺炎、鼻漏、鼻窦炎、上呼吸道感染	
其他	呼吸困难	关节痛、背痛、下肢痉挛、四肢疼痛、肌痛、眼睑下垂、视力模糊、复视、干眼症、斜视、眼球肿胀、视力障碍、发热、伤口愈合慢	

【咨询要点】药物过量：芬太尼过量时表现为其药理作用的延伸，最严重的影响为呼吸抑制。发生呼吸抑制应立即采取解救措施，包括去除芬太尼透皮贴剂、机体刺激或言语刺激患者。随之可使用特异性阿片类药物拮抗药如纳洛酮。过量所引起的呼吸抑制的持续时间可能比阿片拮抗药的作用时间长。应仔细选择静脉注射拮抗药的时间间隔以免在去除贴剂后有可能出现再次麻醉；可能需要重复注射或静脉滴注纳洛酮。麻醉作用的逆转可能会导致疼痛的急性发作和儿茶酚胺的释放。在临床情况允许的情况下，应建立并维持人工气道，若可能应采用口咽部气道或气管插管并吸氧及辅助或控制呼吸。应保持体温及保证水分摄入。若发生严重或持续的低血压，应考虑是否血容量过低，并进行适当的输液治疗。

参考文献

［1］赵建昌.芬太尼透皮贴和吗啡缓释片在控制中重度癌痛的效果及不良反应［J］.现代医学与健康研究电子杂志，2017，1（08）：73.

［2］Gavrielov-Yusim Natalie，Bidollari Ilda，Kaplan Sigal，et al. Challenges of post-authorization safety studies：Lessons learned and results of a French study of fentanyl buccal tablet.［J］. Pharmacoepidemiology and drug safety，2018，27（5）：457-463.

丁丙诺啡 [药典（二）]

Buprenorphine

【分类】阿片受体部分激动剂。

【药理作用】镇痛作用强于哌替啶，是吗啡的30倍，芬太尼的1/2。起效慢，持续时间长，约6~8小时。对呼吸有抑制作用，但临床未见严重呼吸抑制发生。药物依赖性近似吗啡，肌内注射后吸收好，可通过胎盘及血-脑屏障。

【适应证】主要用于各种术后镇痛，癌性痛、烧伤、肢体痛、心绞痛等。也可作戒瘾的维持治疗。

【用法用量】肌内注射或缓慢静脉注射；每次 0.15~0.3mg，舌下含服 0.2~0.8mg，每隔 6~8 小时注射 1 次。

【不良反应】见丁丙诺啡的不良反应表。

丁丙诺啡的不良反应表

分类	常见	少见	不良反应处置
免疫系统		局部红斑、皮疹	
消化系统		便秘、恶心、呕吐、上腹痛、胃肠胀气	停药后消失
血液系统		局部出血	
神经系统	头痛	抑郁症、头晕、疼痛、嗜睡、疲劳、寒战、偏头痛、感觉异常、镇静	
心血管系统		胸痛	
其他	局部疼痛	局部水肿、背部疼痛、肢体疼痛、口咽痛、咳嗽、呼吸困难、发热	

【咨询要点】药物过量：①本品急性用药过量的临床表现为呼吸抑制、嗜睡发展成恍惚和昏迷、骨骼肌松弛、皮肤冰冷、瞳孔收缩、心动过缓、低血压、部分或完全气道阻塞、非典型打鼾和死亡。在用药过量的情况下，由于严重缺氧，可能导致显著的瞳孔散大，而非瞳孔缩小。②过量处置，如有必要，首先应建立维持通畅的呼吸气道，用于协助或控制呼吸。采用其他支持性措施（包括吸氧、给予血管升压类药物）以治疗循环性休克和肺水肿等症状，心搏骤停或心律失常将需要给予加强型生命支持技术治疗。纳洛酮对丁丙诺啡产生的呼吸抑制可能无任何逆转作用。在治疗丁丙诺啡用药过量期间，高剂量纳洛酮的极限值是 10~35mg/70kg，纳洛酮起效可能会延迟 30 分钟或更长时间。还可以使用盐酸多沙普仑。立即去除本品，因为预计逆转作用持续时间将小于本品丁丙诺啡的作用持续时间，小心监测直至患者重新建立可靠的自主呼吸。即使在症状改善期间，仍然需要进行医疗监测，因为还存在继续从皮肤中吸收丁丙诺啡的延长作用的可能性。去除本品之后，12 小时内（范围是 10~24 小时）丁丙诺啡的平均浓度大约降低 50% 表观终末半衰期为 26 小时。由于表观终末半衰期较长，需要对患者进行监测或治疗至少 24 小时。对阿片类药物产生生理依赖性的个体中，给予阿片受体拮抗药可能增强急性戒断症状。戒断症状的严重性取决于心理依赖程度和拮抗药物的剂量。如果决定使用阿片受体拮抗药治疗生理依赖性患者的严重呼吸抑制症状，则在开始时应小心给予拮抗药，随后逐渐增加的剂量应小于拮抗药常用剂量。

参考文献

［1］王淳,李建强,王红胜.丁丙诺啡透皮贴剂治疗癌痛患者的临床疗效及安全性评价[J].中国现代药物应用,2018,12（15）：104-105.

［2］Simpson RW，Wlodarczyk JH.Transdermal Buprenorphine Relieves Neuropathic Pain：A Randomized，Double-Blind，Parallel-Group，Placebo-Controlled Trial in Diabetic Peripheral Neuropathic Pain［J］.Diabetes Care，2016，39（9）：1493.

布桂嗪 [药典（二）；医保（甲、乙）]
Bucinnazine

【分类】镇痛药。

【药理作用】镇痛作用约为吗啡的 1/3，一般注射后 10 分钟生效，维持 3~6 小时，为速效镇痛药。对皮肤、黏膜和运动器官的疼痛有明显抑制作用，对内脏器官的疼痛效果较差。本药尚有中枢抑制、镇咳、降压、抗组胺、利胆和麻醉作用。

【适应证】适用于偏头痛，三叉神经痛，牙痛，炎症性疼痛，神经痛，月经痛，关节痛，外伤性疼痛，手术后疼痛，以及癌症痛（属二阶梯镇痛药）。

【用法用量】①口服：成人 1 次 30~60mg，1 日 90~180mg；小儿每次 1mg/kg。疼痛剧烈时用量可酌增。②皮下或肌内注射：成人 1 次 50~100mg，1 日 1~2 次。

【不良反应】见布桂嗪的不良反应表。

布桂嗪的不良反应表

分类	临床报道（发生率不明）	不良反应处置
消化系统	偶有恶心	停药后消失
神经系统	头晕、困倦、全身发麻感	
其他	黄视	

【咨询要点】毒性反应：可致耐受和成瘾。

羟考酮 [医保（乙）]
Oxycodone

【分类】半合成中效阿片类镇痛药。

【药理作用】药理作用机制与吗啡相似。速释制剂口服血药浓度达峰时间为 1.6 小时，生物利用度为 60%~87%，消除半衰期为 3.2 小时；控制制剂口服血药浓度达峰时间为 2.1~3.2 小时，生物利用度为 50%~87%，消除半衰期约为 4.5~8 小时。总蛋白结合率为 45%，静脉给药后分布容积 2.6L/kg。主要经肾脏排泄，肾功能不全时消除半衰期可延长 1 小时；肝功能不全时消除半衰期可延长 2 小时。

【适应证】用于缓解中、重度疼痛。

【用法用量】①一般镇痛：使用控释制剂，每 12 小时服用 1 次，用药剂量取决于患者的疼痛严重程度和既往镇痛药用药史。首次服用阿片类或弱阿片类药物，初始用药剂量一般为 5mg，每 12 小时服用 1 次。已接受口服吗啡治疗的患者，改用本品的每日用药剂量换算比例为口服本品 10mg 相当于口服吗啡 20mg。②术后疼痛：使用本药复方胶囊，每次 1~2 粒，间隔 4~6 小时可重复用药 1 次。③癌症、慢性疼痛：使用本药复方胶囊，每次 1~2 粒，每日 3 次。

【不良反应】见羟考酮的不良反应表。

羟考酮的不良反应表

分类	常见	少见	罕见	不良反应处置
免疫系统	瘙痒症	多汗症、皮疹、皮肤光敏性、荨麻疹		
消化系统	便秘、恶心、呕吐	腹泻、口干症、胃炎、呃逆、上腹部疼痛、厌食、消化不良、胃食管反流、吞咽困难、牙龈炎、舌炎、血清 ALT 升高		停药后消失，症状重者对症处理
泌尿系统		排尿困难、尿潴留、尿路感染		

续表

分类	常见	少见	罕见	不良反应处置
血液系统		血红蛋白减少、血小板计数减少、红细胞减少、发热性中性粒细胞减少症、中性粒细胞减少症、贫血、出血、缺铁性贫血、白细胞减少		
神经系统	头晕、头痛、嗜睡和乏力	思维异常、抑郁、烦躁不安、失眠、易怒、嗜睡、抽搐、焦虑、寒战、意识模糊、欣快感、疲劳、偏头痛、神经质、戒断综合征、感觉异常、张力过高、神经痛、人格障碍		
心血管系统		高血压、直立性低血压、血氧饱和度降低、心动过速、心力衰竭、深静脉血栓形成、低血压、心悸、外周性水肿、血栓性静脉炎、血管扩张	休克	
内分泌系统		高血糖、低氯血症、低钠血症、体重减轻、痛风		
呼吸系统		咳嗽、呼吸困难、口咽痛、支气管炎、鼻出血、流感样症状、喉炎、咽炎、鼻炎、鼻窦炎	呼吸抑制	
其他	发热	视力模糊		

【咨询要点】药物过量：①羟考酮过量及中毒症状表现为针尖样瞳孔、呼吸抑制和低血压症。严重者可能发生嗜睡、发展至昏迷、循环衰竭及深度昏迷、骨骼肌松弛心动过缓和死亡。②过量的解救治疗：首先保持呼吸道通畅，然后给予相应的支持疗法（改善通气、给氧、升压药），纠正休克及肺水肿，心搏骤停或心律不齐可能需要心脏按压或除颤。必要时洗胃，清除胃内容物可除去未吸收的药物，尤其对于服用持续释放药物制剂。③解救用药：纳洛酮 0.4~0.8mg，静脉注射。必要时，间隔 2~3 分钟重复给药，或将纳洛酮 2mg 溶于 500ml0.9% 氯化钠注射液或 5% 葡萄糖注射液（0.004mg/ml），静脉滴注。根据情况和以往服药的剂量决定药物的滴注速率。由于纳洛酮的作用持续时间相对较短，而本品释放羟考酮持续 12 小时，因此必须严密观察病情直至患者重新恢复稳定的自主呼吸。对于少数服药严重过量的患者，静脉注射纳洛酮 0.2mg，继之每 2 分钟增加用药 0.1mg。过量服用羟考酮的患者，如果临床上未出现明显呼吸抑制或循环障碍，不必使用纳洛酮。对羟考酮产生生理依赖性或可疑产生生理依赖性的患者，慎用纳洛酮。因为在此情况下使用纳洛酮，可能突然完全阻断阿片类药物的作用导致急性疼痛发作及急性戒断综合征。

参考文献

[1] 秦子光.盐酸羟考酮注射液用于腹部全麻患者术后镇痛中的有效性和安全性观察 [J]. 北方药学，2018，15（09）：153-154.

[2] Baron Ralf, Jansen Jan-Peter, Binder Andreas, et al. Tolerability, Safety, and Quality of Life with Tapentadol Prolonged Release（PR）Compared with Oxycodone/Naloxone PR in Patients with Severe Chronic Low Back Pain with a Neuropathic Component: A Randomized, Controlled, Open-label, Phase 3b/4 Trial [J]. Pain practice: the official journal of World Institute of Pain, 2016, 16（5）: 600-619.

曲马多 [药典（二）；医保（乙）]
Tramadol

【分类】非阿片类中枢性镇痛药。

【药理作用】通过抑制神经元突触对去甲肾上腺素的再摄取，并增加神经元外 5- 羟色胺浓度，影响痛觉传递而产生镇痛作用。其作用强度为吗啡的 1/10~1/8。无抑制呼吸作用，依赖性小。镇痛作用显著，ED50 较吗啡大 9 倍。有镇咳作用，强度为可待因的 50%。不影响组胺释放，无致平滑肌痉挛作用。口服、注射吸收均好，镇痛功效相同。

【适应证】用于中、重度急慢性疼痛，服后 0.5 小时生效，持续 6 小时。亦用于术后痛、创伤痛、癌性痛、心脏病突发性痛、关节痛、神经痛及分娩痛。

【用法用量】成人：口服，每次量不超过 100mg，24 小时不超过 400mg，连续用药不超过 48 小时，累计用量不超过 800mg。静脉、皮下、肌内注射，每次 50~100mg，1 日不超过 400mg。

【不良反应】见曲马多的不良反应表。

曲马多的不良反应表

分类	常见	少见	不良反应处置
免疫系统		发汗、皮炎、皮疹、瘙痒	
消化系统	便秘、恶心、呕吐、口干症、消化不良	腹泻、厌食、腹痛、食欲下降、喉咙痛、病毒性胃肠炎、胃肠胀气	及时停药或对症处理
泌尿生殖系统		盆腔疼痛、前列腺疾病、尿液异常、尿路感染、尿频、尿潴留	
神经系统	头晕、头痛、嗜睡、中枢神经系统刺激、虚弱	焦虑、冷漠、共济失调、寒战、去人格化、抑郁、感觉发热、感觉减退、嗜睡、神经过敏、感觉异常、烦躁不安、激动、欣快感、睡眠障碍、戒断综合征、失眠	
心血管系统		胸痛、高血压、血管舒张、外周水肿、直立性低血压	
内分泌系统		高血糖、体重减轻	
呼吸系统		支气管炎、咳嗽、鼻塞、鼻咽炎、鼻窦充血、鼻窦炎、上呼吸道感染	
其他		流感、视力模糊、瞳孔缩小、发热、流感样综合征	

【咨询要点】药物过量：可抑制呼吸。

参考文献

[1] 陈鹏，陈富超，周本宏. 地佐辛联合曲马多术后静脉自控镇痛有效性和安全性的 Meta 分析 [J]. 药物流行病学杂志，2018，27（09）：582-587.

麦角胺 [药典（二）]
Ergotamine

【分类】血管收缩剂。

【药理作用】通过对平滑肌的直接收缩作用，或激活血管壁的 5- 羟色胺受体，能使脑动脉血管的过度扩张或搏动恢复正常，从而缓解头痛。

【适应证】主要用于偏头痛、可使头痛减轻，但不能预防和根治。亦用于其他神经性头痛。

【用法用量】①口服：每次 1~2mg，1 日不超过 6mg，1 周不超过 10mg。效果不及皮下注射。②皮下注射：每次 0.25~0.5mg，24 小时内不超过 1mg，本品早期给药效果好，头痛发作时用药效果差。

【不良反应】见麦角胺的不良反应表。

麦角胺的不良反应表

分类	临床报道（发生率不明）	不良反应处置
免疫系统	皮肤或其他组织坏疽，皮肤瘙痒	
消化系统	恶心，呕吐	停药后消失
神经系统	感觉异常、眩晕	
心血管系统	心动过缓、四肢发热、心电图改变、水肿、高血压、心动过速、瓣膜硬化、血管痉挛	
其他	发绀	

【咨询要点】药物过量：剂量过大可有血管痉挛，引起重要器官供血不足，偶尔可导致肠系膜血管收缩，缺血性肠疾病及舌的部分坏死、肢体苍白及发凉，上下肢动脉痉挛，甚至可发生坏疽。极量治疗 2 周，有发生轴纤维周围缺血性双侧视神经乳头炎者。

参考文献

［1］熊二刚.用舒马曲坦和麦角胺咖啡因治疗偏头痛的效果对比［J］.当代医药论丛，2016，14（09）：180–181.

对乙酰氨基酚 [药典（二）；基（基）；医保（甲，乙）]
Paracetamol

【分类】解热镇痛药。

【药理作用】有解热、镇痛作用，类似阿司匹林，但抗炎作用较弱。对血小板及凝血机制无影响。口服后迅速吸收，0.5~2 小时血药浓度达峰值，血浆蛋白结合率 25%~50%。

【适应证】用于感冒发热、关节痛、神经痛及偏头痛、癌性痛及手术后止痛。本品还可用于对阿司匹林过敏、不耐受或不适于应用阿司匹林的患者。

【用法用量】①口服：1 次 0.3~0.6g，1 日 0.6~0.8g，1 日量不宜超过 2g。②直肠给药：1 次 0.3~0.6g，1 日 1~2 次。

【不良反应】见对乙酰氨基酚的不良反应表。

对乙酰氨基酚的不良反应表

分类	常见	少见	临床报道（发生率不明）	不良反应处置
免疫系统		瘙痒症、皮疹		
消化系统	恶心、呕吐	血清转氨酶升高、便秘、腹泻、腹痛	血清碱性磷酸酶升高、血清胆红素升高	停药后消失
泌尿系统		少尿	肾毒性、高氨血症、肾脏疾病	
血液系统		贫血	白细胞减少、全血细胞减少症	

续表

分类	常见	少见	临床报道（发生率不明）	不良反应处置
神经系统		头痛、失眠、躁动、焦虑、疲劳、牙关紧闭		
心血管系统	高血压、低血压、外周水肿、心动过速			
内分泌系统		低蛋白血症、低钾血症、低镁血症、低磷血症	血清碳酸氢盐降低、血清钙降低、血钠降低、高氯血症、高尿酸血症、血糖升高	
呼吸系统		异常呼吸音、肺不张、呼吸困难、缺氧、胸腔积液、肺水肿、喘鸣		
其他		注射部位疼痛、发热		

【咨询要点】①注意事项：不宜大量或长期服用，以免引起造血系统及肝肾损害。②药物过量：剂量过大可引起肝脏损害，严重者可致昏迷甚至死亡。

参考文献

［1］纪慧.非甾体抗炎药的临床应用及不良反应分析［J］.中国现代药物应用，2018，12（24）：127-128.

［2］缪文清，石卫峰，李琴，等.对乙酰氨基酚致肝细胞损伤型肝炎1例［J］.中国药师，2018，21（06）：1076-1077.

［3］White William B，Kloner Robert A，Angiolillo Dominick J，et al. Cardiorenal Safety of OTC Analgesics［J］. Journal of cardiovascular pharmacology and therapeutics，2018，23（2）：103-118.

吲哚美辛 [药典（二）；基（基）；医保（甲，乙）]
Indometacin

【分类】非甾体抗炎药。

【药理作用】通过抑制环氧酶，减少前列腺素合成而产生解热、镇痛及抗炎作用。

【适应证】①急、慢性风湿性关节炎、痛风性关节炎及癌性疼痛，也可用于滑囊炎、腱鞘炎及关节囊炎等，还用于恶性肿瘤引起的发热或其他难以控制的发热，因本品不良反应较大，不宜作为治疗关节炎的首选药物，仅用于其他NSAIDs治疗无效或不能耐受的患者；②抗血小板聚集；③Behcet综合征；④胆绞痛、输尿管结石引起的绞痛、偏头痛、月经痛；⑤滴眼液可用于眼科手术及非手术因素引起的非感染性炎症。

【用法用量】口服。开始时每次服25mg，每日2~3次，餐时及餐后立即服。治疗风湿性关节炎等症时，如未见不良反应，可逐渐增至每日100~150mg，分3~4次服用。

【不良反应】见吲哚美辛的不良反应表。

吲哚美辛的不良反应表

分类	常见	少见	不良反应处置
免疫系统		瘙痒症、多汗症、皮疹	
消化系统	呕吐	胃痛、胃灼热、恶心、消化不良、便秘、腹泻、腹痛、食欲下降	停药后消失

续表

分类	常见	少见	不良反应处置
血液系统	术后出血		
神经系统	头痛	头晕、抑郁、嗜睡、疲劳、眩晕	
心血管系统		晕厥	
其他		耳鸣	

【咨询要点】长期服用应定期检测血、尿、肝功能，如有异常，应减少剂量。

参考文献

［1］Once Mehmet Yekta, Erdeve Omer. Oral medications regarding their safety and efficacy in the management of patent ductus arteriosus［J］. World journal of clinical pediatrics, 2016, 5（1）：75–81.

双氯芬酸 [药典（二）；基（基）；医保（甲）]
Diclofenac

【分类】非甾体抗炎药。

【药理作用】本品为非甾体类抗炎药，起效较快，主要通过抑制前列腺素的合成而产生镇痛、抗炎、解热作用。

【适应证】用于类风湿关节炎、神经炎、红斑狼疮及癌症，手术后疼痛，各种原因引起的发热。

【用法用量】①口服：成人，每日 100~150mg，分 2~3 次服用。对轻度患者以及 14 岁以上的青少年酌减。此药最好在餐前用水整片送下。②肌内注射：深部注射，每次 50mg，每日 1 次，必要时数小时后再注射 1 次。③外用：擦剂，根据疼痛部位大小，每次 1~3ml 均匀涂于患处，每日 2~4 次，每日总量不超过 15ml。乳膏，根据疼痛部位大小，每次 2~4g 涂于患处，并轻轻按摩，每日 3~4 次，每日总量不超过 30g。

【不良反应】见双氯芬酸的不良反应表。

双氯芬酸的不良反应表

分类	罕见	临床报道（发生率不明）	不良反应处置
免疫系统	荨麻疹、疱疹、湿疹、剥脱性皮炎、脱发	皮疹	
消化系统	出血、消化性溃疡或穿孔、糜烂性胃炎、便秘、胰腺炎、肝炎、急性重型肝炎	偶见上腹疼痛、血清氨基转移酶升高、恶心、腹泻、消化不良、胃肠胀气、厌食	及时停药或对症处理
泌尿系统		急性肾功能不全	
血液系统		血小板较少、白细胞减少、粒细胞缺乏、溶血性贫血、再生障碍性贫血	
神经系统	嗜睡、感觉障碍、包括感觉异常、记忆障碍、定向障碍、视觉障碍、听力损害、耳鸣、失眠、惊厥、抑郁、焦虑、噩梦、震颤、精神反应和味觉异常	头痛、头晕、眩晕	
其他	光敏反应	哮喘、过敏性低血压、紫癜	

【咨询要点】药物过量：目前尚无双氯芬酸过量典型的临床症状资料。①过量可导致如下症状：呕吐、胃肠道出血、腹泻、头晕、耳鸣或抽搐。在严重情况下可能导致急性肾衰竭或肝损害。②治疗措施：对非甾体类抗炎药（包括双氯芬酸）急性中毒的处理，主要是进行必要的支持治疗和对症治疗。对于并发症，例如血压过低、肾衰竭、惊厥、胃肠刺激、呼吸抑制，应进行支持治疗和对症治疗。某些特殊措施例如利尿、透析或血透等很可能对促进排除非甾体类抗炎药（包括双氯芬酸）无过多帮助，因为该类药的蛋白结合率高而且代谢程度很高。活性炭应用于摄入潜在的中毒剂量的情况，胃排空（如呕吐，洗胃）应用于摄入潜在的致死性剂量的情况。

参考文献

［1］Munjal Sagar, Gautam Anirudh, Okumu Franklin, et al. Safety and pharmacokinetics of single and multiple intravenous bolus doses of diclofenac sodium compared with oral diclofenac potassium 50 mg：A randomized, parallel-group, single-center study in healthy subjects.［J］. Journal of clinical pharmacology, 2016, 56（1）：87-95.

萘普生 [药典（二）；医保（乙）]
Naproxen

【分类】非甾体抗炎药。

【药理作用】本品为非甾体抗炎药，是通过抑制环氧合酶，减少前列腺素合成，起到抗炎和镇痛作用。

【适应证】用于缓解轻至中度疼痛，如关节痛、神经痛、肌肉痛、偏头痛、头痛、痛经、牙痛。

【用法用量】口服。①成人：首次 0.5g，以后 1 次 0.25g，必要时每 6~8 小时 1 次。②小儿常用量：抗风湿，按体重 1 次 5mg/kg，1 日 2 次。

【不良反应】见萘普生的不良反应表。

萘普生的不良反应表

分类	临床报道（发生率不明）	不良反应处置
免疫系统	皮肤瘙痒	及时停药或对症处理
消化系统	恶心、呕吐、消化不良、便秘、胃不适、腹泻、胃肠出血、肝功能损害	
血液系统	血常规异常	
神经系统	头晕、头痛、嗜睡	
其他	视力模糊或视力障碍、听力减退、口腔刺激或痛感、心慌、多汗、耳鸣、呼吸急促、呼吸困难、哮喘	

【咨询要点】①毒性反应：急性毒性试验结果，大鼠经口 LD_{50} 为 534mg/kg，腹腔注射 LD_{50} 为 575mg/kg；小鼠经口 LD_{50} 为 1234mg/kg，腹腔注射 LD_{50} 为 435mg/kg。②药物过量：过量中毒时应给予对症及支持疗法，并合理使用利尿药。

布洛芬 [药典（二）；基（基）；医保（甲, 乙）]
Ibuprofen

【分类】非甾体抗炎药。

【**药理作用**】本品通过抑制环氧化酶，减少前列腺素的合成，而产生镇痛、抗炎作用；通过下丘脑体温调节中枢而起解热作用。

【**适应证**】用于风湿性及类风湿关节炎，其抗炎、镇痛、解热作用与阿司匹林、保泰松相似，比对乙酰氨基酚好。在患者不能耐受阿司匹林、保泰松等时，可试用。

【**用法用量**】①抗风湿：1次 0.4~0.8g，1日 3~4次。②止痛：1次 0.2~0.4g，每 4~6小时 1次。成人最大限量每日 2.4g。

【**不良反应**】见布洛芬的不良反应表。

布洛芬的不良反应表

分类	少见	不良反应处置
免疫系统	皮疹、瘙痒	
消化系统	胃痛、胃灼热、恶心、腹痛、便秘、食欲下降、腹泻、消化不良、胃肠胀气、呕吐	停药后消失
泌尿系统	肾功能不全、尿潴留	
血液系统	贫血、嗜酸性粒细胞增多、低蛋白血症、中性粒细胞减少、出血、血小板增多症、伤口出血、血红蛋白下降	
神经系统	头晕、头痛、神经质	
心血管系统	水肿	
内分泌系统	液体潴留	
其他	耳鸣	

【**咨询要点**】药物过量：服用剂量不应超过推荐剂量否则可能引起头痛、呕吐、倦怠、低血压及皮疹等。

参考文献

［1］Shyamalie Jayawardena，Rina Leyva，David Kellstein. Safety of a novel formulation of ibuprofen sodium compared with standard ibuprofen and placebo［J］. Postgraduate Medicine，2015，127（1）：33–37.

洛索洛芬 [医保（乙）]
Loxoprofen

【**分类**】解热镇痛抗炎药。

【**药理作用**】洛索洛芬钠为前体药物，经消化道吸收后在体内转化为活性代谢物，其活性代谢物通过抑制前列腺素的合成而发挥镇痛、抗炎及解热作用。

【**适应证**】类风湿关节炎、骨性关节炎、腰痛、肩周炎、颈肩腕综合征，以及手术后、外伤后和拔牙后的镇痛消炎，急性上呼吸道炎症的解热镇痛。

【**用法用量**】①急性上呼吸道炎：通常，出现症状时，成人 1次口服洛索洛芬钠（以无水物计）60mg。②其他适应证：通常，成人 1次口服洛索洛芬钠（以无水物计）60mg，1日 3次。出现症状时可 1次口服 60~120 mg。应随年龄及症状适宜增减，但原则上 1日 2次，1日最多 180mg 为限。另外，空腹时不宜服药。

【**不良反应**】见洛索洛芬的不良反应表。

洛索洛芬的不良反应表

分类	临床报道（发生率不明）	不良反应处置
免疫系统	皮疹、瘙痒、过敏性休克	
消化系统	胃灼热、腹痛、胃部不适、恶心、呕吐、食欲不振、便秘	
泌尿系统	急性肾功能不全、肾病综合征	长期用药，要定期进行尿液，肝、肾功能等临床检查，如发现异常应采取减量、停药等适量措施
血液系统	贫血、白细胞减少、血小板减少、嗜酸性粒细胞增多以及 AST、ALT、ALP 升高	长期用药，要定期进行血液学检查，如发现异常应采取减量、停药等适量措施
神经系统	困倦、头痛、眩晕	
心血管系统	心悸、休克	
其他	水肿、间质性肺炎	

参考文献

[1]俞坤强，邓俊义，周敏亚.口服洛索洛芬钠片致过敏性休克1例[J].中华保健医学杂志，2017, 19（5）：446-447.

吡罗昔康 [药典（二）；医保（乙）]
Piroxicam

【分类】非甾体抗炎药。

【药理作用】长效抗炎镇痛药。通过抑制环氧化酶使前列腺素的合成减少及抑制白细胞的趋化和溶酶体酶的释放而发挥作用。

【适应证】用于治疗风湿性及类风湿关节炎。

【用法用量】①口服：抗风湿，1 日 20mg，1 日 1 次；抗痛风，1 日 40mg，1 日 1 次，连续 4~6 日。②肌内注射：1 次 10~20mg，1 日 1 次。

【不良反应】见吡罗昔康的不良反应表。

吡罗昔康的不良反应表

分类	常见	少见	罕见	临床报道（发生率不明）	不良反应处置
消化系统	恶心、胃痛、食欲缺乏及消化不良、腹泻或便秘			肝功能异常	对症处理
泌尿系统	血尿素氮增高				
血液系统	粒细胞减少、再生障碍性贫血	血小板减少			
神经系统	头晕				
心血管系统			高血压		
其他	水肿		视力模糊、低血糖		

美洛昔康[药典(二);医保(乙)]
Meloxicam

【分类】非甾体抗炎药。

【药理作用】美洛昔康有消炎、止痛和退热的作用。其对于所有的标准炎症模型都具有消炎活性，和其他非甾体抗炎药一样，其确切的作用机制尚不清楚，但是所有的非甾体抗炎药至少有1个共同的作用机制：抑制已知的炎症介质前列腺素的生物合成。

【适应证】骨关节炎症状加重时的短期症状治疗；类风湿关节炎和强直性脊柱炎的长期症状治疗。

【用法用量】口服。①骨关节炎症状加重时：1次1片，1日1次，如果症状没有改善，需要时，剂量可增至1次2片，1日1次；每片7.5mg。②类风湿关节炎和强直性脊柱炎：1次2片，1日1次，根据治疗后反应，剂量可减至1次1片，1日1次。

【不良反应】见美洛昔康的不良反应表。

美洛昔康的不良反应表

分类	少见	临床报道（发生率不明）	不良反应处置
免疫系统	瘙痒、皮疹	荨麻疹	
消化系统	消化不良、恶心和呕吐、腹痛、便秘、胀气、腹泻	肝炎	停药后消失
泌尿系统		肾功能指标异常(如血清肌酐或尿素升高)、肾衰竭	
血液系统	贫血	血细胞计数失调、白细胞减少、血小板减少、粒细胞缺乏症	
神经系统	头晕、头痛		
心血管系统		心悸	
其他		哮喘	

【咨询要点】①毒性反应：胃肠道溃疡和糜烂；长期毒性研究中，两个动物种属在高剂量出现肾乳头坏死。已报道与所有的前列腺素合成抑制剂一样，胚胎毒性出现在妊娠末期。体内和体外试验均未显示任何致突变性。大鼠和小鼠在高于临床剂量时未发现致癌性。②药物过量：急性过量症状主要为昏睡、嗜睡、恶心、呕吐和上腹痛，用支持疗法通常可恢复。可能会发生胃肠道出血。毒性严重时可能引起高血压，急性肾衰竭、肝功能障碍、呼吸抑制、昏迷、惊厥、心血管系统崩溃和心动停止。有报道服用非甾体抗炎药引起过敏样反应，在过量时可能出现。非甾体抗炎药过量后应对患者进行对症和支持疗法。临床试验表明1日3次，每次口服4g，考来烯胺可加速美洛昔康的消除。

塞来昔布[医保(乙)]
Celecoxib

【分类】非甾体抗炎药。

【药理作用】本品为环氧化酶-2（COX-2）选择性抑制剂，通过抑制环氧化酶-2阻断花生四烯酸合成前列腺素而发挥抗炎镇痛作用。分子生物学研究表明，其对COX-2和COX-1的最小半数抑制浓度（MIC$_{50}$）分别为0.04μmol/L和15μmol/L，对COX-2的选择性比对 COX-1 选择性强。

【**适应证**】用于急、慢性骨关节炎和类风湿关节炎。

【**用法用量**】①治疗骨关节炎：1 日 200mg，分 2 次服或顿服；②用于类风湿关节炎：剂量为 1 日 100mg 或 200mg，每日 2 次。

【**不良反应**】见塞来昔布的不良反应表。

塞来昔布的不良反应表

分类	常见	少见	临床报道（发生率不明）	不良反应处置
消化系统	上腹疼痛、腹泻与消化不良	胃及十二指肠溃疡	肝功能损害	支持治疗后缓解
泌尿系统			肾功能损害	
心血管系统			每日服用塞来昔布 400~800mg 的患者发生致死性或非致死性心血管事件的危险约为安慰剂对照组的 2.5 倍	

【**咨询要点**】药物过量：在临床研究中没有服用塞来昔布过量的报告。12 例患者服用剂量高达 2400mg/d，共 10 日，没有引起严重的毒性。急性 NSAIDS 过量的症状通常限于疲倦、嗜睡、恶心、呕吐和上腹痛，经支持治疗后一般会缓解。亦会有胃肠道出血。罕见的有高血压、急性肾衰竭、呼吸抑制和昏迷。治疗剂量下有过敏反应的报道，过量后应对症处理和支持治疗，没有特效的解毒剂，没有关于以血液透析去除塞来昔布的研究资料。但由于其血浆蛋白结合率高，过量时透析疗法可能无效。患者过量服药后 4 小时内如无症状或过量很大时，也可用药物催吐，和（或）活性炭（成人 60~100g，儿童 1~2g/kg），和（或）渗透性导泻等方法救治。因为蛋白结合率高，利尿、碱化尿液、血液透析或血液超滤可能无效。

参考文献

［1］李江，刘上，陈伟康，等 . 塞来昔布在治疗压力性尿失禁中的疗效及安全性［J］. 昆明医科大学学报，2017，38（01）：70-74.
［2］肖愉榆 . 塞来昔布心血管安全性的系统评价与荟萃分析［D］. 南昌大学，2017.

普瑞巴林 [基（基）；医保（乙）]
Pregabalin

【**分类**】抗癫痫药物。

【**药理作用**】普瑞巴林与中枢神经系统中 α_2-δ 位点（电压门控钙通道的 1 个辅助性亚基）有高度亲和力。普瑞巴林的作用机制尚不明确，但是转基因小鼠和结构相关化合物（例如加巴喷丁）的研究结果提示，在动物模型中的镇痛及抗惊厥作用可能与普瑞巴林与 α_2-δ 亚基的结合有关。体外研究显示，普瑞巴林可能通过调节钙通道功能而减少一些神经递质的钙依赖性释放。普瑞巴林为 γ-氨基丁酸（GABA）类似物，结构和作用与加巴喷丁相似，具有抗癫痫、镇痛和抗焦虑活性。

【**适应证**】疱疹后遗神经痛；癫痫部分发作的辅助治疗。

【**用法用量**】本品可与食物同时服用，也可单独服用。起始剂量可为每次 75mg，每日 2 次；或者每次 50mg，每日 3 次。可在 1 周内根据疗效及耐受性增加至每次 150mg，每日 2 次。

【**不良反应**】见普瑞巴林的不良反应表。

普瑞巴林的不良反应表

分类	少见	临床报道（发生率不明）	不良反应处置
免疫系统	瘙痒	脱发、皮肤干燥、湿疹、多毛、皮肤溃疡、荨麻疹、疱疹	停药或对症处理
消化系统	胃肠炎、食欲增加	胆囊炎、胆石症、结肠炎、吞咽困难、食管炎、胃炎、胃肠道出血、黑便、口腔溃疡形成、胰腺炎、直肠出血、舌部肿胀	
生殖及泌尿系统	性快感缺失、勃起功能障碍、尿频、尿失禁	异常射精、蛋白尿、闭经、痛经、排尿困难、血尿、肾结石、白带改变、月经过多、子宫不规则出血、肾炎、少尿、尿潴留、小便异常、性功能障碍、射精延迟	
血液系统	瘀斑	嗜酸性粒细胞增多、血小板减少	
神经系统	焦虑、人格解体、肌张力增强、感觉减退、性欲减退、眼球震颤、感觉异常、镇静、木僵、颤搐、欣快情绪、意识模糊、易激惹、抑郁、定向障碍、失眠、嗜睡、共济失调、协调异常、震颤、健忘、记忆力损害、注意力障碍、平衡障碍	异常梦境、激越、情感淡漠、失语、口周感觉异常、构音障碍、幻觉、敌意、痛觉过敏、感觉过敏、运动增加、运动功能减退、肌张力降低、性欲增加、肌阵挛、神经痛、烦躁、心情郁闷、情绪高涨、心境不稳、精神运动亢进、体位性头晕、意向性震颤、认知障碍、言语障碍、反射减退、烧灼感	
心血管系统		深部血栓性静脉炎、心力衰竭、低血压、体位性低血压、视网膜血管异常、心动过速、一度房室传导阻滞、窦性心动过缓、高血压	
其他		周围性水肿	

【咨询要点】①毒性反应：动物研究显示本品具有生殖毒性。②药物过量：普瑞巴林过量没有特异性解毒药物。如果确认药物过量，可试用洗胃或催吐法清除未吸收药物，通常应注意保持气道通畅。一般支持治疗包括监测生命体征和观察临床状况。虽然少数已知的本品过量病例未应用血液透析，但可能要根据患者的临床状况或肾功能损伤程度决定是否使用血液透析。标准的血液透析可明显清除普瑞巴林（4 小时内约清除 50%）。

参考文献

［1］Shilpa R ， Sreekrishnan T P ， Kumar K ， et al. A Case Report on Pregabalin-Induced Eosinophilia［J］. Consultant Pharmacist the Journal of the American Society of Consultant Pharmacists，2018，33（6）：317.

［2］袁薇，郑婷，吕文明，等 . 普瑞巴林胶囊致定向力障碍 1 例［J］. 中国现代应用药学，2018（9）：1631-1632.

帕瑞昔布 [药典（二）；基（基）；医保（乙）]
Parecoxib

【分类】非甾体抗炎药。

【药理作用】本品为选择性环氧合酶 -2（COX-2）抑制剂、前体药物。静脉注射或肌内注射后经肝脏肠水解，迅速转化为有药理学活性的伐地昔布。

【适应证】手术后疼痛的短期治疗，在决定使用选择性 COX-2 抑制剂前，应评估患者的整体风险。

【用法用量】推荐剂量为 40mg，静脉注射或肌内注射给药，随后视需要间隔 6~12 小时给予 20mg 或 40mg，每日总剂量不超过 80mg。可直接进行快速静脉注射，或通过已有静脉通路给药。肌内注射应选择深部肌肉缓慢注射。疗程不超过 3 日。严禁与其他药物混合。由于选择性 COX-2 抑制剂的心血管事件发生风险随着剂量及暴露时间增加而增加，因此，应尽可能使用最短疗程及最低每日有效剂量。

【不良反应】见帕瑞昔布的不良反应表。

帕瑞昔布的不良反应表

分类	少见	罕见	临床报道 （发生率不明）	不良反应处置
免疫系统	瘙痒	史-约综合征样型红斑，剥脱性皮炎及超敏反应、瘀斑、多形性红斑	曾有使用伐地昔布发生中毒性表皮坏死松解症的报告，不能排除使用帕瑞昔布发生该不良反应的可能	在治疗早期出现上述不良事件的风险最高；大部分患者在治疗开始后第 1 个月出现上述反应。患者一旦出现皮疹、黏膜损伤，或其他超敏征兆，应停止帕瑞昔布治疗，出现过敏反应时，应立即停用一切可疑的致敏药，鼓励患者多饮开水，在医师指导下口服抗组胺药、维生素 C 和静脉使用钙剂，必要时全身使用糖皮质激素治疗
消化系统	肌酐升高、干槽症，消化不良、胃肠胀气	ALT、AST 升高，血液尿素氮升高、腹痛、恶心、呕吐、胃及十二指肠溃疡		应严密监测并考虑停用帕瑞昔布治疗，当患者服用该药发生胃肠道出血或溃疡时，应停药
内分泌系统	低钾血症			
呼吸系统	呼吸困难、咽炎			
泌尿系统	少尿	急性肾衰竭		
血液系统	术后贫血	血小板减少		这些反应通常在停止治疗时是可逆的
神经系统	焦虑，失眠、感觉障碍	脑血管疾病		
心血管系统	高血压，低血压	心肌梗死、充血性心力衰竭、高血压加重、心动过速、心动过缓	临床试验显示，此类药物可能引起严重心血管血栓性不良事件、心肌梗死和中风的风险增加，其风险可能是致命的	如发生严重不良反应及时停药并给予必要的治疗
其他	寄生虫感染、背痛、外周水肿			应停药并严密观察

【咨询要点】①毒性反应：根据临床前期常规安全性药理研究或多次给药毒性研究（剂量相当于人体最大帕瑞昔布暴露剂量的 2 倍）的结果，帕瑞昔布对人类没有特殊的风险。然而，在狗和大鼠中进行多次给药的毒性研究显示，两种动物对伐地昔布（帕瑞昔布的活性代谢物）的系统暴露水平约为老年人类接受最大推荐剂量（80mg/d）后系统暴露水平的 0.8 倍。高剂量帕瑞昔布加重皮肤感染并延迟其愈合，这与 COX-2 抑制作用相关。②药物过量：目前尚无帕瑞昔布过量的报道。一旦发生药物过量，应予对症处理以及支持治疗。血液透

析无法从体内清除伐地昔布。由于伐地昔布的高血浆蛋白的结合率，利尿与碱化尿液的方法也无益于药物排除。

尼美舒利^[药典（二）；医保（乙）]
Nimesulide

【分类】 非甾体抗炎药。

【药理作用】 选择性抑制环氧化酶-2（COX-2），而且能抑制炎症过程中的所有介质。

【适应证】 主要用于类风湿关节炎和骨关节炎、痛经、手术后痛和发热等。

【用法用量】 口服：成人，每次100mg，每日2次，餐后服用。儿童常用剂量为5mg/（kg·d），分2~3次服用。老年人不需要调整剂量。

【不良反应】 见尼美舒利的不良反应表。

尼美舒利的不良反应表

分类	临床报道（发生率不明）	不良反应处置
免疫系统	皮疹、红斑、史-约综合征	
消化系统	胃灼热、恶心、胃痛、消化道溃疡、肠道出血、肝衰竭	症状轻微、短暂，很少需要中断治疗
神经系统	头晕、嗜睡	

【咨询要点】 应用本药时，如出现因肝脏受损导致的黄疸或肝酶上升至正常值3倍，应停药治疗。

安乃近^[药典（二）；医保（乙）]
Metamizole Sodium

【分类】 非甾体抗炎药。

【药理作用】 解热作用显著，镇痛作用较强，作用出现快。

【适应证】 主要用于解热，亦用于急性关节炎、头痛、风湿性痛、牙痛及肌肉痛等。

【用法用量】 ①口服：每次0.25~0.5g，每日0.75~1.25g。②滴鼻：小儿退热常以10%~20%溶液滴鼻，5岁以下，每次每侧鼻孔1~2滴，必要时重复用1次；5岁以上适当加量。

【不良反应】 见安乃近的不良反应表。

安乃近的不良反应表

分类	少见	临床报道（发生率不明）	不良反应处置
免疫系统		过敏性皮疹、荨麻疹、严重者可有剥脱性皮炎、大疱性表皮松解症导致死亡	
血液系统	粒细胞减少、血小板减少性紫癜、再生障碍性贫血甚至死亡		
其他		药物热	及时停药

【咨询要点】本品较易引起不良反应，尤不宜用于穴位注射，特别禁用于关节部位穴位注射。

保泰松
Phenylbutazone

【分类】非甾体抗炎药。

【药理作用】作用类似氨基比林。但解热镇痛作用较弱，而抗炎作用较强，对炎性疼痛效果较好，解热作用较弱。有促进尿酸排泄作用。

【适应证】用于类风湿关节炎、风湿性关节炎、强直性脊柱炎及急性痛风。常需连续给药或与其他药交互配合使用。亦用于丝虫病急性淋巴管炎。

【用法用量】①关节炎：开始 1 日量 0.3~0.6g，分 3 次餐后服。1 日量不宜超过 0.8g。1 周后如无不良反应，可继续服用并递减至维持量每日 0.1~0.2g。②丝虫病、急性淋巴管炎：每次服 0.2g，1 日 3 次，总量 1.2~3g，急性炎症控制后，再用抗丝虫病药治疗。

【不良反应】见保泰松的不良反应表。

保泰松的不良反应表

分类	临床报道（发生率不明）	不良反应处置
免疫系统	恶心、呕吐、腹痛、便秘等，如用时过长，剂量过大可致消化道溃疡	
消化系统	黄疸、肝炎	
血液系统	抑制骨髓引起粒细胞减少，甚至再生障碍性贫血	及时停药
其他	水肿	

【咨询要点】服药 1 周以上应检查血常规。如出现发热、咽痛、皮疹、黄疸及柏油样大便应立即停药。

来氟米特 [药典（二）；医保（乙）]
Leflunomide

【分类】免疫抑制剂。

【药理作用】本品具有抗风湿的活性，通过抑制嘧啶的全程生物合成，从而直接抑制淋巴细胞和 B 细胞的增殖。

【适应证】用于成人风湿性关节炎的治疗。

【用法用量】由于来氟米特半衰期较长，建议间隔 24 小时给药。建议开始治疗的最初 3 日给予负荷剂量（50mg/d），之后给予维持剂量 20mg/d。

【不良反应】见来氟米特的不良反应表。

来氟米特的不良反应表

分类	常见	少见	临床报道（发生率不明）	不良反应处置
免疫系统	脱发、皮疹	瘙痒症		
消化系统	腹泻、恶心	肝功能异常检查、血清 ALT 升高、胃肠道疼痛、腹痛、口腔黏膜溃疡、呕吐	高胆红素血症、血清碱性磷酸酶升高、血清 AST 升高、厌食、唾液腺肿大、胃肠胀气、喉咙痛、口腔干燥症	及时停药、对症处理

续表

分类	常见	少见	临床报道（发生率不明）	不良反应处置
生殖系统			外阴阴道念珠菌病	
血液系统			白细胞增多症、血小板减少症	
神经系统	头痛	头晕	嗜睡	
心血管系统		高血压	胸痛、血压升高、腿部血栓性静脉炎，心悸，静脉曲张	
其他		背痛、虚弱、腱鞘炎、支气管炎、鼻炎	脓肿、视力模糊、眼病、视盘水肿、视网膜出血，视网膜病变、呼吸困难，流感样症状	

【咨询要点】药物过量：剂量过大或出现毒性时，可给予考来烯胺或活性炭加以消除。

参考文献

［1］韩振宇.来氟米特治疗 IgA 肾病疗效与安全性的评价［D］.南昌大学，2018.

<h1 style="text-align:center">秋水仙碱 ^{药典（二）；基（基）；医保（甲）}</h1>

Colchicine

【分类】抗痛风药。

【药理作用】本品通过和中性白细胞微管蛋白的亚单位结合而改变细胞膜功能，包括抑制中性白细胞的趋化、黏附和吞噬作用；抑制磷脂酶 A_2，减少单核细胞和中性白细胞释放前列腺素和白三烯；抑制局部细胞产生 IL-6 等，从而达到控制关节局部的红肿热痛等炎症反应。秋水仙碱不影响尿酸盐的生成、溶解及排泄，因此无降血尿酸作用。

【适应证】用于痛风性关节炎的急性发作、预防复发性痛风性关节炎的急性发作、家族性地中海热。

【用法用量】①急性期治疗：口服，成人常用量为每 1~2 小时服 0.5~1mg，至关节症状缓解或出现恶心、呕吐、腹泻等胃肠道不良反应时停用。一般约需 3~5mg，不宜超过 6mg，症状可在 6~12 小时减轻，24~48 小时内控制，以后 48 小时不需服本品。此后可每次给 0.5mg，每日 2~3 次（0.5~1.5mg/d），共 7 日。静脉注射，用于急性痛风发作和口服用药胃肠道反应过于剧烈者。可将此药 1mg 用 0.9% 氯化钠注射液 20ml 稀释，缓慢注射。24 小时剂量不超过 2mg。但应注意勿使药物外漏，视病情需要 6~8 小时后可再注射，有肾功能减退者 24 小时内不宜超过 3mg。②预防：口服，每日 0.5~1mg，但疗程要酌定，并要注意不良反应的出现，如出现应立即停药。

【不良反应】见秋水仙碱的不良反应表。

秋水仙碱的不良反应表

分类	常见	少见	罕见	临床报道（发生率不明）	不良反应处置
免疫系统			皮炎		
消化系统	腹泻、呕吐、恶心		ALT、AST 增加		定期监测肝功能，减小用量，严重者立即停药

续表

分类	常见	少见	罕见	临床报道 （发生率不明）	不良反应处置
血液系统			再生障碍性贫血、骨髓抑制		
神经系统		疲劳、头痛			
内分泌系统		痛风			
呼吸系统		咽喉疼痛			
其他				休克、致畸	

【咨询要点】①毒性反应：可致畸胎，孕妇及哺乳妇女禁用。②药物过量：本品是细胞有丝分裂毒素，毒性大，一旦过量缺乏解救措施，须格外注意药物过量。

参考文献

吴梓嘉. 秋水仙碱治疗心包炎的有效性及安全性的 meta 分析［D］. 广西医科大学，2016.

D. Liuzzi，G. Masi，C. Dell' Aquila，et al. Rhabdomyolysis and acute neuromyopathy associated with the combined use of statin and colchicine：A case report and a review of the literature［J］. Clinical Neurophysiology，2019，130（1）：10.

丙磺舒 [药典（二）；医保（乙）]
Probenecid

【分类】促进尿酸排泄药。

【药理作用】抑制尿酸盐在近曲肾小管的主动再吸收，增加尿酸盐的排泄而降低血中尿酸盐的浓度。可缓解或防止尿酸盐结节的生成，减少关节的损伤，亦可促进已形成的尿酸盐溶解。无抗炎、镇痛作用。

【适应证】用于慢性痛风的治疗。

【用法用量】口服：每次 0.25g，每日 2~4 次，1 周后可增加每次 0.5~1g，每日 2 次。每日最大剂量不超过 2g。

【不良反应】见丙磺舒的不良反应表。

丙磺舒的不良反应表

分类	常见	临床报道（发生率不明）	不良反应处置
免疫系统	皮疹	过敏反应	
消化系统	胃肠道反应	厌食症、消化不良、胃食管反流、肝坏死	
泌尿系统	肾绞痛	血尿、肾病综合征、多尿	定期监测肾功能
血液系统		贫血、再生障碍性贫血、溶血性贫血、白细胞减少	
内分泌系统	激起急性痛风发作		服大量水（2500ml），并加服碳酸氢钠或枸橼酸钠
其他	发热		

【咨询要点】毒性反应：急性毒性试验结果表明，大鼠经口 LD_{50} 为 1600mg/kg。

参考文献

［1］李裕明，闵洁，陈璐璐.促进尿酸排泄药物的疗效与安全性评价［J］.药品评价，2015，12（07）：45-49.

苯溴马隆^[药典（二）；医保（乙）]
Benzbromarone

【分类】促进尿酸排泄药。

【药理作用】抑制肾小管对尿酸的重吸收作用，因而降低血中尿酸浓度。

【适应证】用于反复发作的痛风性关节炎伴高尿酸血症及痛风石患者。

【用法用量】每次 25~100mg，每日 1 次，餐后服用，剂量渐增，连用 3~6 个月。

【不良反应】见苯溴马隆的不良反应表。

苯溴马隆的不良反应表

分类	常见	少见	临床报道（发生率不明）	不良反应处置
免疫系统			皮疹	
消化系统	胃肠道反应		细胞溶解性肝损害	
泌尿系统	肾绞痛			
血液系统		粒细胞减少		
内分泌系统	激发急性关节炎发作			可加用非甾体抗炎药
其他			发热	

【咨询要点】①服用本品时应保证每日约 2000ml 的饮水或碱化尿液。②毒性反应：现已知不会出现中毒现象。③药物过量：立即报告医生，采取必要的措施，防止被体内进一步吸收，使其加速排出体外。

参考文献

［1］李华.苯溴马隆治疗高尿酸血症临床疗效及安全性分析［J］.中国继续医学教育，2017，9（33）：86-87.

别嘌醇^[药典（二）；基（基）；医保（甲、乙）]
Allopurinol

【分类】抑制尿酸生成药。

【药理作用】抑制黄嘌呤氧化酶，使次黄嘌呤及黄嘌呤不能转化为尿酸，即尿酸合成减少，进而降低血中尿酸浓度，减少尿酸盐在骨、关节及肾脏的沉着。

【适应证】用于慢性原发性或继发性痛风、痛风性肾病。

【用法用量】①用于降低血中尿酸浓度：开始每次 0.05g，每日 2~3 次，剂量渐增，2~3 周后增至每日 0.2~0.4g，分 2~3 次服，每日最大量不超过 0.6g。②维持量：每次 0.1~0.2g，每日 2~3 次。

【不良反应】见别嘌醇的不良反应表。

别嘌醇的不良反应表

分类	少见	罕见	临床报道（发生率不明）	不良反应处置
免疫系统	斑丘疹、皮疹			
消化系统		恶心、呕吐、肝坏死	腹泻、消化不良，AST、ALT 升高	停药后消失
泌尿系统		肾衰竭综合征、肾功能不全	少尿、白蛋白尿	
血液系统		骨髓抑制、再生障碍性贫血	慢性粒细胞白血病	
神经系统		脑梗死、癫痫持续状态	昏迷、精神错乱	
心血管系统		心力衰竭	心动过缓、心脏疾病	
内分泌系统	急性痛风			

参考文献

［1］何俊锋 . 非布司他与别嘌醇在痛风治疗中降尿酸有效性和安全性比较［J］. 临床合理用药杂志，2017，10（17）：12–13.

［2］肖峰 . 非布司他与别嘌醇治疗痛风的疗效及其安全性分析［J］. 中国社区医师，2018，34（03）：56+58.

苯妥英钠 [药典（二）；基（基）；医保（甲）]
Phenytoin Sodium

【分类】抗癫痫药。

【药理作用】通过对大脑皮层运动区有高度选择性抑制作用，一般认为系通过稳定脑细胞膜的功能及增加脑内抑制性神经递质 5– 羟色胺（5–HT）和 γ– 氨基丁酸（GABA）的作用，来防止异常放电的传播而具有抗癫痫作用。

【适应证】①主要用于治疗复杂部分性癫痫发作（颞叶癫痫、精神运动性发作）、单纯部分性发作（局限性发作）、全身强直阵挛性发作和癫痫持续状态。②治疗三叉神经痛和坐骨神经痛、发作性舞蹈手足徐动症、发作性控制障碍、肌强直症及隐性营养不良性大疱性表皮松解。③用于治疗室上性或室性期前收缩、室性心动过速，尤适用于强心苷中毒时的室性心动过速，室上性心动过速也可用。

【用法用量】①口服抗癫痫：成人常用量，1 次 50~100mg，每日 2~3 次，1 日 100~300mg；极量，1 次 300mg，1 日 500mg。宜从小剂量开始，酌情增量，但需注意避免过量。体重在 30kg 以下的小儿按每日 5mg/kg 给药，分 2~3 次服用，每日不宜超过 250mg。注射剂用于癫痫持续状态时，可用 150~250mg，加 5% 葡萄糖注射液 20~40ml，在 6~10 分钟缓慢静脉注射，每分钟不超过 50mg。必要时经 30 分钟再注射 100~150mg。②治疗三叉神经痛：口服，每次 100~200mg，每日 2~3 次。

【不良反应】见苯妥英钠的不良反应表。

苯妥英钠的不良反应表

分类	常见	罕见	临床报道（发生率不明）	不良反应处置
免疫系统			大疱性皮炎、剥脱性皮炎、多毛症、麻疹样皮疹、瘢痕状皮疹、皮肤或其他组织坏死、皮疹、史 – 约综合征、中毒性表皮坏死松解症	

续表

分类	常见	罕见	临床报道（发生率不明）	不良反应处置
消化系统			便秘、味觉障碍（金属味）、面部特征（嘴唇）增大、牙龈增生、恶心、呕吐、急性肝功能衰竭、肝损伤、肝炎、血清碱性磷酸酶升高、中毒性肝炎	
血液系统			粒细胞缺乏症、粒细胞减少症、白细胞减少症、大红细胞症、巨幼红细胞性贫血、全血细胞减少症、紫癜性皮炎、血小板减少症	
神经系统	行为改变、笨拙或步态不稳、思维混乱、发音不清、手抖、神经质或烦躁易怒		共济失调、脑萎缩［血清水平升高和（或）长期使用］、脑功能障碍［血清水平升高和（或）长期使用］、意识模糊、头晕、嗜睡、头痛、失眠、情绪变化、紧张、感觉异常、周围神经病变（与慢性治疗有关）、言语不清、抽搐、眩晕	较常见的不良反应往往是可逆的，一旦停药很快就消失
心血管系统			心房传导抑制、心动过缓、心律失常、循环休克、低血压、结节性动脉周围炎、心室传导抑制、心室颤动	
其他	齿龈肥厚、出血、面容粗糙，毛发增生	双眼中毒性白内障	发热、组织脱落、癌症	

【咨询要点】药物过量：过量的症状有视力模糊或复视、嗜睡、幻觉、恶心、语言不清、大剂量时对小脑有毒性损害，表现为步态蹒跚、眩晕。此时减量或停药，上述症状可改善或消失。

参考文献

［1］邓歆波.奥卡西平与苯妥英钠对癫痫患者的临床疗效与安全性比较［J］.抗感染药学，2016，13（06）：1394-1395.

［2］Caitlin Cundiff, Gordon Robbins, Graham Smith, et al. Ileus and bradycardia with phenytoin toxicity［J］. Critical Care Medicine, 2019, 47（1）：199.

卡马西平 [药典（二）；基（基）；医保（甲、乙）]
Carbamazepine

【分类】抗癫痫药。

【药理作用】本品抗惊厥机制尚不完全清除，可能与其能够增强钠通道灭活效能，限制突触后神经元和阻断突触前 Na^+ 通道，从而限制突触前、后的神经元动作电位的发放，阻断兴奋性神经递质的释放，使神经细胞兴奋性降低，达到抗惊厥的作用有关。抗外周神经痛的作用机制可能与 Ca^{2+} 离子通道调节有关。

【适应证】①治疗癫痫：是单纯及复杂部分性发作的首选药，对复杂部分性发作疗效优于其他抗癫痫药。对典型或不典型失神发作、肌阵挛发作无效。②抗外周神经痛：包括三叉神经痛、舌咽神经痛、多发性硬化、糖尿病性周围性神经痛及疱疹后神经痛。亦可作为三叉神经痛缓解后的长期预防性用药。③治疗神经源性尿崩症：可能是由于促进抗利尿激素的分泌所致。④预防或治疗躁狂抑郁症：临床使用证明本药对躁狂症及抑郁症均有明显治疗作用，也能减轻或消除精神分裂症患者躁狂、妄想症状。⑤抗心律失常作用：能对抗由地高辛中毒所致的心律失常，能使其完全或基本恢复正常心律。⑥酒精戒断综合征。

【用法用量】①癫痫、三叉神经痛：口服，每日 300~1200mg，分 2~4 次服用。开始每次 100mg，每日 2 次，以后每日 3 次。个别三叉神经痛患者剂量可达每日 1000~1200mg。疗程最短 1 周，最长 2~3 个月。②尿崩症：口服，每日 600~1200mg。③抗躁狂症：口服，每日剂量为 300~600mg，分 2~3 次服，最大剂量每日 1200mg。④心律失常：口服，每日 300~600mg，分 2~3 次服。⑤酒精戒断综合征：口服，每次 200mg，每日 3~4 次。

【不良反应】见卡马西平的不良反应表。

卡马西平的不良反应表

分类	常见	少见	罕见	临床报道（发生率不明）	不良反应处置
免疫系统	过敏性皮炎、严重的荨麻疹	瘙痒症、皮疹		急性全身性出血性脓疱病、脱发、发汗、色素沉着、多形性红斑、结节性红斑、剥脱性皮炎、斑丘疹、瘙痒性皮疹、皮肤光敏性、史－约综合征、中毒性表皮坏死松解症	及时停药、对症处理
消化系统	恶心、呕吐	便秘、口干症	肝毒性、肝内胆汁淤积	腹痛、厌食、腹泻、胃痛、舌炎、胰腺炎、口腔炎、肝功能检查异常、胆汁淤积性黄疸、肝功能衰竭、肝炎、肝细胞性黄疸、肝酶升高	
生殖及泌尿系统				急性尿潴留、氮质血症、精子发生缺陷、阳痿、微观尿沉积、少尿、生育能力下降（男性）、尿频、血尿素氮增加、肾衰竭	
血液系统	白细胞减少、嗜酸性粒细胞增多、血小板减少			粒细胞缺乏症、再生障碍性贫血、骨髓抑制、嗜酸性粒细胞增多、低丙种球蛋白血症、白细胞增多症、白细胞减少症、淋巴结病、全血细胞减少症、紫癜、血小板减少症	
神经系统	头晕、嗜睡、共济失调	言语障碍、思维异常、感觉异常、抽搐、眩晕、虚弱、震颤	肌无力、无菌性脑膜炎、自杀倾向	躁动、畏寒、精神错乱、抑郁、疲劳、头痛、身体不自主运动、周围神经炎、言语过多	
心血管系统			心脏传导功能障碍、高血压或低血压	动脉功能不全、房室传导阻滞、心律失常、心力衰竭、冠状动脉疾病、水肿、高血压加重、肺栓塞、晕厥、血栓栓塞、血栓性静脉炎	
内分泌系统	由于抗利尿激素样作用而引起的浮肿、体液潴留、体重加重、低钠血症和血浆渗透压下降		甲状腺激素减少	急性卟啉症、血清钙下降、糖尿病、多毛症、低钠血症	
其他		视力模糊	味觉异常	发热	

【咨询要点】①毒性反应：卡马西平细菌和哺乳动物细胞遗传毒性试验结果均为阴性。

卡马西平对 SD 大鼠具有致癌性，但目前仍不清楚与人体的相关性。②药物过量：过量引起的体征和症状，主要发生在中枢神经系统、心血管系统、呼吸系统等。无特殊解毒药物。治疗首先应依据患者的临床状况，检测血药浓度以证实是否卡马西平中毒和确定过量的程度。胃排空、洗胃、使用活性炭，对危重患者应送入 ICU 病房，并给予支持疗法，进行心脏监护和纠正电解质紊乱。

参考文献

［1］周福永，蔡志琴，王枳人.卡马西平致重症型皮肤损伤 1 例［J］.医药导报，2018，37（12）：1472-1473.

［2］Min Yuan MD，Huang-yan Zhou MD，Zhi-long Xiao MD，et al. Efficacy and Safety of Gabapentin vs. Carbamazepine in the Treatment of Trigeminal Neuralgia：A Meta-Analysis［J］.Pain Practice，2016，16（8）：1083-1091.

奥卡西平[医保（乙）]
Oxcarbazepine

【分类】抗癫痫药。

【药理作用】本品为卡马西平的 10- 酮基的结构类似物，是一种前体药。其作用可能在于阻断脑细胞的电压依赖性钠通道，从而稳定过度兴奋的神经细胞膜，抑制神经元重复放电，并可降低经突触传递的兴奋冲动；另外，本品能使钾离子内流增加，对钙通道也有调节作用。以上作用均有助于抗惊厥。

【适应证】用于复杂性部分发作、全身强直阵挛性发作的单药治疗以及难治性癫痫的辅助治疗。本品的优点是没有自身诱导，可代替卡马西平，用于对后者有过敏反应者。

【用法用量】口服：开始剂量为 300mg/d，以后可逐渐增量至 600~2400mg/d，已达到满意的疗效。剂量超过 2400mg/d，神经系统不良反应增加。小儿从 8~10mg/（kg·d）开始，可逐渐增量至 600mg/d。以上每日剂量均应分 2 次服用。

【不良反应】见奥卡西平的不良反应表。

奥卡西平的不良反应表

分类	常见	少见	罕见	临床报道（发生率不明）	不良反应处置
免疫系统		皮疹、多汗、寻常痤疮	急性全身性发疹性脓疱病、史 - 约综合征	脱发、接触性皮炎、湿疹、红斑狼疮、面部皮疹、毛囊炎、生殖器瘙痒、斑丘疹、痱子、银屑病、皮肤光敏性、荨麻疹、白癜风	
消化系统	呕吐、恶心、腹痛、	腹泻、消化不良、便秘、味觉障碍、口腔干燥症、胃炎、上腹痛	肝功能衰竭、肝炎	口疮性口炎、胆绞痛、血便、胆石症、结肠炎、十二指肠溃疡、吞咽困难、肠炎、食管炎、胃肠胀气、胃溃疡、牙龈出血、牙龈增生、呕血、痔疮、呃逆、食欲增加、干呕、唾液腺炎、口腔炎、肝酶增加	及时停药、对症处理
泌尿系统		尿频		排尿困难、血尿、白带、阴茎异常勃起、尿路疼痛、肾结石、多尿、肾痛	

续表

分类	常见	少见	罕见	临床报道（发生率不明）	不良反应处置
血液系统		瘀伤	粒细胞缺乏症、再生障碍性贫血	紫癜、直肠出血、血小板减少症	
神经系统	头晕、嗜睡、头痛、共济失调、步态异常、疲劳、眩晕、震颤	平衡紊乱、神经质、健忘症、情绪不稳定、思维异常、失眠、言语障碍、激动、混乱、注意力不集中、癫痫发作、异常脑电图、感觉异常、肌无力	自杀意念、自杀倾向	攻击行为、焦虑、冷漠、失语、先兆、谵妄、抑郁、肌张力障碍、欣快感、偏瘫、运动过度、反射亢进、张力过高、运动功能减退、张力减退、意识障碍、中毒感、躁狂行为、偏头痛、神经痛、噩梦、恐慌症、瘫痪、人格障碍、心前区疼痛、精神病、癫痫发作加重、昏迷	
心血管系统		下肢水肿、低血压、心动过缓、心力衰竭、潮红、高血压、直立性低血压、心悸、晕厥、心动过速	房室传导阻滞		
内分泌系统		血钠降低、低钠血症、体重增加		性欲改变、T_4减少、热潮红、高血糖、月经过多、低钙血症、低血糖、低钾血症、γ-GT增加、月经间期出血、体重减轻	
其他		鼻炎、上呼吸道感染、肺部感染、鼻出血、鼻窦炎、鼻咽炎、肺炎、发热		血管性水肿、上睑下垂、白内障、结膜出血、偏盲、瞳孔散大、眼部水肿、畏光、暗点、干眼症、耳鸣	

【咨询要点】药物过量：导致如下的症状和体征：嗜睡、头晕、恶心、呕吐、运动过度、低钠血症、共济失调和眼球震颤。没有特殊的解毒剂。应给予适当的对症和支持性治疗，可以考虑洗胃来清除药物或服用活性炭使本品失去活性。建议监测生命体征，特别应该注意有无出现心脏传导障碍、电解质紊乱和呼吸困难。

参考文献

［1］白荷荷,聂晓静,韩小年,等.奥卡西平致56例不良反应的临床分析[J].药物流行病学杂志,2018,27(11):739-743.

托吡酯[医保（乙）]
Topiramate

【分类】抗癫痫药。

【药理作用】体外研究证实，抗癫痫机制可能是：①选择性阻断电压依赖的钠通道，以限制持续的反复放电；②作用于 γ - 氨基丁酸的神经抑制作用；③作用于谷氨酸受体，拮抗海人酸 /AMPA 性谷氨酸受体，降低谷氨酸介导的神经兴奋作用。

【适应证】主要作为其他抗癫痫药的辅助治疗，用于单纯部分性发作、复杂部分性发作和全身强直痉挛性发作，尤其对 Lennox-Gastaut 综合征和 West 综合征的疗效较好。本品远期疗效好，无明显耐受性，大剂量可用作单药治疗。

【用法用量】口服。①成人：初始剂量为每晚 25~50mg，然后每周增加 1 次，每次增加 25mg，直至症状控制为止。通常有效剂量为每日 200~300mg。② 2 岁以上儿童：初始剂量为每日 12.5~25mg，然后逐渐增加至 5~9mg/（kg·d），维持剂量为 100mg，分 2 次服。体重大于 43kg 的儿童，有效剂量范围与成人相当。

【不良反应】见托吡酯的不良反应表。

托吡酯的不良反应表

分类	常见	少见	罕见	临床报道（发生率不明）	不良反应处置
免疫系统		脱发、瘙痒症、皮疹、寻常痤疮	大疱性皮疹、多形性红斑、史－约综合征、中毒性表皮坏死松解症		
消化系统	腹痛、厌食症、味觉障碍、恶心、腹泻	消化不良、便秘、胃肠炎、胃炎、口干症、胃食管反流病	肝功能衰竭、肝炎	增加血清碱性磷酸酶	停药或对症处理
生殖及泌尿系统		尿路感染、早泄、性欲下降、尿频、阴道出血、膀胱炎、尿失禁、排尿困难、肾结石		血尿、血尿素氮增加、血清肌酐增加	
血液系统		出血、贫血、肿瘤		磷水平异常、中性粒细胞减少、白细胞计数减少、嗜酸性粒细胞增多、血小板定量紊乱	
神经系统	感觉异常、疲劳、嗜睡、头晕、记忆障碍	注意力紊乱、注意力不集中、抑郁症、失眠、情绪障碍、感觉减退、焦虑、认知功能障碍、精神运动阻滞、头痛、神经过敏、共济失调、行为问题、眩晕、躁动、抑郁症恶化、言语障碍		企图自杀、自杀意念、自杀倾向、肌痛	
心血管系统		胸痛		低血压、直立性低血压、晕厥	
内分泌系统	血清碳酸氢盐降低、高氯血症、体重减轻	月经期疾病、月经间期出血、γ-GT 增加、口渴		高氯血症、血清总蛋白增加、尿酸增加	
其他	上呼吸道感染、发热	结膜炎、视力模糊、视力障碍、关节痛、虚弱、肌肉痉挛、下肢疼痛、中耳炎、鼻窦炎、咳嗽、鼻炎、咽炎、支气管炎、鼻出血、呼吸困难	急性近视伴继发性闭角型青光眼	牙龈出血、近视、视野缺损	

【咨询要点】①毒性反应：在小鼠、大鼠、犬和家兔中对托吡酯进行的急性和慢性研究表明托吡酯的耐受性良好。在大鼠和家兔中观察到的致畸作用与碳酸酐酶抑制剂所产生的作用相似，与人体的畸形无关。在组体外、体内致突变试验中未观察到托吡酯的潜在基因毒性。

②药物过量：曾有本品药物过量的报告，症状和体征包括惊厥、困倦、言语障碍、视力模糊、复视、精神损害、昏睡、共济失调、木僵、低血压、腹痛、激越、眩晕和抑郁。多数病例的临床后果并不严重，但有包括本品的多种药使用过量后死亡的报告。本品过量可能导致严重的代谢性酸中毒。已报道托吡酯最高的过量剂量在 96~110g 之间且导致患者 20~24 小时的昏迷，3~4 日后痊愈。治疗本品急性中毒时，如刚刚摄入，应立即通过洗胃或催吐清除胃内尚未吸收的药物。体外试验显示活性炭可以吸收本品，还可以采取适当的支持性治疗。血液透析是清除体内托吡酯的一种有效办法。患者应大量补水。

参考文献

［1］罗科峰.托吡酯治疗癫痫的临床疗效及安全性的观察［J］.大医生，2018，3（09）：40-41.

［2］Selim Benbadis，Pavel Klein，Jimmy Schiemann，et al. Efficacy，safety，and tolerability of brivaracetam with concomitant lamotrigine or concomitant topiramate in pooled Phase III randomized，double-blind trials：A post-hoc analysis［J］.Epilepsy and Behavior，2018，80：129-134.

乙琥胺 [药典（二）；医保（乙）]
Ethosuximide

【分类】抗癫痫药。

【药理作用】作用机制不详，可能是通过提高发作阈值，抑制皮层每秒 3 次的尖慢棘波发放，有效阻断 Ca^{2+} 通道，调节细胞膜兴奋性，从而抑制运动皮层的神经传递。也有人提出乙琥胺可能是通过增强中枢抑制性递质（GABA）作用直接或间接地增加脑内氯化物电导，从而增加细胞抑制而抗癫痫。

【适应证】主要用于失神小发作，为首选药。

【用法用量】口服。①开始量：3~6 岁为 1 次 250mg，1 日 1 次。6 岁以上的儿童及成人，1 次 250mg，1 日 2 次。以后可酌情渐增剂量。②最大剂量：6 岁以下最大剂量可增为 1 日 1g，6 岁以上儿童及成人可增加为 1 日 1.5g。一般是每 4~7 日增加 250mg，至满意控制症状而不良反应最小为止。

【不良反应】见乙琥胺的不良反应表。

乙琥胺的不良反应表

分类	临床报道（发生率不明）	不良反应处置
免疫系统	过敏反应、系统性红斑狼疮、瘙痒、皮疹、史-约综合征、荨麻疹	停药或对症处理
消化系统	腹痛、厌食、腹部绞痛、腹泻、胃痛、牙龈增生、呃逆、恶心、舌肿、呕吐	
泌尿生殖系统	尿液中的潜血、阴道出血	
血液系统	粒细胞缺乏症、嗜酸性粒细胞增多症、白细胞减少症、全血细胞减少症	
神经系统	攻击性行为、共济失调、妄想性偏执症、抑郁症（有明显的自杀意图）、嗜睡、兴奋、疲劳、头痛、多动、烦躁、注意力不集中	
内分泌系统	多毛症、性欲增加、体重减轻	
其他	近视	

【咨询要点】曾有人认为本药可诱发大发作，但尚难定论。故在有大发作和小发作的混合发作的癫痫，注意合用抗大发作的癫痫药物。

丙戊酸钠 [药典（二）；基（基）；医保（甲、乙）]
Sodium Valproate

【分类】 抗癫痫药。

【药理作用】 作用机制可能是抑制 γ–氨基丁酸转氨酶，而增加脑内抑制性神经递质 γ–氨基丁酸（GABA）的浓度来达到抗癫痫的目的。另外，丙戊酸作用于神经元突触后感受器，模拟或加强 GABA 的抑制作用；也可能直接作用于对钾传导有关的神经膜活动。

【适应证】 主要用于单纯或复杂失神发作、肌阵挛发作、全身强直阵挛发作（大发作，GTCS）的治疗。可使 90% 失神发作和全身强直阵挛发作得到良好控制，也用于单纯部分性发作、复杂部分性发作及部分性发作继发 GTCS。

【用法用量】 口服：成人 1 次 200~400mg，1 日 400~1200mg。儿童每日 20~30mg/kg，分 2~3 次服用。一般宜从低剂量开始。如原服用其他抗癫痫药者，可合并应用，也可渐减少原药量，视情况而定。

【不良反应】 见丙戊酸钠的不良反应表。

丙戊酸钠的不良反应表

分类	常见	少见	罕见	不良反应处置
免疫系统	脱发	皮疹、斑丘疹、瘙痒症、干皮病	多形性红斑、史 – 约综合征、中毒性表皮坏死松解症	
消化系统	厌食、恶心、呕吐	血清 ALT 升高、血清 AST 升高、食欲增加、便秘、胃肠胀气	肝毒性	及时停药或对症处理
泌尿生殖系统		膀胱炎、排尿困难、尿失禁、尿频、阴道炎	尿路感染	
血液系统	血小板减少症	瘀斑、瘀点、出血时间延长	粒细胞缺乏症、贫血、再生障碍性贫血	
神经系统	头痛、嗜睡、头晕、失眠、震颤	共济失调、健忘症、感觉异常、思维异常、抑郁、幻觉、言语障碍、迟发性运动障碍、眩晕、肌无力、抽搐、睡眠障碍	攻击性行为、痴呆、发育迟缓（学习障碍）、注意力紊乱、自杀倾向	
心血管系统		高血压、低血压、心悸、血管舒张、心动过速、胸痛	心动过缓	
内分泌系统		体重增加、体重减轻、闭经	甲状腺功能检查异常	
其他	流感样症状	耳鸣、耳聋、中耳炎、咽炎、发热		

【咨询要点】 ①毒性反应：有中毒致死病例报道，多死于肝衰竭，多数死亡发生于儿童。②药物过量：当急性超大剂量服药时，通常出现的症状包括伴有肌张力低下的昏迷、发射低下、瞳孔缩小、呼吸功能障碍、代谢性酸中毒。临床症状可以多变，有报道说血药浓度过高时会出现癫痫发作与脑水肿有关的颅内高压。对过量服药的处理应根据症状：洗胃治疗在药物摄入后 10~12 小时内有效，保持尿液分泌、心肺监测。在非常严重的情况下，如必要可采用血液透析进行处治。

参考文献

[1]张方,胡晓艺,王小燕.丙戊酸钠缓释片致药物热合并药疹1例[J].中国合理用药探索,2018,15(11):150-152.

[2]岑俊红.丙戊酸钠血药浓度与抗癫痫疗效及不良反应关系研究[J].中外女性健康研究,2018(18):64,99.

拉莫三嗪[医保(乙)]
Lamotrigine

【**分类**】抗癫痫药。

【**药理作用**】本品为电压敏感性钠通道阻滞药,通过减少钠通道的钠内流而增加神经元的稳定性。在体外培养神经元中,可抑制兴奋性神经递质谷氨酸诱发的爆发性放电;阻滞癫痫病灶快速放电和神经元去极化,但不影响正常神经兴奋传导。

【**适应证**】本品用于成人和12岁以上儿童复杂部分性发作或全身强直阵挛性癫痫发作的辅助治疗。作为辅助治疗用于难治性癫痫时,可用于2岁以上儿童及成人。

【**用法用量**】口服。成人初始剂量25mg,每日1次;2周后可增至50mg,每日1次;再2周后可酌情增加剂量,最大增加量为50~100mg。此后,每隔1~2周可增加剂量1次,直至达到最佳疗效,一般须经6~8周。通常有效维持量为100~200mg/d,1次或分2次服用。

【**不良反应**】见拉莫三嗪的不良反应表。

拉莫三嗪的不良反应表

分类	常见	少见	罕见	不良反应处置
免疫系统		皮疹、接触性皮炎、干皮病	寻常痤疮、脱发、皮炎(剥脱性,真菌性)、史-约综合征	
消化系统	恶心	呕吐、消化不良、腹痛、口腔干燥症、便秘、厌食症、消化性溃疡、胀气	胃溃疡、胃炎、消化道出血、肝功能异常	停药或对症处理
泌尿系统		尿频	急性肾衰竭	
血液系统			粒细胞缺乏症、贫血、再生障碍性贫血	
神经系统		失眠、嗜睡、疲劳、头晕、共济失调、焦虑、疼痛、烦躁不安、自杀意念、异常梦、思维异常、激动、失忆症、抑郁症、情绪不稳定、感觉减退、偏头痛、运动障碍、反射亢进、低反射、意识模糊、感觉异常	攻击性行为、静坐不能、冷漠、失语、谵妄、自杀倾向	
心血管系统		胸痛	心绞痛、晕厥、心动过速	
内分泌系统		体重减轻、体重增加、外周水肿、水肿		

续表

分类	常见	少见	罕见	不良反应处置
其他		性欲增加、直肠出血、背痛、虚弱、关节痛、肌痛、颈部疼痛、眼球震颤、视力障碍、弱视、鼻炎、咳嗽、咽炎、支气管炎、呼吸困难、鼻出血、鼻窦炎、鼻咽炎、上呼吸道感染、发热	异常流泪、住院障碍、酒精不耐受、呼吸暂停、关节炎、无菌性脑膜炎、上睑下垂、乳房脓肿、乳腺肿瘤、滑囊炎、舞蹈病、结膜炎、膀胱炎、耳聋、纤维蛋白减少、性欲下降、血清纤维蛋白原减少、干眼症、构音障碍、味觉障碍、运动障碍、吞咽困难、肌张力障碍、排尿困难、瘀斑、射精障碍、牙龈出血、牙龈增生、牙龈炎、舌炎、膀胱性皮炎、视野缺损、戒断综合征（癫痫发作突然停药）、打哈欠	

【咨询要点】①毒性反应：大范围的致突变试验结果表明，本品对人类无遗传学危险。在大、小鼠的长期研究中，本品无致癌性。②药物过量：曾有急性摄入超过最大治疗剂量10~20倍的报告。药物过量会引起眼球震颤、共济失调、意识受损和昏迷等症状。一旦发生药物过量，患者应住院治疗，并给予适当的支持疗法；如需要，应进行洗胃。

参考文献

［1］黄超，刘凌．拉莫三嗪治疗青少年肌阵挛癫有效性和安全性的系统评价［J］．中国现代神经疾病杂志，2018，18（10）：740-746.

加巴喷丁 [药典（二）；医保（乙）]
Gabapentin

【分类】抗癫痫药。

【药理作用】本品为人工合成的氨基酸，结构与 γ - 氨基丁酸（GABA）相近，但未发现它对由GABA介导的神经抑制过程有何影响。一般认为，本品随 Na^+ 通道经过肠黏膜和血 - 脑屏障，结合于大脑皮层、海马和小脑，影响神经细胞膜的氨基酸转运而起到抑制作用。本品具体明显抗癫痫作用，对部分性癫痫发作和继发全身性强直阵挛性癫痫发作有效。主要用于12岁以上的患者。小剂量时有镇静作用，并可改善精神运动性功能。

【适应证】用于控制部分性发作；难治的不全性癫痫。

【用法用量】成人和12岁以上青少年的开始剂量，第1日300mg，睡前服用；随后每日增加300mg，分次服用，直至发作被控制。推荐剂量为每日900~1200mg，3次分服；必要时每日可达2400mg。

【不良反应】见加巴喷丁的不良反应表。

加巴喷丁的不良反应表

分类	临床报道（发生率不明）	不良反应处置
免疫系统	瘙痒症、过敏反应	
消化系统	恶心、呕吐、口干、消化不良、血性胰腺炎、肝功能异常	出现胰腺炎的临床症状（持续性腹痛、恶心、反复呕吐），应立即停用加巴喷丁，并进行全面的体检，临床和实验室检查以期尽早诊断胰腺炎
泌尿系统	便秘、腹痛、尿失禁	肾功能不全的患者，服用本品必须减量
生殖系统	勃起功能下降	

续表

分类	临床报道（发生率不明）	不良反应处置
血液系统	白细胞减少症	
神经系统	嗜睡、疲劳、眩晕、头痛、紧张、失眠、衰弱、震颤、异常思维、健忘、抑郁及情绪化倾向	
其他	体重增加、共济失调、眼球震颤、感觉异常及畏食、关节脱臼、食欲增加、肌痛、背痛、面部和肢端或全身水肿、牙齿异常、牙龈炎、骨折、血管扩张及高血压	

【咨询要点】药物过量：据报道，在服用加巴喷丁过量达 49g 的患者中，可出现复视、口齿不清、嗜睡、淡漠和腹泻。所有患者经抢救后康复。加巴喷丁可通过血液透析清除。尽管在本品过量的患者尚未进行血液透析，但在一些肾功能损害患者体内可被观察到其清除过程。

左乙拉西坦[医保（乙）]
Levetiracetam

【分类】抗癫痫药。

【药理作用】体内、体外试验显示，左乙拉西坦抑制海马癫痫样突发放电，而对正常神经元兴奋性无影响，提示了能选择性地抑制癫痫样突发放电的超同步性和癫痫发作的传播。

【适应证】用于成人及 4 岁以上儿童癫痫患者部分性发作的治疗。

【用法用量】口服：①成人和青少年体重 ≥ 50kg，起始剂量为每次 500mg，1 日 2 次，最多可增至每次 1500mg，1 日 2 次，每 2~4 周增加或减少每次 500mg，1 日 2 次。② 4~11 岁儿童和青少年（体重 <50kg），起始剂量为每次 10mg/kg，1 日 2 次，最多可增至 30mg/kg，每 2~4 周增加或减少每次 10mg/kg，1 日 2 次。③肾功能不全者，需根据肌酐清除率调整剂量。

【不良反应】见左乙拉西坦的不良反应表。

左乙拉西坦的不良反应表

分类	常见	少见	罕见	不良反应处置
免疫系统			脱发、皮疹、史-约综合征、中毒性表皮坏死松解症	
消化系统	呕吐	上腹痛、食欲下降、腹泻、恶心、厌食、便秘、肠胃炎	肝功能异常	停药或对症处理
泌尿系统			急性肾衰竭	
血液系统		嗜酸性粒细胞增多、淤伤、白细胞计数减少、中性粒细胞减少	粒细胞缺乏症	
神经系统	行为问题、头痛、嗜睡、烦躁、疲劳	攻击性行为、头晕、疼痛、嗜睡、失眠、抑郁症、眩晕、共济失调、混乱、健忘症、焦虑	注意力受到干扰、运动障碍、记忆障碍、肌痛、肌无力、自杀倾向	
心血管系统	血压升高			
其他	咳嗽、鼻咽炎	结膜炎、复视、鼻充血	体重减轻	

【咨询要点】毒性反应：目前没有孕妇服用本品的资料，动物实验证明该药有一定的生殖毒性。对于人类潜在的危险尚不明确。动物实验表明左乙拉西坦可以从乳汁中排出，所以，不建议患者在服药同时哺乳。药物过量：药物过量的症状观察有嗜睡、激动、攻击性、意识水平下降、呼吸抑制及昏迷。在急性药物过量后，应采取催吐或洗胃使胃排空。目前尚无左乙拉西坦的解毒剂。治疗需对症治疗，也可包括血液透析。

参考文献

［1］黄志民.左乙拉西坦治疗婴儿癫痫的疗效及安全性观察［J］.心电图杂志（电子版），2018，7（03）：118-119.

［2］李伯炜.左乙拉西坦添加治疗成人癫痫部分性发作患者的临床疗效以及安全性分析［J］.临床医药文献电子杂志，2018，5（50）：161-162.

咪达唑仑 [药典（二）；医保（甲、乙）]
Midazolam

【分类】镇静、催眠、抗惊厥药。

【药理作用】本品具有典型的苯二氮䓬类药理活性，可产生抗焦虑、镇静、催眠、抗惊厥及肌肉松弛作用。肌内注射或静脉注射后，可产生短暂的顺行性记忆缺失，使患者不能回忆起在药物高峰期间所发生的事情。

【适应证】用于治疗失眠症，亦可用于外科手术或诊断检查时诱导睡眠用。

【用法用量】①肌内注射：术前20~30分钟注射，成人一般为10~15mg（0.10~0.15mg/kg），儿童剂量为0.15~0.2mg/kg。②静脉注射：术前准备，术前5~10分钟注射2.5~5mg（0.05~0.1mg/kg），可单用或与抗胆碱药合用。

【不良反应】见咪达唑仑的不良反应表。

咪达唑仑的不良反应表

分类	常见	少见	临床报道（发生率不明）	不良反应处置
免疫系统	皮疹		皮肤红肿	
消化系统		打嗝、恶心、呕吐		停药后消失
神经系统	谵妄、幻觉	头痛、头晕、手脚无力、麻刺感		
心血管系统	低血压、心悸		心率加快	
其他	过度换气	视物模糊	血栓性静脉炎、呼吸抑制	

【咨询要点】①毒性反应：咪达唑仑不能用于孕妇，在分娩过程中应用须特别注意，单次大剂量注射可致新生儿呼吸抑制，肌张力减退，体温下降以及吸吮无力。可随乳汁分泌，通常不用于哺乳期妇女。②药物过量：过量一般主要表现是药理作用的增强，中枢抑制，即从过度镇静到昏迷、精神失常、昏睡、肌肉松弛或异常兴奋。在大多数情况下，只需监测生命体征即可。严重过量可导致昏迷、反射消失、呼吸循环抑制和窒息，需采取相应的措施（人工呼吸、循环支持），以及采用苯二氮䓬类受体拮抗药如氟马西尼逆转。

参考文献

［1］庄朝晖.咪达唑仑治疗小儿惊厥持续状态的临床疗效及安全性评价［J］.临床医学，2018，38（01）：109-110.

苯巴妥 [药典（二）；基（基）；医保（甲、乙）]
Phenobarbital

【分类】镇静、催眠、抗惊厥药。

【药理作用】长效巴比妥类，其中枢性抑制作用随剂量而异。本品可抗癫痫，对癫痫大发作与局限性发作及癫痫持续状态有良效；对癫痫小发作疗效差；而对精神运动性发作则往往无效，且单用本药治疗时还可能使发作加重。本品还有增强解热镇痛药之作用，并能诱导肝脏微粒体葡萄糖醛酸转移酶活性，促进胆红素与葡萄糖醛酸结合，降低血浆胆红素浓度，治疗新生儿高胆红素血症。

【适应证】①镇静：如焦虑不安、烦躁、甲状腺功能亢进、高血压、功能性恶心、小儿幽门痉挛等症；②催眠：偶用于顽固性失眠症，但醒后往往有疲倦、嗜睡等后遗效应；③抗惊厥：常用其对抗中枢兴奋药中毒或高热、破伤风、脑炎、脑出血等病引起的惊厥；④抗癫痫：用于癫痫大发作和部分性发作的治疗，出现作用快，也可用于癫痫持续状态；⑤麻醉前给药；⑥与解热镇痛药配伍应用，以增强其作用；⑦治疗新生儿高胆红素血症。

【用法用量】①皮下、肌内或缓慢静脉注射：常用量，1次 0.1~0.2g，1日 1~2次；极量，1次 0.25g，1日 0.5g。②抗惊厥：肌内注射其钠盐，1次 0.1~0.2g，必要时 4~6小时后重复1次。③麻醉前给药：术前 0.5~1小时肌内注射 0.1~0.2g。④癫痫持续状态：肌内注射1次 0.1~0.2g。

【不良反应】见苯巴妥的不良反应表。

苯巴妥的不良反应表

分类	临床报道（发生率不明）	不良反应处置
免疫系统	剥脱性皮炎、皮疹、史－约综合征	
消化系统	便秘、恶心、呕吐	停药或对症处理
泌尿系统	少尿	
血液系统	粒细胞缺乏症、血小板减少症、巨幼红细胞性贫血	
神经系统	躁动、焦虑、共济失调、中枢神经系统刺激、中枢神经系统抑制、精神错乱、头晕、嗜睡、幻觉、宿醉效应、头痛、判断力下降、失眠、神经质、噩梦	
心血管系统	心动过缓、低血压、晕厥、血栓性静脉炎	
其他	运动过度、呼吸暂停（特别是IV快速使用）、通气不足、呼吸抑制	

【咨询要点】药物过量：一般应用 5~10倍催眠量时可引起中度中毒，10~15倍则重度中毒，血药浓度高于 8~10mg/ml 时，有生命危险。急性中毒症状为昏睡，进而呼吸浅表，通气量大减，最后呼吸衰竭而死亡。解救措施中最重要的是维持呼吸和循环功能，施行有效的人工呼吸，必要时行气管切开，并辅之以有助于维持和改善呼吸和循环的相应药物。

参考文献

[1] 陈永莲.丙戊酸钠和苯巴妥治疗癫痫的效果及安全性对比 [J].当代医药论丛，2017，15（09）：119-120.

[2] 欧树婵，李薇，陈葵带，等.负荷量苯巴妥防治新生儿惊厥安全性探讨 [J].数理医药学杂志，2017，30（06）：833-834.

佐匹克隆 [药典（二）；基（基）；医保（乙）]
Zopiclone

【分类】其他类镇静催眠药。

【药理作用】本品为环吡咯酮类的第三代催眠药，是抑制性神经递质 γ-氨基丁酸（GABA）受体激动剂，其结构与苯二氮䓬类不同，为环吡酮化合物，与苯二氮䓬类结合于相同的受体和部位，但作用于不同区域。本品作用迅速，与苯二氮䓬类相比作用更强。

【适应证】用于各种失眠症，尤其适用于不能耐受次晨残余作用的患者。

【用法用量】口服，7.5mg，临睡时服；老年人最初临睡时服 3.75mg，必要时服 7.5mg；肝功能不全者，服 3.75mg 为宜。

【不良反应】见佐匹克隆的不良反应表。

佐匹克隆的不良反应表

分类	临床报道（发生率不明）	不良反应处置
免疫系统	过敏反应	
消化系统	口苦、口干	停药后消失
泌尿系统	急性间质性肾炎	
神经系统	嗜睡、遗忘、醉态、异常的易怒、好斗、易受刺激或精神错乱、头痛、乏力、味觉障碍、谵妄、昏迷、严重激越、记忆损害、睡行症	
呼吸系统	呼吸抑制	
肌肉骨骼系统	肌无力	
其他	急性胰腺炎、致畸和对哺乳有影响	

参考文献

［1］孙振晓，孙宇新，于相芬.佐匹克隆的不良反应认识进展［J］.中国执业药师，2016，13（01）：33-37.

唑吡坦 [药典（二）；基（基）；医保（乙）]
Zolpidem

【分类】其他类镇静催眠药。

【药理作用】唑吡坦是一种与苯二氮䓬类有关的咪唑吡啶类催眠药物，其药效学活性本质上类似于其他同类化合物的作用：肌肉松弛、抗焦虑、镇静、催眠、抗惊厥、引起遗忘。实验研究已经证明镇静作用所需的剂量低于抗惊厥、肌肉松弛和抗焦虑作用所需的剂量。这些作用与对中枢受体的特异激动作用有关，后者属于 GABA-Omega（BZ1 和 BZ2）大分子受体复合体，具有调节氯离子通道开放的作用。唑吡坦选择性地结合于 Omega（或 BZ1）亚型受体。在人类，唑吡坦缩短入睡所需的时间，减少夜间醒来的次数，增加总的睡眠持续时间并改善睡眠质量。这些作用伴随着特征性的脑电图波形，与苯二氮䓬类药物诱导的脑电图有所不同。夜间睡眠记录研究已经证明唑吡坦延长 Ⅱ 期睡眠和深睡眠（Ⅲ 和 Ⅳ 期）。

【适应证】本品限用于下列情况下严重睡眠障碍的治疗：偶发性失眠症；暂时性失眠症。

【用法用量】常用量为 10mg，睡前服。偶发性失眠，一般用药 2~5 日。长期用药应不超过 4 周。老年人及肝功能不全者剂量减半，必要时可增至 10mg。

【不良反应】见唑吡坦的不良反应表。

唑吡坦的不良反应表

分类	少见	罕见	临床报道（发生率不明）	不良反应处置
免疫系统			过敏性休克（严重过敏反应）、血管性水肿（严重面部浮肿）、皮疹、瘙痒症、荨麻疹、多汗症	
消化系统	腹泻、恶心、呕吐、腹痛		肝酶增高	停药或对症处理
神经系统	幻觉、兴奋、噩梦、嗜睡、头痛、头昏、失眠症加剧、顺行性遗忘（遗忘反应可能引起不适当的行为）、疲劳	意识错乱、易激惹	不安、攻击性、妄想、愤怒、行为异常、睡行症（服用本品可能引起驾车梦游、梦游做饭和吃东西等潜在危险行为及反应）、性欲异常、抑郁、意识模糊、步态障碍、药物耐受、跌倒（主要发生在老年患者和不按照处方服用唑吡坦的患者中）	
肌肉骨骼系统			肌肉无力	
其他			上呼吸道感染、下呼吸道感染	

【咨询要点】药物过量：曾有报告在唑吡坦单独用药或者合并使用其他 CNS 抑制剂（包括酒精）用药过量时，发生意识损伤直到昏迷和更为严重的症状，包括致死的结果。应该使用一般的对症和支持措施，如果胃排空无效，应该给予活性炭减少吸收；即使出现兴奋也应停用镇静药。在观察到严重症状时可以考虑使用氟马西尼，但是，给予氟马西尼可能促发神经学症状（癫痫）。唑吡坦不可透析清除。

水合氯醛[药典（二）]
Chloral Hydrate

【分类】催眠、抗惊厥药。

【药理作用】有催眠、抗惊厥作用，是一较安全的催眠、抗惊厥药，不易蓄积中毒。服药 10~20 分钟即可入睡，可持续 6~8 小时，醒后无不适感。

【适应证】用于神经性失眠、伴有显著兴奋的精神病及破伤风痉挛、士的宁中毒等。

【用法用量】口服或灌肠。常用量，1 次 0.5~1.5g；极量，1 次 2g，1 日 4g。睡前 1 次。口服 10% 溶液 5~15ml，以多量水稀释并添加胶浆剂后服用，或服用合剂以减少刺激性。抗惊厥多用灌肠法给药，将 10% 溶液 15~20ml 稀释 1~2 倍后 1 次灌入。

【不良反应】见水合氯醛的不良反应表。

水合氯醛的不良反应表

分类	临床报道（发生率不明）	不良反应处置
免疫系统	皮疹	
消化系统	腹泻、胃肠胀气、胃刺激、恶心、呕吐	症状轻者停药后消失，重者对症处理
血液系统	嗜酸性粒细胞增多症、白细胞减少症	

续表

分类	临床报道（发生率不明）	不良反应处置
神经系统	步态异常、共济失调、精神错乱、谵妄、头晕、嗜睡、药物依赖、幻觉、宿醉效应、噩梦、矛盾激发、睡行症、眩晕	
心血管系统	心律失常、心肌收缩力下降、低血压、不应期缩短、尖端扭转型室性心动过速、室性心律失常	
其他	上睑下垂、角膜结膜炎、增加中耳压力、气道阻塞（幼儿）、喉头水肿（儿童）	

【咨询要点】药物过量：可能引起谵妄、肌肉颤搐、癫痫样抽搐、中枢神经系统抑制和昏迷，亦可呼吸困难、闭尿，偶见呼吸衰竭至死亡。

参考文献

［1］李洁.10%水合氯醛口服与保留灌肠在儿童镇静中的临床效应及安全性比较［J］.中国临床研究，2015，28（08）：1101 – 1103.

左旋多巴 [药典（二）；医保（甲、乙）]
Levodopa

【分类】抗震颤麻痹药。

【药理作用】为多巴胺的前体药物，本身无药理活性，通过血–脑屏障进入中枢，经多巴脱羧酶作用转化成多巴胺而发挥药理作用。口服吸收迅速，口服后约80%由小肠吸收，空腹服用后1~3小时血药浓度达峰值。

【适应证】改善肌强直和运动迟缓效果明显，持续用药对震颤、流涎、姿势不稳及吞咽困难亦有效。①帕金森病（原发性震颤麻痹）：脑炎后或合并有脑动脉硬化以及中枢神经系统的一氧化碳与锰中毒后的症状性帕金森综合征。②肝性脑病：可使患者清醒，症状改善。肝性脑病可能与中枢递质多巴胺异常有关，服用后，可改善中枢功能而奏效。亦有人认为左旋多巴可提高大脑对氨的耐受性，但不能改善肝脏损伤与肝功能。③神经痛：早期服用可缓解神经痛。④高泌乳素血症：可抑制下丘脑的促甲状腺素释放激素，兴奋泌乳素释放抑制因子，因而减少泌乳素的分泌，用于治疗高泌乳素血症，对乳溢症有一定疗效。⑤脱毛症：其机制可能是增加血液到组织的儿茶酚胺浓度，促进毛发生长。⑥促进小儿生长发育：可通过促进生长激素的分泌，加速小儿骨骼的生长发育。治疗垂体功能低下患儿。

【用法用量】①治疗震颤麻痹：口服，开始时1日0.25~0.5g，分2~3次服。每服24日后每日量增加0.125~0.5g。维持量1日3~6g，分4~6次服，连续用药2~3周后见效。在剂量递增过程中，如出现恶心等，应停止增量，待症状消失后再增量。②治疗肝性脑病：1日0.3~0.4g，加入5%葡萄糖注射液500ml中静脉滴注，待完全清醒后减量至1日0.2g，继续1~2日后停药。或用本品5g加入0.9%氯化钠注射液100ml中鼻饲或灌肠。

【不良反应】见左旋多巴的不良反应表。

左旋多巴的不良反应表

分类	常见	临床报道（发生率不明）	不良反应处置
消化系统	恶心、呕吐	胃痛	
泌尿系统		排尿困难	
神经系统		不安、失眠、幻觉	

续表

分类	常见	临床报道（发生率不明）	不良反应处置
心血管系统	心悸、体位性低血压	高血压	一般程度较轻，不需处理
其他		眼睑痉挛	

【咨询要点】药物过量：超剂量时可使不良反应加重，并可导致严重心律失常。立即催吐、洗胃，采取增加排泄措施，并依病情进行相应对症治疗和支持疗法。

参考文献

［1］刘驰，郑自龙，罗丽芳，等.多巴胺受体激动剂联合左旋多巴与单用左旋多巴治疗帕金森病的效果对比［J］.中国处方药，2017，15（05）：50–51.

［2］周永，陈蓝，戴杰，等.普拉克索联合左旋多巴治疗帕金森病的临床疗效及安全性［J］.药物评价研究，2018，41（12）：2262–2265.

多巴丝肼 [药典（二）；基（基）；医保（甲、乙）]
Levodopa and Benserazide

【分类】抗震颤麻痹药。

【药理作用】本品为苄丝肼与左旋多巴的复方制剂，其作用同左旋多巴，但由于苄丝肼为脱羧酶抑制剂，能抑制左旋多巴在脑外脱羧而使脑中的左旋多巴量增加，故可减少左旋多巴的用量，从而减少其引起的不良反应，增强了患者的耐受性。

【适应证】帕金森病、脑炎后或合并有脑动脉硬化的症状性帕金森综合征。

【用法用量】①初始治疗：首次推荐量是每次 1/2 片，每日 3 次。以后每周的日服量增加 1/2 片，直至达到适合该患者的治疗量为止。②维持疗法：日用量至少应分成 3 次服用，平均维持量是每日 3 次，每次 1 片。然而，由于症状的改善可能有波动，因此日剂量分配（就每位患者服用的剂量和服药的时间而言）视个别患者具体情况而定。如果患者在疗效上开始出现显著波动（如"开关"现象），这种状况通过服用 1/4 片常可得到显著改善。原则上日用量不改变，可用 1/4 片部分或必要时全部取代原先的多巴丝肼分配量，但要缩短间隔期：原先服用的 1/2 片，可用两次各服用 1/4 片来取代。原先服用的 1 片，可用分 4 次服用各 1/4 片来取代。

【不良反应】见多巴丝肼的不良反应表。

多巴丝肼的不良反应表

分类	临床报道（发生率不明）	不良反应处置
消化系统	胃痛、厌食症	与食物或饮料同服或者缓慢增加剂量可基本加以控制
血液系统	溶血性贫血	定期检查血细胞以及肝、肾功能
神经系统	运动障碍、震颤及强直、非常疲劳或无力、幻觉	
其他	眼睑痉挛或闭合、高血压	

【咨询要点】药物过量的症状及体征与其在治疗剂量下的不良反应相同，仅是在程度上更为严重。药物过量可导致心血管不良反应（如心律失常）、精神障碍（如精神错乱和失眠）、胃肠道反应（如恶心和呕吐）以及异常的不自主运动。应监测患者的生命体征，并根据其临床状况采取相应的支持措施。对于特殊患者，可能需要进行心血管症状（如

心律不齐）或中枢神经系统症状（如呼吸兴奋剂或神经安定药）的系统治疗。

参考文献

［1］潘雅东，陈德昌，王远.高龄患者服用多巴丝肼致幻觉1例［J］.人民军医，2015，58（05）：477.

司来吉兰^[医保（乙）]
Selegiline

【**分类**】抗震颤麻痹药。

【**药理作用**】本品为一种选择性β型单胺氧化酶不可逆性抑制剂，可阻断多巴胺的代谢，抑制多巴胺的降解，也可抑制突触处多巴胺的再摄取而延长多巴胺作用时间。

【**适应证**】用于帕金森病，常作为左旋多巴、多巴丝肼的辅助用药。

【**用法用量**】口服，每日10mg，早晨1次顿服；或每次5mg，早、晚2次服用。

【**不良反应**】见司来吉兰的不良反应表。

司来吉兰的不良反应表

分类	常见	少见	临床报道（发生率不明）	不良反应处置
免疫系统		皮疹、寻常痤疮、发汗、瘙痒	斑丘疹、皮肤肥大、荨麻疹、膀胱皮质性皮炎	
消化系统	恶心	腹泻、口干症、腹痛、消化不良、便秘、厌食、肠胃炎	结肠炎、胃炎、舌炎、食欲增加、黑便、牙周脓肿、流涎、肝功能检查异常、高胆红素血症、血清碱性磷酸酶升高	对症处理
泌尿系统		尿潴留、尿频、尿路感染		
血液系统		瘀伤	白细胞增多症、白细胞减少症	
神经系统	头痛、头晕、失眠	疼痛、幻觉、共济失调、嗜睡、激动、健忘症、感觉异常		
心血管系统		低血压、高血压、胸痛、心悸	心房颤动，心动过缓、心律失常、面部水肿、心肌梗死、外周血管疾病、晕厥、心动过速、血管扩张	
内分泌系统		体重减轻、低钾血症、外周性水肿	脱水、高胆固醇血症、高血糖、低血糖、低钠血症、乳酸脱氢酶增加、性欲增加	
其他			发热	

【**咨询要点**】药物过量：无过量报告。在开发研究司来吉兰时，每日600mg剂量被发现引起严重低血压及精神症状。无解毒剂，以症状性治疗为主。

参考文献

［1］赵倩，孙蜀宁，张淑艳.司来吉兰治疗帕金森的应用效果及安全性评价与分析［J］.中国医药指南，2016，14（05）：183.

普拉克索^[基（基）；医保（乙）]
Pramipexole

【**分类**】抗帕金森病药。

【**药理作用**】普拉克索是一种多巴胺受体激动剂，与多巴胺受体D_2亚家族结合有高度选择性和特异性，并具有完全的内在活性，对其中的 D_3 受体有优先亲和力。普拉克索通过兴奋纹状体的多巴胺受体来减轻帕金森患者的运动障碍。动物实验显示普拉克索抑制多巴胺的合成、释放和更新。

【适应证】本品被用来治疗特发性帕金森病的体征和症状，单独（无左旋多巴）或与左旋多巴联用。例如，在疾病后期左旋多巴的疗效逐渐减弱或者出现变化和波动时（剂末现象或"开关"波动），需要应用本品。

【用法用量】口服。①初始治疗：起始剂量为每日 0.375mg，然后每 5~7 日增加 1 次剂量。如果患者可以耐受，应增加剂量以达到最大疗效。如果需要进一步增加剂量，应该以周为单位，每周加量 1 次，每次日剂量增加 0.75mg。每日最大剂量为 4.5mg。②维持治疗：个体剂量应该在每天 0.375~4.5mg 之间。③治疗中止：突然中止多巴胺能治疗会导致神经阻滞药恶性综合征发生。因此，应该以每天减少 0.75mg 的速度逐渐停止应用普拉克索，直到日剂量降至 0.75mg。此后，应每日减少 0.375mg。

【不良反应】见普拉克索的不良反应表。

普拉克索的不良反应表

分类	临床报道（发生率不明）	不良反应处置
免疫系统	瘙痒、皮疹和其他过敏症状	
消化系统	恶心、便秘	及时停药
泌尿系统	性欲障碍、性欲亢进或其他异常行为	
神经系统	头昏、头痛、失眠、	
心血管系统	低血压	
其他	做梦异常、意识模糊、妄想、运动障碍、疲劳、幻觉、运动机能亢进、食欲增加（暴食、食欲过盛）、外周水肿、偏执、病理性赌博、嗜睡、体重增加、突然睡眠发作	

【咨询要点】①毒性反应：无遗传毒性。②药物过量：没有关于药物过量的临床经验。用药过量可能需要一般的支持性处理措施，以及胃灌洗、静脉输液、给予活性炭和心电监护等措施。

参考文献

［1］刘芳，陈黔妹，孙阳. 盐酸普拉克索致双下肢蜂窝织炎一例［J］. 实用药物与临床，2017（3）：361-362.

［2］Yasmina T ， Vinod A . Lesson of the month 2：An unusual adverse reaction associated with pramipexole［J］. Clinical Medicine， 2018，18（3）：259–260.

苯海索 [药典（二）；基（基）；医保（甲）]
Trihexyphenidyl

【分类】抗震颤麻痹药。

【药理作用】本品对中枢纹状体 M 胆碱受体有拮抗作用，外周抗胆碱作用较弱，约为阿托品的 1/10~1/3，因此不良反应轻。对平滑肌有直接抗痉挛作用，小量时可有抑制中枢神经系统作用，大量时则可引起脑兴奋。抑制突触间隙中多巴胺的再摄取。

【适应证】①临床用于震颤麻痹，脑炎后或动脉硬化引起的震颤麻痹，对改善流涎有效，对缓解僵直、运动迟缓疗效较差，改善震颤明显，但总的疗效不及左旋多巴、金刚烷胺。

主要用于轻症及不能耐受左旋多巴的患者，常与左旋多巴合用。②药物利血平和吩噻嗪类引起的锥体外系反应（迟发运动失调除外）。③肝豆状核变性。④畸形性肌张力障碍、慢性精神分裂症、抗精神病药物所致的静坐不能。

【**用法用量**】常用量：日服，开始时 1 日 1~2mg，1 日 2 次；逐日递增至 1 日 5~10mg，分次服用。对药物引起的锥体外系反应：口服开始第 1 日 1mg，并渐增剂量直至每日 5~10mg，1 日 2 次。口服，1 日最多不超过 10mg。

【**不良反应**】见苯海索的不良反应表。

苯海索的不良反应表

分类	临床报道（发生率不明）	不良反应处置
免疫系统	皮疹	
消化系统	便秘、肠梗阻、恶心、腮腺炎、中毒性巨结肠、呕吐、口腔干燥症	
泌尿系统	尿潴留	
神经系统	躁动、精神错乱、妄想、头晕、嗜睡、欣快感、幻觉、头痛、神经质、偏执、精神障碍	及时停药
心血管系统	心动过速	
其他	虚弱、视力模糊、青光眼、眼压升高、瞳孔散大	

【**咨询要点**】药物过量：①超剂量时，可见瞳孔散大、眼压增高、心悸、心动过速、排尿困难、无力、头痛、面红、发热或腹胀。有时伴有精神错乱、谵妄、妄想、幻觉等中毒性精神症状。严重者可出现昏迷、惊厥、循环衰竭。②处理：催吐或洗胃，采取增加排泄措施，并依病情进行相应对症治疗和支持疗法。

参考文献

［1］吴超君，王丽艳，徐丽君. 盐酸苯海索联合吡贝地尔治疗帕金森病的效果及安全性［J］. 中国处方药，2018，16（11）：77–78.

美金刚^[医保（乙）]
Memantine

【**分类**】抗震颤麻痹药。

【**药理作用**】本品具有抗震颤麻痹综合征的作用，通过释放多巴胺直接和间接地兴奋多巴胺受体而起作用，与突触前儿茶酚胺无关；对去甲肾上腺素受体无影响，因而在用本品治疗时无血压上升现象。是一种具有中度亲和力的 *N*– 甲基 –*D*– 天冬氨酸受体拮抗药，在阿尔茨海默病治疗中具有神经保护作用。

【**适应证**】用于震颤麻痹综合征。能够改善阿尔茨海默病患者的认知行为、日常活动和临床症状，可用于重度患者。

【**用法用量**】口服或胃肠道系统外给药，成人和 14 岁以上青年第 1 周，每日 10mg，分 2~3 次给药；以后每周增加 10mg/d。维持剂量：每次 10mg，每日 2~3 次。需要时还可增加。剂量应因人而异。14 岁以下儿童的维持量为每日 0.5~1.0mg/kg。

【**不良反应**】见美金刚的不良反应表。

美金刚的不良反应表

分类	少见	罕见	临床报道 （发生率不明）	不良反应处置
消化系统	腹泻、便秘、腹痛	呕吐	胰腺炎	及时停药，对症处理
泌尿系统	尿失禁			
神经系统	头晕、意识模糊、头痛、焦虑、抑郁、嗜睡、幻觉、疼痛、攻击行为、疲劳	步态异常、惊厥		
心血管系统	高血压、低血压	心力衰竭		
内分泌系统	体重增加			
其他	背部疼痛、咳嗽、呼吸困难	真菌感染、静脉血栓		

【咨询要点】药物过量：①较大的药物过量（分别服用 200mg/d 和 105mg/d，共服用 3 日），出现以下任一症状，如疲倦、虚弱和（或）腹泻或无症状。在服药低于 140mg 或剂量不详的患者中，出现中枢神经系统（混乱、睡意、嗜睡、眩晕、兴奋、攻击行为、幻觉和步态异常）和（或）胃肠道反应（呕吐和腹泻）。②对症治疗。对中毒或药物过量没有专门的解毒剂。标准临床程度包括去除活性成分，如洗胃、活性炭、尿酸化功能，如必要进行强制利尿。如出现全身性的中枢神经系统过度刺激的症状和体征，应考虑进行谨慎的对症治疗。

参考文献

［1］周欢欢，房磊.盐酸美金刚治疗老年帕金森病痴呆患者的疗效及安全性观察［J］.临床合理用药杂志，2018，11（32）：39-40.

氯丙嗪 [药典（二）；基（基）；医保（甲）]
Chlorpromazine

【分类】抗精神病药。

【药理作用】本品系吩噻嗪类之代表药物，为中枢多巴胺受体的拮抗药，具有多种药理活性。①抗精神病作用：主要是由于拮抗了与情绪思维有关的边缘系统的多巴胺受体所致。而拮抗网状结构上行激活系统的 α 肾上腺素受体，则与镇静安定有关。②镇吐作用：小剂量可抑制延脑催吐化学敏感区的多巴胺受体，大剂量时又可直接抑制呕吐中枢，产生强大的镇吐作用。但对刺激前庭所致的呕吐无效。③降温作用：抑制体温调节中枢，使体温降低，体温可随外环境变化而变化。用较大剂量时，置患者于冷环境中（如冰袋或用冰水浴），可出现"人工冬眠"状态。④增强催眠、麻醉、镇静药的作用。⑤对心血管系统的作用：可拮抗外周 α 肾上腺素受体，直接扩张血管，引起血压下降，大剂量时可引起体位性低血压，应注意。还可解除小动脉、小静脉痉挛，改善微循环，而有抗休克作用。同时由于扩张大静脉的作用大于动脉系统，可降低心脏前负荷，而改善心脏功能（尤其是左心功能衰竭）。⑥对内分泌系统有一定影响：如使催乳素抑制因子释放减少，出现乳房肿大、乳溢。抑制促性腺激素释放、促皮质素及促生长激素分泌，延迟排卵。

【适应证】①治疗精神病：用于控制精神分裂症或其他精神病的兴奋躁动、紧张不安、幻觉、妄想等症状，对忧郁症状及木僵症状的疗效较差。对 Ⅱ 型精神分裂症患者无效，甚至可加重病情。②镇吐：几乎对各种原因引起的呕吐，如尿毒、胃肠炎、癌症、妊娠及药物引起的呕吐均有效，也可治疗顽固性呃逆，但对晕动病呕吐无效。③低温麻醉及人工冬眠：用于低温麻醉时可防止休克发生。人工冬眠时，与哌替啶、异丙嗪配成冬眠合剂用于创伤性休克、中毒性休克、烧伤、高烧及甲状腺危象的辅助治疗。④与镇痛药合用，治疗癌症晚期患者的剧痛。⑤治疗心力衰竭。⑥试用于治疗巨人症。

【用法用量】①口服：用于呕吐，1次12.5~25mg，每日2~3次；用于精神病，每日50~600mg。开始每日25~50mg，分2~3次服，逐渐增至每日300~450mg，症状减轻后再减至每日100~150mg。极量每次150mg，每日600mg。②肌内或静脉注射：用于呕吐，1次25~50mg；用于精神病，1次25~100mg。目前多数采用静脉滴注。极量每次100mg，每日40mg。用于心力衰竭，肌内注射小剂量，每次5~10mg，每日1~2次，也可静脉滴注，速度每分钟0.5mg。

【不良反应】见氯丙嗪的不良反应表。

氯丙嗪的不良反应表

分类	临床报道（发生率不明）	不良反应处置
免疫系统	皮炎、皮肤光敏性、皮肤色素沉着	
消化系统	便秘、恶心、口干症、黄疸	
泌尿生殖系统	乳房充血、射精障碍、假阳性妊娠试验、阳痿、尿潴留	
血液系统	粒细胞缺乏症、再生障碍性贫血、嗜酸性粒细胞增多症、溶血性贫血、免疫性血小板减少症、白细胞减少症	及时停药，对症处理
神经系统	癫痫、头晕、嗜睡、肌张力障碍、抗精神病药物恶性综合征、帕金森综合征、癫痫发作、迟发性运动障碍	
心血管系统	心电图异常（非特异性Q-T变化）、直立性低血压、心动过速	
内分泌系统	闭经、男子女性型乳房、高血糖、低血糖	
眼部系统	视力模糊、角膜变化、上皮角膜病变、视网膜色素变性	

【咨询要点】药物过量：表情淡漠、烦躁不安、吵闹不停、昏睡，严重时可出现昏迷；严重锥体外系反应；心悸、四肢发冷、血压下降、直立性低血压、持续性低血压、休克，并可导致房室传导阻滞及室性期前收缩甚至心搏骤停。处理：静脉注射高渗葡萄糖注射液，促进利尿，排泄毒物，但输液不宜过多，以防心力衰竭和肺水肿。依病情给予对症治疗及支持疗法。

参考文献

［1］张扬，黄宗瑶，曾力楠，等.氯丙嗪辅助治疗婴幼儿腹泻疗效和安全性的系统评价［J］.中国医院用药评价与分析，2018，18（03）：295-299，304.

［2］严峻，高作惠，龚传鹏，等.奥氮平与氯丙嗪治疗分离性障碍的疗效及安全性对比研究［J］.现代医学，2015，43（02）：135-138.

奋乃静 ^[药典（二）；基（基）；医保（甲）]
Perphenazine

【分类】吩噻嗪类抗精神病药。

【药理作用】本品为吩噻嗪类的哌嗪衍生物，药理作用与氯丙嗪相似，但其抗精神病作用、镇吐作用较强，而镇静作用较弱，毒性较低。对幻觉、妄想、焦虑、紧张、激动等症状有效；对多巴胺受体的作用与氯丙嗪相同，其锥体外系不良反应较明显；对去甲肾上腺素受体影响较小，故对血压影响不大。肌内注射本品治疗急性精神病时，10分钟起效，1~2小时达最大效应，作用可持续 6 小时。口服吸收慢而不规则，生物利用度为 20%，达峰时间为 4~8 小时。主要在肝脏代谢，在肝脏中有明显的首关效应并存在肠 – 肝循环。

【适应证】用于治疗偏执性精神病、反应性精神病、症状性精神疾病，单纯型及慢性精神分裂症；也用于治疗恶心、呕吐、呃逆等症，神经症具有焦虑紧张症状者，亦可用小剂量配合其他药物治疗。

【用法用量】①口服治疗精神分裂症：从小剂量开始，每次 2~4mg，每日 2~3 次，以后每隔 1~2 日增加 6mg，逐渐增至常用治疗剂量每日 20~60mg，维持剂量每日 10~20mg。②用于止呕：每次 2~4mg，每日 2~3 次。③治疗精神分裂症：肌内注射每次 5~10mg，每日 2 次；或静脉注射每次 5mg，用氯化钠注射液稀释成 0.5mg/ml，注射速度每分钟不超过 1mg。待患者合作后改为口服。

【不良反应】见奋乃静的不良反应表。

奋乃静的不良反应表

分类	临床报道（发生率不明）	不良反应处置
免疫系统	过敏性皮疹，注射局部红肿、疼痛、硬结	出现过敏性皮疹，立即停药，并进行相应的处理
消化系统	口干、便秘、中毒性肝损害	应定期检查肝功能
血液系统	血浆中泌乳素浓度增加、体位性低血压、粒细胞减少症	
生殖系统	溢乳、男子女性化乳房、月经失调、闭经	
神经系统	视物模糊、乏力、头晕	
心血管系统	心动过速	
其他	锥体外系反应：僵直、流涎、运动迟缓、静坐不能、急性肌张力障碍等，长期大量服药可引起迟发性运动障碍、恶性综合征、震颤	出现迟发性运动障碍，应停用所有的抗精神病药；恶性综合征应立即停药，并进行相应的处理

【咨询要点】药物过量：①中枢神经系统，如烦躁不安、失眠等兴奋症状。对有惊厥史者，尤其是儿童应特别注意，易产生四肢震颤、下颌抽动、言语不清等。②心血管系统，如心悸、四肢发冷、血压下降、直立性低血压、持续性低血压、休克，并可导致房室传导阻滞及室性期前收缩，可致心搏骤停。处理：如服用大量本品，立即刺激咽部，催吐，在 6 小时内用 1∶5000 高锰酸钾液或温开水洗胃，本品易溶于水，而且能抑制胃肠蠕动，故必须反复洗胃，直至胃内回流液澄清为止，因本品镇吐作用强，故用催吐药效果不好；静脉注射高渗葡萄糖注射液，促进利尿，排泄毒物，但输液不宜过多，以防心力衰竭和肺水肿；依病情给予对症治疗及支持疗法。

氟哌啶醇 [基（基）；医保（甲）]
Haloperidol

【分类】抗精神病药。

【药理作用】本品为丁酰苯类抗精神病药的主要代表，作用与氯丙嗪相似，有较强的多巴胺受体拮抗作用。在等同剂量时，其抗多巴胺受体的作用为氯丙嗪的 20~40 倍，因此属于强效低剂量的抗精神病药。特点为抗焦虑症、抗精神病作用强而久，对精神分裂症与其他精神病的躁狂症状都有效。镇吐作用亦较强，但镇静作用弱。降温作用不明显。抗胆碱及抗去甲状腺素的作用较弱，心血管系统不良反应较少。

【适应证】①各种急、慢性精神分裂症，特别适合于急性青春型和伴有敌对情绪及攻击行动的偏执型精神分裂，亦可用于对吩噻嗪类治疗无效的其他类型或慢性精神分裂症；②焦虑性神经症；③儿童抽动 – 秽语综合征。④呕吐及顽固性呃逆。

【用法用量】①口服：用于精神病，成人开始剂量每次 2~4mg，每日 2~3 次；逐渐增至 8~12mg，每日 2~3 次。一般剂量每日 20~30mg。维持治疗每次 2~4mg，每日 2~3 次。儿童及老年人，剂量减半。用于呕吐和焦虑，每日 0.5~1.5mg。用于抽动 – 秽语综合征，一般剂量每次 1~2mg，每日 3 次。②肌内注射：每次 5~10mg，每日 2~3 次。③静脉注射：10~30mg 加入 25% 葡萄糖注射液，在 1~2 分钟内缓慢注入，每 8 小时 1 次。好转后可改口服。

【不良反应】见氟哌啶醇的不良反应表。

氟哌啶醇的不良反应表

分类	临床报道（发生率不明）	不良反应处置
神经系统	锥体外系反应	降低剂量可减轻或消失
心血管系统	大剂量长期使用可引起心律失常、心肌损伤	

【咨询要点】长期应用可引起迟发性运动障碍。尚可引起失眠、头痛、口干及消化道症状。

参考文献

[1]杨红英,黄清波,冯智.对比氟哌啶醇和托吡酯对小儿抽动障碍的疗效及安全性评价研究[J].哈尔滨医药,2018，38（01）：56–57.

舒必利 [药典（二）；基（基）；医保（甲）]
Sulpiride

【分类】抗精神病药。

【药理作用】本品属苯甲酸胺类抗精神病药，作用特点是选择性阻断中脑边缘系统的多巴胺（ DA_2 ）受体，对其他递质受体影响较小，抗胆碱作用较轻，无明显镇静和抗兴奋躁动作用，本品还具有强止吐和抑制胃液分泌作用。

【适应证】对淡漠、退缩、木僵、抑郁、幻觉和妄想症状的效果较好，适用于精神分裂症单纯型、偏执型、紧张型及慢性精神分裂症的孤僻、退缩、淡漠症状。对抑郁症状有一定疗效。其他用途有止呕。

【用法用量】①口服治疗精神分裂症：开始剂量为 1 次 100mg（1 片），1 日 2~3 次，逐渐增至治疗量 1 日 600~1200mg（6~12 片），维持剂量为 1 日 200~600mg（2~6 片）。②止呕：1 次 100~200mg（1~2 片），1 日 2~3 次。

【不良反应】见舒必利的不良反应表。

舒必利的不良反应表

分类	少见	临床报道（发生率不明）	不良反应处置
免疫系统		皮疹	立即停药并进行相应处理
消化系统	食欲不振	口干、便秘、肝功能损害	
泌尿系统		排尿困难、尿失禁	

续表

分类	少见	临床报道（发生率不明）	不良反应处置
血液系统		泌乳素浓度增加	
神经系统	失眠、早醒、头痛	锥体外系反应：如震颤、僵直、流涎、运动迟缓、静坐不能、急性肌张力障碍	立即停药并进行相应处理
心血管系统		心动过速、心电图异常	
其他	烦躁、乏力	视物模糊	

【咨询要点】药物过量：①中枢神经系统症状，如严重意识障碍，从嗜睡、注意力不集中到昏睡，最后进入昏迷。检查时可发现瞳孔缩小，对光反应迟钝，同时伴有中枢性体温过低。②心血管系统症状，如体位性低血压、心率加快、脉细数、偶见心律不齐，严重时导致低血容量性休克。③血液系统症状，如中性粒细胞减少、过敏性紫癜。可用洗胃、导泻、输液，并依病情给予对症治疗及支持疗法。

参考文献

［1］郭应丽.精神障碍患者静脉滴注舒必利致大疱性表皮松解型药疹3例［J］.临床心身疾病杂志，2016（5）：162–163.

［2］高丽波.小剂量舒必利致尿失禁2例［J］.临床精神医学杂志，2016（1）：15.

溴吡斯的明 [药典（二）；基（基）；医保（甲、乙）]
Pyridostigmine Bromide

【分类】抗胆碱酯酶药。

【药理作用】作用类似新斯的明，特点是起效慢、维持时间久。口服后不易从胃肠道吸收，静脉注射后 $t_{1/2}$ 为 1.9 小时，原型药物或代谢产物经肾排泄。

【适应证】重症肌无力；术后腹部胀气或尿潴留；对抗非去极化型肌松药的肌松作用。

【用法用量】①重症肌无力：口服，每次 60mg，每日 3 次；皮下或肌内注射，每日 1~5mg，或根据病情而定。②术后腹部胀气或尿潴留：肌内注射，每次 1~2mg。③对抗非去极化型肌松药的肌松：静脉注射，每次 2~5mg。

【不良反应】见溴吡斯的明的不良反应表。

溴吡斯的明的不良反应表

分类	常见	少见	临床报道（发生率不明）	不良反应处置
消化系统	腹泻、恶心、呕吐、胃痉挛、汗及唾液增多			
泌尿系统		尿频		
神经系统			接受大剂量治疗的重症肌无力患者可致精神异常	出现精神异常立即停药，并进行相应处理
心血管系统			心律失常、心绞痛	
其他		瞳孔收缩		

【咨询要点】①机械性肠梗阻、尿路梗阻等患者禁用；支气管哮喘患者慎用。②药物过量：可常规给予阿托品对抗。

氯氮平 [药典（二）；基（基）；医保（甲、乙）]
Clozapine

【分类】苯二氮䓬类抗精神病药。

【药理作用】本品对脑内 5- 羟色胺（5-HT$_{2A}$）受体和多巴胺（DA$_1$）受体的阻滞作用较强，对多巴胺（DA$_4$）受体的也有阻滞作用，对多巴胺（DA$_2$）受体的阻滞作用较弱，此外还有抗胆碱（M$_1$）、抗组胺（H$_1$）及抗 α- 肾上腺素受体作用，极少见锥体外系反应，一般不引起血中泌乳素增高。能直接抑制脑干网状结构上行激活系统，具有强大镇静催眠作用。

【适应证】本品不仅对精神病阳性症状有效，对阴性症状也有一定效果。适用于急性与慢性精神分裂症的各个亚型，对幻觉妄想型、青春型效果好。也可以减轻与精神分裂症有关的情感症状（如：抑郁、负罪感、焦虑）。对一些用传统抗精神病药治疗无效或疗效不好的患者，改用本品可能有效。本品也用于治疗躁狂症或其他精神病性障碍的兴奋躁动和幻觉妄想。因导致粒细胞减少症，一般不宜作为首选药。

【用法用量】口服从小剂量开始，首次剂量为 1 次 25mg（1 片），1 日 2~3 次，逐渐缓慢增加至常用治疗量 1 日 200~400mg（8~16 片），高量可达 1 日 600mg（24 片）。维持量为 1 日 100~200mg（4~8 片）。

【不良反应】见氯氮平的不良反应表。

氯氮平的不良反应表

分类	少见	不良反应处置
消化系统	恶心、呕吐	
神经系统	头晕、无力、嗜睡	严重者立即停药
心血管系统	心动过速	
血液系统	粒细胞缺乏	
其他	肺水肿、食欲增加、体重增加、血糖增高、心电图异常、脑电图改变或癫痫发作	定期检查肝功能与心电图，出现异常，立即停药；定期检查血糖，出现异常立即停药，避免发生糖尿病或酮症酸中毒

【咨询要点】药物过量：中毒症状最常见的包括谵妄、昏迷、心动过速、低血压、呼吸抑制或衰竭、唾液分泌过多等，也有发生癫痫的报道。处理：建立和维持呼吸道通畅，及时催吐和洗胃，并依病情给予对症治疗及支持疗法。

参考文献

［1］宋佳星，洪广亮，吴斌，等 . 氯氮平中毒致肺水肿 8 例 [J] . 中华劳动卫生职业病杂志，2018（9）：694-695.

［2］王明，魏英 . 氯氮平致局限性癫痫患者发作 1 例 [J] . 中国民康医学，2016（24）：78.

奥氮平 [药（二）；基（基）；医保（乙）]
Olanzapine

【分类】抗精神病药。

【药理作用】本品是一种新的非典型神经安定药，能与多巴胺受体、5-HT 受体和胆碱受体结合，并具有拮抗作用。拮抗 D 受体与治疗精神分裂症的阳性症状有关，拮抗 5-HT$_{2A}$

受体与治疗精神分裂症的阴性症状有关。不同于氯氮平，本品不会发生粒性白细胞缺乏症，没有迟发性运动障碍和严重的精神抑制症状产生。口服吸收良好，食物对其吸收速率无影响，口服后 5~8 小时可达血药峰浓度，蛋白结合率为 93%。约口服剂量的 40% 通过首关效应被代谢，药物主要在肝脏代谢，平均消除半衰期为 33 小时（21~54 小时）。65 岁以上老年人，平均消除半衰期延长，约为普通成年人的 1.5 倍。女性或非吸烟者平均消除半衰期延长，清除率降低。约 75% 的本品以代谢物的形式从尿中排出。

【适应证】用于有严重阳性症状或阴性症状的精神分裂症和其他精神病的急性期及维持期。亦可用于缓解精神分裂症及相关疾病常见的继发性情感症状。

【用法用量】口服。每日 10~15mg。可根据患者情况调整为每日 5~20mg。老年人、女性、非吸烟者、有低血压倾向者、严重肾功能损害或中度肝功能损害者，起始剂量为每日 5mg，如需加量，剂量递增为每次 5mg，递增 1 次，间隔至少 1 周。停用奥氮平时应逐渐减少剂量。

【不良反应】见奥氮平的不良反应表。

奥氮平的不良反应表

分类	常见	少见	罕见但严重	临床报道（发生率不明）	不良反应处置
消化系统		口干、便秘、肝转氨酶一过性增高			按时随访，根据情况选择减药或停药
血液系统		体位性低血压			
神经系统	嗜睡、泌乳素增加（但与剂量无关）	头晕、头痛、迟发性锥体外系运动障碍（包括帕金森综合征）			出现神经阻滞恶性综合征立即停药
其他	体重增加	外周水肿	高血糖	继发性肌张力障碍，有糖尿病史的患者会罕见酮症酸中毒或昏迷	

【咨询要点】药物过量：①最常见的症状（发生率 ≥ 10%）包括心动过速、激越/攻击行业、构音障碍、各种锥体外系症状及觉醒水平的降低（由镇静直至昏迷）。奥氮平过量的其他重要表现还包括谵妄、痉挛、昏迷、可疑的 MMS，呼吸抑制、呼吸忽促、高血压或低血压、心律不齐（过量时发生率小于 2%）和心肺功能抑制等。迄今报告的奥氮平最低致死剂量为 450mg，但是也有服用奥氮平剂量超过 2g 而仍存活的报告。②过量时的处理方法：目前，还没有特异的奥氮平解毒剂，不应用催吐方法，可采用常规的药物过量处理方法（例如洗胃、服用活性炭）。当给予活性炭制剂后，奥氮平口服生物利用度会降低 50%~60%。同时，应根据临床表现对重要器官进行监测和治疗，包括处理低血压、循环衰竭和维持呼吸功能。不要使用肾上腺素、多巴胺或其他具有受体激动活性的拟交感制剂，因为受体激动剂会加重低血压症状，需要监测心血管功能以观察可能出现的心律失常。应对患者进行密切连续地监测直到恢复正常。

参考文献

[1]孙振晓,孙仕田,孙波.奥氮平致迟发性肌张力障碍的诊断学特征并文献复习[J].中华诊断学电子杂志,2018,6（04）：260-263.

[2]沈勇生.利培酮与奥氮平治疗脑血管病所致精神障碍疗效分析[J].中国现代药物应用,2018,12(21)：4-6.

［3］张云琼.奥氮平与阿立哌唑对体重和血糖的影响对比［J］.中外医疗，2018，37（04）：104-106.

米氮平[基（基）；医保（乙）]
Mirtazapine

【分类】抗抑郁药。

【药理作用】米氮平具有四环结构，属于哌嗪-氮䓬类化合物。本品治疗严重抑郁症的作用机制尚不清楚，临床前试验显示本品可增强中枢去甲肾上腺素和 5- 羟色胺活性，这可能与本品为中枢突触前抑制性 α_2 肾上腺素受体拮抗药相关。米氮平是 $5-HT_2$ 和 $5-HT_3$ 受体的强拮抗药，对 $5-HT_{1A}$ 和 $5-HT_{1B}$ 受体没有明显的亲和力。米氮平是 H_1 受体的强效拮抗药，这可能与其明显的镇静作用有关；米氮平对 α_1 肾上腺素受体具有中等强度的拮抗作用，这可能与其使用中报道的偶发性直立性低血压有关；米氮平对 M 受体具有中等强度拮抗作用，这可能与其相对低的抗胆碱能副作用发生率有关。

【适应证】用于抑郁症的治疗。

【用法用量】口服。成人有效剂量通常为每日 15~45mg。治疗起始剂量应为 15 或 30mg。米氮平在用药 1~2 周后起效。当服用药物适量时，2~4 周内应有疗效。若效果不够明显，可将剂量增加直至最大剂量。但若剂量增加 2~4 周后仍无作用，应停止使用该药。

【不良反应】见米氮平的不良反应表。

米氮平的不良反应表

分类	常见	临床报道（发生率不明）	不良反应处置
免疫系统		药疹	立即停药并进行相应处理
消化系统	口干		
血液系统		粒细胞缺乏、再生障碍性贫血、血小板减少症、血清转氨酶水平增高	如患者有发热、咽喉痛、胃痛及其他感染症状时应停止用药，并作周围血常规检查
神经系统	嗜睡、头晕		严重者，立即停药
其他	食欲增加、体重增加	体位性低血压、躁狂症、惊厥发作、震颤、肌痉挛	

【咨询要点】①毒性反应：遗传毒性，如 Ames 试验、体外中国仓鼠 V79 细胞基因突变试验、体外培养家兔淋巴细胞姊妹染色体交换试验、大鼠骨髓微核试验和 HeLa 细胞程序外 DNA 合成试验结果均为阴性。②药物过量：现有经验表明单用本品过量的症状通常轻微。已有报道为中枢神经系统抑制并伴有方向感丧失和长时间镇静，还有嗜睡、记忆力缺损、昏迷和抽搐、心动过速、轻度高血压或低血压。然而，如果剂量大大高于治疗剂量，特别是与其他药物同时过量应用，可能会引起非常严重（甚至是致命性的）的后果。对药物过量的患者应及时给予相应的对症和支持治疗，目前没有已知的特异性米氮平解毒剂，可考虑使用活性炭或洗胃。

参考文献

［1］董文凤，曹敏娟，胡金涛，等.米氮平片致双下肢瘙痒性红色皮疹 1 例［J］.中国药师，2018（3）：470-471.

［2］林芝，巢楠，吴晓燕，等.米氮平致中性粒细胞、红细胞减少 1 例分析［J］.中国医院药学杂志，2018（12）：1343-1344.

利培酮 [医保（乙）]
Risperidone

【分类】抗精神病药。

【药理作用】本品为苯丙异噁唑衍生物，是新一代的抗精神病药。与 $5-HT_2$ 受体和多巴胺 D_2 受体有很高的亲和力。本品也能与 α_1 受体结合，与 H_1 受体和 α_2 受体亲和力较低，不与胆碱能受体结合。本品是强有力的 D_2 受体拮抗药，可以改善精神分裂症的阳性症状；但它引起的运动功能抑制，以及强直性晕厥都要比经典的抗精神病药少。对中枢系统的 $5-HT$ 和多巴胺拮抗作用的平衡可以减少发生锥体外系副作用的可能，并将其治疗作用扩展到精神分裂症的阴性症状和情感症状。

【适应证】用于治疗急性和慢性精神分裂症，特别是对阳性及阴性症状及其伴发的情感症状（如焦虑、抑郁等）有较好的疗效；也可减轻与精神分裂症有关的情感症状；对于急性期治疗有效的患者，在维持期治疗中，本品可继续发挥其临床疗效。

【用法用量】口服，宜从小剂量开始。初始剂量每次 1mg，每日 2 次，剂量渐增至第 3 日为 3mg，以后每周调整 1 次剂量，最大疗效剂量为每日 4~6mg，老年患者起始剂量为每次 0.5mg，每日 2 次。

【不良反应】见利培酮的不良反应表。

利培酮的不良反应表

分类	常见	少见	不良反应处置
免疫系统		皮疹、湿疹、瘙痒症、干皮病、寻常痤疮	出现皮疹立即停药并进行相应处理
消化系统	食欲增加、呕吐、便秘、上腹痛、恶心	口腔干燥症、消化不良、流涎、腹泻、食欲下降、胃部不适、腹痛、厌食症、胃炎、肠胃炎、腹部窘迫、牙痛，肝酶增加，血清 ALT、AST 增加	
泌尿生殖系统	尿失禁	膀胱炎、勃起功能障碍、月经不规则、乳腺痛、性功能障碍、尿道感染、闭经、性欲降低、射精延迟、男子女性型乳房、罕见的子宫出血、月经病	
血液系统		贫血、中性粒细胞减少症	
神经系统	镇静、嗜睡、药物诱导的锥体外系反应、失眠、疲劳、帕金森综合征、头痛、焦虑、头晕、流口水、震颤	肌张力障碍、步态异常、手术疼痛、疼痛、注意力受到干扰、激动、共济失调、抑郁、构音障碍、跌倒、不适、神经过敏、直立性眩晕、感觉异常、癫痫发作、睡眠障碍、迟发性运动障碍、眩晕、感觉减退	服用经典的抗精神病药会出现恶性综合征，其特征为高热、颤抖、意识改变和肌酸激酶水平升高。此时应停用包括本品在内的所有抗精神病药物
心血管系统		心动过缓、束支阻滞、胸部不适、胸痛、心电图改变、面部水肿、一度房室传导阻滞、低血压、心悸、心电图 Q-T 间期延长、心动过速、高血压、外周水肿、晕厥	用药初期和加药速度过快时会发生（体位性）低血压，此时则应考虑减量
内分泌系统	高催乳素血症、体重增加	高密度脂蛋白胆固醇降低、口渴增加、体重减轻、溢乳、糖尿病、高血糖、$\gamma-GT$ 增加	
其他	鼻咽炎、咳嗽、鼻漏、发热	视力模糊、结膜炎、视力下降	

【咨询要点】药物过量：①出现急性过量症状时，应考虑是否有其他药物合用引起的因素。一般来说，所报道的过量时的症状和体征均为其药理作用的延伸所致，包括嗜睡和镇静、心动过速和低血压以及锥体外系症状。药物过量时，曾有 Q-T 间期延长和癫痫的报告。过量的本品合用帕罗西汀时，曾有发生扭转型室性心动过速的报告。②过量解救时，应维持气道的通畅，确保足够的氧气与良好的通气，且应考虑洗胃（若患者意识丧失应插管进行）及给予活性炭和轻泻剂，并应立即进行心血管监测，其中包括连续的心电图监测，以发现可能出现的心律失常。本品无特定的解救药，因此，应采用适当的支持疗法。对低血压及循环衰竭可采用静脉输液，或给予拟交感神经药等适当措施加以纠正。一旦出现严重的锥体外系症状时，则应给予抗胆碱药，在患者恢复前应持续进行密切的医疗监测及监护。

参考文献

［1］韦静.氯氮平、利培酮治疗精神疾病不良反应及作用机制分析［J］.航空航天医学杂志，2018（12）：1519-1520.

［2］余杰.利培酮联合奥氮平应用于老年痴呆精神行为障碍临床治疗中的疗效和安全性分析［J］.中国医药指南，2019（02）：44-45.

喹硫平 [药典（二）；基（基）；医保（甲）]
Quetiapine

【分类】抗精神病药。

【药理作用】本品为是脑内多种神经递质受体拮抗药。其抗精神病作用机制可能主要是通过拮抗中枢多巴胺 D_2 受体和 5-HT_2 受体。对组胺 H_1 和肾上腺素 α_1 受体也有拮抗作用，对毒蕈碱和苯二氮䓬类受体无亲和力。

【适应证】各型精神分裂症。本品不仅对精神分裂症阳性症状有效，对阴性症状也有一定效果。也可以减轻与精神分裂症有关的情感症状如抑郁、焦虑及认知缺陷症状。

【用法用量】口服。成人起始剂量为每次 25mg，每日 2 次。每隔 1~3 日每次增加 25mg，逐渐增至治疗剂量每日 300~600mg，分 2~3 次服用。

【不良反应】见喹硫平的不良反应表。

喹硫平的不良反应表

分类	少见	罕见	临床报道（发生率不明）	不良反应处置
免疫系统	过敏性皮炎	皮疹、皮肤干燥、外周性水肿		停药后可消失
消化系统	肝功能异常、血清转氨酶（ALT，AST）或 γ-GT 水平增高、食欲不振、便秘	肝损害、腹痛、消化不良、腹泻、缺血坏死性结肠炎		通常在继续喹硫平片治疗过程中恢复
内分泌系统		糖尿病、高甘油三酯血症伴发急性胰腺炎、抗利尿激素分泌不当综合征、横纹肌溶解症		
泌尿生殖系统		急性肾衰竭、阴茎异常勃起		及时停药并给予对症处理
血液系统	非空腹状态下血清甘油三酯和总胆固醇水平轻微升高现象	白细胞减少、血小板减少症、粒细胞缺乏	偶尔有嗜酸性粒细胞增加、癫痫的报道	

续表

分类	少见	罕见	临床报道（发生率不明）	不良反应处置
神经系统	困倦、头晕	神经阻滞药恶性综合征、锥体外系反应、兴奋、失眠、头痛、衰弱、可逆性完全性失语、颈肌张力障碍、脑干缺血性卒中、快速眼动睡眠行为障碍、不宁腿综合征		出现恶性症状群应立即停药并进行相应的处理
心血管系统	体位性低血压	心悸、高血压、窦性停搏、交界性逸搏、Q-Tc间期延长继发尖端扭转型室性心动过速、心动过缓、心肌炎、心包炎		停药后逐渐好转，严重者应及时停药并给予相应治疗
其他	口干	背痛、发热、胸痛、体重增加、肌肉疼痛、焦虑、鼻炎、耳痛、尿路感染、听力下降、体重减轻、恶性综合征		

【咨询要点】①毒性反应：喹硫平的急性毒性很低。给小鼠和大鼠口服（500mg/kg）或腹腔注射（100mg/kg）后出现典型的抗精神病药物的效应。喹硫平无致畸作用。②药物过量：药物过量可出现嗜睡、心动过速、低血压、Q-T间期延长、昏迷、呼吸困难等中毒症状，可采取洗胃、维持呼吸，根据病情给予对症治疗和支持治疗。

参考文献

［1］郭正梅，金新.口服富马酸喹硫平致过敏性皮炎1例［J］.世界最新医学信息文摘，2016，16（73）：191.

［2］喻东山，葛茂宏，苏海陵.精神科合理用药手册［M］.3版.南京：江苏凤凰科学技术出版社，2016.

［3］Das A，Guarda LA，Allen LG. Liver Injury Associated With Quetiapine：AnIllustrative Case Report［J］. J Clin Psychopharmacol，2017，37（5）：623-625.

［4］Vernay J. Quetiapine-induced ischemic colitis. A case report［J］. Presse Med，2015，44（5）：538-541.

［5］Nanasawa H，Sako A，Mitsutsuka T，et al. Development of diabetes mellitus associated with quetiapine：A case series［J］. Medicine（Baltimore），2017，96（3）：e5900.

［6］刘洋，孟丽娜.富马酸喹硫平片致抗利尿激素分泌不当综合征1例［J］.中国药物警戒，2017，14（2）：126，128.

［7］朱建新，魏艳红.喹硫平片致横纹肌溶解1例［J］.药物流行病学杂志，2017，26（10）：721-722.

［8］Lalli A，Michel B，Georget S，et al. Thrombocytopenia with quetiapine：two case reports，one with positive rechallenge［J］. Rev Bras Psiquiatr，2015，37（4）：351.

［9］Glocker C，Grohmann R，Schulz H. Fatal agranulocytosis associated with quetiapine in monotherapy：a case report［J］. J Clin Psychopharmacol，2017，37（5）：625-627.

［10］Chien CF，Huang P，Hsieh SW. Reversible global aphasia as a side effect of quetiapine：a case report and literature review［J］. Neuropsychiatr Dis Treat，2017，13：2257-2260.

［11］BozkurtZincir S，Ozdilek BF，Zincir S. Association of quetiapine withischemic brain stem stroke：a case report and discussion［J］. Ther AdvPsychopharmacol，2015，5（4）：246-249.

［12］Tan L，Zhou J，Liang B，et al. A case of quetiapine-induced rapid eye movement sleep behavior disorder［J］. Biol Psychiatry，2016，79（5）：e11-e12.

［13］Vohra A. Quetiapine induced restless legs syndrome：A series of fourcases［J］. Asian J Psychiatr，2015，16：73-74.

［14］毛芝萍，袁雍，杨秀丽.富马酸喹硫平致窦性停搏、交界性逸搏1例［J］.中国现代应用药学，2015，32（11）：1403.

［15］孙振晓，于相芬.喹硫平致听力下降1例［J］.临床精神医学杂志2015，25（5）：325.

［16］Demily C，Poisson A，Thibaut F，et al. Weight loss induced by quetiapine in a 22q11.2DS patient［J］.

Mol Genet Metab Rep，2017，13：95‐96.

[17] Kobayashi R，Matsumoto Y，Hayashi H，et al. Neuroleptic malignantsyndrome following quetiapine treatment in a patient with dementiawith Lewy bodies [J]. Asian J Psychiatr，2017，30：173‐174.

氨磺必利[药典（二）；基（基）；医保（乙）]
Amisulpride

【分类】抗精神病药。

【药理作用】选择性地与边缘系统的 D_2、D_3 多巴胺能受体结合。不与血清素能受体或其他组胺、胆碱能受体，肾上腺素能受体结合。低剂量氨磺必利主要阻断突触前 D_2/D_3 多巴胺能受体，可以解释其对阴性症状的作用。

【适应证】治疗精神疾患，尤其是伴有阳性症状（例如：谵妄、幻觉、认知障碍）和（或）阴性症状（例如：反应迟缓、情感淡漠及社会能力退缩）的急性或慢性精神分裂症，也包括以阴性症状为主的精神病患。

【用法用量】①通常情况下，若每日剂量小于或等于400mg，应1次服完，若每日剂量超过400mg，应分为2次服用。②阴性症状占优势阶段：推荐剂量为50~300mg/d，剂量应根据个人情况进行调整，最佳剂量约为100mg/d。③阳性及阴性症状混合阶段：治疗初期，应主要控制阳性症状，剂量可为400~800mg/d。然后根据患者的反应调整剂量至最小有效剂量。④急性期：治疗开始时，可以先以最大剂量400mg/d进行数日肌内注射，然后改为口服药物治疗。口服推荐剂量为400~800mg/d，最大剂量不应超过1200mg。然后可根据患者的反应情况维持或调整剂量。任何情况下，均应根据患者的情况将维持剂量调整到最小有效剂量。⑤肾功能不全者：由于氨磺必利通过肾脏排泄，故对于肾功能不全，肌酐清除率为30~60ml/min的患者，应将剂量减半；对于肌酐清除率为10~30ml/min的患者，应将剂量减至1/3。

【不良反应】见氨磺必利的不良反应表。

氨磺必利的不良反应表

分类	少见	罕见	临床报道（发生率不明）	不良反应处置
内分泌系统	催乳素水平升高	高血糖、血脂异常		停止治疗可恢复
消化系统		便秘、恶心、呕吐、口干		鼓励患者多喝水，可将药物于饭后服用，严重时应考虑停药，并给予止吐、灌肠等对症治疗
神经系统	震颤、肌张力亢进、流涎、静坐不能、运动功能减退	急性肌张力障碍、嗜睡、失眠症、焦虑、激动、性高潮障碍、不自主眨眼	曾有报道，服用氨磺必利可引起迟发性运动障碍，尤其是延长服药后，主要症状为不自主的舌或脸部运动。抗胆碱能类抗震颤麻痹药物对此种症状无治疗作用，还有可能加重症状。精神镇静类药物的恶性综合征	使用维持剂量时，这些症状通常处于中等程度，无需停药，使用抗胆碱能类抗震颤麻痹药物治疗症状即可部分缓解症状或恢复
心血管系统	低血压	心动过缓	Q‐T间期延长和室性心律失常、静脉血栓栓塞、深静脉血栓形长	低血压发作时应注意平躺休息，严重者应对症治疗

续表

分类	少见	罕见	临床报道（发生率不明）	不良反应处置
其他	体重增加	转氨酶升高、白细胞减少、血小板减少、性功能障碍		

【咨询要点】①毒性反应：重复给药未发现与毒性相关的靶器官；无致畸性和致突变性；动物致癌试验显示，在啮齿类动物中可产生激素依赖性肿瘤，但在人体上无临床相关性。在动物中，氨磺必利没有显示生殖毒性，但由于资料有限，妊娠期安全性尚不确定，除非益处超过潜在风险，否则不建议在妊娠期间使用本品。②药物过量：曾有报告药物已知的药理学作用加剧，这些包括困倦、镇静、低血压和锥体外系症状和昏迷。药物过量致死的报告主要见于本品与其他精神药物联合使用时。如果发生急性用药过量，应该考虑使用多种药物的可能性。因为透析对氨磺必利作用很小，所以血液透析对于清除药物可能无效。对于氨磺必利没有特殊的解毒剂。所以应给予适当的支持性处理，密切监测生命机能和连续的心脏监测（由于有Q-T间期延长的风险）直到患者恢复为止。如果发生锥体外束症状，应该给予抗胆碱能药物。

参考文献

［1］彭晶，史鑫，王浩.氨磺必利致不自主眨眼1例［J］.临床精神医学杂志，2015，25（6）：411.

［2］李茂生，邬志美.氨磺必利致白细胞和血小板减少［J］.药物不良反应杂志，2017，19（2）：130.

［3］梁海霞，刘珊珊，季芳.利培酮合并氨磺必利致性功能障碍［J］.中国医药用药评价与分析，2016，16（2）：283.

癸氟奋乃静 [药典（二）；基（基）；医保（乙）]
Fluphenazine Decanoate

【分类】抗精神病药。

【药理作用】本品为氟奋乃静的长效酯类化合物，抗精神病作用主要与其阻断脑内多巴胺受体（DA$_2$）有关，抑制网状结构上行激活系统而有镇静作用，止吐和降低血压作用较弱。

【适应证】本品用于急、慢性精神分裂症，对单纯型和慢性精神分裂症的情感淡漠和行为退缩症状有振奋作用，也适用于拒绝服药者及需长期用药维持治疗的患者。

【用法用量】每2~5周使用12.5~25mg（0.5~1ml），肌内注射。最佳用药剂量和给药间隔必须依据具体患者而定，因为已有的发现证实，所需剂量应随临床情况及个体对药物的反应而变化。或遵医嘱。

【不良反应】见癸氟奋乃静的不良反应表。

癸氟奋乃静的不良反应表

分类	少见	罕见	临床报道（发生率不明）	不良反应处置
免疫系统	荨麻疹或麻疹样皮疹、剥脱性皮炎	过敏性皮疹、恶性综合征		当出现以上不良反应应停药并给予相应的治疗

续表

分类	少见	罕见	临床报道（发生率不明）	不良反应处置
消化系统	肝功能障碍、恶心、呕吐、食欲减退、腹胀、便秘、胃肠功能紊乱、结肠炎	中毒性肝损害		这些反应通常在停止治疗时是可逆的
内分泌系统	泌乳素浓度增加可见溢乳、男子女性化乳房、月经失调、闭经；可出现口干、视物模糊、乏力、头晕、心动过速、便秘、出汗等		急性间质性肾炎	
血液系统		粒细胞、白细胞减少症		这些反应通常在停止治疗时是可逆的
神经系统	震颤、僵直、流涎、运动迟缓、静坐不能、急性肌张力障碍、头晕、头痛、失眠、多梦、乏力		长期大量服药可引起迟发性运动障碍	这些反应通常在停止治疗时是可逆的
心血管系统	心肌病、心肌炎、低血压	体位性低血压		
其他		体重增加、单肢水肿、恶性症候群、口腔功能障碍、Erschopf-ungs 综合征		

【咨询要点】①注意事项：定期检查肝功能与白细胞计数。②药物过量：过量的症状包括坐立不安、肌肉痉挛、震颤、扭转痉挛、睡眠过深或意识丧失，以及惊厥。处理：如果使用剂量超过推荐剂量，请立即与当地中毒控制中心联系或送急诊。患者恢复前不要再注射，而后应当减少剂量。为维持患者正常呼吸，应当使气道通畅。严重的低血压需要立即静脉使用升压药物，如酸性酒石酸去甲肾上腺素。锥体外症状应用抗帕金森药物治疗。

帕利哌酮[药典（二）；基（基）；医保（乙）]
Paliperidone

【分类】抗精神病药物。

【药理作用】帕利哌酮是利培酮的主要代谢产物。其作用机制尚不清楚，但目前认为是通过对中枢多巴胺（D_2）受体和 5- 羟色胺（$5HT_{2A}$）受体拮抗的联合作用介导的。帕利哌酮也是 α_1 和 α_2 肾上腺素能受体以及 H_1 组胺受体的拮抗药，这可能是该药物某些其他作用的原因。帕利哌酮与胆碱能毒蕈碱受体或 β_1 和 β_2 肾上腺素受体无亲和力。

【适应证】适用于精神分裂症的治疗。

【用法用量】①本品推荐剂量为 6mg，1 日 1 次，早上服用。②轻度肾损害的患者（肌酐清除率：50~80ml/min），推荐的最大剂量是 6mg，1 日 1 次。对于中、重度肾损害患者而言（肌酐清除率：10~50ml/min），推荐的最大剂量是 3mg，1 日 1 次。③轻、中度肝损害患者（Child-Pugh 分类为 A 和 B）不推荐进行剂量调整。④老年患者可能出现肾功能下降，有时可能需要根据其肾功能情况调整剂量。

【不良反应】见帕利哌酮的不良反应表。

帕利哌酮的不良反应表

分类	少见	罕见	临床报道（发生率不明）	不良反应处置
免疫系统			注射部位局部反应包括注射部位红斑、药物外渗、硬结、炎症、结节、疼痛、肿胀	
消化系统	胃部不适、腹泻	腹痛、舌肿		
血液系统			白细胞减少症、嗜中性白细胞减少症和粒细胞缺乏症的事件，在抗精神病药物中已经有了报道	如没有其他因素导致的情况下，出现有临床意义的白细胞下降的第一时间即应考虑停止使用本品
神经系统	静坐不能、锥体外系障碍、嗜睡、帕金森综合征、唾液分泌过多、脑血管不良反应			
心血管系统	体位性低血压	心动过缓、心悸、缺血		
其他	肌张力障碍、肌张力亢进、体重增加、上呼吸道感染、高催乳素血症	水肿、阴茎异常勃起	已有报告指出，使用包括帕利哌酮在内的抗精神病药物的患者出现过具有死亡可能的综合征，即抗精神病药恶性综合征［临床表现为高热、肌肉强直、精神状态改变以及自主运动不稳的证据（脉搏或血压不规律、心动过速、出汗和心律失常）］。其他体征还可能包括血清肌酸激酶水平升高、横纹肌溶解症和急性肾衰竭	NMS 的处理应包括：①立即停止使用抗精神病药物和其他对目前治疗不重要的药物；②给予强化对症治疗和医学监测；③在特殊治疗能够实施的条件下，对任何合并的严重医学问题进行治疗。对于不复杂的 NMS，目前还没有一致的特异性药理学治疗方案

【咨询要点】①毒性反应：帕利哌酮 Ames 试验、小鼠淋巴瘤试验、大鼠微核试验结果均为阴性。在一项生育力试验中，经口给予帕利哌酮，剂量高达 2.5mg/（kg·d）时，雌性大鼠妊娠率未见影响。但是，在该剂量下，着床前与着床后丢失率增加，活胎数轻微降低，也可见轻微的母体毒性。②药物过量：帕利哌酮用药过量的经验有限，在口服帕利哌酮上市前试验中报告的少数几例用药过量事件中，估算的最高摄入剂量为 405mg。观察到的体征和症状包括锥体外系症状和步态不稳。其他潜在的体征和症状包括帕利哌酮已知的药理学效应增强所导致的结果，即睡意和镇静、心动过速和低血压以及 Q-T 间期延长。一例口服帕利哌酮过量的患者曾报告尖端扭转型室性心动过速和心室颤动。③过量的治疗：帕利哌酮无特定的解毒剂，可采用支持性治疗和对症治疗。提供支持性治疗，包括严密的医疗监督和监测。治疗应包括在任何药物用药过量控制中均会应用的一般措施，应考虑是否有可能发生多种药物过量。确保气道通畅、氧气充足、通气良好。

五氟利多 [药典（二）；基（基）；医保（甲）]
Penfluridol

【分类】抗精神病药。

【药理作用】为口服长效抗精神病药。抗精神病作用与其阻断脑内多巴胺受体有关，还可阻断神经系统-肾上腺素受体，抗精神病作用强而持久，口服一次可维持数天至一周，亦有镇吐作用，但镇静作用较弱，对心血管功能影响较轻。

【适应证】对幻觉妄想、孤僻、淡漠、退缩等症状有效。适用于急、慢性各型精神分裂症，尤其便于长期服药维持治疗，防止复发。

【用法用量】口服。治疗剂量范围 20~120mg，1 周 1 次。宜从每周 10~20mg 开始，逐渐增量，每 1 周或 2 周增加 10~20mg，以减少锥体外系反应。通常治疗量为 1 周 30~60mg，待症状消失用原剂量继续巩固 3 个月，维持剂量 1 周 10~20mg。

【不良反应】主要为锥体外系反应，如静坐不能、急性肌张力障碍和类帕金森病，视情酌减用量。偶见过敏性皮疹、心电图异常、粒细胞减少及恶性综合征。

【咨询要点】药物过量：长期大量使用可发生迟发性运动障碍，亦可发生嗜睡、乏力、口干、月经失调、溢乳、焦虑或抑郁反应等。主要毒性反应为心肌受损及干扰心内传导，出现严重心律不齐、胸闷、憋气等。处理：本品作用时间长，超量中毒时应特别注意对症治疗及支持疗法，无特殊解毒药。

帕罗西汀 [药典（二）；基（基）；医保（甲）]
Paroxetine

【分类】抗抑郁药。

【药理作用】本品是强效、高选择性 5-HT 再摄取抑制剂，可使突触间隙中 5-HT 浓度升高，增强中枢 5-HT 能神经功能。仅微弱抑制去甲肾上腺素和多巴胺的再摄取。与毒蕈碱受体或 α_1、α_2、β 肾上腺素受体、多巴胺受体（D_2）、5-HT$_1$ 受体、5-HT$_2$ 受体和组胺（H$_1$）受体几乎没有亲和力。对单胺氧化酶无抑制作用。

【适应证】治疗各种类型的抑郁症，包括伴有焦虑的抑郁症及反应性抑郁症；治疗强迫性神经症；治疗伴有或不伴有广场恐怖的惊恐障碍；治疗社交恐怖症 / 社交焦虑症。治疗疗效满意后，继续服用本品可防止抑郁症、惊恐障碍和强迫症的复发。

【用法用量】口服，一般剂量为每日 20mg，建议每日早餐时顿服，药片完整吞服勿咀嚼。

【不良反应】见帕罗西汀的不良反应表。

帕罗西汀的不良反应表

分类	常见	少见	临床报道（发生率不明）	不良反应处置
免疫系统		出汗、瘙痒	皮疹	出现皮疹立即停药并进行相应处理
消化系统	恶心	便秘、腹泻、呕吐、口干	夜磨牙症、结肠炎、吞咽困难、嗳气、胃炎、胃肠炎、牙龈炎、舌炎、多涎、肝功能异常、直肠出血、溃疡性口炎、转氨酶升高	如果肝功能实验指标持续升高应当考虑停用帕罗西汀
泌尿生殖系统	性功能障碍		尿潴留、尿失禁、闭经、乳房痛、膀胱炎、排尿困难、血尿、月经过多、夜尿、多尿、脓尿、尿急、阴道炎	
血液系统			异常出血，主要见于皮肤和黏膜（多为瘀斑）、贫血、白细胞减少、淋巴结病、紫癜	
神经系统		眩晕、震颤、头痛、情绪不稳定	锥体外系症状、异常思维、酗酒、共济失调、肌张力障碍、运动障碍、欣快感、敌意、幻觉、肌张力亢进、感觉迟钝、运动功能减退、协调不能、淡漠、性欲增强、躁狂反应、神经症、麻痹、偏执	

续表

分类	常见	少见	临床报道（发生率不明）	不良反应处置
心血管系统		高血压、心动过速		定期检查血压和心电图，出现异常，立即停药
其他			虚弱无力、体重增加、关节痛、耳鸣	

【咨询要点】①毒性反应：遗传毒性，如帕罗西汀 Ames 试验、小鼠淋巴瘤试验、程序外DNA 合成试验，人淋巴细胞染色体畸变试验、小鼠微核试验及大鼠显性致死试验结果均为阴性。②药物过量：无特殊的解毒药，可按其他抗抑郁药物过量的常规方法处理。患者可以根据临床适用的方法或国家中毒控制中心的推荐来处理。

参考文献

［1］金锐，金卫东.帕罗西汀致皮疹和肝功能异常 1 例［J］.医药导报，2018（10）：1215.
［2］管鸽，韩勇.帕罗西汀片致射精障碍 1 例［J］.中国药物警戒，2015（5）：317.

氯米帕明 [药典（二）；基（基）；医保（乙）]
Clomipramine

【分类】抗抑郁药。

【药理作用】本品能够综合改善抑郁综合征的各种表现，特别是一些典型症状，如精神运动性抑制、抑郁心境及焦虑。通常在治疗后的 2~3 周出现临床治疗反应。本品的主要作用可能是抑制神经元对释放于突触间隙的去甲肾上腺素（NA）和 5- 羟色胺（5-HT）的再摄取，其中又以抑制 5-HT 的重摄取为主。本品的另一特点是具有广谱的药理作用，包括 α_1 抗肾上腺素、抗胆碱能、抗组胺和抗 5- 羟色胺能（5-HT 受体阻滞）等作用。

【适应证】①各种病因和症状表现的抑郁状态：内源性、反应性、神经症性、器质性、隐匿性及更年期性抑郁；与精神分裂症和人格障碍伴随的抑郁；由于早老、衰老、慢性疼痛状态、慢性躯体疾病引起的抑郁综合征；反应性、神经症性及精神病性的抑郁性心境障碍，包括其相应的躯体表现，也见于儿童患者；强迫综合征（强迫症）。②其他适应证：恐怖症和惊恐发作，伴有发作性睡病的猝倒症，慢性疼痛状态、夜间遗尿（5 岁以上，应首先排除可能的器质性病因）。

【用法用量】①抑郁症、强迫症和恐怖症：治疗初期，每次 1 片，每日 2~3 次。以后的剂量视患者对药物的耐受性逐渐增加，如在治疗第 1 周每隔 2、3 日增加 25mg，直到每日 4~6 片。在病情严重时，每日最大剂量可增加至 250mg。一旦病情显著改善，则将剂量调整到维持量，即平均每日 25mg（片剂 2~4 片）。②惊恐发作，广场恐怖：初期，每日服用 10mg，根据对药物的耐受程度来增加剂量以达理想疗效。每日所需量因患者而异，差距很大，从25~100mg 不等，如病情需要，可增至 150mg。一般认为，治疗应至少持续 6 个月，在此期间可逐渐减少维持量。③伴有发作性睡病的猝倒症：每日口服本品 25~75mg。④慢性疼痛状态：剂量应个体化（每日 10~150mg），因考虑患者可能合并用止痛药（或可能减少止痛药的用量）。

【不良反应】见氯米帕明的不良反应表。

氯米帕明的不良反应表

分类	常见	少见	罕见	临床报道 （发生率不明）	不良反应处置
免疫系统	多汗	过敏性皮炎、光敏反应、瘙痒			出现过敏反应时，在医师指导下口服抗组胺药、维生素C和静脉使用钙剂，必要时全身使用糖皮质激素治疗
消化系统	恶心、口干、便秘	呕吐、腹部不适、腹泻	肝炎伴或不伴黄疸或中毒性肝损害等	胆汁淤积性肝炎、胆汁淤积性黄疸、肝炎（急性细胞溶解）、血清ALT升高、血清AST升高、出血性结肠炎、假膜性结肠炎、呕吐	这些反应通常在停止治疗时是可逆的
生殖系统	性欲障碍、勃起功能障碍	溢乳、乳房增大			
泌尿系统	排尿障碍		性功能障碍、尿潴留	急性间质性肾炎	
血液系统			骨髓抑制	粒细胞缺乏症、贫血、嗜酸性粒细胞增多症、溶血性贫血、白细胞减少症、血小板减少症、血小板减少性紫癜	这些反应通常在停止治疗时是可逆的
神经系统	疲劳、眩晕、头痛、肌阵挛、嗜睡、不安宁	言语障碍、感觉异常、肌张力增高、味觉异常、意识模糊、幻觉、焦虑状态、激越、睡眠障碍、躁狂、攻击行为、抑郁加重、失眠、梦魇、谵妄	抽搐、共济失调、癫痫发作、神经阻滞药恶性综合征、诱发精神症状、昏迷、5-羟色胺综合征	偏盲、抑郁、多发性神经炎、眼睑水肿、静脉注射量大时可见惊厥	
心血管系统		窦性心动过速、心悸、体位性低血压、潮热	心律失常、血压增高、心电图异常	过敏性血管炎	
其他	视力调节失调、视物模糊	耳鸣、瞳孔放大、青光眼、肌肉无力、呵欠	水肿、高热		

【咨询要点】①毒性反应：盐酸氯米帕明以高于人体最大推荐日剂量（MRHD）10倍以上的剂量使用时，观察到三环类化合物常伴有的磷脂质病和睾丸变化。大鼠经口给药剂量升高至24mg/kg时，未观察到对雄性大鼠和雌性大鼠生育力的不良影响。小鼠、大鼠和家兔接受剂量分别高达100mg/kg、50mg/kg和60mg/kg时，未观察到致畸作用。进行了各种体外和体内致突变性试验，未显示氯米帕明的任何致突变性。小鼠和大鼠给以盐酸氯米帕明104周治疗后，无致癌性的任何证据。②药物过量：过量时的症状与体征和其他三环类抗抑郁药过量时所报道的相似。心脏和神经学的异常是主要的并发症。儿童不论意外服用了多大剂量的药物，均应视为是极其严重的并有可能致命。三环抗抑郁药中毒的严重性取决于多种因素，如药物的吸收量，过量服用到开始救治的时间及患者的年龄。③过量处理：无专用解毒药，过量的处理实质上是对症与支持治疗。任何怀疑使用了过量的人，特别是儿童，均应

住院并接受至少72小时的密切监护。如果患者清醒,则应尽快行胃灌洗或催吐。若患者不清醒,则需在灌洗前使用带套囊的气管内插管以保证气道通畅,此时不应催吐。由于药物的抗胆碱能作用可能会延迟胃排空,因此在用药过量的12小时甚至更长的时间内均推荐使用上述处理方法。服用活性炭可能会有助于减少药物的吸收。对症状的处理应借助于现代化的重症监护措施,如对心功能、血气和电解质进行持续的监测,如果病情需要还应采取急救措施,如:抗惊厥治疗、人工呼吸和复苏术。由于有报道称毒扁豆碱可能会造成严重的心动过缓、心脏停搏和癫痫发作,因此在过量时并不推荐使用毒扁豆碱。因为氯米帕明的血药浓度很低,血液透析和腹膜透析均无效。

坦度螺酮 [药典(二);基(基);医保(乙)]
Tandospirone

【分类】抗焦虑药。

【药理作用】可选择性地作用于脑内 5-HT$_{1A}$ 受体。动物实验显示,坦度螺酮与地西泮具有相当的抗焦虑作用。心身疾病动物模型实验显示,坦度螺酮可抑制下丘脑刺激所致升压反应和电休克应激负荷所致的血浆肾素活性升高,抑制心理应激负荷所致的胃溃疡发生和强制浸水应激负荷所致的食欲低下。

【适应证】各种神经症所致的焦虑症状,如广泛性焦虑症。

【用法用量】通常成人 1 次口服 10mg,1 日 3 次。随患者年龄、症状等的不同可适当增减,最高日剂量不得超过 60mg 或遵医嘱。平均 7 日有效,疗程为 4 周以上。老年人、少年应从每次口服 5mg,1 日 3 次开始。需要迅速控制焦虑状态时,可以合用苯二氮䓬类 1~2 周,逐步减量苯二氮䓬类直至停药。需要迅速控制抑郁状态时,可以合用 SSRIs 与 SNRIs。

【不良反应】见坦度螺酮的不良反应表。

坦度螺酮的不良反应表

分类	少见	罕见	临床报道 (发生率不明)	不良反应处置
消化系统		AST、ALT、ALP、γ-GT 升高的肝功能异常、黄疸等,恶心、呕吐、食欲下降、口渴、腹部不适、胃痛、胃胀、腹痛、便秘、腹泻		定期做肝功能检查,密切观察,如有异常现象发生时,应停药并进行适当处理
泌尿系统	尿中 NAG 升高			应根据需要采取减量或停药等适当处理
免疫系统		皮疹、荨麻疹、瘙痒		应停药并给予适当处理
心血管系统		心悸、胸闷、心动过速		
神经系统	嗜睡、步态蹒跚	倦怠感、情绪不佳、眩晕、头痛、头重、失眠、震颤、噩梦、头晕	类似帕金森病样的症状	应根据需要采取减量或停药等适当处理
其他		四肢麻木、多汗、眼睛朦胧		

丁螺环酮 [药典（二）；基（基）；医保（甲）]
Buspirone

【分类】抗焦虑药。

【药理作用】动物实验模型表明本品主要作用于脑内 $5-HT_{1A}$ 受体的激动，降低焦虑症过高的活动，产生抗焦虑作用。本品无镇静、肌松弛和抗惊厥作用。

【适应证】各种焦虑症。

【用法用量】口服，开始每次 5mg（1 片），每日 2~30 次。第 2 周可加至每次 10mg（2 片），每日 2~3 次。常用治疗剂量每日 20~40mg（4~8 片）。

【不良反应】见丁螺环酮的不良反应表。

丁螺环酮的不良反应表

分类	少见	不良反应处置
消化系统	恶心、呕吐、胃肠功能紊乱	通常比较轻微，不影响治疗，严重者可停药后对症治疗
神经系统	头晕、头痛	减量或停药后可恢复

【咨询要点】①用药期间应定期检查肝功能与白细胞计数。孕妇、哺乳期妇女禁用。②毒性反应：肝硬化时由于首过效应降低，可使血药浓度增高，药物清除率明显降低，肾功能障碍时清除率轻度减低。

阿立哌唑 [药典（二）；基（基）；医保（甲）]
Aripiprazole

【分类】抗精神病药。

【药理作用】阿立哌唑与 D_2、D_3、$5-HT_{1A}$、$5-HT_{2A}$ 受体具有高亲和力，与 D_4、$5-HT_{2C}$、$5-HT_7$、α_1、H_1 受体以及 5-HT 重吸收位点具有中度亲和力。阿立哌唑是 D_2 受体和 $5-HT_{1A}$ 受体的部分激动剂，也是 $5-HT_{2A}$ 受体的拮抗药。与其他具有抗精神分裂症的药物一样，阿立哌唑的作用机制尚不清楚。但目前认为是通过 D_2 和 $5-HT_{1A}$ 受体的部分激动作用及 $5-HT_{2A}$ 受体的拮抗作用的介导而产生。与其他受体的作用可能产生阿立哌唑临床上某些其他的作用，如对 α_1 受体的拮抗作用可阐释其体位性低血压现象。

【适应证】用于治疗精神分裂症。

【用法用量】①普通片剂：成人，口服，每日 1 次。阿立哌唑的推荐起始剂量和治疗剂量是 10mg/d 或 15mg/d，不受进食影响。系统评估显示阿立哌唑的临床有效剂量范围为 10~30mg/d。高剂量的疗效并不优于 10mg/d 或 15mg/d 的低剂量。用药 2 周内（药物达稳态所需时间）不应增加剂量，2 周后，可根据个体的疗效和耐受情况适当调整，但加药速度不宜过快。一般不需要根据年龄、性别、种族或肾、肝功能损害情况调整剂量。②口崩片：成人，口服，每日 1 次。起始剂量为 10mg，用药 2 周后，可根据个体的疗效和耐受性情况逐渐增加剂量，最大可增至 30mg。

【不良反应】见阿立哌唑的不良反应表。

阿立哌唑的不良反应表

分类	少见	罕见	不良反应处置
血液系统	瘀斑、贫血	低色素性贫血、白细胞增多、白细胞减少、淋巴结病、嗜酸性粒细胞增多、巨红细胞性贫血、血小板增多症、血小板减少症	停药并对症治疗

续表

分类	少见	罕见	不良反应处置
心血管系统	高血压、心动过速（包括室性和室上性）、低血压、心动过缓、体位性低血压	心悸、出血、心力衰竭、心肌梗死、心脏停搏、心房颤动、房室传导阻滞、Q-T 间期延长、期外收缩、心肌缺血、深静脉血栓形成、心绞痛、苍白、心肺功能障碍、静脉炎、束支传导阻滞、心房扑动、血管迷走反应、心脏肥大、血栓性静脉炎、心肺衰竭、心电图改变	
内分泌系统	体重减轻、肌酸激酶升高、脱水	甲状腺功能减退、甲状腺肿、甲状腺功能亢进、水肿、高血糖、高胆固醇血症、低血钾、糖尿病、低血糖、高脂血症、血清 ALT 和 AST 升高、口渴、血尿素氮增加、低钠血症、肌酐增加、发绀、碱性磷酸酶增加、高胆红素血症、缺铁性贫血、高钾血症、高尿酸血症、肥胖、乳酸脱氢酶增加、高钠血症、痛风、低血糖反应	停药并对症治疗
免疫系统	皮肤溃疡、发汗、皮肤干燥	变态反应（例如过敏反应）、血管性水肿、喉痉挛、瘙痒或荨麻疹）、皮疹、瘙痒、疱疹、痤疮、湿疹、皮肤变色、脱发、溢脂性皮炎、银屑病、斑丘疹、剥脱性皮炎、风疹	
眼部-耳部系统	结膜炎、视力模糊	耳痛、眼干、眼痛、耳鸣、白内障、中耳炎、味觉改变、眼睑炎、眼出血、耳聋；复视、频繁眨眼、上睑下垂、外耳炎、弱视、畏光	
泌尿生殖系统	尿流中断	尿频、白带、尿潴留、膀胱炎、血尿、排尿困难、闭经、阴道出血、异常射精、肾脏衰竭、阴道念珠菌病、尿急、男子乳房发育、肾结石、蛋白尿、乳房痛、尿道灼热、夜尿症、多尿、月经过多、性快感缺失、糖尿、宫颈炎、子宫出血、女性泌乳、尿石症、阴茎异常勃起、阴道炎、痛经	停药并对症治疗
呼吸系统	咽炎、鼻炎、咳嗽、鼻窦炎、呼吸困难、肺炎、哮喘	上呼吸道感染、鼻出血、呃逆、喉炎、吸入性肺炎、肺水肿、痰多、肺栓塞、缺氧、呼吸衰竭、呼吸暂停、鼻腔干燥、咯血	
消化系统	恶心、呕吐、消化不良、便秘	腹痛、腹泻、腹胀、口干、食欲减退、食欲增加、吞咽困难、胃肠炎、肠胃气胀、龋齿、牙龈炎、胃肠出血、痔疮、胃食管反流、牙周脓肿、大便失禁、直肠出血、舌水肿、胆囊炎、口腔溃疡、口腔白色念珠菌病、嗳气、粪便嵌塞、胆石症；食管炎、呕血、肠梗阻、牙龈出血、肝炎、消化性溃疡、舌炎、黑粪症、十二指肠溃疡、唇炎、肝大、胰腺炎、严重肝功能损害	停药并对症治疗
肌肉骨骼系统	肌肉痛性痉挛、肌痛	关节痛、肌衰弱、关节病、骨痛、关节炎、肌无力、痉挛、滑囊炎、腱鞘炎；风湿性关节炎、横纹肌溶解、肌腱炎、腱鞘炎	
神经系统	嗜睡（剂量相关）、头晕、虚弱、激动、焦虑、失眠、静坐不能、震颤、多涎、锥体外系综合征、抑郁、神经过敏、精神分裂症反应、幻觉、敌意、意识错乱、偏执狂反应、自杀念头、异常步态、躁狂反应、错觉、怪梦	精神病、肌张力亢进、情绪不稳、颤搐、齿轮样强直、集中力缺损、张力障碍、血管舒张、感觉异常、四肢震颤、感觉迟钝、眩晕、木僵、运动徐缓、情感淡漠、惊恐发作、性欲低下、睡眠过度、运动障碍、躁狂抑郁反应、共济失调、幻视、脑血管意外、运动功能减退、人格解体、记忆力缺损、谵妄、构音困难、迟发性运动障碍、健忘、活动过强、性欲增加、肌阵挛、不宁腿综合征、神经病、烦躁不安、运动过度、脑缺血、反射增强、运动不能、意识降低、感觉过敏、思维缓慢、感情迟钝、欣快感、动作失调、动眼神经危象、强迫性思维、肌张力减退、颊舌综合征、反射减弱、现实解体、颅内出血	NMS 的处理应包括：①立即停止抗精神病药和其他当前非必需的治疗药物；②加强对症治疗和医学监测；③治疗伴随的有特定治疗方法的严重内科问题。对于无并发症的 NMS，目前没有普遍认同的特定药物治疗方案。有 NMS 复发的报道

续表

分类	少见	罕见	不良反应处置
其他	流感综合征、发热、胸痛、强直（包括颈部和四肢）、颈痛、骨盆痛、外周性水肿、体重增加	背痛、牙痛、面部水肿、不适、偏头痛、寒战、光过敏、紧缩感（包括腹部、背部、四肢、头部、下颌、颈和舌）、颌痛、胸部紧迫感、咽喉痛、念珠菌病、头重感、咽喉发紧、门德尔松综合征、中暑	

【咨询要点】①毒性反应：在白种大鼠为期 26 周剂量 60mg/kg 的长期毒性研究，为期 2 年剂量为 40mg/kg 和 60mg/kg［以 mg/m^2 计，分别相当于人最大推荐剂量（MRHD）的 13 倍和 19 倍，以 AUC 计，相当于人在 MRHD 时暴露量的 7~14 倍］的致癌性研究中，动物出现视网膜变性。对白种小鼠和猴视网膜的评中未见视网膜变性。尚未进行作用机制的进一步研究。该结果与人体风险的相关性尚不清楚。②药物过量：目前没有治疗阿立哌唑过量的特异解毒药。一旦发生过量，应检查心电图；如果出现 Q–Tc 间期延长，应进行严密心脏监测。同时，应采用支持疗法，保持气管通畅和吸氧，并给予对症处理。治疗期间，应进行密切的医学监督和监测直到患者康复。当过量服用阿立哌唑后，早期使用活性炭可能有助于防止阿立哌唑的吸收。单剂量口服 15mg 阿立哌唑后 1 小时，服用 50g 活性炭可使阿立哌唑的平均 AUC 和 C_{max} 降低 50%。

氯氮䓬[药典（二）]
Chlordiazepoxide

【分类】抗焦虑药。

【药理作用】本品作用和机制与地西泮相似，但作用较弱。它具有抗焦虑、镇静、催眠、中枢性肌肉松弛及较弱的抗惊厥作用。本品的中枢镇静作用主要是由于降低大脑情感反应部位（脑边缘系统、丘脑和下丘脑）的兴奋，阻抑这些部位与大脑皮层之间的相互作用。小剂量时有抗焦虑作用，随着剂量增加，可显示镇静、催眠、记忆障碍，很大剂量时也可致昏迷，但很少有呼吸和心血管严重抑制。

【适应证】用于焦虑症、神经症和失眠，控制戒酒后出现的症状，麻醉前给药。因疗效不如地西泮，现已少用。

【用法用量】①口服：抗焦虑，成人每次 10mg，每日 3 次。儿童和老年人每次 5mg，每日 2~4 次；催眠，睡前 1 次，服用 10~20mg；缓解肌肉痉挛，每次 10mg，每日 3 次。②肌内注射或静脉注射：抗焦虑，成人开始 1 次 50~100mg，以后改为每次 25~50mg，每日 3~4 次，儿童减半；麻醉前给药，术前 1 小时，肌内注射 50~100mg；酒精戒断症处理，50~100mg 起始，必要时每 2~4 小时重复注射。

【不良反应】见氯氮䓬的不良反应表。

氯氮䓬的不良反应表

分类	临床报道（发生率不明）	不良反应处置
免疫系统	皮疹	立即停药并进行相应处理
消化系统	便秘、恶心、肝功能不全、黄疸	
血液系统	粒细胞缺乏症、骨髓抑制症	治疗头 3 个月内应坚持每 1~2 周检查白细胞计数及分类，以后定期检查。出现异常，根据情况减量或停药

续表

分类	临床报道（发生率不明）	不良反应处置
神经系统	脑电图异常、共济失调、意识模糊、嗜睡、药物引起的锥体外系反应	
心血管系统	水肿、晕厥	
泌尿生殖系统	阳痿	

地西泮 [药典（二）；基（基）；医保（甲）]
Diazepam

【分类】抗焦虑药。

【药理作用】本品随用药量增大而具有抗焦虑、镇静、催眠、抗惊厥、抗癫痫及中枢性肌肉松弛作用。①抗焦虑作用选择性很强，是氯氮䓬的 5 倍，这可能与其选择性地作用于大脑边缘系统，与中枢 BDZ 受体结合而促进氨基丁酸（GABA）的释放或促进突触传递功能有关。BDZ 类还作用在 CABA 依赖性受体，通过刺激上行性网状激活系统内的 GABA 受体，提高 GABA 在中枢神经系统的抑制，增强脑干网状结构受刺激后的皮层和边缘性觉醒反应的抑制和阻断。②较大剂量时可诱导入睡，与巴比妥类催眠药比较，它具有治疗指数高、对呼吸影响小、对快波睡眠几无影响，对肝药酶无影响，以及大剂量时亦不引起麻醉等特点，是目前临床上最常用的催眠药。③还具有较好的抗癫痫作用，对癫痫持续状态极有效，静脉注射时可使 70%~80% 的得到控制，但对癫痫小发作及小儿阵挛性发作不如硝西泮。④中枢性肌肉松弛作用比氯氮䓬强，为其 5 倍，而抗惊厥作用很强，为氯氮䓬的 10 倍。

【适应证】①焦虑症及各种功能性神经症。②失眠，尤对焦虑性失眠疗效极佳。③癫痫：可与其他抗癫痫药合用，治疗癫痫大发作或小发作，控制癫痫持续状态时应静脉注射。④各种原因引起的惊厥，如子痫、破伤风、小儿高烧惊厥等。⑤脑血管意外或脊髓损伤性中枢性肌强直或腰肌劳损、内镜检查等所致肌肉痉挛。⑥其他：偏头痛、肌紧张性头痛、呃逆、炎症引起的反射性肌肉痉挛、惊恐症、酒精戒断综合征，还可治疗家族性、老年性和特发性震颤，可用于麻醉前给药。

【用法用量】①口服：抗焦虑，每次 2.5~10mg，每日 3 次；催眠，每次 5~10mg，睡前服用；麻醉前给药，每次 10mg；抗惊厥，成人每次 25~10mg，每日 2~4 次。6 个月以上儿童，每次 0.1mg/kg，每日 3 次；缓解肌肉痉挛，每次 2.5~5mg，每次 3~4 次。②静脉注射：成人基础麻醉，10~30mg。癫痫持续状态，开始 5~10mg，每 5~10 分钟按需要重复，达 30mg 后必要时每 2~4 小时重复治疗。静脉注射要缓慢。

【不良反应】见地西泮的不良反应表。

地西泮的不良反应表

分类	常见	少见	临床报道（发生率不明）	不良反应处置
免疫系统		皮疹		出现皮疹立即停药并进行相应处理
消化系统		腹泻、腹痛	血清碱性磷酸酶升高、血清转氨酶升高、黄疸、流涎、便秘、肠胃不适、呃逆、恶心	若转氨酶持续升高立即停药

续表

分类	常见	少见	临床报道（发生率不明）	不良反应处置
泌尿系统			尿失禁、尿潴留	
血液系统			中性粒细胞减少症	
神经系统	嗜睡	头痛、共济失调、头晕、欣快感、思维异常、激动、意识模糊、情绪不稳定、神经质、疼痛、言语障碍	顺行性遗忘、中枢神经系统抑制、抑郁、药物依赖、药物戒断、构音障碍、疲劳、活动减退、肌无力、反常中枢神经系统刺激、精神症状和体征、言语不清、眩晕、震颤	服用经典的抗精神病药会出现恶性综合征，其特征为高热、颤抖、意识改变和肌酸激酶水平升高。此时应停用包括本品在内的所有抗精神病药物
心血管系统		低血压、血管舒张	心电图改变、局限性静脉炎、静脉血栓形成	定期测量血压，持续出现异常应停药
其他		虚弱、哮喘、鼻炎	视力模糊、复视	

【咨询要点】药物过量：出现持续的精神错乱、严重嗜睡、抖动、语言不清、蹒跚、心搏异常减慢、呼吸短促或困难、严重乏力。超量或中毒宜及早对症处理，包括催吐或洗胃以及呼吸循环方面的支持疗法，苯二氮䓬受体拮抗药氟马西尼可用于该类药物过量中毒的解救和诊断。中毒出现兴奋异常时，不能用巴比妥类药。

参考文献

［1］刘琛，闫素英，唐静.丙戊酸钠对比地西泮治疗成人癫痫持续状态有效性和安全性的 Meta 分析［J］.中国药房，2015，26（24）：3368-3370.

［2］李小兰，田容.复方地西泮片治疗老年焦虑症的临床疗效及安全性[J].临床合理用药杂志,2018,11(09）:1-2+4.

氯硝西泮 ［药典（二）；基（基）；医保（甲、乙）］
Clonazepam

【分类】苯二氮䓬类抗焦虑药。

【药理作用】本品对多种动物癫痫模型有对抗作用，对戊四氮所致的阵挛性惊厥模型对抗作用尤佳，对最大电休克惊厥、士的宁和印防己毒素惊厥等均有较强的对抗作用。对各种类型的癫痫有抑制作用。氯硝西泮既抑制癫痫病灶的发作性放电，也抑制放电活动向周围组织的扩散。该药作用于中枢神经系统的苯二氮䓬受体（BZR），加强中枢抑制性神经递质 γ-氨基丁酸（GABA）与 $GABA_A$ 受体的结合，促进氯通道开放，细胞过极化，增强 GABA 能神经元所介导的突触抑制，使神经元的兴奋性降低。氯硝西泮可能引起依赖性。

【适应证】主要用于控制各型癫痫，尤适用于失神发作、婴儿痉挛症、肌阵挛性、运动不能性发作及 Lennox-Gastaut 综合征。

【用法用量】①口服：成人常用量，开始用每次 0.5mg（1/4 片），每日 3 次，每 3 天增加 0.5~1mg（1/4~1/2 片），直到发作被控制或出现了不良反应为止。用量应个体化，成人最大量每日不要超过 20mg（10 片）。小儿常用量，10 岁或体重 30kg 以下的儿童开始每日按体重 0.01~0.03mg/kg，分 2~3 次服用，以后每 3 日增加 0.25~0.5mg（1/8~1/4 片），至达到按体重每日 0.1~0.2mg/kg 或出现了不良反应为止。氯硝西泮的疗程应不超过 3~6 个月。②注射：用量应根据患者具体情况而个体化，尽量避免肌内注射。控制癫痫持续状态可用静脉注射，成人常用量 1~4mg，30 秒左右缓慢注射完毕，如持续状态仍未控制，每隔 20 分钟后可重复原剂量 1~2 次。成人最大量每日不超过 20mg。

【不良反应】见氯硝西泮的不良反应表。

氯硝西泮的不良反应表

分类	少见	临床报道（发生率不明）	不良反应处置
免疫系统		皮疹或过敏	出现皮疹或过敏立即停药并进行相应处理
消化系统		恶心、便秘、腹泻	
泌尿系统		排尿障碍	
神经系统	嗜睡、头昏	行为障碍、思维不能集中、易暴怒（儿童多见）、精神错乱、幻觉、精神抑郁、头痛、睡行症、语言不清	
其他		行动不灵活、步态不稳、视力模糊、气管分泌物增多	

【咨询要点】①注意事项：长期用药有耐受性和依赖性，可致体重增加、抑郁状态、性功能异常等。②毒性反应：本药有增加胎儿致畸的危险。③药物过量：出现持续的精神错乱、严重嗜睡、抖动、语言不清、蹒跚、心搏异常减慢、呼吸短促或困难、严重乏力。超量或中毒宜及早对症处理，包括催吐或洗胃以及呼吸循环方面的支持疗法，此外苯二氮䓬受体拮抗药氟马西尼可用于该类药物过量中毒的解救和诊断。中毒出现兴奋异常时，不能用巴比妥类药。

参考文献

[1] 周敏.氯硝西泮致谵妄 1 例 [J].中国药物滥用防治杂志，2015（3）：166，165.

劳拉西泮 ^[药典（二）；基（基）；医保（乙）]
Lorazepam

【分类】抗焦虑药。

【药理作用】本品为短效 BDZ 类药物，可刺激杏仁核、下丘脑和皮质运动区，引起海马神经元抑制性放电活动，激活 BDZ 受体而加强 GABA 能神经传递。其作用与地西泮相似。具有中枢镇静、抗惊厥和肌肉松弛作用，并有显著的催眠作用，其抗焦虑作用较地西泮强 5 倍。

【适应证】主要用于严重焦虑症、焦虑状态以及惊恐焦虑的急性期控制，适宜短期使用；失眠；癫痫；还用于癌症化疗时止吐（限注射剂），治疗紧张性头痛，麻醉前及内镜检查前的辅助用药。

【用法用量】①焦虑症：1 日 2~6mg，分 2~4 次服。②失眠：睡前服 2~4mg。③麻醉前给药：术前 1~2 小时，口服 4mg 或肌内注射 2~4mg。④癫痫持续状态：肌内或静脉注射，1~4mg。⑤化疗止吐：在化疗前 30 分钟注射 1~2mg，预防呕吐发生。

【不良反应】见劳拉西泮的不良反应表。

劳拉西泮的不良反应表

分类	常见	少见	临床报道（发生率不明）	不良反应处置
免疫系统			高敏反应、过敏样反应：皮肤症状、脱发	出现过敏立即停药并进行相应处理

续表

分类	常见	少见	临床报道（发生率不明）	不良反应处置
消化系统			黄疸、胆红素升高、肝脏转氨酶升高、碱性磷酸酯酶升高、恶心、食欲改变	长期用药的患者定期进行肝功能检查
泌尿系统			便秘、排尿困难	
生殖系统			性欲改变、阳痿、性欲高潮降低	
血液系统			低钠血症、血小板减少症、粒细胞缺乏症、各类血细胞减少、血压小幅降低或发生低血压症	长期用药的患者定期进行血细胞记数检查
神经系统	镇静	眩晕、乏力、步态不稳	疲劳、瞌睡、遗忘、记忆力损伤、精神错乱、定向力障碍、抑郁、共济失调、虚弱、锥体外系反应、精神障碍。可能发生自相矛盾的反应包括焦虑、激动、激越、敌意、攻击性、暴怒、睡眠障碍/失眠、性唤起和幻觉	出现自相矛盾反应，应停止用药

【咨询要点】①毒性反应：由于此类药物通常不用于紧急状态下，因此在妊娠初期应避免使用劳拉西泮。②药物过量：通常表现为程度不等的中枢神经系统抑制，从嗜睡到昏迷；轻微病例的症状表现为嗜睡、精神错乱、昏睡；较严重的病例则出现共济失调、肌张力低下、低血压、催眠状态、一度到三度昏迷，极少数情况下导致死亡。对过量的处理主要是支持治疗，直到药物从体内清除掉为止。应小心监测生命体征和体液平衡，保持气道通畅，必要时使用辅助通气。如果肾功能正常，静脉输液补充电解质强制利尿能加速苯二氮䓬类药物的清除；还可应用渗透性利尿剂如甘露醇；更危急的情况下，可能需要肾透析和换血疗法。如果是口服的，应当进行催吐或洗胃，而后是一般支持性护理，监测生命体征和密切观察患者。低血压虽然不常见，一旦发生，通常可以用注射酸性酒石酸去甲肾上腺素控制病情。

艾司唑仑 [药典（二）；基（基）；医保（甲）]
Estazolam

【分类】抗焦虑药，苯二氮䓬衍生物。

【药理作用】本品为短效 BDZ 类镇静、催眠和抗焦虑药，其镇静催眠作用比硝西泮强 2.4~4 倍。本品作用于 BDZ 受体，加强中枢神经内 GABA 受体作用，影响边缘系统功能而抗焦虑。可明显缩短或取消 NREM 睡眠第四期，阻滞对网状结构的激活，对人有镇静催眠作用。本品具有广谱抗惊厥作用，对各型实验性癫痫模型均有不同程度的对抗作用，对大发作、小发作有一定疗效。

【适应证】用于各种类型的失眠。催眠作用强，口服后 20~60 分钟可入睡，维持 5 小时。用于焦虑、紧张、恐惧及癫痫大发作、小发作，亦可用于术前镇静。

【用法用量】①镇静：成人每次 1~2mg，每日 3 次。②催眠：成人 1~2mg，睡前服。③抗癫痫、抗惊厥：成人每次 2~4mg，每日 3 次。

【不良反应】见艾司唑仑的不良反应表。

艾司唑仑的不良反应表

分类	临床报道（发生率不明）	不良反应处置
免疫系统	罕见的有皮疹	出现皮疹立即停药并进行相应处理
消化系统	口干、肝损害	
血液系统	白细胞减少	
神经系统	头胀、嗜睡、睡眠障碍、幻觉、有较轻依赖性、兴奋、多语	停药后，上述症状很快消失；长期应用后，停药可能发生撤药症状，表现为激动或忧郁
心血管系统	呼吸抑制、低血压	多因超量，需减少用量
其他	乏力	

【咨询要点】药物过量：长期大量使用会成瘾，停药应逐渐减量，不宜骤停；过量可出现持续的精神紊乱、嗜睡深沉、震颤、持续的说话不清、站立不稳、心动过缓、呼吸短促或困难、严重的肌无力。超量或中毒宜及早对症处理，包括催吐或洗胃以及呼吸循环系统的支持疗法。如有兴奋异常，不能用巴比妥类药。苯二氮䓬受体拮抗药氟马西尼可用于该类药物过量中毒的解救和诊断。

参考文献

［1］王懿睿，吴胜林，杜霞.1例长期服用艾司唑仑患者术后精神障碍的药学监护［J］.药物流行病学杂志，2018，27（07）：479-480，485

阿普唑仑 ^[药典（二）；基（基）；医保（甲）]
Alprazolam

【分类】抗焦虑药。

【药理作用】本品为苯二氮䓬类催眠镇静药和抗焦虑药，作用于中枢神经系统的苯二氮䓬受体（BZR），加强中枢抑制性神经递质 γ-氨基丁酸（GABA）与GABA受体的结合，促进氯通道开放，使细胞超极化，增强GABA能神经元所介导的突触抑制，使神经元的兴奋性降低。

【适应证】主要用于焦虑、紧张、激动，也可用于催眠或焦虑的辅助用药，也可作为抗惊恐药，并能缓解急性酒精戒断症状。对有精神抑郁的患者应慎用。

【用法用量】①成人常用量：抗焦虑，开始1次0.4mg（1片），1日3次，用量按需递增，最大限量1日可达4mg（10片）。镇静催眠，0.4~0.8mg（1~2片），睡前服。抗惊恐，1次0.4mg（1片），1日3次，用量按需递增，1日最大量可达10mg（25片）。②18岁以下儿童：用量尚未确定。

【不良反应】见阿普唑仑的不良反应表。

阿普唑仑的不良反应表

分类	临床报道（发生率不明）	不良反应处置
免疫系统	皮疹、光敏、多汗	出现皮疹或过敏立即停药并进行相应处理
消化系统	口干、便秘或腹泻、黄疸	
泌尿系统	尿潴留	

续表

分类	临床报道（发生率不明）	不良反应处置
血液系统	白细胞减少	
神经系统	嗜睡、头昏、乏力，大剂量偶见共济失调、震颤，个别患者发生兴奋、多语、睡眠障碍、甚至幻觉，有成瘾性、精神不集中，长期应用后，停药可能发生撤药症状，表现为激动或忧郁	停药后，上述症状很快消失
心血管系统	心悸、低血压	
其他	视物模糊、呼吸抑制	

【咨询要点】①对苯二氮䓬类药物过敏者，可能对本药过敏；癫痫患者突然停药可导致发作。②药物过量：出现呼吸抑制或低血压常提示超量。出现持续的精神错乱、严重嗜睡、抖动、语言不清、蹒跚、心搏异常减慢、呼吸短促或困难、严重乏力。超量或中毒宜及早对症处理，包括催吐或洗胃以及呼吸循环方面的支持疗法，中毒出现兴奋异常时，不能用巴比妥类药。苯二氮䓬受体拮抗药氟马西尼可用于该类药物过量中毒的解救和诊断。

参考文献

［1］孙丽敏．文拉法辛缓释剂与阿普唑仑治疗广泛性焦虑症的对照研究［J］．中国处方药，2018，16（03）：96-97.

［2］赵海花，负晓青，李成建．阿普唑仑不良反应文献概述［J］．中国药物滥用防治杂志，2016，22（04）：240-241.

谷维素 [医保（乙）]
Oryzanol

【分类】抗焦虑药。

【药理作用】调节自主神经，促进动物生长；调节改善肠胃功能，阻止自体合成胆固醇和降低血清胆固醇，促进皮肤微循血管循环机能以保护皮肤，有较弱的类性激素作用。谷维素还能抗高血脂，抑制内因性胆固醇的体内合成。用于自主神经功能失调、周期性神经病、脑震荡后遗症、妇女更年期综合征、经前期紧张、血管性头痛和胃肠及心血管神经官能症等。

【适应证】用于自主神经功能失调，经前期紧张症，更年期综合征及原发性痛经、周期性精神病、血管性头痛、头部外伤综合征等，但疗效不够明显。

【用法用量】口服：每次 10~30mg，每日 3 次。有时可用至每日 60mg。疗程一般 3 个月左右。

【不良反应】见谷维素的不良反应表。

谷维素的不良反应表

分类	临床报道（发生率不明）	不良反应处置
免疫系统	皮疹、油脂分泌过多、脱发	停药后均可消失
消化系统	胃部不适、恶心、呕吐、口干	停药后均可消失
血液系统	血小板减少	
神经系统	锥体外系反应	停药后均可消失
其他	乳房肿胀、体重增加	停药后均可消失

碳酸锂 [药典（二）；基（基）；医保（甲，乙）]
Lithium Carbonate

【分类】抗躁狂药。

【药理作用】本品有明显抑制躁狂症作用，还可改善精神分裂症的情感障碍。以锂离子形式发挥作用，其抗躁狂发作的机制是通过：①对神经递质的影响。锂能抑制神经末梢 Ca^{2+} 依赖性的 NA 和 DA 释放，促进神经细胞对突触间隙中 NA 的再摄取，增加其转化和灭活，从而使 NA 浓度降低。锂还可促进 5-HT 合成，使其含量增加，亦有助于情绪稳定。此外，锂通过增加神经末梢对胆碱的重吸收，促进乙酰胆碱（ACh）的生物合成，提高中枢 ACh 的功能，缓解躁狂症状。②对第二信使的影响。锂通过抑制磷酸肌醇（IP）磷酸酶，减少 IP3 和 DAG 的合成，降低躁狂症患者肌醇脂质信使系统的高功能状态，达到治疗目的。此外，锂盐可抑制腺苷酸环化酶，而降低环磷酸腺苷含量，从而降低多巴胺受体的敏感性，产生药效。

【适应证】①主要用于治疗躁狂症，对躁狂和抑郁交替发作的双相情感性精神障碍有很好的治疗和预防复发作用，对反复发作的抑郁症也有预防发作作用。一般于用药后 6~7 日症状开始好转。因锂盐无镇静作用，一般主张对严重急性躁狂患者先与氯丙嗪或氟哌啶醇合用，急性症状控制后再单用碳酸锂维持。②还可用于治疗分裂–情感性精神病，粒细胞减少，再生障碍性贫血，月经过多症，急性细菌性痢疾。

【用法用量】①躁狂症：口服，一般以小剂量开始，每次 0.125~0.25g，每日 3 次。可逐渐加到每日 0.25~0.5g，一般不超过每日 1.5~2.0g。症状控制后维持量一般不超过每日 1g，分 3~4 次服。预防复发时，需持续用药 2~3 年。②粒细胞减少、再生障碍性贫血：口服 10 日，每次 0.3g，每日 3 次。③月经过多症：月经第 1 日服 0.6g，以后每日服 0.3g，均分为 3 次服，共服 3 日，总量 1.2g 为 1 个疗程。每个月经周期服 1 个疗程。④急性细菌性痢疾：每次 0.1g，每日 3 次，首剂加倍。少数症状较重者，头 1~3 日每次剂量均可加倍，至症状及粪便明显好转后，以原剂量维持 2~3 日，再递减剂量，约 3~4 日停药。

【不良反应】见碳酸锂的不良反应表。

碳酸锂的不良反应表

分类	临床报道（发生率不明）	不良反应处置
消化系统	口干、烦渴、多饮、多尿、便秘、腹泻、恶心、呕吐、上腹痛	
血液系统	白细胞升高	长期用药的患者定期进行血细胞记数检查，出现异常立即停药
神经系统	双手震颤、萎靡、无力、嗜睡、视物模糊、腱反射亢进	
内分泌系统	甲状腺功能减退	长期服药者应定期检查甲状腺功能
泌尿系统	肾功能损伤	长期服药者应定期检查肾功能

【咨询要点】毒性反应：由于锂盐的治疗指数低，治疗量和中毒量较接近，急性治疗的血锂浓度为 0.6~1.2mmol/L，维持治疗的血锂浓度为 0.4~0.8mmol/L，1.4mmol/L 视为有效浓度的上限，超过此值容易出现锂中毒，应对此药进行血药浓度监测。服本品患者需注意体液大量丢失，如持续呕吐、腹泻、大量出汗等情况易引起锂中毒。

丙米嗪 [药典（二）；医保（甲）]
Imipramine

【分类】抗抑郁药。

【药理作用】本品为三环类抗抑郁药（TCA），具有较强抗抑郁作用，但兴奋作用不明显，镇静作用和抗胆碱作用均属中等。因对中枢突触前膜 5-HT 与 NA 再摄取的拮抗作用，增加突触间 NA 和 5-HT 的含量而起到抗抑郁的作用。此外，本品还能够拮抗 M 胆碱受体，导致阿托品样作用的出现。本品亦可拮抗肾上腺素能 α 受体，与其 M 受体的拮抗作用一起，对心脏产生直接的抑制作用。

【适应证】①用于各种类型的抑郁症治疗。对内源性抑郁症、反应性抑郁症及更年期抑郁症均有效，但疗效出现慢（多在 1 周后才出现效果）。对精神分裂症伴发的抑郁状态则几乎无效或疗效差。②可用于惊恐发作的治疗，其疗效与 MAOIs 相当。③可用于小儿遗尿症。

【用法用量】口服。①治疗抑郁症、惊恐发作：成人每次 12.5~25mg，每日 3 次，年老体弱者每次量从 12.5mg 开始，逐渐增加剂量，极量每日 200~300mg。须根据耐受情况而调整用量。②小儿遗尿：6 岁以上，每次 12.5~25mg，每晚 1 次。如在 1 周内未获满意效果，12 岁以下，每日可增至 50mg；12 岁以上，每日可增至 75mg。

【不良反应】见丙米嗪的不良反应表。

丙米嗪的不良反应表

分类	临床报道（发生率不明）	不良反应处置
免疫系统	脱发、发汗、瘙痒、皮肤光敏、皮疹、荨麻疹	出现过敏立即停药并进行相应处理
消化系统	腹部痉挛、厌食、便秘、腹泻、肠梗阻、黑舌症、恶心、口腔炎、舌下腺炎、呕吐、口腔干燥症、胆汁淤积性黄疸、血清转氨酶升高	持续的转氨酶升高，应立即停药
泌尿生殖系统	乳腺肥大、性欲下降、阳痿、男子女性型乳房、性欲增加、睾丸肿胀、尿潴留、尿路扩张	
血液系统	粒细胞缺乏症、嗜酸性粒细胞增多症、瘀点、紫癜、血小板减少症	用药期间应定期检查血常规，出现异常立即停药
神经系统	躁动、焦虑、共济失调、精神错乱、妄想、定向障碍、头晕、嗜睡、脑电图模式改变、锥体外系反应、跌倒、疲劳、幻觉、头痛、轻躁症、失眠、噩梦、麻木、感觉异常、周围神经病、精神病、烦躁不安、癫痫发作、味觉障碍、刺痛感、震颤	患者有转向躁狂倾向时应立即停药
心血管系统	心律失常、心力衰竭、脑血管意外、心电图改变、心脏传导阻滞、高血压、心肌梗死、直立性低血压、心悸、心动过速	
内分泌系统	血糖下降、溢乳、血糖升高、体重增加、体重减轻	
其他	过敏症（如药物热，水肿）、虚弱、闭角型青光眼、视力模糊、瞳孔散大、耳鸣	

【咨询要点】药物过量：①首发症状一般是严重的抗胆碱能反应，中枢症状有嗜睡、木僵、昏迷、躁动不安、震颤、谵妄、大量出汗、反射亢进、肌肉强直、惊厥等，心血管系统可出现心律失常、心动过缓，传导阻滞，充血性心力衰竭甚至心搏骤停。也可发生呼吸抑制、发绀、低血压、休克、呕吐、高热、瞳孔散大、少尿或无尿等。②依病情进行相应对症治

疗和支持疗法。

多塞平 [药典（二）；基（基）；医保（甲、乙）]
Doxepin

【分类】抗抑郁药。

【药理作用】本药为二苯并䓬类化合物，是 TCAs 中镇静功能较强的抗抑郁药之一，作用机制同阿米替林、丙米嗪。具有抑制 5-HT 再摄取的作用，而抗抑郁作用较丙米嗪为弱，有一定的抗焦虑作用，抗胆碱作用较弱。本品还具有一定的抗组胺 H_1、H_2 受体的作用，可用于治疗过敏性皮肤病。口服易吸收，2~4 小时达血药浓度高峰。半衰期为 8~25 小时。血浆蛋白结合率为 76%。在体内分布广泛，可通过血 - 脑屏障和胎盘屏障，在肝脏通过首关效应，经去甲基化作用生成主要代谢产物去甲多塞平。而后多塞平与其去甲代谢产物再经肝脏羟基化、N- 氧化，代谢产物经肾脏排出。本品还可经乳汁泌出。

【适应证】①常用于治疗抑郁症和各种焦虑抑郁为主的神经症，亦可用于更年期精神病，对抑郁和焦虑的躯体性疾病和慢性酒精性精神病也有效。也可用于镇静及催眠。②本品外用膏剂用于治疗慢性单纯性苔藓、湿疹、过敏性皮炎、特应性皮炎等。

【用法用量】①口服常用量：开始每次 25mg，每日 2~3 次，以后逐渐增加至每日总量 100~250mg。②极量：每日不超过 300mg。外用每日 3 次。每次涂布一薄层，且每次涂布面积不超过总体表面积的 5%，2 次使用需间隔 4 小时，总疗程为 7 日。不可使用密闭敷料，本品不得涂于口腔黏膜或阴道。

【不良反应】见多塞平的不良反应表。

多塞平的不良反应表

分类	临床报道（发生率不明）	不良反应处置
免疫系统	多汗、皮疹	
消化系统	口干、呕吐、便秘、药物性肝损伤	用药期间应定期检查肝功能
泌尿系统	排尿困难	用药期间应定期检查肾功能
血液系统	体位性低血压、骨髓抑制	用药期间应定期检查血常规
心血管系统	慢性心律失常	用药期间应定期检查心电图等
其他	癫痫发作、嗜睡与抗胆碱能反应、震颤、眩晕、视物模糊、肌肉无力、血糖升高	

【咨询要点】药物过量：①可致心脏传导阻滞、心律失常，也可产生显著的呼吸抑制。处理：催吐、洗胃和采用支持疗法及对症治疗等。②轻度过量可有嗜睡、昏迷、视力模糊、口干。处置：轻度过量时应减少用药面积，用药剂量或用药次数，并对患者进行必要的观察和支持治疗。③重度过量可有呼吸抑制、低血压、昏迷、惊厥、心律不齐、心动过速、尿潴留、胃肠运动减慢、极度高热（或体温降低）、高血压、瞳孔散大、反射亢进等。处置：重度过量时应彻底清洗用药部位，并及时进行对症处理。由于本品与组织及蛋白的结合能力较高，故透析和利尿作用不大。

参考文献

[1] 李佳芮.过量服用多塞平片致血糖升高 2 例 [J]. 中国药物应用与监测，2017，14（03）：187-188.

艾司西酞普兰 [基（基）；医保（乙）]
Escitalopram

【分类】抗抑郁药——选择性 5-羟色胺再吸收抑制剂。

【药理作用】艾司西酞普兰即是单一的左旋对映体。由于外消旋体是由左旋与右旋两种对映体组成的，而现有研究认为右旋对映体的存在延迟了左旋对映体抑制 5-HT 再摄取的作用。艾司西酞普兰在体内对 5-HT 再摄取的抑制作用是外消旋体的 5~7 倍。具有高选择性，对 $5-HT_{1A}$、$5-HT_{2A}$ 受体、肾上腺素能受体、DA 受体、组胺受体、GABA 受体、苯二氮䓬类受体及阿片类受体等均无亲和力或仅有弱亲和力。其疗效与传统抗抑郁药类似，但安全性、耐受性好。

【适应证】治疗抑郁障碍，治疗伴有或不伴有广场恐怖症的惊恐障碍。

【用法用量】口服，可以与食物同服。①抑郁障碍：每日 1 次，常用剂量为每日 10mg，根据患者的个体反应，每日最大剂量可以增加至 20mg，通常 2~4 周即可获得抗抑郁疗效。症状缓解后，应持续治疗至少 6 个月以巩固疗效。②伴有或不伴有广场恐怖症的惊恐障碍：每日 1 次，建议起始剂量为每日 5mg，持续 1 周后增加至每日 10mg。根据患者的个体反应，剂量还可以继续增加，至最大剂量每日 20mg。治疗约 3 个月可取得最佳疗效，疗程一般持续数月。

【不良反应】见艾司西酞普兰的不良反应表。

艾司西酞普兰的不良反应表

分类	临床报道（发生率不明）	不良反应处置
神经系统	突然停药会有头晕、感觉障碍（包括感觉异常和电休克感觉）、睡眠障碍（包括失眠和噩梦）、激越和焦虑、恶心或呕吐、震颤、意识模糊、出汗、头痛、腹泻、心悸、情绪不稳、易怒和视觉障碍	如果在减药和停药过程中出现难以耐受的症状时，可以考虑恢复至先前治疗剂量，随后医生再以更慢的速度减药
心血管系统	Q-T 间期延长	

【咨询要点】毒性反应：动物生殖毒性试验中，艾司西酞普兰可见对胚胎/胎仔发育和出生后发育的不良影响，包括在高于人体治疗剂量时出现的致畸性。大鼠在剂量为 8mg/(kg·d) 或 24mg/(kg·d) 天时，可见小肠肿瘤的发生率增加。此现象与人的相关性尚不明确。

参考文献

［1］林巧芳.艾司西酞普兰治疗脑卒中后焦虑抑郁伴失眠的临床观察［J］.世界睡眠医学杂志，2018，5（10）：1175-1177.

［2］路淑淑，李文馨，张贝贝，等.艾司西酞普兰与度洛西汀治疗抑郁症有效性与安全性的 Meta 分析［J］.中国药房，2018，29（10）：1395-1400.

文拉法辛 [药典（二）；基（基）；医保（乙）]
Venlafaxine

【分类】抗抑郁药。

【药理作用】为苯乙胺衍生物，是二环类非典型抗抑郁药。本品及其活性代谢物 O-去甲基文法拉辛（ODV）能有效低拮抗 5-HT 和 NA 的再摄取，对 DA 的再摄取也有一定的作用，具有抗抑郁作用。镇静作用较弱。

【适应证】适用于各种抑郁症和广泛性焦虑症。

【用法用量】口服：开始每次25mg，每日2~3次，逐渐增至每日75~225mg，分2~3次服用。缓释胶囊应按日剂量在固定时间与食物一起服用，每日1次。增加剂量的间隔不少于4日，每次增加75mg/d。轻、中度肾功能损伤患者，每日给药总量降低25%~50%。轻、中度肝损伤者，每日总剂量为常规用药剂量的一半或不足一半，需根据患者实际情况个体化用药。

【不良反应】见文拉法辛的不良反应表。

文拉法辛的不良反应表

分类	临床报道（发生率不明）	不良反应处置
消化系统	恶心、便秘	轻度，停药后即可恢复
生殖及泌尿系统	性功能障碍（男性自发性性高潮、性欲亢进、阴茎异常勃起及射精疼痛），尿失禁、尿频、尿急、尿潴留	
神经系统	嗜睡、眩晕、焦虑、口干、头昏、肌阵挛、锥体外系反应、5-HT综合征、意识障碍、感觉异常、视幻觉、妄想	轻度，停药后即可恢复
心血管系统	高血压	
内分泌系统	乳溢、男性乳房发育、抗利尿激素分泌不当综合征、低钠血症	
血液系统	出血、粒细胞缺乏症	
眼部系统	眼内压升高、双侧急性闭角型青光眼	
其他	多汗、流行性感冒样症状	

【咨询要点】①注意事项：如果使用文拉法辛超过6周，建议逐渐减量时间最少要多于2周。②毒性反应：大剂量时可能诱发癫痫。

参考文献

［1］于相芬，孙宇新，孙振晓.文拉法辛的不良反应认识进展（下）[J].中国药物滥用防治杂志，2018，24（01）：39–42，44.

［2］于相芬，孙宇新，孙振晓.文拉法辛的不良反应认识进展（上）[J].中国药物滥用防治杂志，2017，23（06）：362–365.

盐酸阿米替林 [药典（二）；基（基）；医保（甲）]
Amitriptyline Hydrochloride

【分类】抗抑郁药。

【药理作用】本品为临床常用的TCA，其抗抑郁作用与丙米嗪极为相似，与后者相比，本品对5-HT再摄取的抑制作用强于对NA再摄取的抑制；其镇静作用与抗胆碱作用也较明显。可使抑郁症患者情绪提高，对思考缓慢、行为迟缓及食欲不振等症状有所改善。本品还可以通过作用于中枢阿片类受体，缓解慢性疼痛。一般用药后7~10日可产生明显疗效。口服吸收完全，8~12小时达血药高峰浓度，血药半衰期为32~40小时，蛋白结合率82%~96%。经肝脏代谢CYP2C19、1A2、2D6均可作用于本品，主要代谢产物为去甲替林，仍有活性。本品与代谢产物分布于全身，可透过胎盘屏障，从乳汁排泄，最终代谢产物自肾脏排出体外。排泄较慢，停药3周仍可在尿中检出。

【适应证】①用于治疗各型抑郁症或抑郁状态。对内因性抑郁症和更年期抑郁症疗效较好，对反应性抑郁症及神经官能症的抑郁状态亦有效。对兼有焦虑和抑郁症状的患者，疗效优于丙米嗪。与电休克联合使用于重症抑郁症，可减少电休克次数。②用于缓解慢性疼痛。③亦用于治疗小儿遗尿症、儿童多动症。

【用法用量】口服。成人常用量开始每次 25mg，每日 2~3 次，然后根据病情和耐受情况逐渐增至 1 日 150~250mg，每日 3 次，极量 1 日不超过 300mg，维持量 1 日 50~150mg。

【不良反应】见盐酸阿米替林的不良反应表。

盐酸阿米替林的不良反应表

分类	临床报道（发生率不明）	不良反应处置
消化系统	便秘、肝损伤、口干	一般停药后消失，定期检查肝功能，出现持续异常，请立即停药并进行相应处理
泌尿系统	排尿困难	
血液系统	体位性低血压	一般停药后消失，起立时应缓慢
神经系统	嗜睡、眩晕、运动失调、癫痫样发作、迟发性运动障碍	
心血管系统	心律失常（心动过速）、低血压	定期测量心电图和血压，出现严重异常，立即停药
其他	视力模糊、偶有加重糖尿病	

【咨询要点】①毒性反应：心脏毒性。②药物过量处置：维持循环血量、血液灌流、血液透析是缓解阿米替林中毒的有效方法。

参考文献

［1］周千里. 应用 iTRAQ 技术筛选急性阿米替林中毒所致心肌损伤差异蛋白的研究［D］. 华中科技大学，2017.

氟西汀 [药典（二）；基（基）；医保（乙）]
Fluoxetine

【分类】抗抑郁药。

【药理作用】氟西汀是一种选择性血清素（5-羟色胺，5-HT）再吸收抑制剂，通过抑制神经突触细胞对神经递质血清素的再吸收以增加细胞外可以和突触后受体结合的血清素水平。而对其他受体，如 α-肾上腺素能、β-肾上腺素能、5-羟色胺能、多巴胺能等，氟西汀则几乎没有结合力。氟西汀口服后从胃肠道吸收良好，进食不影响其生物利用度，吸收后与血浆蛋白大量结合，分布广泛，服药数周后达到稳态血浆浓度。氟西汀基本由肝脏代谢，通过去甲基化作用生成活性代谢产物去甲氟西汀。氟西汀的消除半衰期为 4~6 日，去甲氟西汀则为 4~16 日，主要经肾脏排泄。由于可分泌至母乳，所以建议孕妇及哺乳期妇女用药要谨慎。

【适应证】①适用于抑郁症及其伴随之焦虑，尤宜用于老年抑郁症。②用于治疗强迫症，但药物剂量应相应加大。③适用于神经性贪食症。④用于治疗惊恐状态，对广泛性焦虑障碍也有一定疗效。

【用法用量】口服：20mg/d。用于治疗强迫症，20~60mg/d。用于治疗神经性贪食症，60mg/d。老年人日剂量一般不宜超过 40mg。最高推荐日剂量为 60mg。

【不良反应】见氟西汀的不良反应表。

氟西汀的不良反应表

分类	少见	临床报道（发生率不明）	不良反应处置
免疫系统		寒战、光敏反应及非常罕见的中毒性表皮坏死松解症、秃头症、过敏反应	出现皮疹或其他可能的过敏反应而不能确定病因时，应停用氟西汀
消化系统	腹泻	胃肠道功能紊乱（如腹泻、恶心、呕吐、消化不良、吞咽困难、味觉颠倒）、口干、肝功能检测异常、肝炎	
泌尿系统		尿潴留、尿频	
生殖系统		性功能障碍、阴茎异常勃起、溢乳	
神经系统		头痛、睡眠异常、头晕、厌食、疲乏、短暂的动作异常、痉挛发作及精神运动性不安、锥体外系、精神障碍	发生抽搐发作或抽搐发作频率增加或发生躁狂，应立即停药
其他		关节痛、肌痛、体位性低血压和瘀斑	

【咨询要点】①注意事项：临床发现大剂量的服用氟西汀可能导致一些患者出现药物性孤独症，但是停用后症状会消失。②药物过量：现时在已知的接近 200 宗服用氟西汀致死的病例，死者均服用了数百毫克（超过 20 粒）份量的氟西汀。

舍曲林[药典（二）；医保（乙）]
Sertraline

【分类】抗抑郁药。

【药理作用】盐酸舍曲林是一种选择性的 5- 羟色胺再摄取抑制剂，其作用机制与其对中枢神经元 5- 羟色胺再摄取的抑制有关。在临床剂量下，舍曲林阻断人血小板对 5- 羟色胺的摄取。研究提示舍曲林是一种强效和选择性的神经元 5- 羟色胺再摄取抑制剂，对去甲肾上腺素和多巴胺仅有微弱影响。体外研究显示，舍曲林对肾上腺素能受体（α_1，α_2，β）、胆碱能受体、GABA 受体、多巴胺能受体、组胺受体、5- 羟色胺能受体（$5HT_{1A}$，$5HT_{1B}$，$5HT_2$）或苯二氮䓬受体没有明显的亲和力。对上述受体的拮抗作用被认为与其他精神疾病用药的镇静作用、抗胆碱作用和心脏毒性相关。

【适应证】用于治疗抑郁症的相关症状，包括伴随焦虑、有或无躁狂史的抑郁症。疗效满意后，继续服用舍曲林可有效地防止抑郁症的复发和再发。舍曲林也用于治疗强迫症，疗效满意后，继续服用舍曲林可有效地防止强迫症初始症状的复发。

【用法用量】①成人剂量：初始治疗，每日服用舍曲林 1 片（50mg）。②剂量调整：对于每日服用 1 片（50mg）疗效不佳而对药物耐受性较好的患者可增加剂量，因舍曲林的消除半衰期为 24 小时，调整剂量的时间间隔不应短于 1 周，最大剂量为每日 4 片（200mg）。服药 7 日内可见疗效，完全起效则需要更长的时间，强迫症的治疗尤其如此。③维持治疗：长期用药应根据疗效调整剂量，并维持最低有效治疗剂量。

【不良反应】见舍曲林的不良反应表。

舍曲林的不良反应表

分类	常见	少见	临床报道（发生率不明）	不良反应处置
免疫系统		皮疹、多汗		出现皮疹立即停药并进行相应处理
消化系统	腹泻、口干、恶心	呕吐、腹痛、便秘、消化不良	肝脏损伤	长期用药的患者定期进行肝功能检查
生殖系统	射精障碍	性功能障碍、月经不规律		
血液系统			中性粒细胞缺乏、血小板减少	长期用药的患者定期进行血细胞记数检查
神经系统	嗜睡、头晕、头痛、失眠	感觉倒错、肌张力增高、震颤、肌肉不自主收缩		
心血管系统		心悸		
其他	疲劳	食欲增加/降低、视觉损害、耳鸣	5-羟色胺综合征、肺炎	

【咨询要点】①注意事项：对所有接受舍曲林治疗的患者，尤其是那些高危患者，应该进行适当的监测，密切观察其是否出现临床症状恶化和有无自杀倾向。②毒性反应：遗传毒性，如细菌突变试验、小鼠淋巴瘤突变试验、在体小鼠骨髓和体外人淋巴细胞遗传学试验结果表明，在有或无代谢激活存在时，舍曲林均未出现遗传毒性。③药物过量：有证据表明，舍曲林在过量服用时仍有很大的安全范围。曾有过量服用舍曲林导致死亡的报道，但大多出现于与其他药物和（或）酒精联合应用的情况下。药物过量症状包括有因5-羟色胺引起的不良反应如嗜睡、胃肠不适（如恶心和呕吐）、心动过速、震颤、激动和头晕；罕有昏迷报道。舍曲林没有特效的解毒剂。开放并保持气道通畅确保充分的供氧及换气，可与导泻剂合用活性炭，可能与催吐或洗胃同样甚或更为有效。在对症治疗及支持疗法的同时，建议进行心脏及生命体征监测。由于舍曲林有较大分布容积，强迫利尿、透析、血液灌注及换血疗法均没有明显意义。

参考文献

［1］庄红艳, 刘珊珊, 杜海霞, 等. 舍曲林致白细胞和中性粒细胞减少［J］. 药物不良反应杂志, 2016（3）: 220-221.

［2］戚晨岑, 江琴, 应茵, 等. 盐酸舍曲林致帕金森伴抑郁患者5-羟色胺综合征1例［J］. 医药导报, 2018（10）: 1213-1214.

［3］Muftah M, Nassri R, Nassri A, et al. Sertraline-Induced Acute Eosinophilic Pneumonia［J］. Current Drug Safety, 2018, 13（3）: 196-199.

西酞普兰 [药典（二）；基（基）；医保（甲、乙）]
Citalopram

【分类】抗抑郁药。

【药理作用】作用机制可能与抑制中枢神经系统神经元对5-HT的再摄取，从而增强中枢5-羟色胺能神经的功能有关。体外试验及动物实验显示，艾司西酞普兰是一种高选择性的5-HT再摄取抑制剂（SSRI），对去甲肾上腺素和多巴胺的再摄取影响较小。

【适应证】治疗抑郁症、伴有或不伴有广场恐怖症的惊恐障碍。

【用法用量】①抑郁症：每日 1 次，常用剂量为每日 10mg，根据患者的个体反应，每日最大剂量可以增加至 20mg，通常 2~4 周即可获得抗抑郁疗效。症状缓解后，应持续治疗至少 6 个月以巩固疗效。②伴或不伴有广场恐怖症的惊恐障碍：每日 1 次。建议起始剂量为每日 5mg，持续 1 周后增加至每日 10mg，根据患者的个体反应，剂量还可以继续增加，至最大剂量每日 20mg。治疗约 3 个月可取得最佳疗效，疗程一般持续数月。

【不良反应】见西酞普兰的不良反应表。

西酞普兰的不良反应表

分类	常见	少见	罕见	临床报道（发生率不明）	不良反应处置
免疫系统		出汗增多	皮疹、荨麻疹、瘙痒症、脱发	淤血、多形性红斑	
肌肉骨骼系统		关节痛、肌痛			
内分泌系统		食欲增加、食欲减少、体重增加	体重下降、低钠血症、厌食	抗利尿激素分泌异常	
呼吸系统		鼻窦炎		鼻出血	
神经系统		焦虑、烦躁不安、梦境异常、性欲减退（男女）、性快感缺失（女）、失眠、嗜睡、头晕、感觉异常、震颤	神经过敏、惊恐发作、精神错乱、激越、进攻倾向、自我感丧失、幻想、睡眠障碍、晕厥、5-HT 综合征	自杀意念、自杀行为、躁狂、急性肌张力障碍、运动障碍、运动失调、痉挛、静坐困难、静坐不能、性欲增强、已报告有自杀意识和自杀行为的事件 停药症状：最常报道的反应是易怒和视觉障碍	一般这些事件为轻度或中度且为自限性，但是在一些患者中可能会严重或时间延长。因此建议不再需要本品治疗时，应逐渐减少剂量到停药
泌尿生殖系统		射精功能障碍、勃起功能障碍	子宫不规则出血、月经过多	尿潴留、乳溢	
心血管系统			心动过速、心动过缓	心电图 Q-T 间期延长、直立性低血压。上市后报道的 Q-T 间期延长的案例，主要在女性患者、低钾血症的患者，或预先存在其他心脏病的 Q-T 间期延长的患者中，有 Q-T 间期延长和室性心律失常的报告，包括尖端扭转型室性心动过速	
血液系统				血小板减少	这些反应通常在停止治疗时是可逆的
消化系统	恶心	腹泻、便秘、呕吐、口干	胃肠道出血	肝炎、肝功检查异常、肠易激综合征	不良反应通常短暂且轻微
其他		疲劳、发热	瞳孔放大、视觉异常、耳鸣、水肿	血管性水肿	

【咨询要点】①注意事项：需要停止本品治疗时，应该在 1~2 周内逐渐减少剂量，以避免出现停药症状。②毒性反应：关于本品过量的临床资料非常有限，但已有过量服用本品 600mg 未观察到任何严重不良反应的报告。已报道的病例中大多数为轻度或无症状。由于本品过量而致死的病例在单独使用中罕有报道，大多数的病例都伴有合并其他药物过量。本品单用剂量在 400~800mg，未发现任何严重的症状。③药物过量：报道的西酞普兰药物

过量所见的症状主要与以下系统有关，如中枢神经系统（从眩晕、震颤和激越到罕有报道的 5- 羟色胺综合征，痉挛和昏迷），胃肠系统（恶心 / 呕吐），心血管系统（低血压、心动过速，Q-T 间期延长和心律失常）和电解质 / 体液平衡情况（低血钾，低钠血症）。还可罕见健忘症、疑惑、昏迷、抽搐、过度换气、发绀、横纹肌溶解和心电图改变（Q-T 间期延长、结性心律、室性心律失常、尖端扭转型室性心动过速）。治疗：没有特异性的解救药。保持呼吸道通畅、确保足够的氧摄取和呼吸功能非常关键。由于西酞普兰在体内分布广泛，强力利尿、透析、换血均对改善症状没有显著作用考虑使用胃灌洗和活性炭。口服药物后尽早洗胃，建议监测心脏和生命体征，并给予系统性支持性治疗。

参考文献

［1］唐文诚.临床药师参与 1 例西酞普兰致 Q-T 间期延长的实践与分析,中国药物应用与监测,2018,15(5):280-283.

哌甲酯 [药典（二）；基（基）；医保（乙）]
Methylphenidate

【分类】抗精神失常药 / 中枢兴奋药。

【药理作用】本品为呼吸兴奋剂，小剂量时通过颈动脉体化学感受器反射性兴奋呼吸中枢，大量时直接兴奋延髓呼吸中枢。盐酸哌甲酯是一个中枢神经兴奋剂，其治疗注意缺陷多动障碍的作用机制尚不清楚。哌甲酯被认为通过阻断突触前神经元对去甲肾上腺素和多巴胺的再摄取，以及增加这些单胺物质释放至外神经元间隙。哌甲酯是外消旋体，右旋异构体比左旋异构体更具药理活性。

【适应证】①用于注意缺陷多动障碍（儿童多动综合征，轻度脑功能失调）、发作性睡病，以及巴比妥类、水合氯醛等中枢抑制药过量引起的昏迷。②注射剂适用于消除催眠药引起的嗜睡、倦怠及呼吸抑制；近年来用于治疗小儿轻微脑功能失调。

【用法用量】①普通片：口服。成人，每次 10mg（1 片），每日 2~3 次，饭前 45 分钟服用。6 岁以上儿童，每次 5mg（0.5 片），每日 2 次，早餐或午餐前服用；然后按需每周递增 5~10mg（0.5~1 片），每日不超过 40mg（4 片）。②缓 / 控释片：口服，每日 1 次。本品给药后作用可持续 12 小时，应在早晨服药。本品要整片用水送下，不能咀嚼、掰开或压碎。本品可于餐前或餐后服用。

【不良反应】见哌甲酯的不良反应表。

哌甲酯的不良反应表

分类	常见	少见	罕见	不良反应处置
免疫系统		多汗	斑疹、脱发、红斑、超敏反应(血管性水肿、过敏性反应、耳部肿胀、大疱性皮肤病、皮疹、荨麻疹等)	出现皮疹立即停药并进行相应处理；出现超敏立即停药并进行相应处理
心血管系统		心悸、高血压、潮红	心绞痛、心动过缓、期外收缩、室上性心动过速、雷诺现象	
消化系统	食欲下降	腹痛、恶心、厌食、呕吐、便秘、ALT 升高	血碱性磷酸酶升高、血胆红素水平升高、肝酶升高	轻度，停药后可自行消失；定期检查肝功能，如出现持续异常请立即停药

续表

分类	常见	少见	罕见	不良反应处置
血液系统			白细胞、血小板减少症，全血细胞减少症，血小板减少性紫癜	
呼吸系统		咳嗽、咽喉痛、呼吸困难、		
神经系统	头晕	失眠、眩晕、头痛、疲乏、震颤、焦虑、激越、烦躁不安、神经质、情绪波动、感觉异常、磨牙症、抑郁、攻击行为	易怒、警觉过度、睡眠障碍、悲伤哭泣、嗜睡、镇静、精神运动机能亢进、幻觉、幻听、幻视、多言癖、定向障碍、惊厥、癫痫大发作、运动障碍	
其他		体重下降、鼻咽炎、发热、上呼吸道感染、口渴、无力、头颈歪斜、调节障碍、视力模糊	关节痛、肌肉痛、胸部不适、药效降低、高热、眼干、瞳孔扩大、视力缺损、复视	

【咨询要点】①注意事项：曾有本品可抑制生长发育的报告，儿童长期用药应审慎，6 岁以下小儿尽量避免使用。注射剂可产生依赖性。孕妇及哺乳期妇女用药，只有潜在的利益大于对胎儿潜在的风险时，可使用本品。②毒性反应：在对小鼠进行的致癌性研究中，当哌甲酯剂量达到 60mg/（kg·d）时，会造成小鼠肝细胞腺瘤的增加和雄性小鼠肝胚细胞瘤的增加，此剂量远高于人体推荐剂量。尚不知这些结果对人体的意义。③药物过量：本品过量的症状和体征主要来自于中枢神经过度兴奋和过度的拟交感神经作用，包括呕吐、激越、肌肉抽动、惊厥、癫痫大发作、意识模糊状态、幻觉（幻听或幻视）、多汗、头痛、发热、心动过速、心悸、心率加快、窦性心律失常、高血压、瞳孔散大以及口干。可采取适当的支持疗法。要防止患者的自我伤害，并避免任何外部刺激加重已有的过度兴奋症状。可通过洗胃以排空胃内容物。对已有激越和癫痫症状的患者，在洗胃前应进行适当控制，并保证呼吸道通畅。其他的解救方法包括服用活性炭和泻药。应严密监护以保证血液循环和呼吸通畅。对高热患者可能还需体外降温。

在过量的情况下，应考虑到本品中哌甲酯的缓慢释放。尚缺乏用腹膜透析和体外血液透析解救本品过量的有效性资料。

氟桂利嗪 [药典（二）；医保（乙）]
Flunarizine

【分类】抗脑血管病药。

【药理作用】本品为桂利嗪的二氟化衍生物，同样为选择性钙拮抗药，可拮抗过量 Ca^{2+} 进入血管平滑肌细胞，引起血管扩张，对脑血管的选择性较好，而对心肌血管作用较差，因此对血压、心率的影响小。对血管收缩物质引起的血管收缩有持久的抑制作用，对基底动脉和颈内动脉作用更明显。可抑制脑组织缺血缺氧引起的钙超载，保护脑组织。对血管内皮细胞因缺氧引起的钙超载有防治作用，保护血管内皮细胞的完整性。可增加耳蜗内辐射小动脉血流量，改善前庭器官微循环，对眼球震颤和眩晕起到抑制作用。本品通过阻断钙超载而防止阵发性去极化改变和细胞癫痫放电。本品还可抑制处于缺氧状态的红细胞数过多，降低细胞脆性、增加红细胞的变形能力，从而改善缺血缺氧区红细胞淤滞状态而改善微循环。与桂利嗪一样，本品也具有抗组胺和镇静作用。

【适应证】①脑动脉缺血性疾病，如脑动脉硬化、短暂性脑缺血发作、脑血栓形成、脑栓塞和脑血管痉挛。②由前庭刺激或脑缺血引起的头晕、耳鸣、眩晕。③血管性偏头痛的防治。④辅助治疗。⑤周围血管病：间歇性跛行、下肢静脉曲张及微循环障碍、足踝水肿等。

【用法用量】口服。①脑动脉硬化、脑梗死恢复期：每日 5~10mg，每日 1 次，睡前服用。②中枢性和外周性眩晕者、主动脉供血不足者：每日 10~30mg，2~8 周为 1 个疗程。③特发性耳鸣者：每次 10mg，每晚 1 次，10 日为 1 个疗程。④预防偏头痛：每次 5~10mg，每日 2 次。⑤间歇性跛行：每日 10~20mg。

【不良反应】见氟桂利嗪的不良反应表。

氟桂利嗪的不良反应表

分类	常见	临床报道（发生率不明）	不良反应处置
免疫系统		皮疹	出现皮疹立即停药并进行相应处理
消化系统		胃灼热、食欲增加、恶心、胃痛、呕吐、口腔干燥症	
神经系统	嗜睡	焦虑、抑郁、头晕、锥体外系反应、疲劳、失眠、运动功能障碍、镇静、睡眠障碍、眩晕	这些反应常属一过性的，停药后即可消失
内分泌系统	体重增加	溢乳、血清催乳素增加、月经病	
其他		肌痛、虚弱	

【咨询要点】药物过量：基于本品的药理学特性，在过量服用时可能会出现镇静作用和虚弱。过量服用后 1 个小时内，可以进行洗胃治疗。适当的情况下，也可以采用活性炭治疗。尚无已知特定的解救药。

参考文献

［1］刘朝锋.盐酸氟桂利嗪预防性治疗偏头痛的治疗效果和安全性分析［J］.海峡药学，2017，29（05）：184–185.

［2］王涛.尼莫地平与氟桂利嗪治疗偏头痛的疗效及安全性对比［J］.中国卫生标准管理，2018，9（15）：93–95.

罂粟碱 [药典（二）；医保（乙）]
Papaverine

【分类】周围血管扩张药、抗脑血管病药。

【药理作用】本品为阿片中异喹啉类生物碱之一，是一经典的非特异性血管松弛剂。对磷酸二酯酶有强大的抑制作用，使组织内环磷酸腺苷（cAMP）含量增加，导致平滑肌松弛；抑制腺苷的摄取，轻度阻止血管平滑肌细胞膜的 Ca^{2+} 内流。本品对脑血管、冠状血管和外周血管都具有松弛作用，降低血管阻力。对血管、支气管、胃肠道、胆管等平滑肌都有松弛作用，通过松弛血管平滑肌，使冠脉扩张、外周阻力及脑血管阻力降低。

【适应证】用于脑血栓形成、脑栓塞、肺栓塞、肢端动脉痉挛及动脉栓塞性疼痛。还可用于调节冠脉血流，缓解胃肠道痉挛和咳嗽治疗。海绵体注射用于勃起障碍治疗。对高血压、心绞痛、幽门痉挛、胆绞痛、肠绞痛、支气管哮喘等在一般剂量下疗效不显著。

【用法用量】①口服：每次 30~60mg，1 日 3 次。②肌内注射：每次 30mg，1 日 90~120mg。

③静脉注射：每次 30~120mg，3 小时 1 次，应缓慢注射，不少于 1~2 分钟，以免发生心律失常以及足以致命的窒息等。用于心脏停搏时，2 次给药要相隔 10 分钟。④海绵体注射：推荐 1 次 30μg，每周连续 2 次或不超过 3 次。

【不良反应】 见罂粟碱的不良反应表。

罂粟碱的不良反应表

分类	临床报道（发生率不明）	不良反应处置
免疫系统	注射部位发红、肿胀或疼痛、皮疹	
消化系统	恶心、厌食、便秘、腹泻、黄疸（眼及皮肤明显黄染，提示肝功能受损）	需注意检查肝功能，尤其是患者有胃肠道症状或黄疸时。出现肝功能不全时，应立即停药
泌尿系统	阴茎异常勃起	
神经系统	头痛、嗜睡、潮红、出汗	
心血管系统	体位性低血压	坐起或直立时应缓慢，一般不需特殊治疗
其他	快速静脉给药时可出现呼吸加深、心率加快、面色潮红，甚至有低血压和眩晕	减慢滴速，可使症状消失

【咨询要点】 毒性反应：静脉注射过量或速度过快可导致房室传导阻滞、心室颤动，甚至死亡。过量时可有视力模糊、复视、嗜睡和（或）软弱。

丁苯酞 [医保（乙）]
Butylphthalide

【分类】 抗脑血管病药。

【药理作用】 本品为消旋 -3- 正丁基苯酞，结构与天然的 I-3- 正丁基苯酞相同。本品通过提高脑血管内皮 NO 和 PGI_2 的水平，降低细胞内钙离子浓度，抑制谷氨酸释放，减少花生四烯酸生成，清除氧自由基，提高抗氧化酶活性等，作用于脑缺血的多个病理环节。动物药效学研究表明：本品具有较强的抗脑缺血作用，明显改善脑缺血区的微循环和血流量，增加缺血区毛细血管数量；减轻脑水肿，缩小大鼠脑梗死体积；改善脑能量代谢，减少神经细胞凋亡；抑制血栓形成等。临床研究表明，本品对缺血性脑血管病有明显的治疗作用，可促进患者受损的神经功能恢复。

【适应证】 用于治疗轻、中度急性缺血性脑卒中。

【用法用量】 空腹口服，每次 2 粒（0.2g），每日 4 次，10~12 日为 1 个疗程。本品应在发病后 48 小时内开始给药。静脉滴注，每日 2 次，每次 25mg（100ml），每次滴注时间不少于 50 分钟，两次用药时间间隔不少于 6 小时，疗程 14 日。PVC 输液器对丁苯酞有明显的吸附作用，故滴注本品时仅允许使用 PE 输液器。

【不良反应】 见丁苯酞的不良反应表。

丁苯酞的不良反应表

分类	少见	临床报道（发生率不明）	不良反应处置
消化系统		恶心、腹部不适	
血液系统	转氨酶轻度升高		停药后可恢复正常
神经系统		头晕、头痛、视幻觉	
其他		胸闷、呼吸困难	

【咨询要点】药物过量：尚无药物过量的报道。单次给药耐受试验提示本品在剂量过大时可导致心动过缓，应予以关注。

参考文献

［1］冯威，王恒，岳连修. 丁苯酞氯化钠注射液致视幻觉1例［J］. 人民军医，2016，59（05）：495.

长春西汀 [医保（乙）]
Vinpocetine

【分类】抗脑血管病药。

【药理作用】本品为长春胺的衍生物。具有抑制磷酸二酯酶活性及增加血管平滑肌产生磷酸鸟苷的作用，能选择性地增加脑血流，改善脑供氧，促进脑组织摄取葡萄糖，改善脑代谢。本品还有增强红细胞变形力，降低血黏度，抑制血小板聚集，改善微循环等作用。在体内分布广泛，可通过血－脑屏障，亦可通过胎盘屏障，在肝脏代谢为脱酯衍生物脱胺长春花酸（阿扑长春胺酸）和其他代谢产物。可增进和改善大脑氧的供给，并对大脑血管有选择性作用，对心脏血管、血压等无影响。

【适应证】①用于改善脑梗死、脑出血后遗症及脑动脉硬化引起的各种症状，如记忆障碍、眩晕、头痛、失语、抑郁症等。②还可用于各种眼底血液循环不良所致的视力障碍；听力损伤、耳鸣、前庭功能障碍。③各种颅脑手术后脑功能的康复治疗。

【用法用量】静脉滴注：起始剂量每日20mg，每日1次；以后根据病情可增至每日30mg，每日1次。

【不良反应】见长春西汀的不良反应表。

长春西汀的不良反应表

分类	罕见	临床报道（发生率不明）	不良反应处置
免疫系统	红斑、多汗、瘙痒、荨麻疹、皮疹	皮炎、过敏性休克、过敏性哮喘	出现皮疹或过敏立即停药并进行相应处理
消化系统	腹部不适、口干、恶心、腹痛、便秘、腹泻、消化不良、呕吐	吞咽困难、口腔炎、黄疸	
血液系统	白细胞减少、血小板减少	贫血	长期用药的患者定期检查血常规，如有持续异常，立即停药并进行相应处理
神经系统	头痛、头晕、味觉障碍、昏睡、轻偏瘫、嗜睡、健忘、睡眠障碍、不安、失眠	震颤、惊厥、情绪欣快、忧郁	
呼吸系统		呼吸困难	
心血管系统	低血压、心肌缺血/梗死、心绞痛、心动过缓、心动过速、期前收缩、心悸、高血压、血栓性静脉炎	心律失常、心房颤动、血压波动	定期进行心电图监控，持续出现异常，立即停药并进行相应处理
耳鼻喉系统	眩晕、听觉过敏、听觉减退、耳鸣		
眼部系统	视盘水肿	眼结膜充血	
内分泌系统	高胆固醇血症、食欲降低、厌食、糖尿病	亚急性甲状腺炎	
其他	虚弱、疲倦、热感	胸部不适、体温过低、下肢抽搐	

【咨询要点】毒性反应：大鼠动物实验表明，本试验的无毒性剂量为25mg/kg，未见致畸作用。

大鼠实验结果提示，长春西汀可通过乳汁分泌。

参考文献

[1] 陈敏 .25 例长春西汀不良反应的病例分析 [J].海峡药学，2018，30（02）：263-265.

[2] 庄红艳，薛春苗，肖珉，等.长春西汀注射液致失眠 1 例 [J].中国药师，2018，21（05）：886-887.

依达拉奉 [药典（二）；医保（乙）]
Edaravone

【分类】抗脑血管病药。

【药理作用】依达拉奉是一种脑保护剂（自由基清除剂）。临床研究提示 N- 乙酰门冬氨酸（NAA）是特异性的存活神经细胞的标志，脑梗死发病初期含量急剧减少。脑梗死急性期患者给予依达拉奉，可抑制梗死周围局部脑血流量的减少，使发病后第 28 天脑中 NAA 含量较甘油对照组明显升高。临床前研究提示，大鼠在缺血 / 缺血再灌注后静脉给予依达拉奉，可阻止脑水肿和脑梗死的进展，并缓解所伴随的神经症状，抑制迟发性神经元死亡。机理研究提示，依达拉奉可清除自由基，抑制脂质过氧化，从而抑制脑细胞、血管内皮细胞、神经细胞的氧化损伤。

【适应证】用于改善急性脑梗死所致的神经症状、日常生活活动能力和功能障碍。

【用法用量】1 次 30mg，每日 2 次。加入适量 0.9% 氯化钠注射液中稀释后静脉滴注，30 分钟内滴完，1 个疗程为 14 日以内。尽可能在发病后 24 小时内开始给药。

【不良反应】见依达拉奉的不良反应表。

依达拉奉的不良反应表

分类	少见	罕见	临床报道（发生率不明）	不良反应处置
免疫系统		过敏症：皮疹，皮肤潮红、肿胀、疱疹、瘙痒感；注射部位：注射部位红肿		出现皮疹或过敏反应，立即停药并进行相应处理
消化系统	肝功能异常、AST 上升、ALT 上升	总胆红素升高，尿胆原阳性、胆红素尿，嗳气	黄疸（均程度不明）	定期检测肝功能，出现异常情况，停止用药并正确处理
泌尿系统		BUN 升高，血清尿酸升高，血清尿酸下降、蛋白尿，血尿，肌酐升高(程度不明）	肾功能低下表现或少尿	
血液系统			血小板减少、弥漫性血管内凝血（DIC）（程度不明），血细胞系统：红细胞减少、白细胞增多、白细胞减少、红细胞压积减少、血红蛋白减少、血小板增多、血小板减少	定期检查血常规，出现异常情况，停止用药并正确处理
其他		发热、血压升高、血清胆固醇升高、血清胆固醇降低、甘油三酯升高，血清总蛋白减少、CK 升高、CK 降低、血清钾下降、血清钙下降		

多奈哌齐[医保（乙）]

Donepezil

【分类】抗老年痴呆和改善脑代谢。

【药理作用】本品属六氧吡啶类氧化物，是第二代特异的可逆性中枢乙酰胆碱酯酶（AChE）抑制剂，对外周 AChE 作用很小。本品通过抑制 AChE 活性，使突触间隙乙酰胆碱（ACh）的分解减慢，从而提高 ACh 的含量，改善阿尔茨海默病（AD）患者的认知功能。

【适应证】用于轻至中度认知障碍的老年性痴呆的治疗。

【用法用量】口服，初始每次 5mg，每日 1 次，睡前服。1 个月后根据临床需要可增加剂量到 10mg，3~6 个月为 1 个疗程。

【不良反应】见多奈哌齐的不良反应表。

多奈哌齐的不良反应表

分类	常见	少见	不良反应处置
免疫系统		瘀斑、湿疹、皮肤溃疡、发汗、瘙痒、皮疹、荨麻疹	出现皮疹或过敏立即停药并进行相应处理
消化系统	恶心、腹泻	呕吐、厌食、腹痛、腹胀、便秘、消化不良、胃痛、大便失禁、胃肠炎、胃肠道出血、血清碱性磷酸酶增加	
泌尿系统		尿失禁、尿频、膀胱炎、血尿、尿路感染	
血液系统		淤伤、出血、贫血	
神经系统	失眠	头痛、疼痛、头晕、疲劳、异常梦、幻觉、敌意、抑郁、紧张、混乱、嗜睡、情绪不稳定、性格紊乱、步态异常、攻击行为、躁动、焦虑、失语、共济失调、惊厥、妄想、烦躁不安、感觉异常、眩晕、徘徊	出现包括幻觉、易激怒和攻击行为的精神紊乱的表现，应减量或停止用药
心血管系统		高血压、胸痛、晕厥、心房颤动、心动过缓、心力衰竭、心电图异常、水肿、低血压、外周水肿、血管扩张	
内分泌系统		体重减轻、高脂血症、脱水、糖尿、热潮红、乳酸脱氢酶增加、性欲增加	
其他		喉咙痛、牙痛、视力模糊、白内障、眼刺激、支气管炎、呼吸困难、流感样症状、咳嗽增加、咽炎、肺炎、发热	

【咨询要点】药物过量：过量使用胆碱酯酶抑制剂会引起胆碱能危象，表现为严重的恶心、呕吐、流涎、出汗、心动过缓、低血压、呼吸抑制、虚脱和惊厥。可能会有进行性肌无力，如果累及呼吸肌可致死。治疗用药过量的患者，应使用一般性支持疗法。多奈哌齐过量时，可用叔胺型抗胆碱药如阿托品作解毒剂。建议静脉给予硫酸阿托品滴定至起效：首剂静脉给 1.0~2.0mg，然后根据临床表现给药。有报道合用其他拟胆碱药，如与季胺型抗胆碱药格隆溴铵合并用药时，血压和心率反应不明显。尚不清楚盐酸多奈哌齐和（或）其代谢物能否由透析清除（血液透析、腹膜透析或血液过滤）。

参考文献

［1］葛小明, 周光燕. 分析盐酸多奈哌齐治疗阿尔茨海默病的临床疗效和安全性［J］. 临床医药文献电子志, 2018, 5（05）：178.

［2］李洪斌, 吴磊. 多奈哌齐治疗老年痴呆症的临床效果及安全性分析［J］. 药品评价, 2017, 14（19）：21-22, 42.

加兰他敏[药典（二）；基（基）；医保（乙）]
Galanthamine

【分类】脑血液循环改善药及促智药。

【药理作用】本品为胆碱酯酶抑制剂，可通过血–脑屏障。药效试验表明氢溴酸加兰他敏对小鼠被动回避操作获得有促进作用，明显改善东莨菪碱和亚硝酸钠造成的动物记忆巩固障碍；对大鼠明暗辨别操作的学习记忆再现有良好促进作用。对运动终板上的 N_2 胆碱受体也有直接兴奋作用，可改善神经–肌肉传导，并有一定的中枢拟胆碱作用。

【适应证】①适用于良性记忆障碍，提高患者指向记忆、联想学习、图像回忆、无意义图形再认及人像回忆等能力。对痴呆患者和脑器质性病变引起的记忆障碍也有改善作用。②用于重症肌无力、脊髓灰质炎后遗症以及拮抗氯化筒箭毒碱及类似药物的非去极化肌松作用。

【用法用量】①普通片：饭后 1 小时口服。开始时 1 次 5mg（1 片），1 日 4 次；3 日后可改为 1 次 10mg（2 片），1 日 4 次或遵医嘱。②注射剂：肌内或皮下注射 1 次 2.5~10mg，1 日 1 次，必要时 1 个昼夜可注射 2 次，极量 1 日 20mg。小儿按体重 1 次 0.05~0.1mg/kg。抗箭毒时，肌内注射起始剂量 5~10mg，5 或 10 分钟后按需要可逐渐增加至 10~20mg。

【不良反应】见加兰他敏的不良反应。

加兰他敏的不良反应

分类	罕见	不良反应处置
消化系统	恶心、食欲低下、呕吐、腹部痉挛和疼痛	继续用药后多能自行消失
呼吸系统	呼吸加快	
神经系统	头晕、失眠、激动、头痛、情绪沮丧	继续用药后多能自行消失
心血管系统	心率减慢、血压变化	
其他	唾液增多、肌肉痉挛、肌张力增高或麻痹、多尿、血小板减少	继续用药后多能自行消失

【咨询要点】①毒性反应：怀孕大鼠和家兔经口给药或皮下注射给予加兰他敏 0.5~15.9mg/kg，未见致畸作用。怀孕大鼠经口给药或皮下注射给予加兰他敏相当于 1/5 或 1/10 LD_{50} 剂量时，胎仔死亡率为 10%~16%。长期给药出现非特异性胚胎毒性，表现为胎仔胎盘指数（FPI）升高。着床后的胚胎发育更容易受到加兰他敏的影响。怀孕大鼠和家兔经口给药或皮下注射加兰他敏相当于平均人用治疗剂量时，未见胚胎毒性和致畸作用。②药物过量：服用过量时可引起流涎、呕吐、腹痛、心动过缓等反应，甚至发展为惊厥和虚脱，应及时用阿托品拮抗，并恰当采用对症疗法和支持疗法。

石杉碱甲[药典（二）；基（基）；医保（甲）]
Huperzine A

【分类】脑血液循环改善药及促智药。

【药理作用】本品为胆碱酯酶抑制剂，对真性ChE具有选择性抑制作用，易通过血–脑屏障。

具有促进记忆再现和增强记忆保持的作用。由于本品用量极小，目前尚无人体药物检测方法。文献报道，大鼠口服后吸收迅速，10~30 分钟可达血药峰浓度，本品分布以肝、肾内最高，脑内以皮层、海马等区域分布较高。本品主要通过尿液以原型及代谢物排出体外，24 小时内约排出一次剂量的 73%，粪便排出仅 2.3%。本品的血浆蛋白结合率为 17%，口服的生物利用度为 96.9%。

【适应证】本品适用于良性记忆障碍，提高患者指向记忆、联想学习、图像回忆、无意义图形再认及人像回忆等能力。对痴呆患者和脑器质性病变引起的记忆障碍亦有改善作用。注射剂亦用于重症肌无力的治疗。

【用法用量】口服。每次 0.1~0.2mg（2~4 片），每日 2 次，每日量最多不超过 9 片，或遵医嘱。

【不良反应】一般不明显。轻度恶心、头晕、腹胀、便秘及睡眠障碍等，停药即可恢复正常。偶见急性肾衰竭。

【咨询要点】药物过量：剂量过大时可引起头晕、恶心、胃肠道不适、乏力等反应，一般可自行消失，反应明显时减量或停药后缓解、消失。

参考文献

［1］胡风丽，谢家骏 . 石杉碱甲治疗血管性痴呆的有效性与安全性 Meta 分析［J］. 中成药，2018，40（5）：1222-1226.

吡拉西坦[药典（二）；医保（乙）]
Piracetam

【分类】改善脑代谢药。

【药理作用】本品属吡咯烷酮类药物，为中枢递质 7- 氨基丁酯的环化衍生物。为脑代谢改善药，具有激活、保护和修复大脑神经细胞的作用。本品可通过激活腺苷酸激酶，促使脑内 ADP 转化为 ATP，改善脑内能量代谢和葡萄糖利用率。它影响胆碱能神经元兴奋传递，促进乙酰胆碱合成。可以抵抗物理因素和化学因素所致的脑功能损害，改善学习、记忆和回忆能力。可以改善由缺氧所造成的逆行性遗忘。

【适应证】由衰老、脑血管病、脑外伤、CO 中毒等引起的记忆和轻、中度脑功能障碍。亦可用于儿童发育迟缓。

【用法用量】①口服：成人，每次 0.8~1.2g，每日 2~3 次，4~8 周为 1 个疗程。儿童、老年人，剂量酌减。②肌内注射：每次 1g，每日 2~3 次。③静脉注射：每次 4~6g，每日 2 次。④静脉滴注：用于改善脑代谢，每次 4~8g，用 250ml 注射液稀释后静脉滴注，每日 1 次。

【不良反应】见吡拉西坦的不良反应表。

吡拉西坦的不良反应表

分类	临床报道（发生率不明）	不良反应处置
免疫系统	荨麻疹	出现荨麻疹立即停药并进行相应处理
消化系统	口干、食欲差、呕吐	一般情况较轻，停药后即可消失
神经系统	中枢性广泛性兴奋性症状（焦虑、失眠、激越、头痛、易激惹、紧张震颤），其发生多与和咖啡因同时摄入有关	一般症状轻，且与剂量大小无关，停药后以上症状消失

参考文献

[1]鄢荣，樊王冬，程小宁.吡拉西坦氯化钠注射液治疗颅内高压的疗效和安全性Meta分析[J].中国药师，2018，21（11）：1985-1990.

胞磷胆碱钠[药典（二）；基（基）；医保（甲、乙）]
Citicoline Sodium

【分类】抗老年痴呆和改善脑代谢药。

【药理作用】本品为人体的正常成分，分子中含胆碱和胞嘧啶。在体内参与卵磷脂的生物合成，使胆碱与甘油二酯结合，促进卵磷脂的合成。有改善脑组织代谢、促进大脑功能恢复的作用。还能改变脑血管阻力，增加脑血流量而促进脑物质代谢，改善脑循环。另外，可增强脑干网状结构上行激活系统的功能，增强锥体系统的功能，改善运动麻痹，故对促进大脑功能的恢复和促进苏醒有一定作用。静脉注入本品可迅速在体内进入血流，并有部分通过血－脑屏障进入脑组织。其中胆碱部分在体内成为良好的甲基化供体，可对多种化合物有转甲基化作用，约有1%的胆碱可从尿中排出。口服给药，亦可进入脑代谢，产生磷脂化作用而生效。

【适应证】主要用于急性颅脑外伤和脑手术所引起的意识障碍，以及脑卒中而致偏瘫的患者，也可用于耳鸣及神经性耳聋。对颅内出血引起的意识障碍效果较差。

【用法用量】①静脉滴注：每日0.25~0.5g，用5%或10%葡萄糖注射液稀释后缓缓滴注，每5~10日为1个疗程。②单纯静脉注射：每次0.1~0.2g。③肌内注射：每日0.1~0.3g，分1~2次注射，脑出血急性期不宜大剂量应用。一般不采用肌内注射，若用时应经常更换注射部位。

【不良反应】见胞磷胆碱钠的不良反应表。

胞磷胆碱钠的不良反应表

分类	临床报道（发生率不明）	不良反应处置
免疫系统	面部潮红	停药后即可消失
消化系统	恶心、干呕、食欲不振、胃痛、胃烧灼感、腹泻，罕见食欲缺乏，肝脏功能检查值异常	停药后即可消失
血液系统	罕见一过性血压降低	
神经系统	偶见失眠，罕见头痛、眩晕、兴奋、烦躁不安、痉挛与一过性复视；用于脑卒中后偏瘫时，偶见麻痹肢体出现麻木感或麻木感增加；国外还有引起疲乏、震颤的报道	
呼吸系统	罕见胸闷、呼吸困难	
其他	偶见发热、休克	

【咨询要点】①注意事项：儿童慎用。不可与含有甲氯芬酯的药物合用。在脑梗死急性期有意识障碍的患者，最好在卒中发作后2周内开始给药。对伴有脑出血、脑水肿和颅压增高的严重急性颅脑损伤患者慎用。癫痫及低血压患者应慎用。②毒性反应：对人及动物均无明显的毒性作用。③药物过量：在脑内出血急性期和严重脑干损伤时，不宜用大剂量，并应与止血药、降颅压药合用。

参考文献

[1]孔艳玲，张少波.胞磷胆碱钠注射液致流涎1例[J].中国药物警戒，2017，14（09）：569，571.

硫喷妥钠 [药典（二）；基（基）；医保（甲）]
Thiopental Sodium

【分类】静脉麻醉药。

【药理作用】本品脂溶性高，静脉注射后迅速通过血－脑屏障，对中枢系统产生抑制作用，依所用剂量大小，出现镇静、安眠及意识消失等不同的作用。本品可降低脑耗氧量及脑血流量，在脑缺氧时对脑起到保护作用。有抑制交感神经、兴奋迷走神经的作用，如有严重刺激时可引起喉痉挛及气管痉挛；对循环和呼吸系统的抑制，与给药剂量及注入速度相关，大量快速注射，因直接抑制心肌和左心室功能及呼吸中枢，可使血压明显下降，呼吸微弱或停止；对肝、肾功能无明显影响，大剂量时对肝功能有一过性轻微抑制；术中低血压可使尿量减少，药物排泄时间延长；可降低眼压，但不影响糖代谢；可通过胎盘影响胎儿，使出生后的新生儿四肢无力，反应迟钝。

【适应证】用于全麻诱导，复合全麻及小儿基础麻醉。

【用法用量】临用前，用灭菌注射用水溶解成 2.5% 溶液后应用。①常用量：静脉注射，成人每次按体重 4~8mg/kg。老年人应减量至 2~2.5mg/kg；肌内注射，小儿每次按体重 5~10mg/kg。②极量：静脉注射每次全麻总用量 1g。

【不良反应】见硫喷妥钠的不良反应表。

硫喷妥钠的不良反应表

分类	少见	罕见	临床报道（发生率不明）	不良反应处置
免疫系统		皮肤及面部红晕、口唇或眼睑肿胀、瘙痒或皮疹、过敏性休克		减量或停药可恢复，严重者给予抗过敏治疗，按照休克抢救原则治疗
呼吸系统	咳嗽、喉与支气管痉挛	呼吸不规则或困难、呼吸停止	静脉滴注过快可致呼吸抑制	减量或停药可恢复，严重者给予对症治疗
消化系统	胃贲门括约肌松弛（误吸和反流）	腹痛		
神经系统		神智持久不清、兴奋乱动、幻觉、全身发抖或局部肌肉震颤、癫痫样惊厥	剂量过大或注射速度过快，易导致严重低血压和呼吸抑制；较大剂量可出现长时间延迟性睡眠。苏醒中常出现寒战发抖，一般可自行消失，如长时间昏睡不够清醒、头痛以及恶心、呕吐时，应引起重视，须加强监护防止意外	
心血管系统		心律失常	血容量不足或脑外伤时容易出现低血压和呼吸抑制，甚至心搏骤停	

【咨询要点】①注意事项：本品能透过胎盘屏障，孕妇用量大，可能导致胎儿窒息。用药时注意监测呼吸深度和频率、血压、脉搏、心律以及呼吸和循环功能等。②毒性反应：本品呈强碱性，2.5% 溶液 pH 在 10 以上，静脉注射可引起组织坏死；误入动脉可出现血管痉挛、血栓形成，重者肢端坏死；肌内注射易致深层肌肉无菌性坏死，无特殊情况不要应用。用于血容量不足或脑外伤患者，易出现低血压和呼吸抑制危象，致心搏骤停。

丙泊酚 [药（二）；基（基）；医保（甲）]
Propofol

【分类】麻醉药及其辅助用药。

【药理作用】本品为烷基酚类的短效静脉麻醉药。静脉注射后迅速分布于全身，40 秒钟内可产生睡眠状态，进入麻醉迅速、平稳。本品的镇痛效应较弱，可使颅内压降低、脑耗氧量及脑血流量减少；对呼吸系统有抑制作用，可出现暂时性呼吸停止；对循环系统也有抑制作用，可出现血压降低。本品的麻醉恢复迅速，约 8 分钟，恢复期可出现恶心、呕吐和头痛。

【适应证】用于全身麻醉的诱导和维持；常与硬膜外或脊髓麻醉同时应用，也常与镇痛药、肌松药及吸入性麻醉药同用。

【用法用量】静脉注射。①诱导麻醉：每 10 秒钟注射 40mg，直至产生麻醉。大多数成人用量约 2~2.5mg/kg。②维持麻醉：常用量为 0.1~0.2mg/kg

【不良反应】见丙泊酚的不良反应表。

丙泊酚的不良反应表

分类	常见	少见	罕见但严重	临床报道（发生率不明）	不良反应处置
免疫系统			血管水肿、横纹肌溶解，术后发热，过敏反应极罕见，可表现为支气管痉挛、红斑和低血压等		出现血管水肿或横纹肌溶解症状，立即停药并进行相应处理
消化系统	恶心、呕吐		胰腺炎		一般症状较轻，可自行缓解
泌尿系统				尿色改变	
血液系统	低血压、儿童中潮红	血栓形成、静脉炎			
神经系统	复苏期头痛				一般症状较轻，可自行缓解
心血管系统	心动过缓				
呼吸系统	诱导期一过性呼吸暂停		可出现剂量依赖性呼吸和循环功能抑制，并与注药速度呈正相关	偶见惊厥和角弓反张的癫痫样运动、肺水肿	
其他	儿童中的撤药综合征	诱导过程中偶见肌阵挛			

【咨询要点】药物过量：可能引起心脏和呼吸抑制。一旦发生应该立即进行人工通气来治疗呼吸抑制；对于心血管抑制的治疗，要求把患者的头部放低，如果抑制严重，应该使用血浆增容剂和升压药。

普鲁卡因 [药典（二）；基（基）；医保（甲）]
Procaine

【分类】局部麻醉药。

【药理作用】本品具有良好的局部麻醉作用，但因对皮肤、黏膜穿透力弱，不适于表面麻醉。

【适应证】主要用于浸润麻醉、蛛网膜下腔阻滞麻醉、神经传导阻滞麻醉和用于治疗某些损伤和炎症，可使发炎损伤部位的症状得到一定的缓解（封闭疗法）。还可用于纠正四肢血管舒缩功能障碍。

【用法用量】①浸润麻醉：溶液浓度多为 0.25%~0.5%（口腔科有时用其 4% 的溶液），每次用量 0.05~0.25g，每小时不可超过 1.5g。其麻醉时间短，可加入少量肾上腺素以延长作用的时间。②蛛网膜下腔阻滞麻醉：1 次量不宜超过 0.15g，用 5% 溶液，约可麻醉 1 小时，主用于腹部以下需时不长的手术。③神经传导阻滞麻醉：用 1%~2% 溶液，每次不超过 1g。④封闭疗法：将 0.25%~0.5% 溶液注射于与病变有关的神经周围或病变部位。

【不良反应】见普鲁卡因的不良反应表。

普鲁卡因的不良反应表

分类	临床报道（发生率不明）	不良反应处置
血液系统	高铁血红蛋白血症	
其他	高敏反应和过敏反应	出现过敏反应立即停药并进行相应处理

【咨询要点】药物过量：过量中毒的症状如头昏、目眩，继之寒战、震颤、恐慌、多言，最后可致惊厥和昏迷，为了防止过量中毒，最大剂量不要超过 1.0g，宜用最低有效浓度，应严格控制单位时间内的用量，按 20 分钟计，局部注射按体重不宜超过 20mg/kg；气管系黏膜表面麻醉时，按体重 5~10mg/kg；脊椎麻醉时，按体重 3~4mg/kg。

维库溴铵 [药典（二）；基（基）；医保（甲）]
Vecuronium Bromide

【分类】骨骼肌松弛药。

【药理作用】系单季铵类固醇，为泮库溴铵的衍生物，中效非去极化型肌肉松弛剂。其作用与泮库溴铵、筒箭毒碱相似。维库溴铵能竞争胆碱能受体，阻断乙酰胆碱的作用，其作用可被新斯的明等抗胆碱酯酶药所逆转，其肌肉松弛效应为泮库溴铵的 1.2~1.7 倍，与某些吸入麻醉药如安氟烷、异氟烷合用，肌肉松弛效应增强，无明显阻滞神经节及迷走神经的作用。也不干扰去甲肾上腺素的再摄取，无组胺释放作用，故不影响心率和血压，也不影响颅内压。没有或仅有轻微的蓄积作用。

【适应证】主要作为全身麻醉辅助用药，用于全麻时的气管插管及手术中的松弛肌肉。

【用法用量】本品仅供静脉注射或静脉滴注使用。插管剂量：0.08~0.1mg/kg，手术中维持用量为 0.01~0.015mg/kg（或静脉注射补充 0.03~0.05mg/kg），根据需要可重复给药。最好在颤搐高度恢复到对照值的 25% 时再追加维持剂量。如其他神经 – 肌肉阻滞药一样，其用量应随患者而异。另外，麻醉方法、手术时间、术前或麻醉手术中使用其他药物的影响和患者的状况都需加以考虑。或遵医嘱。

【不良反应】见维库溴铵的不良反应表。

维库溴铵的不良反应表

分类	少见	临床报道（发生率不明）	不良反应处置
免疫系统	过敏反应、类过敏反应		出现过敏反应立即停药并进行相应处理
血液系统	血浆组胺水平有明显升高		
泌尿系统		尿潴留	
肌肉骨骼系统	从肌无力到因长时间的深度肌麻痹而导致呼吸功能不全或缺氧		

【咨询要点】毒性反应：连续使用维库溴铵达 130mg/kg（95% 阻滞量的 3 倍）也未发现有心动过速或动脉压变化，无蓄积作用，亦无变态反应。使用维库溴铵过量可引起心率加快、血压升高、涎腺分泌增多等。

琥珀胆碱 [药典（二）；医保（甲）]
Suxamethonium

【分类】骨骼肌松弛药。

【药理作用】本品属去极化型肌松剂，肌肉松弛作用快，持续时间短，故易于控制，适用于外科手术，可使气管插管更容易进行。

【适应证】本品为速效肌肉松弛药；也用于需快速气管内插管。

【用法用量】成人静脉注射，每次 1~2mg/kg。多用其 2% ~5% 溶液。注射后 1 分钟即出现肌肉松弛，持续 2 分钟。如需继续维持其作用，可用其 0.1% ~0.2% 溶液，以每分钟 2.5mg 的速度静脉注射；亦可静脉滴注，静脉滴注液可用 0.9% 氯化钠注射液或 5% 葡萄糖注射液稀释至 0.1% 浓度。极量，静脉注射，每次 250mg。

【不良反应】见琥珀胆碱的不良反应表。

琥珀胆碱的不良反应表

分类	临床报道（发生率不明）	不良反应处置
免疫系统	皮疹	出现皮疹立即停药并进行相应处理
消化系统	流涎	一般情况较轻，停药后即可消失
心血管系统	心动过缓、心律失常、高血压、低血压、恶性高热、心动过速	
其他	高钾血症、过敏反应、肌束震颤、下颌紧张、肌痛（术后）、横纹肌溶解症、眼压升高、呼吸抑制	严重烧伤、软组织损伤、腹腔内感染、破伤风、截瘫及偏瘫等，在本品作用下引起异常的大量 K^+ 外流致高钾血症，产生严重室性心律失常甚至心搏停止，应立即停药，并进行相应处理

【咨询要点】药物过量：大剂量使用后可出现快速耐受性或双相阻滞。

参考文献

[1]王磊,姚锦华,徐安.阿曲库铵预处理对琥珀胆碱肌震颤不良反应的预防作用[J].浙江医学,2001(04):40-41.

第三章 主要作用于自主神经系统的药物

毛果芸香碱 [药典（二）；基（基）；医保（甲，乙）]
Pilocarpine

【分类】M 胆碱受体激动剂。

【药理作用】选择性直接作用于 M 胆碱受体，对眼和腺体的作用最为明显。①引起缩瞳，眼压下降，并有调节痉挛等作用。通过激动瞳孔括约肌的 M 胆碱受体，使瞳孔括约肌收缩。缩瞳引起前房角间隙扩大，房水易回流，使眼压下降。由于睫状肌收缩，悬韧带松弛，使晶状体屈光度增加，故视近物清楚，看远物模糊，称为调节痉挛。②增加外分泌腺分泌。对汗腺和唾液腺作用最为明显，尚可增加泪液、胃液、胰液、肠液及呼吸道黏液细胞分泌。③引起肠道平滑肌兴奋、肌张力增加，支气管平滑肌、尿道、膀胱及胆道肌张力也增加。

【适应证】治疗原发性青光眼，包括开角型与闭角型青光眼。滴眼后，缩瞳作用于 10~30 分钟出现，维持 4~8 小时；最大降眼压作用约 75 分钟内出现，维持 4~14 小时；可缓解或消除青光眼症状。与毒扁豆碱比较，毛果芸香碱作用温和而短暂，水溶液较稳定。也可用于唾液腺功能减退。口服片剂（SALAGEN）可缓解口腔干燥症。

【用法用量】①慢性青光眼：0.5%~4% 溶液 1 次 1 滴，每日 1~4 次。②急性闭角型青光眼急性发作期：1%~2% 溶液 1 次 1 滴，每 5~10 分钟滴眼 1 次，3~6 次后每 1~3 小时滴眼 1 次，直至眼压下降（注意：对侧眼每 6~8 小时滴眼 1 次，以防对侧眼闭角型青光的发作）。③缩瞳：对抗散瞳作用，1% 溶液，每次滴眼 1 滴，每日 2~3 次；先天性青光眼房角切开或外路小梁切开术前，1% 溶液，一般滴眼 1~2 次；虹膜切除术前，2% 溶液，每次 1 滴。④孕妇及哺乳期妇女用药：本品对于孕妇及哺乳期妇女用药的安全性尚未确定，故应慎用。⑤儿童用药：儿童要慎用本品，因患儿体重轻，易用药过量引起全身中毒。

【不良反应】见毛果芸香碱的不良反应表。

毛果芸香碱的不良反应表

分类	临床报道（发生率不明）	不良反应处置
呼吸系统	频繁点眼可因过量吸收引起支气管痉挛、肺水肿	为避免吸收过多引起不良反应，滴眼后需用手指压迫泪囊部 1~2 分钟
消化系统	频繁点眼可因过量吸收引起流涎、恶心、呕吐	为避免吸收过多引起不良反应，滴眼后需用手指压迫泪囊部 1~2 分钟
神经系统	瞳孔缩小及调节痉挛、视力下降、暂时性近视、眼痛、眉弓部疼痛，长期用可引起埃迪瞳孔缩小、虹膜后黏连、虹膜囊肿、白内障及近视程度加深	定期检查眼压。如出现视力改变，需查视力、视野、眼压描记及房角等，根据病情变化减量或停药

【咨询要点】药物过量：可产生出汗、流涎、恶心、震颤、脉搏缓慢和血压下降。在哮喘患者可使支气管痉挛。在中度药物过量时，可自行恢复，静脉补液可纠正脱水，有助于恢复。对严重的病例，阿托品是毛果芸香碱的拮抗药。本品眼局部滴用过量时，可用温水将

其从眼部冲洗掉。

酚妥拉明 [药典（二）；基（基）；医保（甲）]
Phentolamine

【分类】α_1 和 α_2 受体拮抗药。

【药理作用】酚妥拉明是竞争性、非选择性 α_1 和 α_2 受体拮抗药，其作用持续时间较短。通过拮抗胞突接合后血管中 α_1 和 α_2 受体，因而引起血管扩张和血压降低，以小动脉为主，静脉次之，结果使体循环和肺循环阻力下降，动脉压降低；通过拮抗 α_2 受体，则可增加去甲肾上腺素释放，引起心肌收缩力增强和心动过速。酚妥拉明还可降低肾灌注压，引起钠水潴留。它亦能对去甲肾上腺素和肾上腺素引起的血管收缩反应产生拮抗作用。由于胞突接合前 α_1 受体的拮抗作用，导致增加神经元的去甲肾上腺素的释放，酚妥拉明可增强心肌收缩力和速率。静脉给药后，可使全身平均动脉压和全身血管阻力得到暂时的下降。

【适应证】①用于诊断嗜铬细胞瘤及治疗其所致的高血压发作，包括手术切除时出现的高血压，也可根据血压对本品的反应用于协助诊断嗜铬细胞瘤；②治疗左心室衰竭；③治疗去甲肾上腺素静脉给药外溢，用于防止皮肤坏死。

【用法用量】成人常用量如下。①酚妥拉明试验：静脉注射 5mg，也可先注入 2.5mg，若反应阴性，再给 5mg，如此则假阳性的结果可以减少，也减少血压骤降的危险性。②防止皮肤坏死：在每 1000ml 含去甲肾上腺素溶液中加入本品 10mg 静脉滴注，作为预防之用。已发生去甲肾上腺素外溢，用本品 5~10mg 加 10ml 氯化钠注射液作局部浸润，此法在外溢后 12 小时内有效。③嗜铬细胞瘤手术：术前 1~2 小时静脉注射 5mg，术时静脉注射 5mg 或滴注每分钟 0.5~1mg，以防肿瘤手术时肾上腺素大量释出。④心力衰竭时减轻心脏负荷：静脉滴注每分钟 0.17~0.4mg。⑤抗休克：以 0.3mg/min 的剂量进行静脉滴注。⑥室性期前收缩：开始 2 日，每次口服 50mg，每日 4 次；如无效，则以后两日将剂量增加至每次 75mg，每日 4 次；如仍无效，可增至每日 400mg；如再无效，即应停用。不论何种剂量，一旦有效，就按该剂量继续服用 7 日。⑦作阴茎海绵体内注射，可使阴茎海绵窦平滑肌松弛、扩张而勃起，可用于治疗勃起障碍，1 次注射 1mg。

【不良反应】见酚妥拉明的不良反应表。

酚妥拉明的不良反应表

分类	罕见	临床报道（发生率不明）	不良反应处置
呼吸系统		鼻塞	一般停药后症状即可消失
消化系统		恶心、呕吐	一般停药后症状即可消失
神经系统	晕倒、乏力、神志模糊、头痛、共济失调、言语含糊		
其他	突然胸痛（心肌梗死）	心动过速、心律失常、直立性低血压	坐起或直立时应缓慢，以防直立性低血压造成不必要的伤害

【咨询要点】药物过量：逾量而发生严重低血压时，可静脉内滴注去甲肾上腺素，但不宜用肾上腺素，以免血压进一步降低。

东茛菪碱 [药典（二）；医保（乙）]
Scopolamine

【分类】叔胺基酯类合成抗胆碱药。

【药理作用】本品为叔胺抗毒蕈碱药，其作用一般类似阿托品，对中枢和周围神经系统均有作用。①它比阿托品抑制唾液分泌的作用更强，通常会减缓心率而不是加速心率，特别是在使用小剂量时。②它对中枢的作用与阿托品不同，能抑制大脑皮质，产生嗜睡和健忘。③对眼平滑肌和腺体分泌的抑制作用比阿托品强。④除对平滑肌有解痉作用外，尚有阻断神经节及神经－肌肉接头的作用，对中枢的作用较弱。⑤眼部作用与阿托品相似，其散瞳、调节麻痹及抑制分泌的作用较阿托品强1倍，但持续时间短。⑥其与阿托品兴奋大脑相反，表现为显著的镇静作用。⑦外周作用与阿托品相似，它对涎腺、支气管和汗腺分泌的抑制作用较阿托品强，对眼的散瞳和调节麻痹作用较阿托品迅速，但作用消失较快，对心脏、肠管和支气管平滑肌的作用较弱。⑧它也具有解除血管痉挛和改善微循环的作用。⑨在一般治疗剂量时对中枢有明显的抑制作用；较大剂量时可产生催眠作用；大剂量时多可产生激动、不安、幻觉或谵妄等中枢兴奋症状，但很快就进入睡觉状态；剂量更大（0.08mg/kg静脉注射）则皮质抑制更显著。⑩若与氯丙嗪合用可能很快产生麻痹现象。⑪东茛菪碱的兴奋呼吸、抗晕动和抗震颤麻痹作用均较低阿托品强。

【适应证】①用于麻醉前给药、晕动病、帕金森病。②缓解平滑肌痉挛（尤指胃肠道）和扩瞳。③解救有机磷农药中毒。④主要用于对阿托品过敏的患者，也用于轻度虹膜睫状体炎，支气管哮喘和哮喘型支气管炎。

【用法用量】①口服：每次0.3~0.6mg，每日0.6~1.2mg；极量时每次0.6mg，每日1.8mg。②皮下注射：每次0.2~0.5mg；极量时每次0.5mg，每日1.5mg。③抢救乙型脑炎呼吸衰竭：以1ml含药0.3mg的注射液直接静脉注射或稀释于10%葡萄糖注射液30ml内作静脉滴注，常用量为0.02~0.04mg/kg，用药间歇时间一般为20~30分钟，用药总量最高达6.3mg。

【不良反应】见东茛菪碱的不良反应表。

东茛菪碱的不良反应表

分类	少见	罕见	临床报道（发生率不明）
免疫系统	皮肤疾病	出汗障碍	
消化系统	唾液缺乏		口干、便秘
泌尿系统	尿潴留		排尿困难
神经系统	视力调节障碍	晕眩	引起中枢抑制，表现为困倦、遗忘、疲乏、快速动眼睡眠相缩短等
呼吸系统		呼息困难	
循环系统	心动过速、低血压		

参考文献

[1]郑磊,杨静,管玉瑶,等.丁溴东茛菪碱注射液的临床应用与不良反应分析[J].中国药师,2018,21（5）:867-870.

山莨菪碱 [药典（二）；基（基）；医保（甲）]
Raceanisodamine Hydrochloride

【分类】抗 M 胆碱药。

【药理作用】本品有明显的外周抗胆碱作用，能对抗乙酰胆碱引起的肠及膀胱平滑肌收缩和血压下降，并能使在体肠张力降低，作用强度与阿托品近似。其抑制唾液分泌的作用是阿托品 1/20~1/10，扩瞳作用较阿托品弱 10 倍。从对脑电活动、条件反射及用震颤素引起的震颤等中枢作用指标表明，其中枢作用较阿托品弱 6~20 倍。能对抗或缓解不同有机磷毒剂在动物中引起的中毒症状，并提高有机磷化合物的 LD_{50}。临床治疗急性阑尾炎、过敏性休克、急性肾炎合并心力衰竭、高血压脑病、肺部疾患及敌敌畏中毒等均取得了较好疗效，治疗梅尼埃综合征、炮震性耳聋、妊娠中毒症、胰腺炎、视网膜脉络膜炎、颅脑外伤等疾患亦均有不同程度的疗效，还能治疗哮喘。

【适应证】主要用于解除平滑肌痉挛、胃肠绞痛、胆道痉挛以及急性微循环障碍及有机磷中毒等。

【用法用量】①常用量：肌内注射，成人每次 5~10mg，小儿 0.1~0.2mg/kg，每日 1~2 次。②抗休克及有机磷中毒：静脉注射，成人每次 10~40mg，小儿每次 0.3~2mg/kg，必要时每隔 10~30 分钟重复给药，也可增加剂量。病情好转后应逐渐延长给药间隔，至停药。

【不良反应】见山莨菪碱的不良反应表。

山莨菪碱的不良反应表

分类	临床报道（发生率不明）
免疫系统	面红
消化系统	口干，喉头水肿
泌尿系统	排尿困难，急性尿潴留
神经系统	视物模糊
心血管系统	心搏加快

【咨询要点】用量过大时可出现阿托品样中毒症状，可用新斯的明或氢溴酸加兰他敏解除症状。

阿托品 [药典（二）；基（基）；医保（乙）]
Atropine

【分类】胆碱受体阻滞药。

【药理作用】为 M- 受体阻滞药，主要解除平滑肌痉挛（包括解除血管痉挛，改善微血管循环）；抑制腺体分泌，解除迷走神经对心脏的抑制，使心率加快、瞳孔散大、眼压升高，调节功能麻痹，兴奋呼吸中枢，解除呼吸抑制。

【适应证】①各种内脏绞痛，如胃肠绞痛及膀胱刺激症状；对胆绞痛、肾绞痛的疗效较差。②全身麻醉前给药，可减少麻醉过程中支气管黏液分泌，预防术后引起肺炎，并可消除吗啡对呼吸的抑制。③严重盗汗和流涎症。④迷走神经过度兴奋所致的窦房阻滞、房室阻滞等缓慢型心律失常，也可用于继发于窦房结功能低下而出现的室性异位节律。⑤抗休克。

⑥解救有机磷酸酯类中毒。

【用法用量】①感染中毒性休克：成人每次 1~2mg，小儿每次 0.03~0.05mg/kg，静脉注射，每 15~30 分钟 1 次，2~3 次后如情况不见好转可逐渐增加用量，至情况好转后即减量或停药。②锑剂引起的阿 - 斯综合征：发现严重心律失常时，立即静脉注射 1~2mg（用 5%~25% 葡萄糖注射液 10~20ml 稀释），同时肌内注射或皮下注射 1mg，15~30 分钟后再静脉注射 1mg。如患者无发作，可根据心律及心率情况改为每 3~4 小时 1 次皮下注射或肌内注射 1mg，48 小时后如不再发作，可逐渐减量，最后停药。③有机磷农药中毒：与碘解磷定等合用时，对中度中毒，每次皮下注射 0.5~1mg，隔 30~60 分钟 1 次；对严重中毒，每次静脉注射 1~2mg，隔 15~30 分钟 1 次，病情稳定后，逐渐减量并改用皮下注射。单用时，对轻度中毒，每次皮下注射 0.5~1mg，隔 30~120 分钟 1 次；对中度中毒，每次皮下注射 1~2mg，隔 15~30 分钟 1 次；对重度中毒，即刻静脉注射 2~5mg，以后每次 1~2mg，隔 15~30 分钟 1 次，根据病情逐渐减量和延长间隔时间。④缓解内脏绞痛：每次皮下注射 0.5mg。⑤用于麻醉前给药：皮下注射 0.5mg。⑥用于眼科：1%~3% 眼药水滴眼或眼膏涂眼。

【不良反应】见阿托品的不良反应表。

阿托品的不良反应表

分类	临床报道（发生率不明）	不良反应处置
免疫系统	皮肤潮红、过敏性皮疹或疱疹	停药后可缓解
消化系统	便秘、胃肠动力低下、胃食管反流	
泌尿系统	排尿困难（尤其是老年患者有发生急性尿潴留的危险）	
眼部系统	视力模糊、眼压升高、瞳孔轻度扩大	停药后数日为缓解可对症治疗
心血管系统	心悸、室性心动过速、心室颤动	
神经系统	幻觉、谵妄、惊厥	
其他	口干、少汗（排汗受阻可致高热）	停药后可缓解

【咨询要点】婴幼儿对本品的毒性反应极为敏感，特别是痉挛性麻痹与脑损伤的小儿，反应更强。阿托品为剧毒药品，用药期间对患者需密切观察。

参考文献

［1］张华琴，吴岳平 . 阿托品试验致室性心动过速、心室颤动 1 例［J］. 实用心电学杂志，2015，24（04）：302–304.

盐酸米多君 [药典（二）；基（非基药）；医保（非医保）]
Midodrine Hydrochloride

【分类】抗休克及血管收缩剂。

【药理作用】本品在体内形成活性代谢物脱甘氨酸米多君，后者为 α 肾上腺素受体激动剂可通过兴奋动脉和静脉。α 肾上腺素受体使血管收缩，进而升高血压。脱甘氨酸米多君不会激动心脏 β 肾上腺素受体且基本不能透过血 - 脑屏障，因而不会影响中枢神经系统功能。

【适应证】用于治疗体位性低血压，仅用于在临床护理后其生活仍受到严重干扰者，包括非药物治疗、扩容和改变生活方式等。

【用法用量】①低血压：根据患者自主神经的张力和反应进行治疗并作相应的调整。②建议使用以下剂量：成人和青少年（12 岁以上）开始剂量为 2.5mg，每日 2~3 次。根据患者的反应和对此药的耐受能力，可间隔 3~4 日增加 1 次剂量，达到每次 10mg，每日 3 次。本品应当在白天、患者需要起立进行日常活动服用。③每 4 小时间隔服药时间推荐如下：晨起直立或晨起直立之前，中午和下午晚些时候。

【不良反应】见盐酸米多君的不良反应表。

盐酸米多君的不良反应表

分类	常见	少见	临床报道（发生率不明）
心血管系统	卧位高血压		卧位高血压 一过性收缩压偏高
其他	感觉异常、皮肤瘙痒、竖毛、寒战	头痛、头胀、面部血管扩张、脸红、思维错乱，口干、神经质及皮疹，视野缺损、皮肤过敏、眩晕	竖毛反应、轻度肝功能异常、残余尿量增加

【咨询要点】药物过量：用药过量的症状包括高血压、鸡皮疙瘩、畏寒、尿潴留。

第四章　主要作用于心血管系统的药物

维拉帕米 [药典（二）；基（基）；医保（甲、乙）]
Verapamil

【分类】抗高血压。

【药理作用】本品为钙通道阻滞药。由于抑制钙内流可降低心脏舒张期自动去极化速率，而使窦房结的发放冲动缓慢，也可减慢传导。可减慢向前传导，因而可以消除房室结折返。对外周血管有扩张作用，使血压下降，但较弱，一般可引起心率减慢，但也可因血压下降而反射性心率加快。对冠状动脉有舒张作用，可增加冠脉流量，改善心肌供养，此外，它尚有抑制血小板聚集作用。

【适应证】用于抗心律失常和心绞痛。对于阵发性室上性心动过速最有效；对房室交界区心动过速疗效也很好；也可用于心房颤动、心房扑动、房室期前收缩。

【用法用量】口服，每次40~120mg，每日3~4次。维持剂量为每次40mg，每日3次。稀释后缓慢静脉注射或静脉滴注，0.075~0.15mg/kg，症状控制后改用片剂口服维持。

【不良反应】见维拉帕米的不良反应表。

维拉帕米的不良反应表

分类	常见	少见	罕见	不良反应处置
心血管系统		心动过缓、心悸、低血压	充血性心力衰竭、心肌梗死	①心动过缓可静脉给阿托品、异丙肾上腺素、去甲肾上腺素、皮质激激素或人工心脏起搏器。心室颤动时可用电击除颤，心脏停搏者及时给予 CPR ②低血压状态引起机体灌注不良时，应予正性肌力药或升压药、血管收缩剂，可静脉给予异丙肾上腺素、间羟胺或去甲肾上腺素
消化系统		消化不良、恶心、便秘	肝毒性、肝水肿	
神经系统		头晕、疲劳、头痛、晕厥		
免疫系统		皮疹		
其他	牙龈增生	外周性水肿		

【咨询要点】①毒性反应：立即停药。超量口服中毒者应尽早洗胃，并用硫酸钠导泻。②药物过量：主要表现为低血压和心动过缓（房室分离、高度房室传导阻滞、心脏停搏）、精神错乱、昏迷、恶心、呕吐、肾功能不全、代谢性酸中毒和高血糖等。

硝苯地平 [药典（二）；基（基）；医保（甲、乙）]
Nifedipine

【分类】抗高血压药。

【药理作用】本品具有机制 Ca^{2+} 内流的作用，能松弛血管平滑肌，扩张冠状动脉，增加冠脉血流量，提高心肌对缺血的耐受性，同时能扩张周围小动脉，降低外周血管阻力，从而使血压下降。小剂量扩张冠状动脉时并不影响血压，为较好的抗心绞痛药。用作抗高血压药，没有一般扩张剂常有的水钠潴留和水肿等不良反应。

【适应证】用于预防和治疗冠心病心绞痛，特别是变异性心绞痛和冠状动脉痉挛所致的心绞痛。对呼吸功能没有不良影响，故适用于患有呼吸道阻塞性疾病的心绞痛患者，及疗效优于 β 受体拮抗药。还适用于各种类型的高血压，对顽固性、重度高血压也有较好疗效。由于能降低后负荷，对顽固性充血性心力衰竭亦有良好疗效，宜于长期服用。

【用法用量】①口服：每次 5~10mg，每日 15~30mg。急用时可舌下含服。对慢性稳定性心力衰竭，每 6 小时 20mg。②咽部喷药：每次 1.5~2mg（约喷 3~4 次）。

【不良反应】见硝苯地平的不良反应表。

硝苯地平的不良反应表

分类	常见	少见	罕见	临床报道（发生率不明）	不良反应处置
免疫系统	面部潮红	瘙痒、皮疹			
消化系统		便秘、胃食管反流			
神经系统		头晕、疲劳、恶心、睡眠障碍			

续表

分类	常见	少见	罕见	临床报道（发生率不明）	不良反应处置
心血管系统		心绞痛、心肌梗死、心悸、心动过速			
血液系统	外周性水肿	低血压	再生障碍性贫血、血小板减少症		低血压者可采取头低脚高位卧床休息、静脉注射氯化钙等。应及时给予心血管支持治疗，包括心肺监测、注意循环血容量和尿量。明显水肿可用氢氯噻嗪等利尿剂纠正
其他	牙龈增生	肌痛		患者男性，44岁，急性心肌梗死治疗40日后，病情稳定，予以硝酸异山梨酯、活心丹、冠心苏合丸等治疗，1日后加用硝苯地平10mg，每日3次，口服或舌下含化，服用1个月后发现牙龈增生，1.5个月增生明显	

【咨询要点】①毒性反应：再生障碍性贫血、血小板减少症。②药物过量：应立即催吐、洗胃、导泻，再对症处理。

尼卡地平^[药典（二）；医保（乙）]

Nicardipine

【分类】钙通道阻滞药。

【药理作用】本品作用与硝苯地平相似，通过拮抗钙离子内流，拮抗 cAMP 磷酸二酯酶，使细胞 cAMP 水平上升，血管扩张，产生明显的血管扩张作用，特别是选择性地作用于脑血管和冠状动脉。主要扩张动脉血管，显著降低心室后负荷，而静脉扩张作用甚微。另外，尼卡地平还有抑制血小板聚集和血栓形成作用。口服 90% 以上被吸收，部分药物可首次通过肝脏消除（首过效应），生物利用度 60% 以上，食物可降低其生物利用度。

【适应证】用于高血压、脑血管供血不足、冠状粥样硬化性心脏病（冠心病）稳定型心绞痛和变异型心绞痛。

【用法用量】①口服：每次 10~20mg，每日 3 次。②静脉滴注：高血压急症时以每分钟 0.0005~0.006g/kg 速度开始，根据血压监测调节滴速。

【不良反应】见尼卡地平的不良反应表。

尼卡地平的不良反应表

分类	临床报道（发生率不明）	不良反应处置
免疫系统	面部潮红、皮疹	
消化系统	恶心、口干、便秘、乏力	
血液系统	ALT、AST、胆红素、乳酸脱氢酶、胆固醇、尿素氮、肌酐升高，粒细胞减少，静脉炎	
神经系统	头晕、头痛	

续表

分类	临床报道（发生率不明）	不良反应处置
心血管系统	心悸、心动过速、心绞痛加重、低血压	停药、减小剂量或加用 β 受体阻滞剂可以纠正
其他	罕见粒细胞减少，异常时应停药、足踝部水肿、四肢麻木	

参考文献

［1］陈云，罗太珍，程惠芳，等.问题管理模式在降低尼卡地平致静脉炎中的应用［J］.护理实践与研究，2016，13（02）：122-124.

尼群地平 ^{［药典（二）；基（基）；医保（甲、乙）］}
Nitrendipine

【分类】钙通道阻滞药。

【药理作用】尼群地平化学结构与硝苯地平类似，能抑制血管平滑肌及心肌的跨膜钙离子内流，但以血管作用为主，故血管选择性较强。尼群地平可引起全身血管扩张（包括冠状动脉、肾小动脉），产生以降低舒张压为主的作用。尼群地平还能降低心肌耗氧量，对缺血性心肌有保护作用。与地尔硫䓬、维拉帕米和硝苯地平不同，尼群地平对窦房结或房室结的传导无影响。

【适应证】用于冠心病及高血压，尤其是患有这两种疾病的患者，也可用于充血性心力衰竭。

【用法用量】成人常用量：开始每次口服 10mg，每日 1 次，以后可根据情况调整为每次 20mg，每日 2 次。

【不良反应】见尼群地平的不良反应表。

尼群地平的不良反应表

分类	临床报道（发生率不明）	不良反应处置
免疫系统	面部潮红、皮疹，甚至剥脱性皮炎、过敏性肝炎	
消化系统	口干、恶心	
神经系统	头晕、头痛、眩晕	
心血管系统	心悸、低血压、心绞痛发作，一过性低血压、轻度反射性心率加快	停药、减小剂量或加用 β 受体阻滞剂可以纠正
其他	足踝部水肿、牙龈增生	停药

【咨询要点】药物过量：现有的文献表明，增加剂量能够导致过度的外周血管扩张，继发或延长体循环低血压状态。由药物过量导致临床上出现显著的低血压反应的患者，应在心肺监测的同时，给予积极的心血管支持治疗。肝功能不全的患者药物清除率下降。

尼莫地平 ^{［药典（二）；基（基）；医保（甲、乙）］}
Nimodipine

【分类】抗脑血管病药。

【药理作用】本品为 1,4- 二氢吡啶类钙离子拮抗药，对脑组织受体有高度选择性，容易透过血-脑屏障。通过有效地阻止钙离子进入细胞内、抑制平滑肌收缩，达到解除血管痉挛之目的，从而保护了脑神经元，稳定其功能及增进脑血灌流，改善脑供血，提高对缺氧的耐受力。本品能有效地预防和治疗因蛛网膜下腔出血引起的脑血管痉挛所造成的脑组织缺血性损伤。能降低红细胞脆性及血液黏稠度，抑制血小板聚集抗血栓形成。在适宜剂量下选择性扩张脑血管，几乎不影响外周血管。本品还可以改善老年性脑损伤患者的记忆障碍。最新循证医学结果证明本品能有效改善卒中后认知功能。

【适应证】用于急性脑血管病恢复期的血液循环改善；各种原因的蛛网膜下腔出血后的脑血管痉挛，及其所致的缺血性神经障碍高血压、偏头痛等；也被用作缺血性神经元保护和血管性痴呆的治疗；对突发性耳聋也有一定疗效。

【用法用量】口服：①治疗缺血性脑血管病：片剂，每次 30~40mg，每日 3 次；缓释剂，每次 60mg，每日 2 次。连用 1 个月。②治疗突发性耳聋：片剂，每次 10~20mg，每日 3 次；缓释剂，每次 60mg，每日 1 次。5 日为 1 个疗程，可用 3~4 个疗程。③治疗轻、中度高血压：每次 40mg，每天 3 次。④治疗偏头痛：片剂，每次 40mg，每日 3 次；缓释剂，每次 60mg，每日 2 次，12 周为 1 个疗程。⑤老年性认知功能减退或血管性痴呆：每次 30~40mg，每日 3 次，连服 2 个月。⑥蛛网膜下腔出血所致脑血管痉挛：片剂，每次 40~60mg，每日 2~3 次，发病当日即可服用；缓释剂，每次 60mg，每日 2 次。连用 3~4 周。如需手术，术前停药，术后可继续服用。静脉滴注：治疗蛛网膜下腔出血，滴速 0.5g/（kg·min），随时检测血压，病情稳定后改口服，成人每次 20~30mg，每日 2 次。

【不良反应】见尼莫地平的不良反应表。

尼莫地平的不良反应表

分类	临床报道（发生率不明）	不良反应处置
免疫系统	皮疹、皮肤发红、痤疮、瘙痒、潮红	停药后保肝治疗，胃肠道反应停药或减量后可恢复
消化系统	肝功能异常、肝炎、黄疸、恶心、呕吐、胃肠道不适、腹泻、个别患者有肠梗阻（肠麻痹所致排空障碍）、胃肠道出血	
泌尿系统	血清尿素氮和（或）肌酐升高	
血液系统	极个别患者出现血小板减少症、贫血、血肿、弥漫性血管内凝血、深静脉血栓形成	
神经系统	头昏眼花、头痛、虚弱、嗜睡、可能有中枢兴奋症状，如失眠、多动、兴奋、攻击性和多汗；偶见运动功能亢进、抑郁和神经退化	
心血管系统	血压下降、心率加快、期外收缩、心动过缓、心电图异常、心悸、反跳性血管痉挛、高血压、充血性心力衰竭	
其他	呼吸困难、喘息、静脉炎	

【咨询要点】药物过量：急性药物过量的症状有面部潮红，血压明显下降，心动过速或心动过缓，胃肠道不适和恶心等。急性药物过量时必须立即停药。如果血压明显下降，可静脉给予多巴胺或去甲肾上腺素。因无特效解毒剂，对其他副作用的继续治疗应给予以对症处理。

参考文献

[1] 王涛.尼莫地平与氟桂利嗪治疗偏头痛的疗效及安全性对比［J］.中国卫生标准管理，2018，9（15）：93-95.

[2] 张伟，狄娇，宁泽琼，等.法舒地尔联合尼莫地平治疗蛛网膜下腔出血后脑血管痉挛有效性和安全性

Meta 分析［J］. 药物流行病学杂志，2018，27（04）：217–222.

<h1 style="text-align:center">非洛地平^{［药典（二）；医保（乙）］}</h1>
Felodipine

【分类】抗高血压。

【药理作用】作用与硝苯地平相似，对冠脉及外周血管均有扩张作用；高浓度时兼有抑制钙调素从而干扰细胞内钙的利用。可增加冠状窦血流量，降低全身及冠脉血管阻力，使血压下降。口服后吸收完全，血浆蛋白的结合率为99%，在体内由肝灭活。$t_{1/2}$ 约为25小时。

【适应证】高血压。

【用法用量】1 日剂量为20mg，分次服。

【不良反应】见非洛地平的不良反应表。

非洛地平的不良反应表

分类	常见	少见	罕见	临床报道（发生率不明）	不良反应处置
免疫系统		脸红、瘙痒、皮疹、荨麻疹	过敏性皮炎	报道有 1 例过敏性皮炎	皮疹瘙痒者可给予抗组胺药物
消化系统		腹痛、便秘、恶心	肝毒性		
神经系统		头晕、持续性头痛、疲劳			停服，改服尼莫地平片和肠溶阿司匹林片，无上述症状
心血管系统		心悸、心动过速			
血液系统		低血压、高血钾	血小板减少		低血压应立即将患者置于仰卧位，并抬高下肢，静脉输液
其他	外周性水肿	关节痛、阳痿、肌痛			

【咨询要点】①毒性反应：引起外周血管过度扩张，伴有显著的低血压，有时还可能出现心动过缓。如出现严重低血压应给予对症处理，如患者平卧，抬高下肢。如伴有心动过缓时，应静脉滴注阿托品 0.5~1.0mg，如效果不明显，应滴注葡萄糖注射液、氯化钠注射液和右旋糖酐扩充血容量。如上述措施仍不见效时，可给予 α_1 肾上腺素受体作用为主的拟交感胺类药。②药物过量：可引起外周血管过度扩张，伴有显著地低血压，有时还可能出现心动过缓。

<h1 style="text-align:center">氨氯地平^{［基（基）；医保（甲）］}</h1>
Amlodipine

【分类】抗高血压。

【药理作用】本品为二氢吡啶类钙拮抗药，其作用与硝苯地平相似，但对血管的选择性更强，可舒张冠状血管和全身血管，增加冠脉血流量，降低血压，产生作用缓慢，但持续时间长。故每日口服 1 次即可。口服吸收迅速，生物利用度夜间高（52%~88%），大部分经肝代谢。

【适应证】用于治疗高血压，单独应用或与其他抗高血压药合用均可；也可用于稳定型心绞痛患者，尤其是对硝酸盐和 β 受体拮抗药无效者。

【用法用量】口服，开始时 1 次 5mg，每日 1 次，以后可根据情况增加剂量，最大剂量为每日 10mg。

【不良反应】见氨氯地平的不良反应表。

氨氯地平的不良反应表

分类	常见	少见	罕见	临床报道 （发生率不明）	不良反应处置
消化系统	恶心	腹痛、便秘	肝毒性		
神经系统		头晕、疲劳、头痛	胸痛	国内报道 1 例 精神异常	
心血管系统	外周性水肿、心悸	心悸、心动过速、低血压、高钾血症	血小板减少症，心肌梗死		停用本品，继续服用盐酸贝那普利片用量不变，3 日后患者心悸、胸闷等不适逐渐消失，再次复查心电图恢复正常，证实患者发生窦性心动过缓为口服氨氯地平所致
免疫系统		瘙痒、皮疹、荨麻疹、潮红			
其他	水肿	肌痛		关节疼痛	

【咨询要点】①毒性反应：引起显著而持久的外周血管扩张，导致严重低血压和反射性心动过速。也可出现心动过缓、二或三度房室传导阻滞、心脏停搏。可以采取洗胃，一旦发现应立即进行心脏、呼吸监护，频繁测量血压；再对症处理。②药物过量：可导致外周血管过度扩张，继而出现显著而持久的低血压，还可出现反射性心动过速。

参考文献

［1］陈醒，骆雨璇，冷静 . 氨氯地平不良反应文献分析［J］. 医药导报，2017，36（z1）：137-139.

西尼地平[药典（二）；基（基）；医保（乙）]
Cilnidipine

【分类】抗高血压药。

【药理作用】本品能与血管平滑肌细胞膜上 L 型钙通道的二氢吡啶位点结合，抑制 Ca^{2+} 通过 L 型钙通道的跨膜内流，从而松弛、扩张血管平滑肌，起到降压作用。它还可抑制 Ca^{2+} 通过交感神经细胞膜上 N 型钙通道的跨膜内流而抑制交感神经末梢去甲肾上腺素的释放和交感神经活动。

【适应证】高血压。

【用法用量】①起始剂量为 10mg/d（相当于氨氯地平 5mg/d），若血压不达标，可将剂量每次以 5mg/d 递增至 20mg/d（剂量调整间隔不应短于 1~2 周）。②对于轻中度高血压患者，可首选本药单药治疗。对于血压明显升高或具有其他高危因素者，可与一种或多种其他一线降压药物（利尿剂、β 受体阻滞药、ACEI 或 ARB）联合应用。③用于治疗心绞痛时，可与硝酸酯类药物或 β 受体阻滞药联合应用。

【不良反应】见西尼地平的不良反应表。

西尼地平的不良反应表

分类	少见	罕见	临床报道（发生率不明）	不良反应处置
免疫系统	浮肿、药疹	瘙痒感		
消化系统	AST、ALT、γ-GT 上升等肝功能异常，呕吐，腹痛，口渴	便秘、腹胀		这些反应通常在停止治疗时是可逆的
泌尿系统	尿频，尿酸、肌酸、尿酸氮上升，尿蛋白阳性	尿沉渣阳性		
循环系统	面色潮红、心悸、爆热、心电图异常（ST 段降低、T 波逆转）、低血压	胸痛、畏寒、期外收缩、性功能障碍		若患者不良反应轻微，可在密切监视下继续用药。随用药时间延长，部分患者的不良反应可能自行消失
血液系统	白细胞数、嗜中性白细胞异常	血小板减少、红细胞、红细胞比容、嗜酸性粒细胞和淋巴细胞异常		这些反应通常在停止治疗时是可逆的
神经系统	头痛、头晕、疲倦、肩肌肉僵硬	发困、失眠、手颤动、健忘		
其他	血清胆固醇上升、血清钾和血清磷的异常、感觉异常	眼部干燥、充血、腓肠肌痉挛、味觉异常，尿糖阳性，空腹时血糖、总蛋白、血清钙和 CRP 异常	胆汁淤积性黄疸	若出现异常，应及时询问医生并采取适当措施

【咨询要点】①毒性反应：健康成年男子的实验结果提示该药无蓄积性。饮食和肾功能均不影响西尼地平在体内的血药浓度，透析不影响血药浓度。②药物过量：据文献报道，过大剂量服用本品对中枢有先兴奋后抑制的作用，患者会出现血压极度降低甚至休克、头痛、呕吐、恶心等症状，应立即给予升压药。洗胃并服用活性炭促进肠道中未被吸收的药物自体内排泄，也可输液给予 10% 的葡萄糖注射液促进已吸收的药物由肾排泄。

乐卡地平 [医保（乙）]
Lercanidipine

【分类】抗高血压药——钙离子通道阻滞药。

【药理作用】本品作用机制与同类药物相似，即可逆地阻滞血管平滑肌细胞膜 L 型钙通道的 Ca^{2+} 内流，扩张外周血管而降低血压。

【适应证】用于轻、中度高血压及老年性收缩期高血压。

【用法用量】常用量为每次 10~20mg，每日 1 次，餐前服，开始时每日 10mg，2 周后可增至每日 20mg。

【不良反应】见乐卡地平的不良反应表。

乐卡地平的不良反应表

分类	少见	临床报道（发生率不明）	不良反应处置
免疫系统	面部灼热感、皮疹	齿龈增生	反复牙龈增生可考虑更换药物
消化系统	恶心、呕吐、腹泻、腹痛、消化不良		

续表

分类	少见	临床报道（发生率不明）	不良反应处置
泌尿系统	多尿	尿频	
神经系统	头痛、眩晕、晕厥		
心血管系统	心悸、嗜睡、心绞痛、心动过速	低血压、胸痛、心肌梗死的个例	心肌梗死停药
其他	无力、疲劳、肌痛、踝关节水肿、外周水肿		踝关节水肿可考虑更换药物

【咨询要点】①二氢吡啶类过敏者禁用。②毒性反应：乐卡地平剂量大于 6mg/（kg·d）时，在 Beagle 犬体内可能引起蓄积。

参考文献

［1］张建华.乐卡地平与氨氯地平治疗轻中度高血压有效性与安全性分析［J］.中西医结合心血管病电子杂志，2017，5（02）：39-40.

［2］郑造乾，骆瑾瑜，袁雍，等.盐酸乐卡地平片致夜尿症1例［J］.药物流行病学杂志，2015，24（10）：631-632.

拉西地平 [医保（乙）]
Lacidipine

【分类】钙离子通道拮抗药——二氢吡啶衍生物。

【药理作用】本品主要选择性的拮抗血管平滑肌的钙通道，扩张周围动脉，减低周围血管阻力，减低心脏后负荷，降低血压。对血管与心脏的选择性比近100。在正常志愿者中使用3~5mg，有剂量依赖性的外周血管阻力下降。不影响窦房或房室传导，也不影响自律组织。

【适应证】用于防治心绞痛、高血压、脑血管痉挛及缺血性心脏病。

【用法用量】初始剂量为每日1次，每次2mg。每日应在同一时间服用，最好是在早晨。对于高血压的治疗方案应根据病情的严重程度及个体的差异来调整。当给予初始剂量后充分的时间内未达到有效治疗效果时，剂量可增至每次4mg，每日1次，如果必要，可增至每次6mg，每日1次。实际上，该剂量调整时间相隔不应少于3~4周，除非病情较重，需要迅速增加剂量。可与食物或不与食物同服。

【不良反应】见拉西地平的不良反应表。

拉西地平的不良反应表

分类	常见	少见	罕见但严重	不良反应处置
免疫系统	皮肤潮红	皮疹、红斑、瘙痒	血管水肿、荨麻疹	
消化系统	胃肠道不适、恶心	齿龈增生		
泌尿系统	多尿			
血液系统			一过性碱性磷酸酶升高	一般停药后可逐渐消失或恢复正常
神经系统	头痛、头晕		萎靡、震颤	不良反应随着继续使用而逐渐消失或减弱
心血管系统	心悸、心动过速	心绞痛恶化、低血压		不良反应随着继续使用而逐渐消失或减弱
其他	无力、水肿	胸痛		不良反应随着继续使用而逐渐消失或减弱

【咨询要点】①毒性反应：大鼠和狗的心肌收缩力降低和齿龈增生，以及大鼠的便秘。大鼠母体毒性剂量下可见胚胎毒性，在高剂量下可见妊娠期延长和分娩困难。有报道认为大鼠中发生间质细胞增生和腺瘤所涉及的内分泌机制与人体不相关。药理学已知钙通道拮抗药有干扰分娩时子宫肌层正常功能的作用，导致其收缩力下降。②药物过量：逾量可引起低血压、心动过速，此时需补液及使用升压药。

参考文献

［1］孙静磊.不同钙通道阻滞药对骨关节炎软骨细胞基质代谢的影响［D］.河北医科大学，2018.

［2］宫利平.吡拉西坦联合尼莫地平对脑梗塞后血管性痴呆患者MMSE评分及不良反应的影响[J].北方药学，2018，15（08）：162–163.

贝尼地平^[医保（乙）]
Benidipine

【分类】二氢吡啶类钙拮抗药。

【药理作用】本品可舒张血管，能降低血压和增加冠脉流量，作用比硝苯地平强。口服后吸收迅速，但生物利用度较低，仅 10% 左右在肝代谢，$t_{1/2}$ 约 2 小时。

【适应证】本品用于治疗高血压和心绞痛。

【用法用量】早饭后口服。成人用量通常为每次 1~2 片（2~4mg），每日 1 次。应根据年龄及症状调整剂量如效果不满意，可增至每次 4 片（8mg），每日 1 次。重症高血压病患者应每次 2~4 片（4~8mg），每日 1 次。

【不良反应】见贝尼地平的不良反应表。

贝尼地平的不良反应表

分类	少见	罕见	临床报道（发生率不明）	不良反应处置
免疫系统	皮疹	瘙痒	光敏症	如出现皮疹、瘙痒感、光敏症，应停药
消化系统	ALT、AST、γ–GT、ALP、胆红素、LDH 升高等肝功能损害的表现，便秘	腹部不适感、恶心、胃灼热、口渴	齿龈增生、腹泻、呕吐	应注意观察，若出现异常，应减量或停药并进行适当处置
泌尿系统		尿频		应注意观察，若出现异常，应减量或停药并进行适当处置
循环系统	白细胞数减少、嗜酸性粒细胞增加、心悸、颜面潮红、潮热、血压降低、浮肿（面部、小腿、手）、GPK 上升、BUN 升高、肌酐升高	胸部重压感、心动过缓、心动过速	期外收缩、血小板减少、高钾血症	应注意观察，若出现异常，应减量或停药并进行适当处置
神经系统	头痛、头重、眩晕、步态不稳、体位性低血压	嗜睡、麻木感、乏力感、耳鸣		应注意观察，若出现异常，应减量或停药并进行适当处置
运动系统		肩关节周围炎、手指发红或发热感		应注意观察，若出现异常，应减量或停药并进行适当处置
生殖系统			女性化乳房	应注意观察，若出现异常，应减量或停药并进行适当处置
呼吸系统		咳嗽		应注意观察，若出现异常，应减量或停药并进行适当处置

【咨询要点】药物过量：有可能引起血压过度降低。若出现严重血压降低，应抬高下肢，进行输液或给升压药等适当处置。另外，因本品的蛋白结合率高，故采取透析除去的方法是无效的。

地尔硫䓬 [药典（二）；医保（甲）]
Diltiazem

【分类】抗高血压。

【药理作用】为苯噻氮䓬类钙拮抗药。它对心脏的电生理效应与维拉帕米类似，能拮抗去极化的蒲氏纤维放电，并消除电去极的心室肌的自动节律性，抑制房室结传导及延长其不应期。其直接减慢心率的作用较强，可扩张冠状动脉及外周血管，使冠脉流量增加和血压下降，可减轻心脏工作负荷及减少心肌耗氧量，解除冠脉痉挛。口服后吸收迅速、完全，t_{max} 为 30 分钟，$t_{1/2}$ 约 4 小时。在血浆中与蛋白结合率为 80%。由肝灭活约 65%。

【适应证】用于室上性心律失常、典型心绞痛、变异型心绞痛、老年人高血压等。

【用法用量】口服，常用量，1 次 30~60mg，1 日 90~180mg。①用于心律失常：口服，1 次 30~60mg，1 日 4 次，起始剂量为 0.25mg/kg，于 2 分钟静脉注射；必要时 15 分钟后再给 0.35mg/kg。以后的剂量应根据患者的情况个体化制定。心房颤动或心房扑动患者，最初注射速率 5~10mg/h，必要时可增大至 15mg/h（增幅为 5mg/h）。静脉输注最多可维持24 小时。②用于心绞痛：每 6~8 小时 30~60mg。③用于高血压：1 日剂量 120~240mg，分3~4 次服用。

【不良反应】见地尔硫䓬的不良反应表。

地尔硫䓬的不良反应表

分类	常见	少见	罕见	临床报道（发生率不明）	不良反应处置
消化系统	恶心	肝脏损害、便秘	肝中毒		
神经系统		眩晕、疲倦、晕厥、头痛			停用本品
心血管系统	心动过缓、低血压、心脏传导阻滞	心动过缓、低血压	充血性心力衰竭、心肌梗死		心动过缓或高度房室传导阻滞时可给予阿托品 0.6~1mg，如无效，可谨慎地使用异丙肾上腺素。心力衰竭者应用正性肌力药物（异丙肾上腺素）和利尿剂。低血压者予以升压药（多巴胺）
其他	皮肤潮红、足踝水肿	诱发糖尿病、男性乳房女性化（GM）、牙龈增生、面肌抽搐			

参考文献

[1] Ho C Y, Lakdawala N K, Cirino A L, et al. Diltiazem treatment for pre-clinical hypertrophic cardiomyopathy sarcomere mutation carriers: a pilot randomized trial to modify disease expression [J]. JACC: Heart Failure, 2015, 3（2）: 180-188.

桂利嗪 [药典（二）；基（基）；医保（乙）]
Cinnarizine

【分类】β–内酰胺抗生素。

【药理作用】本品为哌嗪类钙通道拮抗药，可拮抗 Ca^{2+} 流入血管平滑肌细胞，引起血管扩张而改善脑循环及冠脉循环，对周围血管也有扩张作用。对组胺、5–羟色胺、缓激肽、肾上腺素、去甲肾上腺素、血管紧张素等缩血管物质具有拮抗作用。本品能抑制磷酸二酯酶，阻止 cAMP 分解成无活性的 5'-AMP，从而增加细胞内的 cAMP 浓度。本品口服后 3~7 小时血药浓度达峰值，肝脏为主要代谢器官。口服 72 小时后从尿中排泄 23%，从粪便排出 66%。

【适应证】①用于脑血栓形成、脑梗死、短暂性脑缺血发作、脑动脉硬化、脑出血恢复期、蛛网膜下腔出血恢复期、脑外伤后遗症、前庭性眩晕与平衡障碍（包括晕动病等）、冠状动脉硬化及供血障碍，以及由于末梢循环不良引起的疾病（如间歇性跛行及 Raynaud 病等）。②有文献报道，本品可用于治疗慢性荨麻疹、老年性皮肤瘙痒等过敏性皮肤病。还可以治疗顽固性呃逆。

【用法用量】①口服：一般每次 25~50mg，每日 3 次，饭后服。晕动病患者，于乘车船前 1~2 小时，1 次服用 30mg；乘车船期间每 6~8 小时服 1 次（根据头晕等症状情况）。②静脉注射：1 次 20~40mg，缓慢注入。

【不良反应】见桂利嗪的不良反应表。

桂利嗪的不良反应表

分类	常见	临床报道（发生率不明）	不良反应处置
免疫系统		皮疹、疱疹、瘙痒以及狼疮样病变	狼疮样病变时停药
神经系统	嗜睡、疲惫、头痛	抑郁、锥体外系反应（运动徐缓、强直、静坐不能、肌肉疼痛）	锥体外系表现停药后给予中枢性抗胆碱药等对症处理
心血管系统		血压下降	
其他	体重增加（一般为一过性）		

【咨询要点】①对本药过敏、妊娠期妇女禁用。帕金森病等锥体外系疾病患者、血叶啉患者、驾驶员和机械操作者慎用。颅内有出血者，应在完全止血 10~14 日后方可使用。静脉滴注时要注意避光。②药物过量：本品的非临床中枢神经系统作用（如：镇静、唾液分泌和共济失调）仅当暴露量远远超过人体的最大暴露量时才观察到，与临床使用的相关性很小。

地高辛 [药典（二）；基（基）；医保（甲、乙）]
Digoxin

【分类】洋地黄糖苷类。

【药理作用】洋地黄糖苷通过加强钙离子对心肌收缩成分的利用。从而发挥正性肌力作用，因此增加充血性心力衰竭患者的心输出量。抗心律失常作用主要由于迷走神经张力增加，交感神经功能减退及直接导致房室结有效不应期延长。

【适应证】用于各种急性和慢性心功能不全以及室上性心动过速、心房颤动和扑动等。通常口服，对严重心力衰竭患者则采用静脉注射。

【用法用量】①全效量：成人口服 1~1.5mg；于 24 小时内分次服用。小儿 2 岁以下 0.06~0.08mg/kg，2 岁以上 0.04~0.06mg/kg。不宜口服者亦可静脉注射，临用前，以 10% 或 25% 葡萄糖注射液稀释后应用，常用量静脉注射 0.25~0.5mg；极量，每次 1mg。②维持量：成人每日 0.125~0.5mg，分 1~2 次服；小儿为全效量的 1/4。有研究证明，地高辛逐日给予一定剂量，经 6~7 日也能在体内达到稳定的浓度而发挥全效作用，因此，病情不急而又易中毒者，开始不必给予全效量，可逐日按 5.5μg/kg 给药，也能获得满意的疗效，并能减少中毒发生率。

【不良反应】见地高辛的不良反应表。

地高辛的不良反应表

分类	少见	罕见	临床报道（发生率不明）	不良反应处置
免疫系统	皮疹			立即停药
消化系统	食欲缺乏、腹泻、恶心、呕吐			
神经系统	精神错乱、眩晕、头痛、乏力、辨色能力减弱、视觉障碍	癫痫	地高辛可引起少数患者绿视	立即停药
心血管系统		心律失常	最常见为室性期前收缩，约占促心律失常不良反应的 33%。其次为房室传导阻滞、阵发性或加速性交界性心动过速，阵发性房性心动过速伴房室传导阻滞，室性心动过速、窦性停搏、心室颤动等。儿童中心律失常比其他反应多见，但室性心律失常比成人少见。新生儿可有 P–R 间期延长	轻者可口服氯化钾，每次 1g，每日 3 次。若病情紧急，发生快速型心律失常，可酌情缓慢静脉滴注钾盐和镁盐。对于强心苷引起房室传导阻滞、窦性心动过缓、窦性停搏，可静脉注射阿托品 1~5mg，2~3 小时重复 1 次。对于洋地黄引起的室性心律失常，可静脉注射苯妥英钠或利多卡因，症状控制后可改为口服或静脉滴注维持

【咨询要点】①毒性反应：关注心电图显示心律失常，心动过缓；血清肌酐浓度和血清电解质（特别是钾、镁、钙离子）。②药物过量：接诊后立即予以吸氧、建立静脉通路、心电图监护，血压监护，急查血心肌酶谱、血生化及血常规。注意血钾的情况，多有血钾升高，此时应该给予高糖、胰岛素治疗。若出现房室传导阻滞可用阿托品 1mg 口服，必要时安装起搏器。尽量避免进行电复律，因为可能提高无脉室性心动过速的发生；若确实要用，应用低电压（50J）同步进行复律。服药 1 小时之内的患者，可应用活性炭治疗，但是多剂活性炭的作用尚不明确。针对地高辛同血浆蛋白结合后能使血药浓度降低的特点，予以静脉滴注白蛋白，提高血浆蛋白的浓度，以促进血清中游离的地高辛与血浆蛋白结合，降低地高辛血药浓度，减轻不良反应，及时联系血液透析，加强腹透超滤，避免静脉滴注白蛋白后血容量增加加重心脏负担。国外应用地高辛抗体对患者进行拮抗治疗，效果显著，患者预后佳，多用于对高糖胰岛素治疗无效、阿托品治疗无效的心动过缓且有血流动力学不稳定、快速型心律失常并低血压患者。

毛花苷 C [药典（二）；基（基）；医保（甲）]
Lanatoside C

【分类】正性肌力药。

【药理作用】由毛花洋地黄中提出的一种速效强心苷，作用与地高辛相同。

【适应证】用于急性和慢性心力衰竭。

【用法用量】①缓慢全效量：口服，每次 0.5mg，每日 4 次。②维持量：一般为每日 1mg，分 2 次服。③静脉注射：成人常用量，全效量 1~1.2mg，首次剂量 0.4~0.6mg；2~4 小时后可再给予 0.2~0.4mg，用葡萄糖注射液稀释后缓慢注射。

【不良反应】与地高辛相同。

【咨询要点】用药前后及用药时应当检查或监测：①心电图、血压、心率、心律、心功能；②电解质（尤其是血钾、血钙、血镁）；③肾功能；④疑有洋地黄中毒时应进行血药浓度测定。

参考文献

[1] 朱江浩 . 毛花苷 C 对动脉粥样硬化斑块形成的影响 [D]. 华中科技大学，2016.

去乙酰毛花苷 [药典（二）；基（基）；医保（甲）]
Deslanoside

【分类】正性肌力药。

【药理作用】本品作用机制等与毛花苷丙基本相同。由于本药缩短心房有效不应期，当用于房性心动过速和心房扑动时，可能导致心房率的加速和心房扑动转为心房颤动；缩短浦肯野纤维有效不应期。

【适应证】①主要用于心力衰竭。由于其作用较快，适用于急性心功能不全或慢性心功能不全急性加重的患者。②亦可用于控制伴快速心室率的心房颤动、心房扑动患者的心室率。③终止室上性心动过速起效慢，已少用。

【用法用量】静脉注射。①成人常用量：用 5% 葡萄糖注射液稀释后缓慢注射，首剂 0.4~0.6mg（1~1.5 支），以后每 2~4 小时可再给 0.2~0.4mg（0.5~1 支），总量 1~1.6mg（2.5~4 支）。②小儿常用量：按下列剂量分 2~3 次间隔 3~4 小时给予。③早产儿和足月新生儿或肾功能减退、心肌炎患儿，肌内或静脉注射按体重 0.022mg/kg，2 周至 3 岁，按体重 0.025mg/kg。本品静脉注射获满意疗效后，可改用地高辛常用维持量以保持疗效。

【不良反应】见去乙酰毛花苷的不良反应表。

去乙酰毛花苷的不良反应表

分类	少见	临床报道（发生率不明）	不良反应处置
免疫系统		皮疹、荨麻疹	
消化系统	胃纳不佳或恶心、呕吐、下腹痛	腹泻	
神经系统		精神抑郁或错乱、神志不清、嗜睡、头痛	停药，静脉补钾治疗，鼻饲苯妥英钠
心血管系统	心律失常		
其他	异常的无力、软弱	视力模糊或"黄视"	

【咨询要点】毒性反应：轻度中毒者，停用本品及利尿治疗，如有低钾血症而肾功能尚好，可给以钾盐。

毒毛花苷 K^[药典（二）；基（基）；医保（甲）]
Strophanthin K

【分类】正性肌力药。

【药理作用】①正性肌力作用；②负性频率作用；③心脏电生理作用：降低窦房结自律性；提高普肯野纤维自律性；减慢房室结传导速度，延长其有效不应期，导致房室结隐匿性传导增加，可减慢心房纤颤或心房扑动的心室率；④强心苷的心外作用：中毒量的强心苷可致中枢神经兴奋，头痛、头晕、疲倦和嗜睡，有时可出现神经痛，面部下 1/3 区痛，表现类似三叉神经痛。因兴奋延脑极后区催吐化学感受区而致呕吐，严重者甚至引发行为异常和精神症状，尤其易发生于动脉硬化症的老年人，如定向困难、失语、幻觉和谵妄等。由于强心苷影响视神经功能，甚至引发球后视神经炎而发生视神经障碍，如视力模糊、复视及色视（黄视或绿视症）。

【适应证】适用于急性充血性心力衰竭，特别适用于洋地黄无效的患者，亦可用于心率正常或心率缓慢的心房颤动的急性心力衰竭患者。

【用法用量】静脉注射。①成人常用量：首剂 0.125~0.25mg，加入 5% 葡萄糖注射液 20~40ml 内缓慢注入（时间不少于 5 分钟），2 小时后按需要重复再给 1 次 0.125~0.25mg，总量每日 0.25~0.5mg。②极量：静脉注射 1 次 0.5mg，每日 1mg。病情好转后，可改用洋地黄口服制剂。成人致死量为 10mg。③小儿常用量：按体重 0.007~0.01mg/kg 或按体表面积 0.3mg/m²，首剂给予一半剂量，其余分成几个相等部分，间隔 0.5~2 小时给予。

【不良反应】见毒毛花苷 K 的不良反应表。

毒毛花苷 K 的不良反应表

分类	少见	罕见	临床报道 （发生率不明）	不良反应处置
免疫系统		皮疹、荨麻疹	皮下注射可以引起局部炎症反应	及时停药并给予对症处理
消化系统	胃纳不佳或恶心、呕吐	腹泻		
神经系统		中枢神经系统反应如精神抑郁或错乱、嗜睡		及时停药并给予对症处理
眼部系统		中毒表现：视力模糊或黄视		及时停药并给予对症处理
心血管系统	新出现的心律失常		新生儿可有 P–R 间期延长	
其他	血小板减少			

【咨询要点】①注意事项：用药期间忌用钙剂。本品可通过胎盘，故妊娠后期用量可能适当增加，分娩后 6 周减量。本品可排入乳汁，哺乳期妇女应用时，停止哺乳。②毒性反应：药物毒性剧烈，中毒表现中，心律失常最重要，最常见为室性期前收缩，约占心脏不良反应的 33%。过量时可引起严重心律失常。强心苷中毒，一般会有恶心、呕吐，腹痛。首先应鉴别是由于心功能不全加重，还是强心苷过量所致，因前者需调整剂量，后者则宜停药。

③药物过量：成人致死量为 10mg。轻度中毒者，停用本品及利尿剂治疗，如有低钾血症而肾功能尚好，可以给钾盐，口服氯化钾，每次 1g，1 日 3 次。透析不能从体内迅速去除本品。

参考文献

［1］薛彦宁，李继霞，贺苗，等．毒毛花苷 K 注射液与去乙酰毛花苷注射液治疗老年心力衰竭患者的药效及经济学对比［J］．药物评价研究，2016，39（2）：278-281.

米力农 ^{［药典（二）；医保（乙）］}
Milrinone

【分类】治疗慢性心功能不全的药物（磷酸二酯酶抑制剂）。

【药理作用】本品为氨力农的同类药物，作用机制与氨力农相同。口服和静脉注射均有效，兼有正性肌力作用和血管扩张作用。本品正性肌力作用主要是通过抑制磷酸二酯酶，使心肌细胞内环磷酸腺苷（cAMP）浓度增高，细胞内钙增加，心肌收缩力加强，心排血量增加。而与肾上腺素受体或心肌细胞 Na^+，K^+-ATP 酶无关。其血管扩张作用可能是直接作用于小动脉或所致，从而可降低心脏前、后负荷，降低左心室充盈压，改善左室功能，增加心脏指数，但对平均动脉压和心率无明显影响。米力农的心血管效应与剂量有关，小剂量时主要表现为正性肌力作用，当剂量加大，逐渐达到稳态的最大正性肌力效应时，其扩张血管作用也可随剂量的增加而逐渐加强。本品对伴有传导阻滞的患者较安全。本品口服时不良反应较重，不宜长期应用。

【适应证】适用于对洋地黄、利尿剂、血管扩张剂治疗无效或效果欠佳的各种原因引起的急、慢性顽固性充血性心力衰竭。

【用法用量】静脉注射：负荷量 0.025~0.075mg/kg，5~10 分钟缓慢静脉注射，以后每分钟 0.000 25~0.001mg/kg 维持。每日最大剂量不超过 1.13mg/kg。

【不良反应】见米力农的不良反应表。

米力农的不良反应表

分类	临床报道	不良反应处置
血液系统	血小板计数减少	
神经系统	头痛、无力	
心血管系统	室性心律失常、低血压、心动过速、心房扑动	用药期间应监测心率、血压，必要时调整剂量

【咨询要点】药物过量：过量表现为头痛、胸痛、失眠、腹泻、低血压、震颤、肌无力、血小板减少、低血钾、心律失常以及甲状腺功能亢进。低钾时可以补充钾；心房纤颤可选用快速洋地黄类药物；出现室性期前收缩、室性心动过速、心室颤动可选用利多卡因静脉注射；肝功改变较重者可用保肝治疗药物。

参考文献

［1］官真水，林海霞，蔡琦．米力农静脉泵入致心房扑动 1 例［J］．中国药业，2015，24（24）：256.

奎尼丁 ^{［药典（二）；医保（甲）］}
Quinidine

【分类】抗心律失常药。

【**药理作用**】属Ⅰa类抗心律失常药。可延长心肌的不应期，降低自律性、传导性和心肌收缩力，减少异位节律点冲动的形成。

【**适应证**】主要用于阵发性心动过速、心房颤动和期前收缩等。

【**用法用量**】①口服：第1日，每次0.2g，每2小时1次，连续5次；如无效而又无明显毒性反应，第2日增至每次0.3g，第3日每次0.4g，每2小时1次，连续5次。每日总量一般不宜超过2g。恢复正常心律后，改给维持量，每日0.2~0.4g。若连服3~4日无效或有毒性反应者，应停药。②静脉注射：在十分必要时采用静脉注射，并须在心电图观察下进行。每次0.25g，以5%葡萄糖注射液稀释至50ml缓慢静脉注射。

【**不良反应**】见奎尼丁的不良反应表。

奎尼丁的不良反应表

分类	常见	少见	罕见	临床报道 （发生率不明）	不良反应处置
免疫系统	各种皮疹，尤以荨麻疹、瘙痒多见		红斑狼疮		过敏反应时可选用抗组胺药如苯海拉明、异丙嗪或肾上腺皮质激素
消化系统	恶心、呕吐、痛性痉挛、腹泻				
血液系统	血小板减少症				
心血管系统		奎尼丁晕厥	脉管炎	室性心动过速	病情严重或进行心脏中毒反应可给予1/6mol/L乳酸钠200ml，每分钟15~30滴，静脉滴注奎尼丁晕厥时可在1~2分钟内先注入100ml

【**咨询要点**】①毒性反应：常引起室性心动过速（包括尖端扭转型）。②药物过量：幼儿单次口服本药超过5g可引起死亡。药物过量急性期最常见的是室性心律失常和低血压。其他包括呕吐、腹泻、耳鸣、高频听力丧失、眩晕、视力模糊、复视、畏光、头痛、谵妄等。服用奎尼丁过量引起室性心动过速（包括尖端扭转型）影响到血流动力学时需停用奎尼丁，立即电转复，必要时安装临时起搏器。

普鲁卡因胺^[药典（二）；医保（甲）]
Procainamide

【**分类**】抗心律失常药。

【**药理作用**】属Ⅰa类抗心律失常药。能延长心房的不应期，降低房室的传导性及心肌的自律性。但对心肌收缩力的抑制较奎尼丁弱。

【**适应证**】用于阵发性心动过速、频发期前收缩（对室性期前收缩疗效较好）、心房颤动和心房扑动，常与奎尼丁交替使用。

【**用法用量**】①口服：成人每日1.5~3g，分3~4次服；心律正常后逐渐减至0.5~1.5g，分2~6次服。②静脉滴注：每次0.5~1g，溶于5%~10%葡萄糖注射液100ml内，开始10~30分钟内滴注速度可适当加快，于1小时内滴完。无效者，1小时后再给1次，24小时内总量不超过2g。静脉滴注仅限于病情紧急情况，如室性阵发性心动过速，尤其在并发有急性心肌梗死或其他严重心脏病者，应经常注意血压、心率改变，心率恢复后，即可停止滴注。③静脉注射：每次0.1~0.2g。④肌内注射：每次0.25~0.5g。

【不良反应】见普鲁卡因胺的不良反应表。

普鲁卡因胺的不良反应表

分类	常见	少见	罕见	临床报道（发生率不明）	不良反应处置
免疫系统	系统性红斑狼疮	皮疹		少数人可有荨麻疹、瘙痒、血管性水肿及斑丘疹	
消化系统	厌食、呕吐、恶心、腹泻				
神经系统		幻听、神经抑郁			
心血管系统		产生心脏停搏、传导阻滞及室性心律失常。快速静脉注射可使血管扩张产生严重低血压、心室颤动、心脏停搏。血药浓度过高可引起心脏传导异常		心电图出现 QRS 波增宽、P-R 及 Q-T 间期延长，诱发多型性室性心动过速（扭转型室性心动过速）或室颤，但较奎尼丁少见	应严密观察血压、心率和心律变化。心房颤动及心房扑动的病例，如心室率较快，宜先用洋地黄类强心药，控制心室率在每分钟 70~80 次以后，再用本药或奎尼丁。用药 3 日后，如仍未恢复窦性心律或心动过速不停止，则应考虑换药。有用普鲁卡因胺的指征但血压偏低者，可先用升压药（如间羟胺），提高血压后再用
血液系统		粒细胞减少症		溶血性或再生不良性贫血、嗜酸性细胞增多、血小板减少及骨髓肉芽肿，血浆凝血酶原时间及部分凝血活酶时间延长	

【咨询要点】①毒性反应：严重心力衰竭完全性房室传导阻滞、束支传导阻滞或肝、肾功能严重损害者禁用。②药物过量：一过性普鲁卡因胺血浓度增高可引起低血压，对收缩压的影响高于舒张压，且多见于高血压患者。神经系统症状常见震颤，甚至可发生呼吸抑制。一旦出现药物过量，需立即停药，给予严密监护，监测生命体征，必要时静脉用升压药物。

美西律 [药典（二）；基（基）；医保（甲）]
Mexiletine

【分类】抗心律失常药。

【药理作用】属 I b 类抗心律失常药。具有抗心律失常、抗惊厥及局部麻醉作用。对心肌的抑制作用较小。

【适应证】用于急、慢性室性心律失常，如室性期前收缩、室性心动过速、心室颤动及洋地黄毒苷中毒引起的心律失常。

【用法用量】①口服：每次 50~200mg，每日 150~600mg，或每 6~8 小时 1 次。以后可酌情减量维持。②静脉注射、静脉滴注：开始量 100mg，加入 5% 葡萄糖注射液 20ml 中，缓慢静脉注射（3~5 分钟）。如无效，可在 5~10 分钟后再给 1 次 50~100mg。然后以 1.5~2mg/min 的速度静脉滴注，3~4 小时后滴速减至 0.75~1mg/min，并维持 24~48 小时。

【不良反应】见美西律的不良反应表。

美西律的不良反应表

分类	常见	少见	罕见	临床报道 （发生率不明）	不良反应处置
免疫系统			过敏性皮疹		
消化系统	恶心、呕吐			有肝功能异常的报道，包括AST增高	
血液系统			白细胞及血小板减少		
神经系统	头晕、震颤、嗜睡、精神失常、失眠				精神失常可给予地西泮、劳拉西泮等肌内注射或静脉注射
心血管系统		低血压、心动过缓、传导阻滞		窦性停搏一般较少发生	低血压者酌情用血管收缩药；心动过缓、房室传导阻滞者可用阿托品静脉注射

【咨询要点】①毒性反应：美西律的有效血药浓度 0.5~2μg/ml，中毒血药浓度与有效血药浓度相近，为 2μg/ml 以上。少数患者在有效血药浓度时即可出现严重不良反应。②药物过量：心电图可产生 P-R 间期延长及 QRS 波增宽，门冬氨酸氨基转移酶升高，偶有抗核抗体阳性。有报道服 4400mg 美西律可导致死亡。药物应用过量的表现包括恶心、低血压、窦性心动过缓、感觉异常、癫痫发作、间歇性左束支传导阻滞和心搏骤停。超量口服中毒者应尽早洗胃，硫酸钠导泻。

莫雷西嗪 [药典（二）；基（基）；医保（乙）]
Moracizine

【分类】抗心律失常药。

【药理作用】它可抑制快 Na^+ 内流，具有膜稳定作用，缩短 2 相和 3 相复极及动作电位时间，缩短有效不应期。对窦房结自律性影响很小，但可延长房室及希浦系统的传导。

【适应证】口服主要适用于室性心律失常，包括室性期前收缩及室性心动过速。

【用法用量】剂量应个体化，在应用本品前，应停用其他抗心律失常药物 1~2 个半衰期。口服，成人常用量 150~300mg，每 8 小时 1 次，极量为每日 900mg。

【不良反应】见莫雷西嗪的不良反应表。

莫雷西嗪的不良反应表

分类	少见	不良反应处置
消化系统	恶心、腹痛、消化不良、呕吐、口干	
神经系统	头晕、头痛、乏力、嗜睡	
心血管系统	心律失常	
其他	出汗、感觉异常、复视、双上睑不适，视物模糊、尿量减少、腰肌剧痛、性欲减退	

【咨询要点】①用药期间应注意随访检查血压、心电图、肝功能。②毒性反应：CAST 试验证实本品在心肌梗死后无症状的非致命性室性心律失常患者中可增加 2 周内的死亡率，应慎用。本品对孕妇和胎儿的安全性不详。可通过乳汁排泄。③药物过量：恶心、嗜睡、

昏迷、晕厥、低血压状态、心力衰竭恶化、心肌梗死、窦性停搏、心律失常（包括结性心动过缓、室性心律失常、心室颤动、心脏停搏）和呼吸衰竭。莫雷西嗪用量超过 2250mg 和 10 000mg 有致死报道。

普罗帕酮^[药典（二）；基（基）；医保（甲）]
Propafenone

【分类】抗心律失常药。

【药理作用】①对心血管系统的作用：它是一类新型结构，Ⅰ类抗心律失常药。在离体动物心肌的实验结果指出，$0.5\sim1\mu g/ml$ 时降低收缩期的去极化作用，因而延长传导，动作电位的持续时间及有效不应期也稍有延长，并可提高心肌细胞阈电位，明显减少心肌的自发兴奋性。它既作用于心房、心室（主要影响浦肯野纤维，对心肌的影响较小），也作用于兴奋的形成及传导。临床资料表明，治疗剂量（口服 300mg 及静脉注射 30mg）时可降低心肌的应激性，作用持久，PQ 及 QRS 均增加，延长心房及房室结的有效不应期。抗心律失常作用与其膜稳定作用及竞争性 β 受体拮抗作用有关。它尚有微弱的钙拮抗作用（比维拉帕米弱 100 倍），并能干扰钠快通道。尚有轻度的抑制心肌作用，末期舒张压，减少搏出量，其作用均与用药的剂量成正比。它还有轻度降压和减慢心率作用。②离体实验表明普罗帕酮能松弛冠状动脉及支气管平滑肌。③肾上腺素吸收良好，服后 2~3 小时抗心律失常作用达峰效。作用可持续 8 小时以上，其 $t_{1/2}$ 为 3.5~4 小时。

【适应证】用于预防或治疗室性或室上性异位搏动，室性或室上性心动过速，预激综合征等。经临床试用，疗效确切，起效迅速，作用时间持久，对冠心病、高血压所引起的心律失常有较好的疗效。

【用法用量】①口服：成人每日 300~800mg，分 3~4 次服；治疗量每日 300~900mg，分 4~6 次服；维持量，每日 300~600mg，分 2~4 次服。由于其局部麻醉作用，宜在餐后与饮料或食物同时存服，不得嚼碎。②必要时可在严密监护下缓慢静脉注射或静脉滴注，每次 70mg，每 8 小时 1 次。每日总量不超过 350mg。

【不良反应】见普罗帕酮的不良反应表。

普罗帕酮的不良反应表

分类	常见	少见	罕见	临床报道（发生率不明）	不良反应处置
消化系统	恶心、呕吐、便秘		肝损伤	有 2 例在连续服用 2 周后出现胆汁淤积性肝损伤的报道	停药后 2~4 周各酶活性均可恢复正常
神经系统		口干、舌唇麻木、头痛、头晕			
心血管系统		老年患者用药后可能出现血压下降		有报道个别患者出现房室传导阻滞、Q-T 间期延长、P-R 间期轻度延长、QRS 时间延长等。普罗帕酮对伴有或不伴有器质性心脏病患者均存在严重不良反应发生可能，尤其对伴有器质性心脏病患者	出现窦房性或房室性传导高度阻滞时，可静脉注射乳酸钠、阿托品、异丙肾上腺素或间羟肾上腺素等解救

【咨询要点】①毒性反应：美国 FDA 对本药的妊娠安全性分级为 C 级。②药物过量：摄入 3 小时争创最明显。包括低血压，嗜睡，心动过缓，房内和室内传导阻滞，偶尔发生抽搐或严重室性心律失常。过量可使原有的心律失常发展为新的心律失常或使心律失常进一步恶化，能严重损害心脏机能甚至导致心搏骤停。

参考文献

［1］Alsaad A A，Gonzalez Y O，Austin C O，et al. Revisiting propafenone toxicity［J］. BMJ case reports，2017，2017：bcr–2017–219270.

<h1 style="text-align:center">胺碘酮^[药典（二）；基（基）；医保（甲）]</h1>

Amiodarone

【分类】抗心律失常药。

【药理作用】Ⅲ类抗心律失常药,通过阻断钾离子通道,延长心房和心室组织的有效不应期。

【适应证】用于室性和室上性心动过速和期前收缩、阵发性心房扑动和颤动、预激综合征等；也可用于伴有充血性心力衰竭和急性心肌梗死的心律失常患者；对其他抗心律失常如丙吡胺、维拉帕米、奎尼丁、β 受体拮抗药无效的顽固性阵发性心动过速能奏效；还用于慢性冠状功能不全和心绞痛。

【用法用量】口服：每日 0.4~0.8g，分 1~4 次服；或开始每次 0.2g，每日 3 次。餐后服。3 日后改用维持量，每次 0.2g，每日 1~2 次。

【不良反应】见胺碘酮的不良反应表。

胺碘酮的不良反应表

分类	常见	少见	罕见	临床报道（发生率不明）	不良反应处置
消化系统	恶心、呕吐		肝毒性	肝功能指标升高、便秘、食欲下降，负荷量时明显	
神经系统		周围神经病变	失明	与剂量及疗程有关，可出现震颤、共济失调、近端肌无力、锥体外体征，服药 1 年以上者可有周围神经病	经减药或停药后渐消退
心血管系统		心动过缓，低血压，肝功能指标升高	室性心律失常	持续静脉泵入胺碘酮易引起静脉炎、血压下降等不良反应	
内分泌系统		甲状腺功能障碍，脱发		甲状腺功能亢进，可发生在用药期间或停药后，除突眼征以外可出现典型的甲状腺功能亢进征象，也可出现新的心律失常，化验 T_3、T_4 均增高，TSH 下降	停药数周至数月可完全消失，少数需用抗甲状腺药、普萘洛尔或肾上腺皮质激素治疗
免疫系统		光敏性	史 – 约综合征	与疗程及剂量有关，皮肤石板蓝样色素沉着	停药后经较长时间（1~2 年）才渐退。其他过敏性皮疹，停药后消退较快
呼吸系统				临床研究显示胺碘酮可引起少数患者肺纤维化	

【咨询要点】①毒性反应：心电图显示 Q–T 间期延长，治疗起始及每 6 个月进行眼科检查，每 3~6 个月进行胸部 X 线检查及肺功能检查；肝功能指标监测；甲状腺功能检查。②药

物过量：有服用 3~8g 胺碘酮致过量中毒的，但没有死亡和后遗症报道。动物实验证实胺碘酮的 LD_{50} 较高（>3000mg/kg）。发生药物过量中毒时，需立即监测心电和血压，严重心动过缓者可用 β 受体激动剂或临时起搏器。低血压状态引起机体灌注不良者应用正性肌力药和（或）升压药。

参考文献

［1］李艳君，田垠，刘霞，等.持续静脉泵入盐酸胺碘酮不良反应的护理体会［J］.临床医药文献电子杂志，2016，3（12）：2335~2336.
［2］史宏岩，林文华.胺碘酮的肺毒性及防治［J］.实用老年医学，2016，30（10）：863~864.

溴苄铵[药典（二）]
Bretylium

【分类】抗心律失常药。

【药理作用】①延长心肌动作电位时程及有效不应期但并不改变两者的比值，能提高室颤阈，能促进受损心肌细胞的电生理特性恢复至正常，这可能是其抗心律失常的主要机制。②对心肌自律性细胞抑制作用小，因此一般不减慢心率，对房室结和其他传导组织几乎没有抑制作用。该药的特殊之处是具有"化学性交感神经阻断"作用，即先聚积在交感神经末梢，促使储存的去甲肾上腺素释放引起血压升高，然后又抑制后者的进一步释放使血压降低。

【适应证】①用于其他抗心律失常药无效的室性心动过速，尤其对心肌梗死时的室性心动过速或室颤的电转复有辅助作用。②适用于治疗及预防心室颤动，也适用于对常规第一线抗心律失常药物无效的致命性室性心律失常，如频发室性期前收缩、短阵室性心动过速、心室扑动、心室颤动等的治疗。③对心肌梗死、锑中毒时出现的室性心律失常也有效。

【用法用量】①心室颤动：5mg/kg 不稀释静脉注射，若持续心室颤动，则剂量增至 10mg/kg，每隔 10~30 分钟 1 次，总量每日 <30mg/kg。②室性心动过速：5~10mg/kg 溶于葡萄糖注射液 20ml 缓慢静脉注射，总量 <30mg/kg。控制后改为静脉滴注，滴速 1~2mg/min，3~5 日减量或停药。③治疗心室颤动或室性心动过速：无须稀释，按 5mg/kg 剂量直接静脉推注。疗效不佳时增至 10mg/kg，必要时可重复用药。上述负荷量后，以葡萄糖注射液或 0.9% 氯化钠注射液稀释本品，按每分钟 1~2mg 速度缓慢维持静脉滴注或以 5~10m/kg 剂量稀释后快速滴注，滴注时间要求在 8 分钟以上，每 6 小时 1 次。④治疗其他室性心律失常：静脉注射，首剂 5~10mg/kg，稀释后快速滴注，在 8 分钟以上滴完。无效时 1~2 小时后重复 1 次，再按上述方法维持治疗。肌内注射，首剂 5~10mg/kg。无效时 1~2 小时后再肌内注射 1 次。维持治疗时每 6~8 小时 1 次。肌内注射时不必稀释本品。

【不良反应】见溴苄铵的不良反应表。

溴苄铵的不良反应表

分类	少见	罕见	临床报道（发生率不明）
心血管系统	低血压和体位性低血压	高血压、室性期前收缩或原心律失常加重	静脉注射初期发生短暂的血压升高和心率加速

【咨询要点】①毒性反应：快速静注时易引起恶心、呕吐、腹泻、头痛、眩晕等。②药物过量如果过量，可对症治疗，血透可以加速溴苄铵的清除。

硝酸甘油 [药典（二）；基（基）；医保（甲、乙）]
Nitroglycerin

【分类】硝酸酯类抗心绞痛药。

【药理作用】可直接松弛血管平滑肌特别是小血管平滑肌，使周围血管舒张，外周阻力减小，回心血量减少，心排血量降低，心脏负荷减轻，心肌氧耗量减少，因而心绞痛得到缓解。此外尚能促进侧支循环的形成。舌下含服 1 片（0.3mg 或 0.6mg），约 2~5 分钟即发挥作用，作用大约持续 30 分钟。对其他平滑肌也有松弛作用，尚可用于解除胆绞痛、幽门痉挛、肾绞痛等，但作用短暂，临床意义不大。

【适应证】用于防治心绞痛。

【用法用量】根据不同的临床需求，硝酸甘油可以通过舌下含服给药、黏膜给药、口服给药、透皮给药或静脉途径给药。①用于治疗急性心绞痛：可给予硝酸甘油片舌下含服，舌下喷雾给药或黏膜给药。②喷雾给药：则可每次将 0.4~0.8mg（1~2 揿）喷至舌下，然后闭嘴，必要时可喷 3 次。③硝酸甘油黏膜片：应置于上唇和齿龈之间，每次 1~2mg。

【不良反应】见硝酸甘油的不良反应表。

硝酸甘油的不良反应表

分类	常见	少见	罕见	临床报道（发生率不明）	不良反应处置
免疫系统		皮疹		面红、药疹和剥脱性皮炎均有报道	
消化系统		眩晕、恶心、呕吐			
神经系统	头痛		晕厥	有临床试验证明服用硝酸甘油后患者均出现不同程度的心率加快、头胀等症状	
心血管系统		直立性低血压、心动过速、心动过缓	颅内压增高、严重低血压		颅内压增高者及时给予脱水利尿剂；血压过低时可用阿托品或升压药

【咨询要点】①毒性反应：监测低血压、顽固性头痛或疗效降低（耐药性）的指征或症状。②药物过量：可出现血压降低（收缩压 ≤ 90mmHg）、苍白、出汗、脉搏微弱、心动过速、站立时头晕、头痛、乏力、恶心、呕吐、腹泻；超剂量时还会引起高铁血红蛋白血症，表现为发绀、呼吸急促、焦虑、意识丧失和心脏停搏。过高剂量时颅内压会增高，导致脑部症状。

参考文献

[1] 张盛开. 不同剂量硝酸甘油治疗慢性心力衰竭的疗效观察及不良反应分析[J]. 内科，2015，10（2）：169–170.

硝酸异山梨酯 [药典（二）；基（基）；医保（甲、乙）]
Isosorbide Dinitrate

【分类】抗心绞痛药。

【**药理作用**】硝酸异山梨酯主要的药理作用为松弛血管平滑肌，继而引起外周动脉和静脉扩张，特别对后者有效。静脉扩张可促进外周血液聚集减少静脉回流，使心室末端舒张压和肺毛细血管楔压降低（前负荷）。松弛小动脉平滑肌，可降低系统血管阻力，动脉收缩压和平均动脉压（后负荷）。硝酸异山梨酯还可扩张冠状动脉。

【**适应证**】适用于急性心梗后继发左心室衰竭，各种不同病因所致左心室衰竭及严重性或不稳定型心绞痛。

【**用法用量**】静脉滴注，初始剂量可以从每小时 1~2mg 开始，然后根据患者个体需要进行调整剂量，最大剂量通常不超过每小时 8~10mg。但当患者患有心力衰竭时，可能需要调大剂量，达每小时 10mg，个别病例甚至可高达每小时 50mg。

【**不良反应**】见硝酸异山梨酯的不良反应表。

硝酸异山梨酯的不良反应表

分类	常见	少见	临床报道（发生率不明）
免疫系统			面部潮红、皮肤过敏（如皮疹）、剥脱性皮炎
消化系统			恶心、呕吐、胃痛
神经系统	头痛	低血压和（或）直立性头晕	
心血管系统			心绞痛
其他			烦躁、过度换气

【**咨询要点**】①毒性反应：动物实验结果显示硝酸异山梨酯对生殖和妊娠无影响。对其致癌性尚无长期性研究。②药物过量：一般措施为停用药物。针对硝酸酯类所致低血压的措施有患者平卧、降低头部、抬高腿部；供氧，增加血容量；休克的专门治疗（患者进入加护病房）。特殊措施：如果血压过低，应用拟交感神经类药物升高血压，如盐酸肾上腺素或盐酸去甲肾上腺素。高铁血红蛋白血症的治疗可用维生素 C、亚甲蓝、甲苯胺蓝治疗，吸氧（如有必要），人工通气，血液透析（如有必要）。复苏治疗：如有呼吸和循环停止的征兆，应立刻采取复苏治疗。

参考文献

［1］熊代琴，王建华，王捷 . 单硝酸异山梨酯药物致神经系统不良反应的危险性因素分析［J］. 中南药学，2017，（7）：1001–1005.

［2］彭媛，周玥，赵曜 . 注射用单硝酸异山梨酯致严重直立性低血压［J］. 临床合理用药杂志，2016（15）：163–164.

单硝酸异山梨酯^[药典（二）；基（基）；医保（乙）]
Isosorbide Mononitrate

【**分类**】抗心绞痛药。

【**药理作用**】本品作用与硝酸异山梨酯相同。口服后吸收迅速，且良好，t_{max} 为 1 小时，生物利用度为 100%。$t_{1/2}$ 约为 5 小时。作用持续时间 8 小时。肝、肾功能低下者无需减量。

【**适应证**】用于冠心病的长期治疗和预防心绞痛发作，也用于心肌梗死后的治疗。

【**用法用量**】口服，每日 20mg，每日 2 次，必要时可增至每日 3 次，饭后服。缓释片：每次 1 片，每日 2 次，不宜嚼碎。

【不良反应】见单硝酸异山梨酯的不良反应表。

单硝酸异山梨酯的不良反应表

分类	常见	少见	罕见	临床报道 （发生率不明）	不良反应处置
消化系统		恶心、呕吐			
神经系统	头晕、头痛		晕厥		轻度者小剂量连续口服经数日头痛症状可消失，严重者需停用本品并加用镇痛剂
心血管系统		心动过缓、低血压、直立性低血压、心动过速	严重的低血压	有报道显示硝酸盐诱导的括约肌松弛引起的心口灼热	对抗单硝酸异山梨酯的血管扩张作用，可抬高患者的下肢以促进静脉回流以及静脉补液
血液系统		脸红、胸闷、发绀		少数患者长期大量服用可发生高铁血红蛋白症	可静脉滴注亚甲蓝1~2mg/kg 对抗
免疫系统			全身皮肤瘙痒、大片红斑、痒、灼热	停药后出现皮肤红斑处呈片状脱落，灼痒异常	给予适当的对症治疗

【咨询要点】①毒性反应：若出现低血压、异常头痛或疗效降低（药物耐受性）症状或体征，需向医生报告。②药物过量：与血管过度扩张有关的反应有颅内压升高、眩晕、心悸、视力模糊、恶心与呕吐、晕厥、呼吸困难、出汗伴皮肤潮红或湿冷、传导阻滞与心动过缓、瘫痪、昏迷、癫痫发作或死亡，无特异的拮抗药可对抗 ISMN 的血管扩张作用，用肾上腺素和其他动脉收缩剂可能弊大于利，处理方法包括抬高患者的下肢以促进静脉回流以及静脉补液。也可能发生高铁血红蛋白症，治疗方法是静脉注射亚甲蓝 1~2mg/kg。

参考文献

［1］卢淑贞.单硝酸异山梨酯临床疗效的 Meta 分析及不良反应监测［D］.广州中医药大学，2015.

［2］隋杰，耿维，李成建.单硝酸异山梨酯不良反应文献概述［J］.中国药物滥用防治杂志，2018，24（01）：50~51.

曲美他嗪[药典（二）；医保（乙）]
Trimetazidine

【分类】防治心绞痛药。

【药理作用】曲美他嗪可抑制游离脂肪酸代谢，使游离脂肪酸代谢减少，从而使心肌以葡萄糖代谢为主产生能量，在冠状动脉病变而心肌供氧受到限制时，提高氧的利用度，产生更多的高能磷酸键，以缓解心肌缺血症状，并维持心肌的存活和心脏的功能。另外，曲美他嗪使游离脂肪酸代谢产生的乙酰辅酶 A 减少，从而刺激丙酮酸脱氢酶，间接使葡萄糖氧化得到加强。

【适应证】临床适用于冠脉功能不全、心绞痛、陈旧性心肌梗死等。对伴有严重心功能不全者可与洋地黄并用。

【用法用量】①口服：每次 20~60mg，1 日 3 次，饭后服；总剂量每日不超过 180mg。常用维持量为每次 10mg，1 日 3 次。②静脉注射：每次 8~20mg，加于 25% 葡萄糖注射液

20ml 中。③静脉滴注：8~20mg，加于 5% 葡萄糖液 500ml 中。

【不良反应】见曲美他嗪的不良反应表。

曲美他嗪的不良反应表

分类	临床报道（发生率不明）	不良反应处置
消化系统	恶心、呕吐	
血液系统	中性粒细胞减少	
神经系统	头晕、步态不稳	
心血管系统	帕金森病症状加重	停药

参考文献

［1］李红宇.曲美他嗪治疗冠心病慢性心力衰竭的疗效及不良反应观察［J］.医学理论与实践，2016，29（02）：147-149.

［2］潘雅东，殷明，陈德昌.曲美他嗪片致帕金森病症状加重 1 例［J］.人民军医，2015，58（11）：1256.

双嘧达莫 [药典（二）；基（基）；医保（甲乙）]
Dipyridamole

【分类】抗血小板药物。

【药理作用】具有抗血栓形成及扩张冠脉作用。它可抑制血小板的第一相聚集和第二相聚集。高浓度时（ $50\mu g/ml$ ）可抑制血小板的释放反应。其作用机制可能在于抑制血小板中磷酸二酯酶的活性，也有可能是通过增强内源性 PGI_2 而发生作用，因此它只有在人体内存在 PGI_2 时才有效；而当 PGI_2 缺乏或应用了过大剂量的阿司匹林则无效。具有抗血栓形成作用。对出血时间无影响。口服后吸收迅速， $t_{1/2}$ 为 2~3 小时。

【适应证】用于血栓栓塞性疾病及缺血性心脏病。

【用法用量】单独应用疗效不及与阿司匹林合用者。单独应用时，每日口服 3 次，每次 25~100mg；与阿司匹林合用时其剂量可减少至每日 100~200mg。

【不良反应】见双嘧达莫的不良反应表。

双嘧达莫的不良反应表

分类	临床报道（发生率不明）	不良反应处置
消化系统	恶心、呕吐、腹泻、消化不良	不良反应持续或不能耐受者少见，停药后可消失
免疫系统	脸红、皮疹和瘙痒、秃头	
神经系统	头晕、头痛	
骨骼肌系统	肌痛、关节炎	
心血管系统	心悸	
其他	乏力、全身不适	

【咨询要点】药物过量：如果发生低血压，必要时可用升压药。急性中毒症状在啮齿动物有共济失调、运动减少和腹泻，在狗中有呕吐、共济失调和抑郁。双嘧达莫与血浆蛋白高

度结合，透析可能无益。

二氢麦角碱 ^[药典（二）；基（基）；医保（乙）]
Dihydroergotoxine

【分类】脑血液循环改善药及促智药。

【药理作用】本品为 3 种麦角碱的双氢衍生物的等量混合物，有较强的 α 受体阻断作用，还有中枢交感神经阻断作用，使血管扩张，血压降低，心率变慢，心肌兴奋性降低；抑制体温调节中枢而抑制因寒冷引起的反射性血管收缩。

【适应证】主要用于改善与老年人有关的精神退化的症状和体征；急、慢性脑血管病后遗的功能、智力减退的症状；轻、中度血管性痴呆。脑供血不足、急性缺血性脑卒中、卒中或脑外伤后遗症及老年性痴呆。外周血管病（血管栓塞性脉管炎、雷诺病、手足发绀、动脉硬化和糖尿病引起的功能紊乱）、颈部综合征、血管性耳蜗前庭综合征、血管性视网膜病变。血管性偏头痛和其他头痛、高血压。

【用法用量】①分散片：口服，每次 1~2mg，每日 3~6mg；饭前服，疗程遵医嘱。②缓释片：每次 1 片，每日 2 次（早晚），饭后口服，或遵医嘱。

【不良反应】见二氢麦角碱的不良反应表。

二氢麦角碱的不良反应表

分类	少见	罕见	临床报道（发生率不明）	不良反应处置
免疫系统	药疹	瘙痒		发现上述情况应停药
循环系统	心动过缓、低血压、脑缺血、面红、心悸			
消化系统	恶心、呕吐、便秘、腹痛、厌食、口干、胃灼热、腹泻、口腔炎		血清 ALT 升高、血清 AST 升高	减量或停药后可消失
神经系统	头痛、头重感、眩晕、失眠、嗜睡、肢端麻痒、攻击反应			减量或停药后可消失
其他	感觉异常、胸部不适	心前区疼痛、出汗障碍、耳鸣	国外已有纤维化反应的病例报道，如肺间质、心肌、心脏瓣膜和腹膜后纤维化	

【咨询要点】①毒性反应：动物实验结果未发现本品有致畸作用。②药物过量：过量服用时可致体位性低血压、恶心和胃部不适。可用常规方法促使其从胃肠道排出，同时密切观察患者情况。

烟酸 ^[医保（乙）]
Nicotinic Acid

【分类】调节血脂药物。

【药理作用】烟酸也称作维生素 B_3，是一种水溶性维生素，属于维生素 B 族。烟酸在人体内转化为烟酰胺，烟酰胺是辅酶 I 和辅酶 II 的组成部分，参与体内脂质代谢，组织呼吸的氧化过程和糖类无氧分解的过程。

【适应证】单纯进行饮食控制效果不佳时，本品可作为运动和饮食控制的辅助治疗药物以降低原发性高胆固醇血症（杂合子家族性和非家族性）和混合性脂质异常血症患者升高的总胆固醇（TC）、低密度脂蛋白胆固醇（LDL-C）、载脂蛋白（Apo B）和甘油三酯（TG）的水平，同时升高高密度脂蛋白胆固醇（HDL-C）的水平。

【用法用量】建议患者在开始的 7 周内按照以下剂量递增方案服用本品：第 1 周，每日 1 片（375mg），睡前服用；第 2 周，每日 1 片（500mg），睡前服用；第 3 周，每日 1 片 (750mg)，睡前服用；第 4~7 周，每日 2 片（2×500mg），睡前服用。请注意，不可互换规格（如不能用 1 片 1000mg 代替 2 片 500mg 服用）。维持治疗 7 周后，由医生确定适合个体的用药剂量及用药持续时间。依患者对本品的反应性和耐受性不同，建议患者每日睡前 1 次服用 1000mg（2 片 500mg）至 2000mg（两片 1000mg）。如果患者对 1000mg/d 的应答不足，剂量可增加至 2000mg/d。4 周内日剂量的增加不得超过 500mg，每日的最大用药剂量为 2000mg。应在晚餐后睡前服用本品。

【不良反应】见烟酸的不良反应表。

烟酸的不良反应表

分类	常见	少见	罕见	临床报道（发生率不明）
免疫系统	潮红	瘙痒和皮疹	皮肤干燥、出汗、面部浮肿、疱疹、斑丘疹	过敏反应、黄疸（皮肤和眼睛发黄）、色素沉着过度和黑棘皮病
消化系统		腹泻、恶心、呕吐、腹痛		食欲减退、胃肠异常（胃溃疡激活、胃溃疡）
神经系统			眩晕、头痛、乏力、失眠、精神紧张、晕厥、感觉异常、偏头痛	
心血管系统			心搏加速、心悸、低血压	心脏异常（心房纤颤、其他心律失常）
呼吸系统			呼吸急促	
内分泌系统			葡萄糖耐量下降	
耳鼻喉系统			鼻炎	
肌肉骨骼系统			腿部痉挛、肌肉异常、肌痛及肌无力	
眼部系统				眼部异常（中毒性视弱、囊性斑点状水肿）
其他			疼痛、发冷、外周水肿、实验室指标改变（肝转氨酶，如 AST、ALT、碱性磷酸酶、总胆红素、乳酸脱氢酶、淀粉酶、空腹血糖和尿酸水平升高，血小板数量减少、凝血酶原时间延长、磷含量降低、肌酸激酶升高）、视觉紊乱、体位性低血压、胸痛	痛风

【咨询要点】毒性反应：动物繁殖性研究证明该药品对胎儿有毒副作用，但尚未对孕妇进行充分严格的对照研究，并且孕妇使用该药品的治疗获益可能胜于其潜在危害；在服用长效烟酸替代速释烟酸的患者中发生过包括急性重型肝炎的严重肝脏功能异常。

可乐定 [药典（二）；医保（乙）]
Clonidine

【分类】抗高血压药。

【**药理作用**】激动延髓腹外侧核吻侧端的 I_1 咪唑啉受体。使外周交感神经的功能降低从而引起降压。其降压作用多在服药后 0.5~1 小时出现，2~3 小时达最高峰，可持续 4~6 小时。对多数高血压病有效，对原发性高血压疗效较好。在降压明显时不出现体位性低血压。与利尿剂（如氢氯噻嗪）或其他降压药（如利血平）合用，比单服本品疗效有明显提高。

【**适应证**】本品预防偏头痛亦有效。亦能降低眼压，可用于治疗开角型青光眼。

【**用法用量**】①治高血压：口服，常用量，每次服 0.075~0.15mg，每日 3 次。可逐渐增加剂量，通常维持剂量为每日 0.2~0.8mg。极量，每次 0.6mg。缓慢静脉注射，每次 0.15~0.3mg，加于 50% 葡萄糖注射液 20~40ml 中（多用于三期高血压及其他危重高血压病）注射。②预防偏头痛：每日 0.1mg，分 2 次服，8 周为 1 个疗程（第 4 周以后，每日量可增至 0.15mg）③治青光眼：用 0.25% 液滴眼，低血压患者慎用。

【**不良反应**】见可乐定不良反应表。

可乐定不良反应表

分类	常见	少见	罕见	临床报道（发生率不明）	不良反应处置
免疫系统	红斑	接触性皮炎、皮疹、荨麻疹			
消化系统		便秘、恶心			
神经系统	感觉紧张、头痛、嗜睡	疲劳、烦躁			本品为一种新型抗焦虑与抗抑郁制剂，每片含有 10mg 四甲蒽丙胺和 0.5mg 氟哌噻吨，2 种成分的综合作用表现为提高突触间隙多种神经递质如多巴胺、去甲肾上腺素、5- 羟色胺等的含量，从而改善抑郁、焦虑情绪，可有效地减轻、消除患者的不良心理，激励患者保持良好心态，增强患者的治疗信心与毅力，故可显著提高临床治疗脑梗死的效果
心血管系统		心动过缓、心悸、心动过速、低血压	房室性传导阻滞	本品可使患儿血压特别是收缩压明显降低	心动过缓严重而持久者酌情给予阿托品、异丙肾上腺素。低血压时应平卧，腿部抬高。给予升压药，如多巴胺、间羟胺等
其他	口干	体温升高			

【**咨询要点**】①毒性反应：儿童在服用 0.1mg 剂量的可乐定时已出现毒性征兆。当可乐定中毒时，没有特异性解毒药。应立即催吐、洗胃、导泻。②药物过量：剂量过大可出现低血压、心动过缓、嗜睡、烦躁、乏力、困倦、反射减低或丧失、恶心和通气不足。还可导致心脏传导障碍、心律失常、短暂高血压，甚至休克、呼吸循环衰竭死亡。大剂量用药血中儿茶酚胺升高，中枢及外周 a_2 受体敏感性降低，负反馈机制减弱，此时突然停药可致停药综合征。

参考文献

[1]何慧珺，夏芬媛.可乐定在生长激素激发试验中不良反应观察［J］.中国基层医药，2004，11（4）：484-485.

哌唑嗪 ^{［药典（二）；基（基）；医保（甲）］}
Prazosin

【分类】降血压药。

【药理作用】本品为选择性突触后 α_1 受体阻滞药，能同时扩张阻力血管和容量血管。对突触前 α_2 受体无明显作用，故不引起反射性心动过速及肾素分泌增加等作用。本品能同时降低心脏前、后负荷，这是用于治疗顽固性充血性心力衰竭的药理基础。本品对血脂代谢有良好影响，能降低 LDL 胆固醇和增加 HDL 胆固醇，对尿酸、血钾及糖代谢无不良作用，对哮喘发作有轻度缓解作用。

【适应证】适用于轻、中度高血压，作为第二线药物，常在第一线药物治疗不满意时采用或合用。也用于治疗充血性心力衰竭，主要是严重的难治性患者。

【用法用量】①高血压：初量每次 0.5mg，每日 3 次，4~6 日后可每日递增 0.5~1mg，视反应可渐增至每次 1~2mg，每日 3~4 次。②充血性心力衰竭：初量 0.5mg/d，渐增至 4mg/d，分 2~3 次用药；常用维持量 4~20mg/d，分 3 次服；极量为 20mg/d。

【不良反应】见哌唑嗪的不良反应表。

哌唑嗪的不良反应表

分类	临床报道	不良反应处置
免疫系统	皮疹、瘙痒、出汗、手足麻木、巩膜充血、脱发、扁平苔癣	
消化系统	恶心、呕吐、腹泻、便秘、腹部不适或疼痛、胰腺炎、肝功能异常、大便失禁	
泌尿系统	小便失禁	
生殖系统	阳痿、阴茎勃起异常	
神经系统	眩晕、头痛、紧张、头晕、晕厥、嗜睡、精神不振、抑郁、易激动、感觉异常、幻觉	晕厥、眩晕，予以吸氧、以间羟胺 40mg 加入 10% 葡萄糖注射液 100ml 静脉滴注
心血管系统	体位性低血压、心绞痛、气短、心悸、心动过速	
其他	鼻塞、鼻出血、结膜充血、巩膜发红、耳鸣及口干；呼吸困难、出汗、关节炎、水肿、体重增加、视物模糊、发热	

特拉唑嗪 ^{［药典（二）；基（基）；医保（甲）］}
Terazosin

【分类】抗高血压药。

【药理作用】为选择性突触后 α_1 受体拮抗药，其降压作用与哌唑嗪相似，但持续时间较长。它还可以降低血浆总胆固醇，低密度脂蛋白、极低密度脂蛋白及提高高密度脂蛋白。此外，在体实验表明，它能抑制去羟肾上腺素所致的前列腺组织痉挛，从而可以改善前列腺肥大患者的尿流动力学及临床症状。

【**适应证**】用于高血压，也可用于良性前列腺增生。

【**用法用量**】口服：开始时，每次不超过 1mg，睡前服用，以后根据情况逐渐增量，一般为每日 8~10mg；每日最大剂量 20mg，用于前列腺肥大，每日服为 5~10mg。

【**不良反应**】见特拉唑嗪的不良反应表。

特拉唑嗪的不良反应表

分类	常见	少见	罕见	临床报道（发生率不明）
消化系统		恶心	肝毒性	
神经系统	乏力、头晕	头痛、嗜睡、晕厥		
心血管系统		体位性低血压		报道有出现心房纤维性颤动。临床试验中，合用本品和血管紧张素（ACE）抑制剂或利尿剂治疗的患者中报道眩晕或其他相关不良反应的比例高于使用本品治疗的全体患者的比例。当本品与其他抗高血压药物合用时应当注意观察，以避免发生显著低血压
呼吸系统		呼吸困难		
内分泌系统		外周性水肿		
生殖系统		阴茎异常勃起、阳痿		

【**咨询要点**】①毒性反应：心率加快。②药物过量：导致晕厥、呕吐、血压低、休克。

多沙唑嗪 [医保（乙）]
Doxazosin

【**分类**】抗高血压。

【**药理作用**】本品作用及作用机制与特拉唑嗪相似，有降压和调节血脂的作用。口服吸收完全（95%），t_{max} 为 2~3 小时，生物利用度 65%。血浆带白结合率 95%。经肝代谢，约 50%。$t_{1/2}$ 约为 11 小时。

【**适应证**】用于高血压。

【**用法用量**】开始时，口服，每日 1 次，每次 0.5mg，根据情况可每 1~2 周逐渐增剂量至每日 2mg，然后再增加至每日 4~8mg

【**不良反应**】见多沙唑嗪不良反应表。

多沙唑嗪不良反应表

分类	少见	罕见	不良反应处置
消化系统	恶心	肝毒性	
神经系统	头晕、疲劳、头痛、眩晕、嗜睡		一般较轻。继续用药可消失
心血管系统	低血压		
生殖系统	异常勃起		
其他	水肿		一般较轻，继续用药可消失

【**咨询要点**】①毒性反应：本品具有肝毒性。②药物过量：与特拉唑嗪表现及救治方法一致。

乌拉地尔 [药典（二）；基（基）；医保（乙）]
Urapidil

【分类】血管扩张药。

【药理作用】盐酸乌拉地尔具有中枢和外周双重的作用机制。在外周，它可阻断突触后 α_1 受体、抑制儿茶酚胺的缩血管作用，从而降低外周血管阻力和心脏负荷；在中枢，通过兴奋 $5-HT_{1A}$ 受体，调节循环中枢的活性，防止因交感反射引起的血压升高及心率加快。

【适应证】①注射剂用于治疗高血压危象、重度和极重度高血压以及难治性高血压。控制围手术期高血压。②缓释片用于治疗原发性高血压、肾性高血压、嗜铬细胞瘤引起的高血压。③充血性心力衰竭。

【用法用量】①注射液：每次 10~50mg 缓慢静脉注射，降压效果应在 5 分钟内显示。若效果不够满意，可重复用药。为了维持其降压效果，可将 250mg 稀释后持续静脉滴注。如使用输液泵维持，可将 100mg 乌拉地尔稀释到 50ml 后使用。静脉输液的最大药物浓度为 4mg/ml。推荐初始速度为每分钟 2mg，维持速度为每小时 9mg。血压下降的程度由前 15 分钟内输入的药物剂量决定，然后用低剂量维持。疗程一般不超过 7 日。②缓释片：成人每次 30mg，每日 2 次。根据病情需要，也可在 1~2 周内逐渐增加剂量至每次 60mg，每日 2 次。

【不良反应】见乌拉地尔的不良反应表。

乌拉地尔的不良反应表

分类	少见	临床报道（发生率不明）
免疫系统	瘙痒、皮肤发红、皮疹	
消化系统	恶心、呕吐	
血液系统		血小板计数减少
神经系统	头痛、头晕	
心血管系统	心悸、心律不齐、心动过速或过缓	
其他	上胸部压迫感或呼吸困难	

【咨询要点】①毒性反应：根据药物作用机制的研究，本品不会使人类激素调节异常。②药物过量：发生严重低血压可抬高下肢，补充血容量。如果无效，可缓慢静脉注射缩血管药物，不断监测血压变化。极少数病例需给予儿茶酚胺（例如肾上腺素 0.5~1.0mg，用 0.9% 氯化钠注射液稀释至 10ml）。

参考文献

[1] 王志强.乌拉地尔治疗心力衰竭的临床效果及不良反应分析[J].中外女性健康研究，2017，（5）：115，120.
[2] 张松，张扬，杨芳.乌拉地尔致可逆性严重血小板减少1例[J].重庆医学，2016（18）：2590-2591.

利血平 [药典（二）；医保（甲、乙）]
Reserpine

【分类】抗高血压药。

【药理作用】本品主要通过影响交感神经末梢中去甲肾上腺素摄取进入囊泡而致使其被单

胺氧化酶降解，耗尽去甲肾上腺素的贮存，妨碍交感神经冲动的传递，因而使血管舒张、血压下降、心率减慢，中枢神经的镇静和抑制作用可能是利血平进入脑内，耗竭中枢儿茶酚胺贮存的结果。静脉注射 1 小时出现降压作用。口服治疗量约 1 周开始出现降压作用，2~3 周达峰效应，停药后尚能持续 3~4 周。

【适应证】 对于轻度至中度的早期高血压，疗效显著（精神紧张病例疗效尤好），长期应用小量，可将多数患者的血压稳定于正常范围内，但对严重和晚期病例，单用本品疗效较差，常与肼屈嗪、氢氯噻嗪等合用，以增加疗效。

【用法用量】 作为降压药，每日服 0.25~0.5mg，1 次顿服或 3 次分服。如长期应用，须酌减剂量，只求维持药效即可。

【不良反应】 见利血平的不良反应表。

利血平的不良反应表

分类	常见	少见	临床报道（发生率不明）
消化系统	胃酸分泌增多、大便次数增多、乏力、体重增加		口干、胃及十二指肠出血、腹泻、恶心、呕吐、食欲缺乏
泌尿系统			性功能减退、男性患者少数可见乳房发育
神经系统			嗜睡、多梦、大剂量时引起震颤麻痹，长期应用则能引起精神抑郁症
心血管系统		2% 的患者发生精神抑郁	心动过缓
呼吸系统			鼻黏膜充血
其他	鼻塞		胎儿呼吸系统合并症

【咨询要点】 ①注意事项：结肠炎患者、有精神病抑郁病史者、孕妇及哺乳期妇女禁用。有胃及十二指肠溃疡者、窦房结功能异常者、癫痫患者应慎用，任何剂量都可能发生精神抑郁，每日大于 12mg 更常见，一旦发生即应停药，必要时须住院治疗。慎与单胺氧化酶合用。高血压急症静脉应用时，须注意观察患者神志情况。②药物过量：利血平无特效解毒剂，也不能通过透析排除，治疗措施是对症和支持疗法。药物过量导致呼吸抑制、昏迷、低血压、抽搐和体温过低。此时必须采取洗胃催吐，即使已服药数小时。严重低血压者置于卧位，双脚上抬，并审慎给于直接性拟肾上腺素药升压；呼吸抑制者予以吸氧和人工呼吸；抗胆碱药治疗胃肠道症状；并纠正脱水、电解质失衡、肝昏迷和低血压。由于利血平作用持续较长，患者需至少观察 72 小时。血压至满意水平。

参考文献

[1]高雪松，王永志，李丽，等.利血平致抑郁样啮齿类动物模型的研究进展[J].实验动物科学，2017，34（02）：57-61.

肼屈嗪 ^[药典（二）；医保（乙）]
Hydralazine

【分类】 抗高血压药。

【药理作用】 本品直接松弛小动脉平滑肌，它的作用主要来自于减少后负荷，可通过激活鸟苷酸环化酶（cGMP）增加血管平滑肌细胞内的 cGMP 的含量，使平滑肌舒张，小动脉扩张，减低外周血管阻力，扩张静脉作用小。该药扩张冠状动脉，肾、脑和内脏动脉的作用突出。

对心肌有直接正性肌力作用，有直接或由于组胺释放而兴奋 β 受体作用。

【适应证】①高血压：由于长期服用可引起严重不良反应，目前临床较少用本品治疗高血压，为抵消其引起的反射性心动过速和水钠潴留，可加用 β 受体阻滞药和利尿剂。②充血性心力衰竭：V-HeFTI 试验表明，心功能Ⅱ～Ⅲ级充血性心力衰竭患者在服用利尿剂、洋地黄基础上加用肼屈嗪 75mg，每日 4 次和异山梨酯 40mg，每日 4 次，除改善症状外，并可降低病死率（但未能达到统计学显著性）。③不适用于嗜铬细胞瘤引起的高血压。

【用法用量】口服或静脉注射、肌内注射：一般开始时用小量，每次 10mg，每日 4 次，用药 2~4 日，以后用量逐渐增加。第 1 周每次 25mg，每日 4 次，第 2 周以后，每次 50mg，每日 4 次（如每日超过 400mg，易产生不良反应）。

【不良反应】见肼屈嗪的不良反应表。

肼屈嗪的不良反应表

分类	临床报道（发生率不明）	不良反应处置
消化系统	口干、上腹不适、恶心、便秘	
泌尿系统	夜尿多	
免疫系统	长期大剂量使用有类风湿关节炎和红斑狼疮样反应	停药及对症处理
神经系统	头痛、眩晕、失眠、嗜睡	
心血管系统	心悸、体位性低血压	
其他	乏力、发热、出汗、呼吸困难	

【咨询要点】①患有红斑狼疮、结缔组织病、严重心绞痛患者禁用。无心力衰竭的冠状粥样硬化性心脏病患者、心绞痛患者、脑中风患者、对肼屈嗪过敏和主动脉夹层患者禁用。严重肾功能障碍患者禁用。孕妇及哺乳期妇女禁用。②药物过量：本品长期大剂量使用，可引起类风湿关节炎和红斑狼疮样反应。

参考文献

［1］李锋. 药物诱导的红斑狼疮［J］. 皮肤科学通报，2018，35（03）：346-352，242.

［2］Bharat Kumar, Jennifer Strouse, Melissa Swee, et al. Hydralazine-associated vasculitis: Overlapping features of drug-induced lupus and vasculitis［J］. Seminars in Arthritis and Rheumatism, 2018, 48（2）：283-287.

米诺地尔 [药典（二）；基（基）；医保（乙）]
Minoxidil

【分类】血管扩张药。

【药理作用】米诺地尔直接扩张小动脉，因而降压，但具体机制未明。本品不扩张小静脉。周围血管阻力降低后引起反射性心率加快、心排血量增加。降压后肾素活性增高，引起水钠潴留。本品不干扰血管运动反射，故不发生直立性低血压。

【适应证】治疗高血压，为第二或第三线用药。

【用法用量】①成人常用量：口服，开始每次 2.5mg，每日 2 次，以后每 3 日将剂量加倍，逐渐增至出现疗效，维持量每日 10~40mg，单次或分次服用。最多每日不能超过 100mg。②小儿常用量：口服按体重每日 0.2mg/kg，每日 1 次给药。以后每 3 日调整剂量，每次、每日按体重增加 0.1mg/kg，12 岁以下每日最多为 50mg。维持量按体重每日 0.25~1mg/kg，每日单次或分次服用。

【不良反应】见米诺地尔的不良反应表。

米诺地尔的不良反应表

分类	少见	罕见	不良反应处置
免疫系统	皮肤潮红、毛发增生，以脸、臀及背部较著、女性长胡须	过敏反应、皮疹、瘙痒	常在用药后3~6周内出现，停药1~6个月后消退。为减少这些不良反应宜与利尿药或β受体阻滞药合用
神经系统		头痛（血管扩张所致）	
心血管系统	心率加快、心律失常	心绞痛、胸痛（心包炎）	及时停药并给予相应治疗
其他	水钠潴留引起体重增加、下肢水肿		

【咨询要点】①注意事项：使用本品治疗后初期血尿素氮及肌酐增高，但继续治疗后下降至用药前水平。应用本品时应定时测量血压、体重。突然停药可致血压反跳，故宜逐渐撤药。②毒性反应：本品能通过胎盘，人体研究尚不充分，在大鼠与家兔中有致死胎作用。故孕妇应慎用。能排入乳汁，但尚未有对婴儿影响的报道。对哺乳期妇女目前尚无资料报道。③药物过量：如出现反射性交感兴奋引起的心率加快可加用一种β受体阻滞药。如出现因水钠潴留而致的体重增加、下肢水肿，可给予利尿剂以解除，常选用呋塞米等泮利尿剂。出现心包积液者应停药。应用本品逾量时可适当扩容治疗，危重时可给去氧肾上腺素或多巴胺，但不宜用肾上腺素或去甲肾上腺素，以避免过度兴奋心脏。

硝普钠[药典（二）；基（基）；医保（甲）]
Sodium Nitroprusside

【分类】血管扩张药。

【药理作用】本品为一种速效和短时作用的血管扩张药。通过血管内皮细胞产生NO，对动脉和静脉平滑肌均有直接扩张作用，但不影响子宫、十二指肠或心肌的收缩。血管扩张使周围血管阻力减低，因而有降压作用。血管扩张使心脏前、后负荷均降低，心排血量改善，故对心力衰竭有益。后负荷减低可减少瓣膜关闭不全时主动脉和左心室的阻抗而减轻反流。

【适应证】①用于高血压急症，如高血压危象、高血压脑病、恶性高血压、嗜铬细胞瘤手术前后阵发性高血压等的紧急降压，也可用于外科麻醉期间进行控制性降压。②用于急性心力衰竭，包括急性肺水肿。亦用于急性心肌梗死或瓣膜（二尖瓣或主动脉瓣）关闭不全时的急性心力衰竭。

【用法用量】将本品50mg(1支)溶解于5ml 5%葡萄糖注射液中,再稀释于250~1000ml 5%葡萄糖注射液中，在避光输液瓶中静脉滴注。①成人常用量：静脉滴注，开始每分钟按体重0.5μg/kg。根据治疗反应以每分钟0.5μg/kg递增，逐渐调整剂量，常用剂量为每分钟按体重3μg/kg，极量为每分钟按体重10μg/kg。总量为按体重3.5mg/kg。②小儿常用量：静脉滴注，每分钟按体重1.4μg/kg，按效应逐渐调整用量。

【不良反应】见硝普钠的不良反应表。

硝普钠的不良反应表

分类	临床报道（发生率不明）	不良反应处置
免疫系统	皮肤石板蓝样色素沉着、皮疹	
消化系统	恶心、呕吐	
神经系统	眩晕、大汗、头痛、意识丧失	
心血管系统	低血压	调整剂量及减慢滴速，加用多巴胺
其他	运动失调、视力模糊、谵妄	

【咨询要点】①短期应用适量，不致发生不良反应。麻醉中控制降压时，突然停用本品，尤其血药浓度较高而突然停药时，可能发生反跳性血压升高。②毒性反应：有关本品致癌、致畸、对孕妇和乳母的影响尚缺乏人体研究。③药物过量：血压过低时减慢滴速或暂停本品即可纠正。如有氰化物中毒征象，吸入亚硝酸异戊酯或静脉滴注亚硝酸钠或硫代硫酸钠均有助于将氰化物转为硫氰酸盐而降低氰化物血药浓度。

二氮嗪 [药典（二）]
Diazoxide

【分类】抗高血压药。

【药理作用】能松弛血管平滑肌，降低周围血管阻力，使血压急剧下降。1次快速静脉注射本品300mg，可在5分钟内出现降压高峰，使血压降至正常水平，并可维持2~18小时或更长一些。在降压的同时，并不降低心输出量，故脑、肾、冠脉的血流量不变。适用于高血压危象的急救。还能抑制胰脏 β 细胞分泌胰岛素，可用作升血糖药，用于幼儿特发性低血糖症、由于胰岛细胞瘤引起的严重低血糖。

【适应证】恶性高血压、高血压危象急救。

【用法用量】①快速静脉注射：1次200~400mg，在15~20秒钟内注完。抢救高血压危象时，可在0.5~3小时内再注射1次，1日总量不超过1200mg。②儿童剂量：按体重5mg/kg，症状缓解后再改以口服降压药维持。

【不良反应】见二氮嗪的不良反应表。

二氮嗪的不良反应表

分类	少见	罕见	临床报道（发生率不明）	不良反应处置
免疫系统		皮疹	静脉注射时注射部位静脉发热和疼痛	停药后可消失
内分泌系统	水钠潴留及水肿	血糖、血尿酸升高		
消化系统		恶心、便秘、腹部不适		通常为一过性
泌尿系统	尿量减少			
神经系统	头晕、失眠			通常为一过性
心血管系统		充血性心力衰竭、静脉炎、脑/心肌缺血		
其他		发热感、听觉异常、静脉灼痛		通常为一过性

【咨询要点】①儿童不宜久用，孕妇禁用。②药物过量：过量可引起低血压症甚至导致休克，均应及时予以处理。

卡托普利[药典（二）；基（基）；医保（甲）]
Captopril

【分类】抗高血压药——血管紧张素转换酶抑制剂。

【药理作用】为血管紧张素转换酶（ACE）抑制剂，对多种类型高血压均有明显降压作用，并能改善充血性心力衰竭患者的心脏功能。对不同肾素分型高血压患者的降压作用以高肾素和正常肾素两型最为显著；对低肾素型在加用利尿剂后降压作用亦明显。其降压机制为抑制血管紧张素转换酶活性、降低血管紧张素Ⅱ水平、舒张小动脉等。口服起效迅速，t_{max} 为 1 小时，$t_{1/2}$ 约 4 小时，作用维持 6~8 小时。增加剂量可延长作用时间，但不增加降压效应。

【适应证】用于治疗各种类型高血压，特别是常规疗法无效的严重高血压。由于本品通过降低血浆血管紧张素Ⅱ和醛固酮水平而使心脏前、后负荷减轻，故可用于顽固性慢性心力衰竭，对洋地黄、利尿剂和血管扩张剂无效的心力衰竭患者也有效。

【用法用量】口服：每次 25~50mg，每日 75~150mg。开始时每次 25mg，每日 3 次（饭前服用）；渐增至每次 50mg，每日 3 次。每日最大剂量为 450mg。儿童，开始每日 1mg/kg，最大 6mg/kg，分 3 次服。

【不良反应】见卡托普利的不良反应表。

卡托普利的不良反应表

分类	常见	临床报道（发生率不明）	不良反应处置
免疫系统	皮疹、瘙痒	面部潮红或苍白、荨麻疹、斑丘疹、光敏反应	减量、停药或给抗组胺药后消失
消化系统		味觉障碍、恶心、呕吐、腹泻、腹痛、便秘、口干、味觉迟钝、食欲不振、口腔有咸味或金屑味、体重下降	
泌尿系统		尿酮、肾功能损害、肾病综合征、肾小球肾炎、蛋白尿	蛋白尿常发生于治疗开始 8 个月内，在 6 个月内渐减少
循环系统		有发热、寒战，白细胞减少（与剂量相关），血管性水肿（见于面部及四肢、可引起舌、声门或喉头血管性水肿）	减量或停药，应注意及时解除舌、声门或喉头血管性水肿
神经系统		晕厥、头痛、眩晕、失眠	
呼吸系统	咳嗽		
心血管系统	心悸、心动过速、胸痛	首剂时低血压（缺钠或血容量不足时）、窦性心动过快、短暂性高血压	及时补充钠离子，补充血容量
其他	味觉障碍、咳嗽	感觉异常、疲乏、血清病样反应、关节痛、抗核抗体测定阳性	

【咨询要点】①对本品过敏、白细胞减少的患者禁用；肾功能不全者、老年患者，以及孕妇、乳母慎用。用药期间应定期检查白细胞分类计数、尿红细胞和蛋白、血清电解质等，用本品时若白细胞计数过低，暂停用本品，可以恢复。严重自身免疫性疾病（尤其是全身性红斑狼疮）患者服用本品易发生粒细胞缺乏症。严格限钠饮食或透析者，首剂易发生突然而严重的低血压。用于肾素型高血压患者时，剂量不宜过大，以免血压下降过度。最好于饭前 1 小时服药，因食物可减少本品的吸收。本品可使血尿素氮、肌酐浓度增高，

常为暂时性，在有肾病或长期严重高血压而血压迅速下降后易出现，偶有血清肝脏酶增高；可能增高血钾，与保钾利尿剂合用时尤应注意检查血钾。用本品时蛋白尿若逐渐增多，暂停本品或减少用量。②毒性反应：心血管系统常见血压低、心动过缓、房室传导阻滞；呼吸系统常见咳嗽、呼吸困难、支气管痉挛、鼻炎、喉头水肿；泌尿系统常见蛋白尿、血尿、急性肾功能不全；血液系统常见白细胞、粒细胞减少及血小板减少等；其他系统常见血管性水肿、高血钾、高血镁，可致心律失常导致死亡。③药物过量：口服大剂量者，则应迅速催吐，洗胃，输液，加速药物排泄。出现低血压，应补充血容量，纠正低血钠，同时给予多巴胺等升压药物。高血钾者用5%碳酸氢钠注射液100~200ml静脉滴注，或25%~50%葡萄糖注射液100ml静脉注射，10%葡萄糖注射液500ml，按3~4g葡萄糖用1U胰岛素的比例，加入胰岛素，静脉滴注。急性肾功能不全者，可进行血液透析或腹膜透析治疗。白细胞、粒细胞、血小板减少的患者，停药后静脉输入全血、血小板。必要时应用非格司亭等。出现支气管痉挛、喉头水肿，应立即给予糖皮质激素。其他症状者，可对症治疗。

参考文献

［1］陈洁，钟肖依.卡托普利导致的心血管不良反应及措施分析［J］.临床医学研究与实践，2017，2（24）：47-48.
［2］徐朝飞.应用血管紧张素转换酶抑制剂不良反应的特征分析［J］.中国循证心血管医学杂志，2017，9（08）：969-971.

依那普利 [基（基）；医保（甲）]
Enalapril

【分类】抗高血压。

【药理作用】本品为不含巯基的强效血管紧张素转化酶抑制剂，它在体内水解为依那普利拉（苯丁羧脯酸）而发挥作用，比卡托普利强10倍，且更持久。其降压作用慢而持久，血流动力学作用与卡托普利相似，能降低总外周阻力和肾血管阻力，能增加肾血流量。口服后吸收迅速，t_{max}为0.5~2小时。在体内可被水解，但水解产物仍具有药理活性。

【适应证】用于高血压及充血性心力衰竭的治疗。

【用法用量】①充血性心力衰竭：出生4日及以上的小儿，口服，每次0.1~0.5mg，每日1次，每日最大量0.94mg/kg；成人，口服，每次2.5mg，每日最大量40mg，分次服用。②高血压：6~16岁儿童，口服，每次最大0.08mg/kg（不超过5mg），每日1次，每日最大量0.58mg/kg或40mg；成人，口服，每次5mg，每日1次，每日最大量40mg，分次服用。③非糖尿病性肾病：7~18岁儿童，口服，每日1次，每次0.1~0.5mg/kg，每日最大量20mg；成人，口服，每次5mg，每日1次，每日最大量20mg。

【不良反应】见依那普利不良反应表。

依那普利不良反应表

分类	常见	少见	罕见	临床报道（发生率不明）	不良反应处置
免疫系统		皮疹			
消化系统	血清肌酐值增加	腹泻、恶心	肝衰竭		BUN、Cr、ALT、AST轻度上升，停药后症状消失（恢复正常）

续表

分类	常见	少见	罕见	临床报道（发生率不明）	不良反应处置
泌尿系统		肾毒性		用血管紧张素转换酶抑制剂开始治疗后发生的低血压，可使一些患者的肾功能进一步受到某些损伤，已有报道这种情况引起急性肾衰竭，但通常都是可逆的	
血液系统		高血钾		有报道过血红蛋白和血细胞比容降低者。自马来酸依那普利上市后，曾报告少数病例发生中性白细胞减少、血小板减少、骨髓抑制和粒性白细胞缺乏，不能排除这些情况与马来酸依那普利的使用有关	血压或者持续血压状态应卧床休息，及时吸氧，静脉输液补充血容量，维持水电解质平衡，必要时可酌情给予升压药。直立性低血压给予米多君
神经系统	头晕、头痛、疲劳			2%~3% 的患者报告感觉疲乏和虚弱	
心血管系统	低血压、心动过速	血管性水肿		有报道在面部、四肢、唇、舌、声门和（或）喉部发生血管性水肿，但罕见	要重视血神经性水肿等严重过敏反应，有导致死亡的风险。一旦发生应立即采取相应的治疗措施，如皮下注射肾上腺素、气管切开、保持呼吸道畅通
呼吸系统	干咳			据报道，用血管紧张素转换酶抑制剂能引起咳嗽，其特点是无痰、持续，停药后可能消失。在鉴别诊断咳嗽时，应考虑到血管紧张素转换酶抑制剂引起咳嗽的可能性	
生殖系统			先天畸形		

【咨询要点】 ①毒性反应：血管性水肿特征（面部、眼部、唇部、舌或喉部肿胀），患者出现严重持续性咳嗽、低血压症状；检测用药和用药中电解质、血清肌酐、尿素氮和尿蛋白水平。②药物过量：服用过量的依那普利造成的血压过度下降会导致严重危险。出现这种情况须立即通知医生。中毒症状：严重低血压，心动过缓，心源性休克，电解质紊乱，肾衰竭。中毒的治疗：依据症状本身和严重程度而定，除了常规治疗清除马来酸依那普利外（如洗胃、在服用马来酸依那普利 30 分钟之内给予吸附剂和硫酸钠），还应严密监测生命指征并给予积极治疗。马来酸依那普利可采取透析清除。出现低血压应给予氯化钠和容量负荷，如果没有反应，还应静脉给予儿茶酚胺。可以考虑用血管紧张素 II 治疗。如果发生顽固的心动过缓，应进行起搏治疗。必须不断地检测电解质和血清肌酐地浓度。非经医嘱不得使用补钾剂或钾盐替代品。

参考文献

[1] Okamu M, Ochola F, Bodo C, et al.Enalapril-Induced Angioedema: Two Case Reports in a Rural Health Facility in Kenya Monitoring Editor [J].2018, 5（10）：e2572.

贝那普利 [医保（乙）]
Benazepril

【分类】 血管紧张素转换酶抑制剂类降血压药。

【药理作用】贝那普利是一个前体药物，在肝内水解成有活性的代谢产物贝那普利拉。后者是一种不含巯基的血管紧张素转换酶（ACE）抑制药，能抑制血管紧张素Ⅰ转换为血管紧张素Ⅱ，结果使血管阻力降低，醛固酮分泌减少，肾上腺激素活性升高。也可抑制缓激肽的降解，降低血管阻力，使血压下降。心力衰竭时贝那普利能扩张动脉与静脉，降低周围血管阻力（后负荷）及肺毛细血管楔压（前负荷），从而改善心排血量，提高患者的运动耐量，因而可用于充血性心力衰竭的治疗。

【适应证】用于各类高血压（用于中、轻度高血压病的治疗，疗效与卡托普利、依那普利、硝苯地平、尼群地平、普萘洛尔等药物用常用量治疗时相同。治疗高血压病为二线药物）。充血性心力衰竭，作为对洋地黄和（或）利尿剂反应不佳的充血性心力衰竭患者（NYHA分级Ⅱ–Ⅳ）的辅助治疗。

【用法用量】①高血压：未用利尿剂者开始治疗时每日推荐剂量为10mg，每日1次，若疗效不佳，可加至每日20mg。必须根据血压的反应来对使用剂量进行调整，通常应该每隔1~2周调整1次。②充血性心力衰竭：本品适用于充血性心力衰竭患者的辅助治疗。推荐的初始剂量为2.5mg（5mg，半片），每日1次。由于会出现首剂后血压急剧下降的危险，当患者第1次服用本品时需严密监视。只要患者未出现症状性的低血压及其他不可接受的副反应，如果心衰的症状未能有效缓解可在2~4周后将剂量调整为5mg，每日1次。根据患者的临床反应，可以在适当的时间间隔内将剂量调整为10mg，每日1次，甚至20mg，每日1次。对有些患者但若将1日的剂量分为2次服用，反应可能更好。

【不良反应】见贝那普利的不良反应表。

贝那普利的不良反应表

分类	少见	罕见	临床报道（发生率不明）	不良反应处置
免疫系统	皮疹、发红、瘙痒、光过敏	史-约综合征、颜面和口唇水肿、天疱疮	手掌皮肤剥脱性皮炎、过敏样反应	停药5日后皮炎缓解
呼吸系统	咳嗽、呼吸道症状			
消化系统	非特异性胃肠功能紊乱	腹泻、便秘、恶心、呕吐、腹痛、肝炎（主要胆汁淤积性）、淤胆性黄疸、肝衰竭、胰腺炎	小肠血管性水肿	
泌尿系统	尿频	血尿酸水平升高、低钾血症、低钠血症、血尿素氮和血清肌酐升高（停药恢复），这种变化多发生于肾动脉狭窄的患者；肾功能损伤		
神经系统	头痛、头晕、疲劳	瞌睡、失眠、神经紧张、眩晕、焦虑、感觉异常、耳鸣、味觉障碍		
生殖系统			外阴瘙痒	停药1周后症状消失
循环系统	心悸、体位性低血压	症状性低血压、胸痛、心绞痛、心律不齐、心肌梗死、血小板减少、粒细胞缺乏症/中性白细胞减少症、溶血性贫血、血管性水肿		
其他		关节痛、关节炎、肌痛、肌肉骨骼疼痛		

【咨询要点】①毒性反应：低血压、休克，已有肾衰竭患者可加重或诱发肾衰竭，神经性水肿并发喉头水肿，窒息而致命，咳嗽、呼吸困难、呼吸窘迫。②药物过量：出现药物不

良反应者，应立即停药。口服大剂量者，则应迅速催吐，洗胃，输液，加速药物排泄。出现低血压，应补充血容量，纠正低血钠，同时给予多巴胺等升压药物。高血钾者用 5% 碳酸氢钠注射液 100~200ml 静脉滴注，或 25%~50% 葡萄糖注射液 100ml 静脉注射，10% 葡萄糖注射液 500ml，按 3~4g 葡萄糖用 1U 胰岛素的比例，加入胰岛素，静脉滴注。急性肾功能不全，可进行血液透析或腹膜透析治疗。白细胞、粒细胞、血小板减少的患者，停药后静脉输入全血、血小板。必要时应用非格司亭等。出现支气管痉挛、喉头水肿，应立即给予糖皮质激素。其他症状，可对症治疗。

参考文献

［1］王娟，谢萍．口服盐酸贝那普利致手掌皮肤剥脱性皮炎 1 例［J］.中西医结合心血管病电子杂志，2017，5（26）：198.

培哚普利^{［医保（乙）］}
Perindopril

【分类】血管紧张素转化酶抑制剂。

【药理作用】培哚普利服后 6 小时降压效果最大，作用持续时间长，可扩张大、小动脉，减少血容量，降低系统血管阻力、左室充盈压和肺毛细血管楔压，增加心排血量和每搏输出量，增加心脏指数而不改变心率，提高患者运动耐量，减轻左室心肌肥厚，改善血流动力学。本品耐受性好，不引起高血糖，对血脂亦无不良影响。培哚普利服后对 ACE 的抑制较其他 ACE 抑制剂起效慢，对 ACE 的抑制率达 90% 以上，服后 1 小时起效，3~4 小时达最大药理效应，维持 24 小时。

【适应证】适用于治疗各型高血压和心力衰竭。

【用法用量】建议每日清晨餐前服用 1 次。建议以 4mmg 起始治疗，每日清晨餐前服用 1 次。根据疗效，可于 3~4 周内逐渐增至最大剂量 8mg/d。老年人应该从 2mg 开始，1 个月后逐渐增加至 4mg。如必要，可根据肾功能情况增加 8mg。

【不良反应】见培哚普利的不良反应表。

培哚普利的不良反应表

分类	临床报道	不良反应处置
免疫系统	皮疹、皮炎、瘙痒症	
消化系统	反流性食管炎、腹痛、味觉障碍、消化不良、腹泻、便秘、胃炎、恶心、胆汁淤积性黄疸	停药后症状消失、2 周后味觉恢复
泌尿系统	肾功能损害、蛋白尿、血尿素氮和血肌酸酐中度升高	停药后肾功能好转
血液系统	贫血、一过性血钾升高、血清肝酶值升高、粒细胞缺乏和（或）骨髓抑制	
心血管系统	心悸、低血压及相关反应	
神经系统	头痛、眩晕、疲乏、嗜睡、晕厥、焦虑、失眠、感觉异常	
其他	咳嗽、哮喘、视力障碍、听觉和迷路失调、耳鸣、呼吸困难、虚弱、肌肉痉挛、关节痛、肌痛、干咳	

【咨询要点】药物过量：与血管紧张素转化酶抑制剂用药过量有关的症状包括低血压、循

环性休克、电解质紊乱、肾衰竭、换气过度、心动过速、心悸、心动过缓、头昏眼花、焦虑和咳嗽。用药过量的推荐治疗方法是静脉滴注 0.9% 氯化钠注射液。如果发生低血压，患者应保持在休克的体位。如有可能，可输注血管紧张素 Ⅱ 和（或）考虑静脉内注入儿茶酚胺治疗。培哚普利可以通过血液透析从体循环中排除。治疗无效的心动过缓患者需起搏器治疗。应该持续监测生命体征、血清电解质及肌酐浓度。

缬沙坦 ^[药典（二），医保（乙）]
Valsartan

【分类】抗高血压。

【药理作用】缬沙坦也属于非肽类、口服有效的血管紧张素 Ⅱ（AT）受体拮抗药。它对 Ⅰ 型受体（AT）有高度选择性，可竞争性地拮抗而无任何激动作用。它还可抑制 AT 受体所介导的肾上腺球细胞释放醛固酮，但对钾所致的释放，缬沙坦没有抑制作用，这也说明缬沙坦对 AT 受体的选择性作用。经各种类型的高血压动物模型的体内试验均表明沙坦具有良好的降压作用，对心收缩功能及心率无明显影响。对血压正常的动物则不产生降压作用。口服后吸收迅速，生物利用度为 23%。与血浆蛋白结合率为 94%~97%，约有 70% 自粪排出，30% 自肾排泄，均呈原型约为 9 小时，与食物同时服用并不影响其疗效。高血压病患者 1 次服用后 2 小时血压开始下降，46 小时后达最大降压效应。降压作用可持续 24 小时，连续用药后 2~4 周血压下降达最大效应。可与氢氯噻嗪合用降压作用可以增强。

【适应证】用于高血压治疗。

【用法用量】①心力衰竭：每次 40mg，口服，每日 2 次，可增加至 320mg/d。②高血压：每日 80~160mg，口服，可增加至每日 320mg，口服。③心肌梗死：每次 20mg，口服，每日 2 次，可增加至每日 320mg，口服。

【不良反应】见缬沙坦的不良反应表。

缬沙坦的不良反应表

分类	常见	少见	罕见	临床报道（发生率不明）	不良反应处置
免疫系统		皮疹			
消化系统		腹泻、恶心	肝毒性		
神经系统	头晕	背痛、困倦、头痛			
心血管系统		低血压、心动过速	血管性水肿		如果出现喉喘鸣或面部、舌或声门的血管性水肿，则应停药
血液系统		高血钾		严重缺钠和（或）血容量不足的患者，如服用大剂量利尿药的患者，用缬沙坦治疗偶可出现症状性低血压	在治疗前应先纠正患者的低血钠和低血容量状况
呼吸系统		咳嗽		干咳的发生率明显少	
泌尿系统		肾毒性			
其他			横纹肌溶解症	国内有报道腿部肌肉疼痛案例	

【咨询要点】药物过量：服用本品过量可能导致显著的低血压，这可能会引起意识水平降低、

循环衰竭和（或）休克。若服药时间不长，应该催吐治疗，否则常规治疗给予 0.9% 氯化钠注射液静脉滴注。血液透析不能清除缬沙坦。

氯沙坦 [药典（二），医保（乙）]
Losartan

【分类】 抗高血压。

【药理作用】 本品为新型的非肽类血管紧张素 Ⅱ（Ang Ⅱ）受体 AT_1 的拮抗药。它具有口服有效、高亲和力（AT_1 受体的亲和力）、高选择性（只拮抗 AT_1 受体）、高专一性（只影响 Ang Ⅱ 受体）、无激动活性的特点。现已知血管紧张素 Ⅱ 的作用是由 Ang Ⅱ 受体介导的，Ang Ⅱ 受体有 2 种亚型 AT_1 和 AT_2，而 Ang Ⅱ 的作用是由 AT_1 所介导。AT_1 受体在体内分布广泛，主要分布于心脏、血管、肾上腺皮质、肾脏以及心血管运动中枢、口渴中枢、垂体等，因而 Ang 在维持心脏、血管、肾脏等功能方面具有重要的作用。氯沙坦在体内经代谢后生成的代谢物 E-3174 而起作用。它可降低血压；能改善心力衰竭，防治高血压并发的血管壁增厚和心肌肥厚；具有肾脏保护作用，增加肾血流量肾小球滤过率，增加尿液和尿钠、尿酸的排出；可减少肾上腺醛固酮和肾上腺素的分泌。

【用法用量】 ①脑血管意外伴左心室肥大的高血压患者，预防糖尿病肾病：起始剂量口服，每日 50mg，维持剂量每日 100mg。②心功能不全：起始剂量口服，每日 50mg，维持剂量每日 100mg。③高血压：成人，起始剂量口服，每日 50mg，维持剂量每日 25~100mg 或每日 2 次；6 岁及以上儿童，口服，每日 0.7mg/kg，最大剂量口服，每日 50mg。

【不良反应】 见氯沙坦的不良反应表。

氯沙坦的不良反应表

分类	常见	少见	罕见	临床报道（发生率不明）	不良反应处置
消化系统		厌食、便秘、消化不良、恶心	肝毒性	药代动力学资料表明，肝硬化患者氯沙坦的血药浓度明显增加	对有肝功能损害病史的患者应该考虑使用较低剂量
免疫系统		皮疹			
神经系统	头晕	腿痛、背痛、困倦、头痛	出生缺陷	有实验证明较缬沙坦更易发生头晕	
心血管系统		低血压、心动过速	血管性水肿	血管性水肿［包括导致气道阻塞的喉及声门肿胀，及（或）面、唇、咽和（或）舌肿胀］在极少数服用氯沙坦治疗的患者中有报道。其中部分患者以前曾因服用包括 ACE 抑制剂在内的其他药物而发生过血管性水肿。脉管炎，包括亨诺克－舍恩莱因紫癜已有极少报道	
血液系统		高血钾		血小板减少（少有报道）	血容量不足的患者（例如应用大剂量利尿药治疗的患者），可发生症状性低血压。在使用本品治疗前应该纠正这些情况，或使用较低的起始剂量
呼吸系统		咳嗽			

续表

分类	常见	少见	罕见	临床报道（发生率不明）	不良反应处置
泌尿系统		肾毒性		在肾功能不全，伴或不伴有糖尿病的患者中常见电解质平衡失调。由于抑制了肾素－血管紧张素系统，已有关于敏感个体出现包括肾衰竭在内的肾功能的变化的报道	停止治疗后，肾功能的变化可以恢复
其他		肌肉痉挛、肌痛	横纹肌溶解症		

【咨询要点】①毒性反应：监测血管性水肿的症状，建议测定基线值及定期检查电解质、肾功能和尿蛋白水平。②药物过量：关于人类用药过量的资料很少，最可能的表现是低血压和心动过速。由于副交感神经（迷走神经）的兴奋，可发生心动过缓。如果发生症状性低血压，应该给予支持疗法。氯沙坦及其活性代谢产物都不能通过血液透析而清除。

参考文献

[1] 胡黄，陈积党，周凯. 氯沙坦和缬沙坦对中青年高血压合并高尿酸血症及血清补体的影响 [J]. 中国现代医生，2018，56（19）：21-25.

坎地沙坦[医保（乙）]
Candesartan

【分类】抗高血压。

【药理作用】常用坎地沙坦酯，口服后吸收过程中分解为有活性的坎地沙坦。为长效 AT_1 受体拮抗剂，具有选择性高、强效的特点，作用可维持 24 小时以上，除降压外，长期应用还可逆转左室肥厚，对肾脏也有保护功能。

【适应证】用于高血压治疗。

【用法用量】①心力衰竭：口服，4mg，每日 1 次，视疗效可逐步增加至 32mg/d。②高血压：成人，口服，16mg，每日 1 次，或分 2 次服用，视疗效可逐步增加至每日 8~32mg；1~5 岁儿童口服，每日 0.2mg/kg，视疗效可逐步增加至每日 0.4mg/kg；6~16 岁且体重小于 50kg 儿童，口服，4~8mg，每日 1 次，视疗效可逐步增加至每日 16mg；6~16 岁且体重大于 50kg 儿童，口服，8~16mg，每日 1 次，视疗效可逐步增加至每日 32mg。

【不良反应】见坎地沙坦的不良反应表。

坎地沙坦的不良反应表

分类	常见	少见	罕见	临床报道（发生率不明）	不良反应处置
消化系统		便秘、消化不良	肝毒性	可能会出 AST、ALT 等值升高的肝功能障碍或黄疸	应密切观察患者情况。如发现异常，应停止服药，并进行适当处理
神经系统		背痛、头晕			
心血管系统		心动过速	血管性水肿		有时出现面部、口唇、舌、咽、喉头等水肿症状，应进行仔细地观察，见到异常时，停止用药，并进行适当处理

续表

分类	常见	少见	罕见	临床报道 （发生率不明）	不良反应处置
血液系统	低血压			过度的降压可能引起晕厥和暂时性失去意识。在这种情况下，应停止服药，并进行适当处理。特别是正进行血液透析的患者、严格进行限盐疗法的患者、最近开始服用利尿降压药的患者，可能会出现血压的迅速降低	因此，这些患者使用本药治疗应从较低的剂量开始服用。如有必要增加剂量，应密切观察患者情况，缓慢进行
泌尿系统		肾毒性			可能会出现急性肾衰竭，应密切观察患者情况，如发现异常，应停止服药，并进行适当处理
呼吸系统		咳嗽		可能会出现伴有发热、咳嗽、呼吸困难、胸部 X 线检查异常等表现的间质性肺炎	如出现上述情况，应停止服药，并进行适当处理，如用肾上腺皮质激素治疗
其他		高血钾	脸红、横纹肌溶解症	可能会出现如表现为肌痛、虚弱、CK 增加、血中和尿中的肌球蛋白	如出现上述情况，应停止服药，并进行适当处理

【咨询要点】①毒性反应：报告低血压、心动过速的症状／体征。治疗开始和治疗过程中定期检查钠、钾、总的碳酸氢钠、BUN、SCr，开始治疗前进行尿液分析。②药物过量：根据药理研究，过量服用主要表现为症状性低血压和头晕。如果出现症状性低血压，必须对症治疗和观察重要生命体征。患者须置于脚高头低位仰卧，必要时注射 0.9% 氯化钠注射液增加其血浆容量，如果上述措施仍不能纠正时，可以给患者应用拟交感药物。

厄贝沙坦[医保（乙）]
Irbesartan

【分类】抗高血压。

【药理作用】为血管紧张素Ⅱ受体拮抗药，对 AT_1 受体产生不可逆的或非竞争性的抑制，因而减轻血管紧张素Ⅱ的缩血管和促增生作用，降压是对心率影响很小。口服生物利用度 60%~80%，蛋白结合率 90%，t_{max} 为 4~6 小时，$t_{1/2}$ 为 11~15 小时。

【适应证】用于治疗原发性高血压。

【用法用量】口服，每次 150mg，每日 1 次，对血压控制不佳者可加至 300mg 或合用小剂量噻嗪类利尿药。

【不良反应】见厄贝沙坦的不良反应表。

厄贝沙坦的不良反应表

分类	常见	少见	罕见	临床报道 （发生率不明）	不良反应处置
泌尿系统		肾毒性			
消化系统		腹泻、胃灼热	肝毒性		
神经系统	头痛、头晕和疲倦	头晕、乏力			

续表

分类	常见	少见	罕见	临床报道 （发生率不明）	不良反应处置
心血管 系统		低血压、心动 过速	血管性 水肿		当发生低血压时，患者应仰卧，吸氧，常规静脉输液补充血容量。严重者可酌情给予血管活性药物。一旦出现血管性水肿症状时，应防止窒息发生。酌情皮下注射肾上腺素；静脉滴注氢化可的松，静脉注射氨茶碱、多索茶碱或口服麻黄碱；吸氧。必要时应气管切开
其他		干咳，血红蛋 白和血细胞比 容轻度下降			

【咨询要点】药物过量：应立即洗胃、催吐，并用药用炭吸附、导泻，再对症处理。

替米沙坦[药典（二）；医保（乙）]
Telmisartan

【分类】血管紧张素Ⅱ受体拮抗药。

【药理作用】替米沙坦是一种口服起效的，特异性血管紧张素Ⅱ受体（AT_1型）拮抗药。替米沙坦能使与AT_1受体具有高度亲合力的血管紧张素Ⅱ从结合部位上解离。

【适应证】用于原发性高血压的治疗。

【用法用量】成人应个体化给药。常用初始剂量为每次1片（40mg），每日1次。在20~80mg的剂量范围内，替米沙坦的降压疗效与剂量有关。若用药后未达到理想血压可加大剂量，最大剂量为80mg（即2片40mg或1片80mg），每日1次。

【不良反应】见替米沙坦的不良反应表。

替米沙坦的不良反应表

分类	少见	临床报道（发生率不明）	不良反应处置
免疫系统		多汗症、瘙痒、皮疹、红斑、药疹、中毒性 皮疹、湿疹	
消化系统	腹痛、腹泻、消化不良、 呕吐	口干	
泌尿系统		肾功能损伤，包括急性肾衰竭	停药
血液系统		贫血、血小板减少症	
神经系统		抑郁、失眠、焦虑、晕厥	
心血管系统		心动过缓、低血压	
其他		胸部和纵隔疾病、呼吸困难、关节炎、背痛、 肌肉痉挛、胸痛、疲倦、流感样症状	

【咨询要点】①毒性反应：未发现本品有致畸性，但动物实验表明它对刚出生子代的发育产生危害，如体重降低、睁眼延迟、死亡率升高。体外实验未发现致突变性和相关的诱裂活性，在小鼠和大鼠实验中未发现致癌性。③药物过量：尚无任何过量使用病例报告，替米沙坦过量最可能的表现是低血压和心动过速；心动过缓也可能发生。替米沙坦不能经血液透析清除。一旦发生过量，应对患者做密切观察，并做对症和支持治疗。治疗应根据服

药的时间和症状的严重性。推荐的措施包括催吐和（或）洗胃。活性炭治疗过量可能有效。应密切监测血电解质和肌酐。若发生体位性低血压，患者应平卧，并尽快补充盐分和扩容。

参考文献

［1］Mahajan V K，Ravinder S，Mrinal G，et al. Telmisartan induced urticarial vasculitis［J］. Indian Journal of Pharmacology，2015，47（5）：560-562.
［2］韩宝侠，曲虹，苟小军 .89 例替米沙坦不良反应报告分析［J］.中国药物警戒，2018（1）：49-51，56.

缬沙坦氢氯噻嗪[医保（乙）]
Valsartan and Hydrochlorothiazide

【分类】血管紧张素（Ang）Ⅱ受体拮抗药。

【药理作用】缬沙坦是一种口服有效的特异性的血管紧张素（Ang）Ⅱ受体拮抗药，它选择性地作用于 AT_1 受体亚型，与 AT_1 受体的亲和力比 AT_2 受体的亲和力强 20 000 倍，不抑制 ACE（又名激肽酶Ⅱ），此酶使血管紧张素Ⅰ转化为血管紧张素Ⅱ且降解缓激肽不引起缓激肽和 P 物质的潴留，故不易引起咳嗽。噻嗪类利尿剂的主要作用部位是在远曲小管近端，作用方式为抑制钠和氯离子的共转运，竞争氯离子作用部位能影响电解质的重吸收，这将直接增加钠和氯的排泄，并间接减少血浆容积，继而增加血浆肾素活性，醛固酮分泌和钾排泄，使血清钾降低。

【适应证】用于治疗单一药物不能充分控制血压的轻度、中度原发性高血压。本品不适用高血压的初始治疗。

【用法用量】当用缬沙坦单一治疗不能满意控制血压时，用氢氯噻嗪 25mg，每日 1 次，不能满意控制血压或发生低血钾时，可改用本药（含缬沙坦 80mg 与氢氯噻嗪 12.5mg），每次 1 片，每日 1 次。在服药 2~4 周内可达到最大的抗高血压疗效。对于轻至中度的肾衰竭患者（肌酐清除率 ≥ 30ml/min）或轻至中度肝功能衰竭的患者，不需要调整剂量。

【不良反应】见缬沙坦氢氯噻嗪的不良反应表。

缬沙坦氢氯噻嗪的不良反应表

分类	少见	罕见	不良反应处置
免疫系统	荨麻疹和其他类型皮疹	光敏感症、极罕见坏死性血管炎，急性中毒性表皮松解症，红斑狼疮样反应，皮肤红斑狼疮复发	停药后对症处理
消化系统	腹泻	腹痛上腹痛、消化不良、口干、胃肠炎、多汗、恶心、便秘、极罕见胰腺炎、肝内胆汁郁积或黄疸	
泌尿系统		勃起障碍、尿频、尿路感染	
血液系统		血小板减少症，偶伴紫癜，极罕见白细胞减少，粒细胞减少，骨髓抑制，溶血性贫血	
神经系统	头痛、眩晕、倦怠	焦虑、体位性头晕、感觉减退、失眠、感觉异常、嗜睡	
心血管系统		低血压、心悸、心动过速	
呼吸系统	咳嗽、上呼吸道感染	支气管炎、急性支气管炎、胸痛、呼吸困难、极罕见肺水肿	
耳鼻喉系统	鼻咽炎	鼻充血、中耳炎、咽痛、鼻窦充血、鼻窦炎、耳鸣	
眼部系统		视力模糊、视觉异常	
肌肉骨骼系统	关节痛	关节炎、肌肉痉挛、肌肉紧张、扭伤、拉伤、手臂或腿疼痛	
其他		低钾血症、颈痛水肿、外周水肿、发热、病毒感染	

【咨询要点】①毒性反应：妊娠的第 2 和第 3 个月期应用缬沙坦的风险增高，与其他直接作用于 RAAS 的药物相似，本药不宜用于妊娠期。如果在用药期间发现妊娠，应尽快停药。目前尚无对哺乳期女性的研究，因此本药不宜用于哺乳期。②药物过量：用药过量后的主要症状可能为显著低血压。当氢氯噻嗪过量时，下列症状和体征也可能出现：恶心、瞌睡、血容量不足、电解质紊乱，引起心律失常和肌肉痉挛。应根据服药时间长短和症状的类型及严重程度进行治疗，应首先采取稳定循环的措施。如果服药时间短可以催吐；如果服药时间已较长，应该给予适量的活性炭；如果出现低血压，应让患者仰卧且给予液体和电解质治疗。由于缬沙坦的蛋白结合度高，它不能被血液透析所清除。但是，氢氯噻嗪可以被这种方法清除。

缬沙坦氨氯地平 ^[基（基）；医保（乙）]
Valsartan and Amlodipine

【分类】抗高血压药。

【药理作用】本品包括缬沙坦和氨氯地平两种降压活性成分，这两种成分在控制血压方面作用机制互补：氨氯地平属于钙通道阻滞药类药物，缬沙坦属于血管紧张素 II 拮抗药类药物。两种成分合用的降压效果优于其中任一成分单药治疗。

【适应证】治疗原发性高血压。本品用于单药治疗不能充分控制血压的患者。

【用法用量】口服，每日 1 次，每次 5~10 mg 的氨氯地平和 80~320 mg 的缬沙坦，降压疗效随着剂量升高而增加。

【不良反应】见缬沙坦氨氯地平的不良反应表。

缬沙坦氨氯地平的不良反应表

分类	临床报道（发生率不明）	不良反应处置
免疫系统	瘙痒、皮疹、多汗、湿疹、红斑	
消化系统	腹泻、恶心、便秘、消化不良、腹痛、上腹部疼痛、胃炎、呕吐、腹部不适、腹胀、口干、大肠炎、胆红素升高	停药后恢复正常
泌尿系统	血尿、肾结石、尿频、多尿、勃起功能障碍	
血液系统	淋巴结病	
神经系统	失眠、焦虑、抑郁、头痛、坐骨神经痛、感觉异常、头臂综合征、腕管综合征、感觉迟钝、窦性头痛、嗜睡	
心血管系统	心悸、心动过速	
其他	关节痛、背痛、肌肉痉挛、四肢痛、肌痛、骨关节炎、关节肿胀、沉重感	

【咨询要点】①不良反应：通常轻微且短暂，只有极少数情况下需要停药。②毒性反应：氨氯地平有充分的临床和非临床安全性数据。致癌性、致突变研究没有相关发现。缬沙坦，基于传统的安全药理学、遗传毒性、致癌性和对生育影响的临床前研究显示，没有发现对人类有特别的危害。③药物过量：目前尚未获得服用本品过量事件。若服药时间不长，则可以考虑呕吐或洗胃。缬沙坦和氨氯地平均不可通过血液透析治疗去除。

替米沙坦氢氯噻嗪^[医保（乙）]
Telmisartan and Hydrochlorothiazide

【分类】抗高血压药。

【药理作用】本品是一种血管紧张素Ⅱ受体拮抗药（替米沙坦）与一种噻嗪类利尿剂（氢氯噻嗪）的复方制剂。这2种成分的复方制剂具有累加的抗高血压效应，与2种成分单独使用相比，复方制剂降压作用更强。

【适应证】用于治疗原发性高血压及单用替米沙坦不能充分控制血压的患者。

【用法用量】口服，每次1片（80mg/12.5mg），每日1次。

【不良反应】见替米沙坦氢氯噻嗪的不良反应表。

替米沙坦氢氯噻嗪的不良反应表

分类	少见	临床报道（发生率不明）	不良反应处置
免疫系统	湿疹	荨麻疹、红斑	停药后症状改善
消化系统	腹痛、腹泻、消化不良、胃炎		
泌尿系统	泌尿道感染		
神经系统	头晕、眩晕、阳痿		
其他	背痛、流感样症状、疼痛、高胆固醇血症、低钾血症、关节痛、关节病、肌痛、焦虑、支气管炎、咽炎、鼻窦炎、上呼吸道感染	血管性水肿	

【咨询要点】①毒性反应：动物实验未显示本品具有致畸效应，但显示胎儿毒性。因此，作为一项预防措施，在妊娠前3个月最好不要使用。②药物过量：应对患者进行密切监测，并进行对症及支持性治疗。建议的措施包括催吐和（或）洗胃。过量时采用活性炭吸附是有效的。应经常监测血清电解质及肌酐水平。一旦发生低血压，应使患者处于仰卧位，并迅速补充盐和血容量。

氯沙坦钾氢氯噻嗪^[药典（二）；基（基）；医保（乙）]
Losartan Potassium and Hydrochlorothiazide

【分类】抗高血压药。

【药理作用】本品的成分对降低血压有相加作用，与单独使用其中任一成分相比，本品降低血压的幅度更大，可持续24小时。服用氯沙坦可阻断所有与血管紧张素Ⅱ有关的生理作用，并通过抑制醛固酮而减少与利尿剂相关的钾丢失。氯沙坦有轻微和短暂的促尿酸作用。氢氯噻嗪可引起尿酸中度升高，联合使用氯沙坦和氢氯噻嗪可减轻利尿剂所致的高尿酸血症。

【适应证】本品用于治疗高血压，适用于联合用药治疗的患者。

【用法用量】常用起始剂量和维持剂量是每日1次，每次1片氯沙坦钾氢氯噻嗪片（50mg+12.5mg）。对反应不足的患者，剂量可增加至每日1次，每次2片。通常，在开始治疗3周内获得抗高血压效果。本品不能用于血容量不足的患者（如服用大剂量利尿剂治疗的患者）。对严重肾功能不全（肌酐清除率≤30ml/min）或肝功能不全的患者不推荐使用本品。老年高血压患者，不需要调整起始剂量，但氯沙坦钾氢氯噻嗪片（100mg+25mg）不应作为老年患者的起始治疗。本品可以和其他抗高血压药物联合服用，可与食物同服或单独服用。

【不良反应】见氯沙坦钾氢氯噻嗪的不良反应表。

氯沙坦钾氢氯噻嗪的不良反应表

分类	少见	罕见	不良反应处置
免疫系统		皮疹、瘙痒、紫癜、中毒性表皮坏死松解症、荨麻疹、红皮病、光敏感性、皮肤红斑狼疮、大疱性固定性药疹	轻微和短暂的，不需要中断治疗，严重症状给予相应治疗
呼吸系统		咳嗽、鼻充血、咽炎、窦失调、上呼吸道感染、呼吸窘迫（包括肺炎和肺水肿）	
内分泌系统		厌食、高血糖、高尿酸血症、电解质失调包括血钠和低血钾	轻微和短暂的，不需要中断治疗
消化系统		肝炎、黄疸（肝内胆汁淤积性黄疸）、肝功能异常、消化不良、腹痛、消化道刺激、痉挛、腹泻、便秘、恶心、呕吐、胰腺炎、涎腺炎	轻微和短暂的，不需要中断治疗
泌尿生殖系统		糖尿病、肾功能障碍、间质性肾炎、肾衰竭、勃起功能障碍/阳痿、血肌酐升高	
血液系统		血小板减少、贫血、再生障碍性贫血、溶血性贫血、白细胞减少、粒细胞缺乏症	这些反应通常在停止治疗时是可逆的
神经系统	头晕、虚弱、眩晕	失眠、不安、味觉障碍、头痛、偏头痛、感觉异常	
心血管系统		心悸、心动过速、与剂量有关的体位性低血压、坏死性血管炎（脉管炎）（皮肤血管炎）	
其他		黄视症、瞬时视觉模糊、背痛、肌肉痛性痉挛、肌肉痉挛、肌痛、关节痛、胸痛、浮肿/肿胀、不适、发热	

【咨询要点】①噻嗪类药物能通过胎盘屏障而出现在脐带血中，建议有高血压而无其他疾病的妊娠妇女不要常规使用利尿剂，以免使母亲和胎儿遭受不必要的危害。动物实验证实氯沙坦钾对胎儿和新生儿有损伤和致死作用。故发现妊娠后，应尽快停用本品。②毒性反应：雄性小鼠口服氯沙坦钾的 LD_{50} 为 2248mg/kg（6744mg/m²），人用每日最大推荐剂量的 1124 倍。③药物过量：对本品过量的治疗尚无专门的资料，可采用对症和支持疗法，停用本品并密切观察患者。建议采用的措施包括催吐（如果刚刚发生过量服药）及通过适当的步骤纠正脱水、电解质失衡、肝昏迷和低血压。氯沙坦人类用药过量的资料很有限。用药过量最明显的体征是低血压和心动过速；心动过缓可能是由于副交感神经（迷走神经）的兴奋。如果发生症状性低血压，应实施支持疗法。氯沙坦钾及其活性代谢均不能被血液透析清除。氢氯噻嗪最常见的是由电解质丢失（低血钾、低血氯、低血钠）引起的体征和症状，和过度利尿引起的脱水。如果同时使用洋地黄，则低血钾可能加重心律失常。通过血液透析清除氢氯噻嗪的程度仍未确知。

参考文献

［1］何莉莉，刘晶晶，邱伟，等.氯沙坦钾氢氯噻嗪诱导的泛发性大疱性固定性药疹 1 例及文献复习［J］.温州医科大学学报，2016，46（10）：773-775.

［2］何佳珂，钟晨，于洋，等.氯沙坦钾氢氯噻嗪致肾移植术后患者血肌酐升高 1 例［J］.中国医院药学杂志 2018，38（11）：1245-1246.

奥美沙坦酯氢氯噻嗪[药典（二）；基（基）；医保（乙）]
Olmesartan Medoxomil and Hydrochlorothiazide

【分类】抗高血压药。

【药理作用】奥美沙坦为选择性血管紧张素Ⅱ型受体（AT_1）拮抗药，通过选择性阻断血管紧张素Ⅱ与血管平滑肌 AT_1 受体的结合而阻断血管紧张素Ⅱ到的收缩血管作用。氢氯噻嗪能影响肾小管对电解质的重吸收机制，直接地近乎同等程度地增加钠和氯化物的排出。

【适应证】为固定剂量复方制剂，不适用于高血压的初始治疗。

【用法用量】通常在采用奥美沙坦酯或氢氯噻嗪单组分治疗无法获得满意的疗效之后再开始使用复方治疗。本品口服，每日 1 次，每次 1 片，剂量应个体化。基于降压效果，剂量可以 2~4 周的间隔期调整。在剂量范围 10mg/12.5mg 至 40mg/25mg 之间，本品抗高血压的效果与给药剂量呈相关性。降压作用在 1 周内起效，4 周时达最大降压效果。可以与其他抗高血压药物联合使用。如果患者肌酐清除率 >30ml/min，可采用本品常规剂量治疗。有更严重的肾功能损害的患者，髓袢利尿剂将优于噻嗪类利尿剂，因此不推荐使用本品。肝功能损害者不需要调整剂量。

【不良反应】见奥美沙坦酯氢氯噻嗪的不良反应表。

奥美沙坦酯氢氯噻嗪的不良反应表

分类	少见	罕见	临床报道（发生率不明）	不良反应处置
免疫系统	皮疹	脱发、瘙痒、荨麻疹		
内分泌系统	高尿酸血症、高血糖	高脂血症、高钾血症、低钾血症		不良事件通常轻微且短暂，并与剂量、性别、年龄及种族差异无关
消化系统	恶心、腹痛、消化不良、肠胃炎、腹泻、AST 升高、ALT 升高	呕吐		不良反应通常轻微且为暂时性，与用药剂量无关
泌尿系统	尿路感染、血尿	急性肾衰竭、血肌酐水平上升		停药并给予抗感染、止血等对症治疗
心血管系统	肌酸激酶升高	心动过速、血管性水肿	有报道面部水肿，还有使用血管紧张素Ⅱ受体拮抗药曾有血管性水肿的报道	不良反应通常轻微且为暂时性
神经系统	头晕、头痛、眩晕	虚弱		
呼吸系统	上呼吸道感染、咳嗽			
其他	胸痛、背痛、外周性水肿、关节炎、关节痛、肌痛	横纹肌溶解症、面部水肿	曾报道噻嗪类利尿剂会加重或激发系统性红斑狼疮的病例	

厄贝沙坦氢氯噻嗪
Irbesartan and Hydrochlorothiazide

【分类】降压药。

【药理作用】本品是一种血管紧张素Ⅱ受体拮抗药，即厄贝沙坦和噻嗪类利尿剂氢氯噻嗪组成的复方药。该复方具有降血压协同作用，比其中任何单一药物成分的降压作用都更有效。

【适应证】用于治疗原发性高血压。该固定剂量复方用于治疗单方厄贝沙坦或氢氯噻嗪不能有效控制血压的患者。

【用法用量】本品每日 1 次，空腹或进餐时使用，用于治疗单用厄贝沙坦或氢氯噻嗪不能有效控制血压的患者。①本品 150mg/12.5mg 复方可以用于单独使用氢氯噻嗪或厄贝沙坦 150mg 不能有效控制血压的患者。②本品 300mg/12.5mg 复方可以用于单独使用厄贝沙坦 300mg 或使用 150mg/12.5mg 复方不能控制血压的患者。③本品 300mg/25mg 复方可以用于使用 300mg/12.5mg 不能控制血压的患者。不推荐使用每日 1 次剂量大于厄贝沙坦 300mg/氢氯噻嗪 25mg。

【不良反应】见厄贝沙坦氢氯噻嗪的不良反应表。

厄贝沙坦氢氯噻嗪的不良反应表

分类	少见	罕见	临床报道（发生率不明）	不良反应处置
免疫系统	皮疹	荨麻疹、血管性水肿	脸红、大疱性表皮松解症	停药后给予地塞米松、氯雷他定，11 日后皮疹消退
循环系统		高血钾	高血压、水肿、晕厥、心动过速、低血钾	
消化系统	恶心、呕吐	腹泻、口干、味觉缺失、消化不良、肝功能、肝炎		
泌尿系统	排尿异常	肾功能损伤、肾衰竭		
神经系统	眩晕、疲劳	耳鸣、头痛、虚弱	头晕	
运动系统		关节痛、肌痛		
呼吸系统		咳嗽		
生殖系统		性欲改变、性功能障碍		

【咨询要点】药物过量：应对患者严密监测，治疗应该是总体和支持性的，处理取决于药品摄入时间和症状的严重程度。建议的措施包括催吐和（或）洗胃。活性炭对药物过量治疗有用。对血清电解质和肌酐水平应定时监测。如果发生低血压，患者应取卧位，快速补充盐和血液容量。厄贝沙坦过量最可能的表现为低血压和心动过速；也会发生心动过缓。氢氯噻嗪过量时，由于过度利尿出现由解质损耗（低钾血症、低氯血症、低钠血症）和脱水。过量时最常见的症状和体征是恶心和昏睡。低血钾会导致肌肉痉挛和（或）加重合用的洋地黄苷或某些抗心律失常有关的心律失常。血液透析不能清除厄贝沙坦，血液透析清除氢氯噻嗪的程度也没有相关的研究。

参考文献

［1］邓颖，葛平.厄贝沙坦氢氯噻嗪致大疱性表皮松解症［J］.药物不良反应杂志，2016，18（1）：67-68.

甲基多巴 ^[药典（二）；医保（乙）]
Methytdopa

【分类】降血压药。

【药理作用】甲基多巴主要是在中枢转化成甲基去甲肾上腺素。甲基去甲肾上腺素是一种很强的中枢 α 受体激动药，能兴奋延髓孤束核与血管运动中枢之间的抑制性神经元，使外周交感神经受抑制，从而抑制对心、肾和周围血管的交感冲动传出，同时，周围血管阻力及血浆肾素活性降低，血压因而下降。

【适应证】用于中、重度高血压治疗，可长期用药数年。适用于肾性高血压和妊娠高血压，疗效显著。该药可单独使用，也可与利尿剂或 β 受体阻滞药合用。

【用法用量】①成人口服：开始每次 0.25g，每日 2~3 次，可每 2 日递增，维持剂量为每日 0.5~2g，最大剂量不宜超过每日 3g。②儿童口服：每日 10mg/kg，可每 2 日递增至每日 65mg/kg，最大剂量不宜超过每日 3g。③成人静脉注射：每次 0.25~1g，每日 3~4 次，最大剂量不宜超过每日 3g。④儿童静脉注射：每次 5~10mg/kg，每日 3~4 次，可递增至每日 65mg/kg 或每日 3g。

【不良反应】见甲基多巴的不良反应表。

甲基多巴的不良反应表

分类	临床报道（发生率不明）	不良反应处置
免疫系统	皮疹、水肿	发生光敏反应时停药及对症处理
消化系统	口干、腹胀腹泻、胰腺炎、涎腺炎、黄疸	
血液系统	白细胞减少、血小板减少	
神经系统	嗜睡、眩晕、抑郁、头痛、帕金森综合征	
心血管系统	直立性低血压、心绞痛加剧、心动过缓	
其他	乏力、发热、性功能障碍、关节痛和肌痛、光敏性	

【咨询要点】①毒性反应：肝损害。②药物过量：不良反应出现立即停药。洗胃，催吐，导泻处理，同时大量输液，加速体内药物的排泄。低血压、休克，给予升压药物，纠正休克。心动过缓，可用异丙肾上腺素静脉滴注。肝损害，应保肝治疗，如用甘草酸二铵、硫普罗宁等。

参考文献

［1］文睿婷，黄琳，于芝颖，等.甲基多巴和拉贝洛尔治疗妊娠期高血压疾病的系统评价［J］.中国临床药理学杂志，2017，33（17）：1710-1712.

雷米普利[医保（乙）]
Ramipril

【分类】抗高血压药——血管紧张素转换酶抑制剂。

【药理作用】为含羧基类 ACEI，有强效、长效、前体药特点，抗 ACE 活性比依那普利强 10 倍；其有效代谢产物为雷米普利拉。

【适应证】原发性高血压。急性心肌梗死（2~9 日）后出现的轻到中度心力衰竭（NYHA Ⅱ 和 Ⅲ）。非糖尿病肾病患者［肌酐清除率 <70ml/（min·1.73m^2），尿蛋白 >1g/d］，尤其是伴有动脉高血压的患者。对心血管危险增加的患者，如明显冠心病史、糖尿病同时有至少 1 个额外危险因素、外周动脉闭塞性疾病或者脑卒中，可降低心肌梗死、脑卒中或者心血管死亡的可能性。

【用法用量】①高血压：开始时口服每次2.5mg，每日1次，根据患者的反应，酌情间隔2~3周后药量加倍。一般维持量为每日2.5~5mg，最大剂量为每日10mg。肾功能不全时，初始剂量通常减半，每次1.25mg，每日1次，每日最大剂量为5mg。②充血性心力衰竭：初始剂量每次1.25mg，每日1次。酌情1~2周后加倍。如每日需服2.5mg或更大剂量，可以1次服用或分2次服用，最大剂量为每日10mg。肾功能不全者，剂量减半。③心肌梗死：最初剂量为每次2.5mg，每日2次。如患者不能耐受，可以减半服用2日，再酌情增加。肾功能不全患者初始剂量为1.25mg，每天剂量不得超过2.5~5mg；慢性充血性心力衰竭、肝功能损伤患者用药剂量参照初剂使用。

【不良反应】见雷米普利的不良反应表。

雷米普利的不良反应表

分类	少见	临床报道（发生率不明）	不良反应处置
免疫系统	皮疹、瘙痒	斑丘疹、苔癣样疹或黏膜疹、风疹、瘙痒症或者累及唇、面部和（或）肢体的血管性水肿、多形性红斑、史－约综合征或者中毒性表皮坏死松解症、银屑病样或天疱疮样皮肤或黏膜损伤、皮肤过敏、面红、结膜刺激、脱发、甲癣、血管炎及加重或诱发雷诺现象	停药对症处理
消化系统	恶心、味觉障碍	胃痛、恶心、呕吐、上腹部不适、胰酶升高、便秘和食欲丧失、胆红素和肝酶浓度的增加、血清尿素氮、肌酐和血钾升高，血钠下降、胆汁淤积型黄疸、肝炎、急性肝功能衰竭、肝坏死、胰腺炎、不完全肠梗阻	显著的肝酶升高，必须停止用雷米普利治疗
泌尿系统		尿蛋白排出量增加、肾损害加重、急性肾衰竭	
血液系统		G-6-PDH缺乏相关的溶血/溶血性贫血，血红蛋白浓度、红细胞压积、白细胞或血小板计数可能下降，可发生贫血、血小板减少症、中性粒细胞减少症、嗜酸性粒细胞增多症或全血细胞减少症	
神经系统	头晕、头痛	困倦和嗜睡、忧郁、睡眠紊乱、软弱无力、性欲下降、感觉异常、平衡失调、神志迷乱、焦虑、神经质、疲乏、颤抖、听力障碍（如耳鸣）、视力模糊和味觉紊乱或者短暂丧失	
心血管系统		血压过度降低、心动过速、心悸、心律失常加重、心绞痛、心肌梗死、缺血性脑卒中	
呼吸系统		干咳、支气管痉挛、呼吸困难、支气管炎、鼻窦炎或者鼻炎、可累及喉、咽和（或）舌	推荐采取下列紧急措施：立即皮下注射0.3~0.5mg肾上腺素或缓慢静脉注射0.1mg肾上腺素，接着糖皮质激素全身给药。静脉给予抗组胺药物和H_2受体拮抗药，也可以考虑使用C_1灭活剂，并监测至少12~24小时
其他	乏力、咳嗽	抗核抗体滴度升高、肌肉痉挛、肌痛、关节痛或者出现发热	

【咨询要点】①严重过敏样反应、血管性水肿病史、肾动脉狭窄、原发性醛固酮增多症、妊娠或哺乳人群，持续的低血压、直立性低血压、严重心力衰竭、不稳定型心绞痛、致命的室性心律失常、肺源性心脏病患者禁用。②毒性反应：动物繁殖性研究证明该药品会使

后代产生不可逆的肾脏损害（肾盂的扩张）。

参考文献

［1］程传霞.雷米普利对中青年高血压患者肾素－血管紧张素－醛固酮系统的影响[J].临床医学研究与实践，2018，3（34）：33-35.

赖诺普利[药典（二）；基（基）；医保（乙）]
Lisinopril

【**分类**】抗高血压药。

【**药理作用**】具强力血管紧张素转换酶抑制作用，可竞争性的血管紧张素转换酶抑制剂，使血管紧张素 I 不能转换为血管紧张素 II，减少醛固酮分泌，升高血浆肾素活性，同时还抑制缓激肽的降解，降低血管阻力。

【**适应证**】高血压（可单独应用或与其他降压药如利尿药合用）。

【**用法用量**】①降血压：初始剂量通常为每次 10mg，维持剂量每次 10mg，最高剂量每次 80mg。正服利尿剂的患者，开始本品治疗前 3 日应停服利尿剂，不能停用利尿剂者，初始剂量降为 5mg，随后根据血压调整。利尿剂若需要，可以再次使用。肌酐清除率 10~30ml/min 的肾衰竭患者，初始剂量 2.5mg~5mg/d；肌酐清除率低于 10ml/min，初始剂量 2.5mg/d，最高剂量 40mg/d。②慢性心功能不全同时合并高血压：初始剂量 2.5mg/d，常用有效量 5~20mg，每日 1 次。对于有症状性低血压倾向的患者、伴或不伴低钠血症者、血容量减少或接受强利尿剂的患者，使用本品前应尽可能予以纠正，同时仔细监察每次用药对血压的影响。③急性心肌梗死：首剂口服 5mg，24 小时及 48 小时后再分别给予 5mg 和 10mg，随后每日 10mg，应持续 6 周。低收缩压的患者（收缩压 120mmHg）或梗死后 3 日内的患者应给予较低量 2.5mg。如果发生低血压(收缩压低于 100mmHg)，维持量可临时降至 2.5mg，如果低血压持续存在（收缩压低于 90mmHg 持续 1 小时）应停用本药。

【**不良反应**】见赖诺普利的不良反应表。

赖诺普利的不良反应表

分类	少见	罕见	临床报道（发生率不明）	不良反应处置
免疫系统		皮疹、瘙痒、发汗、光敏反应		一般不良反应轻微、不影响治疗
呼吸系统	咳嗽	支气管痉挛		
消化系统	恶心	腹泻、腹痛、口干、肝细胞性或胆汁郁积性肝炎、肝硬化		大多数患者对本品的耐受性良好，较常见轻微且短暂
泌尿系统		尿毒症、尿量减少／无尿、肾功能不全、急性肾衰竭、尿素氮或肌酐升高、蛋白尿		
神经系统	疲乏、嗜睡、头痛、眩晕	精神紊乱、神志不清		
心血管系统		血管性水肿、心悸、胸闷、乏力、低血压、体位性低血压、缺血性心脏病或脑血管病		面部及唇部发生血管性水肿，立即停药，并用抗过敏剂减轻症状。喉部血管性水肿可因气道阻塞致命，应立即皮下注射 1:1000 肾上腺素 0.3~0.5ml，并有确保气道通畅的措施
其他		血管炎、肌痛、关节神经痛、关节炎、血钾升高、阳痿	有白细胞减少症及血小板减少症报告	

【咨询要点】①孕妇服用血管紧张素转换酶抑制剂能导致胎儿和新生儿死亡，一旦发现怀孕应立即停用本品。②毒性反应：本品可通过小鼠的血－脑屏障。鼠口服本品90mg/(kg·d)，为期105周；或135mg/(kg·d)，为期92周，未发现本品有致癌作用。尚不知道人的乳汁中是否有本品分泌。③药物过量：没有人类过量服用的资料。药物过量可用低血压为衡量指标。治疗可静脉注射0.9%氯化钠注射液，用血液透析可清除本药。

参考文献

［1］高子晴.血管紧张素转换酶抑制剂类降压药的相关研究进展［J］.疑难病杂志，2018，17（9）：955-958.

福辛普利[医保（乙）]
Fosinopril

【分类】抗高血压。

【药理作用】福辛普利是竞争性血管紧张素转化酶抑制剂，其可以降低血清醛固酮，减少钠潴留，加强参与血管扩张的激肽释放酶－激肽系统，改善前列腺素代谢，抑制交感神经系统和组织肾素血管紧张素系统。

【适应证】用于高血压及充血性心力衰竭的治疗。

【用法用量】①糖尿病肾病：口服，1次20~40mg，每日1次。②肾病：1次10~30mg，每日1次，或者分次给药。③心肌梗死：口服，1次5mg，每日1次，视疗效可逐步增加至1次20mg，每日1次。

【不良反应】见福辛普利的不良反应表。

福辛普利的不良反应表

分类	常见	少见	罕见	临床报道（发生率不明）	不良反应处置
消化系统		腹泻、恶心、呕吐	肝衰竭	据报道用ACE抑制剂治疗时，有极少数潜在的胆汁性黄疸和肝细胞损害的致死病例	黄疸和肝酶明显升高，这时应该停止用药外，应予以谷胱甘肽、考来烯胺、干草制剂等保肝治疗
免疫系统		皮疹	血管性水肿	近来临床观察显示接受ACE抑制剂治疗的患者在用高流量透析膜（如AN69）进行血液透析时，有较高的类过敏反应发生率。据记录在脱敏治疗中（膜翅目毒素），与其他ACE抑制剂一样也有少数类过敏症样反应的例子。临床偶见脚踝水肿	过敏反应如血管性水肿应停止用药，并予积极治疗
神经系统	头晕	头痛	出生缺陷		
心血管系统		低血压、心动过速			低血压反应平卧后可减轻。可静脉输液，同时应进行血压监测。血压过分下降的患者及时补充血容量，必要时给予升压药，直立性体血压可给予米多君
血液系统		高血钾		当用ACE抑制剂治疗时，对肾功能不全、糖尿病患者和合并应用保钾利尿药、补钾剂和（或）含钾盐制剂的患者均有发展为高钾血症的危险	
呼吸系统		干咳			

分类	常见	少见	罕见	临床报道（发生率不明）	不良反应处置
泌尿系统		肾毒性			对高血压患者的评价应包括开始治疗前及治疗中对肾功能的检测

【咨询要点】①毒性反应：监测血管性水肿的指征/症状（面部、眼部、唇部、舌部或喉部肿胀），严重持续性咳嗽，低血压；监测用药前及用药期间电解质、血清肌酐、尿素氮和尿蛋白。②药物过量：对过量服用的患者，应监测血压，如发生低血压，则选择血容量扩张剂予以治疗。可能导致头晕，缺水会导致头晕加重。本品不能通过透析从体内排除。需要 2~4 周达到最大疗效。避免妊娠。仅在医嘱下，方可使用钾补充剂或钾盐替代品。

西拉普利[医保（乙）]
Cilazapril

【分类】血管紧张素Ⅰ转换酶抑制药。

【药理作用】本品为血管紧张素转换酶抑制剂，口服吸收转化为有药理活性的西拉普利拉，它使血管紧张素Ⅰ不能转换为血管紧张素Ⅱ，并使血浆肾素活性增高，醛固酮分泌减少，从而使血管舒张、血管阻力降低而产生降压作用。

【适应证】用于治疗各种程度原发性高血压和肾性高血压，也可与洋地黄和（或）利尿剂合用作为治疗慢性心力衰竭的辅助药物。

【用法用量】口服，通常剂量范围是 2.5~5.0mg，每日 1 次，餐前或餐后服药均可。应在每日的同一时间内服药。

【不良反应】见西拉普利的不良反应表。

西拉普利的不良反应表

分类	常见	少见	临床报道（发生率不明）	不良反应处置
免疫系统		皮疹、皮炎	血管性水肿	
消化系统	恶心	便秘、胃炎		
泌尿系统			血尿素氮、肌酐浓度升高	
血液系统			血红蛋白、血细胞比容和（或）白细胞计数降低	
神经系统	头痛、眩晕、疲乏、嗜睡，少见焦虑、失眠、感觉异常			
心血管系统		症状性低血压、直立性低血压、心悸		
其他	咳嗽	关节痛、肌痛	血钾轻度增高	咳嗽时停药

【咨询要点】毒性反应：尚未发现本药有致突变或致癌作用。

咪达普利[医保（乙）]
Imidapril

【分类】降血压药，血管紧张素转化酶（ACE）抑制剂。

【药理作用】①本品为酯类前体药物，本身活性不高，在血中被水解为二羧酸类化合物（咪达普利拉）而具有活性；这种具有羧基或巯基的活性形式是与酶的 Zn 结合的基团。②具有舒张血管（包括动脉和静脉）、降低血压作用，为强效、长效品种。特点为降压效果确切，作用持续时间较久，1 日可用药 1 次，不良反应特别是干咳的发生率较低。③口服后迅速分布于除中枢神经系统以外的所有组织，给药 2 小时后在大部分组织内达最大浓度，在肝、肾和肺中的浓度比血浆高。自尿中排出 25.5%，半衰期为 8 小时。

【适应证】原发性高血压；肾实质性病变所致继发性高血压。

【用法用量】一般成人 1 日 1 次，口服盐酸咪达普利 5~10mg。根据年龄症状适当增减。但严重高血压患者、伴有肾功能障碍高血压患者以及肾实质性高血压患者最好从 2.5mg 开始用药。本品需在医生指导下使用。

【不良反应】见咪达普利的不良反应表。

咪达普利的不良反应表

分类	少见	罕见	临床报道（发生率不明）	不良反应处置
免疫系统		皮疹		
呼吸系统	咳嗽	咽部不适	伴呼吸困难的面、舌、咽喉部血管性水肿	咳嗽时停药
消化系统			肝氨基转移酶升高	
泌尿系统			肾功能不全恶化	
血液系统			严重血小板减少、血细胞减少	
神经系统		头晕		
其他		体位性低血压	胸前感觉异常	停药后症状消失

【咨询要点】药物过量：现有的文献表明，药物过量能够导致过度的外周血管扩张，继发或延长体循环低血压状态，表现为低血压、头晕、头痛、疲劳、嗜睡，严重者出现休克或死亡。轻者置患者于卧位，血压低者给予补液、升压治疗；显著的低血压反应的患者，应及时在心肺监测的同时，给予积极的心血管支持治疗。

依那普利叶酸[药典（二）]
Enalapril and Folic Acid

【分类】降压药。

【药理作用】依那普利拉通过抑制在血压调节过程中起重要作用的肾素 - 血管紧张素 - 醛固酮系统而产生降低血压的作用。叶酸为机体细胞生长和繁殖必需物质，经二氢叶酸还原酶及维生素 B_{12} 的作用，形成四氢叶酸（THFA），后者与多种一碳单位结合成四氢叶酸类辅酶，传递一碳单位，参与体内很多重要反应及核酸和氨基酸的合成。叶酸可作用于蛋氨酸循环，其一碳单位转化为甲基可使同型半胱氨酸甲基化，生成蛋氨酸用于细胞甲基化反应及蛋白质合成。叶酸也可以通过一碳单位供体的作用来促进核酸合成。因此，外源性补充叶酸能够促进同型半胱氨酸甲基化过程，降低血浆同型半胱氨酸。

【**适应证**】用于治疗伴有血浆同型半胱氨酸水平升高的原发性高血压；降低血浆同型半胱氨酸水平，是否能预防心脑血管事件的发生尚不明确。

【**用法用量**】根据血压控制情况选择不同规格的马来酸依那普利叶酸片。通常推荐起始剂量为每日 5mg/0.4mg，根据患者的反应调整给药剂量，或遵医嘱。肝肾功能异常患者和老年患者酌情减量或遵医嘱。

【**不良反应**】见依那普利叶酸的不良反应表。

依那普利叶酸的不良反应表

分类	少见	罕见	临床报道（发生率不明）	不良反应处置
免疫系统		过敏／血管性水肿、皮疹、多汗、多形性红斑、剥脱性皮炎、史－约综合征、毒性表皮坏死松解症、天疱疮、瘙痒、荨麻疹、秃发	有报道在面部、四肢、唇、舌、声门和（或）喉部发生水肿	血管性水肿伴有喉部水肿可能导致死亡。当水肿发生在舌、声门和（或）喉部时，可能引起气道阻塞，应立即给予适当治疗，包括诸如皮下注射 1：1000 肾上腺素（0.3~0.5ml）和（或）立即采取保持呼吸道通畅的措施
消化系统		各种肝的酶类和（或）血清胆红素增高、肝炎（肝细胞性或胆汁郁积性）、黄疸、肝功能衰竭、腹泻、恶心、肠梗阻、呕吐、消化不良、便秘、厌食、胃炎		大多数不良反应轻微而短暂，不需终止治疗，通常在停药后恢复
泌尿系统		血尿素氮和血清肌酐升高，肾功能障碍、肾衰竭和少尿	用血管紧张素转换酶抑制剂开始治疗后发生的低血压，可使一些患者的肾功能进一步受到某些损伤。已有报道这种情况引起急性肾衰竭，但通常都是可逆的	肾功能不全的患者可能需要减少剂量和（或）减少用药的次数。一些双侧肾动脉狭窄或独立且肾动脉狭窄的患者，曾出现血尿素氮和血清肌酐增高，通常停止治疗可获逆转；对于肾功能不全的患者更是如此。大量服用叶酸时，可使尿液呈黄色
呼吸系统	咳嗽	肺浸润、支气管痉挛／哮喘、呼吸困难、流涕、咽痛和声音嘶哑		
神经系统		抑郁、精神错乱、嗜睡、失眠、神经过敏、感觉异常、眩晕、异常梦		大多数不良反应轻微而短暂，不需终止治疗
心血管系统		心肌梗死、胸痛、心悸、心律不常、心绞痛、雷诺现象		在伴有心力衰竭、心肌缺血、脑血管疾病等情况下，应在医疗监测下开始治疗，调整本品剂量时，应密切随访观察。

续表

分类	少见	罕见	临床报道（发生率不明）	不良反应处置
				避免因血压下降过多可能导致心肌梗死或脑血管意外的发生。如果出现低血压，患者应仰卧，必要时静脉滴注 0.9% 氯化钠注射液。短暂性低血压反应并不是继续用药的禁忌证。通常在扩充血容量后，一旦血压上升，便可给药
其他	口干、胰腺炎、阳痿、味觉改变、耳鸣、舌炎、视觉模糊、高钾血症、低钠血症	曾报道一种具有部分或全部以下症状的症候群：发热、浆膜炎、血管炎、肌痛／肌炎、关节痛／关节炎、抗核抗体阳性、血沉加快、嗜酸性粒细胞增多和白细胞增多，也可出现皮疹，光过敏及其他皮肤病的表现。曾报道过血红蛋白和血细胞比容降低者，少数病例发生中性白细胞减少、血小板减少、骨髓抑制和粒性白细胞缺乏，不能排除这些情况与马来酸依那普利的使用有关		这些常在停药后恢复

【咨询要点】①毒性反应：依那普利的急性毒性较低，在小鼠和大鼠中的口服半数致死量（LD_{50}）大约是 2000mg/kg。②药物过量：使用马来酸依那普利过量的资料很有限。过量用药的最显著的特征为低血压，在服药后 6 小时发生。同时，肾素－血管紧张素系统受阻，出现昏迷。曾有报道服用 300mg 和 400mg 的剂量后，血清依那普利拉的水平分别高于正常的 100 倍和 200 倍的病例。对于过量用药的治疗，建议静脉注射 0.9% 氯化钠注射液，如有可能，也可输入血管紧张素 II。如果刚用完药物，则应催吐。可通过血液透析将依那普利拉从体循环中加以清除。

去甲肾上腺素 [药典（二）；基（基）；医保（甲）]
Norepinephrine

【分类】心肺复苏及抗休克药物。

【药理作用】本品是强烈的 α 受体激动药，对 β_1 受体作用较弱，对 β_2 受体几无作用。①通过 α 受体的激动作用，可引起小动脉和小静脉血管收缩，血管收缩的程度与血管上的 α 受体有关，皮肤黏膜血管收缩最明显，其次是肾血管，对冠状动脉作用不明显，这可能与心脏代谢产物增加，扩张冠脉对抗了本品的作用有关。②通过 β_1 受体的激动，使心肌收缩加强，心率上升，但作用强度远比肾上腺素弱。③ α 受体激动所致的血管收缩的范围很广，以皮肤、黏膜血管、肾小球为最明显，其次为脑、肝、肠系膜、骨骼肌等，继心脏兴奋后心肌代谢产物腺苷增多，腺苷能促使冠状动脉扩张。④ α 受体激动的心脏方面表现主要是心肌收缩力增强，心率加快，心排血量增高；整体情况下由于升压过高，可引起反射性兴奋迷走神经，使心率减慢，心收缩率减弱，应用阿托品可防止这种心率减慢。由于血管强烈收缩，使外周阻力增高，故心输出量不变或下降。⑤外周血管收缩和心肌收缩力增加引起供血量增加，使收缩压及舒张压都升高，脉压略加大。⑥对其他平滑肌作用较弱，但可使孕妇子宫收缩频率增加，对机体代谢的影响也较弱，只有在大剂量时才出现血糖增高。⑦由于很难通过血–脑屏障，几无中枢作用。⑧逾量或持久使用，可使毛细血管收缩，体液外漏而致血容量减少。

【适应证】①本品用于治疗急性心肌梗死、体外循环等引起的低血压；②对血容量不足所致的休克、低血压或嗜铬细胞瘤切除术后的低血压，本品作为急救时补充血容量的辅助治疗，以使血压回升，暂时维持脑与冠状动脉灌注，直到补充血容量治疗发生作用；③也可用于椎管内阻滞时的低血压及心搏骤停复苏后血压维持。

【用法用量】用 5% 葡萄糖注射液或葡萄糖氯化钠注射液稀释后静脉滴注。①成人常用量：开始以每分钟 8~12μg 速度滴注，调整滴速以达到血压升到理想水平；维持量为每分钟 2~4μg。在必要时可按医嘱超越上述剂量，但需注意保持或补足血容量。②小儿常用量：开始按体重以每分钟 0.02~0.1μg/kg 速度滴注，按需要调节滴速。

【不良反应】见去甲肾上腺素的不良反应表。

去甲肾上腺素的不良反应表

分类	临床报道（发生率不明）	不良反应处置
免疫系统	沿静脉路径皮肤发白/坏死、注射局部皮肤破溃、皮肤发绀、发红、皮疹、面部水肿、皮肤苍白	更换注射部分，局部处理后皮肤结痂脱痂
消化系统	呕吐	
神经系统	严重眩晕、焦虑不安、头痛	
心血管系统	心律失常、反射性心率减慢、心悸、高血压	
其他	局部组织坏死、缺氧、酸中毒、抽搐	

【咨询要点】药物过量：持久或大量使用时，可使回心血流量减少，外周血管阻力升高，心排血量减少，后果严重，应立即停药。适当补充液体及电解质，血压过高给予 α 受体阻滞药，如酚妥拉明 5~10mg 静脉注射。

去氧肾上腺素 [药典（二）；基（基）；医保（乙）]
Phenylephrine

【分类】肾上腺素受体激动药。

【药理作用】本品直接作用于受体的拟交感胺类药，但有时也间接通过促进去甲肾上腺素自贮存部位释放而生效。作用于 α 受体（尤其皮肤、黏膜、内脏等处），引起血管收缩，外周阻力增加，使收缩压及舒张压均升高。随血压升高可激发迷走神经反射，使心率减慢，由此可治疗室上性心动过速。本品收缩血管的作用比肾上腺素或麻黄碱更强，治疗剂量很少引起中枢神经系统兴奋作用；本品可使肾、内脏、皮肤及肢体血流减少，但冠状动脉血流增加。作为血管收缩剂加入局麻药液可减慢后者的吸收，从而局限局麻的范围并延长其时效。

【适应证】用于治疗休克及麻醉时维持血压，也用于控制阵发性室上性心动过速。

【用法用量】①麻醉时维持血压：局麻药液每 20ml 中可加本品 1mg，达到 1∶20 000 浓度；蛛网膜下腔阻滞时，每 2~3ml 达到 1∶1000 浓度。②轻或中度低血压：肌内注射 2~5mg，再次给药间隔不短于 10~15 分钟；静脉注射 1 次 0.2mg，按需每隔 10~15 分钟给药 1 次。③阵发性室上性心动过速：首次静脉注射 0.5mg，20~30 秒内注入，以后用量递增，每次加药量不超过 0.1~0.2mg，1 次量以 1mg 为限。为了预防蛛网膜下腔阻滞期间出现低血压，可在阻滞前 3~4 分钟肌内注射本品 2~3mg。④严重低血压和休克（包括与药物有关的低血压）：可静脉给药，5% 葡萄糖注射液或 0.9% 氯化钠注射液每 500ml 中加本品 10mg（1:50 000 浓度），开始时滴速为每分钟 100~180 滴，血压稳定后递减至每分钟 40~60 滴，必要时浓度可加倍，滴速则根据血压而调节。

【不良反应】胸部不适或疼痛、眩晕、易激怒、震颤、呼吸困难、虚弱等，一般少见，但持续存在时需注意。

去氧肾上腺素的不良反应表

分类	临床报道（发生率不明）	不良反应处置
神经系统	晕眩、易激怒、震颤	
呼吸系统	胸部不适或疼痛、呼吸困难、虚弱	
心血管系统	心动过缓、心动过速、高血压	血压过高应调整剂量或停药

【咨询要点】①注意事项：对其他拟交感胺如苯丙胺、麻黄碱、肾上腺素、异丙肾上腺素、去甲肾上腺素、间羟异丙肾上腺素过敏者，可能对本品也异常敏感。防止药液漏出血管，出现缺血性坏死。②毒性反应：动物实验发现有胎儿毒性，妊娠晚期或分娩期间使用，可使子宫的收缩增强，血流量减少，引起胎儿缺氧和心动过缓。故孕妇在非必要时应避免使用。③药物过量：持续头痛以及异常心率缓慢，呕吐，头胀或手足麻刺痛感，提示血压过高而逾量应立即重视，调整用药量；反射性心动过缓可用阿托品纠正，其他逾量表现可用 α 受体阻滞药如酚妥拉明治疗。静脉注射给药治疗阵发性心动过速时常出现心率加快或不规则，提示过量。出现血压过度上升，反射性心动过缓可用阿托品纠正，其他逾量表现可用 α 受体阻滞药如酚妥拉明治疗。

间羟胺 ^[药典（二）；基（基）；医保（甲）]
Metaraminol

【分类】循环系统药物，心肺复苏及抗休克药物。

【药理作用】间羟胺为 α 肾上腺素受体激动药。主要通过直接兴奋 α 受体起作用，并可促使交感神经末梢释放去甲肾上腺素，也可兴奋心脏 β_1 受体。其拟肾上腺素作用，使血管收缩，血压升高，但作用较去甲肾上腺素弱而持久；可增强心肌收缩力，增加脑、肾和冠状动脉血流量，对低血压及休克患者可增加心排血量；对肾血管的收缩作用较弱，故很少引起少尿、无尿等肾衰竭症状。

【适应证】用于神经性休克、过敏性休克、中毒性休克、心源性休克及脑损伤性休克和手术时低血压等。一般剂量不引起心律失常，故可用于心肌梗死性休克。

【用法用量】肌内注射或静脉滴注。①常用量：肌内注射，每次 10~20mg；静脉滴注，每次 10~40mg，稀释后缓慢滴注，如以 15~100mg 加入 0.9% 氯化钠注射液或 5%~10% 葡萄糖注射液 250~500ml 中静脉滴注，每分钟 20~30 滴，用量及滴速随血压情况而定。②极量：静脉滴注，每次 100mg（每分钟 0.2~0.4mg）。局部鼻充血可用 0.25%~0.5% 的等渗缓冲液

（pH=6）每小时喷入或滴入 2~3 滴，每日不超过 4 次，1 个疗程为 7 日。

【不良反应】见间羟胺的不良反应表。

间羟胺的不良反应表

分类	常见	临床报道（发生率不明）	不良反应处置
消化系统	恶心、呕吐		
神经系统	头痛、眩晕、震颤		
心血管系统		心律失常、肺水肿、心搏骤停、长期使用骤然停药时可能发生低血压	血压过高者可用 5~10mg 酚妥拉明静脉注射，必要时可重复
其他		药液外溢可引起局部血管严重收缩，导致组织坏死糜烂或红肿硬结形成脓肿	

【咨询要点】①毒性作用：蓄积作用使血压上升过高。②药物过量：过量的表现为抽搐、严重高血压、严重心律失常、头痛、头晕、神经过敏、震颤、心悸和胸部压迫感，此时应立即停药观察，血压过高者可用 5~10mg 酚妥拉明静脉注射，必要时可重复。

肾上腺素 [药典（二）；基（基）；医保（甲）]
Epinephrine

【分类】α、β 受体激动药。

【药理作用】对 α 和 β 受体都有激动作用，使心肌收缩力加强，心率加快，心肌耗氧量加快，使皮肤、黏膜及内脏小血管收缩，但冠状血管和骨骼肌血管扩张。对血压的影响与剂量有关，在常用剂量下，收缩压上升而舒张压并不升高，剂量增大时，收缩压与舒张压均上升。此外还有松弛气管和体外平滑肌的作用。

【适应证】用于抢救过敏性休克、心搏骤停、支气管哮喘急性发作；与局麻药合用延长其药效。

【用法用量】①抢救过敏性休克：皮下注射或肌内注射 0.5~1mg，也可用 0.1~0.5mg 缓慢静脉注射（以 0.9% 氯化钠注射液稀释到 10ml）。如疗效不好，可改用 4~8mg 静脉滴注（溶于 5% 葡萄糖注射液 500~1000ml）。②抢救心搏骤停：以 0.25~0.5g 心内注射，同时作心脏按压、人工呼吸和纠正酸血症。对电击引起的心搏骤停亦可用本品配合电去颤器或利多卡因等进行抢救。③治疗支气管哮喘：皮下注射 0.25~0.5g，35 分钟即见效，但仅能维持 1 小时。必要时可重复注射 1 次。④与局麻药合用：加少量 [约 1:（200 000~500 000）] 于局麻药（如普鲁卡因）内，可减少局麻药的吸收而延长其药效，并减少其毒副作用，亦可减少手术部位的出血。⑤制止鼻黏膜和齿龈出血：将浸有 [（1:20 000）~（1:1000）] 溶液的纱布填塞出血处。⑥治荨麻疹、花粉症、血清反应等：皮下注射 1:1000 溶液 0.2~0.5ml，必要时再以上述剂量注射 1 次。

【不良反应】见肾上腺素的不良反应表。

肾上腺素的不良反应表

分类	常见	少见	罕见	临床报道（发生率不明）	不良反应处置
消化系统	恶心、呕吐	腹泻、恶心、肝功能异常			
神经系统	乏力、头痛、焦虑、恐惧、躁动、震颤		自主神经反射亢进		惊厥可给予地西泮等
心血管系统	心悸	窦性心动过速	心绞痛、心律失常、心室颤动		心室颤动：切忌使用肾上腺素兴奋剂。应首选非同步直流电击除颤，及时给抗心律失常药物利多卡因胺碘酮等
呼吸系统			肺水肿		急性肺水肿可给予吗啡、强心利尿等相应治疗
其他	面色苍白、发汗	血小板减少、发热	过敏性休克		立即给予地西泮 10mg 肌内注射，地塞米松 10mg 静脉推注，普萘洛尔 10mg 口服，5% 葡萄糖注射液 500ml 加能量合剂静脉滴注。2 小时后，症状缓解

【咨询要点】①毒性反应：与药物过量反应相似，也应立即给予肾上腺素阻滞药进行抢救。②药物过量：误用过量肾上腺素，可出现恶心、呕吐、面色苍白、心动过速、胸部压迫感、室性期前收缩、血压上升、肌肉震颤、步态不稳、寒战、发热、出汗、瞳孔散大、喘息性呼吸、惊厥等。血压急剧上升时，则有搏动性头痛。重症病儿常发生肺水肿、心室颤动、脑出血、昏迷、心脏及呼吸中枢麻痹。应立即停药，于皮下注射部位近心端缚扎止血绷带，以限制药物迅速吸收，予以肾上腺素阻滞药。

多巴胺 ^[药典（二）；基（基）；医保（甲）]
Dopamine

【分类】多巴胺受体激动药。

【药理作用】本品在体内为合成去甲肾上腺素及肾上腺素的前体物，存在于外周交感神经、神经节和中枢神经系统，为中枢神经递质之一，但因不易透过血－脑脊液屏障，主要表现为外周作用。具有兴奋肾上腺素 α、β 受体的作用，但对 β₂ 受体作用较弱；同时也作用于肾脏和肠系膜血管、冠状动脉的多巴胺受体，为较理想的抗休克药物，其末梢作用较复杂。小剂量静脉滴注时，主要兴奋多巴胺受体，使肾血管舒张，肾血流量、肾小球滤过率增加，肾功能改善，尿量及钠排泄量增加。中等剂量静脉滴注时，可兴奋肾上腺素 α、β 受体及多巴胺受体，使心脏兴奋，心肌收缩力与心排血量增加，皮肤、黏膜血管收缩，而肾和肠系膜血管、冠状动脉扩张，血流量增加，但心率和血压变化不明显。大剂量时兴奋 α 受体而致血管收缩、血压升高，其增高动脉压的作用优于异丙肾上腺素，增加心排血量方面优于去甲肾上腺素，增加尿量方面则优于异丙肾上腺素及去甲肾上腺素。皮下或肌内给药可发挥缩血管作用。

【适应证】用于各种类型休克，包括中毒性休克、心源性休克、失血性休克、中枢性休克，特别对伴有肾功能不全、心排血量降低、周围血管阻力较低并且已补足血容量的患者更有意义。

【用法用量】成人常用量静脉注射，开始时每分钟按体重 1~5μg/kg，10 分钟内以每分钟 1~4μg/kg 速度递增，以达到最大疗效。慢性顽固性心力衰竭，静脉滴注开始时，每分钟按体重 0.5~2μg/kg 逐渐递增。多数患者，每分钟按 1~3μg/kg 给予即可生效。闭塞性血管病变患者，静脉滴注开始时，每分钟按 1μg/kg，逐增至 5~10μg/kg，直到 20μg/kg，以达到最满意效果。如危重病例，先按每分钟 5μg/kg 滴注，然后以 5~10μg/kg 递增至 20~50μg/kg，以达到满意效果。或本品 20mg 加入 5% 葡萄糖注射液 200~300ml 中静脉滴注，开始时按每分钟 75~100μg 滴入，以后根据血压情况，可加快速度和加大浓度，但最大剂量不超过每分钟 500μg。

【不良反应】见多巴胺的不良反应表。

多巴胺的不良反应表

分类	临床报道（发生率不明）	不良反应处置
呼吸系统	呼吸困难	
消化系统	恶心、呕吐、食管贲门黏膜撕裂综合征	发生食管贲门黏膜撕裂综合征后可药物止吐、抑酸、胃黏膜保守治疗，必要时手术
循环系统	心搏缓慢、心律失常（尤其用大剂量）、心搏快而有力	
神经系统	头痛、胸痛、全身软弱无力感	
其他	长期应用大剂量，或小剂量用于外周血管病患者出现的反应有手足疼痛或手足发冷、外周血管长时期收缩，可能导致局部坏死或坏疽	

参考文献

［1］曹成富，刘健，赵红，等.多巴胺致食管贲门黏膜撕裂综合征 1 例［J］.中国介入心脏病学杂志，2017，25（12）：715~717.

多巴酚丁胺 [药典（二）；基（基）；医保（甲）]
Dobutamin

【分类】抗休克的血管活性药。

【药理作用】本品为选择性心脏 β_1 受体激动药，能增强心肌收缩力，增加心排血量，但对心率的影响远小于异丙肾上腺素，较少引起心动过速。临床对心肌梗死后或心脏外科手术时心排血量低的休克患者有较好疗效，优于异丙肾上腺素，较为安全。

【适应证】用于心排血量低和心率慢的心力衰竭患者，其改善左心室功能的作用优于多巴胺。

【用法用量】静脉滴注：250mg 加入 5% 葡萄糖注射液 250ml 或 500ml 中滴注，每分钟 2.5~10μg/kg。

【不良反应】见多巴酚丁胺的不良反应表。

多巴酚丁胺的不良反应表

分类	临床报道（发生率不明）	不良反应处置
消化系统	恶心	
循环系统	心悸	如出现收缩压增加［多数增高 1.33~2.67kPa（10~20mmHg），少数升高 6.67kPa（50mmHg）或更多］，心率加快（多数在原来基础上每分钟增加 5~10 次，少数可增加 30 次以上）者，与剂量有关，应减量或暂停用药

续表

分类	临床报道(发生率不明)	不良反应处置
神经系统	头痛、胸痛	
呼吸系统	气短	
其他	静脉炎	

非诺贝特 [药典(二);基(基);医保(乙)]
Fenofibrate

【分类】氯贝丁酯类降血脂药。

【药理作用】非诺贝特为第三代苯氧乙酸类调血脂药物,药理作用类同于氯贝丁酯,但其降脂作用强,可以通过激活核受体,如过氧化物酶激活型增殖体受体(Peroxisome Proliferator-Activated Receptor, PPAR),增加 Apo A I、Apo A II 及脂蛋白脂酶(LPL)的基因表达,减少 Apo C III 的基因表达,从而增加血中 Apo A I、Apo A II、HDL 和 LPL 的浓度,降低血中 Appc III 的浓度,加速乳糜微粒及 VLDL 降解,降低 TG 和 LDL 水平,有利于防止动脉粥样硬化病变的发生与发展。长期应用毒性小,无蓄积作用,不与 DNA 结合,无致基因突变作用。本品有显著降低血清甘油三酯和极低密度脂蛋白、胆固醇、低密度脂蛋白和载脂蛋白-B 的浓度,并使高密度脂蛋白、载脂蛋白-A$_1$ 及载脂蛋白-A、载脂蛋白-B 的比值升高,较氯贝丁酯作用为强。

【适应证】供成人使用,用于治疗成人饮食控制疗法效果不理想的高胆固醇血症(II a 型),内源性高甘油三酯血症,单纯型(IV型)和混合型(II b 和 III 型)。特别是饮食控制后血中胆固醇仍持续升高,或是有其他并发的危险因素时。

【用法用量】成人常用量:口服,每次 0.1g,每日 3 次;维持量为每次 0.1g,每日 1~2 次。为减少胃部不适,可与饮食同服。肾功能不全及老年患者用药应减量;治疗 2 个月后无效应停药。

【不良反应】见非诺贝特的不良反应表。

非诺贝特的不良反应表

分类	少见	临床报道(发生率不明)	不良反应处置
免疫系统	皮疹		
消化系统	腹部不适、腹泻、便秘	引起胆囊疾病、血氨基转移酶升高、急性肝损伤	停药
循环系统		血红蛋白、血细胞比积和白细胞降低,横纹肌溶解	停药后血液透析、补液、碱化尿液、保肝降酶等治疗好转
生殖系统	性欲丧失、阳痿		
神经系统	乏力、头痛、眩晕、失眠		

参考文献

[1]黄春美,牟萍,杨丽萍,等.非诺贝特致维持性血液透析患者横纹肌溶解症1例[J].中国药业,2017,26(6):95-96.

洛伐他汀 [药典（二）；医保（乙）]
Lovastatin

【分类】调节血脂药。

【药理作用】本品在体内竞争性地抑制胆固醇合成过程中的限速酶羟甲戊二酰辅酶 A 还原酶，使胆固醇的合成减少，也使低密度脂蛋白受体合成增加，主要作用部位在肝脏，结果使血胆固醇和低密度脂蛋白胆固醇水平降低，对动脉粥样硬化和冠心病的防治产生作用。本品还降低血清甘油三酯水平和升高血高密度脂蛋白水平。

【适应证】首选的调节血脂药，最常用于治疗高胆固醇血症，尤其伴有 LDL 升高者（Ⅱ型），混合型高脂血症也可用，可用于肾病或糖尿病伴有的高胆固醇血症。

【用法用量】口服剂量为 20mg/d，晚餐时顿服。调整剂量需间隔 4 周以上，最大量 80mg/d，每日 1~2 次，早晚餐服。使用免疫抑制剂的患者，最大量为 20mg/d，总胆固醇和 LDL 胆固醇降至 14mg/dl 和 75mg/dl 以下时可减量。

【不良反应】见洛伐他汀的不良反应表。

洛伐他汀的不良反应表

分类	常见	少见	罕见	临床报道（发生率不明）	不良反应处置
免疫系统	皮疹			过敏反应如血管性水肿	
消化系统	腹泻、胀气、胃肠道不适		血氨基转移酶可逆性升高	胰腺炎、肝炎	需监测肝功能，血氨基转移酶升高达正常高限的 3 倍，或有胰腺炎时，应停用本品
生殖系统		阳痿			
血液系统			白细胞减少		
神经系统	头痛、头晕、视觉模糊和味觉障碍	失眠			
其他			肌炎、肌痛、横纹肌溶解（表现为肌肉疼痛、乏力、发热，并伴有血肌酸激酶升高、肌红蛋白尿等，横纹肌溶解可导致肾衰竭）	弥散性肌痛	血肌酸激酶显著升高，或有肌炎时，应停用本品

【咨询要点】毒性反应：在小鼠实验中，给 3~4 倍人用剂量可以致癌，但在人类大规模长期临床试验中未见肿瘤发生增加。已有的研究未发现本品有致突变作用。

辛伐他汀 [药典（二）；基（基）；医保（甲、乙）]
Simvastatin

【分类】调血脂药物。

【药理作用】本品为羟甲基戊二酰辅酶 A（HMG-COA）还原酶抑制剂，抑制内源性胆固醇的合成，为血脂调节剂。文献资料表明，有降低高脂血症家兔血清、肝脏、主动脉中总胆固醇(TC)的含量，降低极低密度脂蛋白胆固醇(VLDL-C)、低密度脂蛋白胆固醇(LDL-C)

水平的作用。

【**适应证**】本品用于高脂血症、冠心病和脑卒中的防治。

【**用法用量**】推荐的起始剂量为每日 20mg，晚间 1 次服用。对于因存在冠心病、糖尿病、周围血管疾病、中风或其他脑血管疾病史而属于 CHD 事件高危人群的患者，推荐的起始剂量为 20~40mg/d。对于只需中度降低低密度脂蛋白胆固醇的患者，起始剂量为 10mg。推荐剂量范围为每日 5~80mg，晚间 1 次服用，调整剂量应间隔 4 周或以上。与环孢素同时服用时治疗的起始剂量为 5mg/d，不应超过 10mg/d。由于本品经肾脏排泄不明显，故轻、中度肾功能不全患者不需调整剂量。然而，对于严重肾功能不全的患者（肌酐清除率 <30ml/min）应慎用本品，此类患者的起始剂量应为每日 5mg。并密切监测。

【**不良反应**】见辛伐他汀的不良反应表。

辛伐他汀的不良反应表

分类	少见	罕见	临床报道（发生率不明）	不良反应处置
免疫系统		发热、潮红、荨麻疹、光敏反应	脱发、皮疹、瘙痒	
呼吸系统		呼吸困难以及不适	间质性肺病、咳嗽	
消化系统	腹痛、便秘、胃肠胀气	血清转氨酶显著和持续性升高、肝炎 / 黄疸，极罕见有肝衰竭、肝损伤	胰腺炎、恶心、腹泻、消化不良、呕吐	
泌尿系统			尿色异常	
血液系统		狼疮样综合征、血小板减少症、嗜酸性细胞增多、ESR 升高	贫血	
神经系统		疲乏无力和头痛	晕眩、感觉异常、外周神经病变、记忆缺陷、失眠、抑郁	
心血管系统				
其他		肌病、血管性水肿、风湿性多发性肌痛、脉管炎、关节炎、关节痛	肌肉痉挛、肌痛、勃起功能障碍	有弥散性的肌病、肌软弱及肌酸激酶（CK）升高至正常值 10 倍以上，考虑肌病，立即停止本品

【**咨询要点**】毒性反应：主要损害胃肠道、肝脏、肌肉，应立即停药，保肝治疗以及其他对症、支持疗法。

参考文献

[1]秦平，曹萍.辛伐他汀致咳嗽 1 例 [J].人民军医，2016，59（02）：180.

[2]王淑燕，李瑞琪，苏海霞.辛伐他汀相关肝损害 6 例 [J].中南药学，2018，16（08）：1164-1166.

普伐他汀 [药典（二）；医保（乙）]
Pravastatin

【**分类**】调节血脂药。

【**药理作用**】本品为 3- 羟基 -3- 甲基戊二酰辅酶 A（HMG–CoA）还原酶竞争性抑制剂。HMG–CoA 还原酶是催化胆固醇生物合成初期阶段 HMG–CoA 转化为甲羟戊酸的限速酶，本品可逆性抑制 HMG-CoA 还原酶，从而抑制胆固醇的生物合成。本品通过两方面发挥其降脂作用：①可逆性抑制 HMG-CoA 还原酶活性使细胞内胆固醇的量有一定程度的降低，导致细胞表面的低密度脂蛋白（LDL）受体数的增加，从而加强了由受体介导的 LDL-C 的分解代谢和血液中 LDL-C 的清除。②通过抑制 LDL-C 的前体 - 极低密度脂蛋白（VLDL-C）在肝脏中的合成从而抑制 LDL-C 的生成。研究表明总胆固醇、低密度脂蛋白胆固醇（LDL-C）及载脂蛋白 B（Apo B）的升高可促使人体动脉粥样硬化的形成；同样，降低高密度脂蛋白胆固醇（HDL-C）与其转运复合物载脂蛋白 A（Apo A）的水平，也与动脉粥样硬化形成相关。心血管患病率与死亡率随总胆固醇水平的升高而升高，随 HDL 水平的升高而降低，虽然甘油三酯水平的升高时常与低 HDL 水平伴随出现，但不能作为冠心病的独立风险因素。

【适应证】适用于饮食限制仍不能控制的原发性高胆固醇血症或合并有高甘油三酯血症患者（Ⅱa 和Ⅱb 型）。

【用法用量】成人开始剂量 10~20mg，每日 1 次，临睡前服用，每日最高剂量 40mg。

【不良反应】见普伐他汀的不良反应表。

普伐他汀的不良反应表

分类	临床报道（发生率不明）	不良反应处置
免疫系统	过敏症状、严重湿疹	
消化系统	肝功能障碍、严重黄疸	应立即停药并给予适当处理
血液系统	血小板减少	
神经系统	周围神经障碍	
其他	横纹肌溶解症、肌病	出现此类症状应立即停药

参考文献

［1］赵瑞，王颖，刘丽宏.2003~2013 年北京市普伐他汀不良反应分析［J］.西北药学杂志，2015，30（4）：420-422.

氟伐他汀[医保（乙）]
Fluvastatin

【分类】调节血脂及抗动脉粥样硬化药——HMG CoA 还原酶抑制剂。

【药理作用】作用及机制同洛伐他汀。

【适应证】用于饮食控制无效的高胆固醇血症。

【用法用量】口服，每日 1 次，每次 20mg，晚间服用。

【不良反应】见氟伐他汀的不良反应表。

氟伐他汀的不良反应表

分类	少见	罕见但严重	临床报道（发生率不明）	不良反应处置
免疫系统		湿疹、皮炎、疱疹、面部水肿、血管性水肿、超敏反应、红斑狼疮样反应	皮疹、荨麻疹	
消化系统		恶心、腹痛、消化不良、胰腺炎、肝炎	转氨酶超过正常值上限 3 倍、胃肠道不适	

续表

分类	少见	罕见但严重	临床报道（发生率不明）	不良反应处置
血液系统	血肌酸激酶升高、血转氨酶升高	血管炎	血小板减少、肌酸激酶水平显著升高	立即停药
神经系统			失眠、头痛，与高脂血症有关的感觉异常、感知迟钝、感觉减退	
其他		横纹肌溶解症、肌炎	勃起障碍	

【咨询要点】药物过量处理：意外过量服用氟伐他汀的患者，建议给予活性炭口服。如果服进时间较短，可考虑洗胃，需对症治疗。

参考文献

[1] 刘洋，高登峰. 氟伐他汀致横纹肌溶解症 1 例及文献复习 [J]. 中国继续医学教育，2018，10（27）：143-146.

阿托伐他汀 [基（基）；医保（乙）]
Atorvastatin

【分类】羟甲基戊二酸单酰辅酶 A 还原酶抑制剂。

【药理作用】本品通过抑制 HMG-CoA 还原酶和胆固醇在肝脏的生物合成而降低血浆胆固醇和脂蛋白水平，并能通过增加肝细胞表面低密度脂蛋白（LDL）受体数目而增加 LDL 的摄取和分解代谢。本品也能减少 LDL 的生成和其颗粒数。本品还能降低某些纯合子型家族性高胆固醇血症（FH）的低密度脂蛋白胆固醇（LDL-C）水平。本品能降低纯合子和杂合子家族性高胆固醇血症、非家族性高胆固醇血症的发病率以及混合性脂类代谢障碍患者的血浆总胆固醇（TC）、LDL-C 和载脂蛋白 B（Apo B）水平，还能降低极低密度脂蛋白胆固醇（VLDL-C）和甘油三酯（TG）的水平，并能不同程度地提高血浆高密度脂蛋白胆固醇（HDL-C）和载脂蛋白 A_1（Apo A_1）的水平。

【适应证】原发性高胆固醇血症，包括家族性高胆固醇血症（杂合子型）或混合性高脂血症，如果饮食治疗其他非药物治疗疗效不满意，应用本品可治疗其 TC 升高、LDL-C 升高、Apo B 升高和 TG 升高。在纯合子家族性高胆固醇血症患者中，阿托伐他汀钙可与其他降脂疗法合用或单独使用（当无其他治疗手段时），以降低 TC 和 LDL-C。

【用法用量】患者在开始本品治疗前，应进行标准的低胆固醇饮食控制，在整个治疗期间也应维持合理膳食。应根据低密度脂蛋白胆固醇基线水平、治疗目标和患者的治疗效果进行剂量的个体化调整。常用的起始剂量为 1 次 10mg，每日 1 次。剂量调整时间间隔应为 4 周或更长。本品最大剂量为每日 80mg。阿托伐他汀每日用量可在 1 日内的任何时间 1 次服用，并不受进餐影响。

【不良反应】见阿托伐他汀的不良反应表。

阿托伐他汀的不良反应表

分类	少见	罕见	临床报道（发生率不明）	不良反应处置
免疫系统	皮疹、瘙痒、过敏反应	风疹、血管性水肿、大疱性皮疹、脱发	荨麻疹、发热	

续表

分类	少见	罕见	临床报道 （发生率不明）	不良反应处置
消化系统	便秘、胃肠胀气、消化不良、恶心、腹泻	厌食、呕吐、肝炎、胆汁淤积性黄疸、胰腺炎	肝功能检查异常、AST 和（或）ALT 升高	
神经系统	失眠、头痛、头晕、感觉异常、感觉迟钝、神经衰弱、胸痛、背痛	健忘症、外周神经病、不适、耳鸣	梦魇、视物模糊	
循环系统	外周水肿	血小板减少症、体重增加、横纹肌溶解症	血碱性磷酸酶升高、肌酸激酶（CK）升高	
内分泌系统		高血糖、低血糖		
呼吸系统			鼻衄、咳嗽	
生殖系统		阳痿		
其他	肌痛、关节痛	肌病、肌炎	乳腺炎	应告知患者及时报告肌痛、抽筋或无力（尤当伴有不适或发热时）。若正在服药过程中出现以上症状，应测定 CK。一旦发现显著升高（超过正常上限 5 倍），应终止治疗。如果肌肉症状严重，引起日常不适，即使 CK 水平≤5 倍正常上限，也应考虑终止治疗。若症状缓解，CK 水平恢复正常，在密切监测下，可重新使用阿托伐他汀或换用另一类他汀，应从最小剂量开始。如临床上发生 CK 水平超过 10 倍正常上限或确诊 / 疑诊横纹肌溶解症时，必须停用阿托伐他汀

【咨询要点】本品过量尚无特殊治疗措施。一旦出现药物过量，患者应根据需要采取对症治疗及支持性治疗措施。由于阿托伐他汀与血浆蛋白广泛结合，血液透析不能明显增加阿托伐他汀的清除。

瑞舒伐他汀 [基（基）；医保（乙）]
Rosuvastatin

【分类】调血脂药。

【药理作用】瑞舒伐他汀是一种选择性、竞争性的 HMG-CoA 还原酶抑制剂。HMG-CoA 还原酶是 3- 羟 -3- 甲戊二酰辅酶 A 转变成甲羟戊酸过程中的限速酶，甲羟戊酸是胆固醇的前体。动物实验与细胞培养试验结果显示，瑞舒伐他汀被肝脏摄取率高，并具有选择性，肝脏是降低胆固醇的作用靶器官。体内、体外试验结果显示，瑞舒伐他汀能增加细胞表面的肝 LDL 受体数量，由此增强对 LDL 的摄取和分解代谢，并抑制肝脏 VLDL 合成，从而减少 VLDL 和 LDL 颗粒的总数量。

【适应证】本品适用于经饮食控制和其他非药物治疗（如：运动治疗、减轻体重）仍不能适当控制血脂异常的原发性高胆固醇血症（Ⅱa 型，包括杂合子家族性高胆固醇血症）或混合型血脂异常症（Ⅱb 型）。本品也适用于纯合子家族性高胆固醇血症的患者，作为饮食控制和其他降脂措施（如 LDL 去除疗法）的辅助治疗，或在这些方法不适用时使用。

【用法用量】 口服。本品常用起始剂量为 5mg，1 日 1 次。每日最大剂量为 20mg。

【不良反应】 见瑞舒伐他汀的不良反应表。

瑞舒伐他汀的不良反应表

分类	少见	临床报道（发生率不明）	不良反应处置
免疫系统		瘙痒、皮疹、荨麻疹	
消化系统	便秘、恶心、腹痛	胰腺炎、黄疸、肝炎、肝功异常	停药后对症处理
泌尿系统		血尿、男子乳腺发育	包皮水肿停药后 2 日症状消失
血液系统		血小板减少	
神经系统	头痛、头晕		
其他	糖尿病、肌痛、无力	关节痛、肌病、罕见的横纹肌溶解	

【咨询要点】 药物过量：本品过量时没有特殊治疗方法。一旦发生过量，应给予对症治疗，需要时采用支持性措施，应监测肝功能和 CK 水平。血液透析可能没有明显疗效。

参考文献

［1］陈艳，宋惠珠，洪远. 瑞舒伐他汀钙致肝功能损害不良反应分析［J］. 中国药事，2017（10）：1224–1228.

［2］Essers D，Martina Schäublin，Kullak–Ublick G A，et al. Statin–associated immune–mediated necrotizing myopathy：a retrospective analysis of individual case safety reports from VigiBase［J］. European Journal of Clinical Pharmacology，2018（39）：1–8.

普罗布考 [药典（二）；医保（乙）]
Probucol

【分类】 调节血脂药。

【药理作用】 本品具有调血脂和抗脂质过氧化作用。①调血脂作用：本品通过降低胆固醇合成、促进胆固醇分解使血胆固醇和低密度脂蛋白降低；通过改变高密度脂蛋白亚型的性质和功能，影响软磷脂胆固醇酰基转移酶、胆固醇脂转移蛋白和载脂蛋白 E 的功能，使脂质化的胆固醇 / 总胆固醇比率恢复正常等作用加强血高密度脂蛋白胆固醇的逆转运；通过抑制细胞间黏附因子 –1 和 P– 选择素的表达抑制单核细胞黏附到内皮细胞。因此本品可防止动脉粥样硬化及其所引起的心脑血管疾病。②抗脂质过氧化作用：本品有显著的抗脂质过氧化作用，可抑制致炎因子、致动脉粥样硬化因子的基因表达和自由基介导的炎症，改善内皮舒张功能，从而抑制泡沫细胞和动脉粥样硬化斑块的形成，消退或减少动脉粥样硬化斑块。因此本品可抗血管成形术后再狭窄，并有消黄瘤作用。

【适应证】 用于治疗高胆固醇血症，Ⅱa 型高脂血症。

【用法用量】 成人常用量：每次 0.5g，每日 2 次，早、晚餐时服用。

【不良反应】 见普罗布考的不良反应表。

普罗布考的不良反应表

分类	常见	临床报道（发生率不明）	不良反应处置
免疫系统		皮疹、皮肤瘙痒、药物性皮炎、血管性水肿	
消化系统	腹泻	胀气、腹痛、恶心和呕吐、严重腹泻	
血液系统		血小板减少	
神经系统		头痛、头晕、感觉异常、失眠、耳鸣	
心血管系统		心电图 Q-T 间期延长、室性心动过速	定期检查心电图 Q-T 间期

参考文献

[1] 孙文辉, 金振波. 普罗布考致药物性皮炎 1 例报告 [J]. 首都医药, 2009, 16（24）：52.

[2] 田德蕾, 魏丽荣. 普罗布考致严重腹泻 1 例 [J]. 医药导报, 2008（08）：1006.

普萘洛尔 [药典（二）；基（基）；医保（甲、乙）]
Propranolol

【分类】非选择性 β 受体阻滞药。

【药理作用】本品可减慢心率，抑制心脏收缩力与房室传导，使循环血流量减少，心肌氧耗量降低。本品可抑制肾素释放，使血浆肾素的浓度下降。

【适应证】用于治疗多种原因所致的心律失常，如房型及室性期前收缩（效果较好）、窦性及室上性心动过速、心房颤动等，但室性心动过速宜慎用。锑剂中毒引起的心律失常，当其他药物无效时，可试用本品。此外，也可用于心绞痛、高血压、嗜铬细胞瘤（手术前准备）等。治心绞痛时，常与硝酸酯类合用，可提高疗效，并互相抵消其不良反应。对高血压有一定疗效，不易引起体位性低血压为其特点。

【用法用量】①口服：各种心律失常，每日 10~30mg，分 3 次服用，用量根据心律、心率及血压变化而及时调整。嗜铬细胞瘤，手术前 3 日服药，每日量60mg，3 次分服。心绞痛，每日 40~80mg，分 3~4 次服，先从小剂量开始，逐渐加量至每日量可以用至 80mg 以上。剂量过小常无效。高血压，每次 5mg，每日 4 次，1~2 周后增加 1/4 量，在严密观察下可逐渐增加至每日量 100mg。②静脉滴注：宜慎用。对麻醉过程中出现的心律失常，以每分钟1mg 的速度静脉滴注，1 次量 2.5~5mg，稀释于 5%~10% 葡萄糖注射液 100ml 内滴注。滴注过程中必须严密观察血压、心律和心率变化，随时调节滴注速度。如心率转慢，应立即停药。

【不良反应】见普萘洛尔的不良反应表。

普萘洛尔的不良反应表

分类	常见	少见	罕见	临床报道（发生率不明）	不良反应处置
免疫系统		皮疹、瘙痒、荨麻疹			
呼吸系统		呼吸困难		发热、咽痛	及时给予氨茶碱、异丙肾上腺素

续表

分类	常见	少见	罕见	临床报道（发生率不明）	不良反应处置
消化系统		恶心、呕吐、便秘			
泌尿系统			间质性肾炎		
内分泌系统		血糖紊乱			低血糖者应及时静脉给予葡萄糖，并可酌情给予胰高血糖素0.5~1.0mg肌内注射、皮下注射或静脉注射，并进行血糖监测，防止血糖波动过大
神经系统		疲劳、头晕、头痛、痉挛			
心血管系统	低血压	缓慢型心律失常、心脏传导阻滞	心力衰竭	有研究指出治疗婴儿血管瘤时会出现轻微的心动过缓症状	给予间羟胺等升压药；合并心力衰竭者可及时应用洋地黄制剂，心脏停搏者应立即给予CPR

【咨询要点】①毒性反应处理：立即停药，口服者尽早洗胃和导泻，及早给予血浆置换或血液灌流治疗。②药物过量：出现中毒表现时停药，用微温的0.45%盐水洗胃、导泻，静脉滴注10%葡萄糖注射液，促进药物从体内排出。心动过缓时，用阿托品0.5~1mg肌内注射或静脉注射；或用异丙肾上腺素0.5~1mg溶于5%葡萄糖注射液200~300ml内缓慢静脉滴注，无效可给予心脏起搏器治疗。血压下降给予升压药物。改善心功能，可使用高血糖素0.5~1mg，肌内注射、皮下注射或静脉注射；或50%葡萄糖注射液60~80ml，静脉注射。支气管痉挛，可吸氧，给予氨茶碱、东莨菪碱或异丙肾上腺素。其他症状出现时，可对症治疗。

参考文献

[1] 诸葛若男. 普萘洛尔治疗婴儿血管瘤服药第一周的不良反应研究 [D]. 遵义医学院，2018.
[2] Prey S, Voisard J J, Delarue A, et al. Safety of propranolol therapy for severe infantile hemangioma [J]. Jama, 2016, 315（4）：413-415.

拉贝洛尔 [基(基)；医保(乙)]
Labetalol

【分类】抗高血压药。

【药理作用】拉贝洛尔有两个手性中心，有4个立体异构体，临床应用的拉贝洛尔为4种异构体的消旋体，故兼有 α 受体及 β 受体拮抗作用。其 β 受体拮抗作用约为普萘洛尔的1/2.5，但无心肌抑制作用；α 受体拮抗作用为酚妥拉明的1/6~1/10。对 β 受体的作用比 α 受体强，口服时为3：1，静脉注射时则为6.9：1。它与单纯 β 受体拮抗药不同，能降低卧位血压和周围血管阻力，一般不降低心排血量或每次心搏量。对卧位患者心率无明显变化，立位或运动时心率则减慢，对高血压的疗效比单纯 β 受体拮抗药为优，本品亦可引起体位性低血压。

【适应证】用于治疗轻度至重度高血压和心绞痛。采用静脉注射能治疗高血压危象。

【用法用量】①口服：开始每次100mg，每日2~3次。如疗效不佳，可增至每次200mg，每日3~4次。通常对轻、中、重度高血压患者的每日剂量相应为300~800mg、

600~1200mg、1200~2400mg，加用利尿剂时可适当减量。②静脉注射：每次 100~200mg。

【不良反应】 见拉贝洛尔的不良反应表。

拉贝洛尔的不良反应表

分类	常见	少见	罕见	临床报道（发生率不明）	不良反应处置
消化系统		便秘、腹泻	肝毒性	胃肠道紊乱	
呼吸系统		呼吸困难	支气管痉挛		
神经系统	头晕、疲劳	嗜睡、喘息		有报道妊娠高血压患者出现头晕乏力	可能会引起头晕，避免开车、使用机械或做任何其他需要警觉的工作
心血管系统		心动过缓、直立性低血压		本品用于嗜铬细胞瘤的降压有效，但少数病例有血压反常升高的报道	少数患者可在服药后 2~4 小时出现体位性低血压，因此用药剂量应逐渐增加。初始使用和剂量改变时报告低血压症状/体征。服药期间避免饮酒

参考文献

［1］王亚军.拉贝洛尔联合硫酸镁治疗妊娠高血压疾病的临床效果观察及不良反应评价［J］.河北医科大学学报，2016，37（10）：1211-1214.

美托洛尔^[药典（二）；基（基）；医保（甲、乙）]
Metoprolol

【分类】 抗高血压药。

【药理作用】 本品为选择性的 β 受体拮抗药，有较弱的膜稳定作用，无内在拟交感活性。对心脏有较大的选择性作用，但较大剂量时对血管及支气管平滑肌也有作用。本品可减慢心率，减少心输出量，降低收缩压；立位及卧位均可降低血压，可减慢房室传导，使窦性心率减少。

【适应证】 用于治疗各型高血压（可与利尿药和血管扩张剂合用）及心绞痛。静脉注射对心律失常、特别是室上性心律失常也有效。

【用法用量】 ①口服：因个体差异较大，故剂量需个体化。一般情况下，用于高血压病，开始时每日 1 次，每次 100mg，维持量为每日 1 次，每次 100~200mg，必要时增至每日 400mg，早、晚分服。用于心绞痛，每日 100~150mg，分 2~3 次服，必要时可增至每日 150~300mg。②静脉注射：用于心律失常。开始时 5mg（每分钟 1~2mg），隔 5 分钟重复注射，直至生效，一般总量为 10~15mg。

【不良反应】 见美托洛尔的不良反应表。

美托洛尔的不良反应表

分类	常见	少见	罕见	临床报道（发生率不明）	不良反应处置
免疫系统		皮疹			
消化系统		腹泻、恶心、呕吐			

分类	常见	少见	罕见	临床报道 （发生率不明）	不良反应处置
呼吸系统		支气管痉挛、呼吸困难			
神经系统	头晕、疲劳	抑郁、头痛、嗜睡、晕厥		幻觉	
心血管系统	低血压	心动过缓、心脏传导阻滞	心力衰竭		若发生严重的低血压、心动过缓或即将发生心力衰竭，为药物对 β_1 受体的阻断，对心脏的负性频率和负性传导作用所致 ① β_1 受体激动剂：普瑞特罗（异波帕胺），成人每次 0.25~10mg，在 10 分钟内缓慢注入或静脉滴注，直至获得希望的效果（心率超过每分钟 100 次为宜）。②若无选择性 β_1 受体激动剂，也可用多巴胺或阿托品静脉注射，以阻滞迷走神经。之后再给予间羟胺或去甲肾上腺素。严重心动过缓或低血压时，可以通过 β 受体激动剂异丙肾上腺素 1~5μg/min 迅速纠正。③若未获得满意的疗效，可用其他拟交感胺类药如多巴酚丁胺、去甲肾上腺素。也可给予 10mg 的胰高血糖素。④对严重心动过缓、房室传导阻滞者，可必要时给予起搏器

【咨询要点】①毒性反应：心血管系统症状最为显著，但某些病例，特别是儿童和年轻患者，可能以中枢神经系统症状和呼吸抑制为主要表现。②药物过量处理：口服过量者及早催吐、洗胃，给予药用炭以利胃肠道吸附，硫酸钠导泻，减少吸收，促进排泄。

奈必洛尔
Nebivolol

【分类】抗高血压药。

【药理作用】本品是一种强效、选择性的第三代 β 受体阻滞药，阻滞 β_1 受体的强度为 β_2 受体的 290 倍，而比索洛尔为 26 倍，阿替洛尔为 15 倍，普萘洛尔为 1.9 倍。因此本品具有更高的选择性，不会引起支气管平滑肌和血管平滑肌收缩，无内源性拟交感活性。①对心功能和血流动力学的影响：奈必洛尔无明显负性肌力作用，相反，它对心功能有一定的保护作用，可降低心脏前负荷，而心脏后负荷无变化或略有下降。应用奈必洛尔后可使心力衰竭患者射血分数增加，而肺动脉压和肺毛细血管压无明显变化。②对运动耐量的影响：许多 β 受体阻滞药可影响运动耐量，而奈必洛尔对运动耐量影响较小。③扩血管作用：奈必洛尔具有额外的扩血管作用，这是其区别于其他 β 受体阻滞药的一个显著优点。奈必洛尔的左旋体和右旋体均有扩血管作用，但左旋体的扩血管作用是血管内皮依赖的，即主要通过加强一氧化氮的作用来发挥其扩血管作用。④对代谢影响：奈必洛尔对代谢无明显不利影响，对高血压患者血糖无明显影响，不引起血清总胆固醇、低密度脂蛋白胆固醇、极低密度脂蛋白胆固醇、高密度脂蛋白胆固醇及载脂蛋白 A_1 和载脂蛋白 B 明显变化。奈必洛尔对肾脏血流动力学无明显影响。

【适应证】 本品常用于充血性心力衰竭、预防偏头痛等。

【用法用量】 高血压：每日 5mg，口服；可以增至每日最多 40mg，口服。

【不良反应】 见奈必洛尔的不良反应表。

奈必洛尔的不良反应表

分类	少见	罕见	不良反应处置
消化系统	恶心		
呼吸系统	支气管痉挛、呼吸困难		
神经系统	头晕、头痛、嗜睡		一般能耐受
心血管系统	心动过缓、心肌梗死、低血压	戒断症状（心绞痛、心肌梗死、室性心律失常）	停药时应在 1~2 周逐渐减量

【咨询要点】 毒性反应：心血管症状最为显著，如充血性心力衰竭的恶化、心肌梗死等。

比索洛尔 [药典（二）；医保（乙）]
Bisoprolol

【分类】 抗高血压药。

【药理作用】 可选择性地拮抗 β_1 受体，既具有心脏选择作用，也具有一定的内在交感活性和膜稳定性。作用与普萘洛尔相似，但强度仅及普萘洛尔的 1/2。

【适应证】 用于高血压、心绞痛、心律失常等的治疗。

【用法用量】 ①高血压：口服，开始剂量为每日 400mg，于早餐时 1 次服下；或每日 2 次服用，需要时可于 2 周后增加剂量至每次 400mg，每日 2 次。②心绞痛：口服，剂量为每日 400mg，于早餐时 1 次服下；或每日 2 次服用，可根据情况增量至每次 300mg，每日 3 次。肾功能低下者，宜减量；老年人每日剂量不宜超过 800mg。亦可缓慢静脉注射，每次 12.5~25mg，24 小时内总量不得超过 95~100mg。

【不良反应】 见比索洛尔的不良反应表。

比索洛尔的不良反应表

分类	常见	少见	罕见	临床报道（发生率不明）	不良反应处置
免疫系统		皮疹		过敏反应	
消化系统		腹泻、恶心、呕吐		食欲减退、腹痛、淀粉酶增加	
呼吸系统		支气管痉挛、呼吸困难			
血液系统		高尿酸血症、低钾血症、低钠血症		粒细胞缺乏、白细胞减少、血小板减少	

续表

分类	常见	少见	罕见	临床报道（发生率不明）	不良反应处置
神经系统	头晕、疲劳、四肢冰冷	头痛、抑郁、嗜睡		睡眠障碍	出现雷诺症可采用血管扩张剂；①盐酸妥拉唑林，口服，每次25mg，每天3~4次；肌内或皮下注射，每次10~25mg。②活血通络、温经回阳的中药（当归四逆汤）和针灸也有一定的效果。③冬天要注意保暖，防止创伤，严禁吸烟
心血管系统	缓慢性心律失常、低血压	体位性低血压	慢性心力衰竭	有报道患者出现窦房、房室传导阻滞等	
其他	肢端麻木或发冷				

【咨询要点】①毒性反应：和其他 β 受体阻滞药一样，动物研究中高剂量比索洛尔对母体胚胎和（或）胎儿都有毒性作用。②药物过量：过量引起心动过慢或血压过低时须停服本药，必要时可单独或连续使用以下药物。阿托品0.5~2.0mg静脉滴注。间羟异丙肾上腺素适量口服，成人每次10~20mg，每日3次；气雾吸入，每次0.65~1.95mg（喷吸1~3次），每日4~6次，每日最大量7.8mg（喷吸1~2次）。胰高血糖素1~5mg（或1~10mg），肌内注射或静脉注射。如20分钟仍不见效，则应尽快应用葡萄糖注射液，连续静脉注射，1~12mg/h。

阿罗洛尔 [药典（二）；基（基）；医保（乙）]
Arotinolol

【分类】循环系统药物。

【药理作用】① α、β 受体阻滞作用：在以高血压及血压控制良好的患者为对象进行的试验中，证实本药有 α 及 β 受体阻滞作用，其作用比值约为1:8。②降压作用：通过适宜的 α 受体阻滞作用，在不使末梢血管阻力升高的情况下，通过 β 受体阻滞作用产生降压效果。③抗心绞痛作用：通过 β 受体阻滞作用抑制亢进的心功能，减少心肌耗氧量，纠正心肌的氧气供需不均状态。另外，在应用心绞痛模型动物（狗）的试验中，证实 α 受体阻滞作用有减少冠状动脉阻力的趋势。④抗心律失常作用：在三氯甲烷诱发心律失常（小鼠）及三氯甲烷 – 肾上腺素诱发心律失常（狗）的试验中证实具有抗心律失常作用。⑤抗震颤作用：通过阻断骨骼肌 β_2 受体发挥抗震颤作用，其作用为末梢性。⑥其他药效动力学：在大鼠、家兔的试验中，未发现有内在拟交感活性及膜稳定作用。

【适应证】原发性高血压（轻、中度），心绞痛，心动过速性心律失常，原发性震颤。

【用法用量】①原发性高血压（轻、中度）、心绞痛、心动过速性心律失常：通常成人应用盐酸阿罗洛尔的剂量为每次10mg，每日2次口服。根据患者年龄、症状等适当增减剂量，疗效不充分时，可增至每日30mg。②原发性震颤：通常成人应用盐酸阿罗洛尔从每日10mg开始给药。疗效不充分时，可按照每次10mg，每日2次的维持量口服。根据患者年龄、症状等适当增减，但不得超过每日30mg。

【不良反应】见阿罗洛尔的不良反应表。

阿罗洛尔的不良反应表

分类	少见	罕见	临床报道 （发生率不明）	不良反应处置
免疫系统		皮疹、荨麻疹、瘙痒、皮肤灼热感		严重者应停药并给予抗过敏治疗
呼吸系统		支气管痉挛、咳嗽、喘鸣		
消化系统	恶心、呕吐、腹痛、腹泻	软便、腹部不适感、食欲不振、消化不良、便秘，AST、ALT、ALP、LDH 升高		应根据需要采取减量或停药等适当处置
泌尿系统		BUN 升高、肌酐升高	阳痿	
血液系统		白细胞升高		
神经系统	头痛、头重、嗜睡	眩晕及站立不稳、乏力及倦怠、忧郁、失眠		
心血管系统	心动过缓、低血压	心力衰竭、房室传导阻滞、窦房传导阻滞、病态窦房结综合征、心房颤动、心悸		定期检查心功能，出现上述症状时，采取减量或停药等适当处置，必要时使用阿托品
循环系统		末梢循环障碍		出现上述症状时，采取减量或停药等适当处置：①对于急性心肌炎，则可用能量合剂、大剂量维生素 C 静脉滴注或静脉注射。②对不伴快速型心律失常的患者：可试用阿托品、麻黄素或异丙肾上腺素，以提高心率。除此，烟酰胺加入 10% 葡萄糖注射液中静脉滴注，以及避免使用减慢心率的药物，如 β 受体阻滞药及钙拮抗药等
其他	胸痛、胸部不适感	TC/TG 升高、尿酸值升高、眼疲劳、雾视、口渴、麻木、肌肉疼痛、心胸比增大、痛风发作		

【咨询要点】①注意事项：不得用于孕妇或有计划怀孕的妇女，在服药期间应避免哺乳。②药物过量：超量给药有可能产生心动过缓、三度房室传导阻滞、心力衰竭、低血压、支气管痉挛等。处理：超量给药时，应停药，并根据需要给予洗胃等处理，同时采取以下措施。心动过缓、完全房室传导阻滞时，给予阿托品、异丙肾上腺素等，或安装心脏起搏器。心力衰竭、低血压时，给予强心剂、升压药、输液等，或采取其他改善循环的措施。支气管痉挛时，静脉给予 β_2 受体激动剂或氨茶碱，或采取其他改善呼吸的措施。

艾司洛尔 [药典（二）；基（基）；医保（乙）]
Esmolol

【分类】β_1 受体拮抗药。

【药理作用】本品内在拟交感活性较弱，作用仅为普萘洛尔的 1/30，但作用迅速而短暂。其大剂量时对气管和血管平滑肌的 β_2 受体也有拮抗作用。它可降低正常人运动及静息时的心率，对抗异丙肾上腺素引起的心率过快。其降血压作用与 β 肾上腺素受体拮抗程度呈相关性。静脉注射停止后 10~20 分钟，β 受体拮抗作用即基本消失。

【适应证】用于心房颤动、心房扑动时控制心室率；围手术期高血压；窦性心动过速。

【用法用量】①控制心房颤动、心房扑动时心室率：成人先静脉注射负荷量 0.5mg/（kg·min），约 1 分钟，静脉滴注维持量，自 0.05mg/（kg·min）开始，4 分钟后若疗效理想则继续维持，若疗效不佳可重复给予负荷量并将维持量以 0.05mg/（kg·min）的幅度递增。维持量最大可加至 0.3mg/（kg·min），但 0.2mg/（kg·min）以上的剂量未显示能带来明显的好处。②围手术期高血压或心动过速：即刻控制剂量为 1mg/kg，30 秒内静脉注射，继续予 0.15mg/（kg·min）静脉滴注，最大维持量为 0.3mg/（kg·min）。逐渐控制剂量同室上性心动过速治疗；治疗高血压的用量通常较治疗心律失常用量大。

【不良反应】见艾司洛尔的不良反应表。

艾司洛尔的不良反应表

分类	常见	少见	罕见	临床报道（发生率不明）	不良反应处置
免疫系统		注射部位炎症和硬结	注射部位水肿、红斑、皮肤变色、灼热，外渗性皮肤坏死，发热、寒战		
消化系统		恶心、呕吐	消化不良、便秘、口干、腹部不适	味觉倒错	
呼吸系统			支气管痉挛、喘息、呼吸困难、鼻充血、干啰音和啰音		
泌尿系统			尿潴留		
神经系统		头昏眼花、嗜睡、精神错乱、头痛、疲乏	感觉异常、神经衰弱、思维异常、焦虑、厌食、轻度头昏眼花、癫痫、语言障碍、视觉异常、肩胛中部疼痛		
循环系统	12%的患者出现有症状的低血压，25%的患者出现无症状性低血压，其中63%的患者在给药期间该症状消除，剩下的患者80%在停药后30分钟消除。10%患者低血压时伴随发汗	外周缺血、苍白、面色潮红、心动过缓（心率<50次/分）、胸痛、晕厥、肺水肿和心脏阻滞		两个不伴有室上性心动过速的严重的冠状动脉疾病患者（心肌后下部梗死或不稳定型心绞痛）出现严重的心动过缓/窦性停搏/心搏停止、静脉炎	停药后恢复

【咨询要点】①毒性反应：高浓度给药（>10mg/ml）会造成严重的静脉反应，包括血栓性静脉炎，20mg/ml 的浓度在血管外可造成严重的局部反应，甚至坏死，故应尽量经大静脉给药。②药物过量：可引起心脏停搏，此外可引起心动过缓、低血压、电机械分离、意识丧失。注射本品 0.625~2.5g（12.5~50mg/kg）是致命的。由于本品半衰期短，故首先应立即停药，根据临床症状再考虑下述常用处置方式。心动过缓时，静脉给予阿托品或其他的抗胆碱药；支气管痉挛时，静脉给予 β_2 受体激动剂和（或）茶碱衍生物；心力衰竭时，静脉给予利尿剂和（或）洋地黄类治疗。因心脏收缩不足引起的休克可给予多巴胺、多巴酚丁胺、异丙肾上腺素、氨力农；有症状的低血压，静脉输液和（或）缩血管药。

参考文献

[1]孙卫楠,陈罡,顾伟,等.超说明书高浓度外周静脉泵入艾司洛尔致严重的局部组织损伤1例[J].医药导报,2018,37(12):1536-1537.

尼群洛尔 [药典(二);基(基);医保(乙)]
Nitrendipine and Atenolol

【分类】循环类药。

【药理作用】本复方制剂为抗高血压药,可引起冠状动脉、肾小动脉等全身血管的扩张,产生降压作用。

【适应证】用于治疗轻、中度原发性高血压。

【用法用量】空腹服,每日1~2次,每次2片,或遵医嘱。推荐老年患者初始剂量为每日1片。

【不良反应】见尼群洛尔的不良反应表。

尼群洛尔的不良反应表

分类	少见	罕见	不良反应处置
免疫系统		面部潮红	停药后可恢复
消化系统		便秘	
神经系统		疲乏、思睡、噩梦、头晕、头痛	停药后可恢复
心血管系统	胸闷、心悸	低血压	
其他	肢端发冷	眼部不适、下肢浮肿、性功能障碍	停药后可恢复

【咨询要点】①注意事项:定期检测血压、心电图,出现严重症状时应及时就医。妊娠妇女较长时间服用本药,与胎儿宫内生长迟缓有关。其在乳汁中有明显的聚集作用,哺乳期妇女服用时应谨慎小心。②药物过量:由药物过量导致临床上出现显著的低血压反应的患者,应及时在心肺监测的同时,给予积极的心血管支持治疗。过度的心动过缓可静脉注射阿托品1~2mg,如有必要可随后静脉注射大剂量胰高血糖素10mg,根据反应重复或随后静脉滴注胰高血糖素1~10mg/h,若无预期效果,或没有胰高血糖素供应,可采用β受体兴奋剂。

伊布利特 [药典(二);基(基);医保(乙)]
Ibutilide

【分类】心血管系统用药。

【药理作用】静脉注射伊布利特能延长离体或在体心肌细胞的动作电位,延长心房和心室的不应期,即发挥Ⅲ类抗心律失常药物的作用。然而,电压钳的研究表明,在纳摩尔浓度水平(10^{-9}),伊布利特主要通过激活缓慢内向电流(主要是钠电流)使复极延迟,这与其他Ⅲ类抗心律失常药物阻断外向钾电流的作用明显不同。通过上述作用,即伊布利特能延长心房和心室肌细胞的动作电位时程和不应期,在人体起到其抗心律失常的作用。

【适应证】伊布利特注射液用于近期发作的心房颤动或心房扑动逆转成窦性心律,长期房性心律不齐的患者对伊布利特不敏感。

【用法用量】伊布利特注射液推荐剂量:体重≥60kg,1支(1mg富马酸伊布利特)首次注射结束后 10 分钟，若心律失常仍未消失，可在首次注射结束后 10 分钟后再注射等量本品，注射时间持续 10 分钟。体重 <60kg，按 0.1ml/kg（相当于 1.01mg/kg 富马酸伊布利特）注射完本品后，患者应当用连续心电图监测观察至少 4 小时，或者等到 Q-Tc 恢复到基线，如果出现明显的心律不齐现象，应当延长监测时间。

【不良反应】 见伊布利特的不良反应表。

伊布利特的不良反应表

分类	少见	罕见	不良反应处置
神经系统	头痛	晕厥	
心血管系统	连续性多行性室性心动过速和间歇性多形性室性心动过速、房室传导阻滞、束支传导阻滞、室性期前收缩、低血压或体位性低血压、心动过缓或窦性心动过缓、心动过速或窦性心动过速或室上性心动过速、心悸、高血压、Q-T 间期延长、尖端扭转型室性心动过速	充血性心力衰竭、室上性期前收缩、室性心律	用药前电解质异常患者应纠正电解质；用药期间进行心电监测；女性患者较男性更易出现心律失常，应予以注意；一旦出现尖端扭转型室性心动过速应立即停药，同时给予电复律，同时给予药物异丙肾上腺素、阿托品、钾、镁及 β 受体阻滞剂
其他	恶心	肾衰竭	

【咨询要点】 ①注意事项：本品不能用于怀孕妇女，除非临床意义大于对胚胎的潜在危险，使用伊布利特注射液治疗过程中应放弃母乳喂养。下列情况应该立即停止使用本品：原心律失常消失；出现连续性或间歇性室性心动过速；Q-T 或 Q-Tc 明显延长。②毒性反应：动物急性过量实验导致中枢神经毒性；特别是中枢神经抑制，快速喘息呼吸以及抽搐。鼠的静脉注射 LD_{50}>50mg/kg，按 mg/m^2 算，至少是人最大推荐剂量的 250 倍。③药物过量：在伊布利特注射液的临床试验中，4 名患者无意识地被过量给药，最大使用剂量达 3.4mg，给药时间 15 分钟以上。结果导致 1 名患者（0.025mg/kg）出现异位室性心律增多和单形性室性心动过速，另 1 名患者（0.032mg/kg）出现三度房室传导阻滞和间歇性多形性室性心动过速，2 名患者（0.038mg/kg 和 0.020mg/kg）未出现副作用。根据已知的药理学作用，过量使用伊布利特的临床效应可能对临床通常使用剂量产生的延长复极化的作用放大。药物过量后发生的副作用（即心律失常预兆，房室传导阻滞）要采取适当的措施处理。

左西孟旦 [药典（二）；医保（乙）]
Levosimendan

【分类】 抗心功能不全药物。

【药理作用】 本品为钙离子增敏剂，通过改变钙结合信息传递而起作用。本品直接与肌钙蛋白相结合，使钙离子诱导的心肌收缩所必需的心肌纤维蛋白的空间构型得以稳定，从而使心肌收缩力增加，而心率、心肌耗氧无明显变化。同时本品具有强力的扩血管作用，通过激活三磷酸腺苷（ATP）敏感的钾通道使血管扩张，本品主要使外周静脉扩张，使心脏前负荷降低，对治疗心力衰竭有利。当大剂量使用本品时，具有一定的磷酸二酯酶抑制作用，可使心肌细胞内 cAMP 浓度增高，发挥额外的正性肌力作用。

【适应证】 适用于传统治疗（利尿剂、血管紧张素转换酶抑制剂和洋地黄类）疗效不佳，并且需要增加心肌收缩力的急性失代偿心力衰竭（ADHF）的短期治疗。

【用法用量】 治疗的初始负荷剂量为 6~12μg/kg，时间应大于 10 分钟，之后应持续滴注

0.1μg/（kg·min），在负荷剂量给药时以及持续给药开始30~60分钟内，密切观察患者的反应，如反应过度（低血压、心动过速），应将输注速率减至0.05μg/（kg·min）或停止给药。对处于急性失代偿期的严重慢性心力衰竭患者，持续给药时间通常为24小时。

【不良反应】见左西孟旦的不良反应表。

左西孟旦的不良反应表

分类	少见	罕见	临床报道（发生率不明）	不良反应处置
消化系统	恶心、便秘、腹泻、呕吐			
神经系统	失眠、头晕	头痛		
心血管系统	心房颤动、心动过速、室性期前收缩、心力衰竭、心肌缺血、期前收缩	室性心动过速、低血压		
其他	血红蛋白减少、低钾血症		肝功能损害	有肝损害时应保肝等对症处理

参考文献

［1］王志华.左西孟旦致老年心力衰竭患者严重药物不良反应1例［J］.岭南心血管病杂志，2017，23（6）：770-772.

尼可地尔 ［药典（二）；基（基）；医保（乙）］
Nicorandil

【分类】抗心绞痛药。

【药理作用】冠状血管扩张作用，在体外实验条件下，是通过使冠状血管平滑肌的鸟苷酸环化酶活化导致环鸟苷酸的产生量增加，从而引起冠状血管扩张，与其他亚硝酸盐作用结果相似。另外冠脉血流增加和冠状血管痉挛抑制的作用机制可通过细胞膜的超级化研究而得以阐明。

【适应证】用于治疗心绞痛。

【用法用量】片剂：口服，成人每次5mg（1片），每日3次。根据症状轻重可适当增减。

【不良反应】见尼可地尔的不良反应表。

尼可地尔的不良反应表

分类	少见	罕见	临床报道（发生率不明）	不良反应处置
免疫系统		皮疹、颜面潮红		
消化系统		胆红素上升、恶心、呕吐、食欲不振、腹泻、便秘、胃部不适、腹痛、积食、腹胀	肝功能障碍、黄疸、消化道溃疡	如确认出现异常，应终止给药，采取适当的处置
血液系统			血小板减少	如确认出现异常，应终止给药，采取适当的处置
神经系统	头痛	头晕、眩晕、发热、倦怠、耳鸣、失眠、舌头麻木、肩部酸痛		

续表

分类	少见	罕见	临床报道 （发生率不明）	不良反应处置
心血管 系统		心悸、胸痛、下肢浮肿	大剂量时可出现血压降低和（或）心率增快	
其他		颈部痛、复视、口角炎、口渴	口腔溃疡、舌溃疡、肛门溃疡	

【咨询要点】①注意事项：在服用本制剂初期，与服用硝酸酯、亚硝酸酯类药物相似，可能会由于血管扩张作用而引起搏动性头痛，当出现这种情况时，要采取减量或中止给药等适当的处置。烟酸过敏者禁用。正在服用具有磷酸二酯酶–5阻断作用的勃起障碍治疗剂（枸橼酸西地那非、盐酸伐地那非水合物、他达拉非）的患者禁用。②毒性反应：孕妇用药的安全性尚未明确，孕妇或可能已怀孕的妇女最好不要使用本品。

第五章 主要作用于呼吸系统的药物

溴己新 [药典（二）；基（基）；医保（甲、乙）]
Bromhexine

【分类】黏液溶解剂。

【药理作用】本品具有较强的黏痰溶解作用。主要作用于气管、支气管黏膜的黏液产生细胞，抑制痰液中酸性黏多糖蛋白的合成，并可使痰中的黏蛋白纤维断裂，因此使气管、支气管分泌的流变学特性恢复正常，黏痰减少，痰液稀释易于咳出。本品的祛痰作用尚与其促进呼吸道黏膜的纤毛运动及具有恶心性祛痰作用有关。服药后约 1 小时起效，4~5 小时作用达高峰，疗效维持 6~8 小时。

【适应证】用于慢性支气管炎、哮喘、支气管扩张、矽肺等有白色黏痰又不易咳出的患者。脓性痰患者需加用抗生素控制感染。

【用法用量】①口服：成人每次 8~16mg。②肌内注射：每次 4~8mg，每日 2 次。③静脉滴注：每日 4~8mg，加入 5% 葡萄糖氯化钠注射液液 500ml 中。④气雾吸入：每次 2ml，每日 2~3 次。

【不良反应】见溴己新的不良反应表。

溴己新的不良反应表

分类	少见	罕见	临床报道（发生率不明）	不良反应处置
消化系统	偶有恶心、胃部不适及血清氨基转移酶升高			减量或停药后可消失
免疫系统		皮疹	体温骤升，伴寒战、口唇发紫，皮肤花白	出现过敏反应时，应立即停用一切可疑的致敏药，如患者出现胸闷、气短、面色苍白、出冷汗、手足冰凉、血压下降等表现，应立即送医院。若出现过敏性休克时，立即平卧，给氧，皮下注射肾上腺素 0.5~1mg（小儿减半），使用抗过敏药物，使用升压药维持血压，应用糖皮质激素，补充液体维持水、电解质平衡，维持酸碱平衡

【咨询要点】注意事项：本品应餐后服用，胃溃疡者应慎用。

参考文献

[1] 毕晶，王冬萌，张亚芳.注射用盐酸溴己新致儿童严重过敏反应 1 例 [J].儿科药学杂志，2018, 24（08）：66.

氨溴索 [药典（二）；基（基）；医保（甲、乙）]
Ambroxol

【分类】黏液溶解剂。

【药理作用】本品具有较强的黏痰溶解作用，作用机制与溴己新相同。

【适应证】用于慢性支气管炎、哮喘、支气管扩张、砂肺等有白色黏痰又不易咳出的患者。脓性痰患者需加用抗生素控制感染。

【用法用量】口服。①成人：每次 8~16mg。②肌内注射：每次 4~8mg，每日 2 次。③静脉滴注：每日 4~8mg，加入 5% 葡萄糖氯化钠注射液 500ml 中。④气雾吸入：每次 2ml，每日 2~3 次。

【不良反应】见氨溴索的不良反应表。

氨溴索的不良反应表

分类	少见	临床报道（发生率不明）	不良反应处置
免疫系统	红斑	变态反应（包括过敏性休克）、血管性水肿、皮疹、荨麻疹、瘙痒及其他超敏反应	停药，同时给予抗过敏治疗
消化系统	口干、便秘、流涎、咽干	胃部灼热、恶心、呕吐、腹泻、消化不良、腹部疼痛	发现不良反应立即停药
呼吸系统	流涕、呼吸困难		
泌尿系统	排尿困难		

参考文献

［1］宋涛，张莉，胡晓岩，等.氨溴索所致不良反应近况文献概述［J］.中国药物滥用防治杂志，2018，24（02）：112-113.

［2］张雷.盐酸氨溴索注射液致过敏性休克 1 例［J］.淮海医药，2017，35（03）：380.

［3］李海涛，吕佳.1 例氨溴索注射液致皮疹的病例分析［J］.中国医药指南，2017，15（03）：190.

乙酰半胱氨酸 [药典（二）]
Acetylcysteine

【分类】祛痰药。

【药理作用】本品具有较强的黏痰溶解作用。其分子中所含—SH 基能使白色黏痰中的黏多糖蛋白多肽链中的二硫键（—S—S—）断裂，还可通过分解核糖核酸酶，使脓性痰中的 DNA 纤维断裂，故不仅能溶解白色黏痰还能溶解脓性痰。从而降低痰的黏滞性，并使之液化，易于咳出。此外，本品进入细胞后，可脱去乙酰基形成 L- 半胱氨酸，参与谷胱甘肽（GCH）的合成，有助于保护细胞免受氧自由基等毒性物质的损害。

【适应证】①用于手术后、急性和慢性支气管炎、支气管扩张、肺结核、肺炎、肺气肿等引起的黏稠分泌物过多所致的咳痰困难。②可用于对乙酰氨基酚中毒的解毒以及环磷酰胺引起的出血性膀胱炎的治疗。

【用法用量】①喷雾吸入：仅用于非应急情况下。临用前用氯化钠注射液使其溶解成 10% 溶液，每次 1~3ml，每日 2~3 次。②气管滴入：急救时以 5% 溶液经气管插管或气管套管直接滴入气管内，每次 0.5~2ml，每日 2~4 次。③气管注入：急救时以 5% 溶液用 1ml 注射器自气管的甲状软骨环骨膜处注入气管腔内，每次 0.5~2ml（婴儿每次 0.5ml，儿童每次 1ml，成人每次 2ml）。④口服：成人每次 200mg，每日 2~3 次。

【不良反应】见乙酰半胱氨酸的不良反应表。

乙酰半胱氨酸的不良反应表

分类	少见	罕见	临床报道 （发生率不明）	不良反应处置
免疫系统	超敏反应、荨麻疹、皮疹、血管性水肿、瘙痒、发热	过敏／类过敏反应	致胰岛素自身免疫综合征、过敏性休克	一般不良反应减量即可缓解，过敏性休克需停药；地塞米松 10mg 静脉注射，去甲肾上腺素 2mg 泵入
神经系统	头痛、耳鸣			
心血管系统	心动过速			
血液系统		出血		减量或停药后，大多可自行消失
呼吸系统	支气管痉挛、呼吸困难			
消化系统	呕吐、腹泻、口腔炎、腹痛、恶心	消化不良		

【咨询要点】①急性毒性：口服、腹腔内注射、静脉注射的急性毒性低，大鼠口服给药的 LD_{50}>10kg，静脉注射 2.8g/kg。②长期毒性：在重复给药研究中，大鼠口服给药 1g/（kg·d）共 12 周和 6 个月，耐受良好；狗口服给药 300mg/（kg·d）共 1 年，尚未见毒性反应。③生殖毒性：观察大鼠和兔在妊娠期用大剂量乙酰半胱氨酸后对后代器官发育期无致畸作用。

参考文献
［1］胡嘉庆子，潘佳秋.乙酰半胱氨酸致胰岛素自身免疫综合征 1 例［J］.医药导报，2018，37（11）：1422-1423.

［2］龚婧如，朱亚虹，陆惠平，等.乙酰半胱氨酸注射液致过敏性休克 1 例［J］.医药导报，2018，37（12）：1533-1534.

羧甲司坦 [药典（二）；医保（乙）]
Carbocysteine

【分类】黏液稀释剂。

【药理作用】本品主要在细胞水平影响支气管腺体的分泌，使低黏度的唾液黏蛋白分泌增加，而高黏度的岩藻黏蛋白产生减少，因而使痰液的黏滞性降低，易于咳出。本品口服有效，起效快，服后 4 小时即可见明显疗效。

【适应证】用于治疗慢性支气管炎、支气管哮喘等疾病引起的痰液黏稠、咳痰困难和痰阻气管等。亦可用于手术后咳痰困难和肺炎合并症。用于小儿非化脓性中耳炎，有预防耳聋效果。

【用法用量】口服：成人每次 0.25~0.5g，每日 3 次。儿童每日 30mg/kg。

【不良反应】见羧甲司坦的不良反应表。

羧甲司坦的不良反应表

分类	少见	不良反应处置
神经系统	轻度头痛	停药后缓解
消化系统	恶心、胃部不适、腹泻	
免疫系统	皮疹	

愈创甘油醚[药典（四）]
Guaifenesin

【分类】祛痰药。

【药理作用】为恶心祛痰剂，能刺激胃黏膜反射性引起支气管黏膜腺体分泌增加，降低痰的黏性，使黏痰易于咳出。并有轻度的镇咳、防腐作用，大剂量尚有平滑肌松弛作用。

【适应证】用于慢性气管炎的多痰咳嗽，多与其他镇咳平喘药合用或配成复方应用。

【用法用量】①片剂：每片 0.2g，每次 0.2g，每日 3~4 次。②糖浆剂：2%（120ml），每次 10~20ml，每日 3 次。

【不良反应】见愈创甘油醚的不良反应表。

愈创甘油醚的不良反应表

分类	临床报道（发生率不明）	不良反应处置
消化系统	恶心、胃肠不适	减量或停药后，大多可自行消失
其他	头晕、嗜睡和过敏。有过量致中枢神经抑制和心脏停搏的报道	

【咨询要点】注意事项：肺出血、肾炎和急性胃肠炎患者禁用。妊娠 3 个月内妇女禁用。

美司钠[医保（乙）]
Mesna

【分类】速效、强效黏痰溶解剂。

【药理作用】其分子中所含—SH 基能使白色黏痰中的黏多糖蛋白多肽链中的二硫键（—S—S—）断裂，还可通过分解核糖核酸酶，使脓性痰中的 DNA 纤维断裂，故不仅能溶解白色黏痰还能溶解脓性痰。从而降低痰的黏滞性，并使之液化，易于咳出。此外，本品进入细胞后，可脱去乙酰基形成 L-半胱氨酸，参与谷胱甘肽（GCH）的合成，有助于保护细胞免受氧自由基等毒性物质的损害。作用机制与乙酰半胱氨酸相似，疗效较乙酰半胱氨酸强 2 倍。

【适应证】用于慢性支气管炎、肺炎、肺癌患者痰液黏稠、术后肺不张等所致咳痰困难者。

【用法用量】雾化吸入或气管内滴入，每次 20% 溶液 1~2ml。气雾剂：0.2g/ml。溶液剂：10% 水溶液。

【不良反应】见美司钠的不良反应表。

美司钠的不良反应表

分类	少见	不良反应处置
免疫系统	不同程度的皮肤及黏膜反应（瘙痒、红斑、水疱）、局部肿胀（风疹样水肿）	轻度可停药缓解
呼吸系统	有局部刺激作用，可引起咳嗽及支气管痉挛	

【咨询要点】注意事项：自身免疫功能紊乱的患者使用美司钠发生过敏性反应的病例较肿瘤患者为多。

可待因 [药典（二）；医保（乙）]
Codeine

【分类】阿片生物碱及其衍生物。

【药理作用】本品能直接抑制延脑的咳嗽中枢，止咳作用迅速而强大，其作用强度约为吗啡的 1/4。也有镇痛作用，约为吗啡的 1/12~1/7，但强于一般解热镇痛药。其镇静、呼吸抑制、便秘、耐受性及成瘾性等作用均较吗啡弱。口服吸收快而完全，其生物利用度为 40%~70%。1 次口服后，约 1 小时血药浓度达高峰，$t_{1/2}$ 约为 3~4 小时。易透过血-脑屏障及胎盘，主要在肝脏与葡萄糖醛酸结合，约 15% 经脱甲基变为吗啡。其代谢产物主要经尿排泄。

【适应证】①各种原因引起的剧烈干咳和刺激性咳嗽，尤适用于伴有胸痛的剧烈干咳。由于本品能抑制呼吸道腺体分泌和纤毛运动，故对有少量痰液的剧烈咳嗽，应与祛痰药并用。②可用于中等度疼痛的镇痛。③局部麻醉或全身麻醉时的辅助用药，具有镇静作用。

【用法用量】①成人：常用量，口服或皮下注射，每次 15~30mg，每日 30~90mg；缓释片剂，每次 1 片（45mg），每日 2 次。极量，每次 100mg，每日 250mg。②儿童：用于镇痛，口服，每次 0.5~1.0mg/kg，每日 3 次，或每日 3mg/kg；用于镇咳，为镇痛剂量的 1/3~1/2。

【不良反应】见可待因的不良反应表。

可待因的不良反应表

分类	常见	临床报道（发生率不明）	不良反应处置
口腔系统		致糜烂性口腔溃疡	停药；口腔含漱处理
呼吸系统	瞳孔缩小、呼吸抑制		
神经系统	兴奋、烦躁不安		
心血管系统	低血压、心率过缓		

【咨询要点】注意事项：长期应用引起依赖性，常用量引起依赖性的倾向较其他吗啡类药为弱。

参考文献

［1］王琦，董清科，李荣，等.氨酚双氢可待因致糜烂性口腔溃疡 1 例［J］.世界最新医学信息文摘，2018，18（35）：158-161.

喷托维林 [药典（二）；基（基）；医保（甲）]
Pentoxyverine

【分类】止咳祛痰和感冒药。

【药理作用】本品对咳嗽中枢有选择性抑制作用，尚有轻度的阿托品样作用和局麻作用，大剂量对支气管平滑肌有解痉作用，故它兼有中枢性和末梢性镇咳作用。其镇咳作用的强度约为可待因的 1/3，但无成瘾性。每次给药作用可持续 4~6 小时。

【适应证】用于上呼吸道感染引起的无痰干咳和百日咳等，对小儿疗效优于成人。

【用法用量】口服，成人，每次 25mg，每日 3~4 次。

【不良反应】见喷托维林的不良反应表。

喷托维林的不良反应表

分类	常见	不良反应处置
消化系统	口干、恶心、腹胀、便秘	减量或停药可缓解
神经系统	轻度头晕	

右美沙芬 [药典（二）；医保（乙）]
Dextromethorphan

【分类】 止咳祛痰和感冒药。

【药理作用】 本品为吗啡类左吗喃甲基醚的右旋异构体，通过抑制延髓咳嗽中枢而发挥中枢性镇咳作用。其镇咳强度与可待因相等或略强。无镇痛作用，长期应用未见耐受性和成瘾性。治疗剂量不抑制呼吸。口服吸收好，15~30 分钟起效，作用可继续 3~6 小时。血浆中原型药物浓度很低，其主要活性代谢产物 3- 甲氧吗啡烷在血中浓度高，$t_{1/2}$ 为 5 小时。

【适应证】 用于干咳，适用于感冒、急性或慢性支气管炎、支气管哮喘、咽喉炎、肺结核以及其他上呼吸道感染时的咳嗽。

【用法用量】 口服，成人，每次 10~30mg，每日 3 次。每日最大剂量 120mg。

【不良反应】 见右美沙芬的不良反应表。

右美沙芬的不良反应表

分类	少见	不良反应处置
消化系统	恶心、呕吐、便秘、口渴	立即停药
神经系统	头痛、头晕、失眠	

麻黄碱 [药典（二）；基（基）；医保（甲）]
Ephedrine

【分类】 平喘药。

【药理作用】 可直接激动肾上腺素受体，也可通过促使肾上腺素能神经末梢释放去甲肾上腺素而间接激动肾上腺素受体，对 α 和 β 受体均有激动作用。①心血管系统：使皮肤、黏膜和内脏血管收缩，血流量减少；冠脉和脑血管扩张，血流量增加。用药后血压升高，脉压加大。使心收缩力增强，心输出量增加。由于血压升高反射性地兴奋迷走神经，故心率不变或稍慢。②支气管：松弛支气管平滑肌；其 α- 效应尚可使支气管黏膜血管收缩，减轻充血水肿，有利于改善小气道阻塞。但长期应用反致黏膜血管过度收缩，毛细血管压增加，充血水肿反加重。此外，α 效应尚可加重支气管平滑肌痉挛。③中枢神经系统：兴奋大脑皮层和皮层下中枢，产生精神兴奋、失眠、不安和震颤等。口服后易自肠吸收，可通过血 - 脑屏障进入脑脊液。

【适应证】 ①预防支气管哮喘发作和缓解轻度哮喘发作，对急性重度哮喘发作疗效不佳。②用于蛛网膜下腔麻醉或硬膜外麻醉引起的低血压及慢性低血压症。③治疗各种原因引起的鼻黏膜充血、肿胀引起的鼻塞。

【用法用量】 ①支气管哮喘：口服，成人常用量为每次 15~30mg，每日 45~90mg；极量为每次 60mg，每日 150mg。皮下或肌内注射，成人常用量为每次 15~30mg，每日 45~60mg；

极量为每次 60mg，每日 150mg。②蛛网膜下隙麻醉或硬膜外麻醉时维持血压：麻醉前皮下或肌内注射 20~50mg。慢性低血压症，每次口服 20~50mg，每日 2~3 次。③解除鼻黏膜充血、水肿：以 0.5%~1% 溶液滴鼻。

【不良反应】 见麻黄碱的不良反应表。

麻黄碱的不良反应表

分类	常见	临床报道（发生率不明）	不良反应处置
呼吸系统	心悸		
神经系统	震颤、焦虑、失眠、头痛		
泌尿系统		排尿困难	停药可缓解；严重可肌内注射新斯的明 0.5mg，促进膀胱收缩排尿

异丙肾上腺素 [药典（二）；基（基）；医保（甲）]
Isoprenaline

【分类】 平喘药。

【药理作用】 本品为非选择性肾上腺素 β 受体激动剂，对 $β_1$ 和 $β_2$ 受体均有强大的激动作用，对 α 受体几乎无作用。①作用于心脏 β 受体，使心收缩力增强，心率加快，传导加速，心输出量和心肌耗氧量增加。②作用于血管平滑肌 $β_2$ 受体，使骨骼肌血管明显舒张，肾、肠系膜血管及冠状动脉亦不同程度舒张，血管总外周阻力降低。其心血管作用导致收缩压升高，舒张压降低，脉压变大。③作用于支气管平滑肌 $β_2$ 受体，使支气管平滑肌松弛。④促进糖原和脂肪分解，增加组织耗氧量。

【适应证】 ①支气管哮喘：适用于控制哮喘急性发作，常气雾吸入给药，作用快而强，但持续时间短。②心搏骤停：治疗各种原因如溺水、电击、手术意外和药物中毒等引起的心搏骤停。必要时可与肾上腺素和去甲肾上腺素配伍使用。③房室传导阻滞。④抗休克：心源性休克和感染性休克。对中心静脉压高、心输出量低者，应在补足血容量的基础上再用本品。

【用法用量】 ①支气管哮喘：舌下含服，成人常用量，每次 10~15mg，每日 3 次；极量，每次 20mg，每日 60mg。气雾剂吸入，常用量，每次 0.1~0.4mg；极量，每次 0.4mg，每日 2.4mg。重复使用的间隔时间不应少于 2 小时。②心搏骤停：心腔内注射 0.5~1mg。③房室传导阻滞：二度房室传导阻滞者采用舌下含片，每次 10mg，每 4 小时 1 次；三度房室传导阻滞者如心率低于每分钟 40 次时，可用 0.5~1mg 溶于 5% 葡萄糖注射液 200~300ml 缓慢静脉滴注。④抗休克：以 0.5~1mg 溶于 5% 葡萄糖注射液 200ml 中静脉滴注，滴速 0.5~2μg/min，根据心率调整滴速，使收缩压维持在 12kPa（90mmHg），脉压在 2.7kPa（20mmHg）以上，心率每分钟 120 次以下。

【不良反应】 见异丙肾上腺素的不良反应表。

异丙肾上腺素的不良反应表

分类	常见	少见	不良反应处置
消化系统	口干、恶心		
神经系统	头痛、头晕		
心血管系统	心悸	心律失常、心动过速及心室颤动	立即停药，进行对症治疗
其他	多汗		停药后大多可减轻或消失

沙丁胺醇 [药典（二）；基（基）；医保（甲、乙）]
Salbutamol

【分类】选择性 β_2 受体激动剂。

【药理作用】本品能选择性激动支气管平滑肌的 β_2 受体，有较强的支气管扩张作用。对于哮喘患者，其支气管扩张作用比异丙肾上腺素强约 10 倍。抑制肥大细胞等致敏细胞释放过敏反应介质亦与其支气管平滑肌解痉作用有关。对心脏的 β_1 受体的激动作用较弱，故其增加心率作用仅及异丙肾上腺素的 1/10。因不易被消化道的硫酸酯酶和组织中的儿茶酚氧位甲基转移酶破坏，故本品口服有效，作用持续时间较长。

【适应证】用于防治支气管哮喘，哮喘型支气管炎和肺气肿患者的支气管痉挛。制止发作多用气雾吸入，预防发作则可口服。

【用法用量】①口服：成人，每次 2~4mg，每日 3 次。②气雾吸入：每次 0.1~0.2mg（即喷吸 1~2 次），必要时每 4 小时重复 1 次，但 24 小时内不宜超过 8 次；粉雾吸入，成人每次吸入 0.4mg，每日 3~4 次。③静脉注射：每次 0.4mg，用 5% 葡萄糖注射液 20ml 或氯化钠注射液 2ml 稀释后缓慢注射。④静脉滴注：每次 0.4mg，用 5% 葡萄糖注射液 100ml 稀释后滴注。⑤肌内注射：每次 0.4mg，必要时 4 小时可重复注射。

【不良反应】见沙丁胺醇的不良反应表。

沙丁胺醇的不良反应表

分类	常见	罕见	临床报道（发生率不明）	不良反应处置
消化系统	恶心			一般减量即恢复，严重时应停药：立即外周静脉给予盐酸多巴胺升压，稳定血压，维持器官灌注；行锁骨下深静脉置管，置管成功后改用去甲肾上腺素升压；给予滴注平衡盐扩容、人血白蛋白补充胶体
神经系统	头痛、头晕			
心血管系统	心悸			
其他	手指震颤	肌肉痉挛	过敏性休克	立即停药，给予对症治疗

【咨询要点】①注意事项：本品只能经口腔吸入使用，对吸气与吸药同步进行有困难的患者可借助储雾器。②毒性反应：对小鼠皮下注射沙丁胺醇显示致畸性。本品采用的无氟利昂抛射剂（HFA-134a）在非常高的气化物浓度下（远远超出患者常规用药量中的抛射剂量），对多个种属的动物暴露天数为 2 年的实验中，未见毒性反应。

参考文献
[1] 倪建毛，胡文戈. 吸入用硫酸沙丁胺醇溶液致过敏性休克 1 例 [J]. 医药导报，2018，37（09）：1147.

特布他林 [药典（二）；医保（乙）]
Terbutaline

【分类】选择性 β_2 受体激动剂。

【药理作用】本品支气管扩张作用与沙丁胺醇相近。对于哮喘患者，本品 2.5mg 的平喘作用与 25mg 麻黄碱相当。

【**适应证**】①用于支气管哮喘、哮喘型支气管炎和慢性阻塞性肺部疾患时的支气管痉挛。②连续静脉滴注本品可激动子宫平滑肌 β_2 受体，抑制自发性子宫收缩和催产素引起的子宫收缩，预防早产。同样原理亦可用于胎儿窒息。

【**用法用量**】①口服：成人，每次 2.5~5mg，每日 3 次。每日中总量不超过 15mg。②静脉注射：每次 0.25mg，如 15~30 分钟无明显临床改善，可重复注射 1 次，但 4 小时中总量不能超过 0.5mg。③气雾吸入：成人，每次 0.25~0.5mg，每日 3~4 次。

【**不良反应**】见特布他林的不良反应表。

特布他林的不良反应表

分类	少见	不良反应处置
免疫系统	皮疹、荨麻疹	停药后多可减轻或消失
消化系统	胃肠功能障碍	这些均为拟交感胺类药的作用特点。这些不良反应若出现，大多在开始用药 1~2 周内自然消失
神经系统	手指震颤、头晕、头痛、睡眠失调和行为失调，如易激动、多动、坐立不安等	
心血管系统	心悸	

【**咨询要点**】药物过量：可使有癫痫病史的患者发生酮症酸中毒，长期应用可产生耐受性，疗效降低。

福莫特罗 [医保（乙）]
Formoterol

【**分类**】长效选择性 β_2 受体激动剂。

【**药理作用**】本品对支气管的松弛作用较沙丁胺醇强且较持久，其作用机制可能是刺激肾上腺素能 β_2 受体而使气管平滑肌中的 cAMP 上升。本品尚具有明显的抗炎作用，可抑制抗原诱发的嗜酸性粒细胞聚集与浸润、血管通透性增高以及速发性与迟发性哮喘反应，对血小板激活因子（PAF）诱发的嗜酸性粒细胞聚集亦能抑制，这是其他选择性 β_2 受体激动剂所没有的。还能抑制人嗜碱性粒细胞与肺肥大细胞由过敏或非过敏因子介导的组胺释放。对吸入组胺引起的微血管渗漏与肺水肿也有明显保护作用。

【**适应证**】用于慢性哮喘与慢性阻塞性肺病的维持治疗与预防发作，因其为长效制剂，特别适用于哮喘夜间发作患者，疗效尤佳。能有效地预防运动性哮喘的发作。

【**用法用量**】①口服：成人，每次 40~80μg，每日 2 次。②气雾吸入：成人，每次 4.5~9μg，每日 2 次。

【**不良反应**】见福莫特罗的不良反应表。

福莫特罗的不良反应表

分类	常见	少见	不良反应处置
免疫系统		皮疹	这些反应通常可在治疗的几日内减弱或消失
消化系统		腹痛	

续表

分类	常见	少见	不良反应处置
神经系统	头痛、震颤	头晕、发热、嗜睡、盗汗	逐渐减量后症状可随之减轻
心血管系统	心悸	心动过速、室性期前收缩	
呼吸系统	口咽部念珠菌感染、咽部轻度刺激、咳嗽和声嘶		

【咨询要点】①注意事项：在停用本品时需要逐渐减少剂量。患者应随时携带本品，即便无症状时。②致癌、致突变和生殖毒性：大鼠口服同类药物硝苯地平2年未见有致癌作用。体内致突变研究结果阴性。

克仑特罗 [药典（二）；基（基）；医保（乙）]
Clenbuterol

【分类】肾上腺素受体激动药

【药理作用】本品为选择性 β_2 受体激动剂，其松弛支气管平滑肌作用强而持久。有增强纤毛运动，溶解黏液的作用。但对心血管系统影响较少。

【适应证】用于防治支气管哮喘以及喘息型慢性支气管炎、肺气肿等呼吸系统疾病所致的支气管痉挛。

【用法用量】直肠给药，每次60mg（1粒），塞入肛门，每日2次。也可于睡前给药1次。

【不良反应】见克仑特罗的不良反应表。

克仑特罗的不良反应表

分类	临床报道（发生率不明）
心血管系统	心悸
呼吸系统	咽痛不适、支气管痉挛
神经系统	失眠、头痛、头晕
消化系统	恶心、呕吐

【咨询要点】心律失常、高血压和甲状腺功能亢进症患者慎用，前列腺肥大者慎用。

沙美特罗 [药典（二）；医保（乙）]
Salmeterol

【分类】β_2 受体激动剂类平喘药。

【药理作用】本品能强烈并长效地抑制组胺、白三烯、前列腺素等引起的炎症反应，作用持续12小时。但也有实验研究显示，本品对过敏原引发的气道高反应性的抑制作用是由其持久的支气管扩张作用所致，故本品仅能缓解哮喘临床症状，并不能抑制其炎症反应。其药理作用可被 β 受体阻滞药迅速而完全逆转。

【适应证】用于哮喘（包括夜间哮喘和运动性哮喘）、喘息性支气管炎和可逆性气道阻塞。

【用法用量】粉雾吸入：成人，每次50μg，每日2次；儿童，每次25μg，每日2次。气雾吸入：

剂量用法同上。

【不良反应】见沙美特罗的不良反应表。

沙美特罗的不良反应表

分类	少见	罕见	临床报道 （发生率不明）	不良反应处置
免疫系统			皮疹、水肿和血管性水肿	停药后症状减轻或消失
神经系统	头痛		震颤、主观的心悸	暂时性，并随规律治疗而减轻
心血管系统			心悸	
呼吸系统			呼吸困难、支气管痉挛	
内分泌系统			高血糖	
肌肉骨骼系统			关节痛，肌痛，肌肉痉挛	
耳鼻喉系统			口咽部刺激	
其他		声带曲霉菌感染	低血钾	可能导致异常的支气管痉挛、喘鸣加剧，应立即停用本品，改用其他短效的 β_2 受体激动药（如沙丁胺醇），而不应增加本品剂量

参考文献

［1］蒋昕钰，殷凯生. 沙美特罗替卡松粉吸入剂致关节痛 1 例［J］. 药物流行病学杂志，2015，24（10）：633-634.

甲氧那明 [医保（乙）]
Methoxyphenamine

【分类】β 受体激动剂。

【药理作用】主要激动 β 受体，对 α 受体作用极弱。平喘作用较麻黄碱强，心血管系统不良反应较少。

【适应证】用于支气管哮喘特别是不能耐受麻黄碱者。尚用于咳嗽、变应性鼻炎和荨麻疹。

【用法用量】口服，每次 50~100mg，每日 3 次。5 岁以上儿童，每次 25~50mg。①片剂：50mg。②复方甲氧那明胶囊：盐酸甲氧那明 12.5mg，那可丁 7mg，氨茶碱 25mg，马来酸氯苯那敏 2mg。

【不良反应】见甲氧那明的不良反应表。

甲氧那明的不良反应表

分类	少见	临床报道 （发生率不明）	不良反应处置
免疫系统	偶有皮疹，皮肤发红、瘙痒		大多停药后消失
消化系统	口干、恶心		
神经系统	失眠	谵妄	
心血管系统	心悸		

【咨询要点】注意事项：服用本品后，有时引起困倦，故不要驾驶或操作机械。哺乳期妇

女禁用。哮喘危象、严重心血管疾病患者禁用。未满 8 岁的婴幼儿童禁用。

异丙托溴铵 [医保（乙）]
Ipratropium Bromide

【分类】M 胆碱受体拮抗药

【药理作用】本品对支气管平滑肌 M 受体有较高选择性的强效抗胆碱药，松弛支气管平滑肌作用较强，对呼吸道腺体和心血管系统的作用较弱。其扩张支气管的剂量仅及抑制腺体分泌和加快心率剂量的 1/20~1/10。气雾吸入本品 40μg 或 80μg 对喘患者的疗效相当于气雾吸入 2mg 阿托品、70~200μg 异丙肾上腺素或 200μg 沙丁胺醇的疗效。用药后痰量和痰液的黏滞性均无明显改变，但国外报道，本品可促进支气管黏膜的纤毛运动，利于痰液排出。本品为季铵盐，口服不易吸收。气雾吸入后 5 分钟左右起效，约 30~60 分钟作用达峰值，维持 4~6 小时。

【适应证】①用于缓解慢性阻塞性肺病（COPD）引起的支气管痉挛、喘息症状。②防治哮喘、尤适用于因用 β 受体激动药产生肌肉震颤、心动过速而不能耐受此类药物的患者。

【用法用量】①气雾吸入：成人，每次 40~80μg，每日 3~4 次。②雾化吸入：成人，每次 100~500μg（14 岁以下儿童 50~250μg），用 0.9% 氯化钠注射液稀将到 3~4ml，置雾化器中吸入。

【不良反应】见异丙托溴铵的不良反应表。

异丙托溴铵的不良反应表

分类	常见	少见	罕见	不良反应处置
免疫系统		荨麻疹	过敏性反应如舌、唇和面部的血管性水肿	立即停药，对症救治
眼部系统		闭角性青光眼	眼内压增高、眼痛、瞳孔散大	
呼吸系统	咳嗽、局部刺激、吸入相关的支气管痉挛			
消化系统	口干、胃肠蠕动紊乱（如：便秘、腹泻、腹痛、呕吐）	恶心		停药后症状减轻或消失
泌尿生殖系统		尿潴留		

【咨询要点】注意事项：如果在吸入该药物时，呼吸困难突然加重（阵发性支气管痉挛），则应立即停止治疗，就医，并重新评估治疗方案。

噻托溴铵 [药典（二）；基（基）；医保（乙）]
Tiotropium Bromide

【分类】抗胆碱药。

【药理作用】本品为季铵衍生物，是一种长效抗胆碱药，对 M_1~M_5 型 5 种毒蕈碱受体具有相同的亲和力，通过与支气管平滑肌上的毒蕈碱受体结合，抑制副交感神经末端释放乙酰胆碱所造成的气管收缩。在人体气道内，本品与受体的亲和力较高，且与毒蕈碱 M_1 和

M$_3$受体解离缓慢，能长时间阻滞胆碱能神经介导的支气管平滑肌收缩，可持久地扩张支气管，有效改善肺功能，缓解呼吸困难，降低慢性阻塞性肺部疾病（COPD）加重的频率，遏止病情恶化，提高生活质量。本品提高了对 M$_1$ 和 M$_3$ 受体的选择性并延长了作用时间，从而避免了因 M$_2$ 受体阻滞而导致的唾液分泌和引起瞳孔散大等副作用。

【适应证】 适用于慢性阻塞性肺病（COPD）的维持治疗，包括慢性支气管炎和肺气肿，伴随性呼吸困难的维持治疗及急性发作的预防。

【用法用量】 成人：1 次 1 粒，1 日 1 次。对老年患者、肝功能不全和肾功能不全患者无需调整剂量，但对中、重度肾功能不全患者（肌酐清除率 <50ml/min）必须进行密切监控。

【不良反应】 见噻托溴铵的不良反应表。

噻托溴铵的不良反应表

分类	常见	少见	罕见	临床报道（发生率不明）	不良反应处置
免疫系统				血管性水肿、皮疹、风疹和皮肤瘙痒	发生过敏反应，及时停药并给予适当处理
消化系统	口干	便秘		恶心	减量或停药后，大多可自行消失
泌尿系统				排尿困难，尿潴留	
神经系统				头晕	
心血管系统		心动过速、心悸		心房颤动	
耳鼻喉系统				声音嘶哑	用药后，及时漱口可避免发生
眼部系统				视力模糊，青光眼	
其他		念珠菌感染	龋齿		可给予抗真菌治疗

【咨询要点】 毒性反应：相关动物研究表明，未有致癌性、生殖毒性和遗传毒性。

参考文献

［1］王晓义，高岩，张志国.噻托溴铵粉吸入剂致心房颤动 1 例［J］.医药导报，2015，34（10）：1393.

氨茶碱 [药典（二）；基（基）；医保（甲）]
Aminophyiline

【分类】 黄嘌呤类。

【药理作用】 本品为茶碱和乙二胺的复合物，约含茶碱 77%~83%。乙二胺可增加茶碱的水溶性，并增强其作用。茶碱主要作用如下：①松弛支气管平滑肌，抑制过敏介质释放。在解痉的同时还可减轻支气管黏膜的充血和水肿。②增强呼吸肌如膈肌、肋间肌的收缩力，减少呼吸肌疲劳。③增强心肌收缩力，增加心输出量，低剂量一般不加快心率。④舒张冠状动脉、外周血管和胆管平滑肌。⑤增加肾血流量，提高肾小球滤过率，减少肾小管对钠和水的重吸收，具有利尿作用。⑥中枢神经兴奋作用。

【适应证】 ①支气管哮喘和喘息性支气管炎，与 β 受体激动剂合用可提高疗效。在哮喘持续状态，常选用本品与肾上腺皮质激素配伍进行治疗。②治疗急性心功能不全和心源性哮喘。③胆绞痛。

【用法用量】 ①口服：成人，常用量，每次 0.1~0.2g，每日 0.3~0.6g；极量，每次 0.5g，每日 1g。②肌内注射或静脉注射：成人，常用量，每次 0.25~0.5g，每日 0.5~1g；极量，每次 0.5g。以 50%葡萄糖注射液 20~40ml 稀释后缓慢静脉注射（不得少于 10 分钟）。③静脉滴注：以 5%葡萄糖注射液 500ml 稀释后滴注。④直肠给药：栓剂或保留灌肠，每次 0.3~0.5g，每日 1~2 次。

【不良反应】见氨茶碱的不良反应表。

氨茶碱的不良反应表

分类	常见	罕见	不良反应处置
免疫系统		皮肤过敏性反应	应定期监测血清茶碱浓度，出现不良反应立即停药
消化系统	恶心、呕吐、胃部不适、食欲减退		减量或停药后，大多可自行消失
神经系统	头痛、烦躁、易激动、失眠		

多索茶碱 ^[医保（乙）]
Doxofylline

【分类】黄嘌呤类。

【药理作用】本品对磷酸二酯酶有显著抑制作用。其支气管平滑肌松弛作用较氨茶碱强 10~15 倍，并有镇咳作用，且作用时间长，无依赖性。本品为非腺苷受体拮抗药，因此无类似茶碱所致的中枢和胃肠道等肺外系统的不良反应，也不影响心功能，但大剂量给药后可引起血压下降。

【适应证】用于支气管哮喘、喘息性支气管炎及其他伴支气管痉挛的肺部疾病。

【用法用量】口服：每日 2 片或每 12 小时 1~2 粒胶囊，或每日 1~3 包散剂冲服。急症可先注射 100mg，然后每 6 小时静脉注射 1 次，也可每日静脉滴注 300mg。

【不良反应】见多索茶碱的不良反应表。

多索茶碱的不良反应表

分类	少见	临床报道 （发生率不明）	不良反应处置
心血管系统	心悸、心动过速、期前收缩		暂停用药后可缓解，请医生诊断，监测血药浓度
消化系统	食欲不振、恶心、呕吐、上腹不适或疼痛		减量或停药后，大多可自行消失
神经系统	头痛、失眠、易怒	双手颤抖	
泌尿系统	高血糖及尿蛋白		

【咨询要点】①注意事项：茶碱类药物个体差异较大，多索茶碱剂量要视个体病情变化选择最佳剂量和用药方法，并监测血药浓度。②药物过量：会出现严重心律不齐，阵发性痉挛等。此表现为初期中毒症状，此时应暂停用药，请医生诊断，监测血药浓度，但在上述中毒迹象和症状完全消失后仍可继续使用。③毒性反应：在增大使用剂量时，应注意监测血药浓度（在 10μg/ml 范围内治疗有效，20μg/ml 以上为中毒浓度）。

参考文献

［1］聂忠富 .1 例多索茶碱用于支气管哮喘引起的不良反应［J］.齐齐哈尔医学院学报，2018，39（16）：1978.

茶碱 [药典（二）；基（基）；医保（甲）]
Theophylline

【分类】黄嘌呤类。

【药理作用】本品的药理作用机制见氨茶碱中的茶碱主要作用描述内容。

【适应证】①支气管哮喘和喘息性支气管炎，与 β 受体激动剂合用可提高疗效。在哮喘持续状态，常选用本品与肾上腺皮质激素配伍进行治疗。②治疗急性心功能不全和心源性哮喘。③胆绞痛。

【用法用量】①茶碱控释片：含无水茶碱 100mg。早、晚各服 1 次，成人每次 200~400mg，儿童 8~10mg/kg。茶碱缓释胶囊为无水茶碱的微粒制剂，长效、缓释。口服后在胃肠内吸收慢，约 5 小时达血药浓度峰值，作用持续 12 小时，血药浓度平稳持久。②胶囊剂：每粒 125mg；250mg。口服，成人及 17 岁以上青年，每次 250~500mg；13~16 岁，每次 250mg；9~12 岁，每次 125~250mg；6~8 岁，每次 125mg。每 12 小时服 1 次，餐后服，勿嚼碎。

【不良反应】见茶碱的不良反应表。

茶碱的不良反应表

分类	少见	不良反应处置
心血管系统	心悸、心动过速	停药，监测血清茶碱浓度
消化系统	恶心、呕吐	减量或停药后，大多可自行消失
神经系统	头痛、失眠、易怒	

【咨询要点】①注意事项：患者心率和（或）节律的任何改变均应进行监测和研究。②药物过量：会出现严重心律不齐，阵发性痉挛等。此表现为初期中毒症状，此时应暂停用药，请医生诊断，监测血药浓度，但在上述中毒迹象和症状完全消失后仍可继续使用。③毒性反应：茶碱的毒性常出现在血清浓度为 15~20μg/ml，特别是在治疗开始，早期多见的有恶心、呕吐、易激动、失眠等，当血清浓度超过 20μg/ml，可出现心动过速、心律失常，血清中茶碱超过 40μg/ml，可发生发热、失水、惊厥等症状，严重的甚至呼吸、心搏停止致死。

色甘酸钠 [药典（二）；医保（乙）]
Sodium Cromoglicate

【分类】过敏介质阻释剂。

【药理作用】本品无松弛支气管平滑肌作用和 β 受体激动作用，亦无直接拮抗组胺、白三烯等过敏介质作用和抗炎症作用。但在抗原攻击前给药，可预防速发型和迟发型过敏性哮喘，亦可预防运动和其他刺激诱发的哮喘。目前认为其平喘作用机制可能是通过：①稳定肥大细胞膜，阻止肥大细胞释放过敏介质；可抑制肺组织肥大细胞中磷酸二酯酶活性，致使肥大细胞中 cAMP 水平升高，减少 Ca^{2+} 向细胞内转运，从而稳定肥大细胞膜，抑制肥大细胞裂解、脱颗粒，阻止组胺、白三烯、5-羟色胺、缓激肽及慢反应物质等过敏介质释放，从而预防过敏反应的发生。②直接抑制由于兴奋刺激感受器而引起的神经反射，抑制反射性支气管痉挛。③抑制非特异性支气管高反应性（BHR）。④抑制血小板活化因子（PAF）引起的支气管痉挛。

【适应证】①支气管哮喘：可用于预防各型哮喘发作。对外源性哮喘疗效显著，特别是对已知抗原的年轻患者疗效更佳；对内源性哮喘和慢性哮喘亦有一定疗效，约半数患者的症状改善或完全控制；对依赖肾上腺皮质激素的哮喘患者，经用本品后可减少或完全停用肾上腺皮质激素；运动性哮喘患者预先给药几乎可防止全部病例发作。一般应于接触抗原前1周给药，但运动性哮喘可在运动前 15 分钟给药。与 β 肾上腺素受体激动剂合用可提高疗效。②变应性鼻炎，季节性花粉症，春季结膜炎，过敏性湿疹及某些皮肤瘙痒症。③溃疡性结肠炎和直肠炎：本品灌肠后可改善症状，内镜检和活检均可见炎症及损伤减轻。

【用法用量】①支气管哮喘：粉雾吸入，每次 20mg，每日 4 次；症状减轻后，每日 40~60mg；维持量，每日 20mg。气雾吸入，每次 3.5~7mg，每日 3~4 次，每日最大剂量 32mg。②变应性鼻炎：干粉吸入或吹入鼻腔，每次 10mg，每日 4 次。③季节性花粉症和春季结膜炎：滴眼，2% 溶液，每次 2 滴，每日数次。④过敏性湿疹、皮肤瘙痒症：外用5%~10% 软膏。⑤溃疡性结肠炎、直肠炎：灌肠，每次 200mg。

【不良反应】见色甘酸钠的不良反应表。

色甘酸钠的不良反应表

分类	少见	不良反应处置
消化系统	口干、咽喉干痒	
泌尿系统	排尿困难	
其他	胸部紧迫感	停药可缓解；使用后应将药瓶盖拧紧，以免瓶口污染，用前应洗净双手

倍氯米松 [药典（二）；医保（乙）]
Beclometasone

【分类】肾上腺皮质激素。

【药理作用】本品是局部应用的强效肾上腺糖皮质激素。因其亲脂性强，气雾吸入后，可迅速透过呼吸道和肺组织而发挥平喘作用。其局部抗炎、抗过敏疗效是泼尼松的 75 倍，是氢化可的松的 300 倍。

【适应证】①本品吸入给药可用于慢性哮喘患者；②鼻喷用于变应性鼻炎；③外用治疗过敏所致炎症性皮肤病如湿疹神经性或接触性皮炎、瘙痒症等。

【用法用量】①气雾吸入，成人开始剂量每次 50~200μg，每日 2~3 次，每日最大剂量 1mg。儿童用量依年龄酌减，每日最大剂量 0.8mg。长期吸入的维持量应个体化，以减至最低剂量又能控制症状为准。②粉雾吸入，成人每次 200μg，每日 3~4 次。儿童每次 100μg，每日 2 次或遵医嘱。

【不良反应】见倍氯米松的不良反应表。

倍氯米松的不良反应表

分类	少见	不良反应处置
呼吸系统	声音嘶哑和口腔咽喉部念珠菌感染	吸后立即漱口可减轻刺激感，并可用局部抗菌药物控制感染
免疫系统	皮疹、荨麻疹、瘙痒、皮肤红斑、眼、面、唇、咽喉部水肿	
耳鼻系统	鼻、咽部干燥或烧灼感，打喷嚏，味觉及嗅觉改变以及鼻出血	

糠酸莫米松[基(基);医保(乙)]
Mometasone Furoate

【分类】肾上腺皮质激素、皮肤科用药。

【药理作用】①本品为局部用肾上腺糖皮质激素药物，发挥局部抗炎作用的剂量并不引起全身作用。②皮肤外用：本品具有局部抗炎、止痒作用。优点是作用强，其不良反应并不随强度而成比例增加。每日用药1次的作用比每日3次的氟轻松或每日2次的曲安奈德显著，安全性与氢化可的松相当。本品对垂体轴的作用较弱。局部涂布软膏或乳膏后的吸收都极少。

【适应证】①喷鼻剂用于预防和治疗各种变应性鼻炎，亦可试用于支气管哮喘。②外用：用于缓解对皮质激素有效的湿疹、接触性皮炎、特应性皮炎、神经性皮炎及皮肤瘙痒症。

【用法用量】①喷鼻剂：成人常用量，每侧鼻孔2喷，每喷50μg，每日1次，每日总量200μg。症状控制后，剂量减至每日总量100μg以维持疗效。12岁以下儿童，每侧鼻孔1喷，每喷50μg，每日1次，每日总量100μg。维持量酌减。②外用：涂患处，每日1次，不应封闭敷裹。

【不良反应】见糠酸莫米松的不良反应表。

糠酸莫米松的不良反应表

分类	少见	罕见	临床报道（发生率不明）	不良反应处置
喷鼻剂	头痛、鼻出血（出血、带血黏液和血斑）、咽炎、鼻灼烧感、鼻部刺激感、鼻溃疡（1%）	味觉及嗅觉干扰	鼻腔干燥、皮疹	鼻出血一般有自限性
外用		皮肤萎缩、毛细血管扩张、多毛症、痤疮样皮炎、口周皮炎、继发感染、皮肤条纹状色素沉着等	烧灼感、瘙痒刺痛和皮肤萎缩等	如出现皮肤刺激，应停药或对症治疗

【咨询要点】①如出现皮肤感染，应使用适当的抗菌药，如疗效不明显，还应将本品停用，直至感染被控制为止。②儿童应尽可能使用小剂量，并在用药时，注意由皮质激素可能诱发的垂体轴抑制及库欣综合征。③长期外用于面部，可发生痤疮样皮炎。

参考文献

[1]陈国锋，吴海导.糠酸莫米松鼻喷雾剂治疗小儿鼻窦炎的疗效[J].实用临床医学(江西)，2018，19(8)：76-77.

扎鲁司特[医保(乙)]
Zafirlukast

【分类】肾上腺皮质激素。

【药理作用】本品为长效口服的高度选择性半胱氨酰白三烯受体拮抗药，能与LTC_4、LTD_4、LTE_4受体选择性结合而拮抗其作用。本品既可拮抗白三烯的促炎症活性，也可拮抗白三烯引起的支气管平滑肌收缩，从而减轻哮喘有关症状和改善肺功能。使用本品不改变平滑肌对β_2受体的反应，对抗原、阿司匹林、运动及冷空气等所致的支气管收缩痉挛均有良好疗效，可减少激素与β受体激动剂用量。

【适应证】①慢性轻至中度支气管哮喘的预防和治疗，尤其适于对阿司匹林敏感、有阿司匹林哮喘的患者或伴有上呼吸道疾病（如鼻息肉、变应性鼻炎）者，但不宜用于治疗急性哮喘；②激素抵抗型哮喘或拒绝使用激素的哮喘患者；③严重哮喘时加用本品以维持控制哮喘发作或用以减少激素用量。

【用法用量】口服：成人及 12 岁以上儿童，每次 20mg，每日 2 次，餐前 1 小时或餐后 2 小时服。用于预防哮喘时，应持续用药。

【不良反应】见扎鲁司特的不良反应表。

扎鲁司特的不良反应表

分类	少见	罕见	不良反应处置
血液系统		创伤后凝血功能障碍	通常在停药后恢复正常
消化系统	肠道反应	转氨酶、胆红素升高	
神经系统	头痛、咽炎、鼻炎		
其他		荨麻疹和血管性水肿、轻微的肢体水肿	停药后大多可减轻或消失

孟鲁司特钠 [药典（二）；医保（甲）]
Montelukast Sodium

【分类】抗组胺和抗过敏药。

【药理作用】本品是一种口服有效的选择性白三烯受体拮抗剂，能特异性抑制半胱氨酰白三烯受体。

【适应证】本品适用于 15 岁及 15 岁以上成人哮喘的预防和长期治疗，包括预防白天和夜间的哮喘症状，治疗对阿司匹林敏感的哮喘患者以及预防运动诱发的支气管收缩。本品适用于减轻变应性鼻炎引起的症状（15 岁及 15 岁以上成人的季节性变应性鼻炎和常年性变应性鼻炎）。

【用法用量】每日 1 次。每次 1 片（10mg）。哮喘患者应在睡前服用，变应性鼻炎患者可根据自身的情况在需要时服药。同时患有哮喘和变应性鼻炎的患者应每晚用药 1 次。 15 岁及 15 岁以上患有哮喘和（或）变应性鼻炎的成人患者每日 1 次，每次 10mg。

【不良反应】见孟鲁司特钠的不良反应表。

孟鲁司特钠的不良反应表

分类	临床报道（发生率不明）	不良反应处置
免疫系统	血管性水肿、挫伤、多形性红斑、结节性红斑、瘙痒、皮疹、荨麻疹等过敏反应	减量或停药后，症状一般可自行消失，严重者可对症处理
消化系统	ALT 和 AST 升高、十分罕见的肝炎（包括胆汁淤积性、肝细胞和混合型肝损害）、腹泻、消化不良、恶心、呕吐	减量或停药后，大多可自行消失
泌尿系统	儿童遗尿症，肾损害	一旦出现出血，应及时停药，并进行对症处理
血液系统	出血倾向增加	
神经系统	眩晕、嗜睡、感觉异常 / 触觉减退及十分罕见的癫痫发作，头痛、攻击性行为或敌对性的兴奋、焦虑、抑郁、方向知觉丧失、注意力不集中、夜梦异常、幻觉、失眠、记忆损伤、精神运动过激（包括易激惹、烦躁不安和震颤）、梦游、自杀的想法和行为	
心血管系统	心悸	

续表

分类	临床报道（发生率不明）	不良反应处置
呼吸系统	上呼吸道感染、鼻衄、肺嗜酸性粒细胞增多症	
肌肉骨骼系统	关节痛、包括肌肉痉挛的肌痛	
其他	衰弱／疲劳，水肿，发热	

【咨询要点】①毒性反应：相关动物实验显示，未发现有致癌、致突变以及生殖毒性。在大鼠和兔中确实存在其胎儿接触到孟鲁司特钠的情况，并在哺乳大鼠的乳汁中明显检测到孟鲁司特钠。当给任何实验动物使用至少是人类推荐剂量 125 倍的孟鲁司特钠时，未发现对毒理学指标有任何影响。在成人和儿童患者中都未发现不能使用治疗剂量孟鲁司特钠的情况。②药物过量：本品一般耐受性良好，不良反应轻微，通常不需要终止治疗。

参考文献

［1］陈碧琳.孟鲁司特钠致不良反应分析［J］.中国药物经济学，2016，11（01）：16-17.

第六章　主要作用于消化系统的药物

雷尼替丁 [药典（二）；基（基）；医保（甲）]
Ranitidine

【分类】H_2 受体拮抗药。

【药理作用】为选择性的 H_2 受体拮抗药，能有效地抑制组胺、五肽胃泌素及食物刺激后引起的胃酸分泌，降低胃酸和胃酶的活性，但对胃泌素及性激素的分泌无影响。作用比西咪替丁强 5~8 倍，对胃及十二指肠溃疡的疗效高，具有速效和长效的特点，不良反应小而且安全。

【适应证】用于治疗十二指肠溃疡、良性胃溃疡、术后溃疡、反流性食管炎及卓-艾综合征等。静脉注射可用于上消化道出血。

【用法用量】口服。每日 2 次，每次 150mg，早、晚饭时服；维持剂量每日 150mg，于餐前顿服。①用于反流性食管炎：每日 2 次，每次 150mg，共用 8 周。②用于卓 – 艾综合征，开始每日 3 次，每次 150mg，必要时剂量可加至每日 900mg。③用于慢性溃疡病有复发史患者，应在睡前给予维持量。④用于急性十二指肠溃疡愈合后的患者，应进行 1 年以上的维持治疗，长期（应不少于 1 年）在晚上服用 150mg，可避免溃疡（愈后）复发。⑤用于上消化道出血：本品 50mg 肌内注射或缓慢静脉注射（1 分钟以上），或以每小时 25mg 的速率间歇静脉滴注 2 小时，每日 2 次或每 6~8 小时 1 次。肾功能不全者血浆浓度升高，$t_{1/2}$ 延长，因而，当患者肌酐清除率 <50ml/min 时，剂量应减少一半。老年人的肝、肾功能降低，为保证用药安全，剂量应进行调整。

【不良反应】见雷尼替丁的不良反应表。

雷尼替丁的不良反应表

分类	常见	少见	罕见	不良反应处置
免疫系统	皮疹、面热感、出汗		史 – 约综合征	
消化系统	便秘、腹泻、恶心		肝药酶增加	
神经系统	头痛、头晕	焦虑、兴奋、健忘		
心血管系统		心动过缓、心律不齐、心源性休克	心脏病发作	对胆碱能神经介质比较敏感的患者可能有预兆，但对危重患者，服用本品需要进行心脏功能监护，或同时服用阿托品以预防
泌尿系统			肾毒性	防止感染，选择肾毒性较低的抗感染药物

【咨询要点】①毒性反应：主要损害神经系统、血液系统、心血管系统及肝、肾脏。②药物过量处理：洗胃是抢救的关键，清水洗胃至洗出液澄清为止，口服药用炭吸附并导泻。

法莫替丁 [药典（二）；基（基）；医保（甲）]
Famotidine

【分类】组胺 H_2 受体拮抗药。

【药理作用】本品从有效剂量看，其作用强度比西咪替丁或雷尼替丁均大。健康人及消化性溃疡患者口服 20mg 对基础分泌及因给予各种刺激而引起的胃酸及胃蛋白酶分泌增加有抑制作用。

【适应证】口服用于胃及十二指肠溃疡、吻合口溃疡，反流性食管炎；口服或静脉注射用于上消化道出血（消化性溃疡、急性应激性溃疡，出血性胃炎所致），卓 – 艾综合征。

【用法用量】口服，每次 20mg，每日 2 次（早餐后，晚餐后或临睡前），4~6 周为 1 个疗程，溃疡愈合后维持量减半，睡前服。肾功能不全者应调整剂量。缓慢静脉注射或静脉滴注 20mg（溶于 0.9% 氯化钠注射液或葡萄糖注射液 20ml 中，每日 2 次（间隔 12 小时），疗程 5 日，一旦病情许可，应迅速将静脉给药改为口服给药。

【不良反应】见法莫替丁的不良反应表。

法莫替丁的不良反应表

分类	常见	罕见	临床报道（发生率不明）	不良反应处置
免疫系统	皮疹	史－约综合征		停药即刻消失
消化系统	便秘、腹泻、恶心	肝脏酶升高		
神经系统	头晕、头痛	警觉		

【咨询要点】①毒性反应：服用药物中毒时主要损害神经系统、血液系统、心血管系统及肝、肾脏。②药物过量处理：应及时洗胃，口服药用炭吸附，导泻。

尼扎替丁 [药典（二）]
Nizatidine

【分类】抗酸及抗溃疡药。

【药理作用】本品为竞争性 H_2 受体拮抗药，特别是作用于分泌胃酸的胃壁细胞上的 H_2 受体，阻断胃酸形成并使基础胃酸降低，亦可抑制食物和化学刺激所致的胃酸分泌。临床研究证明，本品能显著抑制夜间胃酸分泌达 12 小时。

【适应证】用于活动性十二指肠溃疡和良性胃溃疡，疗程 8 周；也可用于十二指肠溃疡愈合进行预防。还可用于预防和缓解因膳食引发的发作性胃灼热和胃食管反流性疾病以及因胃食管反流性疾病出现的胃灼热等症状。

【用法用量】①膳食引发的发作性胃灼热等：每日 1 次，每次 75mg，用餐前 0.5~1 小时口服；可增加至每日 2 次，每次 75mg，连续服用最好不超过 2 周。②活动性十二指肠溃疡、良性胃溃疡：成人每日 1 次，每次 300mg，睡前口服；或每日 2 次，每次 150mg，疗程可用至 8 周。③十二指肠溃疡愈合后的维持治疗：成人每日 1 次，每次 150mg，睡前口服。连续治疗 1 年以上的结果尚不明确。④胃食管反流性疾病（GERD）：成人每日 2 次，每次 150mg，以治疗糜烂性食道炎、溃疡性食道炎和因 GERD 出现的胃灼热症状，疗程可用至 12 周。⑤中至重度肾功能不全患者按以下方案减量服用：活动性十二指肠溃疡、良性胃溃疡、胃食管反流性疾病，肌酐清除率 20~50ml/min，每次 150mg，每日 1 次；肌肝清除率 <20ml/min，每次 150mg，隔日 1 次。十二指肠溃疡愈合后的维持治疗，肌酐清除率 20~50ml/min，每次 150mg，隔日 1 次，肌酐清除率 <20ml/min，每次 150mg，每 3 日 1 次。部分老年患者肌酐清除率可能低于 50ml/min。

【不良反应】见尼扎替丁的不良反应表。

尼扎替丁的不良反应表

分类	常见	少见	罕见	不良反应处置
免疫系统		皮疹、瘙痒、荨麻疹		
呼吸系统			鼻炎、咽炎、鼻窦炎、咳嗽	这些反应通常在停止治疗时是可逆的
消化系统		腹痛、腹泻、恶心、呕吐、消化不良、便秘、厌食、胃肠功能紊乱	腹胀、食欲不振	这些反应通常在停止治疗时是可逆的
血液系统		贫血		

分类	常见	少见	罕见	不良反应处置
神经系统	头痛	头晕、失眠、多梦、嗜睡、焦虑、神经质	无力	这些反应通常在停止治疗时是可逆的
其他		肌痛、感染、发热、牙科疾病、白细胞增生性脉管炎	背痛、胸痛、弱视	

【咨询要点】①注意事项：哺乳期妇女用药期间须停止授乳，孕妇慎用。②毒性反应：狗口服本品 800mg/kg 及猴口服本品 1200mg/kg，均未死亡。狗和猴分别静脉注射本品 75mg/kg 和 200mg/kg，出现震颤、流涎、呕吐、共济失调或运动过缓。上述中毒症状可能为本品微弱的胆碱能及 H_1 受体兴奋所致。③药物过量：罕有服用本品过量的报道。过量服用本品的体征与症状为流泪、流涎、呕吐、瞳孔缩小和腹泻。药物过量的治疗处理时，应考虑到多种药物过量的可能，药物间的相互作用和药物个体的药动学差异。一旦本品过量，应使用活性炭、催吐或灌肠，同时给予临床监护和支持疗法。目前，尚不清楚用血液透析清除体内尼扎替丁是否可行。由于本品分布容积较大，估计血液透析清除本品比较困难。

罗沙替丁[药典(二)]
Roxatidine

【分类】抗酸及抗溃疡药。

【药理作用】本品为 H_2 受体的选择性拮抗药，阻滞胃黏膜壁细胞组胺 H_2 受体，而显示强力、持续的胃酸分泌抑制作用，剂量依赖性，对胃蛋白酶的分泌有明显抑制作用，能阻止半胱氨酸的致溃疡作用，能抑制失血性休克所引起的胃黏膜血流量减少和黏膜内的血红蛋白氧饱和度下降。

【适应证】胃溃疡、十二指肠溃疡、吻合口溃疡、卓－艾综合征、反流性食管炎，也用于麻醉前给药防止吸入性肺炎。

【用法用量】口服，治疗胃溃疡、十二指肠溃疡、吻合口溃疡、卓－艾综合征、反流性食管炎，通常成人每次 75mg，每日 2 次（早餐后及临睡前）。可按年龄、症状适当增减。麻醉前给药，通常成人于手术前 1 日临睡前及手术诱导麻醉前 2 小时各服 75mg。

【不良反应】见罗沙替丁的不良反应表。

罗沙替丁的不良反应表

分类	罕见	临床报道（发生率不明）	不良反应处置
免疫系统	过敏性皮疹、瘙痒感、过敏性休克	静脉给药会导致注射部位一过性疼痛	应及时停药并根据情况给予抗炎、抗过敏治疗。出现休克时，立即平卧，给氧，皮下注射肾上腺素 0.5~1mg（小儿减半），使用抗过敏药物，使用升压药维持血压，应用糖皮质激素，补充液体维持水、电解质平衡，维持酸碱平衡
消化系统	ALT 及 AST 升高，肝脏、胆囊系统障碍，肝损害，便秘或腹泻、恶心、腹胀		
血液系统	白细胞减少、嗜酸性粒细胞增多、血红蛋白减少		这些反应通常在停止治疗时是可逆的

续表

分类	罕见	临床报道（发生率不明）	不良反应处置
神经系统	头痛、失眠、倦怠、嗜睡		这些反应通常在停止治疗时是可逆的
心血管系统	血压升高		

参考文献

[1] 庞宁，郭代红.基于自动监测系统的罗沙替丁与奥美拉唑临床用药安全性评价研究 [J].药物流行病学杂志，2018，27（3）：176-179，208.

奥美拉唑 [药典（二）；基（基）；医保（甲、乙）]
Omeprazole

【分类】质子泵抑制剂。

【药理作用】本品是一种脂溶性弱碱性药物，易浓集于酸性环境中，特异性作用于胃黏膜壁细胞顶端膜构成的分泌性微观和胞质内的管状泡上，即胃壁细胞质子泵（H^+，K^+-ATP 酶）所在部位，并转化为亚磺酰胺的活性形式，通过二硫键与质子泵的巯基发生不可逆性的结合，从而抑制 H^+，K^+-ATP 酶的活性，阻断胃酸分泌的最后步骤，使壁细胞内的 H^+ 不能转移到胃腔中，使胃液中的酸含量大为减少。对基础胃酸和刺激引起的胃酸分泌都有很强的抑制作用。对组胺、五肽胃泌素及刺激迷走神经引起的胃酸分泌有明显的抑制作用，对 H_2 受体拮抗药不能抑制的由二丁基环腺苷酸引起的胃酸分泌也有强而持久的抑制作用。用药后，随胃酸分泌量的明显下降，胃内 pH 迅速升高，对胃灼热和疼痛的缓解速度较快。对十二指肠溃疡的治愈率易较高，且复发率较低。

【适应证】主要用于十二指肠溃疡和卓 – 艾综合征，也可用于胃溃疡和反流性食管炎，静脉注射可用于消化性溃疡急性出血的治疗。与阿莫西林和克拉霉素或与甲硝唑和克拉霉素合用，以杀灭幽门螺杆菌。

【用法用量】①可口服或静脉给药，治疗十二指肠溃疡，每日 1 次，每次 20mg，疗程 2~4 周。②治疗卓 – 艾综合征，初始剂量每日 1 次，每次 60mg；90% 以上患者用每日 20~120mg 可控制症状；如剂量大于每日 80mg，则应分 2 次给药。③治疗反流性食管炎剂量为每日 20~60mg。④治疗消化性溃疡出血，静脉注射，每次 40mg，每 12 小时 1 次，连用 3 日。

【不良反应】见奥美拉唑的不良反应表。

奥美拉唑的不良反应表

分类	少见	罕见	临床报道（发生率不明）
消化系统	腹痛、腹泻、恶心、胀气、便秘	梭状芽孢杆菌性腹泻、肝毒性	国外资料报道，在使用奥美拉唑长期治疗的患者的胃体活检标本中可观察到萎缩性胃炎的表现
免疫系统		中毒性表皮坏死松解症	
泌尿系统		急性间质性肾炎	
其他		髋部骨折、横纹肌溶解	头晕 1 例、失眠 1 例

【咨询要点】①毒性反应：服用药物中毒时主要影响肝脏、肾脏、神经系统、呼吸系统、心血管系统及血液系统。②药物过量处理：及时催吐、洗胃。如出现其他症状，应对症处理。

参考文献

［1］王红.大剂量奥美拉唑治疗老年胃溃疡出血的效果观察［J］.中国民康医学，2018，30（21）：33-35.

<h1 style="text-align:center">兰索拉唑^[医保（乙）]</h1>
Lansoprazole

【分类】质子泵抑制剂。

【药理作用】本品作用机制同奥美拉唑。

【适应证】用于胃溃疡、十二指肠溃疡、吻合口溃疡及反流性食管炎、卓－艾综合征等。

【用法用量】成人一般每日口服1次，每次1粒（片）。胃溃疡、吻合口溃疡、反流性食管炎8周为1个疗程，十二指肠溃疡6周为1个疗程。

【不良反应】见兰索拉唑的不良反应表。

兰索拉唑的不良反应表

分类	少见	罕见	不良反应处置
泌尿系统	尿频、尿酸值升高	急性间质性肾炎	出现不良反应及时停药且对症治疗
消化系统	腹泻、口干、胃胀满、便血、便秘，ALT、AST、ALP、LDH及γ-GT升高		
神经系统	头痛、口苦、困倦、失眠或抑郁		
血液系统	贫血、白细胞减少	血镁过少	出现不良反应及时停药且对症治疗
其他	荨麻疹、皮疹、瘙痒	史－约综合征、横纹肌溶解	

【咨询要点】①不良反应：发生率占2%~4%，29%的患者临床化验值可能发生异常变化。②毒性反应：遗传毒性，如Ames试验、大鼠肝细胞程序外DNA合成试验以及小鼠微核试验、大鼠骨髓细胞染色体畸形试验结果均为阴性。体外人淋巴细胞染色体畸形试验结果为阳性。药物过量应及时催吐、洗胃，口服药用炭，并导泻。

<h1 style="text-align:center">泮托拉唑^[药典（二）；医保（乙）]</h1>
Pantoprazole

【分类】苯并咪唑类质子泵抑制剂。

【药理作用】本品作用机制同奥美拉唑。但与质子泵的结合选择性更高，而且更为稳定。只有少于25%的部分被激活，但在强酸性环境下会被很快激活。这种依赖于pH的活性特性构成了泮托拉唑在体外对抗胃壁H^+、K^+-ATP酶高选择性的基础，同时这种酸稳定性也可改善肠道外给药制剂的稳定性。泮托拉唑只与两个位于质子泵的质子通道上的半胱氨酸序列（813和822）结合，而奥美拉唑和兰索拉唑还分别与质子泵通道外、与抑酸作用无关的半胱氨酸序列（892和823）结合，因此本品与质子泵结合具有更高的选择性。

【适应证】主要用于胃及十二指肠溃疡、胃－食管反流性疾病、卓－艾综合征等。

【用法用量】①口服：一般患者每日服用1片（40mg），早餐前或早餐间用少量水送服，不可嚼碎。个别对其他药物无反应的病例可每日服用2次；老年患者及肝功能受损者每日剂量不得超过40mg。十二指肠溃疡患者疗程2周，必要时再服2周；胃溃疡及反流性食管炎患者疗程 4 周，必要时再服 4 周。总疗程不超过 8 周。②静脉滴注：每日 1 次 4mg，疗程依需要而定，但一般不超过 8 周。

【不良反应】见泮托拉唑的不良反应表。

泮托拉唑的不良反应表

分类	少见	罕见	不良反应处置
消化系统	腹痛、胃胀、腹泻	恶心、上腹痛	停药后可缓解
神经系统	头痛		
泌尿系统		急性间质性肾炎	
免疫系统	皮疹、瘙痒	中毒性表皮坏死松解症	出现休克按过敏性休克原则进行抢救；出现皮疹、瘙痒应停药，必要时可换用雷尼替丁
血液系统		血小板减少症	
其他		骨折	

【咨询要点】①毒性反应：急性毒理学研究表明，大鼠静脉应用本品后半数致死量（LD_{50}）为 390mg/kg，小鼠为 250mg/kg。慢性毒理学研究显示，泮托拉唑可引起动物（大鼠、小鼠）血液中胃泌素水平上升，并导致胃黏膜形态学改变和胃重量增加，这种效应具有可逆性，随用药终止可自然消失。本品不影响生育，亦无致畸的证据。②药物过量：大剂量使用会引起心律不齐、转氨酶升高、肾功能改变、粒细胞降低等。

雷贝拉唑 [医保（乙）]
Rabeprazole

【分类】苯并咪唑类质子泵抑制剂。

【药理作用】本品作用和作用机制同奥美拉唑，但效果更快，可逆的抑制 H^+，K^+–ATP 酶，作用时间为 5 分钟。本品经细胞色素 P450 酶系统代谢，其生物利用度不受食物或抗酸剂的影响。

【适应证】用于治疗活动性十二指肠溃疡、活动性良性胃溃疡、弥散性或溃疡性胃食管反症。

【用法用量】①活动性十二指肠溃疡：每次 10~20mg，每日 1 次，连服 2~4 周。②活动性良性胃溃疡：每次 20mg，每日 1 次，连服 4~6 周。③胃食管反流症：每次 20mg，每日 1 次，连服 6~10 周。均早晨服用，片剂必须整片吞服。

【不良反应】见雷贝拉唑的不良反应表。

雷贝拉唑的不良反应表

分类	少见	罕见	不良反应处置
免疫系统	皮疹、瘙痒		
消化系统	腹痛、腹泻、恶心、气胀		停药后可消失
神经系统	头痛、乏力、眩晕、困倦、感觉迟钝、握力低下、口齿不清、步态蹒跚		
血液系统	红细胞减少、白细胞增多		应立即停药并采取适当措施

【咨询要点】①毒性反应：休克、视力障碍、溶血性贫血等。②药物过量处理：应及时洗胃，服用药用活性炭进行胃肠道吸附，并导泻。

艾普拉唑[药典（二）；基（基）；医保（乙）]
Ilaprazole

【分类】质子泵抑制剂。

【药理作用】艾普拉唑经口服后选择性地进入胃壁细胞，转化为次磺酰胺活性代谢物，与 Na^+、K^+-ATP 酶上的巯基作用，形成二硫键的共价结合，不可逆抑制 Na^+、K^+-ATP 酶，产生抑制胃酸分泌的作用。

【适应证】本品适用于治疗成人十二指肠溃疡的二线用药。

【用法用量】每日晨起空腹吞服（不可咀嚼），每次 10mg，每日 1 次。疗程为 4 周，或遵医嘱。不能咀嚼或压碎，应整片吞服。

【不良反应】见艾普拉唑的不良反应表。

艾普拉唑的不良反应表

分类	少见	罕见	不良反应处置
免疫系统		皮疹、瘙痒	常为轻、中度，可自行恢复
消化系统	AST/ALT 升高、腹泻	腹胀、口干、口苦	常为轻、中度，可自行恢复
心血管系统	胸部不适	心悸、胸闷、心电图异常（室性期前收缩、一度房室传导阻滞）	常为轻、中度，可自行恢复
泌尿系统		肾功能异常（蛋白尿、BUN 升高）	
血液系统		白细胞减少	常为轻、中度，可自行恢复
神经系统	头晕、头痛		常为轻、中度，可自行恢复
其他		腰痛	

【咨询要点】①注意事项：对于一般消化性溃疡等疾病，不宜长期大剂量服用。不建议孕妇及哺乳期妇女服用，若哺乳期妇女必须用药时，应暂停哺乳。②毒性反应：本品临床试验中 18 例 60~65 岁患者，使用 10mg 治疗 4 周，其安全性和有效性与一般人群无明显区别。③药物过量：迄今为止尚无过量使用本品的经验，临床研究中健康人口服本品 40mg 未见异常。如果意外大量服用应立即对症和支持治疗。

参考文献

［1］秦湘红 .77 例艾普拉唑肠溶片不良反应分析［J］. 今日药学，2017，27（4）：265-268.

甲氧氯普胺[药典（二）；基（基）；医保（甲）]
Metoclopramide

【分类】多巴胺拮抗药。

【药理作用】本品可通过拮抗多巴胺受体而作用于延脑催吐化学感应区，具有强大的中枢性镇吐作用。本品还可加强胃及上部肠段的运动，抑制胃平滑肌松弛，使胃肠平滑肌对胆碱能的反应增加，促进胃、小肠蠕动和排空，松弛幽门窦和十二指肠，从而提高食物通过率，这些作用也可增强本品的镇吐效应。对中枢神经系统其他部位的抑制作用轻微，故较少引起催眠作用。本品能刺激催乳素的分泌，故有一定的催乳作用。

【适应证】①因脑部肿瘤手术、肿瘤的放疗及化疗、脑外伤后遗症、急性颅脑损伤以及药物所引起的呕吐。②胃胀气性消化不良、食欲不振、嗳气恶心、呕吐。③海空作业引起的呕吐及晕车。④可增加食管括约肌压力，从而减少全身麻醉时胃肠道反流所致吸入性肺炎的发生率；可减轻钡餐检查时的恶心、呕吐反应，促进钡剂通过；十二指肠插管前服用，有助于顺利插管。⑤用于糖尿病性胃轻瘫、胃下垂等。⑥可减轻偏头痛引起的恶心，并可能由于提高胃通过率而促进麦角胺的吸收。⑦其催乳作用可试用于乳量严重不足的产妇。⑧胆道疾病和慢性胰腺炎的辅助治疗。

【用法用量】①口服：每次 5~10mg，每日 10~30mg。餐前半小时服用。②肌内注射：每次 10~20mg。每日剂量一般不宜超过 0.5mg/kg，否则易引起锥体外系反应。

【不良反应】见甲氧氯普胺的不良反应表。

甲氧氯普胺的不良反应表

分类	常见	少见	罕见	不良反应处置
神经系统	无力、嗜睡	头晕、头痛	锥体外系反应、肌张力障碍、迟发性运动障碍	锥体外系反应可予苯海索、阿托品等抗胆碱药治疗
心血管系统			心律失常	
血液系统			粒细胞缺乏症	
其他		乳溢、闭经、男性乳房发育症	恶性高血压、高泌乳素血症所致的阳痿	

【咨询要点】药物过量：大剂量用药可能因阻断多巴胺受体，使胆碱能受体相对亢进，导致锥体外系反应，主要表现为阿尔茨海默症，可出现肌震颤、头向后斜、斜颈、阵发性双眼向上注视、发音困难、共济失调等。药物过量时，使用抗胆碱药物、治疗帕金森病药物或抗组胺药，可有助于锥体外系反应的制止。

参考文献

［1］阴明德，王韦韦 . 应用甲氧氯普胺致锥体外系反应 2 例［J］. 世界最新医学信息文摘，2017，17（51）：166.

托烷司琼 [药典（二）；医保（乙）]
Tropisetron

【分类】止吐药。

【药理作用】本药为外周神经元和中枢神经系统内五羟色胺 3（5-HT$_3$）受体的高效、高选择性拮抗药。抗癌药物或放疗可激发小肠黏膜的嗜铬细胞释放五羟色胺（5-HT），诱导呕吐反射，引起恶心和呕吐。本药能选择性抑制这一反射中外周神经元突触前 5-HT$_3$ 受体的兴奋，并可能对中枢神经系统 5-HT$_3$ 受体传递的迷走神经传入后区有直接影响。这种双重作用阻断了呕吐反射过程中神经介质的化学传递，从而对化疗及放疗引起的呕吐有治疗作用。

【适应证】主要用于预防和治疗癌症化疗引起的恶心和呕吐。

【用法用量】①成人：推荐剂量为 5mg/d，每日 1 次，疗程为 6 日；第 1 日静脉给药，将本品 5mg（1 安瓿）溶于 100ml 常用的注射液中（如 0.9% 氯化钠注射液、林格液或 5% 葡萄糖注射液），在化疗前快速静脉滴注或缓慢静脉推注。第 2~6 日可改为口服给药，于早晨起床时（至少于早餐前 1 小时）用水送服。②代谢不良者：在为期 6 日的应用中，无需减少剂量。急性肝炎或脂肪肝患者中，盐酸托烷司琼的药代动力学无改变；但是，肝硬化或肾功能不全患者的血浆药物浓度则较正常的健康志愿者高约 50%，然而，如果采用 5mg/d 共 6 日的给药方案，则不必减量。③儿童：一般不推荐用于儿童，如病情需要必须使用时，2 岁以上儿童每次 0.1mg/kg，最高可达 5mg/d。具有的使用过程与成人相同。

【不良反应】见托烷司琼的不良反应表。

托烷司琼的不良反应表

分类	常见	临床报道（发生率不明）
免疫系统	Ⅰ型过敏反应、面色潮红、全身荨麻疹	
消化系统	口干、恶心、呕吐、便秘、胃肠功能紊乱	
神经系统	头痛、头晕、失眠、疲劳	虚脱、晕厥
心血管系统	低血压	
其他	胸部压迫感、呼吸困难、急性支气管痉挛	

参考文献

[1] 蔡翠婷，常惠礼，王淑燕.盐酸帕洛诺司琼、托烷司琼预防麻醉所致恶心呕吐的疗效和不良反应疗效分析 [J].临床医药文献电子杂志，2018，5（38）：161-162.

昂丹司琼^[药典（二）；基（基）；医保（甲、乙）]
Ondansetron

【分类】5-HT$_3$ 受体拮抗药类止吐药。

【药理作用】本品有强止吐作用。化疗药物和放射治疗可造成小肠释放 5-HT$_3$，经由 5-HT$_3$ 受体激活迷走神经的传入支，触发呕吐反射，本品能阻断这一反射的触发。本品系通过拮抗位于周围和中枢神经局部的神经元的 5-HT 受体而发挥止吐作用。本品尚能抑制因阿片诱导的恶心，其作用机制尚不清楚。由于本品的高选择性作用，因而不具有其他止吐药的副作用，如锥体外系反应、过度镇静等。

【适应证】用于由白细胞毒性药物化疗和放射治疗引起的恶心、呕吐，也适用于预防和治疗手术后的恶心、呕吐。

【用法用量】①治疗由化疗和放疗引起的恶心、呕吐。成人给药途径和剂量应视患者情况因人而异，一般为 8~32mg。对可引起中度呕吐的化疗和放疗，应在患者接受治疗前，缓慢静脉注射 8mg；或在治疗前 1~2 小时口服 8mg，之后间隔 12 小时口服 8mg。对可引起严重呕吐的化疗和放疗，可于治疗前缓慢静脉注射本品 8mg，之后间隔 2~4 小时再缓慢静脉注射 8mg，共 2 次；也可将本品加入 50~100ml 0.9% 氯化钠注射液中于化疗前静脉滴注，滴注时间为 15 分钟。对可能引起严重呕吐的化疗，也可于治疗前将本品与 20mg 地塞米松磷酸钠合用静脉滴注，以增强本品的疗效。对于上述疗法，为避免治疗后 24 小时出现恶心、呕吐，均应让患者持续服药，每次 8mg，每日 2 次，连服 5 日。儿童化疗前按体表面积 5mg/m^2 静脉注射，12 小时后再口服 4mg，化疗后应持续给予患儿口服 4mg，每日 2 次，连服 5 日。老年人可依成年人给药法给药，一般不需调整。②预防或治疗手术后呕吐：成人一般可于麻醉诱导同时静脉滴注 4mg，或于麻醉前 1 小时口服 8mg，之后每隔 8 小时口服 8mg，共 2 次；已出现术后恶心、呕吐时，可缓慢静脉滴注 4mg 进行治疗。肾衰竭患者不需调整剂量、用药次数或用药途径。中度或严重肝衰竭患者每日用药剂量不应超过 8mg；静脉滴注时，在下述溶液中是稳定的（在室温或冰箱中可保持稳定 1 周），如 0.9% 氯化钠注射液、5% 葡萄糖注射液、复方氯化钠注射液和10% 甘露醇注射液，但本品仍应于临用前配制。

【不良反应】见昂丹司琼的不良反应表。

昂丹司琼的不良反应表

分类	罕见	临床报道（发生率不明）	不良反应处置
免疫系统	过敏反应	皮疹、注射部位局部反应、过敏性休克	反应轻微，无须特殊处理。如发生休克，应立即肌内或皮下注射 0.1% 肾上腺素注射液 0.5~1ml（小儿酌减），必要时可数分钟重复注射 1 次或进行静脉、心内注射。并根据需要进行输液、给氧、滴注肾上腺皮质激素（氢化可的松或地塞米松），应用升压药和其他必要的急救措施。有呼吸困难时可缓慢静脉注射氨茶碱 0.25~0.5g，同时人工呼吸
消化系统		腹部不适、便秘、口干	反应轻微，无须特殊处理
呼吸系统	支气管哮喘		
神经系统		头痛、胸痛、头部和上腹部有温热感、癫痫发作、运动失调	
循环系统	短暂性无症状转氨酶升高	心律不齐、低血压及心动过缓、Q-T 间期延长	

【咨询要点】药物过量：用药过量后会出现视觉障碍、严重便秘、低血压及迷走神经节短暂二级 AV 阻滞。本品无特定的解毒药，当怀疑用药过量时，应适当地采取对症疗法和支持疗法。不推荐用吐根治疗本品用药过量，因为患者会因本品自身具有的止吐作用，而不反应。

格拉司琼 [药典（二）；医保（乙）]
Granisetron

【分类】止吐药。

【药理作用】格拉司琼是一种高选择性的 5-HT$_3$ 受体拮抗药，是通过拮抗中枢化学感受区及外周迷走神经末梢的 5-HT$_3$ 受体，控制恶心和呕吐的机制，从而抑制恶心、呕吐的发生。

【适应证】对因放疗、化疗及手术引起的恶心和呕吐具有良好的预防和治疗作用。

【用法用量】①口服：每次 1mg，每日 2 次。②静脉注射：每次 3~6mg，于放疗或化疗前用。每日最高剂量不应超过 9mg。

【不良反应】见格拉司琼的不良反应表。

格拉司琼的不良反应表

分类	少见	临床报道（发生率不明）	不良反应处置
消化系统	便秘、腹泻、AST 和 ALT 暂时性升高		上述反应轻微，无须特殊处理
神经系统		头痛、倦怠、嗜睡	
心血管系统		血压变化	停药即消失，一般不需处理
其他		发热	

【咨询要点】注意事项：过敏者，中、重度肝损伤患者，先天性长 Q-T 综合征或存在发生 Q-T 间期延长风险患者，消化道运动障碍者慎用。儿童、孕妇和哺乳期妇女、胃肠道梗阻者禁用。

参考文献

［1］贾文园，王丽．格拉司琼氯化钠注射液的临床应用情况分析［J］．中国医药指南，2015，13（30）：83-84.

帕洛诺司琼 [药典（二）；基（基）；医保（乙）]
Palonosetron

【分类】止吐药。

【药理作用】帕洛诺司琼为亲和力较强的 5-HT$_3$ 受体选择性拮抗药，对其他受体无亲和力或亲和力较低。5-HT$_3$ 受体位于延髓最后区的催吐化疗感受区中央和周围的迷走神经末梢。化疗药物通过刺激小肠嗜铬细胞释放 5-HT，5-HT 再激活迷走传入神经的 5-HT$_3$ 受体，产生呕吐反射。

【适应证】用于预防中毒致吐，化疗引起的急性恶心、呕吐。

【用法用量】注射液：推荐剂量为化疗前约 30 分钟，单剂量静脉注射帕洛诺司琼 0.25mg，注射时间为 30 秒以上。

【不良反应】见帕洛诺司琼的不良反应表。

帕洛诺司琼的不良反应表

分类	少见	罕见	不良反应处置
消化系统	便秘、腹泻、腹痛	口干、呃逆、无症状的 AST/ALT、胆红素升高、食欲减退	
泌尿系统		尿潴留	
内分泌系统	高钾血症	电解质紊乱、高血糖、代谢性酸中毒、尿糖	减量或停药并给予适当处理
神经系统	头痛、头晕、疲劳、失眠	情绪亢进、感觉异常	这些反应通常在停止治疗时是可逆的
心血管系统		Q-T 间期延长、高血压、低血压、静脉扩张	
其他		耳鸣、眼睛刺激、弱视、发热、流感样症状、关节痛、过敏性皮炎、皮疹	

【咨询要点】①毒性反应：CD-1 小鼠的 104 周的致癌性研究，结果显示，帕洛诺司琼无致癌性。②药物过量：尚无已知的帕洛诺司琼的解毒剂，因此药物过量时应该用支持疗法。在帕洛诺司琼剂量探索研究中，50 名成人癌症患者给予 90μg/kg 的剂量（相当于 6mg 的固定剂量），接近推荐剂量 0.25mg 的 25 倍。该剂量组产生的不良反应事件与其他剂量组相似，未见剂量依赖性。尽管未进行过透析治疗的研究，但是由于帕洛诺司琼具有较大的分布容积，故透析不可能作为有效的治疗药物过量手段。

哌仑西平
Pirenzepine

【分类】选择性抗胆碱药。

【药理作用】本品对胃壁细胞的毒蕈碱受体（M_1）有高度亲和力，而对平滑肌、心肌和唾液腺等的毒蕈碱受体（M_2，M_3）的亲和力低，故应用一般治疗剂量时，仅能抑制胃酸分泌，而很少有其他抗胆碱药物对瞳孔、胃肠平滑肌、心脏、唾液腺和膀胱肌等的不良反应。剂量增加则可抑制唾液分泌，只有大剂量才能抑制胃肠平滑肌和引起心动过速。本品不能透过血－脑屏障故不影响中枢神经系统。人口服、肌内注射或静脉注射本品后，无论是基础胃酸分泌，还是由外源性五肽胃泌素、胰岛素引起的胃酸分泌均受到抑制。

【适应证】用于治疗胃和十二指肠溃疡，能明显缓解患者疼痛，降低抗酸药用量。近期溃疡愈合率约为 70%~94%。

【用法用量】成人口服常用剂量为 50mg，每日 2 次，于早、晚餐前 1.5 小时服用。疗程以 4~6 周为宜。症状严重者，每日量可加大到 150mg，分 3 次服。需长期治疗的患者可连续服 3 个月。

【不良反应】见哌仑西平的不良反应表。

哌仑西平的不良反应表

分类	常见	罕见	不良反应处置
消化系统	口干、便秘、腹泻		
神经系统	头痛、精神紊乱、眼睛干涩及视力调节障碍		停药后症状即消
免疫系统		皮疹	应予以停药

【咨询要点】药物过量处理：应及时进行催吐、洗胃。无特殊的解救药物。

米索前列醇 [基（基）；医保（甲）]
Misoprostol

【分类】前列腺素的衍生物。

【药理作用】前列腺素及其衍生物是近 20 年来发现并日益引起人们重视的一类抗消化性溃疡药。本品为最早进入临床的合成前列腺素 E_1 的衍生物。在动物及人体上均已证实它有强大的抑制胃酸分泌的作用。用药后不论是基础胃酸或组胺、胃泌素及食物刺激引起的胃液分泌量和酸排出量均显著降低，胃蛋白酶排出量也减少。但作用机制尚未阐明，可能与影响腺苷酸环化酶的活性从而降低壁细胞 cAMP 水平有关。

【适应证】适用于胃及十二指肠溃疡，尚用于抗早孕。

【用法用量】每次 200μg，每日 4 次，于饭前和睡前口服。疗程 4~8 周。

【不良反应】见米索前列醇的不良反应表。

米索前列醇的不良反应表

分类	少见	罕见	不良反应处置
消化系统	腹泻、恶心、腹部不适		给予多种消化酶或收敛剂
神经系统	头痛、眩晕		
免疫系统		过敏反应	给予抗组胺类药物

【咨询要点】①毒性反应：皮肤过敏、妇科流血过多等。②药物过量：过量用药时出现的症状是可以忍受的。米索前列醇每日用 1200mg，持续使用 3 个月，未发现严重不良反应。

多潘立酮 [药典（二）；基（基）；医保（甲、乙）]
Domperidone

【分类】外周性多巴胺受体拮抗药。

【药理作用】本品系苯并咪唑衍生物，为作用较强的多巴胺受体拮抗药，可拮抗胃肠道的多巴胺 D_2 受体而起到促胃肠运动的作用。静脉注射本品 5mg 后，胃排空速率加快，并能消除阿扑吗啡引起的胃排空缓慢，使其张力恢复正常，促进胃排空，增加胃窦和十二指肠运动。本品能协调幽门的收缩，抑制恶心、呕吐，并有效地防止胆汁反流。胃镜检查表明，本品可使幽门舒张期直径增大，同时也能增强食管蠕动和食管下端括约肌的张力，防止胃食管反流，但对结肠的作用很小，也不影响分泌功能。本品不透过血 - 脑屏障，对脑内多巴胺受体几乎无拮抗作用，因此不会导致精神和中枢神经系统的不良反应。这点优于甲氧氯普胺。此外，本品可使血清催乳素水平升高，从而促进产后泌乳，但对患催乳激素分泌瘤的患者无作用。口服、肌内注射、静脉注射或直肠给药均可。

【适应证】①由胃排空延缓、反流性胃炎、慢性胃炎、反流性食管炎引起的消化不良症状：如上腹部闷胀感、腹胀、上腹疼痛、肠胃胀气、恶心、呕吐、口中带有或不带有反流胃内容物的胃烧灼感等；其他消化系统疾病（胃炎、肝炎、胰腺炎等）引起的呕吐。②胃轻瘫：尤其是糖尿病性胃轻瘫，可缩短胃排空时间，使胃潴留症状消失。③各种原因引起的恶心、呕吐：如外科、妇科手术后的恶心、呕吐；抗帕金森综合征药物（如苯海索、莨菪碱等）引起的胃肠道症状及多巴胺受体激动药（如左旋多巴、溴隐亭）所致的恶心、呕吐；偏头痛、痛经、颅外伤及颅内病灶、放射治疗以及非甾体抗炎药等引起的恶心、呕吐；检查（如胃镜检查）和治疗措施（如血液透析和放射治疗）引起的恶心、呕吐；儿童因各种原因（如感染等）引起的急性和持续性呕吐等。对细胞毒性药物（如抗癌药）引起的呕吐只在不太严重时有效。④可作为消化性溃疡（主要是胃溃疡）的辅助治疗药物，用以消除胃窦部潴留。

【用法用量】①肌内注射：每次 10mg，必要时可重复给药。②口服：每次 10~20mg，每日 3 次，餐前服。③直肠给药：每次 60mg，每日 2~3 次。栓剂最好在直肠空时插入。

【不良反应】见多潘立酮的不良反应表。

多潘立酮的不良反应表

分类	少见	罕见	不良反应处置
消化系统	胃部痉挛、腹泻		
神经系统	头痛、神经过敏、倦怠、嗜睡、头晕	锥体外系反应	停药后即可自行完全恢复。必要时可给予抗胆碱药（苯海索、山莨菪碱、颠茄片），或抗组胺药物
心血管系统		1 例大剂量使用多潘立酮导致患者出现心律失常	
免疫系统	皮疹		停药后即可恢复正常

【咨询要点】①毒性反应：主要有惊厥、肌肉震颤、流涎、平衡失调、眩晕等锥体外系症

状，也有致月经失调的报道；婴儿由于血 – 脑屏障功能未发育完全，可能引起神经方面的副作用。②药物过量处理：应及时催吐、洗胃、导泻、输液利尿促进排泄。

伊托必利 [医保（乙）]
Itopride

【分类】外周性多巴胺受体拮抗药。

【药理作用】伊托必利为具有双重作用的消化道促动力药。其作用机制一方面表现在拮抗多巴胺 D_2 受体，刺激内源性乙酰胆碱的释放，另一方面通过拮抗胆碱酯酶抑制乙酰胆碱的水解，使释放的乙酰胆碱聚集在胆碱能受体部位，增强了胃的内源性乙酰胆碱，但对循环系统却无明显影响。这种双重作用机制使本品不仅能显著增强胃和十二指肠的运动，而且还具有中等强度的镇吐作用。动物实验显示，它能够明显增加胃排空（最明显的是对胃和十二指肠的收缩作用）；明显提高肠推进作用，剂量和作用呈量 – 效关系；但对胃肠收缩的频率无明显影响。可以完全抑制阿扑吗啡所致的呕吐。

【适应证】主要用于功能性消化不良引起的各种症状，如上腹部不适、餐后饱胀、早饱、食欲不振、恶心、呕吐等。

【用法用量】口服。成人每次 50mg，每日 3 次，饭前服用，根据年龄症状酌减。

【不良反应】见伊托必利的不良反应表。

伊托必利的不良反应表

分类	常见	少见	不良反应处置
免疫系统	皮疹、发热、瘙痒感		
消化系统	腹泻、腹痛、便秘	严重肝损害	停药后可消失
神经系统	头痛、刺痛感、睡眠障碍	胸背部疼痛、疲劳、手指发麻和手抖	
血液系统	白细胞减少		

【咨询要点】药物过量：出现乙酰胆碱作用亢进症状，视觉模糊、腹痛、腹泻，严重可出现低血钾、呼吸急促、喘鸣、胸闷、唾液和支气管分泌增多。可用适量阿托品解救。

参考文献

［1］叶倩倩，尹桃，邓晟，等.中国泛珠十省市 581 例伊托必利药品不良反应报表分析［J］.中国医院药学杂志，2018，38（23），2455-2458.

［2］Li YY，Zhao HW，Huang Y，et al.Severe liver damage induced by itopride：a case report［J］.Chin Hosp Pharm J，2017，37（3）：317-318.

普芦卡必利 [药典（二）；基（基）；医保（乙）]
Prucalopride

【分类】胃肠促动药。

【药理作用】普芦卡必利是一种二氢苯并呋喃甲酰胺类化学物，为选择性、高亲和力的五羟色胺（$5-HT_4$）受体激动剂，具有促肠动力活性。体内、外研究结果显示，本品可通过 $5-HT_4$ 受体激活作用来增强胃肠道中蠕动反射和推进运动模式。

【适应证】用于治疗成年女性患者中通过轻泻剂难以充分缓解的慢性便秘症状。

【用法用量】口服。可在 1 日中任何时间服用，餐前、餐后均可。①成人：每日 1 次，每次 2mg。②老年患者（>65 岁）：起始剂量为每日 1 次，每次 1mg，如有需要，可增加至每日 1 次，每次 2mg。③儿童及青少年：不建议儿童及小于 18 岁的青少年使用本品。④肾功能障碍患者：严重肾功能障碍患者的剂量为每日 1 次，每次 1mg；轻到中度肾功能障碍患者无需调整剂量。⑤肝功能障碍患者：严重肝功能障碍患者的剂量为每日 1 次，每次 1mg；轻到中度肝功能障碍患者无需调整剂量。考虑到本品促动力的特有作用机制，其每日剂量超过 2mg 时，可能不会增加疗效。如本品治疗 4 周后无效，应该对患者进行重新评估，并考虑继续治疗是否有益。

【不良反应】见普芦卡必利的不良反应表。

普芦卡必利的不良反应表

分类	常见	少见	罕见	不良反应处置
消化系统	腹泻、腹痛或恶心	呕吐、消化不良、直肠出血、胃肠胀气、肠鸣音异常	食欲减退	这些不良反应大多发生在治疗初期，通常在继续用药数日后可消失
泌尿系统		尿频、肾脏及泌尿系统疾病		
神经系统	头痛	疲劳、头晕	震颤	
心血管系统			心悸	大多发生在治疗初期，通常在继续用药数日后可消失
其他		全身发热		

【咨询要点】①注意事项：使用本品时，如发生严重腹泻，口服避孕药的效果可能会降低，建议采取其他避孕方法，以预防可能发生的口服避孕失败。不建议在妊娠期、哺乳期使用本品。②药物过量：在一项针对健康志愿者的研究中，当以每日 1 次 20mg（推荐治疗剂量的 10 倍）的本品进行治疗时，对本品仍具有良好的耐受性。药物过量可能会导致由药品已知药效作用放大所致的症状，包括头痛、恶心和腹泻。本品药物过量时，无特异的治疗方法。如果发生药物过量，必要时患者应该接受对症治疗，或使用支持性的医疗措施。如有需要，可治疗由腹泻或呕吐引起的液体大量流失而导致的电解质紊乱。

莫沙必利 [基（基）；医保（乙）]
Mosapride

【分类】胃肠促动药。

【药理作用】本品为选择性 5- 羟色胺（5-HT$_4$）受体激动剂，通过兴奋胃肠道胆碱能中间神经元及肌间神经丛的 5-HT$_4$ 受体，促进乙酰胆碱的释放，从而增强上消化道（胃和小肠）运动。研究显示，本品具有促进胃及十二指肠运动，加快胃排空的作用。

【适应证】用于缓解慢性胃炎伴有的消化系统症状（胃灼热、早饱、上腹胀、上腹痛、恶心、呕吐）。

【用法用量】成人常用量为每日 3 次，每次 1 片（5mg），饭前口服。

【不良反应】见莫沙必利的不良反应表。

莫沙必利的不良反应表

分类	临床报道（发生率不明）	不良反应处置
免疫系统	皮疹、过敏性休克	
消化系统	腹泻、腹痛、口干	停药后可缓解
血液系统	嗜酸性粒细胞增多和淋巴细胞增多	
神经系统	锥体外系反应、头晕	
心血管系统	心悸、心电图的异常改变	
其他	血清胆固醇和甘油三酯值升高	

曲美布汀 [药典（二）]
Trimebutine

【分类】胃肠动力调节药。

【药理作用】本药为胃肠解痉药，对胃肠道平滑肌具有较强的松弛作用，能缓解各种原因引起的痉挛。其作用特点如下：①本药能抑制K^+的通透性，引起除极，从而引起收缩（运动增加）。②作用于肾上腺素受体，抑制去甲肾上腺素释放，从而增加运动节律。③抑制Ca^{2+}的通透性，引起舒张（运动减少）。④作用于胆碱能神经K^+受体，抑制乙酰胆碱释放，从而改善运动亢进状态。故本药能直接作用于消化道平滑肌，调节改善胃肠运动节律异常状态，调整胃运动节律，改善胃排出功能；改善慢性胃炎伴随的腹胀、腹痛等消化系统症状；调整肠运动节律，改善肠运动状态；改善肠易激综合征伴随的食欲缺乏、腹鸣、腹泻、便秘等消化系统症状。

【适应证】①用于胃肠功能紊乱引起的食欲缺乏、恶心、呕吐、腹胀、腹鸣、腹痛、腹泻、便秘等症状的改善。②用于肠易激综合征。

【用法用量】口服，通常成人每次 0.1~0.2g，每日 3 次。可根据年龄、症状适当增减。使用本药干混悬剂时，推荐每袋加水量为 20ml，且应于冲泡后 30 分钟内服用。

【不良反应】见曲美布汀的不良反应表。

曲美布汀的不良反应表

分类	少见	罕见	不良反应处置
免疫系统		皮疹、荨麻疹、皮肤瘙痒、皮肤冷热感	
消化系统	口渴、口内麻木、腹泻、肠鸣、便秘、呕吐、恶心、口腔异味、上腹痛、消化不良	黄疸，AST、ALT、ALP 等升高	减量或停药后可恢复
心血管系统	心动过速、心悸		减量或停药后可恢复
神经系统		焦虑	
泌尿生殖系统		排尿困难、无尿、月经紊乱	
其他	疲乏	发热、恶寒	

【咨询要点】用药过量时应立即停药，采用洗胃等方法除去未吸收的药物，并予以对症治疗。

颠茄 [药典（一）；基（基）；医保（甲）]
Belladonna

【分类】叔胺基酯类合成抗胆碱药。

【药理作用】本品作用同阿托品，可解除平滑肌痉挛，抑制腺体分泌，但药效较弱。

【适应证】用于胃及十二指肠溃疡，胃肠道、肾、胆绞痛等。

【用法用量】①酊剂：每次服 0.3~1ml；极量时，每次 1.5ml，每日 4.5ml。②片剂：每次服 10~30mg，每日 30~90mg；极量时每次 50mg，每日 150mg。

【不良反应】见颠茄的不良反应表。

颠茄的不良反应表

分类	临床报道（发生率不明）	不良反应处置
消化系统	口干、急性肝损伤	停药后可消失
神经系统	头昏、视力模糊、疲乏	停药后可消失
泌尿系统	尿潴留	
循环系统	面红	停药后可消失

丁溴东莨菪碱 [药典（二）；基（基）；医保（乙）]
Scopolamine Butylbromide

【分类】胃肠动力抑制药。

【药理作用】本品为 M 胆碱受体阻滞药。其外周作用与阿托品相似，仅在作用程度上略有不同。本品对平滑肌解痉作用较阿托品为强，能选择性地缓解胃肠道、胆道及泌尿道平滑肌痉挛和抑制其蠕动，亦可用于解除血管平滑肌痉挛及改善微循环；其对心脏、眼平滑肌（散瞳及调节麻痹）和唾液腺等腺体分泌的抑制作用较阿托品较小。因此，应用本品很少出现类似阿托品引起的中枢神经兴奋、扩瞳、抑制唾液分泌等副作用。

【适应证】①用于胃、十二指肠、结肠内镜检查的术前准备，内镜逆行胰胆管造影，胃、十二指肠、结肠的气钡低张造影或腹部 CT 扫描的术前准备，可减少或抑制胃肠道蠕动；②用于各种病因引起的胃肠道痉挛、胆绞痛、肾绞痛或胃肠道蠕动亢进等。

【用法用量】①普通片：口服。成人每次 10~20mg，每日 3 次；或每次 10mg，每日 3~5 次。小儿每日 0.4mg/kg，分 4 次口服。②注射剂：肌内注射、静脉注射或溶于 5% 葡萄糖注射液、氯化钠注射液静脉滴注。成人每次 1~2 支，或每次用 1 支，间隔 20~30 分钟后再用 1 支。

【不良反应】见丁溴东莨菪碱的不良反应表。

丁溴东莨菪碱的不良反应表

分类	临床报道（发生率不明）	不良反应处置
消化系统	恶心、呕吐、肠梗阻	
神经系统	眩晕、头痛、嗜睡、精神失常	过量时可用拟胆碱药对症处理
其他	口渴、视力调节障碍、心悸、面部潮红、过敏反应	过敏反应时停药

【咨询要点】①注意事项：本品应用出现过敏反应时应停药，对于血压偏低者应用本品时，应注意防止产生体位性低血压。婴幼儿、小儿慎用。②毒性反应：与其他抗胆碱能药、吩噻嗪类药物合同时毒性会增加。③药物过量：如过量可引起谵妄、激动不安甚至惊厥、呼吸衰竭乃至死亡，可用拟胆碱药和其他对症处理进行抢救。

参考文献

［1］王艳艳，胡锦芳．注射用丁溴东莨菪碱诱发肠梗阻1例［J］．实用医药杂志，2015，32（10）：908.

阿尔维林[药典（二）]
Alverine

【分类】解痉药。

【药理作用】本品作用机制为影响离子通道的电位敏感度与磷酸肌醇代谢途径。其选择性地作用于胃肠道、子宫、生殖泌尿道器官的平滑肌，在正常剂量下对气管和血管平滑肌几无影响。对平滑肌的解痉作用约为罂粟碱的2.5~3倍。抑制组胺的反应为阿托品的5倍，但抑制乙酰胆碱反应仅为阿托品的万分之一。

【适应证】临床主要用于胃肠系统的易激痛、胆道痉挛；痛经、子宫痉挛；泌尿道结石或感染引发的痉挛性疼痛；下泌尿道感染引起的尿频、膀胱痉挛及其泌尿系手术后的痉挛性疼痛。

【用法用量】成人每次1~2粒，每日3次；8~12岁儿童，每次1粒，每日3次；8岁以下剂量尚未定。对于手术患者，应在术前1小时开始给药。整粒吞服。

【不良反应】治疗剂量下几乎无副作用，超过剂量则会有胃肠不适、嗜睡、头晕、虚弱、头痛、口干或低血压。

【咨询要点】①注意事项：12岁以下小孩，不建议使用。孕妇或哺乳期妇女慎用。②药物过量：可能引起低血压和类似阿托品之毒性作用，可用支持性疗法来控制阿托品中毒所出现的低血压现象。

匹维溴铵[基（基）；医保（乙）]
Pinaverium Bromide

【分类】止泻药。

【药理作用】匹维溴铵是作用于胃肠道的解痉剂，它是一种钙拮抗药，通过抑制钙离子流入肠道平滑肌细胞发挥作用。动物实验中观察到，匹维溴铵可以直接或间接地降低致敏性传入的刺激作用。匹维溴铵没有抗胆碱能作用，也没有对心血管系统的副作用。

【适应证】①对症治疗与肠道功能紊乱有关的疼痛、排便异常和肠道不适。②对症治疗与胆道功能紊乱有关的疼痛。③为钡灌肠做准备。

【用法用量】成人常用推荐剂量每日3~4片，少数情况下，如有必要可增至每日6片。为钡灌肠做准备时，应于检查前3日开始用药，剂量为每日4片。切勿咀嚼或掰碎药片，宜在进餐时用水吞服；不要在卧位时或临睡前服用。

【不良反应】见匹维溴铵的不良反应表。

匹维溴铵的不良反应表

分类	临床报道（发生率不明）
免疫系统	皮疹
消化系统	胃肠不适

【咨询要点】药物过量：除腹泻和（或）胃肠胀气外，剂量达 1.2g 的本品未见引起人体其他不良反应。无特殊解毒药，可对症治疗。

参考文献

［1］Wu X W，Hou Y，Ji H Z，et al.Treating irritable bowel syndrome by wuling capsule combined pinaverium bromide：a clinical research［J］．Chinese Journal of Integrated Traditional & Western Medicine，2015，35（4）：415-418.

奥替溴铵[药典（二）]
Otilonium Bromide

【分类】胃肠动力抑制药。

【药理作用】奥替溴铵属于解痉挛和抗胆碱能药物，对于消化道平滑肌具有选择性的解痉挛作用，可用于运动功能亢进，不同原因和不同部位以及由于平滑肌纤维病理性萎缩引起的痉挛反应。

【适应证】用于缓解胃肠道痉挛和运动功能障碍（肠易激综合征、胃炎、胃十二指肠炎、肠炎、食管病变），也可用于内窥镜检查前准备（食管－胃－十二指肠镜，结肠镜，直肠镜等）。

【用法用量】根据医嘱，每日 2~3 次，每次 1~2 片。

【不良反应】如果按照治疗剂量使用，此药不会产生副作用，非特殊情况下不会发生阿托品样反应。具体见奥替溴铵的不良反应表。

奥替溴铵的不良反应表

分类	少见	罕见	不良反应处置
免疫系统		药疹	
消化系统	恶心、呕吐、上腹部疼痛、腹部不适		减量或停药后可恢复
神经系统	头痛、头晕		减量或停药后可恢复

【咨询要点】①注意事项：仅可用于绝对必须使用的妊娠期和哺乳期妇女，而且应在医生的严密监督下，否则一般不用于孕妇和哺乳期妇女。②毒性反应：急性毒性试验中，口服给药的非致死剂量大鼠为 1500mg/kg，狗为 1000mg/kg。慢性毒性实验中，对实验动物按照连续 180 日口服 11.44mg/kg 奥替溴铵的方案进行给药，在血液生化和组织学检查的结果中没有发现任何异常变化。③药物过量：动物实验观察结果表明奥替溴铵无毒性反应，对人类来说几乎不可能出现由于药物过量引起的问题。建议根据过量后出现的症状进行支持性治疗。

屈他维林[药典（二）]
Drotaverine Hydrochloride

【分类】胃肠动力抑制药

【药理作用】屈他维林为异喹啉衍生物，通过抑制磷酸二酯酶Ⅳ发挥平滑肌解痉作用。作为磷酸二酯酶Ⅳ抑制剂，屈他维林使肌球蛋白轻链激酶（MICK）失活，导致cAMP浓度升高，从而放松平滑肌。在体外，屈他维林可抑制磷酸二酯酶Ⅳ，而不抑制磷酸二酯酶Ⅲ或Ⅴ。功能上，磷酸二酯酶Ⅳ对降低平滑肌的收缩活性具有很重要的作用，提示选择性的磷酸二酯酶Ⅳ抑制剂有助于治疗高动力失调和胃肠道痉挛相关的各种疾病。心肌和血管平滑肌细胞中水解cAMP的主要是磷酸二酯酶Ⅲ同工酶，这就解释了屈他维林虽然具有解痉作用，但没有严重的心血管不良反应和心血管治疗作用的原因。由于血管扩张作用，屈他维林可以增加组织循环。屈他维林的作用强于罂粟碱，其吸收更为完全和迅速，并与血浆蛋白结合较少。屈他维林不会出现罂粟碱胃肠外给药时出现的呼吸兴奋的不良反应。

【适应证】①胃肠道平滑肌痉挛，应激性肠道综合征。②胆绞痛和胆道痉挛，胆囊炎，胆囊结石，胆道炎。③肾绞痛和泌尿道痉挛，肾结石，输尿管结石，肾盂肾炎，膀胱炎。④子宫痉挛，痛经，先兆流产，子宫强直。

【用法用量】①常规剂量皮下注射，成人每日40~80mg，每日1~3次。②肌内注射同皮下注射。③静脉注射：用于急性结石绞痛时，本品40~80mg静脉缓慢注射。

【不良反应】见屈他维林的不良反应表。

屈他维林的不良反应表

分类	罕见	临床报道（发生率不明）	不良反应处置
免疫系统	荨麻疹、皮疹、瘙痒症	使用注射剂有致死性及非致死性过敏性休克报道	严重者给予抗过敏治疗，休克按照休克抢救原则
消化系统	恶心		停药可消失
神经系统	头痛、眩晕		停药可消失
心血管系统	心悸、低血压		
其他	严重肌肉疼痛		

【咨询要点】①注意事项：虽然目前尚未发现任何致畸作用，但除非必要，妊娠期间、哺乳期应避免使用本药。②毒性反应：本品经动物实验没有发现致畸、致突变作用。

罗西维林[药典（二）]
Rociverine

【分类】解痉药。

【药理作用】本品主要用于解痉、镇痛。动物实验表明，罗西维林具有很强的解痉作用。药理研究表明，罗西维林具有罂粟碱样作用，可选择性的作用于内脏平滑肌，而对心血管系统无显著影响。而且，罗西维林具有阿托品样副交感阻滞作用，但较阿托品不良反应低。其影响肌肉和神经的成分的合理配比确保了两种组分的解痉作用。在临床研究中，罗西维林还被证明对助产有作用，它能缩短子宫扩张、娩出时间和难产时复原时间。罗西维林有很高的治疗指标，在剂量范围内有相当高的安全系数。

【适应证】①用于泌尿生殖道及胆道的解痉、镇痛作用。②用于动力学难产，产褥期子宫收缩疼痛，痛经。缓解胃肠道肌肉痉挛引起的急性、亚急性腹痛。

【用法用量】每日 3~4 次，每次 1 片。紧急情况下可 1 次服用 2 片。

【不良反应】见罗西维林的不良反应表。

罗西维林的不良反应表

分类	少见	不良反应处置
神经系统	困倦、热性潮红、震颤	出现反应应降低剂量，如有必要可停药
心血管系统	心动过速	出现反应应降低剂量，如有必要可停药
其他	口干、瞳孔放大、视觉障碍	出现反应应降低剂量，如有必要可停药

【咨询要点】①注意事项：因该药可引起视觉障碍，驾驶汽车或从事特殊行业的患者需注意。②毒性反应：罗西维林无明显致畸作用，也未观察到胚胎毒性或致突变作用。

溴丙胺太林 [药典（二）；基（基）；医保（乙）]
Propantheline Bromide

【分类】抗胆碱药。

【药理作用】本品能选择性地缓解胃肠道平滑肌痉挛，作用较强、较持久。

【适应证】胃肠痉挛性疼痛。

【用法用量】口服。成人每次 1 片，疼痛时服。必要时 4 小时后可重复 1 次。

【不良反应】见溴丙胺太林的不良反应表。

溴丙胺太林的不良反应表

分类	少见	不良反应处置
泌尿系统	尿潴留	减量或停药后可消失
心血管系统	心悸	
其他	头痛、便秘、视力模糊、口干、面红	减量或停药后可消失

【咨询要点】服药后 24 小时，症状未缓解，应立即就医。青光眼患者及哺乳期妇女禁用。

贝那替秦 [药典（二）]
Benactyzine Methobromide

【分类】消化系统用药。

【药理作用】本品作用机制在于阻滞节后胆碱受体。本品能有效地抑制胃液分泌，缓解消化性溃疡的症状，解除胃肠痉挛，减轻胃痛、恶心、呕吐及消化不良，使胃肠功能趋于正常。

【适应证】用于治疗胃及十二指肠溃疡，胃酸过多等。

【用法用量】口服。每次 10~20mg（1~2 片），每日 3 次，最大剂量为 1 次 30mg，宜以小剂量维持 2~3 个月。饭后服用。

【不良反应】见贝那替秦的不良反应表。

贝那替秦的不良反应表

分类	少见	不良反应处置
泌尿系统	排尿困难	为暂时的，发生严重不良反应应减量
其他	瞳孔散大及便秘、口干	

间苯三酚 [药典（二）；基（基）；医保（乙）]
Phloroglucinol

【分类】胃肠动力抑制药。

【药理作用】直接作用于胃肠道和泌尿生殖道平滑肌，是亲肌性非阿托品、非罂粟碱类纯平滑肌解痉药。与其他平滑肌解痉药相比，间苯三酚的特点是不具有抗胆碱作用，在解除平滑肌痉挛的同时，不会产生一系列抗胆碱样副作用。间苯三酚不会引起低血压、心率加快、心律失常等症状，对心血管功能没有影响。动物药理试验显示，它只作用于痉挛平滑肌，对正常平滑肌影响极小。

【适应证】消化系统和胆道功能障碍引起的急性痉挛性疼痛；急性痉挛性尿道、膀胱、肾绞痛；妇科痉挛性疼痛。

【用法用量】临用前用适量灭菌注射用水完全溶解。①肌内或静脉注射：每次 1~2 支（40~80mg），每日 1~3 支（40~120mg）。②静脉滴注：每日剂量可达 5 支（200mg），稀释于 5% 或 10% 葡萄糖注射液中静脉滴注。

【不良反应】见间苯三酚的不良反应表。

间苯三酚的不良反应表

分类	临床报道（发生率不明）	不良反应处置
免疫系统	皮疹、荨麻疹	
其他	口干、头痛、心悸、视物模糊、排尿不畅等	一般可耐受

【咨询要点】①注意事项：动物实验未发现间苯三酚有致畸作用，但妊娠期间使用本品仍应权衡利弊。哺乳期间应避免使用本品。②毒性反应：亚急性毒性和长期毒性试验显示间苯三酚对动物生长、重要器官的宏观和微观组织学、血液和生化指标没有不良影响；特殊毒性试验研究表明间苯三酚没有致畸、致突变（致癌）性。

门冬氨酸鸟氨酸 [药典（二）；医保（乙）]
Ornithine Aspartate

【分类】肝病辅助治疗药。

【药理作用】在体内，门冬氨酸鸟氨酸通过产生鸟氨酸和门冬氨酸，作用于两个主要的氨解毒途径——尿素合成和谷酰胺合成。尿素合成发生在门脉周围的肝细胞内，鸟氨酸同时作为鸟氨酸氨基甲酰转移酶和氨基甲酰磷酸合成酶的催化剂和底物，参与氨合成尿素的过程。谷酰胺的合成发生在肝静脉周围的肝细胞内，尤其是在病理的状态下，门冬氨酸盐和其他二羧化物，如鸟氨酸的代谢产物，被肝静脉周围的肝细胞摄入，合成谷酰胺，并以谷酰胺的形式结合氨。在生理和病理状态下，谷酰胺都作为一种能结合氨的氨基酸，它不仅能让氨以无毒的形式排出，同时也能激活重要的尿素循环（即细胞间的谷酰胺交换）。

【适应证】因急、慢性肝病（如各型肝炎、肝硬化，脂肪肝、肝炎后综合征）引发的血氨升高及治疗肝性脑病，如伴发或继发于肝脏解毒功能受损（如肝硬化）的潜在性或发作期肝性脑病，尤其适用于治疗肝昏迷早期或肝昏迷期的意识模糊状态。

【用法用量】急性肝炎，每日 5~10g，静脉滴注；慢性肝炎或肝硬化，每日 10~20g。

【不良反应】见门冬氨酸鸟氨酸的不良反应表。

门冬氨酸鸟氨酸的不良反应表

分类	临床报道（发生率不明）	不良反应处置
免疫系统	皮疹	
消化系统	恶心、呕吐	停药后自动消失
其他	胸闷、气急、头皮发麻	

【咨询要点】注意事项：药物过量可能会出现胃肠道反应。

参考文献

［1］连霞，陈秋红.门冬氨酸鸟氨酸致斑丘疹1例［J］.医药导报，2018（5）：629.

门冬氨酸钾镁^[医保（乙）]
Potassium Aspartate and Magnesium Aspartate

【分类】抗心律失常药。

【药理作用】门冬氨酸钾镁是门冬氨酸钾盐和镁盐的混合物，为电解质补充剂，镁离子和钾离子是细胞内的重要阳离子，在多种酶反应和肌肉收缩过程中扮演着重要角色，细胞内外钾离子、钙离子、钠离子、镁离子浓度的比例影响心肌收缩性。门冬氨酸是体内草酰乙酸的前体，在三羧酸循环中起重要作用。同时，门冬氨酸也参与鸟氨酸循环，促进氨和二氧化碳的代谢，使之生成尿素，降低血中氨和二氧化碳的含量。门冬氨酸与细胞有很强的亲和力，可作为钾、镁离子进入细胞的载体，使钾离子重返细胞内，促进细胞除极化和细胞代谢，维持其正常功能。镁离子是生成糖原及高能磷酸酯不可缺少的物质，可增强门冬氨酸钾盐的治疗作用。

【适应证】电解质补充药。可用于低钾血症，洋地黄中毒引起的心律失常（主要是室性心律失常）以及心肌炎后遗症，充血性心力衰竭，心肌梗死的辅助治疗；急、慢性肝病等。

【用法用量】静脉滴注，每次 10~20ml，加入 5% 葡萄糖注射液 250ml 或 500ml 中缓慢滴注。如有需要可在 4~6 小时后重复此剂量，或遵医嘱。

【不良反应】见门冬氨酸钾镁的不良反应表

门冬氨酸钾镁的不良反应表

分类	临床报道（发生率不明）	不良反应处置
免疫系统	颜面潮红	
消化系统	恶心、呕吐、腹泻	停药后可恢复
心血管系统	血管疼痛、胸闷、血压下降	

【咨询要点】①注意事项：滴注速度太快时可能引起高钾血症和高镁血症。②毒性反应：临床常用剂量，未观察到明显毒、副作用。③药物过量：临床上尚无本品过量使用的事件

发生。一旦过量应用本品，会出现高钾血症和高镁血症的症状，此时应立即暂停使用本品，并予以对症治疗。

促肝细胞生长素^[医保(乙)]
Hepatocyte Growth-Promoting Factors

【分类】治疗肝炎辅助用药。

【药理作用】能刺激正常肝细胞 DNA 合成，促进肝细胞再生。动物实验证明，本品对四氯化碳诱导的肝细胞损伤有较好的保护作用，能降低 ALT，促进病变细胞的恢复。

【适应证】用于亚急性重症肝炎（病毒性；肝功能衰竭早期或中期）的辅助治疗。

【用法用量】①口服，每次 100~150mg，每日 3 次，疗程 3 个月，可连续使用 2~4 个疗程。②肌内注射，每次 40mg，每日 2 次。③静脉滴注：将本品 80~120mg 加入 10% 葡萄糖注射液中静脉滴注，每日 1 次。疗程视病情而定，一般为 1 个月。

【不良反应】见促肝细胞生长素的不良反应表。

促肝细胞生长素的不良反应表

分类	临床报道 （发生率不明）	不良反应处置
免疫系统	过敏性休克、皮疹	如发生休克，应立即肌内或皮下注射 0.1% 肾上腺素注射液 0.5~1ml（小儿酌减），必要时可数分钟重复注射 1 次或进行静脉、心内注射。并根据需要进行输液、给氧、滴注肾上腺皮质激素（氢化可的松或地塞米松），应用升压药和其他必要的急救措施。有呼吸困难时可缓慢静脉注射氨茶碱 0.25~0.5g，同时人工呼吸
循环系统	低热、低血糖	停药后可消失

参考文献

[1] 黄华，叶梦寒. 注射用促肝细胞生长素致过敏性休克 1 例 [J]. 医药导报，2018，37（12）：1534-1535.

复方甘草酸苷^[医保(乙)]
Compound Glycyrrhizin

【分类】治疗肝炎辅助用药。

【药理作用】①抗炎症作用：抗过敏作用、对花生四烯酸代谢酶的阻碍作用。②免疫调节作用：甘草酸苷在体外实验具有以下免疫调节作用，如对 T 细胞活化的调节作用、对 γ 干扰素的诱导作用、活化 NK 细胞作用、促进胸腺外 T 淋巴细胞分化作用。③对实验性肝细胞损伤的抑制作用：动物实验中，甘草酸苷有抑制由四氯化碳所致的肝细胞损伤作用。④抑制病毒增殖和对病毒的灭活作用。

【适应证】①用于慢性肝病，改善肝功能异常。②湿疹、皮肤炎、斑秃。

【用法用量】成人每次 2~3 片；小儿每次 1 片，每日 3 次，饭后口服。可依年龄、症状适当增减。

【不良反应】见复方甘草酸苷的不良反应表。

复方甘草酸苷的不良反应表

分类	临床报道（发生率不明）	不良反应处置
循环系统	横纹肌溶解症、假性醛固酮症；可以出现低钾血症、血压上升、钠及液体潴留、浮肿、尿量减少、体重增加等	当血清钾降低时，可考虑停药。在明显低血钾时，较多情况下给予钾剂治疗，但发现尿中钾排泄量也增加；当纠正低血钾不明显时，也可给予抗醛固酮制剂（保钾利尿剂），在使血钾升高的同时也纠正了血压升高
神经系统	脱力感、四肢痉挛、耳鸣	
运动系统	肌肉痛	
生殖系统	女童乳腺发育	

参考文献

［1］洪晓林，何鹏.注射用复方甘草酸苷致耳鸣1例［J］.医药导报，2018，37（3）：391.

［2］李岩，王砚宁，胡亚莉，等.复方甘草酸苷片致女童乳腺发育［J］.药物不良反应杂志，2016，18（5）：386-387.

甘草酸二铵 [基（基）；医保（乙）]
Diammonium Glycyrrhizinate

【分类】肝脏疾病辅助治疗药物。

【药理作用】本品是中药甘草有效成分的第三代提取物，具有较强的抗炎、保护肝细胞膜及改善肝功能的作用。该药在化学结构上与醛固酮的类固醇环相似，可阻碍可的松与醛固酮的灭活，从而发挥类固醇样作用，但无皮质激素的不良反应。

【适应证】本品适用于伴有 ALT 升高的急、慢性病毒性肝炎的治疗。

【用法用量】口服，每次150mg（每次3粒），每日3次。

【不良反应】见甘草酸二铵的不良反应表。

甘草酸二铵的不良反应表

分类	少见	临床报道（发生率不明）	不良反应处置
免疫系统	过敏性皮炎、痤疮	皮肤瘙痒、荨麻疹	一般停药后消失
消化系统		消化不良、恶心、呕吐、腹胀、口干	症状一般较轻，不必停药
神经系统		头痛、头晕、胸闷	症状一般较轻，不必停药
循环系统		浮肿、心悸、血压升高、低钾血症	症状一般较轻，不必停药

参考文献

［1］赖斌，王意，赵亮，等.甘草酸二铵胶囊致长期低钾血症1例［J］.医药导报，2018，37（03）：393-394.

异甘草酸镁 [医保（乙）]
Magnesium Isoglycyrrhizinate

【分类】β-内酰胺抗生素。

【药理作用】异甘草酸镁是一种肝细胞保护剂，具有抗炎、保护肝细胞膜及改善肝功能的作用。药效试验表明，异甘草酸镁对 D-氨基半乳糖引起的大鼠急性肝损伤具有防治作用，甘草能阻止动物血清转氨酶升高，减轻肝细胞变性、坏死及炎症细胞浸润；对四氯化碳引起大鼠慢性肝损伤具有治疗效果，改善 CCl_4 引起慢性肝损伤大鼠的肝功能，降低 NO 水平，减轻肝组织炎症活动度及纤维化程度。

【适应证】本品适用于慢性病毒性肝炎，可改善肝功能异常。

【用法用量】每日 1 次，每次 0.1g（2 支）。以 10% 葡萄糖注射液 250ml 稀释后静脉滴注，4 周为 1 个疗程或遵医嘱。如病情需要，每日可用至 0.2g（4 支）。

【不良反应】见异甘草酸镁的不良反应表。

异甘草酸镁的不良反应表

分类	临床报道（发生率不明）	不良反应处置
免疫系统	皮疹	
内分泌系统	严重低钾血症、高钠血症、血钠潴留	应予停药，并对症治疗
心血管系统	高血压、心力衰竭	应予停药，并对症治疗
其他	发热、假性醛固酮症增多	

参考文献

［1］梁晓宇，张晓荧，柯巍，等.异甘草酸镁注射液致不良反应 1 例［J］.中国药师，2017，20（01）：135-136.

［2］于晋建，于雯，宋晓红.异甘草酸镁不良反应文献概述［J］.中国药物滥用防治杂志，2015，21（05）：291，295.

多烯磷脂酰胆碱 [医保（乙）]
Polyene Phosphatidylcholine

【分类】胆酸制剂。

【药理作用】本品是从植物中提取的。其在乙醇、脂环醇、四氯化碳、对乙酰氨基酚和氨基牛乳糖等诱导的急性肝损伤试验模型中具有肝脏保护作用。在慢性模型（乙醇、硫代乙酰胺、有机溶剂中）也观察到抑制脂肪变性和纤维化作用。已有研究提示，本品可以加速膜的再生和稳定，抑制脂质过氧化，抑制胶原合成。目前尚无针对人体药效学的特殊研究。

【适应证】辅助改善中毒性肝损伤（如药物、毒物、化学物质和酒精引起的肝损伤等）以及脂肪肝和肝炎患者的食欲不振、右上腹压迫感。

【用法用量】12 岁以上的儿童、青少年和成人开始时每日 3 次，每次 2 粒。每日服用量最大不能超过 6 粒。一段时间后，剂量可减至每日 3 次，每次 1 粒（228mg）维持剂量。需随餐服用，用足量液体整粒吞服，不要咀嚼。

【不良反应】见多烯磷脂酰胆碱的不良反应表。

多烯磷脂酰胆碱的不良反应表

分类	临床报道（发生率不明）
免疫系统	皮疹、荨麻疹、瘙痒、血管性水肿
呼吸系统	呼吸困难
消化系统	胃肠道紊乱，例如胃部不适、软便和腹泻

参考文献

［1］邓卫东，宁俊凯，陈滟湄.多烯磷脂酰胆碱致呼吸困难 1 例［J］.中国药业，2019（01）：96-97.

硫普罗宁[医保（乙）]
Tiopronin

【分类】治疗肝炎辅助用药。

【药理作用】本品具有解毒作用，保护肝组织、细胞，对乙醇性肝损伤有显著修复作用，且能改善肝功能。

【适应证】①病毒性肝炎，酒精性肝炎，药物性肝炎，脂肪肝及肝硬化早期；②重金属中毒；③降低放疗、化疗的毒副作用，升高白细胞并加速肝细胞的恢复，降低骨髓染色体畸变率和皮肤溃疡的发生，并能预防放疗所致二次肿瘤的发生。

【用法用量】①肝病治疗：口服，每次 0.1~0.2g，每日 3 次，连服 12 周，停药 3 个月后继续下个疗程。静脉滴注，每次 0.2g，每日 1 次，连续 4 周，临用前溶于 5%~10% 的葡萄糖注射液 250ml~500ml，按常规静脉滴注。②重金属中毒：每次 1~2 片，每日 2 次。③化疗及放疗引起的白细胞减少症：餐后口服，化疗及放疗前 1 周开始服用，每次 2~4 片，每日 2 次，连服 3 周。

【不良反应】见硫普罗宁的不良反应表。

硫普罗宁的不良反应表

分类	常见	临床报道（发生率不明）	不良反应处置
免疫系统	皮疹、皮肤瘙痒、皮肤发红、荨麻疹、皮肤皱纹、天疱疮、皮肤及眼睛黄染	严重变态反应	
呼吸系统		肺炎、肺出血和支气管痉挛	
消化系统		味觉减退、味觉异常、恶心、呕吐、腹痛、腹泻、食欲减退、胃胀气、口腔溃疡、胆汁淤积、肝功能检测指标上升	出现异常应停服本品，或进行相应治疗
泌尿系统	蛋白尿	尿液变色	停药后通常很快可完全恢复，治疗中每 3 个月或每 6 个月应检查 1 次尿常规
血液系统		粒细胞缺乏症、血小板计数降低	
其他		肌无力	

【咨询要点】当用药过量时，短时间内可引起血压下降，呼吸加快，此时应立即停药，同时应监测生命体征并予以支持性对症处理。

参考文献

[1] 刘荣英，马双，柯昌云，等 . 硫普罗宁致严重变态反应 1 例 [J] . 医药导报，2016，35（05）：540-541.

[2] 余松 . 硫普罗宁致血小板计数降低 1 例 [J] . 中国医院用药评价与分析，2016，16（02）：287.

谷胱甘肽[药典（二）；医保（乙）]
Glutathione

【分类】治疗肝炎辅助用药。

【药理作用】本品为保护性解毒剂，是甘油醛磷酸脱氢酶的辅基，又是乙二醛酶及磷酸丙糖脱氢酶的辅酶，参与体内三羧酸循环及糖代谢，使人体获得高能量。它能激活各种酶，如体内的巯基（—SH）酶等，从而促进糖类、脂肪及蛋白质代谢，也能影响细胞的代谢过程。

【适应证】①解毒：对丙烯腈、氟化物、一氧化碳、重金属及有机溶剂等的中毒均有解毒作用。对红细胞膜有保护作用，故可防止溶血，从而减少高铁血红蛋白。②对某些损伤的保护作用：由于放射线治疗、放射性药物或由于使用肿瘤药物所引起白细胞减少症以及由于放射线引起的骨髓组织炎症，本品均可改善其症状。③保护肝脏：能抑制脂肪肝的形成，也能改善中毒性肝炎和感染性肝炎的症状。④抗过敏：能纠正乙酰胆碱、胆碱酯酶的不平衡，从而消除由于这种不平衡所引起的过敏症状。⑤改善某些疾病的症状：对缺氧血症的不适、恶心、呕吐、瘙痒等症状以及由于肝脏疾病引起的其他症状，均有改善作用。⑥防止皮肤色素沉着：可防止新的黑色素形成并减少其氧化。⑦眼科疾病：可抑制晶体蛋白质巯基的不稳定，因而可以抑制进行性白内障及控制角膜及视网膜疾病的发展等。

【用法用量】肌内或静脉注射，将本品注射剂用所附的 2ml 维生素 C 注射液溶解后使用。每次 300~600mg，每日 1~2 次。用于解毒时，剂量可加倍。肝脏患者一般 30 天为一疗程，其他情况根据病情决定。滴眼，一次 1~2 滴，一日 4~8 次。

【不良反应】见谷胱甘肽的不良反应表。

谷胱甘肽的不良反应表

分类	临床报道（发生率不明）	不良反应处置
免疫系统	突发性皮疹，过敏反应，注射部位有轻度疼痛、刺激感，皮肤瘙痒	停药后可消失
消化系统	食欲不振、恶心、胃痛	

【咨询要点】如果出现皮疹、面色苍白、血压下降、脉搏异常等症状，应立即停药。

参考文献

[1] 李锐，姜东莉，李忻. 还原型谷胱甘肽致严重不良反应 1 例 [J]. 中国实验诊断学，2018，22（08）：1430-1431.

[2] 蔡颖，商玉萍. 注射用还原型谷胱甘肽致严重不良反应 1 例 [J]. 医药导报，2016，35（10）：1146-1147.

前列地尔 [药典（二）；医保（乙）]
Alprostadil

【分类】治疗肝病辅助用药。

【药理作用】有抑制血小板聚集、血栓素 A_2 生成、动脉粥样脂质斑块形成及免疫复合物的作用，并能扩张外周和冠脉血管。注射液是以脂微球为药物载体的静脉注射用制剂，由于脂微球的包裹，前列地尔不易失活，且具有易于分布到受损血管部位的靶向特性，从而发挥本品扩张血管、抑制血小板聚集的作用。另外，还具有稳定肝细胞膜及改善肝功能的作用。

【适应证】①治疗慢性动脉闭塞症（血栓闭塞性脉管炎、闭塞性动脉硬化症等）引起的四肢溃疡及微小血管循环障碍引起的四肢静息疼痛，改善心脑血管微循环障碍。②脏器移植术后抗栓治疗，用以抑制移植后血管内的血栓形成。③动脉导管依赖性先天性心脏病，用以缓解低氧血症，保持导管血流以等待时机手术治疗。④用于慢性肝炎的辅助治疗。

【用法用量】成人每日 1 次，1~2ml（前列地尔 5~10μg）+10ml0.9% 氯化钠注射液（或 5%

的葡萄糖）缓慢静脉注射，或直接入小壶缓慢静脉滴注。

【不良反应】见前列地尔的不良反应表。

前列地尔的不良反应表

分类	临床报道（发生率不明）	不良反应处置
免疫系统	过敏性休克、面红	立刻停药，采取适当措施
消化系统	胃肠不适、腹泻、腹胀、腹痛、食欲不振、呕吐、便秘	停药后给予对症治疗
泌尿系统	尿道烧灼感、尿频、尿急、排尿困难	
血液系统	嗜酸性粒细胞增多、白细胞减少	
神经系统	头晕、头痛、发热、疲劳感	
心血管系统	加重心力衰竭、血压下降	
其他	注射部位：血管疼、血管炎、发红、发硬、瘙痒	

【咨询要点】毒性反应：静脉内给予小鼠、大鼠和狗至可能承受的最大容量 50ml/kg［相当于前列地尔（前列腺素 E_1）250μg/kg］，未见动物死亡，也未见严重的急性毒性。本品无过敏性、致畸性及血管刺激性。

参考文献

［1］刘茵，杨云，应朦朦，等.前列地尔注射液致过敏性休克6例［J］.中国药师，2015（10）：1771–1773.

肝水解肽^{［药典（二）］}
Heparolysate

【分类】消化系统用药。

【药理作用】本品能促进蛋白质合成、减少蛋白质分解，促进正常肝细胞的增殖和再生。对四氯化碳诱导的肝细胞损伤有较好的保护作用，降低 ALT，促进病变组织恢复。

【适应证】用于慢性肝炎、肝硬化等疾病的辅助治疗。

【用法用量】①肌内注射：每次 20~40mg，粉针剂可用 2ml 灭菌注射用水溶解，每日 1 次。②静脉滴注：每次 100mg，每日 1 次，用 5% 或 10% 葡萄糖注射液 500ml 稀释后缓慢滴注。

【不良反应】见肝水解肽的不良反应表。

肝水解肽的不良反应表

分类	罕见	不良反应处置
免疫系统	过敏反应、药物热、皮疹、瘙痒、潮红、斑丘疹、荨麻疹	对于首次应用者若出现皮肤瘙痒、心慌、胸闷等症状立即停药并进行救治，停药后给予适当处理
消化系统	恶心、呕吐、腹痛、胃部不适	给予对症治疗
心血管系统	心悸、低血压	停药并给予适当治理
呼吸系统	胸闷、憋气、气短、气促、呼吸困难	停药并给予适当治理
神经系统	头晕、头痛、意识模糊	停药并给予适当治理

【咨询要点】注意事项：长时间高温可使药品变浊或沉淀，应停止使用。

葡醛内酯 [医保（乙）]
Glucurolactone

【分类】肝病辅助治疗药。

【药理作用】本品进入机体后可与含有羟基或羧基的毒物结合，形成低毒或无毒结合物由尿排出，有保护肝脏及解毒作用。另外，葡萄糖醛酸可使肝糖原含量增加，脂肪储量减少。

【适应证】用于急、慢性肝炎的辅助治疗。

【用法用量】口服。成人 1 次 2~4 片，1 日 3 次。5 岁以下小儿 1 次 1 片；5 岁以上 1 次 2 片，1 日 3 次。

【不良反应】见葡醛内酯的不良反应表。

葡醛内酯的不良反应表

分类	临床报道（发生率不明）	不良反应处置
免疫系统	面红	减量或停药后即消失
消化系统	胃肠不适	减量或停药后即消失

乳果糖 [药典（二）；基（基）；医保（乙）]
Lactulose

【分类】肝胆疾病辅助药物。

【药理作用】乳果糖在结肠中被消化道菌群转化成低分子量有机酸，导致肠道内 pH 值下降，并通过保留水分，增加粪便体积。上述作用刺激结肠蠕动，保持大便通畅，缓解便秘，同时恢复结肠的生理节律。在肝性脑病（PSE）、肝昏迷和昏迷前期，上述作用促进肠道嗜酸菌（如乳酸杆菌）的生长，抑制蛋白分解菌，使氨转变为离子状态；通过降低接触 pH 值，发挥渗透效应，并改善细菌氨代谢，从而发挥导泻作用。

【适应证】①慢性或习惯性便秘：调节结肠的生理节律。②肝性脑病：用于治疗和预防肝昏迷或昏迷前状态。

【用法用量】①便秘或临床需要保持软便的情况：口服，本品宜在早餐时 1 次服用，起始每日 30ml，维持每日 10~25ml。根据乳果糖的作用机制，1~2 日可取得临床效果。如 2 日后仍未有明显效果，可考虑加量。②肝昏迷及昏迷前期：起始剂量为 30~50ml，每日 3 次，维持剂量应调至每日最多 2~3 次软便，大便 pH 5.0~5.5。

【不良反应】见乳果糖的不良反应表。

乳果糖的不良反应表

分类	临床报道（发生率不明）	不良反应处置
免疫系统	过敏反应	过敏反应给予抗过敏药对症治疗
消化系统	腹胀、腹痛、腹泻	停药即可
其他	电解质紊乱	

【咨询要点】①注意事项：治疗初始几日可能会有腹胀，通常继续治疗即可消失，当剂量

高于推荐治疗剂量时，可能会出现腹痛和腹泻，此时应减少使用剂量。如果长期大剂量服用（通常仅见于 PSE 的治疗），患者可能会因腹泻出现电解质紊乱。②药物过量：若剂量过高，可能出现腹痛或腹泻，停药即可。

双环醇 [药典（二）；基（基）；医保（乙）]
Bicyclol

【分类】消化系统用药。

【药理作用】动物实验结果发现双环醇对四氯化碳、D– 氨基半乳糖、对乙酰氨基酚引起的小鼠急性肝损伤的氨基转移酶升高、小鼠免疫性肝炎的氨基转移酶升高有降低作用，肝脏组织病理形态学损害有不同程度的减轻。体外试验结果显示双环醇对肝癌细胞转染人乙肝病毒的 2.2.15 细胞株具有抑制 HBeAg、HBV DNA、HBsAg 分泌的作用。

【适应证】用于治疗慢性肝炎所致的氨基转移酶升高。

【用法用量】口服，成人常用剂量每次 25mg（1 片），必要时可增至 50mg（2 片），每日 3 次，最少服用 6 个月或遵医嘱，应逐渐减量。

【不良反应】见双环醇的不良反应表。

双环醇的不良反应表

分类	罕见	不良反应处置
免疫系统	皮疹、瘙痒	均为轻度或中度，一般无需停药，或短暂停药，或对症治疗即可缓解
消化系统	腹胀、恶心、胃部不适、血清氨基转移酶升高、肝功能异常	均为轻度或中度，一般无需停药，或短暂停药，或对症治疗即可缓解
血液系统	血小板下降、血红蛋白和白细胞计数异常、粒细胞减少	
神经系统	头晕、头痛、睡眠障碍、乏力	均为轻度或中度，一般无需停药，或短暂停药，或对症治疗即可缓解
其他	一过性血糖血肌酐升高、脱发、高热、血尿、视物模糊、血压升高、肌痛	

【咨询要点】①注意事项：尚无本品对孕妇及哺乳期妇女的研究资料，同其他药物一样，应权衡利弊，谨慎使用。在用药期间应密切观察患者临床症状、体征和肝功能变化，疗程结束后也应加强随访。②毒性反应：本品动物毒性试验提示给药相当于人用量 150 倍和400 倍，未出现毒性反应。

参考文献

[1]陈赛男 王晨.基于国家药品不良反应监测系统数据库的双环醇片不良反应发生情况分析 [J].首都食品与医药，2018，25（22）：60–61.

青霉胺 [药典（二）；基（基）；医保（甲）]
Penicillamine

【分类】解毒药，免疫系统用药。

【药理作用】①络合作用：本品能络合铜、铁、汞、铅、砷等重金属，形成稳定和可溶性复合物由尿排出。其驱铅作用不及依地酸钙钠，驱汞作用不及二巯丙醇；但本品可口服，不良反应稍小,可供轻度重金属中毒或其他络合剂有禁忌时选用。肝豆状核变性(Wilson病),是一种常见染色体隐性遗传疾病,主要有大量铜沉积于肝和脑组织,引起豆状核变性和肝硬化,本品能与沉积在组织的铜结合形成可溶性复合物由尿排出。胱氨酸尿及其结石,本品能与胱氨酸反应形成半胱氨酸—青霉胺二硫化物的混合物,从而降低尿中胱氨酸浓度;该混合物的溶解度要比胱氨酸大50倍,因此能预防胱氨酸结石的形成;长期服用6~12个月,可能使已形成的胱氨酸结石逐渐溶解。②抗类风湿关节炎:治疗类风湿关节炎的作用机制尚未明了,用药后发现有改善淋巴细胞功能,明显降低血清和关节囊液中的IgM类风湿因子和免疫复合物的水平,但对血清免疫球蛋白绝对值无明显降低。体外有抑制T细胞的活力,而对B细胞无影响。本品还能抑制新合成原胶原交叉连接,故也用于治疗皮肤和软组织胶原病。

【适应证】用于治疗重金属中毒;也用于其他药物治疗无效的严重活动性类风湿关节炎。

【用法用量】①成人常规剂量:口服给药,一般1日1g(8片),分4次口服。②肝豆状核变性、类风湿关节炎:开始时1日125~250mg(1~2片),以后每1~2月增加125~250mg(1~2片),常用维持量为1次250mg(2片),1日4次,1日最大量一般每日不超过1.5g(12片)。待症状改善,血铜及铜蓝蛋白达正常时,可减半量,1日500~750mg(4~6片)或间歇用药。治疗3~4个月仍无效时,应改用其他药物治疗。③重金属中毒:1日1~1.5g(8~12片),分3~4次服。5~7日为1个疗程;停药3日后,可开始下1个疗程。根据体内毒物量的多少一般需1~4个疗程。

【不良反应】见青霉胺的不良反应表。

青霉胺的不良反应表

分类	少见	罕见	临床报道(发生率不明)	不良反应处置
免疫系统	全身瘙痒、皮疹、荨麻疹、发热、关节疼痛和淋巴结肿大	狼疮样红斑和剥脱性皮炎		出现过敏反应时,应立即停用一切可疑的致敏药,鼓励患者多饮开水,在医师指导下口服抗组胺药、维生素C和静脉使用钙剂,必要时全身使用糖皮质激素治疗
内分泌系统		铜、铁、锌或其他微量元素的缺乏		
消化系统		恶心、呕吐、食欲减退、腹痛、腹泻、味觉减退、口腔溃疡、舌炎、牙龈炎及溃疡病复发、氨基转移酶升高	有黄疸的报道	大多数不良反应可在停药后自行缓解和消失
泌尿系统	蛋白尿	肾病综合征		
血液系统		血小板和白细胞减少、粒细胞缺乏,严重者可出现再生障碍性贫血、嗜酸性粒细胞增多、溶血性贫血		大多数不良反应可在停药后自行缓解和消失
神经系统		眼睑下垂、斜视、动眼神经麻痹、周围神经病变、肌无力	癫痫持续状态	癫痫发生在长期服用情况下
呼吸系统		加重或诱发哮喘发作、过敏性肺炎		

续表

分类	少见	罕见	临床报道 （发生率不明）	不良反应处置
其他		皮肤变脆和出血，并影响创口愈合	据报道本药尚可导致狼疮样综合征、重症肌无力、肺出血－肾炎综合征、多发性肌炎、耳鸣	

【咨询要点】毒性反应：本品可影响胚胎发育。动物实验发现有骨骼畸形和腭裂等。患有类风湿关节炎和胱氨酸尿的孕妇，在妊娠期服用本品曾报道其出生婴儿有发育缺陷，因此，孕妇应忌服。若必须服用，则每日剂量不超过1g。预计孕妇需作剖腹产者，应在妊娠末6周起，至产后伤口愈合前剂量每日限在250mg。尚不明确本药是否可分泌入乳汁，建议哺乳期妇女禁用。

水飞蓟宾 [药典（二）；基（基）；医保（乙）]
Silibinin

【分类】肝病辅助治疗药。

【药理作用】水飞蓟宾能够稳定肝细胞膜，保护肝细胞的酶系统，清除肝细胞内的活性氧自由基，从而提高肝脏的解毒能力，避免肝细胞长期接触毒物、服用肝毒性药物、吸烟、饮酒等情况下受到损伤。

【适应证】用于急、慢性肝炎，脂肪肝的肝功能异常的恢复。

【用法用量】口服，成人每日3次，每次2~4粒；或遵医嘱。

【不良反应】主要表现为轻微的胃肠道症状（恶心、呃逆）和胸闷等。

熊去氧胆酸 [药典（二）；基（基）；医保（甲）]
Ursodeoxycholic Acid

【分类】利胆药。

【药理作用】本品可增加胆汁酸的分泌，同时导致胆汁酸成分的变化，使本品在胆汁中的含量增加。本品还能显著降低人胆汁中胆固醇及胆固醇酯的摩尔浓度和胆固醇的饱和指数，从而有利于结石中胆固醇逐渐溶解。

【适应证】本品用于胆固醇型胆结石形成及胆汁缺乏性脂肪泻，也可用于预防药物性结石形成及治疗脂肪痢（回肠切除术后）。

【用法用量】成人口服：每日8~10mg/kg，早、晚进餐时分次给予。疗程最短为6个月，6个月后超声波检查及胆囊造影无改善者可停药；如结石已有部分溶解则继续服药直至结石完全溶解。

【不良反应】见熊去氧胆酸的不良反应表。

熊去氧胆酸的不良反应表

分类	少见	罕见	临床报道（发生率不明）	不良反应处置
免疫系统		荨麻疹、过敏	大疱性表皮松解、红斑型药疹、固定性药疹	

续表

分类	少见	罕见	临床报道（发生率不明）	不良反应处置
消化系统	腹泻	便秘、胰腺炎、右上腹疼痛、胆结石钙化	药物性肝损害	
神经系统		头痛、头晕		停药可缓解
循环系统		心动过速		

参考文献

［1］罗国庆，钟建勋.熊去氧胆酸胶囊致大疱性表皮松解［J］.药物不良反应杂志，2017，19（1）：52-53.

［2］薛倩，彭涛，王晶桐.熊去氧胆酸胶囊致药物性肝损害1例［J］.中华肝脏病杂志，2015，23（9）：714-715.

去氢胆酸 [药典（二）；基（基）；医保（乙）]
Dehydrocholic Acid

【分类】利胆药。

【药理作用】本品有利胆作用，可促进胆汁分泌，增加胆汁容量，使胆道畅通，对消化脂肪也有一定的促进作用。

【适应证】用于慢性胆囊炎的辅助治疗。

【用法用量】口服。成人每次 1~2 片，每日 3 次，饭后服。

【不良反应】见去氢胆酸的不良反应表。

去氢胆酸的不良反应表

分类	临床报道（发生率不明）	不良反应处置
消化系统	嗳气、打嗝、腹泻、恶心	如持续存在，应对症处理
其他	肌痉挛、直肠区周围皮肤刺激等	一般可耐受

【咨询要点】①注意事项：妊娠期头 3 个月慎用，儿童不宜使用。②毒性反应：长期滥用或一时用量过多，可导致电解质失衡，甚至可出现呼吸困难、心搏骤停、心律失常、肌痉挛、极度疲乏无力。

非布丙醇 [药典（二）]
Febuprol

【分类】利胆剂。

【药理作用】本品有利胆作用，动物实验证明，无论肝实质是否损伤，均可使胆汁分泌增加，此外尚具有松弛胆管平滑肌及奥狄括约肌、降低血中胆固醇的作用。

【适应证】用于治疗胆囊炎、胆石症。

【用法用量】口服：每次 200mg 胶丸（4 粒），每日 3 次；儿童口服 2~4mg/kg，每日 3 次。饭前服用。

【不良反应】偶有胃部不适，用药初期会发生腹泻。

【咨询要点】用药初期会发生腹泻，此时应减置或停药数日，重新用药时由低剂量开始逐渐增加至所需剂量。孕妇尤其妊娠前 3 个月及哺乳期妇女禁用。

苯丙醇 ^[药典（二）；基（基）；医保（乙）]
Phenylpropanol

【分类】利胆药。

【药理作用】本品为一种作用较强的胆汁分泌促进剂，能增加肝血流量，松弛胆道口括约肌，促使胆汁排出；也可促进消化，排出结石，降低血胆固醇；可减轻恶心、腹胀、腹痛、厌油等症状。

【适应证】用于慢性胆囊炎的辅助治疗。

【用法用量】口服，成人每次 1~2 粒，每日 3 次。餐后服用。

【不良反应】见苯丙醇的不良反应表。

苯丙醇的不良反应表

分类	临床报道（发生率不明）	不良反应处置
消化系统	胃部不适	减量或停药后可消失
其他	胶丸剂偶见刺激反应或光敏反应	

【咨询要点】注意事项：如应用本品超过 3 周，每日剂量不宜超过 2 粒。妊娠期头 3 个月妇女慎用。

托尼萘酸
Tolynicate and Napthylacetic Acid

【分类】作用肝炎辅助用药。

【药理作用】本品为复方制剂，由对甲基苯甲醇烟酸酯及 5α－萘乙酸组成。对甲基苯甲醇烟酸酯为一种油状液体，具有促进胆汁分泌和护肝作用。动物实验表明，可抑制酒精中毒引起的肝细胞破坏。α－萘乙酸为一种有机弱酸，具有促进胆汁分泌及护肝作用，其利胆效应具有作用强、持续时间长及胆汁、胆色素和胆酸分泌成比例增加（真性生理胆汁分泌）的特点。在动物实验中可使肝内脂肪经血转运到肝外脂肪库内，对酒精中毒所致的肝细胞破坏有明显的抑制作用。本品中两药经动物和临床实验得出了 1∶2 最佳配伍剂量，可在促进胆汁分泌、护肝和抗炎等方面显示出最强的协同作用。本品中含有酯化的烟酸，可缓解伴有炎症过程的胆道痉挛所致的疼痛。

【适应证】①用于整个胆管系统的急性、亚急性和慢性炎症性疾病，以及各种阻断了肝脏胆汁分泌的疾病，如肝炎、胆管炎、胆囊炎、胆石症、胆汁性绞痛、胆汁淤滞及黄疸等。②用于预防胆汁分泌功能不全患者进食大量脂肪性食物后引致的消化不良性疼痛。③用于 X 线造影时可提高胆囊和胆管的显影率。

【用法用量】餐前 30 分钟服 1~2 片，每日 3 次。用于胆管造影时，在注射前、注射后 20 分钟及 50 分钟各服 5 片，用于口服造影剂的胆管造影时，按每小时服用造影剂的间隔时间，每次同服本品 2 片，即总量为 12~14 片。

【不良反应】见托尼萘酸不良反应表。

托尼萘酸不良反应表

分类	临床报道（发生率不明）	不良反应处置
消化系统	一过性 ALT 升高、轻度腹泻、便秘	
其他	皮疹、过敏反应（面红、全身红色丘疹伴瘙痒）	停药后可消退

【咨询要点】①注意事项：长期服用可能对肾功能有一定影响，长期服药应做肾功能监测。②药物相互作用：本品与多种抗生素合用时，可提高胆汁内抗生素的浓度。口服本品可使四环素在胆汁中的浓度提高 37 倍，青霉素 G 在胆汁中的浓度提高 20 倍，磺胺在胆汁中的浓度提高 32%~89%，但不引起磺胺结晶的危险。

羟甲香豆素 [药典（二）]
Hymecromone

【分类】利胆药。

【药理作用】本品对胆道口括约肌有舒张作用，并有较强的解痉、镇痛作用。在治疗过程中，无须加用其他利胆药、解痉镇痛药，炎症明显时可酌情短期加用抗生素。利胆作用明显，镇痛作用较强（强于阿托品），具有解除胆道口括约肌痉挛，增加胆汁分泌，加强胆囊收缩和抑菌等作用，有利于结石排出，对胆总管结石有一定排石效果。此外，部分原有 ALT 升高的患者，服药后 ALT 随炎症的消除而恢复正常。

【适应证】用于胆囊炎、胆道感染、胆石症、胆囊术后综合征。

【用法用量】口服：每日 3 次，每次 0.4g，餐前服。

【不良反应】见羟甲香豆素不良反应表。

羟甲香豆素不良反应表

分类	临床报道（发生率不明）	不良反应处置
消化系统	腹胀、腹泻	停药后可自行消失
其他	头晕、胸闷、皮疹	停药后可自行消失

【咨询要点】注意事项：大剂量时可引起胆汁分泌过度和腹泻，对梗阻性或传染性黄疸患者须慎用。

羟甲烟胺
Hydroxymethylnicotinamide

【分类】利胆药。

【药理作用】本品为利胆保肝药，有较强的解除胆道口括约肌痉挛的作用，并能促进胆汁分泌，增加胆汁中水分，稀释胆汁，加强胆囊收缩，对胆总管结石有一定的排石作用，也能在一定程度上防止脂肪肝变性。本品还具有抑菌作用，对胆道、肠道细菌（如肠球菌、大肠埃希菌等）均有抑制作用。口服后迅速吸收，t_{max} 1~1.5 小时，$t_{1/2}$ 约 4~8 小时。主要经肝脏代谢，以代谢物形式及部分原型随胆汁和尿排泄。

【适应证】用于胆囊炎和胆管炎、肝功能障碍、肝源性黄疸、胆石症、胃十二指肠炎、急性肠炎、结肠炎、胃溃疡等症。

【用法用量】①片剂：每片 0.5g，口服。每次 2 片，每日 3 次，连服 2~4 日后，改为每日服 4 片，分 2~3 次服。严重病例每 2 小时服 1 次。小儿每次 1/2~1 片，每日 3 次。②注射液：每支 0.4g（10ml）。严重慢性病例，可缓慢静脉注射，开始每日 1~2 支，以后继续隔日 1 支。

【不良反应】见羟甲烟胺不良反应表。

羟甲烟胺不良反应表

分类	临床报道（发生率不明）	不良反应处置
消化系统	腹胀	停药后可自行消失
其他	头晕、胸闷、皮疹	停药后可自行消失

【咨询要点】注意事项：妊娠期妇女慎用。胆道阻塞、肝性脑病患者禁用。

丁二磺酸腺苷蛋氨酸
Ademetionine 1,4–Butanedisulfonate

【分类】其他胆治疗药。

【药理作用】丁二磺酸腺苷蛋氨酸是人体组织和体液中普遍存在的一种生理活性分子，它做为甲基供体（转甲基作用）和生理性巯基化合物（如半胱氨酸、牛磺酸、谷胱甘肽和辅酶 A 等）的前体（转硫基作用）参与体内重要的生化反应。在肝内，腺苷蛋氨酸通过使质膜磷脂甲基化而调节肝脏细胞膜的流动性，而且通过转硫基反应可以促进解毒过程中硫化产物的合成。这些反应有助于防止肝内胆汁淤积。

【适应证】①适用于肝硬化前和肝硬化所致肝内胆汁淤积。②适用于妊娠期肝内胆汁淤积。

【用法用量】每日 500~1000mg，肌内或静脉注射。

【不良反应】见丁二磺酸腺苷蛋氨酸的不良反应表。

丁二磺酸腺苷蛋氨酸的不良反应表

分类	临床报道（发生率不明）	不良反应处置
呼吸系统	呼吸困难	
神经系统	昼夜节律紊乱	
循环系统	血压升高	若停药后血压持续升高可对症治疗

参考文献

［1］杨霞，于磊，谢宇，等.注射用丁二磺酸腺苷蛋氨酸致呼吸困难和血压升高［J］.药物不良反应杂志，2017，19（4）：310–311.

地芬诺酯^[药典（二）；基（基）；医保（甲）]
Diphenoxylate

【分类】止泻药。

【药理作用】地芬诺酯是哌替啶的衍生物，代替阿片制剂。对肠道作用类似吗啡，直接作用于肠平滑肌，通过抑制肠黏膜感受器，消除局部黏膜的蠕动反射而减弱蠕动，同时可增加肠的节段性收缩，从而延长肠内容物与肠黏膜的接触，促进肠内水分的回吸收。配以抗胆碱药阿托品，协同加强对肠管蠕动的抑制作用。

【适应证】用于急、慢性功能性腹泻及慢性肠炎。

【用法用量】口服。①成人：每次 1~2 片，每日 2~3 次，首剂加倍，饭后服。至腹泻控制时，即可减少剂量。②小儿：8~12 岁，每次 1 片，每日 4 次；6~8 岁，每次 1 片，每日 3 次；2~5 岁，每次 1 片，每日 2 次。

【不良反应】不良反应少见，服药后偶见口干、恶心、呕吐、头痛、嗜睡、抑郁、烦躁、失眠、皮疹、腹胀及肠梗阻等，减量或停药后消失；嗜睡、精神差。

【咨询要点】①注意事项：不良反应：有致畸作用，孕妇禁用；哺乳期妇女亦避免使用。只宜用常量短期治疗，以免产生依赖性。②药物过量：过量可产生呼吸抑制和昏迷，可洗胃并予纳洛酮解救。

联苯双酯 [药典（二）；基（基）；医保（甲）]
Bifendate

【分类】治疗肝炎辅助用药。

【药理作用】联苯双酯为我国研制的治疗肝炎的降酶药物，是合成五味子丙素的一种中间体，具有保护肝脏、对抗肝损害和增强肝脏解毒功能的作用。药理实验证明，联苯双酯对多种化学毒物如四氯化碳及硫代乙酰胺所引起的，以及由于皮质激素诱导肝脏蛋白所引起的 ALT 升高均有明显的降低作用，并具有降酶速度快、幅度大的特点。联苯双酯降低四氯化碳肝损伤的原理系阻抑了四氯化碳的毒性代谢物导致的肝细胞生物膜的结构和功能的损害，联苯双酯能抑制四氯化碳所引起的肝微粒体脂质过氧化，抑制四氯化碳与肝微粒体、脂质的共价结合，并能抑制四氯化碳代谢转化为一氧化碳，以及四氯化碳代谢过程中对还原型辅酶Ⅱ及氧的消耗。此外，联苯双酯对肝脏解毒过程中起关键作用的终末氧化酶细胞色素 P450 有明显诱导作用，可加强肝脏对毒物（如四氯化碳）及某些致癌物的解毒能力。

【适应证】本品对肝炎主要症状如肝区痛、乏力、腹胀等的改善有一定疗效，但对肝脾肿大的改变无效。适用于迁延性肝炎及长期单项 ALT 异常者。

【用法用量】每粒含 1.5mg 的滴丸，每日 3 次，每次 5 丸，必要时可增至 6~10 丸，连用 3 个月，ALT 下降至正常后改为每日 2 次，每次 5 丸，再用 3 个月。每片含 25mg 的制剂，每日 3 次，每次 1~2 片，6 个月为 1 个疗程。

【不良反应】见联苯双酯的不良反应表。

联苯双酯的不良反应表

分　类	临床报道（发生率不明）	不良反应处置
免疫系统	皮疹、速发型变态反应	一般加用抗变态反应药物后即可消失
消化系统	口干、轻度恶心	
血液系统	血清胆红素升高	

精氨酸 [药典（二）；基（基）；医保（甲）]
Arginine

【分类】肝胆疾病辅助用药。

【药理作用】本品又称蛋白氨基酸，是氨基酸类化合物。本品在人体内参与鸟氨酸循环，促进尿素的形成，使人体内产生的氨经鸟氨酸循环转变成无毒的尿素，由尿中排出，从而降低血氨浓度。本品有较高浓度的氢离子，有助于纠正肝性脑病时的酸碱平衡。

【适应证】①适用于血氨增高的肝昏迷，特别是伴有碱中毒的患者。②用于辅助测定脑垂体功能。③口服用于精液分泌不足和精子缺乏引起的男性不育症。④还可用于婴幼儿补充精氨酸。

【用法用量】静脉滴注：每次 15~20g，加入 10% 的葡萄糖注射液中缓慢滴注（大于 4 个小时），每日 1~2 次。小儿酌减。

【不良反应】见精氨酸的不良反应表。

精氨酸的不良反应表

分　类	临床报道（发生率不明）	不良反应处置
免疫系统	静脉炎、局部皮肤损伤	
消化系统	恶心、呕吐	停药后可消失
血液系统	盐酸盐可引起高氯性酸中毒，肾功能减退者或大剂量时更易发生酸中毒，肝肾功能不全或糖尿病患者使用本品可引起高钾血症	
神经系统	头痛	
心血管系统	低血压	
其他	过敏反应、静脉滴注过快可引起流涎、面部潮红及呕吐、肢体麻木、组织异常增生	

【咨询要点】注意事项：长期大剂量应用可引起高氯性酸中毒，用药期间应监测血气分析、酸碱平衡和电解质。

参考文献

［1］白雪，何秋毅.1 例精氨酸输液不当导致皮肤坏死的治疗实践［J］.药学实践杂志，2016，34（02）：179-180.

奥曲肽 [药典（二）；医保（乙）]
Octreotide

【分类】抗生长激素类。

【药理作用】本品具有多种生理活性，如抑制生长激素、促甲状腺素；对胃酸、胰酶、胰高血糖素和胰岛素的分泌有抑制作用；能降低胃的运动和胆囊排空，抑制缩胆囊素 - 胰酶泌素的分泌，减少胰腺分泌，对胰腺实质细胞膜有直接保护作用；减少内脏血流量，降低门脉压力，减少肠道过度分泌，增加肠道对水和钠的吸收。

【适应证】①用于肢端肥大症、肝硬化所致食管胃静脉曲张出血的紧急治疗；②与特殊治疗（如内窥镜硬化剂治疗）合用；③预防胰腺术后并发症；④缓解与胃肠内分泌肿瘤有关的症状和体征；⑤对 VIP 瘤、胰高糖素瘤、胃泌素瘤、胰岛素瘤、生长激素释放因子瘤等肿瘤有效。

【用法用量】①肢端肥大症：开始每 8 小时皮下注射 1 次，每次 0.05~0.1mg，然后每月依循环 GH、IGF-1 水平和临床反应及耐受性做相应调整，多数患者每日最适剂量为 0.2~0.3mg。②胃肠胰内分泌肿瘤：最初皮下注射每日 1~2 次，每次 0.05mg，根据临床反应和肿瘤分泌的激素浓度（在类癌的情况下，根据 5- 羟吲哚乙酸的尿液排泄量）以及耐受性，渐增至每次 0.2mg，每日 3 次。用药后临床症状和实验室检查未改善时，奥曲肽用药不能超过 1 周。③预防胰腺手术后并发症：皮下注射每日 3 次，每次 0.1mg，连续 7 日，第 1 次用药至少在术前 1 小时进行。食管 – 胃静脉曲张出血连续静脉滴注 0.025mg/h，最多治疗 5 日。在患有食管 – 胃静脉曲张出血的肝硬化患者中，奥曲肽连续静脉滴注，0.05mg /h 持续 5 日。

【不良反应】见奥曲肽的不良反应表。

奥曲肽的不良反应表

分类	常见	少见	罕见	临床报道 （发生率不明）	不良反应处置
免疫系统		过敏性休克、瘙痒、斑丘疹、静脉炎、红斑疹		局部反应包括疼痛或注射部位的针刺、麻刺或烧灼感，可伴有红肿	作用极少持续 15 分钟以上，而且可以采取注射前让药液达到室温或减少溶剂用量提高药物浓度的方法来减轻局部不适
消化系统		药物性肝损害、胆囊肿大、呕吐		腹泻、腹痛、恶心、胃肠胀气、便秘、稀便、呕吐、胃肠道运动不畅、胆石症、胆汁浑浊	
血液系统		血小板下降			
神经系统				头痛、头晕、乏力	
心血管系统	心律失常、心悸、胸闷	血压升高、血压下降、心绞痛、窦性心动过缓			
内分泌系统		低血糖		高血糖、甲状腺功能不全（例如促甲状腺激素降低、总 T_4 降低和游离 T_4 降低）、糖耐量降低	通过较频繁的小剂量给药可控制血糖浓度的明显波动
其他		四肢麻木	腰背部持续性疼痛、死亡	局部疼痛、急性胰腺炎	

【咨询要点】毒性反应：在接受本品治疗长达 15 年的患者中没有在注射部位形成肿瘤的报道。

参考文献

［1］谢文静 .92 例奥曲肽不良反应文献分析［J］. 中国药物警戒，2017，14（09）：551–554.

［2］许晶盈 . 奥曲肽致血糖升高 1 例病例分析［J］. 中国医药指南，2017，15（13）：187.

生长抑素 ^{药典（二）；医保（乙）}
Somatostatin

【分类】其他消化系统用药。

【药理作用】本品为人工合成的环状氨基酸十四肽，与天然的生长抑素十四肽在原始结构、化学反应及生物效应上完全相同。可以抑制生长激素、促甲状腺激素、胰岛素、胰高血糖素的分泌；可以抑制由试验餐和 5- 肽胃泌素刺激的胃酸分泌，可抑制胃蛋白酶、胃泌素的释放；可以显著减少内脏血流，降低门静脉压力，降低侧支循环的血流和压力，减少肝脏血流量；减少胰腺的内外分泌以及胃小肠和胆囊的分泌，降低酶活性，对胰腺细胞有保护作用；可影响胃肠道吸收和营养功能。

【适应证】严重急性食道静脉曲张出血；严重急性胃或十二指肠溃疡出血，或并发急性糜烂性胃炎或出血性胃炎；胰、胆和肠瘘的辅助治疗；胰腺术后并发症的预防和治疗；糖尿病酮症酸中毒的辅助治疗。

【用法用量】①对严重急性上消化道出血（包括食道静脉曲张出血）治疗：建议首先缓慢静脉注射 250μg 本品，作为负荷剂量，而后立即进行每小时 250μg 的静脉滴注给药。当两次输液给药间隔大于 3~5 分钟时，应重新静脉注射 250μg 本品，以确保给药的连续性。当止住大出血后（一般在 12~24 小时内），治疗应继续 48~72 小时，以防止再次出血。对于上述病例，通常的治疗时间是 120 小时。②对胰瘘、胆瘘、肠瘘的辅助治疗：应采用每小时 250μg 的速度静脉连续滴注给药，直到瘘管闭合（2~20 日），这种治疗可作为全胃肠外营养的辅助措施。③对胰腺外科手术后并发症的预防和治疗：手术开始时，作为辅助治疗，以每小时 250μg 速度滴注本品；手术后，持续滴注给药 5 日。④对糖尿病酮症酸中毒的辅助治疗：对酮症酸中毒的患者，以每小时 100~500μg 的速度静脉滴注本品同时配合胰岛素治疗，3 小时内可缓解酮症酸中毒，4 小时内可使血糖恢复正常。

【不良反应】见生长抑素的不良反应表。

生长抑素的不良反应表

分类	临床报道（发生率不明）	不良反应处置
免疫系统	过敏性休克	出现过敏性休克立即停药，按过敏性休克治疗原则处理
消化系统	口唇麻木	
内分泌系统	低血糖	
心血管系统	心律失常	

【咨询要点】注射本品的速度超过 50μg/min 时，则会产生恶心、呕吐。长期使用生长抑素可能对类风湿关节炎患者产生不良影响。

参考文献

[1]隋杰，葛现才，陈杰.生长抑素不良反应文献概述［J］.中国药物滥用防治杂志，2016，22（05）：294-295.

乌司他丁 ［药典（二）；医保（乙）］
Ulinastatin

【分类】其他消化系统用药。

【药理作用】本品系从人尿提取精制的糖蛋白，属蛋白酶抑制剂。具有抑制胰蛋白酶等各种胰酶活性的作用，常用于胰腺炎的治疗。此外，本品尚有稳定溶酶体膜、抑制溶酶体酶的释放和抑制心肌抑制因子产生等作用，故可用于急性循环衰竭的抢救治疗当中。

【适应证】急性胰腺炎；慢性复发性胰腺炎的急性恶化期；急性循环衰竭的抢救辅助用药。

【用法用量】①急性胰腺炎、慢性复发性胰腺炎：初期每次 100 000 单位溶于 500ml 5% 葡萄糖注射液或氯化钠注射液中静脉滴注，每次静脉滴注 1~2 小时，每日 1~3 次，以后随症状消退而减量。②急性循环衰竭：每次 100 000 单位溶于 500ml 5% 葡萄糖注射液或氯化钠注射液中静脉滴注，每次静脉滴注 1~2 小时，每日 1~3 次，或每次 100 000 单位溶于 5~10ml 氯化钠注射液中，每日缓慢静脉推注 1~3 次。并可根据年龄、症状适当增减。

【不良反应】见乌司他丁的不良反应表。

乌司他丁的不良反应表

分类	罕见	临床报道（发生率不明）	不良反应处置
免疫系统	皮疹、瘙痒、皮肤过敏、注射部位血管痛及发红、瘙痒感、发疹、发热、寒战、过敏样反应	过敏性休克	发生休克，立即肌内或皮下注射 0.1% 肾上腺素注射液 0.5~1ml（小儿酌减），必要时可数分钟重复注射 1 次或进行静脉、心内注射。并根据需要进行输液、给氧、滴注肾上腺皮质激素（氢化可的松或地塞米松），应用升压药和其他必要的急救措施。有呼吸困难时可缓慢静脉注射氨茶碱 0.25~0.5g，同时人工呼吸
消化系统	恶心、呕吐、腹泻、肝功能异常、AST 及 ALT 上升	唾液分泌增多、黄疸	
循环系统	颜面肿胀，白细胞减少或嗜酸性粒细胞增多	一过性血压升高、心悸、总胆红素升高、血小板减少、白细胞减少	出现异常时，终止给药，并给予适当处理
呼吸系统		支气管痉挛、呼吸困难、气促	
泌尿系统		血红蛋白尿、肾功能异常	
神经系统		头晕、头痛、烦躁、憋气、淡漠、思维异常、乏力	

参考文献

［1］马洁，张四喜，宋燕青.注射用乌司他丁致迟发型过敏反应及颜面部肿胀一例［J］.实用药物与临床，2016，19（11）：1455-1456.

胶体果胶铋 ^[药典（二）；基（基）；医保（乙）]
Colloidal Bismuth Pectin

【分类】胃黏膜保护剂。

【药理作用】本品是一种胶态铋制剂，为生物大分子果胶酸（D- 多聚半乳糖醛酸）与金属铋离子及钾离子形成的盐。本品在酸性介质中具有较强的胶体特性，可在胃黏膜上形成一层固定的保护膜，增强胃黏膜的屏障保护作用，因此对消化性溃疡和慢性胃炎有较好的治疗作用。同时，由于胶体铋剂可杀灭幽门螺杆菌，有利于提高消化性溃疡的愈合率和降低复发率。与其他胶态铋制剂比较，本品的胶体特性好；此外，本品与受损伤黏膜的黏附性具有高度选择性，且对消化道出血有止血作用。

【适应证】①用于胃及十二指肠溃疡，也可用于慢性浅表性胃炎、慢性萎缩性胃炎和消化道出血的治疗。②本品与抗生素合用，可根除幽门螺杆菌，用于幽门螺杆菌相关的胃、十二指肠溃疡及慢性胃炎、胃 MALT 淋巴瘤、早期胃癌术后、胃食管反流病及功能性消化不良等。③也可与抑制胃酸分泌药（质子泵抑制剂和 H_2 受体拮抗药）组成四联方案，作为根除幽门螺杆菌失败的补救治疗。

【用法用量】①治疗消化性溃疡和慢性胃炎：每次 3~4 粒，每日 4 次，于三餐前半小时各服 1 次，睡前加服 1 次。疗程一般为 4 周。②治疗消化道出血：将胶囊内药物倒出，用水冲开搅匀服用，日剂量 1 次服用，儿童用量酌减。

【不良反应】见胶体果胶铋的不良反应表。

胶体果胶铋的不良反应表

分类	常见	不良反应处置
消化系统	可使大便呈无光泽的黑褐色	属正常现象，停药后 1~2 天内粪便色泽可转为正常

【咨询要点】注意事项：严重肾功能不全者及妊娠期妇女禁用。

复方铝酸铋 [药典（二）；基（基）；医保（乙）]
Compound Bismuth Aluminate

【分类】抗酸剂、胃黏膜保护药。

【药理作用】本品中铝酸铋在胃及十二指肠黏膜上形成保护膜，碳酸氢钠、重质碳酸镁均有明显抗酸作用，与甘草浸膏、弗朗鼠李皮、茴香配成复方，可中和胃酸，消除胃肠胀气和大便秘结，增强胃及十二指肠黏膜屏障，使黏膜再生。

【适应证】适用于胃溃疡、十二指肠溃疡、慢性浅表性胃炎、胃酸过多和十二指肠球炎等。

【用法用量】口服：每次 1~2 袋，每日 3 次，饭后服用（将颗粒倒入口中，用水送服），疗程 1~2 月。

【不良反应】见复方铝酸铋的不良反应表。

复方铝酸铋的不良反应表

分类	罕见	不良反应处置
消化系统	便秘、稀便、口干、恶心、腹泻	停药后可自行消失，如呈稀便时，可减量服用
神经系统	失眠	

【咨询要点】注意事项：服药期间，粪便呈黑色属正常现象。本品不能与牛奶同服，连续使用不得超过 7 日。

枸橼酸钾 [药典（二）；基（非基药）；医保（乙）]
Potassium Citrate

【分类】钾制剂。

【药理作用】本品为补钾剂。钾离子为维持细胞新陈代谢、细胞内渗透压和酸碱平衡、神经冲动传导、肌肉收缩、心肌收缩所必需。

【适应证】用于防治各种原因引起的低钾血症。

【用法用量】温开水冲服，每次 1~2 包，每日 3 次。

【不良反应】见枸橼酸钾的不良反应表。

枸橼酸钾的不良反应表

分类	常见	不良反应处置
消化系统	口服可有异味感及胃肠道刺激症状，恶心、呕吐、腹痛、腹泻	无需处理，停药数日后可缓解
其他	高钾血症，表现为软弱、乏力、手足口唇麻木、意识模糊、呼吸困难等	

【咨询要点】注意事项：用药期间注意复查血钾的浓度；排尿量低于正常水平的患者慎用；餐后服用以避免本品类缓泻作用。

胶体酒石酸铋 [药典（二）]
Colloidal Bismuth Tartrate

【分类】胃黏膜保护剂。

【药理作用】本品能在肠胃黏膜表面形成保护层，有利于溃疡的愈合和炎症的消除，且能刺激黏膜上皮细胞分泌黏液，加强对黏膜的保护和杀灭幽门螺杆菌。

【适应证】用于治疗消化性溃疡，特别是幽门螺杆菌相关性溃疡；亦可用于慢性结肠炎、溃疡性结肠炎所致腹泻及慢性浅表性和萎缩性胃炎。

【用法用量】口服。每次 165 mg（3 粒），每日 4 次，分别于 3 餐前 1 小时及临睡时服用。

【不良反应】偶可出现恶心、便秘等消化道症状。

【咨询要点】①服药期间若出现黑褐色无光泽大便但无其他不适，为正常现象。停药后1~2 日后粪便色泽可转为正常。孕妇禁用；哺乳期妇女应用本品时应暂停哺乳。本品不宜大剂量长期服用。②药物过量：本品若大剂量长期服用，会出现铋中毒现象，表现为皮肤黑褐色，应立即停药并作适当处理。

硫糖铝 [药典（四）；医保（乙）]
Sucralfate

【分类】消化系统药物（胃黏膜保护药）。

【药理作用】①硫糖铝为蔗糖硫酸酯的碱式铝盐，是一种胃黏膜保护剂，具有保护溃疡面，促进溃疡愈合的作用。硫糖铝在酸性环境下，可解离为带负电荷的八硫酸蔗糖，并聚合不溶性胶体，保护胃黏膜；能与溃疡或炎症处的带正电荷的渗出蛋白质结合，在溃疡面或炎症处形成一层薄膜，保护溃疡或炎症黏膜抵御胃酸的侵袭，促进溃疡愈合。与溃疡病灶的亲和力约为正常黏膜的6~7 倍。②硫糖铝能吸附胃蛋白酶，抑制该酶分解蛋白质。治疗剂量时，胃蛋白酶活性可下降约30%。③硫糖铝也可中和胃酸，但作用弱，1g 硫糖铝只能中和 2.5mmol/L 盐酸。④硫糖铝能吸附唾液中的表皮生长因子，并将其浓聚于溃疡处，促进溃疡愈合。⑤也能刺激内源性前列腺素 E 的合成，刺激表面上皮分泌碳酸氢根，从而起到细胞保护作用。⑥硫糖铝用于治疗消化性溃疡时，与 H_2 受体拮抗药相比，两者疗效无显著性差异，但硫糖铝可降低溃疡病的复发率；同时，硫糖铝和 H_2 受体拮抗药均可有效地预防上消化道出血的发生，且效果相当。

【适应证】常用于胃及十二指肠溃疡。

【用法用量】①活动性胃及十二指肠溃疡：每次 1g，每日 3~4 次，用药 4~6 周。②预防十二指肠溃疡的复发：每次 1g，每日 2 次。

【不良反应】见硫糖铝的不良反应表。

硫糖铝的不良反应表

分类	临床报道（发生率不明）	不良反应处置
免疫系统	皮疹、瘙痒、麻疹样皮疹	
消化系统	便秘、腹泻、口干、消化不良、恶心、胃痉挛	抗胆碱药可缓解硫糖铝所致的便秘和胃部不适
神经系统	眩晕、昏睡	

甘草锌^[药典（二）]
Licorzine

【分类】锌补充药。

【药理作用】甘草的抗溃疡成分能增加胃黏膜细胞的"己糖胺"成分，提高胃黏膜的防御力，延长胃上皮细胞的寿命，加速溃疡愈合；锌也有促进黏膜再生和加速溃疡愈合的作用。对大鼠缺锌整体模型有良好的补锌作用，且长期服用不引起体内主要脏器微量元素的改变，也不引起锌的蓄积。对大鼠慢性乙酸性胃溃疡、大鼠应激性胃溃疡、利血平诱发小鼠胃溃疡、幽门结扎引起的大鼠胃溃疡等四种模型均有一定保护和促进溃疡愈合的作用。

【适应证】用于锌缺乏引起的儿童厌食，异食癖，生长发育不良；亦用于口腔、胃、十二指肠溃疡；还可用于寻常型痤疮。

【用法用量】口服。①成人：治疗青年痤疮、口腔溃疡及其他病症，每次 5g（1 包），每日 2~3 次，开水冲服；治疗青年痤疮 1 个疗程 4~6 周，愈后每日 5g（1 包），再服 4~6 周，可减少复发。其他病症疗程酌情而定。治疗消化性溃疡，每次 10g（2 包），每日 3 次，1 个疗程 4~6 周，必要时可减半量，再服 1 个疗程，以巩固疗效。②儿童：每日按体重 0.5~1.5mg/kg 元素锌计算，分 3 次服用，为常用剂量。也可按儿童包装规格使用，1~5 岁，每次 0.75g，每日 2~3 次；6~10 岁，每次 1.5g，每日 2~3 次；11~15 岁，每次 2.5g，每日 2~3 次，开水冲服。保健营养性补锌，按儿童包装规格使用，每次 1.5g，每日 2~3 次。

【不良反应】见甘草锌的不良反应表。

甘草锌的不良反应表

分类	罕见	临床报道（发生率不明）	不良反应处置
内分泌系统	水钠潴留		停药后可恢复
消化系统	恶心、呕吐、便秘		
其他	血压升高、水肿、肾上腺皮质激素样作用	在治疗胃溃疡时，个别患者可能出现排钾储钠和轻度浮肿，停药后症状可消失。必要时可通过限制钠盐摄入量或加服氢氯噻嗪和枸橼酸钾，或加服小剂量螺内酯等对症处理，可不妨碍继续用甘草锌	减量或停药后可恢复

【咨询要点】药物过量：锌剂超量服用导致中毒，可表现为急性肠胃炎、恶心、呕吐、腹痛、腹泻，腹泻后症状可迅速消失，偶见严重者有胃肠道出血，为胃液中盐酸与锌剂生成有腐蚀作用的氯化锌引起，曾有引起肠穿孔的报道。

甘珀酸钠[药典(二)]
Carbenoxolone Sodium

【分类】抗酸药及抗溃疡药。

【药理作用】增加胃黏膜的黏液分泌，减少胃上皮细胞的脱落，能在胃黏膜细胞内抑制胃蛋白酶原，在胃内可与胃蛋白酶结合，抑制酶的活力约 50%，从而保护溃疡面，促进组织再生和愈合。本品还通过刺激肾上腺或增强内源性皮质激素的作用而呈现抗炎作用。

【适应证】用于消化性溃疡。

【用法用量】口服：每次 50~100mg，每日 3 次，1 周后可减为每次 50mg，每日 3 次，饭后服。疗程 4~6 周，最长不超过 3 个月。

【不良反应】见甘珀酸钠的不良反应表。

甘珀酸钠的不良反应表

分类	少见	临床报道（发生率不明）	不良反应处置
免疫系统	潮红		
内分泌系统		长期应用也可引起水钠潴留而出现水肿、血压升高、低血钾，甚至可发生心力衰竭	出现此情况时应停药。为消除水肿，可服保钾利尿剂氨苯蝶啶，长期服药患者饮食应限钠或酌情补钾
其他	腹泻、头痛、白细胞减少		

伊索拉定[药典(二)]
Irsogladine

【分类】抗酸药及抗溃疡药。

【药理作用】通过强化胃黏膜上皮细胞间的结合，抑制上皮细胞的剥离、脱落和细胞间隙的扩大，增强黏膜细胞本身的稳定性，以发挥黏膜防御作用，抑制有害物质透过黏膜，且不影响基础胃酸分泌，不刺激酸分泌。作用机制与提高胃黏膜细胞内 cAMP、前列腺素、还原型谷胱甘肽及黏液糖蛋白含量有关。实验表明本品可抑制盐酸和乙醇所致的胃黏膜细胞障碍，尚有增加胃黏膜血流量的作用，但作用有剂量依赖性。

【适应证】胃溃疡，也可用于改善急性胃炎、慢性胃炎急性发作期的胃黏膜病变（糜烂、出血、充血、水肿）。

【用法用量】成人每日 2 片（4mg），分 1~2 次口服，或遵医嘱（应随年龄、症状适当增减）。老年患者应从小剂量（2mg/d）开始，根据反应情况适当调整剂量。

【不良反应】见伊索拉定的不良反应表。

伊索拉定的不良反应表

分类	罕见	临床报道	不良反应处置
免疫系统	皮疹		若出现此类症状，应停药
消化系统	便秘、腹泻、恶心、呕吐、食欲减退、上腹部不适，AST、ALT、ALP、LDH 值轻度升高		通常为可逆性，大多停药后可恢复
其他	胸部压迫感、失眠、头晕		通常程度较轻，不影响治疗

【咨询要点】①注意事项：对孕妇或有妊娠可能性的妇女，仅在评估治疗获益显著高于风险的情况下，方可用药。服药前应从 PTP 垫片取出药物后服用。有误服 PTP 垫片，其尖硬锐角部刺入食管黏膜，继而引起穿孔，发生纵隔炎等。②药物过量：据文献报道，健康成人（4 名）口服马来酸伊索拉定 4mg 时，经消化道迅速吸收，用药后 3.5 小时血药浓度达峰值（C_{max}：154mg/ml）。另外，连续用药试验中，未见异常蓄积性。

参考文献
［1］陶佳丽，陈健，朱海航 . 伊索拉定的药理和临床研究进展［J］. 国际消化病杂志，2012，32（5）：296-298.

铝碳酸镁[基（基）；医保（乙）]
Hydrotalcite

【分类】抗酸药。

【药理作用】本品有明显抗酸作用，并兼有胃黏膜保护作用，对胆酸也有一定吸附作用，其作用迅速、温和、持久。

【适应证】慢性胃炎；与胃酸有关的胃部不适症状，如胃痛、胃灼热感、酸性嗳气、饱胀等。

【用法用量】口服（咀嚼后服用）。每次 1~2 片，每日 3 次。餐后 1~2 小时、睡前或胃部不适时服用。

【不良反应】见铝碳酸镁的不良反应表。

铝碳酸镁的不良反应表

分　类	临床报道（发生率不明）	不良反应处置
消化系统	便秘、稀便、口干、食欲缺乏	停药后可消失

参考文献
［1］王立 . 铝碳酸镁结合奥美拉唑在胃溃疡合并胃出血患者治疗中的应用价值分析［J］. 临床医药文献电子杂志，2017，4（60）：11852-11853.

三硅酸镁[药典（二）]
Magnesium Trisilicate

【分类】胃黏膜保护剂。

【药理作用】本品不溶于水，可吸收胃内的游离酸而起制酸作用。其中和胃酸作用弱，缓慢而持久（4~5 小时）；中和胃酸不产生二氧化碳，中和胃酸后所产生的胶状二氧化硅可覆盖在溃疡表面，具有保护作用。并可吸收胃肠内的毒素、细菌及气体等。大剂量时有轻泻作用。

【适应证】用于缓解胃酸过多引起的胃痛、胃灼热感、反酸。

【用法用量】口服。成人每次 1~3 片，每日 3~4 次。

【不良反应】本品有轻泻作用。

【咨询要点】注意事项：本品连续使用不得超过 7 日，长期大剂量服用本品，偶见肾硅酸盐结石。肾功能不全者或长期大剂量服用者可出现眩晕、惊厥、心律失常或精神症状，以及异常疲乏无力。

氧化镁[药典(二)]
Magnesium Oxide

【分类】抗酸药。

【药理作用】抗酸作用较碳酸氢钠强，缓慢而持久，不产生二氧化碳。与胃酸作用生成氯化镁，释放出镁离子，刺激肠道蠕动，具有轻泻作用；也可能是镁离子在小肠部位具有高渗性，使水分聚集，当肠腔内液体积聚达一定程度超过肠道吸收能力时导致腹胀，促进肠蠕动而产生缓泻作用。

【适应证】用于伴有便秘的胃酸过多症、胃及十二指肠溃疡患者。对不伴便秘者，其轻泻作用可同服碳酸钙纠正。

【用法用量】①抗酸：每次 0.2~1g，每日 3 次。②缓泻：每次 3g，每日 3 次。

【不良反应】见氧化镁的不良反应表。

氧化镁的不良反应表

分类	临床报道（发生率不明）	不良反应处置
免疫系统	皮疹、瘙痒	可用抗组胺药对症治疗
消化系统	腹痛、腹泻	

铝镁加混悬液[医保(乙)]
Almagate Suspension

【分类】消化系统药（抗酸药）。

【药理作用】本品为抗酸药，可用于中和胃酸，还能部分降低胃蛋白酶活性而不影响消化功能，同时本品还能大量吸附胆酸，对因胆汁反流引起的胃溃疡有一定的作用。

【适应证】用于治疗胃及十二指肠溃疡或胃酸过多引起的反酸、胃灼热、疼痛、腹胀、嗳气等症状。

【用法用量】每日 3~4 次，每次 1 袋，餐后 1~2 小时或睡前服用。用前摇匀。

【不良反应】见铝镁加混悬液的不良反应表。

铝镁加混悬液的不良反应表

分类	罕见	不良反应处置
消化系统	便秘、腹泻或恶心	停药后可缓解

参考文献

[1]张庆礼，孙大勇，凌涛，等.铝镁加混悬液联合奥美拉唑治疗胃溃疡合并胃出血的临床分析[J].中国当代医药，2017，24（27）：61-63.

碳酸钙[药典(二);医保(乙)]
Calcium Carbonate

【分类】抗酸药、电解质平衡调节药、骨质疏松用药。

【药理作用】本品为补钙剂和抗酸剂。①碳酸钙在胃内中和胃酸后转化为氯化钙，抗酸作用较碳酸氢钠强而持久（可持续约3小时），但不及碳酸氢钠迅速。其作用较缓和而持久，在提高胃液 pH 值的同时能消除胃酸对壁细胞分泌的反馈抑制。②对肾功能不全继发甲状旁腺功能亢进和骨病患者的高磷血症，本品可结合食物中的磷酸盐以减轻机体的磷酸盐负荷。③因碳酸钙较氢氧化铝能更有效地结合磷酸盐，且不会发生铝中毒，故有主张在应用低钙含量透析液基础上选用本品作磷酸盐结合剂，同时防止并发高钙血症。④本品在胃酸作用下转化为氯化钙，部分经肠道吸收，经肾脏排泄，尿中大部分钙经肾小管重吸收入血。

【适应证】①用于胃酸过多引起的反酸、胃灼热等症状，适用于胃、十二指肠溃疡及反流性食管炎的治疗。②也用于补充机体钙缺乏，如各种机体对钙需求增加的情况，可作为骨质疏松症的辅助治疗。③另外，本品也用于治疗肾衰竭患者的高磷血症，同时纠正轻度代谢性酸中毒；作为磷酸盐结合剂，治疗继发性甲状旁腺功能亢进纤维性骨炎所致的高磷血症。

【用法用量】①用于中和胃酸：每次 0.5~1g，每日 3~4 次，餐后 1~1.5 小时服用可维持缓冲时间长达 3~4 小时，如餐后即服，因随食物一起排空而失去作用。②用于高磷血症：每日 1.5g，最高每日可用至 13g，进餐时服用或与氢氧化铝合用。③用于补钙：每日 1~2g，分 2~3 次与食物同服，老年人可适当补充维生素 D。④低钙血症：每次 1.25~1.5g，每日 1~3 次，进食时或进食后服用。

【不良反应】见碳酸钙的不良反应表。

碳酸钙的不良反应表

分类	临床报道（发生率不明）	不良反应处置
消化系统	胃肠不适、嗳气、便秘、恶心、呕吐	饭后服药可缓解，在服药期间可摄入高纤维食物，可用缓解便秘症状
循环系统	乳碱综合征、过量长期服用可引起胃酸分泌反跳性升高，并可发生高钙血症	

小檗碱 [药典（二）；基（基）；医保（甲）]
Berberine

【分类】其他抗菌药。

【药理作用】本品对细菌只有微弱的抑菌作用，但对志贺菌属、大肠埃希菌引起的肠道感染有效。

【适应证】用于肠道感染，如胃肠炎。

【用法用量】口服。①成人：每次 1~3 片，每日 3 次。②儿童：年龄 1~3 岁，体重 10~15kg，每次用量 0.5~1 片，每日 3 次；年龄 4~6 岁，体重 16~21kg，每次用量 1~1.5 片，每日 3 次；年龄 7~9 岁，体重 22~27kg，每次用量 1.5~2 片，每日 3 次；年龄 10~12 岁，体重 28~32kg，每次用量 2~2.5 片，每日 3 次。

【不良反应】见小檗碱的不良反应表。

小檗碱的不良反应表

分　类	少见	不良反应处置
免疫系统	皮疹	停药后消失
消化系统	恶心、呕吐	停药后消失
循环系统	房室传导阻滞加重	
其他	药物热	停药后消失

参考文献

［1］潘兴，王慧铃.盐酸小檗碱片致严重过敏反应1例［J］.中国药物警戒，2018，15（3）：190-190，192.

瑞巴派特[医保（乙）]
Rebamipide

【分类】胃黏膜保护药。

【药理作用】本品可清除羟基自由基，通过降低脂质过氧化等作用保护因自由基所致的胃黏膜损伤。抑制炎性细胞浸润。抑制幽门螺杆菌作用。

【适应证】可促进溃疡愈合。用于急性胃炎、慢性胃炎的急性加重期胃黏膜病变（糜烂、出血、充血、水肿）的改善。

【用法用量】①胃溃疡：成人每次0.1g（1片），每日3次，早、晚及睡前口服。②急性胃炎、慢性胃炎的急性加重期胃黏膜病变（糜烂、出血、充血、水肿）：成人每次0.1g（1片），每日3次，口服。

【不良反应】见瑞巴派特的不良反应表。

瑞巴派特的不良反应表

分　类	罕见	临床报道（发生率不明）	不良反应处置
免疫系统	皮疹、瘙痒感、药疹样湿疹等	荨麻疹	
消化系统	便秘、腹部胀满感、腹泻、恶心、呕吐、胃灼热、腹痛、嗳气、味觉异常等，肝功能障碍、ALT、AST、γ-GT、ALP上升等	口渴、黄疸	有时出现伴随ALT、AST、γ-GT、ALP上升等肝功能障碍、黄疸，这时应充分进行观察，发现异常时，应中止给药，做适当处理
血液系统	白细胞减少、粒细胞减少	血小板减少	充分观察，发现异常时，应中止给药，做适当处理
神经系统		麻木、眩晕、嗜睡	
其他	月经异常、BUN上升、浮肿、咽喉部异物感	乳腺肿胀、乳房痛、乳房女性化、诱发乳汁分泌、心慌、发热、颜面潮红、舌麻木、咳嗽、呼吸困难	

参考文献

［1］潘冬梅，卢丽珠，何飞燕，等.瑞巴派特片致多汗症1例［J］.中国现代应用药学，2017，34（08）：1200.

替普瑞酮 [药典（二）；基（基）；医保（乙）]
Teprenone

【分类】消化系统用药。

【药理作用】有组织修复作用，特别能强化抗溃疡作用。其具体作用如下：①广谱的抗溃疡作用。不影响胃的正常生理功能，对各种实验性溃疡（如寒冷束缚应激、吲哚美辛、阿司匹林、利血平、乙酸以及烧灼所致），以及各种实验性胃黏膜病变（如盐酸/阿司匹林、乙醇、放射线所致）均确认有较强的抗溃疡作用和胃黏膜病变的改善作用。②促进高分子糖蛋白、磷脂的生物合成：可促进胃黏膜微粒体中糖脂质中间体的生物合成，加速胃黏膜及胃黏液层中主要的黏膜修复因子即高分子糖蛋白的合成，提高黏液中的磷脂质浓度，从而提高黏膜的防御功能。③维持胃黏膜增生区细胞的稳定：本药能改善氢化可的松引起的胃黏膜增殖区细胞繁殖能力低下，保持胃黏膜细胞增殖区的稳定性，促使损伤愈合。④提高胃黏膜中前列腺素的生物合成能力：通过改变磷脂的流动性而激活磷脂酶 A_2，使花生四烯酸的合成加快，从而促进内源性前列腺素的合成。

【适应证】本药用于改善下列疾病的胃黏膜病变（如糜烂、出血、发红、水肿）：①胃溃疡。对临床上认为难治的溃疡病，如 70 岁以上患者，或溃疡大于 21mm 者，或溃疡第 2 次复发者均有效。②急性胃炎。③慢性胃炎的急性加重期。

【用法用量】口服。每次 1 粒（50mg，胶囊）或 0.5g（颗粒剂，含本药 50mg），每日 3 次，均于饭后 30 分钟内服用。可根据年龄、症状酌情适当增减。

【不良反应】见替普瑞酮的不良反应表。

替普瑞酮的不良反应表

分类	少见	罕见	临床报道（发生率不明）	不良反应处置
免疫系统		皮疹、全身瘙痒		
消化系统	AST、ALT轻度升高，便秘、腹胀、腹泻、口渴、恶心、腹痛		肝功能障碍与黄疸，一旦出现上述异常，应停药并采取适当措施	一般停药后即可消失
血液系统			血小板减少	
神经系统	头痛			一般停药后即可消失
其他		血清总胆固醇升高、上睑发红或发热等症状		

美沙拉秦 [基（基）；医保（乙）]
Mesalazine

【分类】消化系统药物。

【药理作用】美沙拉秦的抗炎作用机制尚不完全清楚。体外研究显示美沙拉秦对肠黏膜前列腺素的含量有一定影响，具有清除活性氧自由基的功能，对脂氧合酶可能起到一定的抑制作用。

【适应证】①用于溃疡性结肠炎的治疗：包括急性发作期的治疗和防止复发的维持治疗；②用于克罗恩病急性发作期的治疗。

【用法用量】口服，饭前 1 小时服用。①溃疡性结肠炎：成人每次 1~2 片，每日 3 次；维持治疗剂量为每次 1 片，每日 3 次。②克罗恩病：成人每次 1~3 片，每日 3 次。

【不良反应】见美沙拉秦的不良反应表。

美沙拉秦的不良反应表

分类	临床报道（发生率不明）	不良反应处置
消化系统	腹痛、腹泻、胃肠胀气、恶心、呕吐、慢性肝炎	停药后可缓解
神经系统	头晕、头痛	

【咨询要点】①注意事项：长期服用需要经常检查肝脏指标如 ALT 等，如果该指标远远超过正常水平，需要停止服用，否则容易引起肝炎、肝纤维化甚至肝坏死。②毒性反应：毒理研究中发现本品大剂量重复口服给药具肾毒性（肾乳头坏死、近曲小管上皮损伤或整个肾单位损伤），这些发现的临床相关性尚不清楚。动物研究没有发现美沙拉秦具有致突变、致畸、致癌作用。③药物过量：未见药物过量的病例报道，也无已知的特异性解毒剂。必要情况下，可考虑静脉滴注电解质和补液（促进利尿）。

蒙脱石散 [药典（二）；基（基）；医保（甲、乙）]
Montmorillonite Powder

【分类】止泻药。

【药理作用】本品具有层纹状结构及非均匀性电荷分布，对消化道内的病毒、病菌及其产生的毒素有固定、抑制作用；对消化道黏膜有覆盖能力，并通过与黏液糖蛋白相互结合，从质和量两方面修复、提高黏膜屏障对攻击因子的防御功能。

【适应证】①成人及儿童急、慢性腹泻。②用于食道、胃、十二指肠疾病引起的相关疼痛症状的辅助治疗，但本品不作解痉剂使用。

【用法用量】将本品（1 袋）倒入 50ml 温水中，搅匀后服用。①儿童：1 岁以下，每日 1 袋；1~2 岁，每日 1~2 袋；2 岁以上，每日 2~3 袋，均分 3 次服用。②成人：1 次 1 袋，每日 3 次。急性腹泻服用本品治疗时，首次剂量加倍。

【不良反应】见蒙脱石散的不良反应表。

蒙脱石散的不良反应表

分类	临床报道（发生率不明）	不良反应处置
免疫系统	皮疹	
消化系统	便秘、大便干结、腹泻	出现便秘多见于过量服用，应立即停药

复方阿嗪米特 [医保（乙）]
Compound Azintamide

【分类】助消化药。

【药理作用】①阿嗪米特为一种促进胆汁分泌药物，它可以增加胆汁的液体量，增加胆汁中固体成分的分泌。②胰酶内含淀粉酶、蛋白酶和脂肪酶，可以用于改善碳水化合物、脂肪、蛋白质的消化与吸收，恢复机体的正常消化机能。③纤维素酶 4000 具有解聚和溶解或切断细胞壁作用，使植物营养物质变为可利用的细胞能量，它还具有改善胀气和肠道中菌群混乱而引起的酶失调作用。④二甲硅油有减少气体作用，可使胃肠道的气体减少到最低，从而消除因胃肠道中气胀引起的胃痛，也可以消除消化道中其他器官引起的气胀。

【**适应证**】用于因胆汁分泌不足或消化酶缺乏而引起的症状。

【**用法用量**】成人每日 3 次，每次 1~2 片，餐后服用。

【**不良反应**】见复方阿嗪米特的不良反应表。

复方阿嗪米特的不良反应表

分类	临床报道（发生率不明）	不良反应处置
消化系统	口腔黏膜溃疡	停药后可对症治疗

奥沙拉秦 [药典（二）]
Olsalazine

【**分类**】抗酸及抗溃疡药。

【**药理作用**】本品通过偶氮键连接 2 分子 5- 氨基水杨酸，到达结肠部位后其偶氮桥在细菌作用下断裂，分解为 2 分子 5- 氨基水杨酸并作用于结肠炎症黏膜，抑制前列腺素合成，抑制炎症介质白三烯的形成，降低肠壁细胞膜的通透性，减轻肠黏膜水肿。

【**适应证**】用于轻、中度急性或慢性溃疡性结肠炎的治疗。

【**用法用量**】口服。①治疗开始时：每日 1g（4 粒），分次服用，以后逐渐提高剂量至每日 3g（12 粒），分 3~4 次服用；儿童剂量为每日 20~40mg/kg。②长期维持治疗：成人 0.5g（2 粒），每日 2 次；儿童为每日 15~30mg/kg，或遵医嘱。本品应在进餐时伴服。

【**不良反应**】见奥沙拉秦的不良反应表。

奥沙拉秦的不良反应表

分类	少见	罕见	临床报道（发生率不明）	不良反应处置
免疫系统	皮疹	过敏反应		
消化系统	腹泻、软便、恶心、呕吐、上腹不适、消化不良、腹部痉挛	腹痛		通常短暂，发生于治疗开始或增加剂量时；减少本品用量或与食物共服，腹泻会得到控制
血液系统	白细胞减少		有引起血小板减少的报道	这些反应通常在停止治疗时是可逆的
神经系统	头痛、头晕、失眠、短暂性焦虑	震颤		
其他		关节痛		

【**咨询要点**】注意事项：对水杨酸过敏、严重肾功能损害者禁用。

枯草杆菌肠球菌二联活菌
Combined Bacillus Subtilis and Enterococcus Faecium，Live

【分类】β–内酰胺抗生素。

【药理作用】本品含有两种活菌——枯草杆菌和肠球菌，可直接补充正常生理菌丛，抑制致病菌，促进营养物质的消化、吸收，抑制肠源性毒素的产生和吸收，达到调整肠道内菌群失调的目的。本品还有婴幼儿生长发育所必需的多种维生素、微量元素及矿物质钙，可补充因消化不良或腹泻所致的缺乏。

【适应证】适用于因肠道菌群失调引起的腹泻、便秘、胀气、消化不良等。

【用法用量】2岁以下，每次1袋，每日1~2次，2岁以上，每次1~2袋，每日1~2次，用40℃以下温开水或牛奶冲服，也可直接服用。

【不良反应】见枯草杆菌肠球菌二联活菌的不良反应表。

枯草杆菌肠球菌二联活菌的不良反应表

分类	临床报道（发生率不明）	不良反应处置
消化系统	腹泻次数增加	停药后可恢复

小麦纤维素[药典（二）]
Fiberform

【分类】胃肠调节药。

【药理作用】①增加粪便体积，使粪便硬度正常化，使肠道运转时间正常化。②本品是一种不能消化的纤维素制剂，所以它增加粪便体积的同时还增加其水结合能力，亦使得粪便排出更加顺畅。本品长期使用还可改善高脂血症患者的血脂情况。

【适应证】便秘；作为肠激惹、憩室病、肛裂和痔疮等伴发的便秘的辅助治疗；也可用于手术后软化大便。

【用法用量】①成人：每次3.5g（1包），每日2~4次；至少1周，之后逐渐减量至每日2次或1次，每日清晨都应服药。②6个月以上儿童：每次1.75g（半包），每日1~2次，至少1周；之后逐渐减量至每日1次，每日清晨都应服药。可加入食物或饮料中服用，如汤、粥、牛奶、果汁等，每次约200ml的液体一起服用可达最佳效果。

【不良反应】少数患者服用后可能出现腹胀和腹鸣，但很快减轻，并在1~2周内消失。

消旋卡多曲[药典（二）；基（基）；医保（乙）]
Racecadotril

【分类】止泻药。

【药理作用】本品可选择性地抑制脑啡肽酶，从而保护内源性脑啡肽免受降解，延长消化道内源性脑啡肽的生理活性；可以减少霍乱素或炎症引起的肠道水和电解质的过度分泌，且对肠道基础分泌无任何影响。

【适应证】成人及婴幼儿急性腹泻的对症治疗。

【用法用量】①散剂/颗粒剂：每日3次，每次服用1.5mg/kg；单日总剂量应不超过6mg/kg。连续服用不得超过7日，必要时给予口服补液或静脉补液。②胶囊剂：口服，每次0.1g（1粒），每日3次，最好餐前服用；连续用药不超过7日。③推荐剂量：1~9月龄（体重<9kg），每次10mg（1袋），每日3次；9~30月龄（体重9~13kg），每次20mg（2袋），每日3次；30月龄~9岁（13~27kg），每次30mg（1袋），每日3次；9岁以上（体重>27kg），每次60mg（2袋），每日3次。

【不良反应】见消旋卡多曲的不良反应表。

消旋卡多曲的不良反应表

分类	少见	罕见	不良反应处置
免疫系统		皮肤瘙痒、皮疹、超敏反应	停药后可恢复
消化系统	呕吐、便秘	恶心、肝损害、腹痛、腹胀、便血、肠梗阻、厌食症、痢疾	大多数比较轻微，减量或停药后可恢复
呼吸系统		呼吸系统疾病	
神经系统		头痛、头晕	
其他		低钾血症、低热、口渴、全身乏力	停药后可恢复

复方消化酶[药典（二）]
Compound Digestive Enzyme

【分类】助消化药类。

【药理作用】药物中胃蛋白酶能使蛋白质分解成胨和多肽；木瓜酶可水解动植物蛋白，提高蛋白质利用率；淀粉酶能直接使淀粉分解为易于吸收的糊精与麦芽糖；熊去氧胆酸能增加胆汁酸分泌，提高胰酶活性，促进食物中脂肪乳化；纤维素酶能降解植物细胞壁，促进营养物质的消化吸收，并能激活胃蛋白酶；胰酶及胰脂肪酶能将脂肪降解为甘油和脂肪酸，将蛋白质分解为蛋白胨，将淀粉分解为糊精和糖，从而促进食物消化，驱除肠内气体、消除腹部胀满。

【适应证】用于食欲缺乏、消化不良，包括腹部不适、嗳气、早饱、餐后腹胀、恶心、排气过多、脂肪便；也可用于胆囊炎和胆结石以及胆囊切除患者的消化不良。

【用法用量】口服，每次1~2粒，每日3次，饭后服。

【不良反应】腹胀、呕吐、恶心、泄泻、软便、心悸、憋气、胸痛；可能发生口内不快感。

参考文献
［1］赵鹏，冯妍，张晓光，等.复方消化酶在治疗消化不良中的安全性及不良反应［J］.中国医药指南，2018，16（29）：7-8.

胰酶[药典（二）；医保（乙）]
Pancreatin

【分类】助消化药。

【药理作用】本品为多种酶的混合物，主要含胰蛋白酶、胰淀粉酶和胰脂肪酶。本品在中性或弱碱性条件下活性较强，在肠液中可消化淀粉、蛋白质及脂肪，从而起到促进消化和增进食欲的作用。

【适应证】 用于各种原因引起的胰腺外分泌功能不足的替代治疗，以缓解消化不良或食欲减退等症状。

【用法用量】 每次 0.3~0.6g，每日 3 次，餐前或进餐时服。

【不良反应】 见胰酶的不良反应表。

胰酶的不良反应表

分类	临床报道（发生率不明）	不良反应处置
免疫系统	过敏或刺激引起呼吸道症状（如喷嚏、流泪、皮疹、鼻炎甚至哮喘）	
消化系统	腹泻、便秘、胃不适感、恶心、肛周疼痛、消化道的任何部位出血	停药后可缓解
其他	颊部疼痛	

【咨询要点】 ①急性胰腺炎早期患者禁用。②本品在酸性条件下易被破坏，服时不可咀嚼，不宜与酸性药物同服。③与等量碳酸氢钠同时服用，可增加疗效。④囊性纤维化的患者应用本药治疗时，可见尿中尿酸增多，且与剂量相关。

复合乳酸菌
Lactobacillus Complex

【分类】 微生态药物。

【药理作用】 本品含有乳酸杆菌、嗜乳酸杆菌和乳酸链球菌三种活乳酸菌。活乳酸菌能在肠内繁殖，产生乳酸，抑制肠道内腐败细菌的繁殖，调整肠道菌群，防止肠内发酵，减少胀气，因而有促进消化和止泻作用。

【适应证】 用于肠道菌群失调引起的肠功能紊乱，如急、慢性腹泻等。

【用法用量】 口服。成人每次 1~2 粒，每日 3 次。

【不良反应】 见复合乳酸菌的不良反应表。

复合乳酸菌的不良反应表

分类	少见	不良反应处置
免疫系统	皮疹	出现皮疹比较少见，应立即停药

开塞露 [药典（二）；基（基）；医保（甲）]
Glycerine Enema

【分类】 灌肠药。

【药理作用】 本品能润滑并刺激肠壁，软化大便，使易于排出。

【适应证】 治疗便秘的直肠用溶剂。

【用法用量】 将容器顶端刺破或剪开，涂以油脂少许，缓慢插入肛门，然后将药液挤入直肠内，成人每次 1 支，儿童每次 0.5 支。

【不良反应】 见开塞露的不良反应表。

开塞露的不良反应表

分类	临床报道（发生率不明）	不良反应处置
消化系统	对肠壁的刺激作用	停药后可缓解

【咨询要点】注意事项：因为开塞露可能会引起局部组织的强烈收缩，造成孕妇短暂缺血，引发慢性炎症。儿童则由于肠黏膜十分娇嫩，山梨醇的刺激会影响到他们的胃肠道功能。孕妇、儿童尤其不宜使用开塞露。

酚酞 [药典（二）；医保（甲）]
Phenolphthalein

【分类】泻药。

【药理作用】酚酞为刺激性轻泻药，主要作用于大肠。口服后在肠道碱性环境中形成可溶性钠盐，刺激肠壁内神经丛，直接作用于肠道平滑肌，使肠蠕动增加。同时酚酞又抑制肠道内水分的吸收，使水和电解质在结肠蓄积，产生缓泻作用。其作用强度与肠中碱性大小有关，且其作用温和，很少引起肠道痉挛。

【适应证】用于治疗习惯性顽固性便秘。

【用法用量】口服，成人每次 50~200mg，2~5 岁儿童每次 15~20mg，6 岁以上儿童每次 25~50mg。用量根据患者情况而增减，睡前服。

【不良反应】见酚酞的不良反应表。

酚酞的不良反应表

分类	临床报道（发生率不明）	不良反应处置
内分泌系统	血糖升高	
免疫系统	过敏性休克、皮炎、药疹、瘙痒	如发生休克，应立即肌内或皮下注射 0.1% 肾上腺素注射液 0.5~1ml（小儿酌减），必要时可数分钟重复注射 1 次或进行静脉、心内注射。并根据需要进行输液、给氧、滴注肾上腺皮质激素（氢化可的松或地塞米松），应用升压药和其他必要的急救措施。有呼吸困难时可缓慢静脉注射氨茶碱 0.25~0.5g，同时人工呼吸
消化系统	肠炎	
循环系统	血钾降低、出血倾向	

【咨询要点】药物过量：药物过量或长期滥用时可造成电解质紊乱，诱发心律失常，神志不清，肌痉挛以及倦怠无力等症状。

硫酸镁 [药典（二）；基（基）；医保（甲）]
Magnesium Sulfate

【分类】泻药、抗早产药物、电解质平衡调节药。

【药理作用】①肌内注射或静脉注射对中枢神经系统有抑制、解痉作用。镁离子抑制运动神经末梢对乙酰胆碱的释放，阻断神经和肌肉传导，使骨骼肌松弛，故能有效地预防和控制抽搐（子痫）。②镁离子直接作用于子宫肌细胞，拮抗钙离子对子宫肌收缩作用，抑制子宫收缩。③外用 50% 溶液经热敷可消炎止痛。④口服难以吸收，使肠腔内渗透压升高，大量水分使肠道扩张，使肠壁感受器受到刺激，导致腹泻。⑤口服药物浓度（33%）有利胆作用。

【适应证】①用于便秘、肠内异常发酵，亦可与驱虫剂并用；与活性炭合用，可治疗食物或药物中毒。②用于阻塞性黄疸及慢性胆囊炎。③用于惊厥、子痫、尿毒症、破伤风、高血压脑病及急性肾性高血压危象等。④也用于发作频繁而其他治疗效果不好的心绞痛患者，对伴有高血压的患者效果较好。⑤外用热敷，消炎去肿。

【用法用量】①导泻：每次口服 5~20g，一般为清晨空腹服，同时饮 100~400ml 水，也可用水溶解后服用。②利胆：每次 2~5g，每日 3 次，饭前或两餐间服，也可服 33% 溶液，每次 10ml。③抗惊厥、降血压等：肌内注射 25% 溶液，每次 4~10ml；或将 25% 溶液 10ml 用 5%~10% 葡萄糖注射液稀释成 1% 或 5% 浓度后静脉滴注；治心绞痛可将 10% 溶液 10ml 用 5%~10% 葡萄糖注射液 10ml 稀释后缓慢静脉注射，每日 1 次，连用 10 日。④抑制宫缩：10% 溶液 40ml 置于 25% 葡萄糖注射液 20ml 中静脉缓推，以后用 25% 溶液 60ml 加入 5% 葡萄糖注射液 1000ml 静脉滴注，速度为每小时 2.0g，直至宫缩停止。⑤外用 50% 溶液：纱布浸注，局部如宫颈水肿处热敷。应用本品注意呼吸需大于每分钟 16 次，尿量需大于 600ml/d，膝反射存在。如有镁中毒，及时应用 10% 葡萄糖酸钙 10ml 静脉推注解毒。

【不良反应】见硫酸镁的不良反应表。

硫酸镁的不良反应表

分类	临床报道（发生率不明）	不良反应处置
免疫系统	潮红、出汗多、严重过敏反应	
消化系统	口干、恶心、呕吐、便秘、麻痹性肠梗阻	减慢注射速度症状可消失，停药后好转
呼吸系统	肺水肿	用药过程中突然出现胸闷、脑痛、呼吸急促，应及时听诊，必要时胸部 X 线摄片，及时发现肺水肿
血液系统	低钙血症、新生儿高镁血症	
神经系统	心慌、头晕	减慢注射速度症状可消失

【咨询要点】药物过量：急性镁中毒时可引起呼吸抑制，可很快达到致死的呼吸麻痹，此时应即刻停药，进行人工呼吸，并缓慢注射钙剂解救。

聚乙二醇 [医保（乙）]
Polyethylene Glycol

【分类】泻药。

【药理作用】本品为高分子聚合物，可在粪便中保持大量水分而产生容积性和润湿性而导泻。临床常用的聚乙二醇分子量为 3350 或 4000。本品作用机制基本是物理性质的，可通过增加局部渗透压，使水分保留在结肠腔内，增加肠道内液体保有量，软化大便，大便软化和含水量增加可促进其在肠道内的推动和排泄。

【适应证】用于成人便秘的对症治疗和肠道手术前以及肠镜、钡灌肠和其他检查前的肠道清洁准备。

【用法用量】每日 1~2 袋，将药物溶解在 1 杯水中服用。

【不良反应】见聚乙二醇的不良反应表。

聚乙二醇的不良反应表

分类	临床报道（发生率不明）	不良反应处置
免疫系统	荨麻疹、流鼻涕、皮炎等过敏性反应	停药后症状消失
消化系统	恶心、呕吐、腹痛、腹胀、腹泻	
其他	头痛、头晕、睡眠障碍、严重电解质紊乱	

【咨询要点】①注意事项：可使抗生素的活性降低，特别是青霉素和杆菌肽。②药物过量：过量服用可能导致腹泻，停药后24~48小时恢复正常；如果严重电解质紊乱，则需及时纠正。

参考文献

[1]豆金彦，刘腾，杨晔.分次与单次口服聚乙二醇电解质溶液肠道准备效果及不良反应的Meta分析［J］.药品评价，2017，14（10）：23-29.

［2］马云娟，古丽巴哈尔.复方聚乙二醇电解质散剂致严重电解质紊乱病例体会[J].世界最新医学信息文摘，2018，18（72）：259.

洛哌丁胺 [药典（二）；基（基）；医保（乙）]
Loperamide

【分类】止泻药。

【药理作用】本品的化学结构类似氟哌啶醇和哌替啶，但治疗量对中枢神经系统无任何作用。对肠道平滑肌的作用与阿片类及地芬诺酯相似，可抑制肠道平滑肌的收缩，减少肠蠕动。还可减少肠壁神经末梢释放乙酰胆碱，通过胆碱能和非胆碱能神经元局部的相互作用直接抑制蠕动反射。本品可延长食物在小肠的停留时间，促进水、电解质及葡萄糖的吸收，对前列腺素、霍乱毒素和其他肠毒素引起的肠过度分泌有显著抑制作用，但治疗量是不影响胃酸的分泌。本品还可增加肛门括约肌的张力，从而能抑制大便失禁和便急。

【适应证】用于各种病因引起的急、慢性腹泻，特别适于慢性腹泻的长期治疗。另可用于肛门直肠手术的患者。

【用法用量】口服。①急性腹泻起始剂量：成人为每日2粒，5岁以上的儿童为1粒，以后每次腹泻后1粒。总量不超过每日8粒。②慢性腹泻起始剂量：成人为2粒，5岁以上儿童为1粒，以后可调节剂量直到大便正常。③一般维持治疗剂量：每日1~6粒。1~5岁儿童每日2~3次，每次按体重每千克1量杯（0.2mg/ml）口服溶液，至大便正常后，必须逐渐减少剂量。

【不良反应】见洛哌丁胺的不良反应表。

洛哌丁胺的不良反应表

分类	临床报道（发生率不明）	不良反应处置
免疫系统	过敏反应（包括皮疹）	
消化系统	胃肠不适、恶心、呕吐、口干、便秘	小儿若发生便秘应立即停药
神经系统	倦怠、头晕	
心血管系统	心律失常	
其他	变态反应	

【咨询要点】 药物过量：若服用过量而出现肝功能障碍和中枢神经系统症状，纳洛酮可作为解毒剂，并对患者进行 48 小时的观察，以便及时发现对中枢神经系统的抑制作用。

参考文献

［1］尹成芳，余丽芳.1 例糖尿病患者使用洛哌丁胺致心律失常［J］.中国医院药学杂志，2018，38（21）：2296-2297.

比沙可啶 [药典（二）]
Bisacodyl

【分类】泻药。

【药理作用】口服后很少被吸收，直接作用于大肠，刺激其感觉神经末梢，引起直肠反射性蠕动增强而导致排便。

【适应证】用于急、慢便秘和习惯性便秘。

【用法用量】口服。成人每次 1~2 片，每日 1 次。整片吞服。6 岁以上儿童用量为成人的一半。

【不良反应】本品安全性较高，偶见腹部绞痛。

【咨询要点】在服用时不得咀嚼和压碎，服药前后 2 小时内不得服用牛奶和抗酸药。6 岁以下儿童禁用，孕妇禁用。

地奥司明 [药典（二）；基（基）；医保（乙）]
Diosmin

【分类】静脉炎和静脉曲张（痔疮）用药。

【药理作用】本品为血管保护和毛细血管稳定剂。药物以下列方式对静脉血管系统发挥其活性作用：在静脉系统，降低静脉扩张性和静脉血淤滞；在微循环系统，使毛细血管壁渗透能力正常化并增强其抵抗性。

【适应证】①治疗静脉、淋巴功能不全相关的各种症状（如静脉性水肿、软组织肿胀、四肢沉重、麻木、疼痛、晨起酸胀不适感、血栓性静脉炎及深静脉血栓形成综合征等）。②治疗急性痔发作的各种症状（如痔静脉曲张引起的肛门潮湿、瘙痒、便血、疼痛等内外痔的急性发作症状）。

【用法用量】常用剂量为每日 2 片，当用于急性痔发作时，前 4 日每日 6 片；以后 3 日，每日 4 片。将每日剂量平均分为 2 次于午餐和晚餐时服用。

【不良反应】见地奥司明的不良反应表。

地奥司明的不良反应表

分类	少见	罕见	临床报道（发生率不明）	不良反应处置
免疫系统		皮疹、瘙痒症、荨麻疹	单独出现的面部、唇、眼睑水肿	减量或停药并给予对症治疗
消化系统	腹泻、消化不良、恶心、呕吐	结肠炎		减量或停药可恢复
神经系统		头晕、头痛、不适		减量或停药可恢复

【咨询要点】①注意事项：研究未发现任何致畸作用，且无对人体有害作用的报道。尚无

本品分泌至母乳的资料，哺乳期妇女应避免使用本品。②毒性反应：小鼠、大鼠和猴急性口服比人治疗剂量高 180 倍的剂量未见毒性和致死作用，且未导致行为、生物学、解剖学或组织学异常情况。大鼠和家兔研究未见胚胎毒性或致畸性；对生育能力也没有影响。③药物过量：临床研究表明，连续 28 日服用本品，每日 6 片或每日只服 1 次（4 片）未见任何副作用产生，因此，在推荐剂量的基础上适当过量服用本品（每日 6 片以内）无大的危害。

加贝酯 [药（二）；医保（乙）]
Gabexate

【分类】消化系统用药。

【药理作用】本品为一种非肽类的蛋白酶抑制剂，可抑制胰蛋白酶、激肽释放酶、纤维蛋白溶酶、凝血酶等蛋白酶的活性，从而制止这些酶所造成的病理生理变化。

【适应证】用于急性轻型（水肿型）胰腺炎；也可用于急性出血坏死型胰腺炎的辅助治疗。

【用法用量】仅供静脉滴注。每次 100mg，治疗开始 3 日，每日用量 300mg，症状减轻后改为每日 100mg，疗程 6~10 日。先以 5ml 灭菌注射用水注入冻干粉针瓶内，待溶解后注入 5% 葡萄糖注射液或林格液 5ml 中，供静脉滴注用。滴注速度不宜过快，应控制在 1mg/（kg·h）以内，不宜超过 2.5mg/（kg·h）。

【不良反应】见加贝酯的不良反应表。

加贝酯的不良反应表

分类	临床报道（发生率不明）	不良反应处置
免疫系统	注射血管局部疼痛、皮肤发红、皮疹、过敏	
心血管系统	胸闷、呼吸困难和血压下降等引起的休克	及时停药或抢救

参考文献

［1］唐曦婷，王波. 注射用甲磺酸加贝酯致过敏反应 1 例［J］. 世界最新医学信息文摘，2017，17（47）：58.

［2］曹斌，曹国文，鲍君杰. 注射用甲磺酸加贝酯致严重过敏反应 1 例［J］. 中国医院药学杂志，2016，36（06）：519-520.

茴三硫 [医保（乙）]
Anethol Trithione

【分类】利胆药。

【药理作用】促进胆汁、胆酸、胆色素分泌，增强肝脏解毒功能。

【适应证】用于胆囊炎，胆结石，急、慢性肝炎。

【用法用量】口服，每日 3 次，每次 12.5~25mg。

【不良反应】见茴三硫的不良反应表。

茴三硫的不良反应表

分类	临床报道（发生率不明）	不良反应处置
免疫系统	荨麻疹样红斑	即刻停药可消失
其他	胃肠道反应、头痛、腹泻、谷氨酰转移酶升高	

【咨询要点】注意事项：长期服用可致甲状腺功能亢进。胆道阻塞患者禁用。

谷氨酸钠[药典（二）]
Sodium Glutamate

【分类】酸碱平衡调节药。

【药理作用】氨基酸类药。重症肝炎或肝功能不全时，肝脏对由氨转化为尿素的环节发生障碍，导致血氨增高，出现脑病症状。谷氨酸与精氨酸的摄入有利于降低及消除血氨，从而改善脑病症状。

【适应证】用于血氨过多所致的肝性脑病、肝昏迷及其他精神症状。

【用法用量】静脉滴注，每次 11.5g（2 支），每日不超过 23g（4 支），用 5% 葡萄糖注射液稀释后缓慢滴注。

【不良反应】见谷氨酸钠的不良反应表。

谷氨酸钠的不良反应表

分类	罕见	临床报道（发生率不明）	不良反应处置
免疫系统	过敏反应	输液太快，可出现流涎、脸红、呕吐等症状	过敏的先兆可有面部潮红、头痛或胸闷等症状出现。若出现过敏性休克时，立即平卧，给氧，皮下注射肾上腺素 0.5~1mg（小儿减半），使用抗过敏药物，使用升压药维持血压，应用糖皮质激素，补充液体维持水、电解质平衡，维持酸碱平衡
神经系统	震颤（小儿）	合并焦虑状态的患者用后可出现晕厥、心动过速及恶心等反应	

【咨询要点】①注意事项：少尿、尿闭者禁用。②药物过量：大量谷氨酸钠治疗肝性脑病时，可导致严重的碱中毒与低钾血症，原因在于钠的吸收过多，因此在治疗过程中须严密监测电解质浓度。

谷氨酸钾[药典（二）]
Potassium Glutamate

【分类】电解质平衡调节药。

【药理作用】肝功能严重损害时体内氨代谢紊乱，导致肝昏迷。本品静脉滴注后，能与血中过多的氨结合成无毒的谷氨酰胺，后者在肾脏经谷胺酰胺酶作用将氨解离，由尿排出，因此可减轻肝昏迷症状。本品还参与脑蛋白代谢和糖代谢，促进氧化过程，改善中枢神经系统的功能。

【适应证】用于血氨过多所致的肝性脑病、肝昏迷及其他精神症状。

【用法用量】治疗肝昏迷：静脉滴注，将谷氨酸钾 18.9g 溶于 5% 或 10% 葡萄糖注射液 500~1000ml 中缓慢滴注，每日 1~2 次。为维持电解质平衡，谷氨酸钾常与谷氨酸钠合用，以 1:3 或 1:2 混合应用。

【不良反应】见谷氨酸钾的不良反应表。

谷氨酸钾的不良反应表

分类	罕见	临床报道（发生率不明）	不良反应处置
心血管系统	心律失常		停药并对照治疗
神经系统	震颤（小儿）	合并焦虑状态者可有晕厥、心动过速、流泪及恶心等	停药并对照治疗
其他	高钾血症	静脉滴注过快可引起流涎、皮肤潮红和呕吐	停药并对照治疗

【咨询要点】①注意事项：静脉滴注期间应注意电解质平衡，可能时测血二氧化碳结合力及钾、钠、氯含量。②毒性反应：与谷氨酸钠合用时注意产生高钾血症。③药物过量：本品过量可致碱血症，故有碱血症者慎用或禁用。

第七章　主要作用于血液及造血系统的药物

维生素 K_1 [药典（二）；基（基）；医保（甲、乙）]
Vitamin K_1

【分类】促凝血药。

【药理作用】本品为维生素类药，是肝脏合成因子 Ⅱ、Ⅶ、Ⅸ、Ⅹ 所必需的物质。维生素 K 缺乏可引起这些凝血因子合成障碍或异常，临床可见出血倾向和凝血酶原时间延长。

【适应证】用于维生素 K 缺乏引起的出血，如梗阻性黄疸、胆瘘、慢性腹泻等所致出血，香豆素类、水杨酸钠等所致的低凝血酶原血症，新生儿出血以及长期应用广谱抗生素所致的体内维生素 K 缺乏。

【用法用量】①低凝血酶原血症：肌内或深部皮下注射，每次 10mg，每日 1~2 次，24 小时内总量不超过 40mg。②预防新生儿出血：可于分娩前 12~24 小时给母亲肌内注射或缓慢静脉注射 2~5mg；也可在新生儿出生后肌内或皮下注射 0.5~1mg，8 小时后可重复。③本品用于重症患者静脉注射时，给药速度不应超过 1mg/min。

【不良反应】见维生素 K_1 的不良反应表。

维生素 K₁ 的不良反应表

分类	临床报道（发生率不明）	不良反应处置
免疫系统	过敏反应，具体表现为面部潮红、出汗、皮疹、过敏性休克、发热、寒战等	一旦发生药物不良反应应立即停药，并给予相关抗过敏治疗及抢救措施
呼吸系统	呼吸困难、胸闷、呼吸急促、支气管痉挛、喉头水肿、咳嗽、哮喘、呼吸抑制等	一旦发生药物不良反应应立即停药，并给予相关抗过敏治疗及抢救措施
心血管系统	发绀、低血压、心悸、心动过速等	

【咨询要点】本品可通过胎盘，故对临产孕妇应尽量避免使用。药物大剂量或超剂量可加重肝损害。

参考文献

［1］刘鑫，张波，梅丹，等.维生素 K₁ 注射液致迟发性皮 24 例不良反应分析［J］.临床药物治疗杂志，2018，16（03）：77-80.

［2］王燕敏，李亚平，王卫士.维生素 K₁ 注射液不良反应报告分析［J］.中国卫生产业，2017，14（10）：157-159.

酚磺乙胺 [医保（乙）]
Etamsylate

【分类】促凝血药。

【药理作用】本品能使血管收缩，降低毛细血管通透性，也能增强血小板聚集性和黏附性，促进血小板释放凝血活性物质，缩短凝血时间，达到止血效果。静脉注射后 1 小时血药浓度达高峰，作用持续 4~6 小时，大部分以原型从肾排泄，小部分从胆汁、粪便排出。

【适应证】用于防治各种手术前后的出血，也可用于血小板功能不良、血管脆性增加而引起的出血；亦可用于呕血、尿血等。

【用法用量】①肌内或静脉注射，每次 0.25~0.5g，每日 0.5~1.5g。静脉滴注，每次 0.25~0.75g，每日 2~3 次，稀释后滴注。②预防手术后出血：术前 15~30 分钟静脉滴注或肌内注射 0.25~0.5g，必要时 2 小时后再注射 0.25g。

【不良反应】见酚磺乙胺的不良反应表。

酚磺乙胺的不良反应表

分类	临床报道（发生率不明）	不良反应处置
免疫系统	过敏性休克、发热、皮疹	严重者停药
消化系统	恶心	一般停药后可消失
神经系统	头痛	一般停药后可消失
心血管系统	低血压	严重者停药

【咨询要点】①本品可与维生素 K 注射液混合使用，但不可与氨基己酸注射液混合使用。②药物过量：尚缺本品药物过量的研究资料和报道。一旦过量，应立即对症和支持治疗。

氨甲苯酸 [基（基）；医保（甲、乙）]
Aminomethylbenzoic Acid

【分类】 促凝血药。

【药理作用】 本品具有抗纤维蛋白溶解作用，其作用机制与氨基己酸相同，但其作用较之强 4~5 倍。口服易吸收，生物利用度为 70%。静脉注射后，有效血浓度可维持 3~5 小时。本品经肾排泄；$t_{1/2}$ 为 60 分钟；毒性较低，不易生成血栓。

【适应证】 用于纤维蛋白溶解过程亢进所致的出血，如肺、肝、胰、前列腺、甲状腺、肾上腺等手术时的异常出血，妇产科和产后出血以及肺结核咯血或痰中带血、血尿、前列腺肥大出血、上消化道出血等，对一般慢性渗血效果较显著，但对癌症出血以及创伤出血无止血作用。此外，尚可用于链激酶或尿激酶过量引起的出血。

【用法用量】 静脉注射，每次 0.1~0.3g，用 5% 葡萄糖注射液或 0.9% 氯化钠注射液 10~20ml 稀释后缓慢注射，每日最大用量 0.6g。

【不良反应】 见氨甲苯酸的不良反应表。

氨甲苯酸的不良反应表

分类	临床报道（发生率不明）	不良反应处置
消化系统	腹部不适	一般不影响使用，严重者可对症治疗或更换药物
神经系统	偶有头晕、头痛	停药后多可消失
心血管系统	有心肌梗死倾向者应慎用	

【咨询要点】 药物过量：用量过大，可促进血栓形成，对有血栓形成倾向或有血栓栓塞病史者禁用或慎用。

氨甲环酸 [药典（二）；基（基）；医保（甲、乙）]
Tranexamic Acid

【分类】 促凝血药。

【药理作用】 本品比氨甲苯酸作用强，也具有抗纤维蛋白溶解作用，其作用机制与氨基己酸相同，但其作用较之强 4~5 倍。

【适应证】 用于各种出血性疾病、手术时异常出血等。

【用法用量】 ①口服：每次 1.0~1.5g，每日 2~6g。②静脉滴注：一般成人每次 0.25~0.5g，必要时可每日 1~2g，分 1~2 次给药。根据年龄和症状可适当增减剂量，或遵医嘱。为防止手术前后出血，可参考上述剂量。③治疗原发性纤维蛋白溶解所致出血，剂量可酌情加大。

【不良反应】 见氨甲环酸的不良反应表。

氨甲环酸的不良反应表

分类	临床报道（发生率不明）	不良反应处置
免疫系统	瘙痒、皮疹、严重过敏反应	停药后多可消失，严重者可给予对症治疗
神经系统	视力模糊、头痛、头晕、疲乏	
消化系统	食欲不振、恶心、呕吐、胃灼热	停药后多可消失，严重者可给予对症治疗
其他	视力损害、耳鸣等	

【咨询要点】①注意事项：对本品中任何成分过敏者禁用；正在使用凝血酶的患者禁用；高龄患者因生理机能的减退，应注意减少用药量。②药物过量：可导致颅内血栓形成和出血。需密切观察，对症处理。

氨基己酸 ^[药典（二）；基（基）；医保（乙）]
Aminocaproic Acid

【分类】促凝血药。

【药理作用】本品是抗纤维蛋白溶解药。纤维蛋白原通过其分子结构中的赖氨酸结合部位特异性地与纤维蛋白结合，然后在激活物作用下变为纤溶酶，该酶能裂解纤维蛋白中精氨酸和赖氨酸肽链，形成纤维蛋白降解产物，使血凝块溶解；本品的化学结构与赖氨酸相似，能定性阻抑纤溶酶原与纤维蛋白结合，防止其激活，从而抑制纤维蛋白溶解；高浓度（100mg/L）则直接抑制纤溶酶活力，达到止血效果。

【适应证】适用于预防及治疗血纤维蛋白溶解亢进引起的各种出血。①前列腺、尿道、肺、肝、胰、脑、子宫、肾上腺、甲状腺等富有纤溶酶原激活物脏器的外伤或手术出血，组织纤溶酶原激活物、链激酶或尿激酶过量引起的出血。②弥漫性血管内凝血（DIC）晚期，以防继发性纤溶亢进症。③可作为血友病患者拔牙或口腔手术后出血或月经过多的辅助治疗。④可用于上消化道出血、咯血、原发性血小板减少性紫癜和白血病等各种出血的对症治疗，对一般慢性渗血效果显著；对凝血功能异常引起的出血疗效差；对严重出血、伤口大量出血及癌肿出血等无止血作用。⑤局部应用：0.5%溶液冲洗膀胱用于术后膀胱出血；拔牙后可用10%溶液漱口和蘸药的棉球填塞伤口；亦可用5%~10%溶液纱布浸泡后敷贴伤口。

【用法用量】因本品排泄快，需持续给药才能维持有效浓度，故一般皆用静脉滴注法。①注射剂：初量可取4~6g（2~3支）（20%溶液）溶于100ml 0.9%氯化钠注射液或5%~10%葡萄糖注射液中，于15~30分钟滴完；持续剂量为每小时1g，可口服也可注射。维持12~24小时或更久，依病情而定。②片剂：口服，每次2g，每日3~4次，依病情用7~10日或更久；小儿口服剂量为每次0.1g/kg，每日3~4次。本品吸收迅速完全，服后1~2小时可达血中有效浓度。

【不良反应】见氨基己酸的不良反应表。

氨基己酸的不良反应表

分类	少见	罕见	临床报道（发生率不明）	不良反应处置
免疫系统	瘙痒	皮疹、红斑、严重过敏		停药后可缓解恢复
消化系统	恶心、呕吐和腹泻			停药后可缓解恢复
神经系统	眩晕	头晕、耳鸣、烦躁		
心血管系统	体位性低血压	心慌	快速静脉注射可出现低血压、心动过速、心律失常，少数人可发生惊厥及心脏损害	停药后可缓解恢复
其他		全身不适、鼻塞	大剂量或疗程超过4周可产生肌痛、软弱、疲劳、肌红蛋白尿，甚至肾衰竭等	

甲萘氢醌 [药典（二）；基（基）；医保（甲）]
Menadiol

【分类】促凝血药。

【药理作用】通过补充维生素 K 促使肝脏合成凝血因子 II、VII、IX 和 X，维生素 K 缺乏可引起这些凝血因子合成障碍，临床可见出血倾向及凝血酶原时间延长，通常称这些因子为维生素 K 依赖性凝血因子。

【适应证】主要适用于维生素 K 缺乏所致的凝血障碍性疾病，如肠道吸收不良所致维生素 K 缺乏；各种原因所致的阻塞性黄疸、慢性溃疡性结肠炎、慢性胰腺炎和广泛小肠切除后肠道吸收功能降低；长期应用抗生素导致体内维生素 K 缺乏。

【用法用量】口服给药剂量为每次 2~4mg（0.5~1 片），每日 3 次，儿童同成人。

【不良反应】见甲萘氢醌的不良反应表。

甲萘氢醌的不良反应表

分类	少见	罕见	不良反应处置
免疫系统		荨麻疹或其他过敏现象	出现过敏反应时，应立即停用一切可疑的致敏药，鼓励患者多饮开水，在医师指导下口服抗组胺药、维生素 C 和静脉使用钙剂，必要时全身使用糖皮质激素治疗。如患者出现胸闷、气短、面色苍白、出冷汗、手足冰凉、血压下降等表现，应立即送医院
消化系统	恶心、呕吐	肝毒性	恶心、呕吐严重应减量或停药应给予补液等治疗；肝毒性应及时停药并给予保肝、解毒等治疗

【咨询要点】①注意事项：长期服用该药应进行定期凝血功能检测。本品可通过胎盘，故临产孕妇应尽量避免使用本品。②药物过量：新生儿或早产儿由于酶系统不成熟且排泄功能不良，剂量过大时易引起高胆红素血症或氧化损伤性溶血。

卡巴克络 [药典（二）]
Carbazochrome

【分类】促凝药。

【药理作用】本品能促进毛细血管收缩，降低毛细血管通透性，增进断裂毛细血管断端的回缩，而起到止血作用。

【适应证】适用于因毛细血管损伤及通透性增加所致的出血，如鼻衄、视网膜出血、咯血、胃肠出血、血尿、痔疮及子宫出血等。也用于血小板减少性紫癜，但止血效果不十分理想。

【用法用量】①口服：成人每次 2.5~5mg（1/2~1 片），每日 3 次。②肌内注射：每次 5~10mg，每日 2~3 次，严重出血者每次用 10~20mg，每 2~4 小时 1 次。小于 5 岁者剂量减半；大于 5 岁同成人。

【不良反应】见卡巴克络的不良反应表。

卡巴克络的不良反应表

分类	少见	临床报道（发生率不明）	不良反应处置
消化系统	恶心、呕吐		如严重应减量或停药并给予补液等治疗
神经系统	头晕、耳鸣	癫痫患者可引起异常脑电活动	及时停药并严密观察
其他	视力减退	注射时可有注射部位疼痛	

【咨询要点】①注意事项：注射液变成棕红色时不能再用，忌与四环素类药物在同一溶液内给药。②毒性反应：本品毒性低，安全范围较大。③药物过量：大量使用者可诱发癫痫及精神紊乱，并易引起水杨酸样反应。

重组人血小板生成素[医保（乙）]
Recombinant Human Thrombopoietin

【分类】促凝血药。

【药理作用】血小板生成素是刺激巨核细胞增殖生长的内源性细胞因子，对巨核细胞生成的各阶段有刺激作用，包括前体细胞的繁殖和多倍体巨核细胞的发育及成熟，从而升高血小板数目。

【适应证】用于治疗实体瘤化疗后所致的血小板减少症，适用对象为血小板低于 50×10^9/L 且医生认为有必要升高血小板治疗的患者。

【用法用量】恶性实体肿瘤化疗时，可于给药结束后 6~24 小时皮下注射本品，剂量为每日 300U/kg，每日 1 次，连续应用 14 日。

【不良反应】见重组人血小板生成素的不良反应表。

重组人血小板生成素的不良反应表

分类	临床报道（发生率不明）	不良反应处置
免疫系统	发热，寒战	较少发生不良反应，一般不需处理，多可自行恢复
骨骼肌系统	肌肉酸痛	
神经系统	头晕、头痛	较少发生不良反应，一般不需处理，多可自行恢复
心血管系统	血压升高	
其他	乏力、全身不适	较少发生不良反应，一般不需处理，多可自行恢复

【咨询要点】据国外文献报道，过量使用本品可使血小板计数过度增加而导致并发血栓形成 / 血栓栓子。此种情况下，停用本品并检测血小板计数。

重组人白细胞介素 -11[医保（乙）]
Recombinant Human Interleukin-11

【分类】促凝血药。

【药理作用】本品是应用基因重组技术生产的一种促血小板生长因子，可直接刺激骨髓造血干细胞和巨核祖细胞的增殖，诱导巨核细胞的成熟分化，增加体内血小板的生成，从而提高血液血小板计数，而血小板功能无明显改变。

【适应证】用于治疗实体瘤化疗后所致的血小板减少症，适用对象为血小板低于 50×10^9/L 且医生认为有必要升高血小板治疗的患者。

【用法用量】应用剂量为 25μg/kg，于化疗结束后 24~48 小时起或发生血小板减少症后皮下注射，每日 1 次，疗程一般为 7~14 日。血小板计数恢复后应及时停药。

【不良反应】见重组人白细胞介素 -11 的不良反应表。

重组人白细胞介素-11的不良反应表

分类	临床报道（发生率不明）	不良反应处置
血液系统	中性粒细胞减少	
心血管系统	心动过速、血管扩张、心悸、心房颤动（最可能的原因是钠潴留）及心房扑动	严密监测心脏功能，同时保持低钠饮食，必要时可改用安全性更高的药物
消化系统	恶心、呕吐、黏膜炎、腹泻、口腔念珠菌感染	严重者应给予对症治疗
神经系统	眩晕、失眠、头痛	
呼吸系统	呼吸困难、鼻炎、咳嗽次数增加、咽炎	
循环系统	水肿	
其他	皮疹、结膜充血、偶见用药后一过性视力模糊、弱视、感觉异常、脱水、皮肤褪色、剥脱性皮炎及眼出血	停药后多可消失

【咨询要点】①注意事项：使用本品过程中应定期检查血常规（一般隔日1次），注意血小板数值的变化，在血小板升至 100×10^9/L 时应及时停药。②药物过量：可引起水钠潴留、心房颤动等毒副反应，应减量使用或停药，并严密观察。

参考文献

[1] 李洁，汪荣华，杨阳. 注射用重组人白介素-11致新发心房颤动1例[J]. 心电与循环，2017，36（06）：410-411.

重组人粒细胞刺激因子 [药典（三）；医保（乙）]
Recombinant Human Granulocyte Colony-Stimulating Factor

【分类】促进白细胞增生药。

【药理作用】本品有助于预防中性粒细胞减少症的发生，减轻中性粒细胞减少的程度，缩短粒细胞缺乏症的持续时间，加速粒细胞数的恢复，从而减少合并感染发热的危险性。

【适应证】癌症化疗等原因导致中性粒细胞减少症；促进骨髓移植后的中性粒细胞数升高；骨髓发育不良综合征引起的中性粒细胞减少症；再生障碍性贫血引起的中性粒细胞减少症；先天性、特发性中性粒细胞减少症；骨髓增生异常综合征伴中性粒细胞减少症；周期性中性粒细胞减少症。

【用法用量】①用于化疗所致的中性粒细胞减少症等：成年患者化疗后，中性粒细胞数降至 1000/mm³（白细胞计数 2000/mm³）以下，每次 2~5μg/kg，每日1次，皮下或静脉注射给药；儿童患者化疗后，中性粒细胞数降至 500/mm³（白细胞计数 1000/mm³）以下，每次 2~5μg/kg，每日1次，皮下或静脉注射给药。当中性粒细胞数回升至 5000/mm³（白细胞计数 10 000/mm³）以上时，停止给药。②急性白血病化疗所致的中性粒细胞减少症：白细胞计数不足 1000/mm³，骨髓中的原粒细胞明显减少，外周血液中未见原粒细胞的情况下，成年患者每次 2~5μg/kg，每日1次，皮下或静脉注射给药；儿童患者每次 2μg/kg，每日1次，皮下或静脉注射给药。当中性粒细胞数回升至 5000/mm³（白细胞计数 10 000/mm³）以上时，停止给药。③骨髓增生异常综合征伴中性粒细胞减少症：成年患者在其中性粒细胞不足 1000/mm³ 时，每次 2~5μg/kg，每日1次，皮下或静脉注射给药；中性粒细胞数回升至 5000/mm³ 以上时，停止给药。④再生障碍性贫血所致中性粒细胞减少症：成年患者在其中性粒细胞低于 1000/mm³ 时，每次 2~5μg/kg，每日1次，皮下或静脉注射给药；中性粒细胞数回升至 5000/mm³ 以上时，酌情减量或停止给药。⑤周期性中性粒细胞减少症、自身免疫性中性粒细胞减少症和慢性中性粒细胞减少症：成年患者中性粒细胞低于 1000/mm³ 时，每次 1μg/kg，每日 1 次，皮下或静脉注射给药；儿童患者中性粒细胞低于 1000/mm³ 时，每次 1μg/kg，每日 1 次，皮下或静脉注射给药。中性粒细胞数回升至 5000/mm³ 以上时，酌情减量或停止给药。⑥用于促进骨髓移植患者中性粒细胞增加：成人在骨髓移植的第 2~5 日开始用药，每次 2~5μg/kg，每日 1 次，皮下或静脉注射给药；儿童在骨髓移植的第 2~5 日开始用药，每次 2μg/kg，每日 1 次，皮下或静脉注射给药。中性粒细胞回升至 5000/mm³（白细胞计数 10000/mm³）以上时，停止给药。

【不良反应】见重组人粒细胞刺激因子的不良反应表。

重组人粒细胞刺激因子的不良反应表

分类	临床报道（发生率不明）	不良反应处置
免疫系统	皮疹	一般停药后可消失
消化系统	食欲不振，ALT、AST 升高，可见脾脏增大	
血液系统	ALP、LDH 升高	一般停药后可消失
神经系统	头痛、乏力	
呼吸系统	间质性肺炎、成人呼吸窘迫综合征	
肌肉骨骼系统	肌肉酸痛、骨痛、腰痛、胸痛	一般停药后可消失
其他	发热、休克	如休克应按休克抢救原则进行抢救

重组人粒细胞巨噬细胞集落刺激因子 [药典（三）；医保（乙）]
Recombinant Human Granulocyte Macrophage Colony Stimulating Factor

【分类】促进白细胞增生药。

【药理作用】本品可刺激粒细胞、单核细胞增殖，刺激 T 淋巴细胞的生长；诱导正常人骨髓细胞形成粒细胞集落形成单位（CFU-G）、巨噬细胞集落形成单位（CFU-M）和粒细胞-巨噬细胞集落形成单位（CFU-GM），使集落的大小和数目均增加，能促进早期多能前体细胞增殖并分化，并可与红细胞生成因子（EPO）、M-CSF、GCSF 等相互作用，增强单核细胞、粒细胞、嗜酸性粒细胞和巨噬细胞功能，提高机体抗肿瘤及抗感染的能力。

【适应证】①用于骨髓移植时促进中性粒细胞增加；②用于癌症化疗时引起的中性粒细胞减少症，再生障碍性贫血伴随的中性粒细胞缺乏症；③用于先天性、原发性中性粒细胞减少症。

【用法用量】剂量视具体病情而定，应调节剂量使白细胞维持在正常水平。癌症化疗或放疗后，3~10μg/kg 皮下注射，每日 1 次，持续 5~7 日（注意：本药不应与抗癌药物同时使用，化疗停止 2 日后，方可使用）。用 1ml 灭菌注射用水（切勿剧烈振荡），可在腹部、大腿外侧或上臂三角肌皮肤处进行皮下注射（要求：注射后局部皮肤隆起约 1cm² 以便药物缓慢吸收）。

【不良反应】见重组人粒细胞巨噬细胞集落刺激因子的不良反应表。

重组人粒细胞巨噬细胞集落刺激因子的不良反应表

分类	少见	临床报道（发生率不明）	不良反应处置
免疫系统		皮疹、注射局部反应、过敏性休克	出现休克应按照休克抢救原则进行抢救
消化系统		腹泻、腹痛	停药后可消失
泌尿系统		尿酸和肌酐升高	
心血管系统	心包炎、心包积液		一旦出现这些反应，应立即停药
呼吸系统		流涕、肺功能降低和呼吸困难	
肌肉骨骼系统		胸痛、骨痛	
其他		寒战、发热、胸膜炎或胸腔积液	发热可用对乙酰氨基酚控制

重组人粒细胞集落刺激因子[药典（三）；医保（乙）]
Recombinant Human Granulocyte Colony Stimulating Factor

【分类】促进白细胞增生药。

【药理作用】本品是由 DNA 重组技术制备的人粒细胞集落刺激因子（G-CSF），可与靶细胞膜受体结合而起作用。主要刺激粒细胞系造血，也可使多能造血干细胞进入细胞周期；促进髓系造血祖细胞的增殖、分化和成熟，调节中性粒细胞系细胞的增殖、分化、成熟；并驱使中性粒细胞释放至血流，使外周中性粒细胞数量增多，并提高其功能、吞噬活性及针对肿瘤细胞的依赖抗体的细胞毒性（ADCC）活性等。

【适应证】用于骨髓移植时促进中性粒细胞增加；用于癌症化疗时引起的中性粒细胞减少症；用于再生障碍性贫血伴随的中性粒细胞缺乏症；用于先天性、原发性中性粒细胞减少症。

【用法用量】皮下注射或静脉滴注，开始剂量每日 2~5μg/kg，以 5% 葡萄糖注射液稀释。根据中性粒细胞数升高的情况增减剂量或停止用药，用药期间应定期检查血常规。中性粒细胞回升达 $5000/m^3$ 时，可考虑停药。

【不良反应】见重组人粒细胞集落刺激因子的不良反应表。

重组人粒细胞集落刺激因子的不良反应表

分类	少见	罕见	临床报道（发生率不明）	不良反应处置
免疫系统		皮疹、潮红	中性粒细胞浸润性红斑，伴有发热的皮肤损害（sweet综合征等）	
消化系统		肝功能异常，ALT、AST 升高，恶心、呕吐		
泌尿系统		尿酸升高、肌酐升高		
血液系统	LDH、ALP 升高		幼稚细胞增加	急性髓性白血病及骨髓增生异常综合征的患者，有可能促进幼稚细胞增多时，应停药

续表

分类	少见	罕见	临床报道 （发生率不明）	不良反应处置
神经系统		头痛、乏力		
心血管系统		心悸		
呼吸系统			间质性肺炎、急性呼吸窘迫综合征	如出现发热、咳嗽、呼吸困难和胸部 X 线检查异常时，应停药并给予肾上腺皮质激素等适当处置。如发现急剧加重的呼吸困难、低氧血症、两肺弥漫性浸润阴影等胸部 X 线异常时，应停药，并进行呼吸道控制等适当处置
肌肉骨骼系统	骨痛	腰痛、胸痛、关节痛		
其他		发热、CRP 升高	休克，可见脾脏增大	

重组人促红素 [药典（三）；医保（乙）]
Recombinant Human Erythropoietin

【分类】抗贫血药。

【药理作用】本品主要作用为与红系祖细胞的表面受体结合，促进红系祖细胞增殖和分化，促进红母细胞成熟，使红细胞数和血红蛋白含量增多；稳定红细胞膜，提高红细胞膜抗氧化酶功能。长期接受血液透析的患者应用本品后，血细胞比容增加。另外，本品还能改善血小板功能，对止血障碍有所改善。

【适应证】用于慢性肾衰竭和晚期肾病所致的贫血，也用于多发性骨髓瘤相关的贫血和骨髓增生异常综合征（MDS）及骨癌引起的贫血。对结缔组织病（类风湿关节炎和系统性红斑狼疮）所致的贫血也有效。

【用法用量】可静脉注射或皮下注射，剂量应个体化，一般开始剂量为 50~150 单位 /kg，每周 3 次。治疗过程中需视给药血细胞比容或血红蛋白水平调整剂量或调节维持量。建议以血细胞比容 30%~33% 或血红蛋白 100~120g/L 为指标，调节维持量。

【不良反应】见重组人促红素的不良反应表。

重组人促红素的不良反应表

分类	少见	罕见	非常罕见
免疫系统		皮疹、瘙痒、荨麻疹或注射部位反应	过敏样反应
血液系统	血栓栓塞事件	旁路血栓形成	血小板增多
神经系统	头痛		
心血管系统	高血压	高血压危象	
其他			流感样症状：发热、寒战、头痛、肢体疼痛、不适和（或）骨痛、血清铁离子参数降低

鱼精蛋白 [药典（二）；医保（甲）]
Protamine Sulfate

【分类】促凝血药。

【药理作用】本品具有强碱性基团，在体内可与强酸性的肝素结合，形成稳定的复合物，这种直接拮抗作用使肝素失去抗凝活性。肝素与抗凝血酶Ⅲ结合，加强其对凝血酶的抑制作用。

【适应证】用于因注射肝素过量所引起的出血。

【用法用量】①抗肝素过量：静脉注射，用量应与最后一次所用肝素相当（本品 1mg 中和肝素 100 单位），但每次不超过 50mg。②抗自发性出血：静脉滴注，每日 5~8mg/kg，分 2 次，间隔 6 小时，每次以 0.9% 氯化钠注射液 300~500ml 稀释。连续用不超过 3 日。

【不良反应】见鱼精蛋白的不良反应表。

鱼精蛋白的不良反应表

分类	临床报道（发生率不明）	不良反应处置
消化系统	恶心、呕吐	
神经系统	疲倦	
心血管系统	心动过缓、低血压	积极对症救治
其他	乏力、全身不适、过敏反应	严重过敏反应需及时停药，对症治疗

【咨询要点】药物过量：使用本品不可过量，在短时间内用量不超过 100mg，因本品是一弱抗凝剂，可抑制凝血酶形成及其功能，过量可引起再度出血及其他不良反应。

参考文献

［1］叶家欣，徐航，熊剑秋，等. 心脏手术中严重鱼精蛋白过敏的救治［J］.中国体外循环杂志，2018，16（02）：104-106.

凝血酶 [药典（二）；基（基）；医保（甲）]
Thrombin

【分类】促凝血药。

【药理作用】促使纤维蛋白原转化为纤维蛋白，应用于创口，使血液凝固而止血。

【适应证】适用于结扎止血困难的小血管、毛细血管以及实质性脏器出血的止血；外伤、手术、口腔、耳、鼻、喉、泌尿、烧伤、骨科、神经外科、眼科、妇产科以及消化道等部位出血的止血。

【用法用量】①局部止血：用灭菌 0.9% 氯化钠注射溶解成含凝血酶 50~500 单位 /ml 的溶液喷雾，或灌注于创面，或以明胶海绵、纱条沾后敷于创面，也可直接撒布粉末状凝血酶于创面。②消化道止血：用适当的缓冲液、0.9% 氯化钠注射或牛奶（温度不超 37℃为宜）溶解凝血酶，使成 50~500 单位 /ml 的溶液，口服或局部灌注，每次用量 2000~20 000 单位，严重出血者可增加用量，每 1~6 小时 1 次。根据出血部位及程度，可适当增减浓度、用量、次数等。③对泌尿、妇产科等的出血，请遵医嘱。

【不良反应】见凝血酶的不良反应表。

凝血酶的不良反应表

分类	临床报道（发生率不明）	不良反应处置
免疫系统	低热、过敏反应、支气管痉挛	严重者立即停药、对症治疗

白眉蛇毒血凝酶[药典（二）]
Homocoagulase

【分类】促凝血药。

【药理作用】本品是从长白山白眉蝮蛇蛇毒中提取的一种白眉蛇毒血凝酶，其中含有类凝血酶和类凝血激酶，两种类酶为相似的酶作用物，在 Ca^{2+} 存在下，能活化因子 V、VII和VIII，并刺激血小板的凝集；类凝血激酶在血小板因子III存在下，可促使凝血酶原变成凝血酶，也可活化因子 V，并影响因子 X。动物实验结果显示，本品小剂量时表现为促凝作用，大剂量时表现为抗凝作用。

【适应证】本品可用于需减少流血或止血的各种医疗情况，如外科、内科、妇产科、眼科、耳鼻喉科、口腔科等临床科室的出血及出血性疾病；也可用来预防出血，如手术前用药，可避免或减少手术部位及手术后出血。

【用法用量】静脉注射、肌内注射或皮下注射，也可局部用药。①一般出血：成人每次 1~2 单位；儿童 0.5 单位。②各类外科手术：术前 1 晚肌内注射 1 单位，术前 1 小时肌内注射 1 单位，术前 15 分钟静脉注射 1 单位，术后 3 日，每日肌内注射 1 单位。③异常出血：剂量加倍，间隔 6 小时肌内注射 1 单位，至出血完全停止。

【不良反应】见白眉蛇毒血凝酶的不良反应表。

白眉蛇毒血凝酶的不良反应表

分类	临床报道（发生率不明）	不良反应处置
免疫系统	过敏样反应	可按一般抗过敏处理方法，给予组胺药和（或）糖皮质激素及对症治疗
其他	支气管痉挛、纤维蛋白原水平降低	药物对症处理解除气道痉挛；停药并滴注血浆冷沉淀后，纤维蛋白原水平上升

【咨询要点】①虽无关于血栓的报道，为安全起见，有血栓病史者禁用。②根据文献报道，在大剂量（每次 50~100 单位）时，则具有较强的去纤维蛋白原的作用，能明显的降低血液中的纤维蛋白原，而使血液黏度和凝血性下降。

参考文献

[1]郭茵，李泳桃.注射用白眉蛇毒血凝酶致低纤维蛋白原血症 2 例［J］.药物不良反应杂志，2016（3）：218-220.

尖吻蝮蛇血凝酶[医保（乙）]
Haemocoagulase Agkistrodon

【分类】止血药。

【药理作用】本品通过水解纤维蛋白原使其变为纤维蛋白而增强机体凝血功能。

【适应证】用于外科手术浅表创面渗血的止血，是否使用需要根据外科医生对伤口出血情况的判断。

【用法用量】本品为单次静脉注射给药，每次 2 单位（2 瓶），每瓶用 1ml 灭菌注射用水溶解，静脉注射。用于手术预防性止血，术前 15~20 分钟给药。

【不良反应】见尖吻蝮蛇血凝酶的不良反应表。

尖吻蝮蛇血凝酶的不良反应表

分类	临床报道（发生率不明）	不良反应处置
免疫系统	过敏样反应、过敏性休克	按一般抗过敏处理方法，给予抗组胺药和（或）糖皮质激素及对症治疗
其他	胸闷气促、呼吸困难、头晕、皮疹、大汗淋漓、血压剧降、心搏停止、恶心、呕吐、高热	停药、抗过敏、对症治疗可缓解

参考文献

[1] 洪怀章. 对 1 个因使用注射用尖吻蝮蛇血凝酶出现严重不良反应病例的分析 [J]. 当代医药论丛，2018，16（3）：201–202.

[2] 程刚英，周庆，刘珏，等. 尖吻蝮蛇血凝酶致高热、呼吸困难 1 例 [J]. 中国药物应用与监测，2018，15（4）：256–258.

肝素钠 [药典（二）；基（基）；医保（甲）]
Heparin Sodium

【分类】抗凝血药。

【药理作用】由于本品具有带强负电荷的理化特性，能干扰血凝过程的许多环节，在体内外都有抗凝血作用。其作用机制比较复杂，主要通过与抗凝血酶Ⅲ（AT-Ⅲ）结合，而增强后者对活化的Ⅱ、Ⅸ、Ⅹ、Ⅺ和Ⅻ凝血因子的抑制作用。其后果涉及阻止血小板凝集和破坏，妨碍凝血激活酶的形成；阻止凝血酶原变为凝血酶；抑制凝血酶，从而妨碍纤维蛋白原变成纤维蛋白。

【适应证】用于防治血栓形成或栓塞性疾病（如心肌梗死、血栓性静脉炎、肺栓塞等）；各种原因引起的弥漫性血管内凝血（DIC）；也用于血液透析、体外循环、导管术、微血管手术等操作中及某些血液标本或器械的抗凝处理。

【用法用量】①深部皮下注射：首次 5000~10 000 单位，以后每 8 小时 8000~10 000 单位或每 12 小时 15 000~20 000 单位；每 24 小时总量约 30 000~40 000 单位，一般均能达到满意的效果。②静脉注射：首次 5000~10 000 单位之后，或按体重每 4 小时 100 单位 /kg，用氯化钠注射液稀释后应用。③静脉滴注：每日 20 000~40 000 单位，加至氯化钠注射液 1000ml 中持续滴注。滴注前可先静脉注射 5000 单位作为初始剂量。④预防性治疗：高危血栓形成患者，大多是用于腹部手术之后，以防止深部静脉血栓。在外科手术前 2 小时先给 5000 单位肝素皮下注射，但麻醉方式应避免硬膜外麻醉，然后每隔 8~12 小时 5000 单位，共约 7 日。

【不良反应】见肝素钠的不良反应表。

肝素钠的不良反应表

分类	临床报道（发生率不明）	不良反应处置
血液系统	自发性出血、血小板减少	肝素过量时可用 1% 的硫酸鱼精蛋白溶液缓慢滴注，如此可中和肝素作用

续表

分类	临床报道（发生率不明）	不良反应处置
消化系统	腹泻	
骨骼系统	骨质疏松、自发性骨折	
其他	脱发	

【咨询要点】①毒性反应：毒性较低，60岁以上老年人，尤其是老年妇女对该药较敏感，用药期间容易出血，应减量并加强随访。②药物过量：本品过量可致自发性出血倾向。肝素过量时可用1%的硫酸鱼精蛋白溶液缓慢滴注，每1mg鱼精蛋白可中和100U的肝素钠。

参考文献

［1］都丽萍，任爽，杜小莉，等.1例导管溶栓抗凝治疗致血小板减少并急性肾衰竭病例分析［J］.临床药物治疗杂志，2017，15（09）：80-82.

低分子量肝素钙^[药典（二）；基（基）；医保（乙）]
Low Molecular Weight Heparin Calcium

【分类】抗凝血药。

【药理作用】低分子量肝素钙具有明显的抗Xa因子活性，药效学研究表明低分子量肝素钙对体内、外血栓，动脉血栓的形成有抑制作用，而对凝血和纤溶系统影响小。产生抗栓作用时，出血可能性较小。

【适应证】①治疗急性深部静脉血栓。②血液透析时预防血凝块形成。③治疗不稳定型心绞痛和非Q波心肌梗死。④预防与手术有关的血栓形成。

【用法用量】①治疗急性深部静脉血栓：每日1次，每次200IU/kg，皮下注射，每日总量不可超过18 000IU；或每日2次，每次100IU/kg，皮下注射，该剂量适用于出血危险较高的患者。治疗至少需要5日。②血液透析期间预防血凝块形成，血液透析不超过4小时：每次透析开始时，应从血管通道动脉端注入本品5000IU，透析中不再增加剂量或遵医嘱。血液透析超过4小时，每个小时须追加上述剂量的1/4或根据血透最初观察到的效果进行调整。③治疗不稳定型心绞痛和非Q波心肌梗死：皮下注射120IU/kg，每日2次，最大剂量为每12小时10 000IU，至少治疗6日。④预防与手术有关的血栓形成伴有血栓栓塞并发症危险的大手术：术前1~2小时皮下注射2500IU，术后每日皮下注射2500IU直到患者可活动，一般需5~7日或更长。⑤具有其他危险因素的大手术和矫形手术：术前晚间皮下注射5000IU，术后每晚皮下注射5000IU，治疗须持续到患者可活动为止，一般需5~7日或更长。也可术前1~2小时皮下注射2500IU，术后8~12小时皮下注射2500IU，然后每日早晨皮下注射5000IU。

【不良反应】见低分子量肝素钙的不良反应表。

低分子量肝素钙的不良反应表

分类	临床报道（发生率不明）	不良反应处置
免疫系统	过敏反应（如皮疹、荨麻疹）	不宜肌内注射，向医师咨询
血液系统	出血倾向低、但用药后仍有出血的危险，中度血小板减少症和注射部位轻度血肿和坏死、局部淤血	用药初1个月内定期查血小板计数
其他	视网膜出血	应立即通知医师

【咨询要点】 药物过量：出现过量情况时，可静脉注射盐酸鱼精蛋白或硫酸鱼精蛋白中和本品作用。1mg 盐酸鱼精蛋白中和 1.66IU 本品，即 0.6ml 鱼精蛋白（625 抗肝素单位）中和本品 0.1ml（1000IU）。

参考文献

［1］葛亮，洪梓煌，邓超雄. 肾癌术后低分子肝素钙致 HIT 一例［J］. 海南医学，2015，26（4）：610-611.

低分子量肝素钠 [药典（二）；基（基）；医保（乙）]
Low Molecular Weight Heparin Sodium

【分类】 抗凝血药。

【药理作用】 低分子量肝素钠作用机制同低分子量肝素钙。

【适应证】 与低分子量肝素钙相同。

【用法用量】 与低分子量肝素钙相同。

【不良反应】 见低分子量肝素钠的不良反应表。

低分子量肝素钠的不良反应表

分类	临床报道（发生率不明）	不良反应处置
免疫系统	严重皮疹、局部或全身过敏反应	禁止肌内注射，当出现任何未提及的不良反应时应立即向医师或药师咨询
血液系统	出血、血肿、瘀点、瘀斑、血小板减少症、椎管内血肿	在治疗中进行常规血小板计数监测

依诺肝素钠 [药典（二）；基（基）；医保（乙）]
Enoxaparin Sodium

【分类】 抗凝血药及溶栓药。

【药理作用】 依诺肝素是一种低分子肝素，它将标准肝素的抗血栓和抗凝活性分开。主要特点是相对于抗凝血因子Ⅱa，其抗Ⅹa活性更高。

【适应证】 ①预防静脉血栓栓塞性疾病（预防静脉内血栓形成），特别是与骨科或普外手术有关的血栓形成。②治疗已形成的深静脉栓塞，伴或不伴有肺栓塞，临床症状不严重，不包括需要外科手术或溶栓剂治疗的肺栓塞。③治疗不稳定型心绞痛及非 Q 波心肌梗死，与阿司匹林合用。④用于血液透析体外循环中，防止血栓形成。

【用法用量】 预防静脉血栓栓塞性疾病、治疗深静脉栓塞、治疗不稳定型心绞痛及非 Q 波心肌梗死时应采用深部皮下注射给予依诺肝素；血液透析体外循环时为血管内途径给药。本品为成人用药，禁止肌内注射。由于肝素有诱导血小板减少症（HIT）的风险，因此治疗期间需常规监测血小板计数。应严格遵循推荐剂量或遵医嘱。

【不良反应】 见依诺肝素钠的不良反应。

依诺肝素钠的不良反应

分类	少见	罕见	临床报道（发生率不明）	不良反应处置
免疫系统	荨麻疹、瘙痒、红斑	局部或全身过敏反应、皮肤血管炎、大疱性皮炎	极少报道注射部位出现坚硬炎性结节，皮下注射后注射部位可能血肿	几日后缓解不需停止治疗。除非注射部位引起皮肤坏疽（包括不可逆的皮肤损伤），应停止治疗
血液系统	出血	血小板减少症、无症状性和可逆性血小板数量升高		
其他		骨质疏松倾向、增加血中某些酶的水平（转氨酶）	曾有出现高钾血症的报道	

沙格雷酯 [药典（二）；基（基）；医保（乙）]
Sarpogrelate

【分类】抗血小板药。

【药理作用】对于血小板以及血管平滑肌的 5-HT_2 受体具有特异性拮抗作用，因而显示抗血小板以及抑制血管收缩的作用。本品可使慢性动脉闭塞症患者的透皮性组织氧分压以及皮肤表面温度升高。

【适应证】改善慢性动脉闭塞症所引起的溃疡、疼痛以及冷感等缺血性诸症状。

【用法用量】成人每日 3 次，每次 100mg，饭后口服。但应根据年龄、症状的不同适当增减药量。

【不良反应】见沙格雷酯的不良反应表。

沙格雷酯的不良反应表

分类	少见	罕见但严重	临床报道（发生率不明）	不良反应处置
免疫系统	皮疹	丘疹、瘙痒		
消化系统	便秘、恶心、腹痛、胃灼热	食道异物感、食欲不振、腹部膨胀感、腹泻	呕吐、口腔炎，曾发现有伴 AST、ALT、ALP、γ-GT、LDH 升高的肝功能障碍、黄疸等不良反应	发现异常情况时，应停止用药并进行适当处理
泌尿系统	蛋白尿、尿溶血、BUN 升高、肌酐升高			
血液系统	贫血、出血（鼻出血、皮下出血等）	血小板减少、脑出血、消化道出血等	白细胞减少	发现异常情况时，应停止用药并进行适当处理
神经系统	头痛			
循环系统	心悸	呼吸困难、胸痛		
其他	血清中性脂肪升高、血清胆固醇升高、血清白蛋白减少、尿糖、尿沉渣	体重增加、浮肿、疲倦感、血清钙减少	麻木感、发热	发现异常情况时，应停止用药并进行适当处理

【咨询要点】①注意事项：月经期患者有加剧出血的可能，应慎重使用。②毒性反应：动物实验（大鼠）中有胎儿死亡率增加以及新生儿生存率降低的报告，孕妇或已有可能怀孕

的妇女禁用此药。

华法林 [药典（二）；医保（甲）]
Warfarin

【分类】抗凝血药。

【药理作用】本品为香豆素类抗凝血药，通过抑制维生素 K 依赖的凝血因子Ⅱ、Ⅶ、Ⅸ及 X 的合成发挥作用。在治疗剂量下，华法林能使相关凝血因子的合成率降低 30% ~50%，降低凝血因子的生理活性。

【适应证】预防及治疗深静脉血栓及肺栓塞；预防心肌梗死后血栓栓塞并发症（卒中或体循环栓塞）；预防心房颤动、心瓣膜疾病或人工瓣膜置换术后引起的血栓栓塞并发症（卒中或体循环栓塞）。

【用法用量】避免冲击治疗，成人口服第 1~3 日 3~4mg（年老体弱及糖尿病患者半量即可），3 日后可给维持量 2.5~5mg（可参考凝血时间调整剂量使 INR 值达 2~3）。因本品起效缓慢，治疗前 3 日由于血浆抗凝蛋白细胞被抑制，可以存在短暂高凝状态，如需立即产生抗凝作用，可在开始同时应用肝素，待本品充分发挥抗凝效果后再停用肝素。

【不良反应】见华法林的不良反应表。

华法林的不良反应表

分类	常见	非常罕见	不良反应处置
血液系统	出血	临床报道（发生率不明）	华法林过量诱发的出血可以暂停华法林的使用，维生素 K 静脉入壶（避免肌内注射）及输注新鲜血浆止血等方法。一般来说少量出血时暂停华法林的使用及输注新鲜血浆即可
消化系统	恶心、呕吐、腹泻	肝炎、肝酶升高	
泌尿生殖系统		肾假性肿瘤	
免疫系统		过敏反应（经常表现为皮疹）、皮疹、脱发	严重的过敏反应，应立即停药

【咨询要点】①毒性反应：华法林在怀孕 6~12 周及妊娠第 3 周期中段后禁止使用；在其他怀孕周期服用，需小心权衡用与不用对胎儿风险与对母亲风险，应在专科医生监督情况下使用。华法林不排入乳液，哺乳期可继续华法林治疗。②药物过量：一般只需停止华法林治疗直至 INR 回复到目标范围内。当患者服用过大剂量，应避免洗胃以防大出血，可给予活性炭、维生素 K 等若出血并发症出现，给予维生素 K、凝血因子浓缩液或新鲜冰冻血浆可逆转华法林钠作用。

参考文献

［1］蒋亚平，相桌芳，臧金.心脏瓣膜置换术中凝血功能变化及对华法林出血不良反应的监测［J］.中国乡村医药，2018，25（20）：44-45.

利伐沙班 [医保（乙）]
Rivaroxaban

【分类】抗凝血药。

【药理作用】本品是具有生物利用度的Ⅹa因子抑制剂，其选择性地阻断Ⅹa因子的活性位点，且不需要辅因子（例如抗凝血酶Ⅲ）以发挥活性。通过内源性及外源性途径活化Ⅹ因子为Ⅹa因子，在凝血级联反应中发挥重要作用。

【适应证】①用于择期髋关节或膝关节置换手术成年患者，以预防静脉血栓形成。②用于治疗成人深静脉血栓形成（DVT），降低急性DVT后DVT复发和肺栓塞（PE）的风险。③用于具有一种或多种危险因素（例如：充血性心力衰竭、高血压、年龄≥75岁、糖尿病、卒中或短暂性脑缺血发作病史）的非瓣膜性心房颤动成年患者，以降低卒中和全身性栓塞的风险。

【用法用量】口服。利伐沙班10mg可与食物同服，也可以单独服用。利伐沙班15mg或20mg片剂应与食物同服。

【不良反应】见利伐沙班的不良反应表。

利伐沙班的不良反应表

分类	常见	不良反应处置
血液系统	出血（牙龈、胃肠道、泌尿生殖道等）	如果接受利伐沙班的患者发生出血并发症，应适当延迟利伐沙班的下次给药时间，或者应停药
消化系统	上腹部疼痛、消化不良	
肌肉骨骼及结缔组织系统	背痛、骨关节炎、四肢疼痛、肌肉痉挛	
免疫系统	瘙痒、水疱	严重者可给予抗过敏等对症治疗
神经系统	疲劳、晕厥	
其他	鼻窦炎、尿路感染、口唇痛、牙痛	

【咨询要点】药物过量：曾报告过少数用药过量病例（最高达600mg），但没有出血并发症或其他不良反应。由于吸收程度有限，因此给予50mg或更高的超治疗剂量利伐沙班之后，预期会观察到上限效应，平均血浆暴露水平不会进一步升高。尚无对抗利伐沙班药效的特异性拮抗药，用药过量后可考虑使用活性炭减少其吸收。

参考文献

［1］杜晓明,朱美婷,肇丽梅.利伐沙班药物不良反应的文献计量分析[J].中国临床药理学杂志,2018,34(19):2348-2351.

［2］王宇,李文军,郭军,等.利伐沙班致各部位出血的不良反应信号挖掘与分析[J].中国药业,2015,24(21):58-60.

阿哌沙班 [药典（二）；基（基）；医保（乙）]
Apixaban

【分类】抗栓药。

【药理作用】抑制游离及与血栓结合的Ⅹa因子，并抑制凝血酶原活性，通过对Ⅹa因子的抑制，抑制凝血酶的产生，并抑制血栓形成。对血小板聚集无直接影响，但间接抑制凝血酶诱导的血小板聚集。

【适应证】用于髋关节或膝关节择期置换术的成年患者，预防静脉血栓栓塞事件（VTE）。

【用法用量】①本品推荐剂量为每次2.5mg，每日2次，口服，不受进餐影响。首次服药时间应在手术后 12~24 小时之间。②对于接受髋关节置换术的患者：推荐疗程为 32~38 日，③对于接受膝关节置换术的患者：推荐疗程为 10~14 日。④如果发生 1 次漏服，患者应立即服用本品，随后继续每日服药 2 次。由注射用抗凝药转换为本品治疗时，可从下次给药时间点开始（反之亦然）。

【不良反应】见阿哌沙班的不良反应表。

阿哌沙班的不良反应表

分类	少见	罕见	不良反应处置
消化系统	恶心	肝功检查异常（转氨酶升高、血胆红素水平升高等）	一般不影响继续治疗
血液系统	贫血（包括术后贫血和出血性贫血以及相应的实验室参数）	血小板减少、胃肠道出血（包括呕血及黑便）、牙龈出血、术后出血、切开部位出血、手术出血、肌肉出血、眼出血、阴道及尿道出血	①如出现严重贫血应考虑更换药品，并给予相应治疗。②当出现出血并发症时，应立即停药，并查明出血原因，应考虑采取恰当的治疗措施，如外科手术止血、输入新鲜冰冻血浆等；也可以考虑使用活性炭。如果采用上述治疗措施无法控制危及生命的出血，可以考虑给予重组凝血因子Ⅶa
呼吸系统		间质性肺病、咯血	如出现咯血现象首先应考虑为该药不良反应，应保持镇静，必要时可给少量镇静药，对患者进行吸氧、监护、止血、输血、输液及对症和病因治疗。咳嗽剧烈的可适量给予镇咳药，大咯血者禁用剧烈的镇静止咳药，以免过度抑制咳嗽中枢，使血液淤积气道，引起窒息。保持呼吸道通畅，如若发生大咯血窒息，立即体位引流，取头低足高位，或侧头拍背
心血管系统		低血压（包括术后低血压）	
其他	挫伤	过敏反应	严重的过敏反应需要立即使用肾上腺素、氧气和类固醇激素

【咨询要点】①注意事项：目前尚无妊娠期妇女应用阿哌沙班的资料，妊娠期间不推荐应用阿哌沙班。②毒性反应：动物研究未发现本品有直接或间接的生殖毒性。在一项对照临床试验中，健康志愿者口服高达 50mg 阿哌沙班 3~7 日（25mg，每日 2 次，服用 7 日或 50mg，每日 1 次，服用 3 日）（相当于人每日最大推荐剂量的 10 倍），未出现有临床意义的不良反应。③药物过量：阿哌沙班过量可能导致出血风险升高。当出现出血并发症时，应立即停药，并查明出血原因，应考虑采取恰当的治疗措施，如外科手术止血、输入新鲜冰冻血浆等。

<h1 align="center">达比加群酯[基（基）；医保（乙）]</h1>
Dabigatran Etexilate

【分类】抗凝血药。

【药理作用】本品为一种小分子前体药物，在体内经过代谢后形成活性分子达比加群。后者为强效的、竞争性的、可逆性的凝血酶直接抑制剂。体内、外动物实验表明，静脉滴注达比加群或口服本品均具有抗凝、抗血栓作用。本品口服易吸收，生物利用度为 6.5%，给药后 0.5~2 小时达到血药峰浓度。食物不影响生物利用度，但推迟血药浓度达峰时间 2

小时。

【适应证】用于髋关节或膝关节置换手术的成年患者，以预防静脉血栓形成（VTE）。

【用法用量】口服，220mg，每日1次。如伤口已止血，首次用药为110mg，应于手术后1~4小时之间服用，以后每次220mg，每日1次。膝关节置换术维持10日，髋关节置换术维持28~35日。

【不良反应】见达比加群酯的不良反应表。

达比加群酯的不良反应表

分类	常见	临床报道（发生率不明）
免疫系统		皮疹、瘙痒、荨麻疹
消化系统	胃肠道出血、腹痛、腹泻、消化不良、恶心	呕吐、吞咽困难、胃肠道反应、直肠出血、痔疮出血、胃肠道溃疡、胃食管炎、胃食管反流性疾病，ALT、AST升高
泌尿系统		血尿
血液系统	贫血、术后伤口出血、凝血异常、皮肤黏膜出血、血肿，鼻出血	血红蛋白减少
心血管系统		心肌梗死
其他		支气管痉挛

参考文献

［1］周红梅，徐瑾，张清，等.达比加群酯应用于轻中度肾功能不全的老年心房颤动患者射频消融术后的安全性观察［J］.世界临床药物，2018，39（12）：826-831.

［2］王微，杨帆，田志鹏，等.达比加群酯和华法林用于持续房颤患者抗凝治疗的疗效及安全性差异［J］.中国循证心血管医学杂志，2018，10（11）：1385-1388，1392.

［3］章晔，陈晔.达比加群酯对1例肺栓塞患者凝血功能的影响［J］.中国现代应用药学，2018，35（09）：1405-1407.

比伐芦定
Bivalirudin

【分类】抗凝剂。

【药理作用】本品是一种20个氨基酸的合成肽，是重组水蛭素的一种人工合成类似物，为凝血酶直接的、特异的、可逆性抑制剂。其作用与肝素不同，它不依赖于抗凝血酶Ⅳ、肝素辅因子Ⅱ等。本品能够使可溶性凝血酶、血块结合凝血酶失活，其作用是暂时的。

【适应证】与阿司匹林联用，在不稳定型心绞痛患者的冠状动脉血管成形术中作抗凝药，可预防局部缺血性并发症的发生。

【用法用量】在血管成形术即将开始前注射1mg/kg，然后以2.5mg/（kg·h）连续静脉滴注4小时，再以0.2mg/（kg·h）滴注14~20小时。应同时给予阿司匹林300~325mg。

【不良反应】见比伐芦定的不良反应表。

比伐芦定的不良反应表

分类	临床报道（发生率不明）
免疫系统	过敏反应、皮疹
血液系统	血小板减少症、贫血、血栓形成、血管疾病、注射部位出血
神经系统	头痛
心血管系统	低血压、室性心动过速、心绞痛、心搏过缓、血压或血容量突然下降或有其他不明症状
其他	背痛、呼吸困难、疼痛和胸痛

参考文献

［1］穆金兴，陈要起，齐丽平，等. 经皮冠状动脉介入治疗急性心肌梗死手术期使用比伐芦定的安全性和有效性分析［J］. 安徽医药，2019，23（01）：158-160.

［2］陈存芳，贾博，江珊，等. 比伐芦定在肾功能不全 ACS 患者 PCI 中的疗效及安全性研究［J］. 临床心血管病杂志，2018，34（08）：756-759.

替格瑞洛[基（基）]
Ticagrelor

【分类】抗血小板药。

【药理作用】替格瑞洛是一种环戊三唑嘧啶（CPTP）类化合物，其主要代谢产物能可逆性地与血小板 P2Y12 ADP 受体相互作用，阻断信号传导和血小板活化。

【适应证】本品用于急性冠脉综合征（不稳定型心绞痛、非 ST 段抬高心肌梗死或 ST 段抬高心肌梗死）患者，包括接受药物治疗和经皮冠状动脉介入（PCI）治疗的患者，降低血栓性心血管事件的发生率。与氯吡格雷相比，本品可以降低心血管死亡、心肌梗死或卒中复合终点的发生率，两治疗组之间的差异来源于心血管死亡和心肌梗死，而在卒中方面无差异。

【用法用量】本品可在饭前或饭后服用。①本品起始剂量为单次负荷量 180mg，此后每次 1 片（90mg），每日 2 次。②除非有明确禁忌，本品与阿司匹林联合用药。③在服用首剂负荷阿司匹林后，阿司匹林的维持剂量为每日 1 次，每次 75~100mg。

【不良反应】见替格瑞洛的不良反应表。

替格瑞洛的不良反应表

分类	少见	临床报道（发生率不明）
免疫系统	皮下或真皮出血、瘀斑	瘙痒、皮疹
消化系统	胃肠道出血	呕血、胃肠道溃疡出血、痔疮出血、胃炎、口腔出血、呕吐、腹泻、腹痛、恶心、消化不良
泌尿生殖系统		尿道和阴道出血
神经系统		头晕、头痛
其他	呼吸困难、鼻出血、操作部位出血	咯血、颅内出血、全身炎症反应综合征

参考文献

［1］叶振，罗富良，马双双，等. 替格瑞洛致咯血［J］. 药物不良反应杂志，2017（5）：387-388.

［2］白颖，王家伟. 替格瑞洛致呼吸困难 1 例［J］. 中国药物应用与监测，2018（5）：313-315.

［2］Krisai P，Haschke M，Buser P T，et al. Ticagrelor induced systemic inflammatory response syndrome［J］. BMC Cardiovascular Disorders，2017，17（1）：14.

替罗非班[医保（乙）]
Tirofiban

【分类】抗血小板药。

【药理作用】盐酸替罗非班是一种非肽类的血小板糖蛋白Ⅱb/Ⅲa受体拮抗药，该受体是与血小板聚集过程有关的主要血小板表面受体。盐酸替罗非班阻止纤维蛋白原与糖蛋白Ⅱb/Ⅲa结合，因而阻断血小板的交联及血小板的聚集。

【适应证】盐酸替罗非班注射液与肝素联用，适用于不稳定型心绞痛或非Q波心肌梗死患者，预防心脏缺血事件，同时也适用于冠脉缺血综合征患者进行冠脉血管成形术或冠脉内斑块切除术，以预防与经治冠脉突然闭塞有关的心脏缺血并发症。

【用法用量】①不稳定型心绞痛或非Q波心肌梗死：盐酸替罗非班注射液应与肝素联用由静脉滴注，起始30分钟滴注速率为0.4μg（kg·min），继续以0.1μg（kg·min）的速率维持滴注。②血管成形术/动脉内斑块切除术：本品应与肝素联用由静脉滴注，起始滴注剂量为10μg/kg，在3分钟内完成，而后以0.15μg（kg·min）的速率维持滴注。

【不良反应】见替罗非班的不良反应表。

替罗非班的不良反应表

分类	临床报道（发生率不明）	不良反应处置
免疫系统	皮疹或荨麻疹	一般停药后可消失
消化系统	恶心	
泌尿系统	尿隐血	
神经系统	头痛	
其他	颅内出血、腹膜后出血、心包积血、肺（肺泡）出血、脊柱硬膜外血肿、血小板减少	当出血需要治疗时，应考虑停止使用本品；严重出血应考虑输血

【咨询要点】①毒性反应：在雄性及雌性大鼠用盐酸替罗非班静脉剂量至5mg/（kg·d）的一项研究中，未见对生育及生殖能力有何影响。②药物过量：最常见的表现是出血，主要是轻度的黏膜皮肤出血和心导管部位的轻度出血。过量使用替罗非班时，应根据患者的临床情况适当中断治疗或调整滴注剂量，也要考虑是否需要输血。本品可通过血液透析清除。

参考文献
［1］郑雪.替罗非班致颜面水肿伴瘙痒1例［J］.中国医院药学杂志，2017（18）：1882.
［2］范蒙蒙，马晶茹.非ST段抬高型心肌梗死患者经皮冠状动脉介入治疗术中应用替罗非班致极重度血小板减少1例［J］.中国医科大学学报，2018，47（11）：1047-1049.

铝镁匹林[药典（二）]
Al–Mg and Aspirin

【分类】抗血小板药。

【药理作用】铝镁匹林为阿司匹林的复方制剂，每片含阿司匹林81mg，重质碳酸镁22mg，甘羟铝11mg。小剂量的阿司匹林能抑制血栓素A_2的形成，从而不可逆地抑制正常血小板聚集过程，防止血栓形成。与制酸药甘羟铝和重质碳酸镁合用能保护胃肠黏膜。

【适应证】用于使用阿司匹林抑制血小板黏附和聚集，但不能耐受阿司匹林的胃肠道反应的患者，包括不稳定型心绞痛、急性心肌梗死、局部缺血性脑血管障碍等。

【用法用量】口服，成人每日 1 次，每次 1 片；依据病情每次最多服用 4 片。

【不良反应】见铝镁匹林的不良反应表。

铝镁匹林的不良反应表

分类	少见	罕见	不良反应处置
免疫系统	皮疹、荨麻疹、风团、瘙痒、多汗		减量或停药，并给予对症治疗
消化系统	胃肠功能障碍、呕吐、腹痛、便秘、痢疾、消化性溃疡、食道炎、口唇肿胀、吐血、恶心、食欲不振、AST、ALT 上升	胃部不快感	减量或停药，并给予对症治疗
呼吸系统	过度呼吸、支气管炎	鼻出血、鼻炎	
血液系统		贫血、白细胞减少、血小板减少	
神经系统	眩晕、过度兴奋	头痛、耳鸣、倦怠	
泌尿系统		肾功能障碍	
心血管系统	低血压		
其他	角膜炎、结膜炎、代谢性酸中毒、血管炎、胸痛		

【咨询要点】①注意事项：长期给药时应进行定期的临床检查（尿检查，血液检查，肝功能检查等）；出现异常症状时，应采取减量、停药等适当措施。②过量或中毒表现：轻度，即水杨酸反应，表现为头痛、头晕、耳鸣、耳聋、恶心、呕吐、腹泻、嗜睡、精神紊乱、多汗、呼吸加快、烦渴、手足不自主运动（多见于老人）及视力障碍等。重度时可出现血尿、抽搐、幻觉、重症精神紊乱、呼吸困难及无名热等；儿童患者精神及呼吸障碍更明显；过量时实验室检查可有脑电图异常、酸碱平衡改变（呼吸性碱中毒及代谢性中毒）、低血糖或高血糖、酮尿症、低钠血症、低钾血症及蛋白尿。③过量或中毒处理：进行催吐、胃清洗，在此基础上给活性炭或泻下剂均有用。通过葡萄糖注射液维持体液和电解质平衡。小儿高热时，可进行海绵浴。碳酸氢钠静脉注射可中和酸中毒，使尿碱化。

吲哚布芬 [药典（二）；基（基）；医保（乙）]
Indobufen

【分类】抗血小板药。

【药理作用】通过以下机制发挥抗血小板聚集作用。①可逆性抑制血小板环氧化酶，使血栓素 B_2（血小板聚集的强效激活剂）生成减少；②抑制二磷酸腺苷（ADP）、肾上腺素和血小板活化因子（PAF）、胶原和花生四烯酸诱导的血小板聚集；③降低血小板三磷酸腺苷、血清素、血小板因子 3、血小板因子 4 和 β－凝血球蛋白的水平，降低血小板黏附性。对于激活剂诱发的血小板聚集，单次口服吲哚布芬 200mg 后 2 小时达最大抑制作用，12 小时后仍有显著抑制作用（90%），24 小时内恢复。

【适应证】动脉硬化引起的缺血性心血管病变、缺血性脑血管病变、静脉血栓形成，也可用于血液透析时预防血栓形成。

【用法用量】口服，每日 2 次，每次 100~200mg，饭后口服。65 岁以上老年患者及肾功能不全患者每日以 100~200mg 为宜。

【不良反应】见吲哚布芬的不良反应表。

吲哚布芬的不良反应表

分类	少见	罕见	不良反应处置
免疫系统	皮肤过敏反应		如出现荨麻疹样皮肤过敏反应应立即停药
消化系统	消化不良、腹痛、便秘、恶心、呕吐	胃溃疡、胃肠道出血	一般胃肠道反应少且轻微，如出现胃溃疡、胃肠道出血等严重不良反应，首先考虑停药，给予止血治疗。对急性胃肠道大出血者，应积极行止血和抗休克治疗
神经系统	头痛、头晕		严重可给予对症治疗
其他	齿龈出血及鼻衄	血尿	

贝前列素钠 [药典(二)]
Beraprost Sodium

【分类】抗血小板药。

【药理作用】通过血小板和血管平滑肌的前列环素受体，激活腺苷酸环化酶、使细胞内 cAMP 浓度升高，抑制 Ca^{2+} 流入及血栓素 A_2 生成等，从而有抗血小板和扩张血管的作用。

【适应证】改善慢性动脉闭塞性疾病引起的溃疡、间歇性跛行、疼痛和冷感等症状。

【用法用量】通常，成人饭后口服。每次 $40\mu g$，每日 3 次。

【不良反应】见贝前列素钠的不良反应表。

贝前列素钠的不良反应表

分类	少见	罕见	临床报道（发生率不明）	不良反应处置
免疫系统	皮疹、颜面潮红、发热、皮肤潮红	湿疹、瘙痒、过敏性休克		应密切观察，如发现血压降低、心率加快、面色苍白、恶心等症状时，应停止给药，给予适当的处置。若出现过敏性休克时，立即平卧，给氧，皮下注射肾上腺素 0.5~1mg（小儿减半），使用抗过敏药物，使用升压药维持血压，应用糖皮质激素，补充液体维持水、电解质平衡，维持酸碱平衡
消化系统	ALT、AST 升高，γ-GT、LDH 升高，恶心、腹泻、腹痛、食欲不振、胃溃疡、呕吐、胃功能障碍、口渴、胃灼热	胆红素升高、ALP 升高、消化道出血、黑便	肝功能低下、黄疸	如出现异常时，应停止给药，给予适当的处置
呼吸系统			肺出血、间质性肺炎	如出现异常时，应停止给药，给予适当的处置并密切观察；如发现血压降低、心率加快、面色苍白、恶心等症状时，应停止给药，给予适当的处置
泌尿系统	BUN 升高	血尿	尿频	

续表

分类	少见	罕见	临床报道 （发生率不明）	不良反应处置
血液系统		贫血、嗜酸性粒细胞增多	血小板减少、白细胞减少	
神经系统	头痛、头晕	眩晕、嗜睡、朦胧状态、麻木感		
心脑血管系统	心悸	脑出血、血压下降、心率加快	心绞痛、心肌梗死	如出现异常时，应停止给药，给予适当的处置
其他	甘油三酯升高	眼底出血、皮下出血、浮肿、疼痛、胸痛、关节痛、胸闷、耳鸣、乏力、发热	鼻出血、背痛、脱毛、咳嗽	

参考文献

［1］李飞.贝前列素钠片致黑便1例［J］.解放军药学学报，2018，34（3）：286.

依前列醇 [药典（二）]
Epoprostenol

【分类】抗栓药。

【药理作用】作用机制可能是激活腺苷酸环化酶，而使血小板内 cAMP 浓度上升，达到抗血小板目的。此外还有舒张血管作用。

【适应证】①用于治疗某些心血管疾病时作为抗血小板药，以防止高凝状态。②也用于严重外周血管性疾病、缺血性心脏病，特发性肺动脉高压（IPAH）、血小板消耗性疾病等。

【用法用量】静脉滴注，每分钟 5ng/kg，临用时配制，用量视病情而定。

【不良反应】见依前列醇的不良反应表。

依前列醇的不良反应表

分类	少见	罕见	不良反应处置
消化系统		胃痉挛、恶心、呕吐、胃部不适	发生率随剂量加大而增多
神经系统	头痛	嗜睡	
心血管系统	低血压、心率加速		
其他	面部潮红	血糖升高、胸痛	

西洛他唑 [药典（二）；医保（乙）]
Cilostazol

【分类】抗血小板药。

【药理作用】通过选择性地抑制血小板及血管平滑肌内的磷酸二酯酶Ⅲ的活性，发挥抗血小板作用及血管扩张作用。

【适应证】①改善由于慢性动脉闭塞症引起的溃疡、肢痛、冷感及间歇性跛行等缺血性症状。②预防脑梗死复发（心源性脑梗死除外）。

【用法用量】成人每次口服西洛他唑片 0.1g（2 片），每日 2 次，可根据年龄、症状适当增减。

【不良反应】见西洛他唑的不良反应表。

西洛他唑的不良反应表

分类	临床报道（发生率不明）	不良反应处置
免疫系统	皮疹	减量或停药后可消失，严重者可对症处理
消化系统	腹痛、腹泻、腹胀、恶心、呕吐、食欲不振、肝功能障碍、黄疸	减量或停药后可消失，严重者可对症处理
血液系统	全血细胞减少、粒细胞缺乏症、血小板减少	
神经系统	头痛、眩晕	
心血管系统	充血性心力衰竭、心肌梗死、心绞痛、室性心动过速	应及时停药并对症处理
其他	颅内出血、肺出血、消化道出血、鼻出血、眼底出血、间质性肺炎、皮下出血、药物热	应及时停药并对症处理

【咨询要点】①注意事项：可能会使心率增加而发生心绞痛，要特别注意对心绞痛症状（胸痛）等的观察和问诊。②毒性反应：使用高剂量时可发现对动物有心脏毒性；用细菌及小鼠骨髓细胞进行试验未发现致突变性；用小鼠及大鼠进行试验未发现致癌性。③药物过量：急性症状表现为严重的头痛、腹泻、低血压、心动过速，还有可能会有心律不齐。应注意观察患者并给予辅助治疗，由于西洛他唑与蛋白的结合率高，在血液透析和腹膜透析时不易被有效地去除。

蚓激酶 [医保（乙）]
Lumbrokinase

【分类】抗凝血药。

【药理作用】经临床试验表明本品可降低纤维蛋白原含量、缩短优球蛋白溶解时间、降低全血黏度及血浆黏度、t-PA 活性增加。

【适应证】用于缺血性脑血管病中纤维蛋白原升高及血小板聚集率升高的患者。

【用法用量】口服：每次 2 粒，每日 3 次，餐前半小时服用。3~4 周为 1 个疗程，也可连续服用。

【不良反应】见蚓激酶的不良反应表。

蚓激酶的不良反应表

分类	临床报道（发生率不明）	不良反应处置
神经系统	头痛、头晕	
消化系统	恶心、呕吐、胃部不适、稀便次数增多、便秘等	减量或停药后一般可消失
其他	皮疹、皮肤瘙痒、嗜酸性粒细胞增多	减量或停药后一般可消失

肌苷 [药典（二）；医保（甲）]
Inosine

【分类】促进白细胞增生药。

【药理作用】本药为人体的正常成分，为腺嘌呤的前体，能直接透过细胞膜进入体细胞，参与体内核酸代谢、能量代谢和蛋白质的合成。①本药能活化丙酮酸氧化酶系，提高辅酶

A 的活性，活化肝功能，并使处于低能缺氧状态下的组织细胞继续进行代谢，有助于受损肝细胞功能的恢复；②参与人体能量代谢与蛋白质合成；③能提高 ATP 水平并可转变为各种核苷酸；④可刺激体内产生抗体，还可提高肠道对铁的吸收，活化肝功能，加速肝细胞的修复；⑤有增强白细胞增生的作用。

【适应证】①用于治疗白细胞减少、血小板减少。②治疗急性肝炎和慢性肝炎、肝硬化、肝性脑病。③冠状动脉粥样硬化性心脏病（冠心病）、心肌梗死、风湿性心脏病、肺源性心脏病的辅助用药。④用于预防及减轻血吸虫病防治药物所引起的心脏和肝脏的毒性反应。⑤眼科疾病（中心性视网膜炎，视神经萎缩）的辅助用药。

【用法用量】①口服：成人每次 0.2~0.4g，每日 3 次，必要时如肝脏疾病用量可加倍；小儿每次 0.1~0.2g，每日 3 次。②静脉注射：每次 0.2~0.6g，每日 1~2 次。③静脉滴注：成人每次 0.2~0.6g，可用 5% 葡萄糖注射液或 0.9% 氯化钠注射液 20ml 稀释滴注，每日 1~2 次；小儿每次 0.1~0.2g，每日 1 次。

【不良反应】见肌苷的不良反应表。

肌苷的不良反应表

分类	临床报道（发生率不明）	不良反应处置
免疫系统	颜面潮红、皮疹	
消化系统	恶心、腹部灼热感、胃部不适、腹泻	停药后多可消失
生殖系统	阴道出血	严重时需停药并对症治疗

小檗胺
Berbamine

【分类】促白细胞增生药。

【药理作用】本品具有刺激骨髓细胞增殖作用，能提高造血干细胞集落因子（G–CSF）的含量，促进骨髓造血干细胞和粒祖细胞的增殖，并向粒细胞分化。此外，本品还具有增强机体免疫力、抗结核、扩张血管、抗心肌缺氧及缺血、抗心律失常等作用。

【适应证】用于各种原因引起的白细胞减少症；亦可用于预防癌症放疗、化疗后白细胞的减少。

【用法用量】口服。每日 3 次，每次 4 片。

【不良反应】见小檗胺的不良反应表。

小檗胺的不良反应表

分类	临床报道（发生率不明）	不良反应处置
消化系统	便秘、口干并伴有阵发性腹痛、腹胀等症状	一般停药后可消失，严重者停药并对症治疗
神经系统	头痛	
心血管系统	心慌、病态窦房结综合征	
其他	无力、咳喘	一般停药后可消失，严重者停药并对症治疗

链激酶 ^[药典（二）；医保（甲）]
Streptokinase

【分类】抗凝血药。

【药理作用】本品具有促进体内纤维蛋白溶解系统活性的作用，能使纤维蛋白溶酶原激活因子前体物转变为激活因子，后者再使纤维蛋白原转变为有活性的纤维蛋白溶酶，使血栓溶解。

【适应证】用于治疗血栓栓塞性疾病，如深静脉栓塞、周围动脉栓塞、急性肺栓塞、血管外科手术后的血栓形成、导管给药所致血栓形成、新鲜心肌梗死、中央视网膜动/静脉栓塞等。

【用法用量】①给药前半小时，先肌内注射异丙嗪 25mg、静脉注射地塞米松 2.5~5mg 或氢化可的松 25~50mg，以预防不良反应（出血倾向、感冒样寒战、发热等）发生。②首次剂量：将本品 50 万 U 溶于 0.9 % 氯化钠注射液 100ml 或 5% 葡萄糖注射液 100ml 中，静脉滴注（30分钟左右滴注完毕）。③维持剂量：将本品 60 万 U 溶于 5% 葡萄糖注射液 250~500ml 中，加入氢化可的松 25~50mg 或地塞米松 1.25~2.5mg，静脉滴注 6 小时，保持每小时 10 万 U水平。按此疗法每日 4 次，治疗持续 24~72 小时，或至血栓溶解，或病情不再发展为止。④疗程根据病情而定，视网膜血管栓塞一般用药 12~24 小时；急性心肌梗死用药 18~20 小时；周围动/静脉血栓用药 3 日左右，最多 5~6 日；慢性动脉阻塞用药时间较长，但不宜超过 6~7 日。治疗结束时，可用低分子右旋糖酐作为过渡，以防血栓再度形成。

【不良反应】见链激酶的不良反应表。

链激酶的不良反应表

分类	临床报道（发生率不明）	不良反应处置
血液系统	穿刺部位皮肤瘀斑，胃肠道、泌尿道或呼吸道出血	出血为主要并发症，一般为注射部位出现血肿，不需停药，可继续治疗，严重出血可给予氨基己酸或氨甲苯酸对抗本品的作用，更严重者可补充纤维蛋白原或全血
免疫系统	发热、寒战、过敏反应、过敏性休克	轻度过敏反应不必终端治疗，重度过敏反应应立即停止静脉滴注，并对症用抗组胺药或激素
骨骼肌系统	肩背痛	
神经系统	头晕、头痛	
心血管系统	低血压	

尿激酶 [药典（二）；医保（甲）]
Urokinase

【分类】抗凝血药。

【药理作用】本品直接作用于内源性纤维蛋白溶解系统，能催化裂解纤溶酶原成纤溶酶，后者不仅能降解纤维蛋白凝块，亦能降解血循环中的纤维蛋白原、凝血因子 V 和凝血因子 Ⅷ 等，从而发挥溶栓作用。本品对新形成的血栓起效快、效果好；还能提高血管 ADP 酶活性，抑制 ADP 诱导的血小板聚集，预防血栓形成。

【适应证】①本品主要用于血栓栓塞性疾病的溶栓治疗，包括急性广泛性肺栓塞、胸痛 6~12 小时内的冠状动脉栓塞和心肌梗死、症状短于 3~6 小时的急性期脑血管栓塞、视网膜动脉栓塞及其他外周动脉栓塞症状严重的髂–股静脉血栓形成者。②也用于人工心瓣膜手术后预防血栓形成，保持血管插管和胸腔及心包腔引流管的通畅等。

【用法用量】①肺栓塞：初次剂量为 4400 单位 /kg，0.9% 氯化钠注射液或 5% 葡萄糖注射液配制，以 90ml/h 速度在 10 分钟内滴完；其后以每小时 4400 单位的给药速度，连续静脉滴注 2 小时或 12 小时。必要时，可根据病情调整剂量，间隔 24 小时重复给药 1 次，最多使用 3 次。②心肌梗死：建议以 0.9% 氯化钠注射液配制后，按每分钟 6000 单位冠状动脉内连续滴注 2 小时，滴注前应先行静脉给予肝素 2500~10 000 单位；也可将本品 200 万 ~300 万单位配制后静脉滴注，45~90 分钟滴完。③外周动脉血栓：以 0.9% 氯化钠注射液配制本品（浓度 2500 单位 /ml），每分钟 4000 单位经导管注入血凝块，每 2 小时夹闭导管 1 次；可调整注入速度为每分钟 1000 单位，直至血块溶解。④防治心脏瓣膜替换术后的血栓形成：4400 单位 /kg，0.9% 氯化钠注射液配制后 10~15 分钟滴完，然后以每小时 4400 单位 /kg 静脉滴注维持。当瓣膜功能正常后即停止用药；如用药 24 小时仍无效或发生严重出血倾向应停药。⑤脓胸或心包积脓：胸腔或心包腔内注入灭菌注射用水配制（5000 单位 /ml）的本品 10 000~250 000 单位。⑥眼科应用：常用量为 5000 单位用 2ml 0.9% 氯化钠注射液配制冲洗前房。

【不良反应】见尿激酶的不良反应表。

尿激酶的不良反应表

分类	临床报道（发生率不明）	不良反应处置
血液系统	可为表浅部位的出血（主要在皮肤、黏膜和血管穿刺部位），也可为内脏出血（消化道出血、咯血、尿血、腹膜后出血、脑出血等），严重者，甚至导致死亡	发生严重出血并发症时需立即停止用药，必要时输新鲜血浆或红细胞、纤维蛋白原等，也可试用氨基己酸等抗纤溶药注射止血，但通常效果不显著
消化系统	恶心、呕吐、食欲不振、ALT 升高	肝功能损害严重者可给予保肝药物
免疫系统	过敏反应（如皮疹、支气管痉挛、发热）	轻度过敏反应不必终端治疗，重度过敏反应应立即停止用药，并对症用抗组胺药或激素

【咨询要点】①注意事项：应用本品前，应对患者进行红细胞压积、血小板计数、凝血酶时间（TT）、凝血酶原时间（PT）、活化部分凝血活酶时间（APTT）的测定。TT 和 APTT 应小于 2 倍延长的范围。②毒性反应：本品毒性很低，亦无明显抗原性，致畸性、致癌性和致突变性。可能出现严重的出血危险。

参考文献

［1］许建华 . 尿激酶溶栓治疗脑血栓 86 例临床分析［J］. 中国医药指南，2019，17（02）：42-43.
［2］叶逻湾，骆燕 . 尿激酶溶栓治疗脑血栓的临床效果观察［J］. 名医，2018（12）：231.

阿替普酶 [医保（乙）]
Alteplase

【分类】抗凝血药。

【药理作用】本品为糖蛋白，含 526 个氨基酸。它可通过其赖氨酸残基与纤维蛋白结合，并激活与纤维蛋白结合的纤溶酶原转变为纤溶酶，这一作用较其激活循环中的纤溶酶原更显著。此外，体外研究表明，本品还可抑制血小板活性。

【适应证】用于急性心肌梗死和肺栓塞的溶栓治疗。

【用法用量】①静脉注射：将本品 50mg 溶于灭菌注射用水中，使溶液浓度为 1mg/ml，给予静脉注射。②静脉滴注：将本品 100mg 溶于 0.9% 氯化钠注射液 500ml 中，在 3 小时内按以下方式滴完，即前 2 分钟先注入 10mg，以后 60 分钟内滴入 50mg，最后剩余时间内滴完所余 40mg。

【不良反应】 见阿替普酶的不良反应表。

阿替普酶的不良反应表

分类	非常常见	常见	偶见	罕见	非常罕见	不良反应处置
血液系统	血管损伤处出血（如血肿），注射部位处出血	治疗急性缺血性脑梗死患者时发生的颅内出血（如脑出血，脑血肿，出血性卒中，卒中的出血性转变，颅内血肿，蛛网膜下腔出血），呼吸道出血（如咽部出血，鼻衄，咯血），胃肠道出血（如胃出血，胃溃疡出血，直肠出血，呕血，黑便，口部出血，牙龈出血），瘀斑，泌尿生殖器出血（如血尿，泌尿道的出血）	治疗急性心肌梗死和急性肺栓塞的患者时发生的颅内出血（如脑出血，脑血肿，出血性卒中，卒中的出血性转变，颅内血肿，蛛网膜下腔出血），心包积血，腹膜后出血（如腹膜后血肿）	实质脏器的出血（如肝脏出血，肺出血）	眼出血	发生严重出血并发症时，需立即停止使用，必要时输新鲜血浆或红细胞、纤维蛋白原等
免疫系统			过敏反应/过敏样反应（如：皮疹，荨麻疹，支气管痉挛，血管源性水肿，低血压，休克，或其他与过敏反应有关的症状）	严重的过敏反应		严重的过敏反应时，应立即停药，并对症治疗
神经系统					与神经系统相关的事件（如癫痫发作，惊厥，失语，言语异常，谵妄，激越，意识模糊，抑郁，精神病）	
心血管系统	心绞痛，低血压和心力衰竭/肺水肿，再灌注后心律失常（如心律不齐，期外收缩，一度至完全的房室传导阻滞）、心房颤动/心房扑动，心动过缓，心动过速，室性心律不齐，室性心动过速/心室颤动	心脏停搏，心源性休克和再梗死	二尖瓣反流，肺栓塞，其他系统组织的栓塞/脑栓塞，室间隔缺损，血栓栓塞			
消化系统		恶心，呕吐				

【咨询要点】药物过量：尽管本品具有相对纤维蛋白特异性，但过量后仍会出现显著的纤维蛋白原及其他凝血因子的减少。大多数情况下，停用本品治疗后，生理性再生足以补充这些因子。然而，如发生严重的出血，建议输入新鲜冰冻血浆或新鲜全血，如有必要可使用合成的抗纤维蛋白溶解剂。

参考文献

［1］信连英.阿替普酶与尿激酶治疗急性脑梗死临床疗效及不良反应对照研究[J].中国处方药,2018,16(08）:73-74.

［2］孟佳雪，贺帅，谢惠芳，等.阿替普酶治疗急性脑梗死患者的出血不良反应影响因素分析［J］.中国临床药理学杂志，2018，34（14）：1595-1597.

羟乙基淀粉 20
Hydroxyethyl Starch 20

【分类】血浆及血浆代用品。

【适应证】血容量补充药，有抑制血管内红细胞聚集作用，可用于改善微循环障碍。

【用法用量】静脉滴注，每日 250~500ml。

【不良反应】见羟乙基淀粉 20 的不良反应表。

羟乙基淀粉 20 的不良反应表

分类	临床报道（发生率不明）	不良反应处置
泌尿系统	少尿	出现少尿、蛋白尿时，立即停药及对症治疗
消化系统	消化不良、恶心、呕吐	
其他	输液反应、荨麻疹、瘙痒	

【咨询要点】①一次用量不能过大，以免发生自发性出血。②大量输入可致钾排泄增多，应适当补钾。③有出血倾向和心力衰竭者慎用。

羟乙基淀粉 40
Hydroxyethyl Starch 40

【分类】血浆及血浆代用品。

【药理作用】本品静脉滴注后，较长时间停留在血液中，提高血浆渗透压，使组织液回流增多，迅速增加血容量，稀释血液，并增加细胞膜负电荷，使已聚集的细胞解聚，降低全身血黏度，改善微循环。

【适应证】血容量补充药。有抑制血管内红细胞聚集作用，可用于改善微循环障碍。临床用于低血容量性休克，如失血性、烧伤性及手术中休克等；血栓闭塞性疾病。

【用法用量】静脉滴注，每日 250~500ml。

【不良反应】见羟乙基淀粉 40 的不良反应表。

羟乙基淀粉 40 的不良反应表

分类	临床报道（发生率不明）	不良反应处置
免疫系统	过敏反应，表现为眼睑水肿、荨麻疹及哮喘等	出现严重过敏反应，立即停药，并对症治疗

续表

分类	临床报道（发生率不明）	不良反应处置
消化系统	呕吐	
其他	发热、寒战及流感样症状、颌下腺与腮腺肿大及下肢水肿	

参考文献

［1］朱玉彦，齐高清.羟乙基淀粉40氯化钠注射液临床抢救不良反应分析及应对［J］.药学研究，2017，36（08）：490-493.

人血白蛋白
Human Albumin

【分类】血浆及血浆代用品。

【药理作用】①增加血容量和维持血浆胶体渗透压：白蛋白占血浆胶体渗透压的80%，主要调节组织与血管之间水分的动态平衡。由于白蛋白分子量较高，与盐类及水分相比，透过膜内速度较慢，使白蛋白的胶体渗透压与毛细管的静力压抗衡，以此维持正常与恒定的血容量；同时在血循环中，1g白蛋白可保留18ml水，每5g白蛋白保留循环内水分的能力约相当于100ml血浆或200ml全血的功能，从而起到增加循环血容量和维持血浆胶体渗透压的作用。②运输及解毒：白蛋白能结合阴离子也能结合阳离子，可以输送不同的物质，也可以将有毒物质输送到解毒器官。③营养供给：组织蛋白和血浆蛋白可互相转化，在氮代谢障碍时，白蛋白可作为氮源为组织提供营养。

【适应证】①失血创伤、烧伤引起的休克。②脑水肿及损伤引起的颅压升高。③肝硬化及肾病引起的水肿或腹水。④低蛋白血症的防治。⑤新生儿高胆红素血症。⑥心肺分流术、烧伤的辅助治疗、血液透析的辅助治疗和成人呼吸窘迫综合征。

【用法用量】用法：一般采用静脉滴注或静脉推注。为防止大量注射时机体组织脱水，可采用5%葡萄糖注射液或氯化钠注射液适当稀 释作静脉滴注（宜用备有滤网装置的输血器）。滴注速度应以每分钟不超过2ml为宜，但在开始15分钟内，应特别注意速度缓慢，逐渐加速至上述速度。用量：使用剂量由医师酌情考虑，一般因严重烧伤或失血等所致休克，可直接注射本品5~10g，隔4~6小时重复注射1次。在治疗肾病及肝硬化等慢性白蛋白缺乏症时，可每日注射本品5~10g，直至水肿消失，血清白蛋白含量恢复正常为止。

【不良反应】见人血白蛋白的不良反应表。

人血白蛋白的不良反应表

分类	临床报道（发生率不明）	不良反应处置
免疫系统	颜面潮红、皮疹、过敏性子痫	输注过程中如发现患者有不适反应，应立即停止使用
消化系统	恶心、呕吐	
呼吸系统	肺水肿	
其他	发热、寒战	输注过程中如发现患者有不适反应，应立即停止使用

【咨询要点】药物过量：因本品有高渗作用，过量注射时，可造成脱水、机体循环负荷增加、充血性心力衰竭和肺水肿。

参考文献

[1] 刘红，王世英. 人血白蛋白致过敏性紫癜 1 例 [J]. 药物流行病学杂志，2018，27（07）：492-493.

硫酸亚铁 [药典（二）；基（基）；医保（甲）]
Ferrous Sulfate

【分类】抗贫血药。

【药理作用】铁是红细胞合成血红素必不可少的物质。缺铁时，血红素生成减少，但由于原红细胞增殖能力和成熟过程不受影响，因此红细胞数量不少，只是每个红细胞中血红蛋白减少，致红细胞体积较正常小，故也称低色素小细胞性贫血。铁盐以 Fe^{2+} 形式在十二指肠和空肠上段吸收，进入血液循环后，Fe^{2+} 被氧化为 Fe^{3+}，再与转铁蛋白结合成血浆铁，转运到肝、脾、骨髓等贮铁组织中去，与这些组织中的去铁蛋白结合成铁蛋白而贮存。缺铁性贫血时，铁的吸收和转运增加，可从正常的 10% 增至 20%~30%。

【适应证】①用于慢性失血（月经过多、慢性消化道出血、子宫肌瘤出血、钩虫病失血等）、营养不良、妊娠、儿童发育期等引起的缺铁性贫血。②用药后贫血症状迅速改善，用药 1 周左右即见网织红细胞增多，血红蛋白每日可增加 0.1%~0.3%，约 4~8 周可恢复至正常。

【用法用量】口服，成人每次 0.3g，每日 3 次，餐后服用。

【不良反应】见硫酸亚铁的不良反应表。

硫酸亚铁的不良反应表

分类	临床报道（发生率不明）	不良反应处置
消化系统	恶心、呕吐、上腹疼痛、便秘、排黑便	餐后服用可减少胃肠道反应
其他	休克	

【咨询要点】药物过量：大量口服可致急性中毒，出现胃肠道出血、坏死，严重时可引起休克，应立即救治。

琥珀酸亚铁 [基（基）；医保（甲、乙）]
Ferrous Succinate

【分类】抗贫血药。

【药理作用】铁是红细胞中血红蛋白的组成元素。缺铁时，红细胞合成血红蛋白量减少，致使红细胞体积变小，携氧能力下降，形成缺铁性贫血，口服本品可补充铁元素，纠正缺铁性贫血。

【适应证】治疗缺铁性贫血。

【用法用量】口服。①成人：预防用，每日 1 次，每次 1 片；治疗用，每日 3 次，每次 1~2 片。②儿童：预防用，每日 1 次，每次半片；治疗用，每日 2 次，每次半片或 1 片。本品宜饭后服用，可减轻胃肠道局部刺激。

【不良反应】见琥珀酸亚铁的不良反应表。

琥珀酸亚铁的不良反应表

分类	临床报道（发生率不明）	不良反应处置
消化系统	肝功能异常（铁中毒）、恶心、呕吐、上腹疼痛、便秘、黑便	多为轻度、停药后可消失。肝功能异常应及时停药，可用喷替酸钙钠或去铁胺救治并对症处理

参考文献

［1］张建英，于显钊. 琥珀酸亚铁致慢性肾衰竭患者慢性铁中毒 1 例［J］. 武警医学，2016，27（10）：1034-1035.

［2］张飞虹，胡君华. 琥珀酸亚铁治疗妊娠合并缺铁性贫血的疗效与安全性观察［J］. 中国药房，2015，（24）：3335-3336，3337.

叶酸 [药典（二）；基（基）；医保（甲、乙）]
Folic Acid

【分类】抗贫血药。

【药理作用】本品是由蝶啶、对氨基苯甲酸和谷氨酸组成的一种 B 族维生素，为细胞生长和分裂所必需的物质，在体内被叶酸还原酶及二氢叶酸还原酶还原为四氢叶酸，后者与多种一碳单位结合成四氢叶酸类辅酶，传递一碳单位，参与体内核酸和氨基酸的合成，并与维生素 B_{12} 共同促进红细胞的增殖和成熟。口服后主要在近端空肠吸收，服后数分钟即出现于血液中，贫血患者吸收速度较正常人快，在肝中贮存量约为全身总量的 1/3~1/2。治疗量的叶酸约 90% 自尿中排泄，大剂量注射后 2 小时，即有 20%~30% 出现于尿中。

【适应证】①用于各种巨幼红细胞性贫血，尤适用于由于营养不良或婴儿期、妊娠期叶酸需要量增加所致的巨幼红细胞贫血。②用于治疗恶性贫血时，虽可纠正异常血常规，但不能改善神经损害症状，故应以维生素 B_{12} 为主，叶酸为辅。③也用于妊娠期和哺乳期妇女的预防用药。

【用法用量】①口服：成人，每次 5~10mg，每日 5~30mg。②肌内注射：每次 10~20mg。③妊娠期和哺乳期妇女的预防用药：口服，每次 0.4mg，每日 1 次。

【不良反应】见叶酸的不良反应表。

叶酸的不良反应表

分类	临床报道（发生率不明）	不良反应处置
消化系统	长期用药可以出现畏食、恶心、腹胀等胃肠道症状	按医嘱服药
泌尿系统	大量服用叶酸时，可使尿呈黄色	按医嘱服药
免疫系统	过敏反应	

【咨询要点】药物过量：口服大剂量叶酸，可以影响微量元素锌的吸收；大量服用叶酸时，可使尿呈黄色。

蔗糖铁 [药典（二）；医保（乙）]
Iron Sucrose

【分类】抗贫血药。

【药理作用】多核氢氧化铁（Ⅲ）核心表面被大量非共价结合的蔗糖分子所包围，从而形成 1 个平均分子量为 43000 的复合物。这种大分子结构可以避免从肾脏被消除，结构稳定，在生理条件下不会释放出铁离子，口服后经十二指肠吸收，对胃肠道刺激小，作用温和，铁利用率高，起效快。

【适应证】 适用于各种原因引起的缺铁性贫血，如营养不良、慢性失血、月经过多、妊娠、儿童生长期等所致的缺铁性贫血。

【用法用量】 口服。①预防：成人每次 0.3g，每日 1 次；儿童每次 0.1g，每日 2 次。②治疗：成人每次 0.3~0.6g，每日 3 次；儿童每次 0.1~0.2g，每日 3 次。

【不良反应】 见蔗糖铁的不良反应表。

蔗糖铁的不良反应表

分类	临床报道（发生率不明）	不良反应处置
免疫系统	过敏反应	应及时停药并对症治疗
消化系统	胃肠功能障碍、药物性肝损伤	停药后可消失
神经系统	头痛	
肌肉骨骼系统	肌肉痛	
其他	发热、口中金属味	停药后可消失

【咨询要点】 ①毒性反应：动物的生殖毒理学研究表明本品对非贫血的动物不会导致畸和流产。然而，在妊娠头 3 个月不建议使用非肠道铁剂；在第二和第三期应慎用。任何本品代谢物都不会进入到母乳中。②药物过量：用药过量会导致急性铁过载，表现为高铁血症。应采用有效的方法进行处理，必要时可使用铁螯合剂。

参考文献

［1］李静，安磊，栗云明.静脉输注蔗糖铁致药物性肝损害 1 例［J］.大连医科大学学报，2018，40（04）：373-375.

［2］贾苹苹，季晓英.蔗糖铁注射液致严重瘀斑并颤抖 1 例［J］.临床合理用药杂志，2018，11（19）：29+31.

多糖铁复合物[医保（乙）]
Polysaccharide Iron Complex

【分类】 抗贫血药。

【药理作用】 多糖铁复合物是一种铁元素含量高达 46% 的低分子量多糖铁复合物，作为铁元素补充剂，可迅速提高血铁水平与升高血红蛋白。对于胃肠黏膜刺激性轻，可连续给药，并在消化道中以分子形式被吸收。经核素标记示踪试验证实其吸收率不低于硫酸亚铁，且吸收率不受胃酸减少、食物成分的影响，可迅速提高血红蛋白水平。本药对胃肠黏膜无刺激和腐蚀作用，避免了各种消化道的不良反应。

【适应证】 用于慢性失血所致的缺铁性贫血，如月经过多、痔出血、子宫肌瘤出血等。也可用于营养不良、妊娠末期、儿童发育期等引起的缺铁性贫血。

【用法用量】 口服。成人每次 1~2 粒，每日 1 次。儿童剂量酌减。

【不良反应】 见多糖铁复合物的不良反应表。

多糖铁复合物的不良反应表

分类	临床报道（发生率不明）	不良反应处置
消化系统	胃肠刺激、便秘和胃灼热感	停药后多可消失

【咨询要点】药物过量：本品安全性好，安全系数是普通铁剂的 13 倍以上。多糖铁复合物分子通过肠黏膜吸收阀调节血药浓度，不会导致铁中毒。6 岁以下儿童意外服用含铁药品过量可导致致命性中毒，如意外过量，请有经验的医生立即处理。

参考文献

［1］纪春花.生血宁联合多糖铁复合物治疗妊娠期缺铁性贫血的疗效及安全性观察［J］.中外女性健康研究，2018（12）：91-92.

右旋糖酐铁
Iron Dextran

【分类】抗贫血药。

【药理作用】本品是右旋糖酐和铁的络合物，为可溶性铁。本品可补充铁元素，纠正缺铁性贫血。

【适应证】适用于不能耐受口服铁剂的缺铁性贫血患者或需要迅速纠正缺铁者。

【用法用量】①注射液：每毫升含元素铁 25mg。深部肌内注射，每日 1ml。②分散片：可直接用水送服，或将本品放入适量的温开水中溶解后口服，成人每次 2~4 片，每日 1~3 次；儿童每日 5mg/kg，每日 3 次。饭后服。③颗粒：成人每次 50~100mg（以铁计），每日 1~3 次，或遵医嘱。儿童每日 3 次。体重小于 5kg，25mg/d；体重 5~9kg，50mg/d；体重大于 9kg 按成人剂量。

【不良反应】见右旋糖酐铁的不良反应表。

右旋糖酐铁的不良反应表

分类	临床报道（发生率不明）	不良反应处置
消化系统	恶心、呕吐、上腹疼痛、便秘	饭后或饭时服用，以减轻胃部刺激
免疫系统	过敏性休克	

参考文献

［1］陈芳，崔敏.右旋糖酐铁注射液致过敏性休克 1 例［J］.中国药物警戒，2018，15（07）：440+444.

去铁胺 [药典（二）；基（基）；医保（甲）]
Deferoxamine

【分类】抗贫血药。

【药理作用】本品是一种螯合剂，主要与三价铁离子和铝离子形成螯合物，其螯合物形成常数分别为 10^{31} 和 10^{25}。本品对二价离子诸如 Fe^{2+}、Cu^{2+}、Ca^{2+} 的亲和力很低（螯合物形成常数为 10^{14} 或更低）。无论是血浆中或者细胞中的游离铁，本品均能与之结合，形成铁胺螯合物。本品可以从铁蛋白和血铁黄素中螯合铁离子，但在临床应用的浓度下，这样的螯合过程相对较慢；然而，本品不能从转铁蛋白、血红蛋白或其他含有血红素的物质中去除铁离子。本品还可动员组织结合铝并与之螯合，形成铝胺螯合物。

【适应证】①用于治疗方面：治疗慢性铁负荷过量，例如输血引起的含铁血黄素沉着病；

重症地中海贫血、铁粒幼细胞性贫血、自身免疫性溶血性贫血及其他慢性贫血；特发性（原发性）血色病因伴随疾病（例如严重贫血、心脏疾病、低蛋白血症）妨碍了静脉切开放血术者；迟发性皮肤卟啉病引起的铁负荷过载，不能进行静脉切开者；急性铁中毒者；晚期肾衰竭（持续透析）患者的慢性铝负荷过载［伴有下列情况：铝相关的骨病和（或）透析性脑病，和（或）铝相关性贫血］。②用于诊断方面：诊断铁或铝负荷过载。

【用法用量】①急性铁中毒：成人，15mg/（kg·h）静脉滴注；对危及生命的铁中毒患者，剂量可增至每小时 40mg/kg；对中度中毒患者，持续滴注最多 24 小时，每次 50mg/kg，每 6 小时给药 1 次，最大日剂量 6g。②慢性铁负荷过载：平均日剂量通常在 20~60mg/kg；3 岁以下儿童，开始螯合治疗，应密切观察生长状况，平均日剂量不能超过 40mg/kg。

【不良反应】见去铁胺的不良反应表。

去铁胺的不良反应表

分类	常见	少见	罕见	临床报道（发生率不明）
免疫系统	注射部位疼痛、肿胀、浸润、红斑、瘙痒与结痂/壳	皮疹	注射部位水疱、局部水肿与烧灼、全身性皮疹、过敏性休克、血管性水肿	局部表现可能伴随全身性反应，例如关节痛/肌痛、头痛、风疹、恶心、发热、呕吐、腹痛或哮喘
血液系统			血小板减少、白细胞减少	
泌尿系统		红褐色尿		静脉快速冲击式输注会导致急性肾衰、肾小管疾病；血肌酐升高
神经系统		头痛	神经系统紊乱	抽搐主要在透析的铝超负荷患者中有所报告
肌肉骨骼系统	关节痛、肌痛	生长迟缓与骨骼疾病（超过 60mg/kg 剂量给药）	肌肉痉挛	
消化系统		恶心	呕吐、腹痛、腹泻	
心血管系统			低血压、心动过速	
呼吸系统			哮喘、急性呼吸窘迫综合征、肺浸润	
眼部系统			视力丧失、视力下降、视野缺损、视网膜变性、视神经炎、白内障、视觉敏感度降低、视力模糊、夜盲症、色觉障碍、角膜障碍	
其他		发热	眼部疾病、接合菌病、耶尔森菌胃肠炎、神经性耳聋、耳鸣	本品螯合治疗铝超负荷可能会导致低钾血症和甲状旁腺功能亢进恶化

【咨询要点】药物过量：接受过量本品的患者，偶然也会发生心动过速、低血压和胃肠道症状；不小心过量静脉注射本品可能发生急性短暂的视觉丧失、失语、焦虑、头痛、恶心、心动过缓及急性肾衰竭。无特殊毒药，本品可被透析，应停药并给予适当的对症治疗。

鲨肝醇^[医保（乙）]
Batilol

【分类】 促白细胞增生药。

【药理作用】 本品即 α-正十八碳甘油醚，为动物体内固有物质，在骨髓造血组织中含量较多，可能是体内造血因子之一。有促进白细胞增生及抗放射线的作用，还可对抗由于苯中毒和细胞毒类药物引起的造血系统抑制。

【适应证】 用于防治因放射治疗、肿瘤化疗及苯中毒等引起的白细胞减少症。

【用法用量】 每日 60~80mg，分 3 次服用，4~6 周为 1 个疗程。

【不良反应】 见鲨肝醇的不良反应表。

鲨肝醇的不良反应表

分类	临床报道（发生率不明）	不良反应处置
消化系统	口干、肠鸣亢进	一般不影响治疗
其他	咽炎	停药后可消失

【咨询要点】 药物过量：剂量过大可引起腹泻。

腺苷钴胺^[药典（二）；基（基）；医保（乙）]
Cobamamide

【分类】 抗贫血药。

【药理作用】 本品是氰钴型维生素 B_{12} 的同类物，为细胞合成核苷酸的重要辅酶，参与体内甲基转换及叶酸代谢，促进与甲基叶酸还原为四氢叶酸；也参与三羧酸循环，对神经髓鞘中脂蛋白的形成非常重要，可使巯基酶处于活性状态，从而参与广泛的蛋白质及脂肪代谢。本品能促进红细胞的发育与成熟，为完整形成神经鞘脊髓纤维和保持消化系统上皮细胞功能所必需的因素。

【适应证】 ①用于巨幼细胞贫血、营养不良性贫血、妊娠期贫血、多发性神经炎、神经根炎、三叉神经痛、坐骨神经痛、神经麻痹。②也可用于营养性神经疾患以及放射线和药物引起的白细胞减少症。

【用法用量】 肌内注射，每次 0.5~1.5mg，每日 1 次。

【不良反应】 见腺苷钴胺的不良反应表。

腺苷钴胺的不良反应表

分类	临床报道（发生率不明）	不良反应处置
免疫系统	皮疹、瘙痒、腹泻	一般不影响治疗，严重者可给予对症治疗
血液系统	长期应用可出现缺铁性贫血	
其他	注射部位肿胀、疼痛	一旦出现应及时停药并对症治疗

羟苯磺酸钙^[药典（二）；医保（乙）]
Calcium Dobesilate

【分类】 微血管保护药。

【药理作用】本品通过调节微血管壁的生理功能，降低渗透性和减少阻力；能够对抗胶原的分解和降低血浆及血液黏滞度，从而改善血流及组织的灌注；通过间接增加淋巴的引流而减少水肿。这些特性有助于改善功能性毛细血管不良，也能改善体质性或获得性代谢障碍性疾病引起的毛细血管功能不良。

【适应证】①微血管病的治疗：糖尿性微血管病变（视网膜病变、肾小球病变）、非糖尿性微血管病变（与慢性器质性疾病如高血压、动脉硬化和肝硬化等相关循环障碍）。②静脉曲张综合征的治疗：原发性静脉曲张（手足发绀，紫癜性皮炎，肌肉痛性痉挛，疼痛、下肢沉重感）、静脉曲张状态（血栓综合征，静脉炎及表浅性血栓性静脉炎，静脉曲张性溃疡，妊娠性静脉曲张，慢性静脉功能不全）。③与微循环障碍伴发静脉功能不全的治疗：痔疮综合征。④静脉剥离和静脉硬化法的辅助治疗：预防术后综合征，水肿及组织浸润。

【用法用量】成人每日 2~3 次，每次 1 片（粒）。

【不良反应】见羟苯磺酸钙的不良反应表。

羟苯磺酸钙的不良反应表

分类	临床报道（发生率不明）	不良反应处置
免疫系统	皮疹	
消化系统	胃部不适、恶心、胃灼热、食欲下降	可酌情减量，必要时停药并对症治疗
血液系统	血肌酐检测结果假性偏低	

参考文献

[1]高婷婷，覃莉，周小勇，等.羟苯磺酸钙胶囊致中毒性表皮坏死松解症 2 例［J］.药物不良反应杂志，2018（3）：228-230.

[2]王敏，张德伟.羟苯磺酸钙致血肌酐结果假性偏低临床观察［J］.中国现代医生，2018（5）：79-81.

维生素 B$_{12}$ ^[药典（二）；医保（甲）]
Vitamin B$_{12}$

【分类】抗贫血药。

【药理作用】本品为细胞合成核苷酸的重要辅酶，参与体内甲基转换及叶酸代谢，促进 5-甲基四氢叶酸转变为四氢叶酸；缺乏时，可致叶酸缺乏，并因此导致 DNA 合成障碍，影响红细胞的发育与成熟。维生素 B$_{12}$ 缺乏与叶酸缺乏所致贫血的血细胞形态学异常基本相似，二药可互相纠正血常规的异常；本品还促使甲基丙二酸转变为琥珀酸，参与三羧循环，此作用关系到神经髓鞘脂类的合成及维持有鞘神经纤维功能完整。正常人每日需维生素 B$_{12}$ 1μg，主要由食物提供，肠道微生物亦能合成少量。食物中的维生素 B$_{12}$ 必须与胃黏膜壁细胞分泌的"内因子"（一种不耐热的糖蛋白）结合，形成复合物后，方不易被肠液消化，在回肠远端被吸收入血。恶性贫血患者的胃黏膜萎缩，内因子缺乏，导致维生素 B$_{12}$ 吸收障碍。

【适应证】用于治疗恶性贫血，亦与叶酸合用用于各种巨幼红细胞性贫血、抗叶酸药引起的贫血及脂肪泻、全胃切除或胃大部切除。尚用于神经系统疾病（如神经炎、神经萎缩）、肝脏疾病（肝炎、肝硬化）等。

【用法用量】肌内注射，成人，每日 0.025~0.1mg 或隔日 0.05~0.2mg。用于神经系统疾病时，用量可酌增。

【不良反应】见维生素 B_{12} 的不良反应表。

维生素 B_{12} 的不良反应表

分类	临床报道（发生率不明）	不良反应处置
免疫系统	皮疹、瘙痒、过敏性哮喘、过敏性休克	出现严重过敏，立即停药，对症治疗
消化系统	腹泻	严重者，遵医嘱服用止泻药

【咨询要点】注意事项：痛风患者使用本品可能发生高尿酸血症。

阿司匹林[药典（二）；基（基）；医保（甲）]
Aspirin

【分类】抗血小板药物。

【药理作用】原为解热、镇痛抗炎药，后发现其还有抗血小板活性，可抑制血小板的释放反应（如肾上腺素、胶原、凝血酶等引起的释放）和聚集反应（第二相聚集）。在体内能延长出血时间，减少血栓的形成。其抗血小板作用机制在于使血小板的环氧酶（即 PG 合成酶）乙酰化，从而抑制了环内过氧化物的形成，TXA_2 的生成也减少。另外，它还可使血小板膜蛋白乙酰化，并抑制血小板膜酶，这也有助于抑制血小板功能。

【适应证】可用于预防心、脑血管疾病的发作及人工心脏瓣膜或其他手术后的血栓形成。临床研究发现在男性患者预防脑卒中的效果似乎较女性患者为好，这可能与女性的血小板环氧酶对阿司匹林的耐受性较高有关。

【用法用量】用于防治短暂性脑缺血和卒中：成人常用量，每次 75~300mg，每日 1 次。①预防用，一般每日 75~150mg；②治疗用，一般每日 300mg。

【不良反应】见阿司匹林的不良反应表。

阿司匹林的不良反应表

分类	临床报道（发生率不明）	不良反应处置
消化系统	恶心、呕吐、上腹不适或疼痛，胃肠道出血或溃疡	饭后或饭时服用，以减轻胃部刺激
免疫系统	过敏反应表现为哮喘、荨麻疹、血管性水肿或休克、剥脱性皮炎、史－约综合征和中毒性表皮坏死松解症	出现严重过敏，立即停药，对症治疗
呼吸系统	呼吸困难、鼻息肉	

【咨询要点】药物过量：长期或大剂量服用可能有胃肠道出血或溃疡。过量中毒表现：①轻度，即水杨酸反应，多见于风湿病用本品治疗者，表现为头痛、头晕、耳鸣、耳聋、恶心、呕吐、腹泻、嗜睡、精神紊乱，多汗、呼吸深快、烦渴、手足不自主运动（多见于老年人）及视力障碍等；②重度，可出现血尿、抽搐、幻觉、重症精神紊乱，呼吸困难及无名热等。

参考文献

[1]纪慧.非甾体抗炎药的临床应用及不良反应分析[J].中国现代药物应用，2018，12（24）：127-128.

甲钴胺
Mecobalamin

【分类】抗贫血药。

【药理作用】甲钴胺是一种内源性地辅酶 B_{12}，参与一碳单位循环，在由同型半胱氨酸合成蛋氨酸的转甲基过程中起重要作用。

【适应证】周围神经病变。

【用法用量】口服。通常成人每次 1 片（0.5mg），每日 3 次，可根据年龄、症状酌情增减。

【不良反应】见甲钴胺的不良反应。

甲钴胺的不良反应

分类	少见	临床报道（发生率不明）	不良反应处置
消化系统	食欲不振、恶心、呕吐、腹泻		停药后一般可消失
免疫系统		皮疹	停药后一般可消失

噻氯匹定 [药典（二）；医保（乙）]
Ticlopidine

【分类】抗血小板药物。

【药理作用】本品对二磷酸腺苷（ADP）诱导的血小板聚集有较强的抑制作用；对胶原、凝血酶、花生四烯酸、肾上腺素及血小板活化因子等诱导的血小板聚集亦有不同程度的抑制作用；对血小板聚集还有一定的解聚作用，并可抑制血小板的释放反应，因而可阻止血小板聚集，减少血栓形成。此外，本品能与红细胞膜结合，降低红细胞在低渗溶液中的溶血倾向，增加红细胞的变形性和可滤性。本品也具有降低血液黏滞度、改善微循环的作用。

【适应证】用于预防脑血管、心血管及周围动脉硬化伴发的血栓栓塞性疾病。亦可用于体外循环心外科手术以预防血小板丢失，慢性肾透析以增加透析器的功能。

【用法用量】口服，每次 0.25g，每日 1~2 次。宜餐时服用。

【不良反应】见噻氯匹定的不良反应表。

噻氯匹定的不良反应表

分类	临床报道（发生率不明）	不良反应处置
消化系统	恶心、呕吐及腹泻、胆汁郁积、轻度氨基转移酶升高	就餐时服用以减少胃肠道，一般为轻度，无需停药，1~2 周后常可恢复
免疫系统	皮疹、瘀斑	
血液系统	黏膜皮肤出血、齿龈出血、白细胞减少	

【咨询要点】注意事项：本品可以透过胎盘屏障及进入母乳，应避免用于孕妇和哺乳期妇女。

氯吡格雷 [医保（乙）]
Clopidogrel

【分类】抗血小板药物。

【**药理作用**】本品是血小板聚集抑制剂，选择性地抑制 ADP 与血小板受体的结合及抑制 ADP 介导的糖蛋白 GP Ⅱb/ Ⅲa 复合物的活化，而抑制血小板聚集；也可抑制非 ADP 引起的血小板聚集 。对血小板 ADP 受体的作用是不可逆的。口服吸收迅速，血浆中蛋白结合率为 98%，在肝脏代谢，主要代谢产物无抗血小板聚集作用。

【**适应证**】用于预防和治疗因血小板高聚集引起的心脑及其他动脉循环障碍疾病，如近期发作的脑卒中、心肌梗死和确诊的外周动脉疾病。

【**用法用量**】每日 1 次，每次 75mg。

【**不良反应**】见氯吡格雷的不良反应表。

氯吡格雷的不良反应表

分类	常见	偶见	罕见	非常罕见	不良反应处置
血液系统	血肿、瘀伤	血小板减少，白细胞减少	中性粒细胞减少症，包括严重的中性粒细胞减少	血栓性血小板减少性紫癜（TTP），再生障碍性贫血，全血细胞减少症，粒细胞缺乏症，严重出血，手术创面出血	TTP 可能威胁患者的生命，需要立即采取血浆置换等紧急治疗
免疫系统		皮疹，瘙痒，皮肤出血（紫癜）		血清病，过敏反应，大疱性皮炎（中毒性表皮坏死松解症，史－约综合征，多形性红斑），血管性水肿，红斑疹，扁平苔癣	
神经系统		头痛，感觉异常	眩晕	味觉紊乱，幻觉，意识混乱	
眼部系统		眼出血（结膜，眼睛，视网膜）			
心血管系统				血管炎，血压过低	
呼吸系统	鼻出血			呼吸道出血（咳血，肺部出血），支气管痉挛，间质性肺炎	在治疗过程中一旦出现出血的临床症状，就应立即考虑进行血细胞计数和（或）其他适当的检查
消化系统	胃肠出血，腹泻，腹部疼痛，消化不良	胃溃疡和十二指肠溃疡，胃炎，呕吐，恶心、便秘，胃肠胀气	腹膜后出血	致命的胃肠及腹膜后出血，胰腺炎，大肠炎，口腔炎，急性肝衰竭，肝炎，肝功能检查异常	在治疗过程中一旦出现出血的临床症状，就应立即考虑进行血细胞计数和（或）其他适当的检查
泌尿系统		血尿		肾小球肾炎，血肌酐升高	
其他	注射部位出血			发热，骨骼肌出血（关节血肿），关节炎，关节痛，肌痛	

【**咨询要点**】药物过量：氯吡格雷的过量使用可能会引起出血时间的延长以及出血并发症，如果发现出血应该进行适当的处理，尚未发现针对氯吡格雷药理活性的解毒剂。如果需要迅速纠正延长的出血时间，输注血小板可逆转氯吡格雷的作用。

参考文献

　[1]黄维馨，林方.氯吡格雷临床应用及合理用药浅析［J］.海峡药学，2018，30（07）：218-219.

曲克芦丁^[医保（乙）]
Troxerutin

【分类】抗血小板药物。

【药理作用】本品能抑制血小板的凝集，有防止血栓形成的作用，同时能对抗 5- 羟色胺、缓激肽引起的血管损伤，增加毛细血管抵抗力，降低毛细血管通透性，可防止血管通透性升高引起的水肿。对急性缺血性脑损伤有显著的保护作用。

【适应证】用于脑血栓形成和脑栓塞所致的偏瘫、失语以及心肌梗死前综合征、动脉硬化、中心性视网膜炎、血栓性静脉炎、静脉曲张、血管通透性升高引起的水肿等。

【用法用量】①口服：每次 300mg，每日 2~3 次。②肌内注射：每次 100~200mg，每日 2 次，20 日为 1 个疗程，可用 1~3 个疗程，每个疗程间隔 3~7 日。③静脉滴注：每次 400mg，每日 1 次，用 5% ~10% 葡萄糖注射液稀释。

【不良反应】见曲克芦丁的不良反应表。

曲克芦丁的不良反应表

分类	临床报道（发生率不明）	不良反应处置
消化系统	恶心、呕吐、腹痛等，肝生化指标异常	饭后服用，可减轻胃肠道反应
呼吸系统	胸闷、呼吸困难、呼吸急促	
免疫系统	发绀、皮疹、瘙痒、荨麻疹、红斑疹、斑丘疹、多形性红斑、潮红、紫癜、寒战、发热、水肿、过敏反应、过敏性休克	出现严重过敏，立即停药，对症治疗
神经系统	头晕、头痛、震颤、意识模糊	
心血管系统	心悸、心律失常	

参考文献

　[1]冯亚楠，刘欣欣，李永辉，等.61 例曲克芦丁制剂不良反应的文献分析[J].中国药物警戒，2015，12（11）：683-686.

达肝素钠^[医保（乙）]
Dalteparin Sodium

【分类】抗凝血药。

【药理作用】在临床应用中显示其抗 X a 活性强且持久，而延长 APTT 的作用微弱。因而，表现出抗栓作用强，出血危险性小的特点。另外，达肝素钠还能促进纤溶作用，通过与血管内皮细胞结合，保护内皮细胞，增强抗栓作用，对血小板功能及脂质代谢影响也较普通肝素小。

【适应证】①可用于普通外科、全髋或膝关节置换术、长期卧床或恶性肿瘤患者的深静脉血栓形成（DVT）及预防肺栓塞（PE）、弥散性血管内凝血（DIC）等。②用于狼疮抗体阳性所致的习惯性流产。③可明显减少急性缺血性脑卒中患者 DVT 的发生率。④预防和治疗血栓栓塞性疾病，在血液透析中预防血凝块形成。

【用法用量】①一般治疗：每次 120U/kg，每日 2 次。②预防术后深静脉血栓形成：

手术前 1~2 小时给达肝素钠 2500U，以后每日 1 次，剂量同前，持续 5~10 日；手术后 12~24 小时用依诺肝素钠 30mg，每日 1 次，持续 7~10 日。③血液透析时预防血凝块形成：在血液透析开始时给药，体重小于 50kg 者，每次 0.3ml；体重在 50~69kg 之间者，每次 0.4ml；体重等于或大于 70kg 者，每次 0.6ml。④预防血栓栓塞性疾病：一般预防，每日 1 次，每次 0.3ml，通常至少持续 7 日，所有病例中，在整个危险期均应预防性用药，直到患者可能活动；普外手术首剂应在术前 2~4 小时给药；骨科首剂应于术前 12 小时及术后 12 小时给予；此后每日 1 次，总共应持续至少 10 日。对所有病例，在整个危险期均应预防性用药，直至患者可以活动。⑤治疗血栓栓塞性疾病：皮下注射，每日 2 次（每 12 小时 1 次），通常持续 5~7 日，剂量可根据体重调整。⑥防止透析期间发生体外循环中的血块：静脉注射达肝素钠 30~40U/kg；接着以 15U/h 的速度进行输注。透析不足 4 小时者，单剂量给予 5000U。有出血并发症或肾功能不全者，剂量应减小。这类患者可静脉注射 5~10U/kg，继而每小时输注 4~5U/kg。⑦治疗不稳定型心绞痛：每 12 小时静脉注射 120U/kg，最大推荐剂量为每 12 小时 10 000U。连用 5~8 日，并合用阿司匹林。

【不良反应】见达肝素钠的不良反应表。

达肝素钠的不良反应表

分类	临床报道（发生率不明）	不良反应处置
免疫系统	注射部位出血及瘀斑	严重者应对症治疗
消化系统	肝功异常、转氨酶及碱性磷酸酶变化	
血液系统	血小板减少	当出现血小板减少时应停止治疗，只有在体外实验中显示普通肝素不会引起患者血小板聚合反应才可重新开始治疗。并密切监测
其他	鞘内硬膜外麻醉和术后置留硬膜外导管的同时，使用达肝素钠可导致脊柱内、胸腔内出血	严重出血者应停止治疗，并对症处理

【咨询要点】药物过量：达肝素钠过量时，可用鱼精蛋白作拮抗药。

参考文献

[1] 陈英，李华，蔡晓星，等. 集束化护理干预在减少皮下注射低分子肝素钠不良反应中的效果[J]. 中国临床护理，2016，8（02）：104-105.

那屈肝素钙[药典（二）；基（非）；医保（乙）]
Nadroparin Calcium

【分类】抗凝血药。

【药理作用】那屈肝素钙是一种低分子量肝素的分子，由具有抗血栓形成和抗凝作用的普通肝素解聚而成。它具有很高的抗凝血因子 Xa（97IU/ml）活性和较低的抗凝血因子 IIa 或抗凝血酶活性（30IU/ml），这二种活性比是 3.2。针对不同适应证的推荐剂量，低分子肝素不延长出血时间；在预防剂量，它不显著改变 APTT。

【适应证】①在外科手术中，用于静脉血栓形成中度或高度危险的情况，预防静脉血栓栓塞性疾病。②治疗已形成的深静脉血栓。③联合阿司匹林用于不稳定型心绞痛和非 Q 波性心肌梗死急性期的治疗。④在血液透析中预防体外循环中的血凝块形成。

【用法用量】①预防和治疗中，那屈肝素钙应通过皮下注射给药；在血液透析中，通过血管内注射给药。②硬膜外麻醉施行手术的患者，因理论上有增加硬膜外血肿形成的可能性，术前是否注射应酌情考虑。③中度血栓栓塞形成危险的手术：患者没有显示有严重的血栓栓塞危险，每日注射 2850IU（0.3ml）就可有效起到预防作用。大约在术前 2 小时进行第 1 次注射。④高度血栓栓塞形成危险的手术：髋关节和膝关节手术，使用的剂量应该随患者的体重进行调节，每日注射 38IU/kg；术前，例如手术前 12 小时；术后，例如手术后 12 小时；以后每日使用，一直到手术后第 3 日；从手术后第 4 日起剂量调整为 57IU/kg。可从下表中依据患者体重范围决定剂量。

体重（kg）	从术前到术后第 3 日每日每次剂量（ml）	从第 4 日起每日每次剂量（ml）
<51	0.2	0.3
51~70	0.3	0.4
>70	0.4	0.6

【不良反应】见那屈肝素钙的不良反应表。

那屈肝素钙的不良反应表

分类	常见	少见	罕见	不良反应处置
血液和淋巴系统	不同部位的出血。尤其是那些还合并其他危险的患者		血小板减少症，有时是血栓性的，血小板增多症，嗜酸性粒细胞增多症，治疗终止后可逆	①使用那屈肝素钙治疗过程中，应全程监测血小板计数和其他凝血参数。②轻微的出血很少需要特殊的治疗，减量或延迟给药就足够了，严重出血患者应考虑使用硫酸鱼精蛋白。③在下列情况下必须停止那屈肝素钙治疗：血小板减少症、任何有意义的血小板数量下降（达到基础值的 30%~50%）、治疗中原来的血栓情况继续恶化、治疗中出现血栓、弥散性血管内凝血
免疫系统			超敏反应（包括血管性水肿和皮肤反应），类过敏反应	
内分泌系统			与肝素诱导的醛固酮抑制有关的可逆性高钾血症，尤其是那些合并危险因素的患者	
消化系统		转氨酶升高，通常为一过性的		
生殖系统			阴茎异常勃起	
其他	注射部位的小血肿。某些病例中可见到硬结的出现，这并不是那些素引起的囊，这些硬结通常数日后消失		注射部位发生钙质沉着，更常见于钙磷沉积异常的患者中，如某些慢性肾衰竭的患者。皮肤坏死，通常发生于注射部位	皮肤坏死的部位先出现紫癜、浸润性或疼痛性红斑点，伴有或不伴有全身体征。这种情况下，应该立即终止治疗

【咨询要点】①毒性反应：动物研究没有显示任何致畸变或胎儿毒性作用。然而，有关低分子肝素在妊娠妇女中可透过胎盘屏障仅有有限的临床资料。因此，不建议在妊娠期间使用本品，除非治疗益处超过可能的风险。②药物过量：出血是皮下或静脉内药物过量的主要临床体征，应该测定血小板计数和其他凝血参数。轻微的出血很少需要特殊的治疗，减

量或延迟给药就足够了；只有情况严重的患者应考虑使用硫酸鱼精蛋白。所需注射鱼精蛋白的用量应考虑到注射肝素后经过的时间，鱼精蛋白适当减量可能是合适的。

降纤酶 [药典（二）；基（基）；医保（乙）]
Defibrase

【分类】纤维蛋白溶解药。

【药理作用】本品为蛋白水解酶，能溶解血栓，抑制血栓形成，改善微循环。

【适应证】①急性脑梗死，包括脑血栓、脑栓塞、短暂性脑缺血发作（TIA）以及脑梗死再复发的预防。②心肌梗死、不稳定型心绞痛以及心肌梗死再复发的预防。③四肢血管病，包括股动脉栓塞、血栓闭塞性脉管炎、雷诺病。④血液呈高黏状态、高凝状态、血栓前状态。⑤突发性耳聋。⑥肺栓塞。

【用法用量】①临用前，加入至氯化钠注射液 100~250ml 中，静脉滴注 1 小时以上。②急性发作期：每次 10 单位，每日 1 次，连用 3~4 日。③非急性发作期：首次 10 单位，维持量 5~10 单位，每日或隔日 1 次，2 周为 1 个疗程。

【不良反应】见降纤酶的不良反应表。

降纤酶的不良反应表

分类	罕见	临床报道（发生率不明）	不良反应处置
免疫系统	皮肤出血或瘀斑、血肿或皮下出血，皮试阳性、高热反应、皮疹、喉头水肿，甚至休克等过敏反应		如发生休克，应立即肌内或皮下注射 0.1% 肾上腺素注射液 0.5~1ml（小儿酌减），必要时可数分钟重复注射 1 次或进行静脉、心内注射，并根据需要进行输液、给氧、滴注肾上腺皮质激素（氢化可的松或地塞米松），应用升压药和其他必要的急救措施。有呼吸困难时可缓慢静脉注射氨茶碱 0.25~0.5g，同时人工呼吸
血液系统	切口出血、阴道出血、脑干出血、颈髓硬膜外出血、鼻或牙龈出血、血小板减少性紫癜		适当给予止血治疗
消化系统	一过性 ALT 或 AST 轻度上升、肝功损害		停药后自行消失
心血管系统	期前收缩、心悸、胸闷		
其他	全身疼痛、少量瘀斑、动脉栓塞	滴注速度过快时，患者易有胸痛、心悸等不适症状	停药后自行消失

【咨询要点】注意事项：①正在使用具有抗凝作用及抑制血小板功能药物（如阿司匹林）者禁用。②妊娠期或有妊娠可能性的妇女，使用本药时，应在治疗上有益性大于危险才能使用；哺乳期一般应避免使用本制剂，如果必须使用本制剂应停止哺乳。③给药治疗期间一旦出现出血和可疑出血时，应中止给药，并采取输血或其他措施。对于浅表静脉穿刺部位有止血延缓现象发生时，应采用压迫止血法。

纤溶酶 [药典（二）；基（基）；医保（乙）]
Fibrinogenase

【分类】纤维蛋白溶解药。

【药理作用】本品作用于纤维蛋白原及纤维蛋白，使其降解为小分子可溶片段，容易分解和从血循环中清除，从而产生去纤维蛋白效应；本品促使组织纤溶酶原激活物（t-PA）由内皮细胞释放，并增强其活性，故具抗血栓功能；本品可降低血小板聚集及血液黏度；本品还具有降低心肌耗氧量，改善微循环的功能。

【适应证】用于脑梗死、高凝血状态及血栓性脉管炎等外周血管疾病。

【用法用量】静脉滴注。①预防用：治疗高凝血状态时，每次 100 单位（1 支），以灭菌注射用水适量溶解后，加到 250ml 0.9％氯化钠注射液或 5％葡萄糖注射液中，以每分钟45~50 滴的速度进行静脉滴注，每日 1 次。14 日为 1 个疗程。②治疗用：若患者一般状况较好，除第 1 次使用 100 单位（1 支）外，以后可每日使用 1 次，每次用 200~300 单位（2~3 支），加到 500ml 0.9％氯化钠注射液或 5％葡萄糖注射液中稀释进行静脉滴注，7~10 日为 1 个疗程。若患者一般状况较差，除第 1 次使用 100 单位（1 支）外，以后可隔日用 200 单位（2支）进行静脉滴注，1 个疗程仍为 7~10 日。

【不良反应】①可发生创面、注射部位、皮肤及黏膜出血。②可引起头痛、头晕或氨基转移酶（转氨酶）升高。极少量患者可致过敏反应。③过敏性休克。

【咨询要点】①注意事项：皮试阳性反应者应禁用；用药过程中如出现患肢胀麻、酸痛、头胀痛、发热感、出汗、多眠等，可自行消失或缓解，不需特殊处理；用药过程中如出现血尿或皮下出血点，应立即停止使用，并对症处理。孕妇及哺乳期妇女应避免使用。②毒性反应：未见心血管系统、呼吸系统、神经系统毒副作用的报道。③药物过量：本品静脉给予药量 1 次不宜超过 300 单位。超量使用易引起凝血系统的代谢紊乱，而造成出血风险。

参考文献

［1］王艳，左章艳，张敏敏，等．注射用纤溶酶致严重过敏性休克 1 例［J］．世界最新医学信息文摘，2015，15（77）：235.

阿加曲班 [医保（乙）]
Argatroban

【分类】抗血栓药物——抗凝剂。

【药理作用】本品为选择性的直接凝血酶抑制剂，对与纤维素凝块结合的凝血酶和血浆中游离的凝血酶都有作用，因此，具有抑制凝血酶、抗凝血和抑制血管收缩作用。其结构式包含精氨酸、哌啶、喹啉的三脚架结构，与凝血酶的活性部位呈立体性结合，可快速、选择性、可逆性的阻断凝血酶的催化位点及非极性区，从而抑制凝血酶在血栓形成过程中的三种作用，即纤维蛋白生成作用、血小板聚集作用、血管收缩作用。本品还可抑制凝血酶导致的凝血因子Ⅷ的活化作用，使血栓更容易接受纤溶酶的作用，促进血栓溶解。

【适应证】用于改善慢性动脉闭塞症（Buerger 病，闭塞性动脉硬化症）患者的四肢溃疡、静息痛及冷感等。

【用法用量】成人常用量：每次 1 支（10mg），每日 2 次。每次用注射液稀释后进行 2~3小时的静脉滴注，可依年龄、症状酌情增减药量。

【不良反应】见阿加曲班的不良反应表。

阿加曲班的不良反应表

分类	临床报道（发生率不明）	不良反应处置
消化系统	肝胆系统障碍、肝肾损伤、消化系统障碍、腹泻、恶心、呕吐	
泌尿系统	尿路感染	
血液系统	凝血障碍	
心血管系统	低血压、房室传导阻滞、室性心动过速、心绞痛	以阿加曲班治疗不稳定型心绞痛患者，停药后可出现心绞痛，及时给予阿司匹林可避免
其他	过敏反应、各种不同的出血、呼吸困难、发热、脓毒症、疼痛	

【咨询要点】药物过量：无特效药物纠正，须停用阿加曲班后 2~4 小时，APTT 和 ACT 恢复至原水平。

参考文献

［1］王靖.阿加曲班用于床旁血液滤过治疗的疗效观察［J］.临床合理用药杂志，2018，11（20）：86-87

磺达肝癸钠 [药典（二）；基（基）；医保（乙）]
Fondaparinux Sodium

【分类】抗栓药。

【药理作用】人工合成的、活化因子Ⅹ选择性抑制剂，其抗血栓活性是抗凝血酶Ⅲ（AT Ⅲ）介导的对因子Ⅹa选择性抑制的结果，通过选择性结合于 AT Ⅲ，磺达肝癸钠增强了（大约 300 倍）AT Ⅲ对因子 Ⅹa 原来的中和活性。而对因子Ⅹa 的中和作用打断了凝血级联反应，并抑制了凝血酶的形成和血栓的增大。磺达肝癸钠不能灭活凝血酶（活化因子Ⅱ），并对血小板没有作用；不会与来自肝素诱导血小板减少症患者的血浆发生交叉反应。

【适应证】①本品用于进行下肢重大骨科手术如髋关节骨折、重大膝关节手术或者髋关节置换术等患者，预防静脉血栓栓塞事件的发生。②用于无指征进行紧急（<120 分钟）侵入性治疗（PCI）的不稳定型心绞痛或非 ST 段抬高心肌梗死（UA/NSTEMI）患者的治疗。③用于使用溶栓或初始不接受其他形式再灌注治疗的 ST 段抬高心肌梗死患者的治疗。

【用法用量】接受重大骨科手术的患者：磺达肝癸钠的推荐剂量为 2.5mg，每日 1 次，手术后皮下注射给药。首次给药时间不应早于外科手术后 6 小时，并且只有在已经确定止血后才能给药。治疗应持续直至静脉血栓栓塞的风险已减少，通常直至患者起床走动，至少术后 5~9 日。

【不良反应】见磺达肝癸钠的不良反应表。

磺达肝癸钠的不良反应表

分类	少见	罕见	临床报道（发生率不明）
血液系统	严重出血/大出血		在其他研究中或上市后的经验中，已经报道了很少见的颅内/脑内以及后腹膜出血的病例
消化系统	呕吐		一般不影响继续治疗
神经系统	头痛		

续表

分类	少见	罕见	临床报道（发生率不明）
心血管系统	胸痛、心房颤动、室性心动过速、低血压		
其他	发热		

【咨询要点】①注意事项：不建议使用于 17 岁以下的儿童；在使用磺达肝癸钠治疗期间不推荐哺乳；除非 VTE 的风险明显大于药物对胎儿的潜在风险，磺达肝癸钠不能应用于妊娠妇女。②药物过量：可能导致出血风险的增加；没有已知针对磺达肝癸钠的解药；与出血并发症相关的药物过量应终止治疗，并寻找主要原因。应考虑进行适当的治疗如外科止血、血液置换，输注新鲜血浆以及血浆置换。

舒洛地特 [药典（二）；基（基）；医保（乙）]
Sulodexide

【分类】抗凝血药及溶栓药。

【药理作用】舒洛地特是一种对动脉和静脉均有较强抗血栓形成作用的葡糖胺聚糖。抗血栓效果主要是与剂量依赖性地抑制一些凝血因子，特别是抑制活化的第 X 因子有关，而其干扰凝血酶的作用则在其次，因此基本上避免了一般的抗凝作用所导致的后果。抗血栓的作用不光是通过抗凝血酶（AT Ⅲ）作用于游离凝血酶，而且通过肝素因子Ⅱ（HC Ⅱ）作用于与纤维蛋白结合的凝血酶。因此，舒洛地特通过抑制凝血酶而产生的抗血栓作用体现在阻止血栓形成和血栓增长两方面。此外，舒洛地特还可以通过降低纤维蛋白原和极低密度脂蛋白浓度而改善血液循环，使有血栓形成危险的血管病变患者的血黏度参数恢复正常。舒洛地特的药理学作用还包括激活脂蛋白脂肪酶，从而使患者的脂质水平恢复正常。

【适应证】有血栓形成危险的血管疾病。

【用法用量】每次 1 粒，每日 2 次，距用餐时间要长，如在早上 10 时和晚上 10 时服用。

【不良反应】不良反应极少发生，恶心、呕吐和上腹痛等胃肠道紊乱症状。

阿魏酸哌嗪 [药典（二）；基（基）；医保（乙）]
Piperazine Ferulate

【分类】抗凝血药。

【药理作用】本品具有抗凝、抗血小板聚集、扩张微血管、增加冠脉流量、解除血管痉挛的作用。

【适应证】本品适用于各类伴有镜下血尿和高凝状态的肾小球疾病，如肾炎、慢性肾炎、肾病综合征、早期尿毒症以及冠心病、脑梗死、脉管炎等的辅助治疗。

【用法用量】口服，每次 100~200mg（2~4 片），每日 3 次。

【不良反应】见阿魏酸哌嗪的不良反应表。

阿魏酸哌嗪的不良反应表

分类	少见	不良反应处置
消化系统	恶心、呕吐	一般不影响继续治疗，严重者可予以对症治疗

续表

分类	少见	不良反应处置
神经系统	眩晕、头痛	减量或停药后可减轻
其他	低血压、颅内出血	

【咨询要点】药物过量：可致重度低血压。

参考文献

［1］宫计划，黄祥志．单一使用阿魏酸哌嗪及联合厄贝沙坦对慢性肾脏病 2 期、3 期患者疗效、肾功能及不良反应的影响［J］．吉林医学，2018，39（4）：677-678.

［2］李艳艳．阿魏酸哌嗪联合血液透析治疗肾综合征出血热急性肾衰竭的临床疗效［J］．中国现代药物应用，2016，10（1）：120-121.

［3］胡庆．阿魏酸哌嗪联合血液透析治疗肾综合征出血热急性肾衰竭的临床疗效及安全性分析［J］．成都医学院学报，2015，10（3）：343-349.

［4］徐雨．超量服用阿魏酸哌嗪致重度低血压 1 例［J］．药品评价，2015，12（18）：47-48.

奥扎格雷 [药（二）；医保（乙）]
Ozagrel

【分类】抗脑血管病药。

【药理作用】本品为血栓烷合成酶抑制剂，能阻碍前列腺素 H，生成血栓烷 A_2（TXA_2），改善 TXA，与前列环素（PGI_2）的平衡异常，从而抑制血小板聚集。

【适应证】用于缺血性脑卒中急性期，蛛网膜下腔出血手术后的脑血管痉挛收缩和伴随的脑缺血症状。

【用法用量】①缺血性脑卒中急性期：每次 40~80mg. 溶于 500ml 静脉滴注液中连续静脉滴注，每日 1~2 次，1~2 周为 1 个疗程。②蛛网膜下腔出血术后并发的脑血管痉挛及伴随而产生的脑缺血症状：每次 80mg，每日 1 次，溶于适量滴注液中，24 小时持续静脉滴注，可连续用药 2 周。

【不良反应】见奥扎格雷的不良反应表。

奥扎格雷的不良反应表

分类	临床报道（发生率不明）	不良反应处置
免疫系统	过敏性皮疹、皮下出血、荨麻疹、皮疹、注射部位疼痛	减量或停药后一般可消失
消化系统	肝功能异常，ALT、AST、BUN 升高，恶心，呕吐，腹泻，食欲不振，消化道出血	
血液系统	出血倾向、贫血、血尿素氮升高及血小板减少	
神经系统	头痛	
心血管系统	室上性心律失常、血压下降	
其他	发热、出血性脑梗死、硬膜外血肿	发现出血者应及时停药并进行适当处理

【咨询要点】注意事项：若出现皮疹、室上性心律失常、血压下降时应立即停药。

参考文献

［1］张卉，朱富新．奥扎格雷钠联合蝮蛇抗栓酶对急性脑血栓的治疗效果和不良反应［J］．中西医结合心血管病电子杂志，2017，5（35）：83+86.

[2] 王栩. 奥扎格雷钠不良反应文献分析 [J]. 中国乡村医药, 2016, 23（17）: 49-50.

亚硫酸氢钠甲萘醌 [药典（二）: 医保（甲、乙）]
Menadione Sodium Bisulfite

【分类】促凝血药。

【药理作用】本品为维生素类药。维生素 K 是肝脏合成因子 II、VII、IX、X 所必需的物质；维生素 K 缺乏可引起这些凝血因子合成障碍或异常，临床可见出血倾向和凝血酶原时间延长。

【适应证】用于维生素 K 缺乏所引起的出血性疾病，如新生儿出血、肠道吸收不良所致维生素 K 缺乏及低凝血酶原血症等。

【用法用量】止血: 肌内注射 1 次 2~4mg，1 日 4~8mg；防止新生儿出血可在产前 1 周给孕妇肌内注射，1 日 2~4mg。

【不良反应】见亚硫酸氢钠甲萘醌的不良反应表。

亚硫酸氢钠甲萘醌的不良反应表

分类	临床报道（发生率不明）	不良反应处置
免疫系统	过敏反应、局部可见红肿和疼痛	可给予对症处理
消化系统	高胆红素血症及黄疸、肝损害	及时停药并适当处理
泌尿系统	肾衰竭	
血液系统	溶血性贫血	及时停药并适当处理
心血管系统	心搏骤停	
其他	红细胞葡萄糖 -6- 磷酸脱氢酶缺乏症患者可诱发急性溶血性贫血	

【咨询要点】注意事项: 大剂量使用可致肝损害；肝功不全患者可改用维生素 K_1。

巴曲酶 [医保（乙）]
Batroxobin

【分类】抗脑血管病药。

【药理作用】本品为新型强力单成分溶血栓、改善微循环治疗剂。①本品可降低血纤维蛋白原，抑制血栓形成，诱发组织型纤溶酶原激活物（t-PA）从内皮细胞释出，增强 t-PA 作用，降低血纤溶酶原激活物抑制因子（PAI）、a_2 纤溶酶抑制因子（a_2-Pl）和纤溶酶原的作用，增加纤维蛋白溶酶，活化 G 蛋白，增加纤维蛋白原及纤维蛋白降解产物（FDP），缩短优球蛋白溶解时间（ELT），从而起到溶栓作用。②本品能改善血液流变学和血流动力学，改善微循环，降低血栓形成，提高梗死侧脑血流灌注，改善缺血脑组织的供血。③本品还具有明显的神经细胞保护作用，减轻脑水肿、减轻缺血再灌注时神经细胞的坏死与凋亡，提高神经细胞存活率、缩小梗死面积，降低死亡率。由于本品选择性地分解纤维蛋白原，对纤维蛋白以外的凝血因子和血小板数量及功能无影响，对出血时间无影响，故临床应用时出现出血的危险性小。

【适应证】①用于急、慢性缺血性脑血管病（以急性效果明显），突发性耳聋，慢性动脉闭塞症，振动病，末梢循环障碍。②也用于中、轻度高血压病。

【用法用量】静脉滴注。首次剂量 10BU，以后维持剂量为 5BU，隔日 1 次。用 100~250ml 0.9% 氯化钠注射液稀释，1~1.5 小时滴完。给药前血纤溶酶原超过 400mg/dl 或重度突发性耳聋患者剂量应加倍。通常治疗急性缺血性脑血管病 1 个疗程为 3 次，治疗突发性耳聋必要时可延长至 3 周，治疗慢性动脉闭塞症可延长至 6 周，但在延长期每次剂量改为 5BU，隔日 1 次。

【不良反应】见巴曲酶的不良反应表。

巴曲酶的不良反应表

分类	临床报道（发生率不明）	不良反应处置
免疫系统	创面出血、荨麻疹、全身性皮疹、瘀斑、牙龈出血、过敏性休克	发现异常时终止给药，并采取输血等妥当的措施
消化系统	恶心，腹泻，一过性 ALT、AST 轻度上升	
血液系统	注射部位出血	对于浅表静脉穿刺部位有止血延缓现象发生时，应采用压迫止血法
神经系统	头痛、头晕、头重感	
心血管系统	心绞痛	
其他	发热、无力	发现异常时终止给药，并进行适当处理

【咨询要点】注意事项：药物过量本药超常规剂量使用时（5 倍以上），可引起纤维蛋白原降低、血液黏滞度下降。

参考文献

［1］洪蕊，章迎凤.巴曲酶致全麻患者过敏性休克的抢救体会［J］.医疗装备，2015，28（04）：67.

聚桂醇 [医保（乙）]
Lauromacrogol

【分类】抗出血药。

【药理作用】聚桂醇是一种硬化剂，在曲张静脉旁注射后能使曲张静脉周围纤维化，压迫曲张静脉，达到止血目的；静脉内注射聚桂醇后，可损伤血管内皮、促进血栓形成、阻塞血管，从而起到止血作用。

【适应证】用于内镜下食管曲张静脉出血的急诊止血及曲张静脉的硬化治疗。

【用法用量】①食管曲张静脉活动出血时，采用环绕出血点＋出血点处直接注射技术止血，1 个出血点局部用量 10ml 左右，最大剂量不超过 15ml。②曲张静脉硬化治疗，采用单纯静脉内注射技术时，每次注射 2~4 个点，每点注射剂量 3~15ml；采用静脉旁–静脉内联合注射技术时，以静脉旁注射为主，从距食管齿状线 1~2cm 处开始逆行性硬化治疗，静脉旁黏膜下多点注射，每点注射量以注射局部出现灰白色隆起为标准，通常用量不超过 1ml，静脉内注射每点 1~2ml；1 次硬化治疗总剂量不超过 35ml。曲张静脉活动出血止血后，其他可见曲张静脉采用静脉旁–静脉内联合注射技术硬化治疗，止血和硬化治疗的总剂量不超过 35ml。曲张静脉硬化治疗 4~6 周内完成；首次治疗后与第 2 次治疗间隔期不超过 1 周，以后每周 1 次，直到可见曲张静脉完全消失。

【不良反应】见聚桂醇的不良反应表。

聚桂醇的不良反应表

分类	临床报道（发生率不明）	不良反应处置
免疫系统	组织坏死（有时伴出血）发生穿孔	应及时停药并及时给予对症处理
消化系统	吞咽困难、食管局部溃疡、恶心	减量或停药后可消失
神经系统	头晕	
呼吸系统	胸腔积液、呼吸困难、胸闷	
眼部系统	视力障碍	减量或停药后可消失
其他	暂时胸痛、术后低热、暂时性虚脱、局部感觉损害和金属味觉	减量或停药后可消失

卡络磺钠 [医保（乙）]
Carbazochrome Sodium Sulfonate

【分类】促凝血药。

【药理作用】本品为肾上腺素的氧化衍生物，无拟肾上腺素作用，因此不影响血压和心率。但能增强毛细血管对损伤的抵抗力，稳定血管及其周围组织中的酸性黏多糖，降低毛细血管的通透性，增强受损毛细血管端的回缩作用，从而缩短止血时间。

【适应证】适用于因毛细血管损伤所致的出血，也用于血小板减少性紫癜，但止血效果不十分理想。由于卡络磺钠不影响凝血过程，对大出血和动脉出血基本无效。止血棉局部止血效果好，且能被组织吸收。适用于不易缝合及结扎的脏器如肝、脾出血和其他手术或创伤出血。

【用法用量】①片剂：口服，成人每日 30~90mg（3~9 片），每日 3 次。5 岁以上同成人用量；5 岁以下用量减半。②注射剂：肌内注射，每次 20mg，每日 2 次。或临用前加入氯化钠注射液中静脉滴注，每次 60~80mg。

【不良反应】见卡络磺钠的不良反应表。

卡络磺钠的不良反应表

分类	临床报道（发生率不明）	不良反应处置
免疫系统	注射部位红、痛，皮肤荨麻疹	严重者可给予适当处理
消化系统	恶心	减量或停药后可消失
神经系统	头晕	减量或停药后可消失

【咨询要点】①注意事项：该药中含有水杨酸，长期应用可产生水杨酸反应。②毒性反应：毒性低，用量大者可引起精神紊乱、异常脑电活动，因此有癫痫史及精神病史的患者慎用。

矛头蝮蛇血凝酶 [医保（乙）]
Hemocoagulase Bothrops Atrox

【分类】促凝血药。

【药理作用】注射 1 单位的本品后 20 分钟，健康成年人的出血时间测定会缩短至 1/2 或 1/3，这种止血能保存 2~3 日。本品仅有止血功能，并不影响血液的凝血酶原数目，因此，使用本品无血栓形成危险。

【适应证】可用于需减少流血或止血的各种医疗情况，如外科、内科、妇产科、眼科、耳鼻喉科、口腔科等临床科室的出血及出血性疾病；也可用来预防出血，如手术前用药，可避免或减少手术部位及手术后出血。

【用法用量】静脉注射、肌内注射或皮下注射，也可局部用药。①一般出血：成人 1~2 单位；儿童 0.3~0.5 单位。②紧急出血：立即静脉注射 0.25~0.5 单位，同时肌内注射 1 单位。③各类外科手术：术前 1 晚肌内注射 1 单位；术前 1 小时肌内注射 1 单位；术前 15 分钟静脉注射 1 单位；术后 3 日，每日肌内注射 1 单位。④咯血：每 12 小时皮下注射 1 单位，必要时，开始时再加静脉注射 1 单位，最好是加入 10ml 的 0.9% 氯化钠注射液中，混合注射。⑤异常出血：剂量加倍，间隔 6 小时肌内注射 1 单位，至出血完全停止。

【不良反应】见矛头蝮蛇血凝酶的不良反应表。

矛头蝮蛇血凝酶的不良反应表

分类	临床报道（发生率不明）	不良反应处置
免疫系统	瘙痒、口唇麻木、面色苍白、皮疹	出现过敏反应时，可按一般抗过敏处理方法，给予抗组胺药和（或）糖皮质激素及对症治疗
消化系统	恶心、胃部不适	
神经系统	欣快感、激动、谵妄、不安、定向力障碍，也可表现为抑制、头晕	减量或停药后一般可消失
呼吸系统	胸闷、气促、抽搐	
心血管系统	心悸	
其他	并发感染、糖皮质激素停药综合征	

【咨询要点】注意事项：长期应用会持续消耗纤维蛋白原，导致血浆纤维蛋白原浓度降低。

参考文献

[1] 赵珊珊，李静. 注射用蛇毒类血凝酶制剂的不良反应文献分析 [J]. 中国医院药学杂志，2015，35（24）：2227-2230.

蛇毒血凝酶 [药典（二）；基（非）；医保（乙）]
Hemocoagulase

【分类】促凝血药。
【药理作用】与矛头蝮蛇血凝酶相同。
【适应证】与矛头蝮蛇血凝酶相同
【用法用量】与矛头蝮蛇血凝酶相同
【不良反应】见蛇毒血凝酶的不良反应表。

蛇毒血凝酶的不良反应表

分类	临床报道（发生率不明）	不良反应处置
免疫系统	过敏样反应（偶见）、血清样反应（主要症状为荨麻疹、发热、淋巴结肿大、局部浮肿，偶有蛋白尿、呕吐，注射部位可出现红斑、瘙痒及水肿）	一般抗过敏处理方法，给予抗组胺药和（或）糖皮质激素及对症治疗
消化系统	腹痛	
肌肉骨骼系统	关节痛	
循环系统	心悸、胸闷、呼吸困难	
其他	低纤维蛋白原血症	发生低纤维蛋白原血症，补充纤维蛋白原即可

参考文献

［1］黄晓梅，高红瑾.蛇毒血凝酶致低纤维蛋白原血症浅析［J］.海峡药学，2016，28（06）：267-269.

［2］谢成钧.蛇毒血凝酶注射液致腹痛、关节痛一例报告［J］.青海医药杂志，2016，46（04）：72.

重组人凝血因子Ⅷ[医保（乙）]
Recombinant Human Coagulation Factor Ⅷ

【分类】促凝血及止血药。

【适应证】本品适用于甲型血友病（先天性凝血因子Ⅷ缺乏）患者出血的治疗和预防。本品不含具有药效作用剂量的血管性血友病因子，因此不适用于血管性血友病。

【用法用量】本品应在有治疗血友病经验的医生指导下使用。使用本品替代治疗的剂量和持续时间取决于因子Ⅷ缺乏的严重程度、出血部位、范围以及患者的临床情况，依据公式计算，并根据个体对治疗的临床反应调整给药剂量和频率。

【不良反应】见重组人凝血因子Ⅷ的不良反应表。

重组人凝血因子Ⅷ的不良反应表

分类	少见	罕见	临床报道 （发生率不明）	不良反应处置
免疫系统		瘙痒、皮疹、多汗症、尿布疹	过敏反应、变态反应	应告知患者速发型过敏反应的体征，包括荨麻疹、瘙痒、全身性荨麻疹、血管性水肿、低血压（例如头晕或晕厥）、休克、急性呼吸窘迫（胸闷，喘鸣）。如出现这些症状应立即中止用药。如发生过敏性休克，应按照休克医学标准给予积极治疗
神经系统	头痛、眩晕、感觉异常	记忆损伤、震颤、偏头痛、味觉障碍	疲倦、萎靡	
呼吸系统		呼吸困难、胸痛		
消化系统		腹泻、上腹痛、恶心、呕吐、ALT升高		
循环系统	发热	外周水肿、寒战		
其他	抗凝血因子Ⅷ抗体阳性	眼炎、凝血因子Ⅷ水平降低，红细胞压积降低	与导管有关的并发症	应当对患者的中和因子Ⅷ的抗体（抑制物）形成进行监测。若患者同时使用中心静脉留置装置（CVAD），应考虑可能与本品有关的并发症风险，包括局部感染、菌血症以及导管部位血栓

重组人凝血因子Ⅸ[医保（乙）]
Recombinant Coagulation Factor Ⅸ

【分类】促凝血及止血药。

【适应证】①适用于控制和预防乙型血友病（先天性凝血因子Ⅸ缺乏症或Christmas病）成人及儿童患者出血。②乙型血友病成人及儿童患者的围手术期处理。

【用法用量】应在有乙型血友病治疗经验的医师指导下使用本品，接受包括本品在内的所有因子IX产品治疗时，均需个体化调整剂量，所有因子IX产品的剂量和治疗持续时间均取决于因子IX缺乏的严重程度、出血的部位与程度以及患者的临床情况、年龄和因子IX的活性恢复值。为了确保达到所需因子IX的活性水平，尤其是对于外科手术，建议用凝血因子IX活性检测方法精确地监测凝血因子IX的活性。为了将剂量调整至合适水平，剂量调整时应考虑因子IX活性、药代动力学参数（如半衰期和因子IX活性恢复值）以及临床情况等因素。

【不良反应】见重组人凝血因子IX的不良反应表。

重组人凝血因子IX的不良反应表

分类	少见	罕见	临床报道（发生率不明）	不良反应处置
免疫系统	注射部位反应（局部瘙痒和红斑），注射部位疼痛	超敏/变态反应（包括但不限于荨麻疹、全身性荨麻疹、寒战、潮红、血管性水肿、胸部压迫感、喉痉挛、支气管痉挛、呼吸困难、喘鸣、头昏、低血压、心动过速、视物模糊）、血管性水肿、注射部位蜂窝织炎、荨麻疹、皮疹	发热	某些病例中，超敏反应会进展为重度过敏反应。变态反应的出现与因子IX抑制物的产生具有时间相关性。如果发生变态/过敏反应，应立即停用本品
神经系统	头晕、头痛		震颤、嗜睡	
泌尿系统			肾脏血管梗塞	
心血管系统			低血压、心动过速	
呼吸系统			呼吸窘迫、干咳	
消化系统	恶心	呕吐		
其他	味觉改变	注射部位静脉炎	外周血栓性静脉炎和深静脉血栓形成	肝病患者、术后患者、新生儿、有血栓栓塞或DIC风险的患者应谨慎应用本品，权衡应用本品的利益及这些并发症的风险

参考文献

［1］季双敏，熊文翔，于爱平，等.重组人凝血因子VIII和IX临床试验共性问题的探讨［J］.中国新药杂志，2018，27（21）：2572–77.

富马酸亚铁 [药典（二）；医保（乙）]
Ferrous Fumarate

【分类】抗贫血药。

【药理作用】铁是红细胞中血红蛋白的组成元素。缺铁时，红细胞合成血红蛋白量减少，致使红细胞体积变小，携氧能力下降，形成缺铁性贫血，口服本品可补充铁元素，纠正缺铁性贫血。口服给药后有较高的吸收率，生物利用度高。对胃肠道黏膜刺激性明显轻于硫酸亚铁。

【适应证】用于缺铁性贫血。

【用法用量】①预防：普通成人每日0.1g；妊娠期妇女每日0.2g；儿童每日0.03~0.06g。②治疗：成人每次0.1~0.2g，每日3次；儿童每次0.05~0.1g，每日1~2次，餐后服。

【不良反应】见富马酸亚铁的不良反应表。

富马酸亚铁的不良反应表

分类	临床报道（发生率不明）	不良反应处置
消化系统	恶心、呕吐、上腹疼痛、便秘	饭后或饭时服用，以减轻胃部刺激

【咨询要点】①注意事项：用于日常补铁时，应采用预防量；治疗剂量不得长期使用，应在医师确诊为缺铁性贫血后使用，且治疗期间应定期检查血常规和血清铁水平。②药物过量：如服用过量或出现严重不良反应，应立即就医。

参考文献

［1］陈新谦，金有豫，汤光.新编药物学［M］.18 版.北京：人民卫生出版社，2015.

葡萄糖酸亚铁[药典（二）]
Ferrous Gluconate

【分类】抗贫血药。

【药理作用】铁是人体重要元素之一，参与血红蛋白的合成，在传递氧和参与人体代谢活动中起重要作用；铁为血红蛋白及肌红蛋白的主要组成成分；与三羧酸循环有关的大多数酶和因子均含铁，或仅在铁存在时才能发挥作用。对缺铁患者积极补充本品后，除血红蛋白合成加速外，与组织缺铁和含铁酶活性降低的有关症状如生长迟缓、行为异常、体力不足、黏膜组织变化以及皮肤、指甲病变也均能逐渐得以纠正。

【适应证】用于缺铁性贫血。

【用法用量】①成人：预防用，每日 1 次，每次 300mg；治疗用，每日 3 次，每次 300~600mg。②儿童：每日 3 次，每次用量按体重 10mg/kg 计算。饭后立即服用本品，可减轻胃肠道局部刺激。

【不良反应】可见胃肠道不良反应，如恶心、呕吐、上腹疼痛、便秘。本品可减少肠蠕动，引起便秘，并排黑便。

【咨询要点】①注意事项：本品适宜孕妇、哺乳期妇女使用，妊娠中后期妇女铁摄入量减少，而需要量增加，此时是补铁最佳时期。治疗剂量铁对胎儿和哺乳无不良影响。维生素 C 与本品同服有利于本品吸收，用药期间不宜注射铁剂，以免发生中毒。②毒性反应：使用本药过量而发生的急性中毒多见于儿童，另因引起坏死性胃炎、肠炎，患者可有严重呕吐、腹泻及腹痛，从而导致血压下降、代谢性酸中毒，甚至出现昏迷。24~48 小时后，严重中毒可进一步发展为休克、血容量不足、肝损害及心血管功能衰竭，患者可出现全身抽搐。中毒晚期表现为皮肤湿冷、发绀、嗜睡、极度疲乏及虚弱、心动过速。③药物过量：如出现急性中毒表现，应立即给予喷替酸钙钠或去铁胺对抗。中毒解救后，可能会有幽门或贲门狭窄、肝损害或中枢神经系统病变等后遗症，须尽早处理。

山梨醇铁[药典（二）；基（基）；医保（乙）]
Iron sorbitex

【分类】抗贫血药。

【药理作用】铁为人体必须元素，是构成血红蛋白、肌红蛋白、铁蛋白、细胞色素和某些组织酶的组分之一。急性失血、慢性失血时，铁需要相对增加；胃肠道铁吸收障碍时，都可因铁的消耗与摄取不平衡而发生缺铁性贫血。本品可补充铁元素。

【适应证】一般不做首选铁剂。主要用于预防和治疗各种不宜口服铁剂者，如溃疡性结肠炎；或口服治疗无效的缺铁性贫血；或者是需要迅速纠正贫血状况者。

【用法用量】深部肌内注射。①成人：每次 1~2ml，隔 1~3 日 1 次。②儿童：体重大于 6kg，每次 1ml，每日 1 次；体重小于 6kg，每次 0.5ml，每日 1 次，贫血纠正后应继续使用一段时间以补充储存铁。

【不良反应】见山梨醇铁的不良反应表。

山梨醇铁的不良反应表

分类	少见	临床报道（发生率不明）	
免疫系统	注射局部疼痛及药物外渗		及时进行对症处理
心血管系统	心动过速	有报道，个别患者因肌内注射本品出现过敏性休克和 / 或心脏毒性而死亡	
其他	注射后有金属味、发热、关节痛		减量或停药后一般可消失

【咨询要点】①注意事项：不能和铁剂同用，以免发生毒性反应。②药物过量：注射量过大，因吸收量超过血液的铁结合力，血浆中游离铁对机体有毒性作用。

琥珀酰明胶 [药典（二）；基（基）；医保（乙）]
Succinylated Gelatin

【分类】血容量扩充剂。

【药理作用】本品静脉输入能增加血浆容量，使静脉回流量、心输出量、动脉血压和外周灌注增加，所产生的渗透性利尿作用有助于维持休克患者的肾功能。本品的容量效应相当于所输入量，即不会产生内源性扩容效应；本品有助于改善对组织的供氧。

【适应证】本品为胶体血浆代用品，用于低血容量时的胶体性容量补充剂、血液稀释、体外循环（心肺机、人工肾），预防脊髓或硬膜外麻醉后可能出现的低血压。

【用法用量】经静脉滴注，剂量和速度取决于患者的实际情况，如脉搏、血压、外周组织灌注量、尿量等，必要时可加压滴注。快速滴注时应加温液体，但不超过 37℃。如果血液或血浆丢失不严重，或术前或术中预防性治疗，一般 1~3 小时内滴注 500~1000ml；低血容量休克、容量补充和维持时，可在 24 小时内滴注 10~15L（但红细胞压积不应低于 25%，年龄大者不应低于 30%，同时避免血液稀释引起的凝血异常）；严重急性失血致生命垂危时，可在 5~10 分钟内加压滴注 500ml，进一步输注量视缺乏程度而定。

【不良反应】见琥珀酰明胶的不良反应表。

琥珀酰明胶的不良反应表

分类	罕见	不良反应处置
免疫系统	过敏反应、过敏性休克	一旦出现过敏反应，应立即停止输注，并根据患者情况做相应处理：更换容量替低液、抬高双腿、增加供氧、监测电解质及酸碱平衡、给予肾上腺素（1：1000 浓度 0.5~1.0ml 肌内注射，必要时每 15 分钟重复 1 次或 1：10 000 浓度 5~10ml 缓慢静脉滴注）或大剂量肾上腺皮质激素（如泼尼松龙 250~1000mg）；可使用抗组胺药（如：氯苯那敏 10~20mg 缓慢静脉滴注）、钙剂（小心患者服过强心苷）；必要时可用利尿剂加快液体排出

【**咨询要点**】①注意事项：脂肪乳不可经相同输液器与本品同时输入。②**毒性反应**：迄今尚未观察到对胎儿有影响，但是仍存在很低的过敏反应危险，故应用时应权衡利弊。应控制经细胞压积不低于 30%，并注意防止循环超负荷。③**药物过量**：如果血液稀释过量，则应对症处理。

参考文献

[1] 贾春伶, 胡强. 琥珀酰明胶注射液致过敏性休克 1 例 [J]. 人民军医, 2016, 59 (3): 267.

第八章　主要作用于泌尿和生殖系统的药物

克霉唑 ^[药典（二）；基（基）；医保（甲）]
Clotrimazole

【分类】抗真菌药。

【药理作用】本品系广谱抗真菌药，作用机制是抑制真菌细胞膜的合成，以及影响其代谢过程。对浅部、深部多种真菌有抗菌作用。

【适应证】用于体癣、股癣、手癣、足癣、花斑癣、头癣以及念珠菌性甲沟炎和念珠菌性外阴阴道炎。

【用法用量】①皮肤感染：涂于洗净患处，每日2~3次。②外阴阴道炎：涂于洗净患处，每晚1次，连续7日。

【不良反应】偶见过敏反应、荨麻疹；偶可引起一过性刺激症状，如瘙痒、刺痛、红斑、水肿等。

【咨询要点】注意事项：避免接触眼睛和其他黏膜，如果用药部位出现红肿、灼烧等情况应停药，并将局部药物洗净，必要时就医。

制霉菌素 ^[医保（甲）]
Nystatin

【分类】抗生素类。

【药理作用】多烯类抗真菌药，具广谱抗真菌作用，对念珠菌属的抗菌活性高，新型隐球菌、曲霉菌、毛霉菌、小孢子菌、荚膜组织浆胞菌、皮炎芽生菌及皮肤癣菌通常对本品亦敏感。

本品可与真菌细胞膜上的甾醇相结合，致细胞膜通透性的改变，以致重要细胞内容物漏失而发挥抗真菌作用。

【适应证】用于治疗消化道念珠菌病。

【用法用量】口服，成人每次 50~100 万单位（1~2 片），每日 3 次；小儿每日按体重 5~10 万单位 /kg，分 3~4 次服。

【不良反应】见制霉菌素的不良反应表。

制霉菌素的不良反应表

分类	常见	不良反应处置
消化系统	腹泻、恶心、呕吐、腹痛	减量或停药后迅速消失
其他	过敏反应	

【咨询要点】5 岁以下儿童不推荐；孕妇及哺乳期妇女慎用；对本品过敏的患者禁用。

参考文献

［1］陈强，阮爱利，苏小芳 . 大蒜素联合制霉菌素外用治疗小儿反复鹅口疮 76 例临床效果观察［J］. 临床合理用药杂志，2018，11（14）：77–78.

硝呋太尔 [医保（乙）]
Nifuratel

【分类】妇产科外用药。

【药理作用】硝呋太尔对导致妇女生殖系统感染的细菌、滴虫和念珠菌有效。本品主要通过干扰其酶系统抑制细菌的生长，很难透过胎盘，无致畸作用。

【适应证】①细菌性阴道病、滴虫性阴道炎、念珠菌性阴道炎以及外阴炎。②泌尿系统感染。③消化道阿米巴病及贾第虫病。

【用法用量】①治疗阴道滴虫病：饭后顿服 2g；或每次 0.25g，每日 2 次，连服 6 日，夫妻同时治疗。②治疗贾第虫病：每次 0.5g，每日 2 次，连服 5 日。儿童每次 0.01g/kg，每日 2 次，连服 2 日。③阿米巴病用类似方案治疗。④急性坏死性溃疡性龈炎：每次 0.5g，每日 2 次，连服 2 日。⑤肠阿米巴病：每日 0.02~0.04g/kg，分 2 次服，连服 5~10 日。

【不良反应】见硝呋太尔的不良反应表。

硝呋太尔的不良反应表

分类	临床报道（发生率不明）	不良反应处置
消化系统	恶心、肝损伤、溶血性黄疸	
免疫系统	急性荨麻疹、过敏性紫癜、剥脱性皮炎、过敏性休克	如发生休克，应立即肌内或皮下注射 0.1% 肾上腺素注射液 0.5~1ml（小儿酌减），必要时可数分钟重复注射 1 次或进行静脉、心内注射。并根据需要进行输液、给氧、滴注肾上腺皮质激素（氢化可的松或地塞米松），应用升压药和其他必要的急救措施。有呼吸困难时可缓慢静脉注射氨茶碱 0.25~0.5g，同时人工呼吸

参考文献

［1］唐扬检 . 硝呋太尔致过敏性休克和急性荨麻疹 1 例［J］. 中南药学，2018，16（11）：1661.
［2］张晓兰，王文格 . 硝呋太尔致过敏性紫癜［J］. 药物不良反应杂志，2016，18（2）：138–140.

[3] 刘晨云，林兆霞，赵晓芳. 硝呋太尔致肝损伤及剥脱性皮炎 [J]. 药物不良反应杂志，2015，（6）：464-465.

益康唑[药典（二）；基（基）；医保（乙）]
Econazole

【分类】抗真菌药。

【药理作用】本品对白色念珠菌、球孢子菌、新生隐球菌、荚膜组织胞浆菌、皮炎芽生菌以及癣菌等有效。作用机制是抑制真菌细胞膜的合成，以及影响其代谢过程。

【适应证】①益康唑乳膏：局部用于皮肤念珠菌病的治疗；也可用于体癣、股癣、足癣、花斑癣等。②醋酸曲安奈德益康唑乳膏：伴有真菌感染或有真菌感染倾向的皮炎、湿疹；由皮肤癣菌、酵母菌和霉菌所致的炎症性皮肤真菌病，如手足癣、体癣、股癣、花斑癣；尿布性皮炎；念珠菌性口角炎；甲沟炎；由真菌、细菌所致的皮肤混合感染。

【用法用量】局部外用，取适量涂于患处。①皮肤念珠菌病及癣：每日早、晚各 1 次，疗程 2~4 周；②花斑癣，每日 1 次。

【不良反应】见益康唑的不良反应表。

益康唑的不良反应表

分类	少见	罕见	不良反应处置
免疫系统	皮肤烧灼感、干燥	色素异常、瘙痒、红肿、红斑、皮疹等过敏反应、毛细血管扩张	出现过敏反应时应及时停药并洗净患处，根据情况可给予抗过敏治疗
神经系统		头晕	

【咨询要点】注意事项：长期使用时可出现皮肤萎缩、毛细血管扩张、色素沉着以及继发感染；孕妇、特别是妊娠 3 个月内的禁用，哺乳期妇女禁用；避免在细嫩皮肤及面部过长时间使用，疗程应限制在 3~4 周内，以防止皮质激素类药物对皮肤的损伤。避免接触眼睛和其他黏膜（如口、鼻等）。

呋塞米[药典（二）；基（基）；医保（甲）]
Furosemide

【分类】高效能利尿药。

【药理作用】利尿作用：本品能增加水、钠、氯、钾、钙、镁、磷酸盐等的排泄。与噻嗪类利尿剂比较，它存在明显的剂量 – 效应关系。随剂量加大，利尿效果明显增强，且药物剂量范围较大。其作用机制，主要抑制髓袢升支髓质部对 Na^+、Cl^- 的重吸收，对升支的皮质部也有作用。

【适应证】①水肿性疾病：包括心脏性水肿、肾性水肿（肾炎、肾病及各种原因所致的急、慢性肾衰竭）、肝硬化腹水、功能障碍或血管障碍所引起的周围性水肿，尤其是应用其他利尿药效果不佳时，应用本品仍可能有效。静脉给药或与其他药物合用，可治疗急性肺水肿和急性脑水肿等。②高血压：不作为原发性高血压的首选药，但当噻嗪类药物疗效不佳，尤其当伴有肾功能不全或出现高血压危象时，尤为适用。③预防急性肾衰竭：用于各种原因导致的肾脏血流灌注不足，例如失水、休克、中毒、麻醉意外以及循环功能不全等，及时应用可减少急性肾小管坏死的机会。④高钾血症及高钙血症。⑤稀释性低钠血症，尤其是当血钠浓度低于 120mmol/L 时。⑥抗利尿激素分泌过多症（SIADH）。⑦急性药物中毒，用本品可加速毒物排泄。

【用法用量】①水肿：口服，成人开始每日 20~40mg，每日 1~2 次，必要时 6~8 小时后追加 20~40mg，直至出现满意的利尿效果，最大剂量虽可达每日 600mg，但一般应控制在 100mg 以下，分 2~3 次服用，以防过度利尿和发生不良反应；部分患者剂量可减少至 20~40mg，隔日 1 次，或 1 周中连续服药 2~4 日，每日 20~40mg。肌内注射或静脉注射，成人每次 20~40mg，隔日 1 次，根据需要亦可每日 1~2 次，必要时可每 2 小时追加剂量，每日量视需要可增至 120mg；静脉注射宜用氯化钠注射液稀释后缓慢注射，不宜与其他药物混合。②急性左心衰竭：成人起始 40mg 静脉注射，必要时每 1 小时追加 80mg，直至出现满意疗效。③急性肺水肿：成人静脉注射，20~40mg 加入氯化钠注射液 20~40ml 中，缓慢静脉注射，一般 5~10 分钟注射完毕，可根据病情连续静脉注射多次。④高血压：口服，成人起始每次 20~40mg，每日 2 次，并酌情调整剂量；治疗高血压危象时，起始 40~80mg 静脉注射，伴急性左心衰竭或急性肾衰竭时，可酌情增加剂量。⑤肾衰竭：治疗急性肾衰竭，一般可用本品 250mg 加入 200ml 0.9% 氯化钠注射液中，静脉滴注 1 小时；若有明显利尿作用，1 小时后再给 500mg 并于 2 小时内滴完，以后 4 小时内在重复并酌情调整剂量，每日总量不超过 1g，经上述处理如果有效，可继续每日口服 500mg。治疗慢性肾衰竭，用药方法相同，但一般开始 200mg，以后每 4~6 小时增加 200mg，每日总量不宜超过 1g。⑥高钙血症：口服，每日 80~120mg，分 1~3 次服，必要时可静脉注射，每次 20~80mg；长期（7~10 日）用药后利尿作用小，宜采取间歇疗法，即给药 1~3 日，停药 2~4 日。⑦儿童水肿性疾病：口服，起始量按体重 2mg/kg，必要时每 4~6 小时追加 1~2mg/kg。静脉注射，起始量 1mg/kg，必要时每 2 小时追加 1mg/kg。每日最大剂量可达 6mg/kg。新生儿应延长用药间隔时间。

【不良反应】见呋塞米的不良反应表。

呋塞米的不良反应表

分类	常见	少见	罕见但严重	临床报道（发生率不明）
血液系统				中性粒细胞减少、血小板减少性紫癜
消化系统	恶心、呕吐		胰腺炎	肝功能障碍而出现黄疸，长期应用可致胃及十二指肠溃疡
免疫系统				皮疹、多形性红斑
其他	口干、口渴、肌肉酸痛、疲乏无力	低血钠、低血钾、低血钙，长期用药可发生低氯性碱中毒		

氢氯噻嗪 [药典（二）；基（基）；医保（甲）]
Hydrochlorothiazide

【分类】中效能利尿药。

【药理作用】①利尿作用：主要作用于肾小管髓祥升支的皮质段和远曲小管的前段，抑制 Na^+、Cl^- 在该处的重吸收，从而起到排钠利尿作用。②降压作用：有温和而确切的降压作用，对立位、卧位的收缩压、舒张压均可下降，也可增强其他降压药的降压作用。其作用

机制与增加 Na^+ 从尿中排泄有关，但慢性肾衰竭无尿患者用此药也有一定的降压作用，因此认为还有肾外作用机制参与，可能与通过促使 Na^+ 从胃肠道排泄有关。③抗利尿作用：能减少肾原性尿崩症的尿量，有时达 50%，作用机制尚不十分清楚。

【适应证】①各种水肿性疾病：充血性心力衰竭、肝硬化腹水、肾病综合征、急慢性肾炎水肿、慢性肾衰竭早期、肾上腺皮质激素和雌激素治疗所致的水钠潴留。②高血压：可单独或与其他降压药联合应用，主要用于治疗原发性高血压。③肾性尿崩症、中枢性尿崩症：单独用于肾性尿崩症，与其他抗利尿剂联合亦可用于中枢性尿崩症。④肾结石：主要用于预防含钙成分形成的结石。

【用法用量】成人口服：①治疗水肿性疾病：每次 25~50mg，每日 1~2 次，或隔日治疗，或每周连服 3~5 日。为预防电解质紊乱及血容量骤降，宜从小剂量（12.5~25mg/d）用起，以后根据利尿情况逐渐加重。②心源性水肿：开始用小剂量，每日 12.5~25mg，以免因盐及水分排泄过快而引起循环障碍或其他症状；同时注意调整洋地黄用量，以免由于钾的丢失而导致洋地黄中毒。③肝性腹水：最好与螺内酯合用，以防血钾过低诱发肝性脑病。④高血压：常与其他药合用，可减少后者剂量，减少不良反应。开始每日 50~100mg，分 1~2 次服用，并按降压效果调整剂量，1 周后减为每日 25~50mg 的维持量。⑤尿崩症：每次 25mg，每日 3 次；或每次 50mg，每日 2 次。儿童口服剂量遵医嘱。

【不良反应】见氢氯噻嗪的不良反应表。

氢氯噻嗪的不良反应表

分类	常见	少见	罕见但严重
内分泌系统	高血糖		
血液系统		白细胞减少或缺乏症、血小板减少性紫癜、	
泌尿系统		高尿酸血症	
消化系统	恶心、呕吐		胆囊炎、胰腺炎
免疫系统		皮疹、荨麻疹	
其他	口干、口渴、肌肉酸痛、疲乏无力		性功能减退、光敏感、色觉障碍等

苄氟噻嗪^[药典（二）]
Bendroflumethiazide

【分类】利尿药。

【药理作用】①利尿作用：作用机制主要抑制远端小管前段和近端小管（作用较轻）对氯化钠的重吸收，从而增加远端小管和集合管的 Na^+-K^+ 交换，K^+ 分泌增多。本药还能抑制磷酸二酯酶活性，减少肾小管对脂肪酸的摄取和线粒体氧耗，从而抑制肾小管对 Na^+、Cl^- 的主动重吸收。②降压作用：肾外作用机制参与降压，可能是增加胃肠道对 Na^+ 的排泄。

【适应证】①水肿性疾病：包括充血性心力衰竭、肝硬化腹水、肾病综合征、急慢性肾炎水肿、慢性肾衰竭早期、肾上腺皮质激素和雌激素治疗所致的水钠潴留。②原发性高血压。③中枢性或肾性尿崩症。④肾石症：主要用于预防含钙盐成分形成的结石。

【用法用量】①治疗水肿性疾病或尿崩症：成人口服，开始每次 2.5~10mg，每日 1~2 次，或隔日服用，或每周连续服用 3~5 日；维持阶段则 2.5~5mg，每日 1 次，或隔日 1 次，或每周连续服用 3~5 日。小儿口服，开始每日按体重 0.4mg/kg 或按体表面积 12mg/m^2，单次或分 2 次服用；维持阶段，每日 0.05~0.1mg/kg 或 1.5~3mg/m^2。②治疗高血压：成人口服，开始每日 2.5~20mg，单次或分 2 次服，并酌情调整剂量。小儿口服，开始每日 0.05~0.4mg/kg 或 1.5~12mg/m^2，分 1~2 次服用，并酌情调整剂量。

【不良反应】见苄氟噻嗪的不良反应表。

苄氟噻嗪的不良反应表

分类	少见	罕见	不良反应处置
内分泌系统	口干、烦渴、肌肉痉挛、肌痛、腱反射消失等，高血糖、高尿酸血症、低钠血症、低氯血症、低钾血症		纠正水、电解质紊乱，停药可恢复。突然停药可引起钠、氯及水的潴留
心血管系统		快速型心律失常	快速型心律失常多见与长期使用噻嗪类利尿药导致长期缺钾，可损伤肾小管，严重失钾可引起肾小管上皮的空泡变化，以及引起严重快速型心律失常等异位心律
免疫系统	皮疹、荨麻疹	光敏性皮炎	
血液系统	白细胞减少或缺乏症、溶血性贫血、再生障碍性贫血、血小板减少、骨髓发育不良及粒细胞减少或增加症等		
消化系统	恶心、呕吐、腹泻、腹胀	胆囊炎、胰腺炎	
其他	极度疲乏无力	性功能减退、色觉障碍等	

【咨询要点】①注意事项：与磺胺类可能发生交叉过敏反应。②毒性反应：能通过胎盘屏障、动物实验发现几倍于人的剂量对胎仔尚未产生不良作用，鉴于动物实验不能完全代表人体环境，故孕妇使用应慎重。动物实验显示本类药能经乳汁分泌，哺乳期妇女不宜服用。③药物过量：本类药物过量时，应尽早洗胃，给予支持、对症处理，并密切随访血压、电解质和肾功能。

氯噻酮^[药典（二）]
Chlortalidone

【分类】利尿药。

【药理作用】本品有利尿作用与降压作用，其作用机制与苄氟噻嗪基本相同。

【适应证】①水肿性疾病：充血性心力衰竭、肝硬化腹水、肾病综合征、急慢性肾炎水肿、慢性肾衰竭早期、肾上腺皮质激素和雌激素治疗所致的水钠潴留。②高血压。③中枢性或肾性尿崩症。④肾石症。

【用法用量】①治疗水肿性疾病：成人口服，每日 25~100mg；或隔日 100~200mg；或每日 100~200mg，每周连服 3 日。也有每日剂量达 400mg。当肾脏疾病肾小球滤过率低于每分钟 10ml 时，用药间歇应在 24~48 小时以上。②治疗高血压：成人口服，每日 25~100mg，1 次服用或隔日 1 次，并依降压效果调整剂量。

【**不良反应**】见氯噻酮的不良反应表。

氯噻酮的不良反应表

分类	少见	罕见	临床报道（发生率不明）	不良反应处置
内分泌系统	水、电解质紊乱（表现为口干、恶心、呕吐和极度疲乏无力、肌肉痉挛、肌痛、腱反射消失等）、血糖升高、尿酸升高	胆固醇下降	长期严重失钾可引起肾小管上皮的空泡变化，以及引起严重快速型心律失常等异位心律	纠正水、电解质紊乱，停药可恢复
心血管系统	器官血流量减少			减量或调节电解质失衡后，症状即可消失
免疫系统		皮疹、荨麻疹和光敏性皮炎等		减量或调节电解质失衡后，症状即可消失
血液系统		溶血性贫血、再生障碍性贫血、血小板减少、骨髓发育不良及粒细胞减少或增加症等		减量或调节电解质失衡后，症状即可消失
其他		如胆囊炎、胰腺炎、性功能减退、光敏感、色觉障碍、肾小球滤过率下降		减量或调节电解质失衡后，症状即可消失

美托拉宗[药典（二）]
Metolazone

【**分类**】利尿药。

【**药理作用**】本品利尿作用与氢氯噻嗪相似，但无抑制碳酸酐酶作用。

【**适应证**】临床用于治疗水肿及高血压。

【**用法用量**】①水肿：口服，开始每次 5~10mg，每日 1 次，需要时每日可用 20mg 或更大剂量。②高血压：一般每次 2.5~5mg，每日 1 次，单独使用或与其他降压药合用。本品不同于氢氯噻嗪，不会使肾血流量和肾小球滤过率降低，肾功能严重损害者尚可应用，但肾小球滤过率每分钟小于 10mg 时则效差。

【**不良反应**】见美托拉宗的不良反应表。

美托拉宗的不良反应表

分类	少见	罕见	临床报道（发生率不明）	不良反应处置
内分泌系统	水、电解质紊乱（口干、恶心、呕吐和极度疲乏无力、肌肉痉挛、肌痛、腱反射消失等）、高血糖、高尿酸		长期严重失钾可引起肾小管上皮的空泡变化，以及引起严重快速型心律失常等异位心律	纠正水及电解质紊乱，停药可恢复
消化系统		急性肝衰竭		
心血管系统	器官血流量减少	心悸、胸痛、心室颤动		
免疫系统		皮疹、荨麻疹和光敏性皮炎等		

续表

分类	少见	罕见	临床报道 （发生率不明）	不良反应处置
血液系统		溶血性贫血、再生障碍性贫血、血小板减少、骨髓发育不良及粒细胞减少或增加症等		及时停药并给予相应治疗
其他		胆囊炎、胰腺炎、性功能减退、光敏感、色觉障碍等		纠正水及电解质紊乱，停药可恢复

【咨询要点】①注意事项：孕妇、哺乳妇女及儿童不宜应用。②毒性反应：与碳酸氢钠合用，发生低氯性碱中毒机会增加；与锂制剂合用，因本药可减少肾脏对锂的清除，增加锂的肾毒性。③药物过量处理：应尽早洗胃，给予支持、对症处理，并密切随访血压、电解质和肾功能。

希帕胺
Xipamide

【分类】利尿药和脱水药。

【药理作用】同氢氯噻嗪。口服后 1 小时见效，4~6 小时显效，持续 12 小时。$t_{1/2}$ 为 5~8 小时，主要从尿中排泄，但肾衰竭时大部分从胆汁排出。

【适应证】用于水肿和高血压。

【用法用量】①水肿：口服，开始时每日 40mg，然后根据效果逐渐减至每日 20mg。②降压：清晨口服 1 次 10mg。必要时可增至每日 20~40mg。

【不良反应】见希帕胺的不良反应表。

希帕胺的不良反应表

分类	临床报道（发生率不明）
循环系统	低钾血症、心律失常

环戊噻嗪 [药典（四）]
Cyclopenthiazide

【分类】利尿药和脱水药。

【药理作用】作用同氢氯噻嗪，但利尿效价较其强 100 倍。服药约 1~2 小时开始利尿，约 12 小时达高峰，作用维持 24~36 小时。

【适应证】用于各种类型水肿，也用于治疗不同类型的高血压。如与其他降压药合用时，可产生协同作用，能减少降压药的用量及其不良反应。

【用法用量】①水肿：成人口服，每次 0.25~0.5mg，每日 2 次。②高血压：口服每次 0.25mg，每日 2 次，维持量每次 0.25mg，每日 1 次。

【不良反应】见环戊噻嗪的不良反应表。

环戊噻嗪的不良反应表

分类	临床报道（发生率不明）	不良反应处置
神经系统	疲倦、眩晕、头昏、衰弱、无力、感觉异常、腱反射消失、精神错乱、谵妄、惊厥、休克、昏迷等	
消化系统	口干、口渴、恶心、呕吐、厌食、气胀、腹泻、急性胰腺炎、黄疸、胆汁淤积性肝炎，肝硬化患者可诱发肝性脑病	
循环系统	心悸、直立性低血压，低血钾所致心律失常	
血液系统	粒细胞缺乏症、白细胞减少、血小板减少、再生障碍性贫血、溶血性贫血	
内分泌系统	长期服用可致低钠血症、低氯血症和低钾血症及高尿酸血症、高血糖、尿糖、一过性高脂血症，偶见高钙血症	长期使用致有低钾血症倾向的患者，应酌情补钾并注意纠正体内电解质不平衡
其他	过敏反应（皮疹、瘙痒、光敏性皮炎），急性肾炎，视物模糊，肌痉挛，急性肺水肿和间质水性肺炎，肾绞痛伴血尿、结晶尿	

【咨询要点】①注意事项：长期使用，可使男性患者发生性功能紊乱，如性欲降低、性冷淡、早泄、阳痿等，其机制可能与药物引起的血糖升高以及药物所致的钾耗竭有关。②药物过量处理：立即停用，必要时进行补液、维持水及电解质平衡，复查电解质等情况。

喹乙宗
Quinethazone

【分类】利尿药和脱水药。

【药理作用】作用类似氢氯噻嗪。给药后约2小时利尿开始，6小时达高峰，作用持续18~24小时。

【用法用量】①水肿：口服，开始剂量每日1次，每次50~100mg；以后改为50mg或根据疗效而定。②降压：口服，常用剂量为每日50~100mg，每日1次。

【不良反应】见喹乙宗的不良反应表。

喹乙宗的不良反应表

分类	临床报道（发生率不明）	不良反应处置
内分泌系统	低钾血症、低氯性碱中毒、低钾性碱中毒、低钠血症、脱水、血容量减少、高血糖症、高尿酸血症、血脂改变	服用期间应定期检查血液电解质含量，长期服用需补钾
免疫系统	皮疹、荨麻疹等	
其他	白细胞减少或缺乏症、血小板减少性紫癜等，胆囊炎、胰腺炎、性功能减退、肾小球滤过率降低、色觉障碍等	

环噻嗪 [药典（二）]
Cyclothiazide

【分类】利尿、降压药。

【药理作用】本品作用及其作用机制与氢氯噻嗪相似。

【适应证】①适用于水肿性疾病，如充血性心力衰竭、肝硬化腹水、肾病综合征、急慢性肾水肿、肾上腺皮质激素和雌激素治疗所致的水钠潴留。②原发性高血压。因降压作用起效慢，一般不作首选。③治疗中枢性尿崩症或肾性尿崩症。④用于肾结石，预防钙盐形成的结石。

【用法用量】本品作用可持续 24 小时以上，应上午给药。治疗高血压一般与降压药合用。①成人口服给药：利尿，开始剂量为每日 1~2mg，维持量为每 2~3 日服用 1~2mg；降压，每次 2mg，每日 1~3 次。②儿童口服给药：开始剂量为每日 20~40μg/kg。

【不良反应】见环噻嗪的不良反应表。

环噻嗪的不良反应表

分类	少见	罕见	不良反应处置
内分泌系统	水、电解质紊乱（口干、恶心、呕吐和极度疲乏无力，肌肉痉挛、肌痛、腱反射消失等）、高血糖、高尿酸		纠正水及电解质紊乱，停药可恢复
心血管系统	器官血流量减少	快速型心律失常	减量或调节电解质失衡后，症状即可消失
免疫系统		皮疹、荨麻疹、光敏性皮炎	减量或调节电解质失衡后，症状即可消失
血液系统		溶血性贫血、再生障碍性贫血、血小板减少、骨髓发育不良及粒细胞减少或增加症等	减量或停药后给予适当治疗
其他		胆囊炎、胰腺炎、性功能减退、光敏感、色觉障碍	减量或调节电解质失衡后，症状即可消失

【咨询要点】①注意事项：长期用药可致 TC、TG、LDL 和 VLDL 水平升高，HDL 降低，有促进动脉粥样硬化的可能。②毒性反应：毒理学小鼠及大鼠静脉注射环噻嗪，LD_{50} 分别为 232mg/kg、142mg/kg。③药物过量：如果药物过量，应尽早洗胃，给予支持、对症处理，并密切随访血压、电解质和肾功能。

泊利噻嗪 [药典（二）]
Polythiazide

【分类】中效利尿药。

【药理作用】本品可利尿、降血压。主要作用部位在髓袢升支的皮质部及远端小管起始部位，排氯、排钠大致相等，排钾约为钠的 1/2。仅有微弱抑制碳酸酐酶作用，因而尿中 HCO_3^- 丢失较轻。本品的降血压机制尚不甚清楚，降压作用较弱，但对正常血压不起作用。

【适应证】①适用于水肿性疾病，如充血性心力衰竭、肝硬化腹水、肾病综合征、肾炎性水肿、慢性肾衰竭不全代偿期、肾上腺皮质激素和雌激素治疗所致的水钠潴留。②用于原发性高血压。③治疗尿崩症或肾性尿崩症。④用于肾结石，主要是预防钙盐形成的结石。

【用法用量】成人口服给药。①水肿性疾病：开始剂量为每次 1~4mg，每日 1 次；维持量为每日 1~2mg，某些患者维持量可达到每日 4mg。②降压：每次给药 2~4mg。

【不良反应】见泊利噻嗪的不良反应表。

泊利噻嗪的不良反应表

分类	少见	罕见	不良反应处置
内分泌系统	水、电解质紊乱（口干、恶心、呕吐和极度疲乏无力、肌肉痉挛、肌痛、腱反射消失等），高血糖、高尿酸		纠正水电解质紊乱，停药可恢复
心血管系统	器官血流量减少、直立性低血压		
免疫系统		皮疹、荨麻疹	
血液系统		白细胞减少或缺乏症、血小板减少性紫癜	
消化系统		恶心、呕吐、腹胀、腹泻	
其他	LDL、TG 升高，HDL 降低	胆囊炎、胰腺炎、性功能减退、光敏感、色觉障碍等	

【咨询要点】①注意事项：与磺胺类可能有交叉过敏反应。②毒性反应：动物实验发现几倍于人的剂量对胎仔尚未产生不良作用。③药物过量：尚不明确，如果药物过量，应尽早洗胃，给予支持、对症处理，并密切随访血压、电解质和肾功能。

三氯噻嗪 [药典（二）]
Trichlormethiazide

【分类】利尿药。

【药理作用】本品的作用及作用机制与泊利噻嗪相似。

【适应证】临床上用于各种水肿（以对心脏性水肿疗效较好）、各期高血压及尿崩症。治疗高血压一般与降压药合用。

【用法用量】口服。利尿：每次 2~4mg，每日 2 次，显效后改为每次 1~2mg，每日 1 次。

【不良反应】见三氯噻嗪的不良反应表。

三氯噻嗪的不良反应表

分类	少见	罕见	不良反应处置
内分泌系统	高血糖，高尿酸低钾血症，低氯性碱中毒或低氯、低钾性碱中毒，低密度脂蛋白和甘油三酯升高，高密度脂蛋白降低，低钠血症		纠正水及电解质紊乱，停药可恢复。停药时须逐渐减量，以免发生钠、氯及水的潴留
心血管系统	器官血流量减少、直立性低血压		减量或调节电解质失衡后，症状即可消失
免疫系统	皮疹、荨麻疹和光敏性皮炎等	严重过敏	
神经系统	极度疲乏无力、肌肉痉挛、肌痛、腱反射消失等		
消化系统	口干、恶心、呕吐	腹胀、腹泻	
血液系统	溶血性贫血、再生障碍性贫血、血小板减少、骨髓发育不良及粒细胞减少或增加症等	血小板减少性紫癜	减量或调节电解质失衡后，症状即可消失
泌尿系统	结晶尿		
其他		胆囊炎、胰腺炎、性功能减退、光敏感、色觉障碍	减量或调节电解质失衡后，症状即可消失

吲达帕胺 [药典（二）；基（基）；医保（甲）]
Indapamide

【分类】 利尿药。

【药理作用】 本品具有利尿作用和钙拮抗作用，为一种新的强效、长效降压药。其对血管平滑肌有较高选择性，使外周血管阻力下降，产生降压效应，这与阻滞钙内流有关。对血管平滑肌的作用大于利尿作用，但不致引起体位性低血压、潮红和心动过速。口服后 2~3 小时起效。由于本品脂溶性大，不同于其他利尿药，仅少量从尿中排泄。

【适应证】 对轻、中度原发性高血压具有良好疗效。单独服用降压效果显著，不必加用其他利尿剂。可与 β 受体阻滞剂合并应用。

【用法用量】 口服：每次 2.5mg，每日 1 次。

【不良反应】 见吲达帕胺的不良反应表。

吲达帕胺的不良反应表

分类	少见	临床报道（发生率不明）
免疫系统	皮疹、瘙痒	
消化系统	腹泻、食欲减退、反胃	口干、恶心、便秘
血液系统	低血钠、低血钾、低氯性碱中毒	
神经系统	头痛、失眠，偶见眩晕、感觉异常	
心血管系统	体位性低血压、心悸、心律失常	

【咨询要点】 药物过量中毒的临床表现：①中枢神经系统，如头晕、疲乏、无力、眩晕、烦躁、焦虑、失眠或嗜睡、视力模糊、四肢麻木、抽搐等。②消化系统，如恶心、呕吐、厌食、消化不良、腹泻或便秘、腹痛、胆汁淤积性黄疸及涎腺炎等。③循环系统，如体位性低血压、心悸、心律失常（如室性期前收缩）、脉管炎等。④泌尿系统，如尿频、多尿等。⑤代谢异常，如服用大剂量可出现低钾血症、低氯血症、高尿酸血症、高血糖症、血清尿素氮升高、肌酐增加、糖尿等。⑥血液系统，如粒细胞缺乏症、白细胞减少、血小板减少、巨幼红细胞性贫血等。⑦过敏反应，如出现皮疹、荨麻疹、瘙痒、药物热、光敏性皮炎、多形性红斑。⑧其他，如咳嗽、鼻窦炎、结膜炎、黄视症、性欲低下、阳痿等。

参考文献

[1] 曾辉，黄亮，颜彪华，等. 吲达帕胺与非洛地平治疗高血压疗效与不良反应对比分析 [J]. 中外医疗，2015，34（25）：155-156.
[2] 徐月华. 吲达帕胺不良反应报告情况分析与探讨 [J]. 海峡药学，2015，27（04）：259-260.
[3] 郭晶 .20 例吲达帕胺不良反应分析 [J]. 中国卫生标准管理，2015，6（05）：262-263.

螺内酯 [药典（二）；基（基）；医保（甲）]
Spironolactone

【分类】 低效能利尿药。

【药理作用】 本品与醛固酮有类似的化学结构，两者在远曲小管和集合管的皮质段部位起竞争作用，是在细胞质膜的盐皮质激素受体的水平上发生直接的拮抗作用，从而干扰醛固酮对上述部位钠重吸收的促进作用，促进 Na^+、Cl^- 的排出而产生利尿，因 Na^+-K^+ 交换机制受抑，钾的排出减少，故为留钾利尿药。由于本品仅作用于远曲小管和集合管，对肾小管的其他各段无作用，故利尿作用弱，属于低效能利尿药。它增加对 Ca^{2+} 的排泄。另外，本品对肾小管以外的醛固酮靶器官也有作用；对血液中醛固酮升高的水肿患者作用较好，反之，醛固酮浓度不高时则作用较弱。

【适应证】①治疗与醛固酮升高有关的顽固性水肿，故对肝硬化和肾病综合征的患者较有效，而对充血性心力衰竭效果较差（除非因缺钠而引起继发性醛固酮增多者外）；也可用于特发性水肿的治疗。单用本品时利尿作用往往较差，故常与噻嗪类、髓袢利尿药合用，既能增强利尿效果，又可防止低血钾。②治疗高血压，可作为原发性或继发性高血压的辅助用药，尤其是应用于排 K^+ 作用的利尿药时。③原发性醛固酮增多症的诊断与治疗。④低钾血症的预防，与噻嗪类利尿药合用，增强利尿效果并预防低钾血症。

【用法用量】成人口服。①治疗水肿：每次 20~40mg，每日 3 次。用药 5 日后，如疗效满意，继续用原量。②治疗高血压：开始每日 40~80mg，分 2~4 次服用，至少 2 周，以后酌情调整剂量。本品不宜与血管紧张素转换酶抑制剂合用，以免增加发生高钾血症的机会。③治疗原发性醛固酮增多症：手术前患者每日用量 100~400mg，分 2~4 次服用。不宜手术的患者，则选用较小剂量维持。④诊断原发性醛固酮增多症：长期试验，每日 400mg，分 2~4 次服用，连续 3~4 周。短期试验，每日 400mg，分 2~4 次服用，连续 4 日。⑤老年人对本药较敏感，开始用量宜偏小。⑥儿童：口服，治疗水肿性疾病，开始每日按体重 1~3mg/kg 或按体表面积 30~90mg/m^2，单次或分 2~4 次服用，连服 5 日后酌情调整剂量。最大剂量为每日 3~9mg/kg 或 90~270mg/m^2。

【不良反应】见螺内酯的不良反应表。

螺内酯的不良反应表

分类	常见	少见	罕见但严重	临床报道（发生率不明）
呼吸系统				过敏反应甚至呼吸困难
血液系统	高钾血症	低钠血症	暂时性血浆肌酐、尿素氮升高	
内分泌系统		抗雄激素样作用		
神经系统		行走不协调、头痛		
消化系统	胃肠道反应（恶心、呕吐、胃痉挛和腹泻，消化性溃疡）			
免疫系统		皮疹	过敏反应	
其他		男性乳房发育、阳痿、性功能下降，女性可致乳房胀痛、声音变粗、毛发增多、月经失调、性功能下降	轻度高氯性酸中毒	

阿米洛利 [药典（二）；医保（乙）]
Amiloride

【分类】低效能利尿药。

【**药理作用**】本品作用部位及作用机制与氨苯蝶啶相似，在肾的远曲小管及集合管皮质段抑制 Na^+ 和 Cl^- 的重吸收，增加 Na^+ 和 Cl^- 的排出，起利尿作用；同时抑制 Na^+–K^+ 和 Na^+–H^+ 的交换，使 K^+、H^+ 分泌减少，有留钾作用，但并非通过拮抗醛固酮而起作用。利尿作用比氨苯蝶啶强，为目前排钠留钾利尿药中作用最强者。40mg 的本品与 200mg 氨苯蝶啶的利尿作用相当。

【**适应证**】主要用于治疗水肿性疾病，亦可用于难治性低钾血症的辅助治疗。另外，本品可增加氢氯噻嗪和依他尼酸等利尿药的作用，并减少钾的丢失。故一般不单独应用。

【**用法用量**】口服：开始每次 2.5~5mg，每日 1 次；必要时可增加剂量，但每日不宜超过20mg。

【**不良反应**】见阿米洛利的不良反应表。

阿米洛利的不良反应表

分类	常见	少见	临床报道（发生率不明）
呼吸系统			呼吸困难
内分泌系统	高钾血症	低钠血症，高钙血症，轻度代谢性酸中毒	
神经系统		头痛、头晕	
消化系统		胃肠道反应（恶心、呕吐、腹痛、腹泻或便秘）	
免疫系统		皮疹	
其他		性功能下降	

甘露醇 [药典（二）；基（基）；医保（甲）]
Mannitol

【**分类**】脱水药。

【**药理作用**】本品为单糖，在体内不被代谢。其高渗溶液（20%），静脉滴注后具有使组织脱水和利尿作用。①组织脱水作用：静脉滴注本品后，由于不易由毛细血管渗入组织，因而提高了血浆胶体渗透压，导致组织（包括眼、脑、脑脊液等）细胞内水分向细胞外转运，从而使组织脱水，减轻水肿，降低眼压、颅内压以及脑脊液容量和压力。②利尿作用：本品利尿作用机制分为两个方面，一为可增加血容量，并促进前列腺素（PGI_2）分泌，从而扩张肾血管，增加肾血流量（包括肾髓质血流量）；肾小球入球小动脉扩张，肾小球毛细血管压升高，皮质肾小球滤过率升高。二为可自肾小球滤过后极少由肾小管重吸收，故提高肾小管内液渗透压，减少肾小管对水及 Na^+、Cl^-、K^+、Ca^{2+}、Mg^{2+} 和其他溶质的重吸收，导致水和电解质经肾脏排出体外。另外，除上述作用外，由于输注甘露醇后肾小管液流量增加，当某些药物或毒物中毒时，这些物质在肾小管内浓度下降，对肾脏的毒害作用减小，而且经肾脏排泄加快。

【**适应证**】①治疗各种原因引起的脑水肿，降低颅内压，防止脑疝；②降低眼压：当在应用其他降眼压药无效或青光眼的术前准备时应用；③预防急性肾小管坏死：在大面积烧伤、严重创伤、广泛外科手术时，常因肾小球滤过率降低及血容量减少而出现少尿、无尿，极易发生肾衰竭，应及时用本品预防；④作为其他利尿药的辅助药，治疗某些伴有低钠血症的顽固性水肿（因本品排水多于排钠，故不适用于全身性水肿的治疗）；⑤鉴别肾前性因素或急性肾衰竭引起的少尿；⑥对于因某些药物过量或毒物引起的中毒，可促进上述物质的排泄，防止肾毒性；⑦术前肠道准备；⑧作清洗剂，应用于经尿道内作前列腺切除术。

【用法用量】①利尿：静脉滴注，按体重 1~2g/kg，一般为 20% 溶液 250~500ml，并调整剂量使尿量维持在每小时 30~50ml。②脑水肿、颅内高压和青光眼：静脉滴注，按体重 1.5~2g/kg，配成 15%~20% 浓度，于 30~60 分钟内滴完（当患者衰弱时，剂量可减为 0.5g/kg）。③预防急性肾小管坏死：先给予 12.5~25g，10 分钟内静脉滴注，若无特殊情况，再给 50g，1 小时内静脉滴注，若尿量能维持在每小时 50ml 以上，则可继续应用 5% 溶液静脉滴注；若无效则立即停药；同时需注意补足血容量。④鉴别肾前性少尿和肾性少尿：按体重 0.2g/kg，以 20% 浓度于 3~5 分钟内静脉滴注。如用药 2~3 小时以后尿量仍低于 30~50ml/h，最多再试用 1 次，若仍无反应则应停药。心功能减退或心力衰竭者，慎用或不宜使用。⑤药物或毒物中毒：50g 以 20% 溶液静脉滴注，调整剂量使尿量维持在每小时 100~500ml。⑥术前肠道准备：口服，于术前 4~8 小时以 10% 溶液 1000ml 于 30 分钟内口服完毕。

【不良反应】见甘露醇的不良反应表。

甘露醇的不良反应表

分类	常见	少见	罕见但严重	临床报道（发生率不明）
呼吸系统				打喷嚏、流鼻涕、舌肿、呼吸困难
神经系统	头痛、头晕			
泌尿系统		肾小管损害及血尿		
消化系统	恶心、呕吐		胰腺炎	
免疫系统				皮疹、荨麻疹
其他	水和电解质紊乱			注射部位轻度疼痛，血栓性静脉炎

山梨醇 [药典（二）；基（基）]
Sorbitol

【分类】脱水药。

【药理学】本品为甘露醇的同分异构体，其作用机制类似甘露醇，但进入体内后有较多部分转化为糖原而失去高渗作用，故其作用较甘露醇弱，可降低颅内压 30%~40%。静脉滴注本品后 30 分钟起效，2 小时作用达高峰，能明显地使脑水肿逐渐平复，脑脊液压力下降，维持 3~4 小时。部分在肝脏转化为糖原，大部分以原型经肾脏排出体外。口服不吸收，可作为缓泻药或供糖尿病患者作为口服蔗糖的代用品。

【适应证】治疗脑水肿及青光眼，也可用于治疗心肾功能正常的水肿少尿。

【用法用量】静脉滴注：成人每次 25% 溶液 250~500ml；为消除脑水肿，每隔 6~12 小时重复滴注 1 次。

【不良反应】见山梨醇的不良反应表。

山梨醇的不良反应表

分类	临床报道（发生率不明）	不良反应处置
免疫系统	皮疹、荨麻疹，外渗可致组织水肿、皮肤坏死、过敏性休克	若出现皮疹、荨麻疹，应立即停药，对症处理
呼吸系统	呼吸困难	立即停药，对症处理
泌尿系统	少尿、排尿困难、渗透性肾药	
心血管系统	心力衰竭	
内分泌系统	高钾血症	
其他	寒战、发热、血栓性静脉炎、头晕、视力模糊，高渗引起口渴	

【咨询要点】注意事项：局部刺激作用比甘露醇大；可出现乳酸性酸中毒；对糖尿病患者静脉滴注时应慎重；口服过多可引起胃肠胀气和腹泻。

甘油果糖 [药典（二）；基（基）；医保（甲）]
Glycerol Fructose

【分类】脱水药。

【药理作用】本品为复方制剂，是高渗透性脱水药。甘油能参与脑代谢过程，改善脑代谢；果糖不需胰岛素即可被代谢利用；氯化钠能调节电解质平衡。本品静脉注射后能提高血浆渗透压，导致组织内（包括眼、脑、脑脊液等）的水分进入血管，从而减轻组织水肿，降低颅内压、眼内压和脑脊液容量及其压力；通过促进组织中含有的水分向血液中移动，使血液得到稀释，降低毛细血管周围的水肿，改善微循环，使脑灌注压升高，脑血流量增大，增加缺血部位的供血量及供氧量；本品为高能量输液，在体内产生热量，增加脑组织耗氧量，促进脑代谢，增强细胞活力。

【适应证】①由脑血管疾病、脑外伤、脑肿瘤、颅内炎症及其他原因引起的急、慢性颅内压增高，脑水肿症；②改善下列疾病的意识障碍、神经障碍和自觉症状，如脑梗死（脑栓死、脑血栓）、脑内出血、蛛网膜下腔出血、头部外伤、脑脊髓膜炎等；③脑外科手术术前缩小脑容积；④脑外科手术后降颅内压；⑤青光眼患者降低眼压或眼科手术缩小眼容积。

【用法用量】静脉滴注，成人一般每次250~500ml，每日1~2次，每500ml需滴注2~3小时，250ml需滴注1~1.5小时。根据年龄、症状可适当增减。

【不良反应】见甘油果糖的不良反应表。

甘油果糖的不良反应表

分类	少见	罕见	临床报道（发生率不明）	不良反应处置
免疫系统			瘙痒、皮疹	
消化系统	恶心	呕吐	口渴	
泌尿系统	血红蛋白尿、血尿、尿频			
神经系统		臂痛、不适	头痛	
内分泌系统		糖尿病高渗性非酮症昏迷、高血糖	酸中毒	可能发生乳酸性酸中毒，应给予碳酸氢钠注射液等
循环系统	低钾血症	高钠血症、血压升高	溶血	

参考文献

[1] 李文武，王丽.284 例甘油果糖注射液致不良反应 / 不良事件报告分析 [J].中国药房，2015（30）：4226-4227，4228.

特利加压素[医保（乙）]
Terlipressin

【分类】泌尿系统用药。

【药理作用】人体的垂体后叶分泌内源性的加压素，特利加压素为加压素的合成类似物，使用赖氨酸替代了内源性加压素肽链中第 8 位的精氨酸，同时在半胱氨酸增加了由 3 个甘氨酸组成的氨基酸支链。特利加压素进入体内后，经过酶的裂解作用，代谢为活性产物起到药理作用。其主要作用为缩血管和抗出血。

【适应证】食管静脉曲张出血。

【用法用量】静脉注射给药剂量为 2mg，必要时以 1mg 或 2mg 每 4~6 小时维持，直至出血被控制，最长可用至 72 小时。

【不良反应】见特利加压素的不良反应表。

特利加压素的不良反应表

分类	少见	罕见但严重	临床报道（发生率不明）	不良反应处置
免疫系统	面色苍白		给药部位坏死	建议给药剂量为 0.5 mg 以上时不采用肌内注射给药
心血管系统	高血压、血管收缩作用（苍白、发绀和外周缺血）	心动过缓	心肌梗死、心力衰竭、呼吸困难、心律失常	
消化系统	腹痛、肠蠕动加快或腹部绞痛、恶心、腹泻			
神经系统	头痛			
其他			低钠血症、低钙血症、子宫肌肉痉挛、子宫肌肉和子宫内膜血液循环障碍、全身燥热、出汗、周身不适、胸痛、呼吸窘迫	

【咨询要点】注意事项：与催产素和甲基麦角新碱合用会增强血管收缩和子宫紧张的效应；可增强非选择性抑制剂对门静脉的降压作用。在使用本品期间合并使用降低心率的药物，可导致严重的心动过缓。

参考文献

[1] 王忠英，刘菲菲，刘畅，等 .11 例特利加压素不良反应分析与护理 [J].实用临床护理学电子杂志，2016（5）：141-142.

[2] 陈振娟，吴安城，李金金，等.特利加压素治疗肝肾综合征患者临床有效性及安全性的 Meta 分析 [J].中国肝脏病杂志（电子版），2016，8（04）：22-25.

去氨加压素[医保（甲、乙）]
Desmopressin

【分类】 治疗尿崩症药。

【药理作用】 本品作用与人体加压素相类似，但显著增强了抗利尿作用，而对平滑肌的作用却很弱，因此避免了引起升压的不良反应。其抗利尿作用 / 加压作用比约为加压素的1200~3000 倍，抗利尿作用时间也较加压素长，可达 6~24 小时；其催产素活性也明显减弱。另外，使用本品高剂量，即按 0.3μg/kg 静脉或皮下注射，可增加血浆内促凝因子Ⅷ的活性 2~4 倍，也可增加血中血管性血友病抗原因子，与此同时释放出纤维蛋白溶酶原激活剂（t-PA），故可用于控制或预防某些疾病在小手术时的出血或药物诱发的出血。

【适应证】 ①中枢性尿崩症及颅外伤或手术所致的暂时性尿崩症：用后可减少尿排出，增加尿渗透压，降低血浆渗透压，减少尿频和夜尿（一般对肾源性尿崩症无效）。②用于 5 岁以上患有夜间遗尿症的患者。③肾尿液浓缩功能试验：有助于对肾功能的鉴别，对于诊断不同部位的尿道感染尤其有效。④对于轻度血友病及Ⅰ型血管性血友病患者，在进行小型外科手术时可控制出血或预防出血。⑤对于因尿毒症、肝硬化以及先天的或用药诱发的血小板功能障碍而引起的出血时间过长和不明原因的出血，用本品可使出血时间缩短或恢复正常。

【用法用量】 ①中枢性尿崩症：鼻腔给药，使用鼻喷剂时，成人开始10μg，睡前喷鼻，以后根据尿量每晚递增2.5μg，直至获得良好睡眠，若全天尿量仍较大，可于早晨再加10μg 喷鼻，并根据尿量调整剂量，直至获得满意疗效；维持用药，每日 10~40μg，分 1~3次喷鼻；3 个月至 12 岁儿童，开始时 5μg，睡前喷鼻，以后根据尿量每晚递增2.5μg，直至获得良好睡眠，若全天尿量仍较大，可于早晨再加5μg 喷鼻，并根据尿量调整剂量，直至获得满意疗效；维持用药，每日 2~4μg/kg 或每日 5~30μg 喷鼻（每日总量不超过30μg），每日 1 次或分 3 次给药。使用滴鼻液时，成人开始每次 10μg，逐渐调整到最适剂量，每日 3~4 次；儿童用量酌减。用滴鼻剂对儿童易控制，更方便。口服，因人而异，成人每次 100~200μg，每日 3 次，每日总剂量为 0.2~1.2mg 之间；儿童每次 100μg，每日3 次。静脉注射，每日 1~2 次，成人每次 1~4μg（0.25~1ml），1 岁以上儿童每次 0.4~1μg（0.1~0.25ml），1 岁以下婴儿每次 0.2~0.4μg（0.05~0.1ml）。②夜间遗尿症：鼻腔给药，有效剂量在 10~40μg，先从 20μg 开始，睡前给药，治疗期间限制饮水并注意观察。口服，首量为 200μg，睡前服用，若疗效不显著可增至 400μg。连续服用 3 个月停药至少 1 周，以便评估是否需要继续治疗。③肾尿液浓缩功能试验：鼻腔给药，成人 40μg，1 岁以上儿童 10~20μg。肌内或皮下注射，成人4μg（1ml），1 岁以上儿童 1~2μg（0.25~0.5ml），1 岁以下婴儿 0.4μg（0.1ml）。上述两种给药途径均在 1 小时内，尽量排空尿液。用药后8 小时应收集 2 次尿样，分析尿渗透压。④治疗性控制出血或手术前预防出血：静脉滴注，按 0.3μg/kg 的剂量用氯化钠注射液稀释至 50~100ml，在 15~30 分钟内静脉滴注。若效果显著，可间隔 6~12 小时重复 1~2 次；若再多次重复此剂量，效果将会降低。

【不良反应】 见去氨加压素的不良反应表。

去氨加压素的不良反应表

分类	常见	少见	临床报道（发生率不明）
神经系统	头痛、头晕		脑血管或冠状血管血栓形成
血液系统			血小板减少

续表

分类	常见	少见	临床报道（发生率不明）
泌尿系统	水潴留、低钠血症		
消化系统	恶心、胃痛		
其他		血压升高、发绀、心肌缺血	

【咨询要点】高剂量时，可见疲劳、短暂性血压降低、反射性心搏加快及面红、眩晕。

垂体后叶素[基（基）；医保（甲）]
Pituitrin

【分类】子宫收缩药。

【药理作用】本品含有催产素，小剂量可增强子宫的节律性收缩，大剂量能引起强直性收缩，使子宫肌层内血管受压迫而起止血作用。其作用较麦角快，而维持时间短（约 0.5 小时）故常与麦角合用（其作用可持续 1 小时以上）。所含加压素能直接收缩小动脉及毛细血管（尤其对内脏血管），可降低门静脉压和肺循环压力，有利于血管破裂处血栓形成而止血，还能使肾小管和集合管对水分的重吸收增加。

【适应证】用于产后出血、产后子宫复原不全、促进宫缩引产（由于有升高血压作用，现产科已少用）、肺出血、食管及胃底静脉曲张破裂出血和尿崩症等。

【用法用量】①一般应用：肌内注射，每次 5~10U。②肺出血：将本品 5~10U 加氯化钠注射液或 5% 葡萄糖注射液 500ml 稀释后缓慢静脉滴注；或将本品 5~10U 加 5% 葡萄糖注射液 20ml 稀释后缓慢静脉注射。极量为每次 20U；大量肺咳血，静脉注射 10U。③产后出血：必须在胎儿和胎盘均已娩出之后方可肌内注射 10U，如作预防性应用，可在胎儿前肩娩出后立即静脉注射 10U。④临产阵缩弛缓不正常者（偶亦用于催生，但须谨慎）：将 5~10U 本品以 5% 葡萄糖注射液 500ml 稀释后缓慢静脉滴注，并严密观察宫缩情况，适时调整滴速。⑤尿崩症：肌内注射，常用量为每次 5U，每日 2 次。⑥消化道出血：本品对食管静脉曲张出血及结肠憩室出血有效，对胃或小肠黏膜损伤出血效果较差。可用本品静脉滴注，其用量和溶媒同肺出血，每分钟 0.1~0.5U。

【不良反应】见垂体后叶素的不良反应表。

垂体后叶素的不良反应表

分类	少见	临床报道（发生率不明）
呼吸系统		打喷嚏、流鼻涕、舌肿、呼吸困难
泌尿系统	尿量减少、尿急	
免疫系统		皮疹、荨麻疹
其他	血压升高	注射部位轻度疼痛，血栓性静脉炎

【咨询要点】如出现面色苍白、出汗、心悸、胸闷、腹痛、荨麻疹、支气管哮喘、过敏性休克等，应立即停药。

依沙吖啶 [药典（二）；基（基）；注射剂医保（甲）、外用医保（乙）]
Ethacridine

【分类】子宫收缩药及引产药／外科用消毒防腐收敛药。

【药理学】本品为外用杀菌防腐剂，能抑制革兰阳性菌，主要是球菌，尤其是链球菌。多用于外科创伤、皮肤黏膜的洗涤和湿敷。此外，经过提纯及消毒后本品能刺激子宫肌肉收缩，使子宫肌紧张度增加，可用于中期妊娠引产，成功率达 95% 以上。用药后除阵缩疼痛外无其他不适症状，胎儿排出快，效果尚满意。其作用机制为兴奋子宫肌肉，引起宫缩，且注入羊膜腔内或宫腔内，可引起子宫内蜕膜组织坏死，从而产生内源性前列腺素，引起子宫收缩。另外，羊膜腔内注药后，胎儿吞食羊水中药物，中毒而死于宫内，诱发宫缩而流产。

【适应证】①中期妊娠引产，终止 12~26 周妊娠。②用于外科创伤、黏膜感染等消毒。

【用法用量】①羊膜腔内注射：由下腹壁向羊膜腔内注射本品 1% 溶液 5~10ml（含药 50~100mg），每次用量不超过 100mg。妊娠在 20 周以内者用 50mg，在 20 周以上者用 100mg。②羊膜腔外注射：先冲洗阴道，每日 1 次，冲洗 3 日。在消毒情况下，将橡皮导尿管送入羊腹腔外，经导尿管注入药液 50ml（取本品 1% 的注射液 10ml，加灭菌注射用水 40ml，含药 100mg）。注药后将导尿管折叠结扎放入阴道，保留 24 小时后取出。③外用灭菌：用 0.1%~0.2%（用片剂溶解配制而成）溶液，局部洗涤、湿敷。

【不良反应】见依沙吖啶的不良反应表。

依沙吖啶的不良反应表

分类	少见	临床报道（发生率不明）	不良反应处置
引产	发热（38℃以上）；软产道损伤（宫颈撕裂、宫颈管前壁或后壁穿孔）	胎盘滞留或部分胎盘、胎膜残留而引起大量出血；过敏反应、过敏性休克；中毒时表现为少尿、无尿及黄疸，肝肾功能严重损害	为减少出血，一般以用于妊娠 16~24 周的引产为宜；如出现体温 39℃以上，白细胞计数超过 2 万 /mm³ 时，应给予抗生素。过敏性休克时应给予对症处理
外用		延缓伤口愈合；皮肤刺激反应如烧灼感，过敏反应如皮疹、瘙痒	

【咨询要点】注意事项：①用于引产须掌握剂量，安全用量为 50~100mg，极量 120mg，中毒剂量 500mg，超过 1000mg 可能引起急性肾功能损伤，甚至死亡。②羊膜腔内给药，其不良反应轻。但必须在妊娠 16 周以后，并经腹壁能注入羊膜腔内者才能使用此种给药途径。

参考文献

［1］姜在铎，宋琼，姜奎，等.依沙吖啶终止中期妊娠致过敏性休克 1 例分析［J］.中国执业药师，2016（5）：53-54.

［2］邱刚，顾雪芳，沈明，等.乳酸依沙吖啶注射液孕中期引产致过敏性休克 1 例［J］.中国医院药学杂志，2018，38（05）：575-576.

醋甲唑胺
Methazolamide

【分类】低效能利尿剂。

【药理作用】本品为碳酸酐酶抑制剂。通过抑制睫状体中的碳酸酐酶，使房水形成减少，从而降低眼内压。

【适应证】 用于慢性开角型青光眼、继发性青光眼，也适用于急性闭角型青光眼的术前治疗。

【用法用量】 成人口服，初始用药时，每次用25mg，每日2次，早、晚饭后各服1次。如用药后降眼压效果不理想，每次剂量可加为50mg，每日2次。

【不良反应】 见醋甲唑胺的不良反应表表。

醋甲唑胺的不良反应表表

分类	临床报道（发生率不明）	不良反应处置
免疫系统	荨麻疹、重症药疹、史-约综合征（SJS）、中毒性表皮坏死松解症（TEN）	尽早停用致敏药物，尽快安排患者住院治疗，减少并发症，提高存活率。需维持体液及电解质平衡，加强营养支持，同时，应注意患者破损皮肤及眼部病变的处理。由于患者屏障功能丧失，细菌极易自皮损处入侵而发生院内感染，败血症是SJS/TEN最严重也是最常见的并发症之一。为此应定期行皮损分泌物、血液、尿液的细菌培养，当患者存在确切感染证据时宜根据细菌培养和药敏结果选择有效但不致敏的抗菌药物。除上述治疗外，很多特异性药物也被用于SJS/TEN的治疗，包括糖皮质激素、静脉注射用人免疫球蛋白、环孢素或环磷酰胺、肿瘤坏死因子α阻滞药等。其中糖皮质激素的应用最为广泛，疗效也最确切。静脉注射用人免疫球蛋白用于SJS/TEN的有效性尚存在争议，环孢素与环磷酰胺由于起效慢且ADR较大，亦不作一线用药。近来英夫利昔单抗用于治疗TEN有获得成功的报道，可使病情很快停止进展且未见明显不良反应
消化系统	食欲减退、味觉失常、胃肠功能紊乱如恶心、呕吐和腹泻、肝功能不全、黑粪症	
泌尿系统	多尿、血尿、结晶尿、肾结石	
神经系统	感觉异常、四肢末端的麻木感、疲劳、不适、间断性的嗜睡和意识模糊、惊厥	
内分泌系统	糖尿病、代谢性酸中毒和电解质紊乱	
耳鼻喉系统	听力障碍或耳鸣	
眼部系统	短暂性的近视	

乙酰唑胺 [药典（二）；基（基）；医保（甲、乙）]
Acetazolamide

【分类】 利尿药（碳酸酐酶抑制剂）。

【药理作用】 ①降低眼压：眼内各部组织（如视网膜、葡萄膜、晶体）均有碳酸酐酶存在，并以睫状体的量最多。青光眼时，睫状体上皮内碳酸酐酶活性增强，从而生成过多的碳酸氢钠，使房水内渗透压升高、房水生成量增加、眼压升高。乙酰唑胺能抑制睫状体上皮碳酸酐酶的活性，从而减少房水生成（50%~60%），降低青光眼患者眼压。②抗心源性水肿：乙酰唑胺可用于心源性水肿，但对肾脏性及肝脏性水肿无效。乙酰唑胺能抑制肾小管上皮细胞中的碳酸酐酶，使 H^+ 的产生和 Na^+ 重吸收减少，Na^+、水与重碳酸盐排出增加，因而产生利尿作用。但乙酰唑胺利尿作用不强（对于伴有水肿的子痫患者则有良好的利尿降压作用），且长期服用可产生耐药性，因此目前很少单独用于利尿。当与汞利尿药合用时，可彼此纠正引起的酸碱平衡失调。③其他：乙酰唑胺还可减少脑脊液的产生和抑制胃酸分泌，其机制可能也与抑制碳酸酐酶的作用有关。

【适应证】用于青光眼、心脏性水肿、脑水肿，亦用于癫痫小发作。

【用法用量】①开角型青光眼：口服，首次剂量250mg，每日1~4次。维持剂量应根据患者对药物的反应而决定，尽量使用较小的剂量使眼压得到控制，一般每次250mg，每日2次就可使眼压控制在正常范围。②继发性青光眼和手术前降眼压：口服，每次250mg，每日2次。③急性病例：口服，首次剂量加倍至500mg，以后改用125~250mg的维持量，每4小时1次。④治疗心源性水肿：口服，每次250~500mg，每日1次，早餐后服药效果最佳。⑤治疗脑水肿：口服，每次250mg，每日2~3次。⑥治疗消化性溃疡：口服，每次500mg，每日3次，3周为1个疗程，疼痛消失时间为7~9日。在服药期间可每日合并应用碳酸氢钠2g、枸橼酸钠1g、碳酸氢钾1g、氧化镁1.5g、水1500~2000ml，以防水、电解质紊乱。⑦预防家族性周期性麻痹：口服，成人每日250~750mg，分2~3次服用。⑧对于急性青光眼发作时的抢救和某些恶心、呕吐妨碍口服的患者，可静脉或肌内注射乙酰唑胺500mg，或者静脉注射250mg与肌内注射250mg交替使用。对于一些急性发作的青光眼患者可在2~4小时内重复使用上述剂量，但继续治疗则应根据患者的情况改为口服剂。⑨肌内注射：使用参见静脉注射。⑩儿童：抗青光眼，每日口服5~10mg/kg或每日口服300~900mg/m，分次服用。抗急性青光眼，常按体重静脉注射，每次5~10mg/kg，每6小时1次。肌内注射使用参见静脉注射项。

【不良反应】见乙酰唑胺的不良反应表。

乙酰唑胺的不良反应表

分类	常见	临床报道（发生率不明）	不良反应处置
免疫系统	面部麻木	皮疹、磺胺样皮疹、剥脱性皮炎、感觉异常	
消化系统	恶心、食欲缺乏、金属样味觉、腹泻	口渴、胃肠功能紊乱、食欲缺乏	
泌尿系统	多尿	夜尿多、肾及泌尿道结石、肾绞痛、磺胺尿结晶、肾病综合征、肾功能减退、急性肾衰竭	
循环系统		粒细胞减少症、再生障碍性贫血、低钾血症、高氯血症性酸中毒、低钠血症、电解质紊乱及代谢性酸中毒、血小板缺乏	补充碳酸氢钠及钾盐有可能减轻症状
神经系统	抑郁	嗜睡、激动、头痛、耳鸣	
其他	四肢麻木及刺痛感	听力减退、首次使用出现暂时性近视、运动失调、疲劳、体重减轻、困倦、抑郁、性欲降低	

【咨询要点】药物过量中毒的治疗方案：①立即停药。②补液，补钾，纠正脱水及酸中毒，维持水和电解质平衡。③如出现骨髓抑制表现，给予糖皮质激素、维生素 B_6、肌苷、核苷酸片等，必要时少量多次输血。④如出现过敏反应，给予抗过敏治疗。⑤其他对症、支持治疗。

托拉塞米[医保（乙）]
Torasemide

【分类】 高效能利尿药。

【药理作用】 本品为磺酰脲吡啶类利尿药，其作用于亨利髓襻升支粗段，抑制 $Na^+-K^+-2Cl^-$ 载体系统，使尿中 Na^+、K^+、Cl^- 和水的排泄增加，但对肾小球滤过率，肾血浆流量或体内酸碱平衡无显著影响。

【适应证】 ①各种原因所致水肿：如原发或继发性肾脏疾病及各种原因所致急、慢性肾衰竭，充血性心力衰竭；以及肝硬化等所致的水肿；与其他药合用治疗急性脑水肿等。②急、慢性心力衰竭。③原发或继发性高血压。④急、慢性肾衰竭，本品可增加尿量，促进尿钠排出。⑤肝硬化腹水。⑥急性毒物或药物中毒。

【用法用量】 ①心力衰竭：口服或静脉注射（用 5% 葡萄糖注射液或氯化钠注射液稀释），初始剂量一般为每次 5~10mg，每日 1 次，递增至每次 10~20mg，每日 1 次。②急性或慢性肾衰竭：口服，开始 5mg，可增加至 20mg，均为每日 1 次。需要时可静脉注射，每次 10~20mg，每日 1 次。必要时可由初始剂量逐渐增加为每日 100~200mg。③肝硬化腹水：口服，开始 5~10mg，每日 1 次；以后可增加至每次 20mg，每日 1 次，但最多不超过 40mg。静脉注射同口服，每日剂量不超过 40mg。④高血压：口服，开始每日 25mg 或 5mg，需要时可增至每日 10mg，单用或与其他降压药合用。

【不良反应】 见托拉塞米的不良反应表。

托拉塞米的不良反应表

分类	临床报道（发生率不明）
免疫系统	瘙痒、皮疹、光敏反应
消化系统	恶心、呕吐、严重口干、消化不良、食欲缺乏、便秘、腹泻、食管出血
呼吸系统	鼻炎、咳嗽、咽喉痛
泌尿系统	多尿、肾前性氮血症
神经系统	视觉障碍、头痛、眩晕、疲乏、食欲减退、精神紊乱、肢体感觉异常，快速静脉注射或口服可见耳鸣和听力下降
循环系统	高血糖、高尿酸血症、水和电解质平衡失调、低血钾、低血压、心或脑缺血引起心律失常、心绞痛、急性心肌梗死或晕厥、心房颤动、胸痛、心电图异常、低血容量
运动系统	肌肉痉挛、关节及肌肉痛
生殖系统	阳痿
其他	静脉炎

【咨询要点】 药物过量：①药物过量时，体液和电解质的丢失可能导致嗜睡、电解质紊乱和胃肠道症状。②对症及支持疗法，及时补充体液及电解质，对电解质进行动态监测。

参考文献

[1]文静,谭雪梅,徐敏.1 例肾病综合征患儿输注托拉塞米致静脉炎报道[J].全科护理,2018,16（34）：4348-4349.

依他尼酸[药典（二）]
Etacrynic Acid

【分类】利尿药。

【药理作用】本品利尿作用及作用机制等均与呋塞米类似。

【适应证】①水肿性疾病：包括充血性心力衰竭、肝硬化、肾脏疾病（肾炎、肾病及各种原因所致的急、慢性肾衰竭），尤其是应用其他利尿药效果不佳时，应用本类药物仍可能有效。与其他药物合用治疗急性肺水肿和急性脑水肿等。②高血压：在高血压的阶梯疗法中，不作为治疗原发性高血压的首选药物，但当噻嗪类药物疗效不佳，尤其当伴有肾功能不全或出现高血压危象时，本类药物尤为适用。③预防急性肾衰竭：用于各种原因导致肾脏血流灌注不足，例如失水、休克、中毒、麻醉意外以及循环功能不全等，在纠正血容量不足的同时及时应用，可减少急性肾小管坏死的机会。④高钾血症及高钙血症。⑤稀释性低钠血症：尤其是当血钠浓度低于 120mmol/L 时。⑥抗利尿激素分泌过多症（SIADH）。⑦急性药物、毒物中毒：如巴比妥类药物中毒等。

【用法用量】①成人：治疗水肿性疾病，起始剂量为 50mg，上午 1 次顿服，进餐或餐后立即服用。按需要每日增加剂量 25~50mg，直至最小有效剂量。一般有效剂量范围为每日 50~150mg，最大剂量每日 400mg。剂量大于每日 500mg 时应分次服用。维持剂量多为每日 50~200mg，每日或隔 1~2 日服用 1 次。②小儿：2 岁以上小儿起始剂量为每日 25mg，口服，按需要加量 25mg。

【不良反应】见依他尼酸的不良反应表。

依他尼酸的不良反应表

分类	少见	罕见	不良反应处置
内分泌系统	低钾血症、低氯血症、低氯性碱中毒、低钠血症、低钙血症	高血糖，尿糖阳性，原有糖尿病加重，高尿酸血症	纠正水、电解质紊乱可逐渐恢复
免疫系统	皮疹	过敏性休克	若出现过敏性休克时，立即平卧，给氧，皮下注射肾上腺素 0.5~1mg（小儿减半），使用抗过敏药物，使用升压药维持血压，应用糖皮质激素，补充液体维持水、电解质平衡，维持酸碱平衡
消化系统		纳差、恶心、呕吐、腹痛、腹泻、消化道出血	纠正水、电解质紊乱可逐渐恢复
泌尿系统	间质性肾炎	血尿	
血液系统		粒细胞减少，血小板减少性紫癜和再生障碍性贫血	
神经系统		头晕、头痛	
心血管系统	体位性低血压、心律失常		
其他	口渴、乏力、肌肉酸痛	视觉模糊、黄视症、光敏感、胰腺炎、肌肉强直、指/趾感觉异常、耳源性毒性	纠正水、电解质紊乱可逐渐恢复

【咨询要点】毒性反应：与两性霉素、头孢霉素、氨基糖苷类等抗生素合用，肾毒性和耳毒性增加，尤其是原有肾损害时；与抗组胺药物合用时耳毒性增加，易出现耳鸣、头晕、

眩晕；与锂合用肾毒性明显增强。

布美他尼 [药典（二）；基（基）；医保（乙）]
Bumetanide

【分类】 利尿剂。

【药理作用】 主要抑制肾小管髓袢升支厚壁段对 NaCl 的主动重吸收，对近端小管重吸收 Na^+ 也有抑制作用，但对远端肾小管无作用。能抑制前列腺素分解酶的活性，使前列腺素 E_2 含量升高，从而具有扩张血管作用；扩张肾血管，降低肾血管阻力，使肾血流量尤其是肾皮质深部血流量增加。布美他尼能扩张肺部容量静脉，降低肺毛细血管通透性，加上其利尿作用，使回心血量减少，左心室舒张末期压力降低，有助于急性左心衰竭的治疗。

【适应证】 用于各种顽固性水肿及急性肺水肿，对急、慢性肾衰竭者尤为适宜。

【用法用量】 ①成人：治疗水肿性疾病或高血压，口服起始每日 0.5~2mg，必要时每隔 4~5 小时重复，最大剂量每日可达 10~20mg。也可间隔用药，即隔 1~2 日用药 1 日。静脉注射，每次 0.5~1mg。②小儿：口服每次按体重 0.01~0.02mg/kg，必要时 4~6 小时 1 次。

【不良反应】 见布美他尼的不良反应表。

布美他尼的不良反应表

分类	少见	罕见	临床报道（发生率不明）	不良反应处置
免疫系统	过敏性休克、过敏反应（心搏骤停）	过敏反应（皮疹）		若出现过敏性休克时，立即平卧，给氧，皮下注射肾上腺素 0.5~1mg（小儿减半），使用抗过敏药物，使用升压药维持血压，应用糖皮质激素，补充液体维持水、电解质平衡，维持酸碱平衡
心血管系统	体位性低血压			
内分泌系统	低钾血症、低氯血症、低氯性碱中毒、低钠血症、高钙血症	高血糖、高尿酸	尚有报道本药可加重特发性水肿	
消化系统		胰腺炎、恶心、纳差、呕吐、腹痛、腹泻、肝功能损害		
泌尿系统	结晶尿	肾衰竭	急性间质性肾炎、肾功能不全患者使用大剂量时可能发生皮肤、黏膜及肌肉疼痛	大多数持续 1~3 小时后可自行消失。如疼痛剧烈或持续较久，应停药
血液系统		骨髓抑制		
神经系统		头晕、头痛、肌肉强直、指/趾感觉异常	大剂量静脉快速注射还可见耳鸣、听力障碍，多数为暂时性，少数为不可逆性，大剂量时可发生肌肉酸痛、胸痛	
其他		男性遗精和阴茎勃起困难		

【咨询要点】①注意事项：与磺胺类药物可出现交叉过敏，避免与耳毒性、肾毒性药物合用。②毒性反应：动物实验提示本药能延缓胎儿生长和骨化。

吡咯他尼
Piretanide

【分类】利尿药。

【药理作用】吡咯他尼是一种袢利尿药，作用和用途与呋塞米相似。

【适应证】用于治疗水肿和水肿伴随的心力衰竭，也用于高血压。

【用法用量】①水肿和水肿伴随的心力衰竭：口服剂量为每日 3~6mg。②高血压：口服常用剂量为每日 6~12mg。注射剂使用钠盐。

【不良反应】见吡咯他尼的不良反应表。

吡咯他尼的不良反应表

分类	临床报道（发生率不明）
内分泌系统	水和电解质平衡失调、高尿酸血症
其他	疲乏、头晕、多汗、口干、肌肉痛性痉挛

他达拉非
Tadalafil

【分类】周围血管舒张药。

【药理作用】本品用于男性勃起功能障碍。他达拉非是环磷酸鸟苷（cGMP）特异性磷酸二酯酶 5（PDE_5）的选择性、可逆性抑制剂。当性刺激导致局部释放一氧化氮，PDE_5 受到他达拉非抑制，使阴茎海绵体内 cGMP 水平提高。这导致平滑肌松弛，血液流入阴茎组织，产生勃起。如无性刺激，他达拉非不发生作用。

【适应证】治疗男性勃起功能障碍。需要性刺激以使本品生效，他达拉非不能用于女性。

【用法用量】口服。①用于成年男性：本品的推荐剂量为 10mg，在进行性生活之前服用，不受进食的影响。如果服用 10mg 效果不显著，可以服用 20mg。可至少在性生活前 30 分钟服用。最大服药频率为每日 1 次。最好不要连续每日服用他达拉非，因为尚未确定长期服用的安全性。同时，因为他达拉非的作用经常持续超过 1 日。②用于老年男性：无须调整剂量。③用于肾功能不全的男性：对于轻至中度肾功能不全的患者无须调整剂量。对于重度肾功能不全的患者，最大推荐剂量为 10mg。④用于肝功能不全的男性：本品的推荐剂量为 10mg，在进行性生活之前服用，不受进食的影响。对于重度肝功能不全患者使用他达拉非的临床安全性信息有限；对此类患者，需要医生对患者进行认真的利益/风险评估。⑤用于糖尿病的男性：糖尿病患者无须调整剂量。⑥用于儿童和青少年：18 岁以下者不得服用本品。

【不良反应】见他达拉非的不良反应表。

他达拉非的不良反应表

分类	常见	少见	罕见	临床报道(发生率不明)
免疫系统			皮疹、荨麻疹、多汗、过敏反应	
消化系统	消化不良	腹痛、胃食管反流		胆汁淤积性急性肝炎
呼吸系统		鼻充血		
眼部系统			视觉模糊、眼痛感觉、眼睑肿胀、结膜充血、视觉缺失	
神经系统	头痛	头晕	胸痛、卒中、晕厥、短暂性脑缺血发作、偏头痛	
运动系统		背痛、肌痛		
生殖系统			持续勃起	
循环系统		心悸、面部潮红	心动过速、心肌梗死、低血压、面部水肿	

伐地那非[药典(二)]
Vardenafil

【分类】泌尿生殖用药。

【药理作用】本药对 5 型磷酸二酯酶有很高的选择性，通过抑制人体阴茎海绵体内降解 cGMP 的磷酸二酯酶 5 型（PDE_5），从而使 cGMP 积聚，增加性刺激作用下海绵体局部内源性的一氧化氮的释放，使海绵体平滑肌松弛，阴茎勃起，从而增强性刺激的自然反应。

【适应证】治疗男性阴茎勃起功能障碍。

【用法用量】①推荐开始剂量为 10mg，在性交之前大约 25~60 分钟服用。最大推荐剂量使用频率为每日 1 次。②剂量范围： 根据药效和耐受性，剂量可以增加到 20mg 或减少到 5mg，最大推荐剂量是每日 20mg。③肝损害： 轻度肝损害的患者不需调整剂量；中度肝损害患者，由于伐地那非的清除率减少，建议起始剂量为 5mg，随后根据耐受调整。

【不良反应】见伐地那非的不良反应表。

伐地那非的不良反应表

分类	少见	罕见	临床报道（ 发生率不明 ）	不良反应处置
免疫系统	颜面潮红	颜面水肿、过敏反应（包括喉部水肿）		出现过敏反应时，应立即停用一切可疑的致敏药，鼓励患者多饮开水，在医师指导下口服抗组胺药、维生素 C 和静脉使用钙剂，必要时全身使用糖皮质激素治疗。如患者出现胸闷、气短、面色苍白、出冷汗、手足冰凉、血压下降等表现，应立即送医院
呼吸系统		呼吸困难		
消化系统	消化不良、恶心	肝功能异常、肌痛、肌酸激酶升高		停药后可恢复

续表

分类	少见	罕见	临床报道 （发生率不明）	不良反应处置
神经系统	头痛、眩晕	嗜睡、背痛、晕厥、 精神紧张、精神异常		停药后大多可恢复，严重可给予 对症治疗
心血管系统	高血压	心绞痛、心肌缺血、 直立性低血压	有心肌梗死的 报道	
其他	鼻炎	光敏反应、视觉异常、多 泪、阴茎异常勃起、失明		停药后大多可恢复，严重可给予 对症治疗

【咨询要点】注意事项：服用 α 受体阻滞药 6 小时内不能服用伐地那非。服药 6 小时后，应用伐地那非的最大剂量不得超过 5mg。

西地那非
Sildenafil

【分类】周围血管舒张药。

【药理作用】本品是治疗勃起功能障碍的口服药物。它是西地那非的枸橼酸盐，一种环磷酸鸟苷（cGMP）特异的 5 型磷酸二酯酶（PDE$_5$）的选择性抑制剂。

【适应证】适用于治疗勃起功能障碍。

【用法用量】①对大多数患者，推荐剂量为 50mg，在性活动前约 1 小时按需服用；但在性活动前 0.5~4 小时内的任何时候服用均可。基于药效和耐受性，剂量可增加至 100mg（最大推荐剂量）或降低至 25mg。每日最多服用 1 次。在没有性刺激时，推荐剂量的西地那非不起作用。②下列因素与血浆西地那非水平（AUC）增加有关：年龄 65 岁以上（增加40%）、肝脏受损（如肝硬化，增加 80%）、重度肾损害（肌酐清除率 <30ml）。

【不良反应】见西地那非的不良反应表。

西地那非的不良反应表

分类	常见	少见	临床报道（发生率不明）
免疫系统	面部潮红	皮疹	荨麻疹、单纯性疱疹、瘙痒、皮肤溃疡、接触性皮炎、剥脱性皮炎、过敏性休克
消化系统		消化不良、 腹泻	口干、呕吐、吞咽困难、舌炎、齿龈炎、口腔炎、食管炎、胃炎、结肠炎、肝功能异常、直肠出血、胆汁淤积
呼吸系统		鼻塞	哮喘、咽喉炎、鼻窦炎、支气管炎、多痰、咳嗽、呼吸困难
生殖系统			异常射精、生殖器水肿、缺乏性高潮、阴茎勃起时间延长（超过 4小时）、异常勃起（痛性勃起超过 6 小时）
泌尿系统		尿道感染	膀胱炎、夜尿增多、尿频、尿失禁、血尿
神经系统	头痛	眩晕	共济失调、肌张力过高、震颤、神经痛、神经病变、感觉异常、眩晕、抑郁、焦虑、失眠、嗜睡、多梦、反射迟缓、感觉迟钝、癫痫发作、暂时性失忆、乏力、疼痛、寒战、意外跌倒、腹痛、胸痛、意外损伤、耳鸣、耳聋
内分泌系统			痛风、糖尿病
运动系统			关节疾病、肌肉痛、肌腱断裂、腱鞘炎、骨痛、肌无力、滑膜炎

续表

分类	常见	少见	临床报道（发生率不明）
眼部系统			瞳孔扩大、结膜炎、眼出血、白内障、眼干、眼痛、畏光、红眼或眼部充血、眼部烧灼感、眼部肿胀和压迫感、眼内压增高、视网膜血管病变或出血、玻璃体剥离、黄斑周围水肿
循环系统			心肌梗死、心源性猝死、心力衰竭、心律失常、低血压、脑出血、脑血栓形成、一过性局部缺血性休克、高血压、贫血、白细胞减少、周围性水肿、高尿酸血症、低血糖反应、高钠血症、面部水肿、多浆膜腔积液

【咨询要点】药物过量：当发生药物过量时，应根据需要采取常规支持疗法。因西地那非与血浆蛋白结合率高，故肾脏透析不会增加清除率。

参考文献

［1］张梦瑶，张倩，贾胜男，等.西地那非致多浆膜腔积液1例［J］.中南药学，2018，16（06）：877-878.
［2］李璐，梁京津，裴斐，等.西地那非致肝内胆汁淤积的病例分析［J］.中国临床药理学杂志，2018，34（03）：350-352.

卡前列素氨丁三醇^{［医保（乙）］}
Carboprost Tromethamine

【分类】子宫收缩药及引产药。

【药理作用】①肌内注射卡前列素氨丁三醇可刺激妊娠子宫肌层收缩，类似足月妊娠末的分娩收缩，大多数情况下，这些收缩均可使妊娠产物排出。②目前，尚无法确定这些收缩是否由于卡前列素直接作用于子宫肌层而引起。③产后妇女使用后，子宫肌肉收缩可在胎盘部位发挥止血作用。④卡前列素氨丁三醇亦可刺激人胃肠道的平滑肌，当用于终止妊娠或产后时，可引起呕吐和（或）腹泻。

【适应证】①卡前列素氨丁三醇无菌溶液适用于妊娠期为13~20周的流产，此妊娠期从正常末次月经的第1日算起。②亦适用于下列与中期流产有关的情况：其他方法不能将胎儿排出；采用宫内方法时，由于胎膜早破导致药物流失，子宫收缩乏力或无力；需要进行宫内反复药物灌注，以使胎儿排出；尚无生存活力的胎儿出现意外的或自发性胎膜早破，但无力将胎儿娩出。③本品适用于常规处理方法无效的子宫收缩弛缓引起的产后出血现象，使用前的处理方法应包括静脉注射催产素、子宫按摩，以及肌内注射非禁忌使用的麦角类制剂。在大多数病例中，以此种方式给药本品，可终止致命性的出血，且可避免进行紧急手术。

【用法用量】①流产及其相关的适应证：开始剂量为1ml卡前列素氨丁三醇无菌溶液（含相当于250μg的卡前列素），用结核菌注射器做深部肌内注射。此后依子宫反应，间隔1.5~3.5小时再次注射250μg的剂量。首次可使用的试验剂量100μg（0.4ml）。数次注射250μg（1ml）剂量后子宫收缩力仍不足时，剂量可增至500μg（2ml），总剂量不得超过12mg，且不建议连续使用超过2日以上。②大部分成功的病例（73%）对单次注射即有反应。然而在某些个别的病例中，间隔15~90分钟多次注射，也可得到良好的疗效。而注射次数和间隔的需要，应由专职的医师根据病情来决定。总剂量不得超过2mg（8次剂量）。

【不良反应】见卡前列素氨丁三醇的不良反应表。

卡前列素氨丁三醇的不良反应表

分类	常见	少见	临床报道（发生率不明）	不良反应处置
消化系统	呕吐、腹泻、恶心		呃逆、呕血、上腹痛、干呕、口干、味觉改变、过度口渴、喉干、喉部充塞感	
呼吸系统			咳嗽、哮喘、通气过度、呼吸窘迫、肺水肿、呼吸困难、胸部紧迫感、喘息、窒息感、上呼吸道感染、呼吸急促、鼻衄	
泌尿系统			尿路感染	
神经系统			头痛、感觉异常、嗜睡、眩晕、血管-迷走神经综合征、昏睡、神经质、睡眠障碍、焦虑、耳鸣、眼痛、目眩、视觉模糊、眼睑抽搐、痛经样疼痛、注射部位疼痛、虚弱、晕厥、胸痛	
内分泌系统			甲状腺危象	
运动系统			背痛、肌肉痛、肌张力障碍、斜颈、小腿痉挛	
生殖系统		子宫内膜炎、胎盘部分残留、子宫大出血	宫内节育器引起的子宫内膜炎、子宫颈后壁穿孔、子宫穿孔、胎盘部分滞留、子宫破裂、乳房触痛	
免疫系统	体温上升		面部潮红或红热、皮疹、发汗、寒战或颤抖、发热、败血症性休克、过敏性休克	如发生休克，应立即肌内或皮下注射0.1%肾上腺素注射液0.5~1ml（小儿酌减），必要时可数分钟重复注射1次或进行静脉、心内注射。并根据需要进行输液、给氧、滴注肾上腺皮质激素（氢化可的松或地塞米松），应用升压药和其他必要的急救措施。有呼吸困难时可缓慢静脉注射氨茶碱0.25~0.5g，同时人工呼吸
循环系统			高血压、心动过速、心悸	

参考文献

[1]陈艳，宋惠珠，陈明珠，等.卡前列素氨丁三醇致过敏性休克1例的原因探讨[J].药学与临床研究，2016，24（05）：421-422.

非那雄胺 [药典（二）；基（基）；医保（乙）]
Finasteride

【分类】前列腺增生症用药。

【药理作用】该药为一种4-氮杂甾体化合物，它是睾酮代谢成为更强的二氢睾酮过程中的细胞内酶，即Ⅱ型5a-还原酶的特异性抑制剂。而良性前列腺增生或称作前列腺肥大，取决于前列腺内睾酮向二氢睾酮的转化，本药能非常有效地减少血液和前列腺内的二氢睾酮。非那雄胺对雄激素受体没有亲和力，是通过其激素作用机制，即抑制睾酮转化成双氢睾酮（DHT），使前列腺体积缩小而改善症状、增加尿流速率、预防良性前列腺增生（BPH）进展。

【适应证】本品适用于男性秃发（雄激素性秃发），能促进头发生长并防止继续脱发，不适用于妇女（参见孕妇和临床研究部分）和儿童。

【用法用量】推荐剂量为每日 1 次，每次 1 片（1mg），可与或不与食物同服。

【不良反应】见非那雄胺的不良反应表。

非那雄胺的不良反应表

分类	少见	罕见	临床报道（发生率不明）	不良反应处置
免疫系统			过敏反应（包括皮疹、瘙痒、荨麻疹和口唇肿胀）	
泌尿系统	性欲减退、阳痿	射精量减少	睾丸疼痛	停药
其他			乳房触痛和肿大、乳腺增生、男性乳腺癌	给予小金丸等药物治疗乳腺增生

【咨询要点】①注意事项：一般在连续用药 3 个月或更长时间才能观察到头发生长增加、头发数目增加和（或）防止继续脱发的效果。建议持续用药以取得最大疗效，停止用药后疗效可在 12 个月内发生逆转。②毒性反应：小鼠每日使用约为人类推荐剂量的 90 倍和大鼠每日使用约为人类推荐剂量的 300 倍时，发现间质细胞增生的发生率增加，但后证实间质细胞的改变是随血清黄体生成素（LH）水平的提高而变化的，而不是由于非那雄胺的直接作用。③药物过量：本品耐受性良好，不良反应通常轻微，一般不必中止治疗。

非那吡啶 [药典（二）；基（基）；医保（乙）]
Phenazopyridine

【分类】局麻药。

【药理作用】直接作用于尿道黏膜，迅速消除尿道及膀胱的不适、灼热感、尿频、尿急等症状。本品无抗胆碱药作用，可配合抗生素使用。

【适应证】临床用于因感染、肿瘤、外科手术及检查等各种原因刺激尿道黏膜所引起的不适、疼痛、尿频及灼热感。

【用法用量】饭后口服。成人每次 100~200mg（1~2 片），每日 3 次。连续服用本品一般不应超过 2 日。在治疗尿道感染时，应与抗菌药物联合给药。

【不良反应】见非那吡啶的不良反应表。

非那吡啶的不良反应表

分类	少见	罕见	临床报道（发生率不明）	不良反应处置
免疫系统		皮疹		
消化系统		胃肠不适	有报道偶尔出现肝功能异常	一般不影响继续治疗
血液系统			曾报道出现贫血、中性粒细胞减少症，血小板减少症	
泌尿系统	尿液变红		曾报道出现肾结石及肾毒性反应、急性肾衰竭	停药后橙红色即可消失
神经系统		头痛		

【咨询要点】①注意事项：如果本品服药时在口腔中含服过久，也有可能造成牙齿变色。如出现皮肤和眼结膜黄染，应立即停药，并检查肾功能。②药物过量：可能会引起高铁血

红蛋白血症。急救措施为亚甲基蓝 1~2mg/kg 静脉给药，或 100~200mg 维生素 C 口服，可快速纠正，并消除发绀。

阿夫唑嗪 [药典（二）；基（基）；医保（乙）]
Alfuzosin

【分类】前列腺用药。

【药理作用】可选择性地阻断分布于膀胱、尿道和前列腺三角区的突触后 α 肾上腺素受体，拮抗该受体介导的下泌尿道平滑肌收缩，从而改善良性前列腺增生患者排尿困难的相关症状。

【适应证】用于缓解良性前列腺增生症状。

【用法用量】①普通片：口服，建议首剂量在睡前服用。通常成人的常用剂量为每次 1 片（2.5mg），每日 3 次；老年患者起始剂量为每日早、晚各 1 片（2.5mg），最多增至每日 4 片（10mg）。肾功能损伤患者的起始剂量应每次 1 片（2.5mg），每日 2 次，随后根据临床反应调整剂量；中度肝功能损伤患者的起始剂量应每次 1 片（2.5mg），每日 1 次，随后根据临床反应增至每次 1 片，每日 2 次。②缓释片：推荐剂量为每日 1 片（10mg），晚饭后立即服用，该片剂需整片吞服，不能咀嚼，或遵医嘱。对肌苷清除率大于 30ml/min 的患者，不需要改变服药剂量。

【不良反应】见阿夫唑嗪的不良反应表。

阿夫唑嗪的不良反应表

分类	少见	罕见	不良反应处置
免疫系统		皮疹、瘙痒、皮肤潮红	在减少用量或停药后消失，通常不影响继续治疗
消化系统	腹泻、恶心、胃痛、胃肠道紊乱		这些作用是暂时的，在减少服用量后，通常不影响继续治疗
心血管系统		心悸、胸痛、心动过速、体位性低血压	
神经系统	眩晕、头昏不适、头痛	晕厥、乏力、瞌睡	服药后如果出现眩晕、疲乏、出汗等低血压症状，应躺下，直至上述过渡性症状完全消失为止。这些作用是暂时的，在减少服用量后，通常不影响继续治疗
其他		水肿、口干	

【咨询要点】①注意事项：儿童及妇女禁用本品。如果心绞痛复发或加重时，应停用该药。②药物过量：一旦发生药物过量，患者应取卧位，并在医院进行输液及给予血管升压治疗。可给予直接作用于血管平滑肌纤维的缩血管药解毒。由于本品蛋白结合率高，透析作用不大。

普适泰（舍尼通） [医保（乙）]
Cernilton

【分类】前列腺疾病用药。

【药理作用】本品能有效地阻滞双氢睾酮与受体结合，从而抑制双氢睾酮诱发的前列腺上皮细胞增殖，增加膀胱逼尿肌收缩力和松弛尿道平滑肌；并且能抑制内源性炎症介质白三烯和前列腺素的合成，具有抗炎、抗水肿作用。

【适应证】用于良性前列腺增生，慢性、非细菌性前列腺炎及前列腺疼痛等。

【用法用量】口服，每次 1 片，每日 2 次，早、晚各服 1 片，疗程 3~6 个月。可在进食时或单独服用。老年人或肾功能不全者无需改变剂量。

【不良反应】见普适泰的不良反应表。

普适泰的不良反应表

分类	临床报道（发生率不明）	不良反应处置
消化系统	腹胀、腹痛、胃灼热、恶心、食欲不振	停药后症状即会消失
其他	眩晕、四肢冰冷、皮疹	

参考文献

[1] 张华，孙自学. 益肾通络方治疗慢性前列腺炎肾虚血瘀证的临床观察［J］. 中国实验方剂学杂志，2018，24（21）：182-187.

坦洛新 ［基（基）；医保（乙）］
Tamsulosin

【分类】前列腺增生症用药。

【药理作用】①对交感神经 a_1 受体的阻断作用：本品可选择性阻断 a_1 受体，其作用比盐酸哌唑嗪强 0.5~22 倍，比甲磺酸酚妥拉明强 45~140 倍。此外，本品对 a_1 受体的亲和力比 a_2 受体的强 5400~24 000 倍。②对尿道、膀胱及前列腺的作用：因本品系 a_1 受体亚型 a_{1A} 的特异性拮抗药，而尿道、膀胱颈部及前列腺存在的 a_1 受体主要为 a_{1A} 受体，因此本品对尿道、膀胱颈部及前列腺平滑肌具有高选择性的阻断作用，使平滑肌松弛，尿道压迫降低，其抑制尿道内压上升的能力是抑制血管舒张压上升的 13 倍。③改善排尿障碍的作用：本品可降低尿道内压曲线中的前列腺压力，而对节律性膀胱收缩和膀胱内压曲线无影响。

【适应证】用于治疗前列腺增生所致的异常排尿症状，如尿频、夜尿增多、排尿困难等。由于本品是通过改善尿道、膀胱颈及前列腺部位平滑肌功能而达到治疗目的，并非缩小增生腺体，故适用于轻、中度患者及未导致严重排尿障碍者，如已发生严重潴留时不应单独服用本品。

【用法用量】饭后口服。每次 0.2mg（1 粒），每日 1 次。根据年龄、症状的不同可适当增减。

【不良反应】见坦洛新的不良反应表。

坦洛新的不良反应表

分类	临床报道（发生率不明）	不良反应处置
免疫系统	皮疹、过敏性休克	出现皮疹症状时应停止服药。如发生休克，应立即肌内或皮下注射 0.1% 肾上腺素注射液 0.5~1ml（小儿酌减），必要时可数分钟重复注射 1 次或进行静脉、心内注射。并根据需要进行输液、给氧、滴注肾上腺皮质激素（氢化可的松或地塞米松），应用升压药和其他必要的急救措施。有呼吸困难时可缓慢静脉注射氨茶碱 0.25~0.5g，同时人工呼吸
消化系统	恶心、呕吐、胃部不适、腹痛、食欲缺乏、吞咽困难	
神经系统	头晕、倦怠感、蹒跚感、反复晕厥	
循环系统	血压下降，心率加快，浮肿，体重增加，ALT、AST、LDH 升高	
呼吸系统	鼻塞	

氟他胺 [药典（二）；医保（乙）]
Flutamide

【分类】抗肿瘤激素类。

【药理学】本品为非甾体类雄性激素拮抗药，本品及其代谢物 2- 羟基氟他胺可与雄性激素竞争雄激素受体，并与雄激素受体结合成复合物，进入细胞核，与核蛋白结合，抑制雄激素依赖性的前列腺癌细胞生长。同时，本品能抑制大鼠睾丸微粒体 17-α- 羟化酶和17,20- 裂合酶的活性，因而能抑制雄性激素生物合成。

【适应证】用于前列腺癌，以往未经治疗或对激素治疗无效或复发的患者。对良性前列腺增生也有一定的疗效。

【用法用量】饭后服用。每次 250mg，每日 3 次，每次间隔 8 小时。一般应与 LHRH 激动剂联合应用，放疗期间可不停药。

【不良反应】见氟他胺的不良反应表。

氟他胺的不良反应表

分类	临床报道（发生率不明）	不良反应处置
生殖系统	男性乳房女性化、乳房触痛、溢乳、性欲降低、阳痿	减少剂量或停药则可消失
消化系统	腹泻、恶心、呕吐、食欲增加	
其他	热潮红、失眠、疲劳、性欲降低、一过性肝功能异常、精子计数减少、背痛、肝损伤、贫血、溶血、头痛、乏力、头晕、视力模糊、焦虑、抑郁、高血压、体液潴留、皮肤反应、胸痛、呼吸困难、咳嗽、尿液颜色琥珀色或黄绿色	需长期服用本品时应定期检查肝功能、精子计数，如发生异常应减量或停药，一般可恢复正常。肝功能异常时应停药，保肝降酶治疗后恢复

比卡鲁胺 [药典（二）；医保（乙）]
Bicalutamide

【分类】非甾体类抗雄激素药物。

【药理作用】该药没有其他激素的作用，它与雄激素受体结合而使其无有效的基因表达，从而抑制了雄激素的刺激，导致前列腺肿瘤的萎缩。本药是消旋物，其抗雄激素作用仅出现在（R）- 结构对映体上。

【适应证】与促黄体生成素释放激素（LHRH）类似物或外科睾丸切除术联合应用于晚期前列腺癌的治疗。用于治疗局部晚期、无远处转移的前列腺癌患者，这些患者不适宜或不愿接受外科去势术或其他内科治疗。

【用法用量】① 50mg 片剂：成年男性包括老年人，每次 1 片（50mg），每日 1 次，用本品治疗应与 LHRH 类似物或外科睾丸切除术治疗同时开始。② 150mg 片剂：用于治疗局部晚期、无远处转移的前列腺癌患者，这些患者不适宜或不愿接受外科去势术或其他内科治疗。成年男性包括老年人，每日 1 次，每次 150mg。

【不良反应】见比卡鲁胺的不良反应表。

比卡鲁胺的不良反应表

分类	常见	少见	罕见	临床报道 （发生率不明）
免疫系统	全身潮红	脱发、皮疹、出汗、多毛、瘙痒、头发再生	血管性水肿、荨麻疹、皮肤干燥、过敏反应	
消化系统		腹泻、恶心、厌食、口干、消化不良、便秘、胃肠胀气、肝功能改变（转氨酶水平升高、胆汁阻塞、黄疸）	腹痛、呕吐、肝功能衰竭	
泌尿系统		阳痿、夜尿增多	血尿	
血液系统		贫血		血小板减少症
神经系统		呼吸困难	抑郁	
心血管系统			心力衰竭、心绞痛、传导障碍（包括 PR 和 Q-T 间期延长）、心律不齐和非特异性 ECG 改变	
呼吸系统			间质性肺病	呼吸困难
内分泌系统		糖尿病、高血糖、水肿、体重增加、体重减轻		胰岛素抵抗
其他		胸痛、头痛、骨盆痛、寒战、乳房触痛		

【咨询要点】①毒性反应：中、重度肝损伤患者可能发生药物蓄积，因此应慎用。在生殖研究中，给药11周后7周，其功能即可恢复，故在男性中推断会有亚生育力期或无生育力期。②药物过量：没有人类过量的经验，无特效的解药，应该对症治疗。透析可能无效，因为该药与血浆蛋白高度结合，且在尿液中以非原型排泄。但一般的支持疗法是需要的，这包括生命体征的密切监测。

亮丙瑞林 [药典（二）；基（基）；医保（乙）]
Leuprorelin

【分类】促性腺激素类。

【药理作用】醋酸亮丙瑞林是高活性的 LH-RH 衍生物，能有效地抑制垂体 – 性腺系统的功能。重复给予大剂量的亮丙瑞林，在首次给药后能立即产生一过性的垂体 – 性腺系统兴奋作用（急性作用），然后抑制垂体生成和释放促性腺激素。它还进一步抑制卵巢和睾丸对促性腺激素的反应，从而降低雌二醇和睾酮的生成（慢性作用）。此外，醋酸亮丙瑞林又是一种缓释制剂，它恒定地向血液中释放醋酸亮丙瑞林，故能有效地降低卵巢和睾丸的反应，产生高度有利的垂体 – 性腺系统的抑制作用。

【适应证】子宫内膜异位症；伴有月经过多、下腹痛、腰痛及贫血等的子宫肌瘤；绝经前乳腺癌，且雌激素受体阳性患者；前列腺癌；中枢性性早熟症。

【用法用量】①子宫内膜异位症：成人每4周1次，皮下注射醋酸亮丙瑞林 3.75mg。当患者体重低于 50kg 时，可以使用 1.88mg 的制剂。初次给药应从月经周期的 1~5 日开始。②子宫肌瘤：成人每4周1次，皮下注射醋酸亮丙瑞林 1.88mg。但对于体重过重或子宫明显肿大的患者，应注射 3.75mg。初次给药应从月经周期的 1~5 日开始。③前列腺癌、闭经前乳腺癌：成人每4周1次，皮下注射醋酸亮丙瑞林 3.75mg。④中枢性性早熟症：

每4周1次，皮下注射醋酸亮丙瑞林30μg/kg，根据患者症状可增量至90μg/kg。

【不良反应】见亮丙瑞林的不良反应表。

亮丙瑞林的不良反应表

分类	少见	罕见	临床报道(发生率不明)	不良反应处置
免疫系统	发热、颜面潮红、发汗	皮疹、瘙痒等	注射局部疼痛、硬结、发红	
生殖系统	性欲减退、阳痿、男子女性化乳房、睾丸萎缩、会阴不适、阴道出血			减量或停药后可恢复
消化系统	恶心、呕吐、食欲不振等			减量或停药后可恢复
泌尿系统	尿酸、BUN、LDH、ALT、AST上升	排尿障碍、血尿		
循环系统	心电图异常、心胸比例增大等			
神经系统			由于雌激素降低作用而出现的更年期综合征样的精神抑郁状态	
其他	浮肿、胸部压迫感、发冷、疲倦、体重增加、知觉异常、听力衰退、耳鸣、头部多毛、高热	骨性疼痛、肩腰四肢疼痛	已有因使用本品引起血栓形成及肺栓塞的报告	

【咨询要点】①注意事项：对含有明胶的药物或含有明胶的食物有过敏史者，例如休克、过敏性症状（荨麻疹、呼吸困难、口唇浮肿、喉头水肿等）应慎重用药；孕妇以及可能怀孕的妇女或哺乳妇女不应给予醋酸亮丙瑞林。已有 LH-RH 衍生物导致流产的报告。②毒性反应：在本品的动物研究中，观察到胎鼠和胎兔死亡率增加和体重减轻，而且胎兔骨骼形成异常有增加的趋势。在大鼠中还观察到醋酸亮丙瑞林可进入母乳转运。③药物过量：首次用药初期，由于高活性 LH-RH 衍生物对垂体－性腺系统的刺激作用，使血清睾丸素浓度上升，可见骨性疼痛暂时加重，尿潴留或脊髓压迫症状，应对症处理。已存在由脊髓压迫或尿潴留引起的肾功能障碍者或是有重新发作可能性的患者及高龄者慎用。由于雌激素降低可引起骨质的损失，故需长期给药或再次给药时，应尽可能检查骨密度，慎重用药。

参考文献

[1]邢周思.醋酸亮丙瑞林治疗子宫内膜异位症患者的临床疗效及不良反应[J].河北医学，2018，24（2）：336-339.

[2]唐安茹.醋酸亮丙瑞林微球注射液致高热1例［J］.解放军药学学报，2017，33（3）：296.

奥昔布宁 [药典（二）；基（基）；医保（乙）]
Oxybutynin

【分类】前列腺疾病用药

【药理作用】具有平滑肌解痉作用和抗胆碱能作用，也有镇痛作用。可选择性作用于膀胱逼尿肌，降低膀胱内压，增加容量，减少不自主性的膀胱收缩，而缓解尿急、尿频和尿失禁等。对骨骼肌神经节和自主神经节无阻断作用。

【适应证】用于无抑制性和反流性神经源性膀胱功能障碍患者与排尿有关的症状缓解，如尿急、尿频、尿失禁、夜尿和遗尿等。

【用法用量】①普通片：成人口服常用量为每次 5mg，每日 2~3 次；最大剂量为每次 5mg，每日 4 次，或遵医嘱。5 岁以上儿童口服常用量为每次 5mg，每日 2 次；最大剂量为每次 5mg，每日 3 次，或遵医嘱。5 岁以下儿童不推荐使用。②缓释片：成人初始建议剂量为每次 5mg（半片），每日 1 次，然后根据疗效和耐受性逐渐增加剂量，每次增加 5mg，最大剂量为 30mg/d，剂量调整一般需要有约 1 周的时间间隔。6 岁以上儿童初始推荐剂量为每次 5mg（半片），每日 1 次，然后根据疗效和耐受性逐渐增加剂量，每次增加 5mg，最大剂量为 20mg/d。

【不良反应】见奥昔布宁的不良反应表。

奥昔布宁的不良反应表

分类	少见	罕见	不良反应处置
免疫系统	皮肤干燥、皮疹、红色斑疹	过敏反应或药物特异反应，如荨麻疹和其他皮肤症状	出现过敏反应时，应立即停用一切可疑的致敏药，鼓励患者多饮开水，在医师指导下口服抗组胺药、维生素 C 和静脉使用钙剂，必要时全身使用糖皮质激素治疗
呼吸系统	上呼吸道感染、咳嗽、鼻窦炎、支气管炎、咽炎、鼻炎、流感样综合征、鼻窦黏膜干燥		
消化系统	口干、便秘、腹泻、恶心、消化不良、腹痛、胃胀、胃食管反流、胃肠动力低下		减量或停药后可恢复
泌尿系统	尿路感染、影响排尿、残余尿量增加、尿潴留、膀胱炎		减量或停药后给予适当治疗
神经系统	头痛、乏力、嗜睡、头晕、神经质、精神错乱、兴奋	幻觉	通常需停药并给予对症治疗
心血管系统	高血压、心悸、血管扩张		
其他	疼痛、视力模糊、眼干、意外伤害、背痛、关节炎	瞳孔散大、阳痿及抑制泌乳	

【咨询要点】①注意事项：不良反应哺乳期、孕妇仅在利大于弊的情况下使用。缓释制剂，不良反应比普通制剂少，患者易耐受。②毒性反应：应用 2mg 以上可有中毒反应，包括心率过快、兴奋、躁动、抽搐、幻觉、神志不清等。动物实验证实，使用高剂量该品具有生殖毒性。③药物过量：本品过量治疗期间，应考虑奥昔布宁的持续释放特征。患者至少应监测 24 小时，并采用对症及支持治疗，可能需服用活性炭和泻药。

参考文献

［1］夏海波，张浩.膀胱过度活动症药物治疗研究进展［J］.临床泌尿外科杂志，2016，36（4）：385-390.

托特罗定 [药典（二）；基（基）；医保（乙）]
Tolterodine

【分类】前列腺用药。

【药理作用】竞争性 M 胆碱受体阻滞药。对 M 胆碱受体具有高选择性，对其他神经递质的受体和潜在的细胞靶点（如钙通道）的作用或亲和力很弱。

【适应证】本品适用于因膀胱过度兴奋引起的尿频、尿急或紧迫性尿失禁症状的治疗。

【用法用量】①普通片剂：初始的推荐剂量为每次 1 片（2mg），每日 2 次。根据患者的反应和耐受程度，剂量可下调到每次半片（1mg），每日 2 次。对于肝功能不全或正在服用 CYP3A4 抑制剂（见药物相互作用）的患者，推荐剂量为每次半片（1mg），每日 2 次。②缓释片：推荐剂量为每次 4mg（1 片），每日 1 次。

【不良反应】 见托特罗定的不良反应表。

托特罗定的不良反应表

分类	少见	罕见	不良反应处置
免疫系统	皮肤干燥	过敏反应	出现过敏反应时，应立即停用一切可疑的致敏药，鼓励患者多饮水，在医师指导下口服抗组胺药、维生素 C 和静脉使用钙剂，必要时全身使用糖皮质激素治疗
消化系统	消化不良、便秘、腹痛、胀气、呕吐		一般比较轻微，不影响继续治疗
神经系统	头痛、思睡、神经质、感觉异常	调节失调	
其他	口干、眼干燥症	胸痛	

【咨询要点】 ①注意事项：服用本品可能引起视力模糊，孕妇慎用本品，哺乳期间服用本品应停止哺乳。②药物过量：给志愿者的最大剂量是单剂给予 12.8mg，其最严重的不良反应是调节失调和排尿困难。严重的中枢抗胆碱作用（如幻觉，严重的兴奋）用毒扁豆碱治疗；抽搐或显著的兴奋用安定类药物治疗；呼吸功能不全用人工呼吸进行治疗；心动过速用 β 受体阻滞药进行治疗；尿闭用插导尿管进行治疗；散瞳用毛果云香碱滴眼或将患者置于暗室。

黄酮哌酯 [药典（二）；基（基）；医保（甲）]
Flavoxate

【分类】 泌尿系统药物。

【药理作用】 平滑肌松弛药。具有抑制腺苷酸环化酶、磷酸二酯酶的作用以及拮抗钙离子作用，并有弱的抗毒蕈碱作用，对泌尿生殖系统的平滑肌具有选择性解痉作用，因而能直接解除泌尿生殖系统平滑肌的痉挛，使肌肉松弛，消除尿频、尿急、尿失禁及尿道膀胱平滑肌痉挛引起的下腹部疼痛。

【适应证】 本品适用于以下疾病引起的尿频、尿急、尿痛、排尿困难及尿失禁等症状：①下尿路感染性疾病（前列腺炎、膀胱炎、尿道炎等）。②下尿路梗阻性疾病（早、中期前列腺增生症，痉挛性、功能性尿道狭窄）。③下尿路器械检查后或手术后（前列腺摘除术、尿道扩张、膀胱腔内手术）。④尿道综合征。⑤急迫性尿失禁。

【用法用量】 口服：每次 0.2g，每日 3~4 次或遵医嘱。

【不良反应】 见黄酮哌酯的不良反应表。

黄酮哌酯的不良反应表

分类	罕见	不良反应处置
免疫系统	皮疹	减量或停药后可恢复
消化系统	恶心、呕吐、胃部不适	减量或停药后可恢复
神经系统	嗜睡	
心血管系统	心悸	
其他	口渴、视力模糊	减量或停药后可恢复

【咨询要点】注意事项：勿与大量维生素 C 或钾盐合用；孕妇慎用。

缩宫素 [药典（二）；基（基）；医保（甲、乙）]
Oxytocin

【分类】子宫收缩药及引产药。

【药理作用】本品为多肽类激素子宫收缩药。① 刺激子宫平滑肌收缩：模拟正常分娩的子宫收缩作用，导致子宫颈扩张，子宫对缩宫素的反应在妊娠过程中逐渐增加，足月时达高峰。② 刺激乳腺的平滑肌收缩：有助于乳汁自乳房排出，但并不增加乳腺的乳汁分泌量。

【适应证】用于引产、催产、产后及流产后因宫缩无力或缩复不良而引起的子宫出血；了解胎盘储备功能（催产素激惹试验）。

【用法用量】①引产或催产静脉滴注：每次 2.5~5 单位，用氯化钠注射液稀释至每 1ml 中含有 0.01 单位。静脉滴注开始时每分钟不超过 0.001~0.002 单位，每 15~30 分钟增加 0.001~0.002 单位，至达到宫缩与正常分娩期相似，最快每分钟不超过 0.02 单位，通常为每分钟 0.002~0.005 单位。②控制产后出血：每分钟静脉滴注 0.02~0.04 单位，胎盘排出后可肌内注射 5~10 单位。

【不良反应】见缩宫素的不良反应表。

缩宫素的不良反应表

分类	临床报道（发生率不明）	不良反应处置
消化系统	恶心、呕吐、腹泻	
神经系统	头痛、寒战、头晕	
免疫系统	发热、过敏性休克、皮疹、瘙痒	如发生休克，应立即肌内或皮下注射 0.1% 肾上腺素注射液 0.5~1ml（小儿酌减），必要时可数分钟重复注射 1 次或进行静脉、心内注射。并根据需要进行输液、给氧、滴注肾上腺皮质激素（氢化可的松或地塞米松），应用升压药和其他必要的急救措施。有呼吸困难时可缓慢静脉注射氨茶碱 0.25~0.5g，同时人工呼吸
呼吸系统	呼吸困难	
循环系统	心率加快、心律失常、高血压、水潴留、低钠血症	

【咨询要点】药物过量：可引起高血压、子宫强烈收缩、子宫破裂。子宫胎盘灌注不足，可引起胎儿心率下降，缺氧甚或死亡。长期大剂量给药可引起水中毒伴抽搐。

参考文献

［1］陈希，张贵赋，龙丽萍，等.52 例缩宫素注射液致严重不良反应的文献分析［J］.中国药业，2016，25（22）：13–16.

［2］崔金国，杨惠荔.1 例静脉滴注缩宫素致低钠血症病例及相关文献分析［J］.海峡药学，2018（12）：282–284.

麦角新碱 [药典（二）；基（基）；医保（甲）]
Ergometrine

【分类】子宫收缩药。

【药理作用】直接作用于子宫平滑肌，作用强而持久。大剂量可使子宫肌强直收缩，能使胎盘种植处子宫肌内血管受到压迫而止血，在妊娠后期子宫对缩宫药的敏感性增加。

【适应证】①主要用在产后或流产后预防和治疗由于子宫收缩无力或缩复不良所致的子宫出血；②用于产后子宫复原不全，加速子宫复原。

【用法用量】肌内或静脉注射，每次 0.2mg（1 支），必要时可 2~4 小时重复注射 1 次，最多 5 次。静脉注射时需稀释后缓慢注入，至少 1 分钟。

【不良反应】见麦角新碱的不良反应表。

麦角新碱的不良反应表

分类	常见	少见	罕见但严重	临床报道（发生率不明）	不良反应处置
神经系统	头痛、头晕、耳鸣				
消化系统	腹痛、恶心、呕吐				
心血管系统	胸痛、心悸、呼吸困难、心率过缓		严重高血压		发生严重高血压，在用氯丙嗪后可以有所改善甚至消失

【咨询要点】注意事项：给药时间过长可能会出现麦角中毒，表现为持续腹泻、手足和下肢皮肤苍白发冷、心搏弱、持续呕吐、惊厥。

包醛氧化淀粉
Coated Aldehyde Oxystarch

【分类】泌尿系统用药。

【药理作用】胃肠道中的氨、氮可通过复醛处理与氧化淀粉中的醛基结合成席夫碱络合物从粪便中排出，故能代偿肾功能，降低血液中非蛋白氮和尿素氮，从而发挥治疗作用。

【适应证】尿素氮吸附药，适用于各种原因造成的氮质血症。

【用法用量】口服：饭后用温开水浸泡后服用，每日 2~3 次，每次 5~10g，或遵医嘱。

【不良反应】见包醛氧化淀粉的不良反应表。

包醛氧化淀粉的不良反应表

分类	临床报道（发生率不明）	不良反应处置
消化系统	腹痛、腹泻、呕吐等	可逐渐自行消失或减量后消失
其他	剥脱性皮炎	

地诺前列酮 [医保（乙）]
Dinoprostone

【分类】子宫收缩药及引产药 / 促进子宫颈成熟的药物。

【药理作用】①为天然前列腺素（PG），对各期妊娠子宫均有收缩作用，足月子宫反应最敏感。PCE_2 所致强烈子宫收缩，影响胎盘血液供应和胎盘功能，而发生流产。PGE_2 缩宫作用较地诺前列素强 10~40 倍，对子宫颈有软化及扩张作用，可用于人流手术前扩张宫颈。可使支气管平滑肌舒张，对下丘脑体温调节中枢有升温作用，用药后体温可升高 1~2℃。② PCE_2 还能激活宫颈组织内的胶原溶解酶，促使胶原纤维分解，使宫颈软化、成熟而扩张，不仅对足月妊娠的孕妇能促进分娩，且可使早期或中期妊娠子宫引起收缩，足以导致流产。

【适应证】可用于中期妊娠引产、足月妊娠引产和治疗性流产，对妊娠毒血症（先兆子痫、高血压）、妊娠合并肾疾患者、过期妊娠、死胎不下、水泡状胎块、羊膜早破、高龄初产妇等均可应用。

【用法用量】①催产：普通阴道栓，每次 3mg，置于阴道后穹隆深处，6~8 小时后若产程无进展，可再放置 1 次。②引产：静脉滴注法，即将本品注射液 2mg 和所附碳酸氢钠注射液（1mg）加入氯化钠注射液 10ml 中，摇匀后加入 5% 葡萄糖注射液 500ml 中，缓慢静脉滴注。对于足月或过期妊娠引产，滴速一般为 1µg/min（约每分钟 3~4 滴）；对于中期妊娠引产，滴速一般为 4~8µg/min（约每分钟 15~30 滴）。宫腔内膜腔外注射法（中期妊娠引产），即将本品注射液 2mg 和所附碳酸氢钠注射液 1mg 加入氯化钠注射液 10ml 中，摇匀备用。给药时每次 0.2mg，每 2 小时 1 次，进行宫腔内羊膜腔外注射，给药 3 小时后，亦可酌情加适量缩宫素，以加速产程进展。阴道内给药法，可用控释阴道栓（普贝生），适用于需要引产的足月妊娠期妇女，每次 10mg，置于阴道后穹隆深处平卧 2 小时，定量释放 PGE$_2$ 0.3mg/h，持续 12 小时，12 小时后或出现规律性宫缩时取出；或用凝胶剂（普洛舒定），用于具有理想引产条件的足月或近产期妊娠期妇女的引产，每次 1mg，将整个注射器内的凝胶轻轻注入阴道后穹隆内，妊娠期妇女需平卧至少 30 分钟，以减少药物流出。如果需要，6 小时后可再给予 1mg（如有反应）或 2mg（如无反应）。宫颈内给药法，可用阴道凝胶（普比迪），用于足月或近足月妊娠期妇女引产前，将本品 3g（PGE$_2$ 0.5mg）通过导管将注射器内的凝胶徐徐注入宫颈管内(低于宫颈内口，不要将凝胶注入子宫峡部)，注完后嘱妊娠期妇女平卧 15~30 分钟，以减少凝胶的流失。如宫颈/子宫对初次剂量无反应，可于 6 小时后重复给药，但 24 小时内最大累积剂量不超过 1.5mg（PGE$_2$）。③产后出血：将本品注射液 5mg 用所附的稀释液稀释后溶于氯化钠注射液中，缓慢静脉滴注（开始宜慢，以后可酌情加快）。

【不良反应】见地诺前列酮的不良反应表。

地诺前列酮的不良反应表

分类	少见	罕见	临床报道（发生率不明）	不良反应处置
消化系统	腹泻、恶心、呕吐			常在用药后 15~45 分钟出现，停药或药栓取出后 2~6 小时恢复正常
生殖系统			子宫痉挛、宫颈撕裂、宫颈后方穿孔、子宫破裂、大出血、子宫过度刺激（宫缩过频、过强）	根据子宫收缩情况可随时调整给药剂量。若出现宫缩过强，则立即停药，必要时给予抑制宫缩药物
心血管系统			舒张压降低 20mmHg（妇女中约 10%）、血压升高、心律失常、呼吸困难、心肌梗死、心脏停搏	
其他	发热	畏寒、头痛、发抖	惊厥、输液反应、静脉炎、背痛、皮疹、超敏反应	静脉滴注局部刺激、红斑以及白细胞计数升高等症状，滴注终止后一般可恢复正常

参考文献

[1] 李雪媛，劳力，张映辉，等.地诺前列酮栓用于不同宫颈条件孕产妇引产疗效及安全性研究 [J].中国实用妇科与产科杂志，2017，33（6）：626-631.

[2]徐菲菲，陈越.一次性球囊宫颈扩张器与地诺前列酮栓用于足月妊娠促宫颈成熟的临床效果比较［J］.中国基层医药，2018，25（4）：488-491.

卡前列甲酯 [药典（二）；基（基）；医保（乙）]
Carboprost Methylate

【分类】子宫收缩药及引产药 / 抗早孕药。

【药理作用】①本品为 15- 甲基 $PGF_{2\alpha}$ 甲酯，作用与卡前列素相似，比较稳定，作用较持久。阴道给药，有明显的子宫收缩和扩张宫颈的作用。平均引流产时间 13 小时 10 分。腹泻、胃肠道反应比吉美前列素高。如与米非司酮合用，可减少本品的用量。②作用与卡前列素相似，阴道给药有明显子宫收缩作用和扩宫颈作用。

【适应证】①抗早孕、扩宫颈及中期引产。②临床用作终止妊娠药。

【用法用量】①中期引产：单用本品，每次 1 枚栓剂（1mg）放入阴道后穹窿，2~3 小时后重复放 1mg 直至流产（平均用量约为 6mg）。②抗早孕：与米非司酮合用时先口服米非司酮 2 日，每日 100mg 或顿服 200mg；第 3 日在阴道放入本品，每 3 小时 1 次，每次 1mg，最多 5 次。当宫口已开大并建立规律性宫缩，可停止给药。平均引流产时间 13.17 小时；或第 1 日服 25mg 米非司酮，每日 2 次，连续服用 3 日，第 4 日放置本品 1mg。与丙酸睾酮联合用药时，第 1 日肌内注射丙酸睾酮 100mg，连续 3 日，总量 300mg，第 4 日放置本品 1mg，2~3 小时后重复 1mg，直至流产（平均用量约为 4mg）。③产后出血：于胎儿娩出后，立即戴无菌手套，将本药 0.5~1mg 贴附于阴道前壁上的 1/3 处，约 2 分钟。

【不良反应】见卡前列甲酯的不良反应表。

卡前列甲酯的不良反应表

分类	临床报道（发生率不明）	不良反应处置
消化系统	腹泻、恶心、呕吐	停药后一般可消失，如发现不可耐受性呕吐、腹痛应立即停用
其他	心血管症状、支气管痉挛、呼吸困难、肺水肿、一过性面色潮红	

参考文献

[1]段华，郝敏，王素敏，等.卡前列甲酯用于宫腔镜检查子宫颈预处理的多中心临床研究［J］.中华妇产科杂志，2018，53（9）：602-607.
[2]唐男.卡前列甲酯栓、缩宫素用于足月剖宫产术后产妇的临床效果比较［J］.现代诊断与治疗，2018，29（14）：2221-2223.

利托君 [药典（二）；基（非）；医保（乙）]
Ritodrine

【分类】β_2 受体激动剂。

【药理作用】利托君作用于子宫平滑肌的 β_2 受体，主要作用于子宫肌层，通过与子宫平滑肌细胞膜 β_2 受体结合，激活腺苷酸环化酶，升高细胞内 cAMP 浓度，降低细胞内游离钙浓度，从而抑制子宫平滑肌的收缩频率和强度，使子宫平滑肌松弛。

【适应证】预防妊娠 20 周以后的早产。目前本品用于子宫颈开口大于 4cm 或全开 80% 以上时的有效性和安全性尚未确立。

【用法用量】①诊断为早产并适用本品，最初用静脉滴注，随后改为口服维持治疗，密切监测子宫收缩和副作用，以确定最佳用量。根据孕妇情况，滴注时要经常监测妊娠子宫收缩频率、心率、血压和胎儿的心率。②静脉滴注：取本品 100mg 用滴注溶液 500ml 稀释为 100mg/500ml（0.2mg/ml）的溶液，静脉滴注时保持左侧姿势，以减少低血压危险；密切观察滴注速度，使用可控制的输液装置或调整分钟滴数。开始时 0.05mg/min，每 10 分钟增加 0.05mg/min，直至达到预期效果，通常保持在 0.15~0.35mg/min，待宫缩停止，继续滴注至少 12~18 小时。③口服：静脉滴注结束前 30 分钟开始口服治疗，最初 24 小时口服剂量为每 2 小时 10mg，此后每 4~6 小时 10~20mg，每日总量不超过 120mg。每日常用维持剂量在 80~120mg 之间，平均分次给药。只要医生认为有必要延长妊娠时间，可继续口服用药，或遵医嘱。

【不良反应】见利托君的不良反应表。

利托君的不良反应表

分类	常见	少见	罕见但严重	临床报道 （发生率不明）	不良反应处置
心血管系统	心率加快，多为室上性心动过速、胸闷、气急、胸痛、面色潮红、非特异性 T 波改变、颜面疼痛。胎儿心动过速	血管痛、静脉炎	心律不齐	多胎妊娠情况下，有给予麻醉药后立即从心律不齐转为心搏骤停的报道	适当减少剂量或停止输液会很快恢复正常，健康孕妇心搏宜避免超过每分钟 140 次。孕妇出现心悸、胸闷时应予以吸氧并侧卧位，出现胸痛时应评价孕妇心功能或停药。当给药后出现持续性心动过速，超过每分钟 140 次，表明接近肺水肿的可能，应立即停药
呼吸系统			肺水肿		尽早停用利托君，同时给予限制液体入量、吸氧、利尿等措施改善肺水肿引起的不适。用药期间液体入量应 <2500ml/d，多胎孕妇的液体入量应更少，避免联合应用硫酸镁而增加肺水肿的发生率
消化系统		肝功能损害（ALT、AST 等的升高）、恶心、呕吐、腹痛、便秘、伴淀粉酶升高的唾液腺肿胀	黄疸		一般停药可自行缓解
血液系统			粒细胞减少、白细胞减少、血小板减少		长期使用利托君的孕妇应定期检测血常规，出现严重粒细胞减少时应立即停药，必要时使用粒细胞集落刺激因子
神经系统		震颤、麻木感、头痛、四肢末端发热感、无力感	步态不稳、眩晕		
免疫系统		皮疹、瘙痒	急性泛发性发疹性脓疱病、肿胀		一般停药可自行缓解

续表

分类	常见	少见	罕见但严重	临床报道 （发生率不明）	不良反应处置
其他	一过性血糖升高	尿糖变化、发热	横纹肌溶解症、低血钾、休克、新生儿肠闭塞、新生儿心室中隔肥大、史 – 约综合征	腮腺炎、胎儿过度生长、胎儿脑瘫相关	利托君所致低血钾多为一过性，一般停药 24 小时内转为正常，无需治疗，如果出现心电图改变应考虑给予补钾治疗。对母亲曾使用过利托君的新生儿必要时做超声心动检查进行心脏功能评价

【咨询要点】药物过量：过度的 β – 肾上腺素兴奋作用，包括药理作用加强，最突出的为心动过速（孕妇和胎儿）、心悸、心律不齐、高血压、呼吸困难、神经过敏、颤抖、恶心、呕吐。当静脉给予利托君出现过量症状时，应停止给药。用适当 β 受体阻滞药作为解毒剂。

爱普列特 [药典（二）；医保（乙）]
Epristeride

【分类】前列腺增生用药。

【药理作用】本品为甾体 –5α – 还原酶 II 型的高选择性非竞争性抑制剂，可与 5α – 还原酶 NADP 形成三元复合物，从而抑制 5α – 还原酶活性，抑制睾酮向双氢睾酮转化，使前列腺体内及血清中双氢睾酮水平降低，减小前列腺体积，抑制前列腺的增长，降低血清前列腺特异抗原水平（PSA），增加最大尿流率，改善尿梗阻症状和减少并发症。本品对 II 型 5α – 还原酶选择性高，比非那雄胺更为专一，可抑制前列腺的生长和缩小精囊体积，同时也减少大鼠精子的数量，但不影响其生育能力。本品不影响血清中睾酮水平，不会像非那雄胺那样引起前列腺内睾酮水平的升高，但降低前列腺内双氢睾酮水平的作用比非那雄胺弱。

【适应证】主要用于良性前列腺增生症；也试用于男性脱发、女性多毛和痤疮等。

【用法用量】口服，每次 5mg，每日早、晚各 1 次，疗程 4~6 个月。

【不良反应】见爱普列特的不良反应表。

爱普列特的不良反应表

分类	常见
免疫系统	皮疹
消化系统	恶心、食欲减退、腹胀、腹泻、口干
生殖系统	性欲下降、勃起功能障碍、射精量下降
神经系统	头昏、失眠、全身乏力、耳鸣
其他	肝功能异常（氨基转移酶升高、总胆红素升高）、肾功能异常（尿素氮升高、肌酐升高）、血常规异常（血红蛋白降低、白细胞降低、血小板降低）

赛洛多辛 [医保（乙）]
Silodosin

【分类】前列腺增生用药。

【药理作用】本品是一种高度选择性 α_{1A} 肾上腺素受体阻滞剂，可阻断分布于尿路组织前列腺、尿道及膀胱三角的 α_{1A}- 肾上腺受体亚型介导的交感神经系统，可以缓解下尿路组织平滑肌紧张、抑制尿道内压升高，从而改善前列腺增生症引起的排尿障碍症状。

【适应证】用于治疗良性前列腺增生症（BPH）引起的症状和体征。

【用法用量】成人每次 4mg、每日 2 次，早、晚餐后口服，可根据症状酌情减量。

【不良反应】见赛洛多辛的不良反应表。

赛洛多辛的不良反应表

分类	少见	罕见	临床报道（发生率不明）
泌尿生殖系统	射精障碍（逆行射精等）、勃起障碍、尿失禁	血尿素氮（BUN）增加、肌酐升高、性欲减退	
消化系统	口干、胃部不适、腹泻、软便、便秘、总胆红素升高、AST、ALT、γ-GT、ALP、LDH 升高	食欲不振、恶心、呕吐、上腹部不适感、胃痛、腹痛、腹胀感、胃溃疡、胃炎、萎缩性胃炎、胃灼热、胃下垂感、十二指肠溃疡、排气增加、大便频率增多、残便感、肛门不适感	口炎、黄疸、肝功能损害伴转氨酶升高
神经系统	头晕、起立性眩晕、步态蹒跚、头痛、失眠	头重感、发呆、肩痛、嗜睡	麻木
呼吸系统	鼻塞、鼻出血、鼻咽炎、鼻窦炎、流涕	咳嗽	
心血管系统	心动过缓	心房颤动、心悸、心动过速、心律失常、室上性期外收缩、体位性低血压、血压降低、血压升高	
免疫系统		皮疹、湿疹、荨麻疹、瘙痒	中毒性斑疹、紫癜
血液系统	白细胞减少、红细胞减少、血红蛋白减少、红细胞压积减少	白细胞增多、血小板减少	
眼部系统		眼部充血、眼部瘙痒、结膜出血	术中虹膜松弛综合征（IFIS）、视物模糊
其他	甘油三酯升高、疲劳、C 反应蛋白（CRP）升高、总胆固醇升高、尿糖升高、尿沉渣增多	颜面潮红、耳鸣、口苦、胸痛、腰痛、下肢乏力感、出汗、身体发热、情绪不佳、血清钾浓度升高、总蛋白低下、前列腺特异抗原增加、尿酸升高、尿蛋白升高	浮肿、男子女性化乳房、失神、意识丧失、背痛

参考文献

［1］李文威.赛洛多辛与非那雄胺治疗老年良性前列腺增生疗效比较［J］.西南国防医药，2017，27（2）：181-183.

［2］薛芃，黄伟，宗焕涛，等.赛洛多辛治疗输尿管下段结石的有效性和安全性的 Meta 分析［J］.现代泌尿外科杂志，2016，21（5）：360-366.

第九章　主要作用于内分泌系统的药物

重组人生长激素
Recombinant Human Growth Hormone

【分类】垂体激素及其有关药物。

【药理作用】本品具有与人生长激素同等的作用，即能促进骨骼、内脏和全身生长，促进蛋白质合成，影响脂肪和矿物质代谢，在人体生长发育中起着关键性作用。肌内注射3小时后达到平均峰浓度，皮下注射后约80%被吸收，4~6小时后达峰浓度，$t_{1/2}$约为4小时，两种给药途径的AUC十分接近。在肝、肾代谢，通过胆汁排泄。

【适应证】主要用于内源性生长激素分泌不足所致的生长障碍，性腺发育不全所致的生长障碍（特纳综合征）。此外，尚可用于治疗伴恶病质的艾滋病、短肠综合征等疾病。

【用法用量】给药剂量必须个体化，采用肌内注射或皮下注射。①内源性生长激素分泌不足所致的生长障碍：一般用量为每周4mg（12IU）/m²，或每周0.2mg（0.6IU）/kg，分3次肌内注射，皮下注射分6-7次给药，最好晚上给药。②性腺发育不全所致的生长障碍：每周6mg（18IU）/m²，或每周0.2~0.23mg（0.6~0.7IU）/kg，治疗的第2年剂量可增至8mg（24IU）/m²，或每周

0.27~0.33mg（0.8~1.0IU）/kg，分 7 次单剂量于晚上皮下注射给药。

【不良反应】见重组人生长激素的不良反应表。

重组人生长激素的不良反应表

分类	少见	不良反应处置
免疫系统	注射部位疼痛、麻木、发红和肿胀	随用药时间延长而降低，局部脂肪萎缩，变换注射部位可以避免
内分泌系统	胰岛素抵抗可导致胰岛功能亢进，以及少数病例的高血糖	不良反应主要出现在治疗初期且可自行减退或在剂量降低后减退
泌尿系统	体液潴留症状（外周水肿、关节痛或肌痛）	

【咨询要点】药物过量：1 次注射过量的生长激素可导致低血糖，继之出现高血糖。长期过量注射可能导致肢端肥大症与体征以及其他与生长激素过量有关的反应。

氢化可的松 [药典（二）；基（基）；医保（甲、乙）]
Hydrocortisone

【分类】糖皮质激素。

【药理作用】本品原为天然糖皮质激素，现已人工合成。抗炎作用为可的松的 125 倍，还具有免疫抑制、抗毒和抗休克作用等。此外，也有一定程度的盐皮质激素活性，具有留水、留钠及排钾作用。其乙醇溶液注射剂及氢化可的松琥珀酸钠可用于静脉滴注。但本品醇溶液，在中枢抑制或肝功能不全的患者应尽可能不用，尤其是大剂量时。

【适应证】用于结缔组织病、系统性红斑狼疮、严重的支气管哮喘、皮肌炎、血管炎等过敏性疾病，急性白血病、恶性淋巴瘤等病症。

【用法用量】①氢化可的松注射液：每次 100~200mg，与 0.9% 氯化钠注射液或 5% 葡萄糖注射液 500ml 混合均匀后作静脉滴注。②醋酸氢化可的松注射液：摇匀后供关节注射，每次 1~2ml（每 1ml 内含药 25mg）。③注射用氢化可的松琥珀酸钠：50mg 或 100mg（按氢化可的松计算）。临用时，以 0.9% 氯化钠注射液或 5% 葡萄糖注射液稀释后静脉滴注或肌内注射。④醋酸氢化可的松片：每日 1~2 次，每次 1 片。⑤醋酸氢化可的松眼膏：涂入眼睑内，每日 2~3 次。单纯疱疹性或溃疡性角膜炎禁用。眼部细菌性或病毒性感染时应与抗菌药物合用。⑥醋酸氢化可的松滴眼液：用前摇匀。注意事项同眼膏。

【不良反应】见氢化可的松的不良反应表。

氢化可的松的不良反应表

分类	少见	临床报道（发生率不明）	不良反应处置
免疫系统	皮肤萎缩，毛细血管扩张，色素沉着，毛囊炎、口周皮炎以及继发感染，面部、鼻黏膜、眼睑肿胀，荨麻疹		为了避免肾上腺皮质功能减退的发生及原来疾病症状的复发，在长程激素治疗后应缓慢地逐渐减量
呼吸系统	气短、胸闷、喘鸣		
神经系统	欣快感、激动、不安、谵妄、定向力障碍，也可表现为抑制	致精神异常	立即停药

【咨询要点】①注意事项：长程用药可引起以下副作用，如医源性库欣综合征面容和体态、体重增加、下肢浮肿、紫纹、易出血倾向、创口愈合不良、痤疮、月经紊乱、肱和股骨头

缺血性坏死、骨质疏松和骨折（包括脊椎压缩性骨折、长骨病理性骨折）、肌无力、肌萎缩、低钾血症、胃肠道刺激（恶心、呕吐）、胰腺炎、消化性溃疡和肠穿孔，儿童生长受到抑制、青光眼、白内障、良性颅内压升高综合征、糖耐量减退和糖尿病加重。②药物过量：长期大剂量使用糖皮质激素可使皮肤试验结果呈假阴性，如结核菌素试验、组织胞浆菌素试验和过敏反应皮试等。

泼尼松 [药典（二）；基（基）；医保（甲）]
Prednisone

【分类】 糖皮质激素。

【药理作用】 本品具有抗炎、抗过敏、抗风湿和免疫抑制作用，能抑制结缔组织的增生，降低毛细血管壁和细胞膜的通透性、减少炎性渗出，并能抑制组胺及其他毒性物质的形成与释放。还能促进蛋白质分解转变为糖，减少葡萄糖的利用，因而使血糖和肝糖原都增加，可出现糖尿，同时增加胃液分泌，增进食欲。当严重中毒性感染时，与大量抗菌药物配合使用，可有良好的降温、抗毒、抗炎、抗休克及促进症状缓解作用。其水钠潴留及排钾作用比可的松小，抗炎及抗过敏作用较强，不良反应较少，故比较常用。本品生物学上无活性，须在肝中转变为泼尼松龙而显药理作用。

【适应证】 用于结缔组织病、系统性红斑狼疮、严重的支气管哮喘、皮肌炎、血管炎等过敏性疾病，急性白血病、恶性淋巴瘤等病症。

【用法用量】 ①补充替代疗法：口服，每次 5~10mg，每日 10~60mg，早晨起床后服用 2/3，下午服用 1/3。②抗炎：口服，每日 5~60mg。剂量及疗程因病种及病情不同而异。根据皮质激素昼夜分泌的节律，采用隔日 1 次给药法，以减少不良反应。③自身免疫性疾病：口服，每日 40~60mg，病情稳定后可逐渐减量。④过敏性疾病：口服，每日 20~40mg，症状减轻后减量，每隔 1~2 日减少 5mg。⑤防止器官移植排异反应：一般在术前 1~2 日开始，每日口服 100mg，术后 1 周改为每日 60mg，以后逐渐减量。⑥治疗急性白血病、恶性肿瘤等，每日口服 60~80mg，症状缓解后减量。

【不良反应】 见泼尼松的不良反应表。

泼尼松的不良反应表

分类	常见	少见	不良反应处置
骨骼系统	肱或股骨头缺血性坏死、骨质疏松及骨折（包括脊椎压缩性骨折、长骨病理性骨折）		在长程激素治疗后应缓慢地逐渐减量；发生不良反应后及时减量或停药寻找替代治疗方案
消化系统	胃肠道刺激（恶心、呕吐）、胰腺炎、消化性溃疡或穿孔		
神经系统		欣快感、激动、谵妄、不安、定向力障碍，也可表现为抑制	
其他		并发感染为肾上腺皮质激素的主要不良反应。以真菌、结核菌、葡萄球菌、变形杆菌、铜绿假单胞菌和各种疱疹病毒为主	

【咨询要点】 药物过量：本品较大剂量易引起糖尿病、消化道溃疡和类库欣综合征症状，对下丘脑 - 垂体 - 肾上腺轴抑制作用较强。

泼尼松龙[药典（二）；基（基）；医保（乙）]
Prednisolone

【分类】糖皮质激素。

【药理作用】超生理量的糖皮质激素具有抗炎、抗过敏和抑制免疫等多种药理作用。①抗炎作用：糖皮质激素减轻和防止组织对炎症的反应，从而减轻炎症的表现。②免疫抑制作用：防止或抑制细胞中介的免疫反应，延迟性的过敏反应，减少 T 淋巴细胞、单核细胞嗜酸性细胞的数目，降低免疫球蛋白与细胞表面受体的结合能力，并抑制白介素的合成与释放，从而降低 T 细胞向淋巴母细胞转化，并减轻原发免疫反应的扩展。③抗毒、抗休克作用：糖皮质激素能对抗细菌内毒素对机体的刺激反应，减轻细胞损伤，发挥保护机体的作用。

【适应证】主要用于过敏性与自身免疫性炎症性疾病，结缔组织病，如风湿病、类风湿关节炎、红斑狼疮、严重支气管哮喘、肾病综合征、血小板减少性紫癜、粒细胞减少症、急性淋巴性白血病、各种肾上腺皮质功能不足症、剥脱性皮炎、天疱疮、神经性皮炎、湿疹等。

【用法用量】①片剂：口服，用于治疗过敏性、自身免疫性炎症性疾病，成人开始每日 15~40mg（3~8 片），根据病情需要可用到 60mg（12 片）或每日 0.5~1mg/kg，发热患者分 3 次服用，体温正常者每日晨起 1 次顿服。病情稳定后逐渐减量，维持量 5~10mg（1~2 片），视病情而定。小儿开始用量每日 1mg/kg。②注射剂：肌内注射或关节腔注射，每日 10~40mg，必要时可加量。

【不良反应】见泼尼松龙的不良反应表。

泼尼松龙的不良反应表

分类	少见	罕见	临床报道（发生率不明）	不良反应处置
内分泌系统	月经紊乱、糖耐量减退和糖尿病加重、低钾血症			减少剂量或停药后可逐渐恢复，严重者给予适当治疗
免疫系统	紫纹、易出血倾向、创口愈合不良、痤疮			减少剂量或停药后可逐渐恢复，严重者给予适当治疗
眼部系统		青光眼、白内障		
消化系统	恶心、呕吐、胰腺炎、消化性溃疡或穿孔	上消化道出血、黑便		
泌尿系统	下肢浮肿			
肌肉骨骼系统	肱或股骨头缺血性坏死、骨质疏松、骨折及肌无力、肌萎缩		骨折包括脊椎压缩性骨折、长骨病理性骨折	出现严重不良反应应及时停药，并给予适当处理
神经系统	欣快感、激动、谵妄、不安、定向力障碍，也可表现为抑制、睡眠障碍		精神症状易发生于患慢性消耗性疾病的人以往有过精神不正常者	减少剂量或停药后可逐渐恢复，严重者给予适当治疗
心血管系统	良性颅内压升高综合征			
其他	并发感染、儿童生长受到抑制	医源性库欣综合征面容和体态、体重增加、失明		医源性库欣综合征停药后会慢慢恢复，但是要注意不能马上停药，停药要缓慢停

【咨询要点】①注意事项：对本品及甾体激素类药物过敏者禁用，孕妇及哺乳期妇女在权衡利弊情况下，尽可能避免使用。②毒性反应：无尿或严重肾功能减退者，大剂量使用时可致药物蓄积，毒性增加。可增加胎盘功能不全、新生儿体重减少或死胎的发生率。③药物过量：可引起类肾上腺皮质功能亢进综合征。

甲泼尼松 [医保（乙）]
Methylprednisolone

【分类】糖皮质激素。

【药理作用】抗炎作用较强，对钠潴留作用微弱，作用同泼尼松。甲泼尼龙醋酸酯混悬剂分解缓慢，作用持久，可供肌内、关节腔内注射。甲泼尼龙琥珀酸钠为水溶性、可供肌内注射或静脉滴注。

【适应证】用于治疗风湿性疾病、肌原疾病、皮肤疾病、过敏状态、眼部疾病、胃肠道疾病、呼吸道疾病、水肿状态；免疫抑制治疗、休克、内分泌失调等。

【用法用量】①口服：开始每日 16~24mg，分 2 次，维持量每日 4~8mg。②关节腔内及肌内注射：每次 10~40mg；用于危重病情作为辅助疗法时，推荐剂量是 30mg/kg，将已溶解的药物与 5% 葡萄糖注射液、0.9% 氯化钠注射液或二者混合后至少静脉滴注 30 分钟。此剂量可于 48 小时内，每 4~6 小时重复 1 次。③冲击疗法：每日 1g，静脉注射，使用 1~4 日；或每月 1g 静脉注射，使用 6 个月。④系统性红斑狼疮：每日 1g，静脉注射，使用 3 日。⑤多发性硬化症：每日 1g，静脉注射，使用 3 或 5 日。⑥肾小球肾炎、狼疮性肾炎：每日 1g，静脉注射，使用 3、5 或 7 日。

【不良反应】见甲泼尼松的不良反应表。

甲泼尼松的不良反应表

分类	少见	临床报道（发生率不明）	不良反应处置
肌肉骨骼系统	类固醇性肌病、肌无力、骨质疏松（骨质疏松是与长期大剂量使用糖皮质激素有关的常见且不易察觉的不良反应）、无菌性坏死、压缩性椎骨骨折、病理性骨折、腱断裂，特别是跟腱部位		停药，根据不良反应症状给予相应处理，比如针对一过性高血糖，立即停药，降糖处理
消化系统	可能穿孔或出血的消化道溃疡、消化道出血、胰腺炎、食管炎、肠穿孔、可能会发生一过性的血清 ALT/AST 及碱性磷酸酶的中度升高，但不导致临床症状		
神经系统	精神错乱（使用皮质类固醇可产生的精神紊乱包括: 欣快感，失眠，情绪不稳，个性改变，严重抑郁甚至明显的精神病表现）、癫痫发作、眩晕		
免疫系统	伤口愈合不良、瘀点和瘀斑、皮肤脆薄、痤疮、掩盖感染、引发潜在感染、并发机会性感染、过敏反应及抑制皮肤试验反应		
内分泌系统	月经失调、引发库欣综合征、抑制垂体 - 肾上腺皮质轴、糖耐量降低、引发潜在的糖尿病、增加糖尿病患者对胰岛素和口服降血糖药的需求及儿童生长受抑、因蛋白质分解造成的负氮平衡	致血糖升高	
眼部系统	后方囊下白内障、眼内压升高及眼球突出		
其他	颅内压升高、假性脑肿瘤、钠潴留、某些敏感患者的充血性心力衰竭、高血压、体液潴留、钾离子丧失、低钾性碱中毒		

曲安奈德[药典（二）；医保（乙）]
Triamcinolone Acetonide

【分类】肾上腺皮质激素。

【药理作用】本品为一高效糖皮质激素，比氢化可的松强 20~40 倍。气雾吸入治疗支气管哮喘，作用强而持久。

【适应证】用于支气管哮喘。

【用法用量】常用气雾吸入：成人每日 0.8~1.0mg，儿童每日 0.4mg，分 4 次给药。

【不良反应】见曲安奈德的不良反应表。

曲安奈德的不良反应表

分类	常见	少见	罕见	临床报道（发生率不明）	不良反应处置
呼吸系统	吸入时仅出现暂时性声嘶或失音	偶见鼻、咽部干燥或烧灼感，打喷嚏或轻微鼻出血等			一般不需要停药，随着身体对本品的适应，上述症状随之消失。若发现鼻分泌物呈黄色或绿色、感觉有异味、鼻部或咽部有较严重的刺痛感或流鼻血，请向医生咨询
免疫系统		长期使用可引起局部皮肤萎缩、毛细血管扩张、痤疮样皮炎、毛囊炎、色素沉着及继发感染		面部潮红、口唇青紫	
神经系统			头痛	头晕、胸闷、心慌、气短	

【咨询要点】①注意事项：极少数患者可能发生眼压升高、鼻中隔穿孔。早有病例发生鼻、咽部白色念珠菌感染，一旦发生应给予适当的治疗并间断本品使用。②注意事项：少量曲安奈德进入体循环，需监测儿童骨密度和成长发育情况；需进行常规眼科检查；监测肾上腺抑制和感染的症状和体征。

参考文献

［1］郑桂英，操红艳.曲安奈德鞘内注射不良反应 2 例［J］.按摩与康复医学，2018，9（24）：41-42.

曲安奈德益康唑[药典（二）；基（基）；医保（乙）]
Triamcinolone Acetonide and Econazole Nitrate

【分类】皮肤科用药。

【药理作用】本品中硝酸益康唑为抗真菌药，对皮肤癣菌、霉菌和酵母菌（如念珠菌）等有抗菌活性，对某些革兰阳性菌也有效。曲安奈德为糖皮质激素，具有抗炎、止痒及抗过敏作用。

【适应证】伴有真菌感染或有真菌感染倾向的皮炎、湿疹；由皮肤癣菌、酵母菌和霉菌所致的炎症性皮肤真菌病，如手足癣、体癣、股癣、花斑癣；尿布性皮炎；念珠菌性口角炎；甲沟炎；由真菌、细菌所致的皮肤混合感染。

【用法用量】局部外用。取适量本品涂于患处，每日早、晚各 1 次。治疗皮炎、湿疹时，疗程 2~4 周。治疗炎症性真菌性疾病应持续至炎症反应消退，疗程不超过 4 周。

【不良反应】见曲安奈德益康唑的不良反应表。

曲安奈德益康唑的不良反应表

分类	少见	罕见但严重
免疫系统	局部过敏反应，如皮肤烧灼感、瘙痒、针刺感等。皮肤萎缩、色素沉着、红斑	接触性皮炎、脱皮
心血管系统	毛细血管扩张	

【咨询要点】注意事项：外用皮质类固醇药物可增加皮肤二重感染或机会性感染的风险。仅限皮肤使用，皮肤大量使用可因大量吸收曲安奈德而产生全身作用。

布地奈德^[医保（乙）]
Budesonide

【分类】肾上腺皮质激素。

【药理作用】本品是局部应用的不含卤素的肾上腺糖皮质激素类药物。因与糖皮质激素受体的亲和力较强，故局部抗炎作用更强，约为丙酸倍氯米松的 2 倍，氢化可的松的 600 倍。其肝脏代谢清除率亦高，成人消除约为 2 小时，儿童约 1.5 小时，因而几无全身肾上腺皮质激素作用。

【适应证】①用于肾上腺皮质激素依赖性或非依赖性支气管哮喘及喘息性支气管炎患者，可有效地减少口服肾上腺皮质激素的用量，有助于减轻肾上腺皮质激素的不良反应。②用于慢性阻塞性肺病。

【用法用量】气雾吸入。①成人：开始剂量每次 200~800μg，每日 2 次，维持量因人而异，通常为每次 200~400μg，每日 2 次。②儿童：开始剂量每次 100~200μg，每日 2 次，维持量亦应个体化，以减至最低剂量又能控制症状为准。

【不良反应】见布地奈德的不良反应表。

布地奈德的不良反应表

分类	少见	不良反应处置
呼吸系统	咳嗽、声音嘶哑和口腔咽喉部念珠菌感染、打喷嚏、出现鼻黏膜溃疡和鼻中隔穿孔	如果发生此类感染，可能需要进行相应的抗真菌治疗和（或）中断吸入用布地奈德混悬液的治疗
免疫系统	皮疹、荨麻疹、血管性水肿	减量或停药

【咨询要点】①注意事项：布地奈德的耐受性好。大多数不良反应都很轻，且为局部性。布地奈德引起的全身作用和口咽并发症与剂量有关。②药物过量：由于布地奈德能够进入循环系统，尤其在较高剂量时还可能出现全身活性，因此当服用超过推荐剂量的吸入用布地奈德混悬液时（参见用法用量），或者在治疗中未滴定至最低有效剂量的情况下，可能出现 HPA 抑制的情况。由于个体对于皮质醇生成的影响的敏感性不同，因此医师在处方布地奈德混悬液时应考虑此信息。③毒性反应：长时间的治疗，注意患儿的生长速度。

氟替卡松 [医保（乙）]
Fluticasone

【分类】肾上腺皮质激素。

【药理作用】本品为局部用强效肾上腺糖皮质激素药物。其脂溶性在目前已知吸入型糖皮质激素类药物中为最高，易于穿透细胞膜与细胞内糖皮质激素受体结合，与受体具有高度亲和力。本品在呼吸道内浓度和存留时间较长，故其局部抗炎活性更强。吸入后 30 分钟作用达高峰，起效较布地奈德快 60 分钟。口服生物利用度仅为 21%，分别是布地奈德的1/10 和倍氯米松的 1/20。肝清除率亦高，吸收后大部分经肝脏首过效应转化成为无活性代谢物，消除半衰期为 3.1 小时。

【适应证】雾化吸入用于慢性持续性哮喘的长期治疗，亦可治疗变应性鼻炎。

【用法用量】①支气管哮喘：雾化吸入，成人和 16 岁以上青少年，轻度时起始剂量为每日 200~500μg，分 2 次给予；中度时起始剂量为每日 500~1000μg，分 2 次给予；重度时起始剂量为每日 1000~2000μg，分 2 次给予。16 岁以下儿童起始剂量，根据病情及身体发育情况酌情给予，每日 100~400μg；5 岁以下每日 100~200μg。维持量亦应个体化，以减至最低剂量又能控制症状为准。②变应性鼻炎：鼻喷，每次 50~200μg，每日 2 次。

【不良反应】见氟替卡松的不良反应表。

氟替卡松的不良反应表

分类	常见	少见	罕见	不良反应处置
呼吸系统	口腔以及咽喉的念珠菌病、声嘶			用药后，以清水漱口可能对患者有所帮助。有症状的念珠菌病可局部用抗真菌药物治疗，同时可以继续使用氟替卡松吸入气雾剂
免疫系统		皮肤过敏反应	血管（神经）性水肿（主要为面部和口咽部水肿），呼吸综合征（呼吸困难和（或）支气管痉挛）和过敏样反应	
其他	挫伤			

【咨询要点】①药物过量：长期大剂量接受吸入型糖皮质激素，特别是高于推荐剂量，会引起有临床意义的肾上腺抑制。②注意事项：尽管仅有少量氟替卡松进入体循环，儿童的骨密度和生长发育仍需监测；须进行常规眼科检查；监测肾上腺抑制或感染的指征和症状。

地塞米松 [药典（二）；基（基）；医保（甲、乙）]
Dexamethasone

【分类】肾上腺皮质激素。

【药理作用】本品是糖皮质类激素。其衍生物有氢化可的松、泼尼松等，其药理作用主要是抗炎、抗毒、抗过敏、抗风湿，临床使用较广泛。①抗炎作用：本产品可减轻和防止组织对炎症的反应，从而减轻炎症的表现。激素抑制炎症细胞，包括巨噬细胞和白细胞在炎症部位的集聚，并抑制吞噬作用、溶酶体酶的释放以及炎症化学中介物的合成和释放。

②免疫抑制作用：包括防止或抑制细胞介导的免疫反应，延迟性的过敏反应，减少 T 淋巴细胞、单核细胞、嗜酸性细胞的数目，降低免疫球蛋白与细胞表面受体的结合能力，并抑制白介素的合成与释放，从而降低 T 淋巴细胞向淋巴母细胞转化，并减轻原发免疫反应的扩展。可降低免疫复合物通过基底膜，并能减少补体成分及免疫球蛋白的浓度。

【适应证】主要用于过敏性与自身免疫性炎症性疾病。如结缔组织病，严重的支气管哮喘、皮炎等过敏性疾病，溃疡性结肠炎，急性白血病，恶性淋巴瘤等。此外，本药还用于某些肾上腺皮质疾病的诊断，如地塞米松抑制试验；预防新生儿呼吸窘迫综合征、降低颅内高压以及库欣综合征的诊断与病因鉴别诊断。由于本品潴钠作用较弱，故一般不用作肾上腺皮质功能减退的替代治疗。地塞米松醋酸酯和地塞米松磷酸钠还可用于肌内注射或关节腔、软组织等损伤部位内注射。

【用法用量】①口服给药：开始为每次 0.75~3mg，每日 2~4 次；维持量约每日 0.75mg，视病情而定。②静脉注射：疾病危急状态，如严重休克等，用地塞米松磷酸钠，每次 2~20mg，2~6 小时重复给药至病情稳定，但大剂量连续给药一般不超过 72 小时；缓解恶性肿瘤所致的脑水肿，首剂静脉注射 10mg，随后每 6 小时肌内注射 4mg，一般 12~24 小时患者可有所好转，于 2~4 日后逐渐减量，5~7 日停药；不宜手术的脑肿瘤，首剂静脉注射 50mg，以后每 2 小时重复给予 8mg，数日后再渐减至每日 2mg，分 2~3 次静脉给予。③肌内注射：根据病情每次 5~15mg，间隔 2~3 周注射 1 次；用于缓解恶性肿瘤所致的脑水肿参见静脉注射项；增强治疗或用于过敏性疾病、休克，每次 2~6mg，重症可重复给药，每 2~6 小时 1 次；恶性疟所致脑水肿引起的脑昏迷，每次 3~10mg，每 8 小时 1 次。④关节腔内注射：每次 0.8~4mg，视关节腔大小而定。⑤鞘内注射：每次 5~10mg，间隔 1~3 周注射 1 次。⑥吸入给药：用于变应性鼻炎，用 1.7%~2.3% 气雾剂喷雾吸入，每日 2~4 次。⑦经眼给药：滴眼时，外眼炎症可采用 0.001% 浓度，每日 4~5 次；内眼炎症以及手术后，药物浓度可增加至 0.1%，每日 4~5 次。植入微粒时，在眼科手术结束并取出黏弹物质后，用精密无齿镊从包装中取出地塞米松缓释微粒 1 粒放入眼前房或后房，如果放在前房，应将药粒放在虹膜基底 12 点位置；如果放在后房，应放在虹膜和人工晶体前表面之间的 6 点位置，然后以常规方式闭合切口。玻璃体内注射时，每次 0.4mg。⑧局部给药：用 0.05%~0.1% 乳膏涂搽患处，每日 2~3 次。儿童用药遵医嘱。

【不良反应】见地塞米松的不良反应表。

地塞米松的不良反应表

分类	临床报道（发生率不明）	不良反应处置
免疫系统	过敏性休克	停药的同时肌内注射肾上腺素，皮肤出现不良反应时要考虑抗过敏治疗
消化系统	呃逆	应马上停药或调整剂量，可考虑应用胃黏膜保护剂
神经系统	欣快感、激动、谵妄、不安、定向力障碍、抑制、头晕、失眠	出现头晕、失眠时要应用镇静剂
心血管系统	高血压、高血脂、心律失常	
内分泌系统	糖尿病、低血钾	出现低血钾时要适量补钾
眼部系统	青光眼、视网膜动脉者阻塞或痉挛	出现青光眼时要立即应用降眼压药物治疗；出现视网膜动脉者阻塞或痉挛，可应用扩血管剂
其他	并发感染、糖皮质激素停药综合征、肥胖、四肢无力	

参考文献

[1] 孙海荣，张澜.浅谈地塞米松注射液常见不良反应分析与处理方案 [J].世界最新医学信息文摘，2018, 18（93）：104.

[2] 耿春梅，李德龙. 地塞米松磷酸钠注射液主要不良反应分析 [J]. 中国实用医刊，2015，42（8）：28-29.

倍他米松 [药典（二）；医保（乙）]
Betamethasone

【分类】糖皮质激素类。

【药理作用】作用与地塞米松同，但抗炎作用较地塞米松、曲安西龙等均强。

【适应证】用于治疗活动性风湿病、类风湿关节炎、红斑性狼疮、严重支气管哮喘、严重皮炎、急性白血病等，也用于某些感染的综合治疗。

【用法用量】①口服：成人开始每日 0.5~2mg，分次服用。维持量为每日 0.5~1mg。②肌内注射、静脉注射或静脉滴注：用倍他米松磷酸钠，用于危急患者的抢救。

【不良反应】见倍他米松的不良反应表。

倍他米松的不良反应表

分类	常见	临床报道（发生率不明）
免疫系统		紫纹、创口愈合不良、痤疮、潮红
消化系统		恶心、呕吐、胰腺炎、消化性溃疡或穿孔
血液系统		易出血倾向
神经系统		欣快感、激动、谵妄、不安、定向力障碍，抑制
心血管系统		心悸，停药后出现头晕、晕厥倾向
其他	长程使用可致医源性库欣综合征面容和体态、下肢浮肿	月经紊乱、肱或股骨头缺血性坏死、骨质疏松及骨折、肌无力、肌萎缩、儿童生长受到抑制、青光眼、白内障、良性颅内压升高综合征、糖耐量减退和糖尿病加重、并发感染（真菌、结核菌、葡萄球菌、变形杆菌、铜绿假单胞菌和各种疱疹病毒为主）、停药后有糖皮质激素依赖综合征

参考文献

[1] 孙艳，姜娟娟，李乔. 复方倍他米松注射液肌内注射致过敏性休克一例 [J]. 实用皮肤病学杂志，2018，11（04）：253-254

氟氢可的松 [药典（二）]
Fludrocortisone

【分类】肾上腺皮质激素类药。

【药理作用】有抗炎、抗过敏作用。能抑制结缔组织的增生，降低毛细血管和细胞膜的通透性，减少炎性渗出，抑制组胺及其他炎症递质的形成与释放，抗炎作用较氢化可的松强15 倍左右。主要为盐皮质激素作用，虽有一定的糖皮质激素的活性，但常用剂量无明显糖皮质激素作用。

【适应证】在治疗原发性肾上腺皮质功能减退症中，可与糖皮质类固醇一起用于替代治疗。用于低肾素低醛固酮综合征和自主性神经病变所致体位性低血压等。因本品内服易致水肿，多供外用（局部涂敷）治疗皮肤脂溢性湿疹、接触性皮炎和肛门、阴部瘙痒等症。

【用法用量】涂于患处，每日 2~4 次。

【不良反应】见氟氢可的松的不良反应表。

氟氢可的松的不良反应表

分类	临床报道（发生率不明）	不良反应处置
免疫系统	变态反应性接触性皮炎	涂布部位如有灼烧感、瘙痒、红肿等，应停止用药，洗净

【咨询要点】注意事项：长期应用可引起皮肤萎缩、毛细血管扩张、痤疮、口周皮炎、毛囊炎，增加对感染的易感性。不宜长期使用，并避免全身大面积使用。

可的松 [药典（二）；基（基）；医保（甲、乙）]
Cortisone

【分类】肾上腺皮质激素类药。

【药理作用】本品作用和用途与氢化可的松相似，但疗效较差，不良反应较大。临床主要用于肾上腺皮质功能减退症的替代治疗。本品可促进蛋白质转变成糖，减少葡萄糖的利用，使肝糖原增加，血糖升高。并具有水钠潴留及排钾作用。

【适应证】主要用于肾上腺皮质功能减退症的替代治疗，但现在氢化可的松已优先用于此症。因为可的松本身无活性，必需先在肝内转化成氢化可的松，某些肝脏疾病将影响其作用的可靠性。

【用法用量】①口服：治疗肾上腺皮质功能减退症，成人每日 25~37.5mg，清晨服 2/3，午后服 1/3。当患者有应激状况时（如发热、感染），应适当加量，可增加到每日 100mg；有严重应激时，则应改用氢化可的松静脉滴注。②肌内注射：混悬液用于成人肾上腺皮质功能减退症，每日 25mg，有应激状况适当加量，有严重应激时，应改用氢化可的松静脉滴注。

【不良反应】见可的松的不良反应表。

可的松的不良反应表

分类	临床报道（发生率不明）	不良反应处置
免疫系统	全身性的过敏反应，包括面部、鼻黏膜、眼睑肿胀、荨麻疹、气短、胸闷、喘鸣，全身潮红	
神经系统	欣快感、激动、不安、谵妄、定向力障碍，也可表现为抑制。精神症状尤易发生于患慢性消耗性疾病的人及以往有过精神不正常者	
呼吸系统	过敏性哮喘	
肌肉骨骼系统	骨质疏松，可引起骨折、股骨头、脑骨头坏死	用高蛋白散食，补充钙、磷及丙酸睾酮等以预防
其他	①下丘脑 - 垂体 - 肾上腺功能减退，可表现为乏力、软弱、食欲减退、恶心、呕吐、血压偏低，长程治疗后此轴心功能的恢复一般需要 9~12 个月 ②糖皮质激素停药综合征。有时患者在停药后出现头晕、晕厥倾向、腹痛或背痛，低热、食欲减退、恶心、呕吐、肌肉或关节疼痛、头痛、乏力、软弱，经仔细检查如能排除肾上腺皮质功能减退和原来疾病的复发，则可考虑为对糖皮质激素的依赖综合征 ③并发感染以真菌、结核菌、葡萄球菌、变形杆菌、铜绿假单胞菌和各种疱疹病毒感染为主	停药后原来的疾病已被控制的症状重新出现。为了避免肾上腺皮质功能减退的发生及原来疾病症状的复发，在长程激素治疗后应缓慢地逐渐减量

卤米松 [医保（乙）]
Halometasone

【分类】糖皮质激素。

【药理作用】局部应用具有抗炎、抗过敏、收缩血管和抗增生作用，活性强作用快，能迅速减轻或消除瘙痒等症状。

【适应证】用于对外用肾上腺皮质激素类有反应的皮肤疾患如急慢性湿疹、普通银屑病等。

【用法用量】外用涂患处，每日 1~2 次，并作轻度按摩。

【不良反应】见卤米松的不良反应表。

卤米松的不良反应表

分类	少见	罕见	不良反应处置
免疫系统	皮肤萎缩、毛细血管扩张、色素沉着及毛发增生	皮肤干燥、红斑、皮肤萎缩、毛囊炎、痤疮或脓肿	如已发生严重的刺激性或过敏症状，应终止治疗

【咨询要点】注意事项：应避免长期连续使用，本品有潜在的致畸性。当大面积外用或使用密封性包扎（尤其用于新生儿或幼儿）时，皮质类固醇进入血液循环能产生全身性作用（特别是肾上腺功能暂时性抑制），在停用本品后，这些作用消失，但是突然停药，可继发急性肾上腺功能不全。

甲睾酮 [药典（二）；基（基）；医保（甲）]
Methyltestosterone

【分类】雄激素及同化激素。

【药理作用】本品作用与天然睾酮相同，且口服有效，能促进男性性器官及副性征的发育、成熟；对抗雌激素，抑制子宫内膜生长及卵巢、垂体功能；促进蛋白质合成及骨质形成；刺激骨髓造血功能，使红细胞和血红蛋白增加。

【适应证】男性性腺功能减退症、无睾症及隐睾症；绝经妇女晚期乳腺癌姑息性治疗。

【用法用量】①男性雄激素缺乏症：口服，每次 5mg，每日 2 次。②晚期乳腺癌：舌下含服，每次 25mg，每日 1~4 次。如果对治疗有反应，2~4 周后可减至每日 2 次，每次 25mg。

【不良反应】见甲睾酮的不良反应表。

甲睾酮的不良反应表

分类	少见	不良反应处置
内分泌系统	①女性：痤疮、多毛、声音变粗、闭经、月经紊乱 ②男性：睾丸萎缩、精子生成减少、精液减少	停药。避免长期大剂量用药致胆汁淤积性肝炎，出现黄疸、肝损害
其他	水钠潴留	

丙酸睾酮 [药典（二）；基（基）；医保（甲）]
Testosterone Propionate

【分类】雄激素及同化激素。

【药理作用】本品为睾酮的丙酸酯。作用与睾酮、甲睾酮相同，但肌内注射作用时间较持久。

【适应证】原发性或继发性男性性功能降低；男性青春期发育迟缓。绝经期后女性晚期乳腺癌的姑息性治疗。

【用法用量】①男性性腺功能低下激素替代治疗：成人常用量深部肌内注射每次25~50mg，每周2~3次。②绝经后女性晚期乳腺癌：每次50~100mg，每周3次。③功能性子宫出血：配合黄体酮使用每次25~50mg，每日1次，共3~4次。男性青春期发育延缓：每次12.5~25mg，每周2~3次，疗程不超过4~6个月。

【不良反应】见丙酸睾酮的不良反应表。

丙酸睾酮的不良反应表

分类	常见
消化系统	黄疸、肝功异常
生殖系统	女性男性化、睾丸萎缩、精子减少
免疫系统	皮疹，注射部位可出现疼痛、硬结、感染及荨麻疹
其他	浮肿

苯丙酸诺龙 [药典（二）；基（基）；医保（甲）]
Nandrolone Phenylpropionate

【分类】蛋白同化激素。

【药理作用】既促进氨基酸合成蛋白质，又能抑制氨基酸分解生成尿素，纠正负氮平衡。同化作用较甲基睾酮强大而持久，雄激素作用较弱。可使钙、磷、钾、硫和肌酸蓄积，促进骨骼肌发育，躯体骨骼生长，体重增加。

【适应证】女性晚期乳腺癌姑息性治疗；伴有蛋白分解的消耗性疾病的治疗。

【用法用量】①女性转移性乳腺癌姑息性治疗：每周25~100mg，深部肌内注射。一般须持续至12周，如有必要，治疗结束4周后，可进行第2个疗程。②蛋白大量分解的严重消耗性疾病（如严重烧伤、慢性腹泻、大手术后等）：每周25~50mg，深部肌内注射，同时须摄入充足的热量和蛋白质。

【不良反应】见苯丙酸诺龙的不良反应表。

苯丙酸诺龙的不良反应表

分类	少见	不良反应处置
免疫系统	皮疹、颜面潮红	减量或停药后大多可消失
消化系统	ALT、AST上升，黄疸，恶心，呕吐，消化不良，腹泻	减量或停药后大多可消失
其他	有轻微男性化作用，妇女使用后，可能会长胡须，粉刺增多，多毛症，声音变粗，阴蒂肥大、闭经或月经紊乱等反应	

司坦唑醇 [药典（二）；医保（乙）]
Stanozolol

【分类】同化激素类。

【药理作用】本品为蛋白同化类固醇类药，具有促进蛋白质合成、抑制蛋白质异生、降低血胆固醇和甘油三酯、促使钙磷沉积和减轻骨髓抑制等作用，能使体力增强、食欲增进、体重增加。本品的蛋白同化作用较强，为甲睾酮的 30 倍，雄激素活性约为甲睾酮的 25%。

【适应证】遗传性血管性水肿的预防和治疗；严重创伤、慢性感染、营养不良等消耗性疾病。

【用法用量】①成人和青少年常用量：预防和治疗遗传性血管性水肿，口服，开始每次 2mg（1 片），每日 3 次，女性可每次 2mg（1 片）；应根据患者的反应个体化给药，如治疗效果明显，可每间隔 1~3 月减量，直至每日 2mg（1 片）维持量，但减量过程中，须密切观察病情。用于慢性消耗性疾病、手术后体弱、创伤经久不愈等，口服，每日 3 次，每次 2~4mg（1~2 片），女性酌减。②小儿常用量：用于遗传性血管性水肿，6 岁以下，每日口服 1mg（半片），仅在发作时应用；6~12 岁，每日口服 2mg（1 片），仅在发作时应用。

【不良反应】见司坦唑醇的不良反应表。

司坦唑醇的不良反应表

分类	临床报道（发生率不明）
免疫系统	痤疮、多毛、皮疹、颜面潮红
消化系统	AST、ALT 上升、黄疸、恶心、呕吐、消化不良、腹泻
泌尿生殖系统	阴蒂肥大、闭经、月经紊乱、精子减少、精液减少
其他	水钠潴留、水肿

达那唑 [药典（二）；基（基）；医保（乙）]
Danazol

【分类】雄激素类。

【药理作用】本品可以抑制垂体 – 卵巢轴，由于抑制了垂体促性腺激素，故促卵泡激素（FSH）和促黄体生成激素（LH）的释放均减少。能直接抑制卵巢的甾体激素的生成，作用于子宫内膜细胞的雌激素受体部位，有抑制雌激素的效能，使子宫正常的和异常的内膜萎缩和不活动，导致不排卵及闭经，可持续达 6~8 个月之久。治疗纤维性乳腺病，可使结节消失，减轻疼痛和触痛，可能发生月经失调或闭经。治疗遗传性血管性水肿时，增加血清的 C_1 脂酶抑制物的水平，导致补体系统的 C_4 血清内的浓度升高。

【适应证】用于子宫内膜异位症，也可用于纤维囊性乳腺病、自发性血小板减少性紫癜、遗传性血管性水肿、系统性红斑狼疮、男子女性化乳房、青春期性早熟。

【用法用量】口服。①子宫内膜异位症：每日 400~800mg（4~8 粒），分次服用，连服 3~6 个月，如停药后症状再出现，可再给药 1 个疗程（在肝功正常情况下）。②纤维囊性乳腺病：于月经开始后第 1 日服药，每次 50~200mg（1/2~2 粒），每日 2 次，如停药后 1 年内症状复发，可再给药。③遗传性血管性水肿：开始每次 200mg（2 粒），每日 2~3 次，直到疗效出现，维持量一般是开始量的 50% 或更少，在 1~3 个月或更长一段的间隔时间递减，根据治疗前发病的频率而定。

【不良反应】见达那唑的不良反应表。

达那唑的不良反应表

分类	少见	罕见	不良反应处置
免疫系统	痤疮、皮肤或毛发的油脂增多	巩膜或皮肤黄染	一般停药后可恢复
消化系统	胃肠道反应、急性胰腺炎、肝功能异常		一般停药后可恢复
血液系统	白细胞增多症		一般停药后可恢复
神经系统	颅内压增高、多发性神经炎		
生殖系统		女性阴蒂增大、外阴瘙痒（栓剂）、男性睾丸缩小	
内分泌系统	闭经、突破性子宫出血、乳房缩小、音哑、毛发增多、下肢浮肿或体重增多	月经减少	症状与药量有关，是雄激素效应的表现，严重者给予对症治疗
其他	肌痉挛性疼痛、体重增加	鼻衄、牙龈出血、白内障（视力逐渐模糊）	出现男性化症状，应停止治疗

【咨询要点】注意事项：有可能出现肌痉挛性疼痛，属于肌肉中毒症状。妊娠妇女应不使用此药，用药中妊娠者应终止妊娠，理论上本品对女性胎儿可能有雄激素效应，哺乳期妇女不能服用。

参考文献

［1］蒋利红，蒋桔莲.曲普瑞林联合达那唑预防子宫内膜异位症术后复发的效果分析［J］.中国性科学，2018，27（11）：59-61.

睾酮 [药典（二）；基（基）；医保（甲）]
Testosterone

【分类】雄激素。

【药理作用】本品为睾酮的丙酸酯，作用与睾酮、甲睾酮相同，但肌内注射作用时间较持久。

【适应证】原发性或继发性男性性功能低下。绝经期后女性晚期乳腺癌的姑息性治疗。

【用法用量】深部肌内注射。①男性性腺功能低下激素替代治疗：每次25~50mg，每周2~3次。②绝经后女性晚期乳腺癌：每次50~100mg，每周3次。③功能性子宫出血：配合黄体酮使用，每次25~50mg，每日1次，共3~4次。④男性青春期发育延缓：每次12.5~25mg，每周2~3次，疗程不超过4~6个月。

【不良反应】见睾酮的不良反应表。

睾酮的不良反应表

分类	少见	罕见	临床报道（发生率不明）
免疫系统	注射部位疼痛、硬结、荨麻疹、感染、皮疹、脓疱性疹、痤疮		用药后在用药部位使用氢化可的松软膏可改善轻度的皮肤刺激
消化系统		黄疸、肝功异常	停药并给予相应治疗
心血管系统		高血压	减量或停药可恢复
神经系统		抑郁、谵妄、急性精神症状发作	停药并给予相应治疗
其他	睾丸痛、盗汗、下肢痛、听力损伤、上呼吸道感染、尿道感染、乳房胀痛、中风	浮肿、致畸作用、致癌、药源性不孕不育、呼吸紊乱	停药并给予相应治疗

十一酸睾酮 [药典（二）；基（基）；医保（乙）]
Testosterone Undecanoate

【分类】雄激素类。

【药理作用】为睾酮的十一酸酯，可促进男性生长、男性第二性征和睾丸、副性腺结构的发育。促进蛋白质合成和减少分解，增强免疫功能，促进骨骼生长。促进红细胞生成，反馈性抑制促性腺激素分泌，抑制雌激素分泌。

【适应证】①原发性或继发性睾丸功能减退；②男孩体质性青春期延迟；③乳腺癌转移的姑息性治疗；④再生障碍性贫血的辅助治疗；⑤中老年部分雄性激素缺乏综合征；⑥类风湿关节炎。

【用法用量】①普通片：必须在专科医生指导下使用。开始剂量按每日 120~160mg，用药 2 周后，每日 40~120mg 的剂量维持。早、晚 2 次，饭后口服，若每日服用的胶囊成单数，可在早上多服 1 粒，或遵医嘱。②注射剂：肌内注射，一般每次 1 支（0.25g），每月 1 次。特殊情况下（如用于再生障碍性贫血患者时），遵医嘱也可增加到每次 2 支（0.5g）。

【不良反应】见十一酸睾酮的不良反应表。

十一酸睾酮的不良反应表

分类	少见	罕见	临床报道（发生率不明）	不良反应处置
免疫系统	多毛、痤疮、瘙痒	过敏反应		
消化系统	恶心、腹泻、腹部不适、腹痛、肝功能异常	胆汁淤积性黄疸		应该停止治疗，直到症状消失后再从低剂量开始恢复治疗
泌尿系统	泌尿疾病	良性前列腺增生、前列腺癌		应该停止治疗，直到症状消失后再从低剂量开始恢复治疗
血液系统	红细胞增多症、血红蛋白升高、红细胞压积升高、PSA 升高			应该停止治疗，直到症状消失后再从低剂量开始恢复治疗
神经系统	抑郁、紧张感、情绪困扰、性欲增强、性欲减退	头晕、头昏		
心血管系统	高血压、血脂异常	血栓		
生殖系统	男性乳房女性化、阴茎增大	性早熟、阴茎异常勃起、精子减少、精液量减少、持续性遗精		应该停止治疗，直到症状消失后再从低剂量开始恢复治疗
其他	肌痛、骨骺早闭	水钠潴留	青春期前男孩性早熟或骨骺早闭	

【咨询要点】①毒性反应：妊娠妇女禁用本品，曾经有报道孕妇服用过睾酮，结果显示睾酮对胎儿有害（生殖器异常、假两性畸形）。动物研究表明存在生殖毒性。尚不清楚睾酮会以何种程度通过乳汁排泄，哺乳期妇女不得使用本品。②药物过量：口服急性毒性非常低。由于胶丸中油性溶剂的原因，本品高剂量可能会引起肠胃反应。一旦出现过量，可以通过洗胃和支持疗法进行治疗，洗胃仅在服用后很短期内适用。

参考文献

［1］毛俊彪，陈小刚．口服十一酸睾酮胶丸联合麒麟丸治疗男性迟发性性腺功能减退症的临床观察［J］．中华男科学杂志，2017，23（5）：455-458.

［2］费爱丽，戴海斌．十一酸睾酮致颅内静脉窦血栓形成1例［J］．中国现代应用药学，2017，34（7）：1046-1047.

苯乙酸睾酮 [药典（二）]
Testosterone Phenylacetate

【分类】雄激素类。

【药理作用】促进男性性器官及副性征的发育、成熟，对抗雌激素，抑制子宫内膜生长及垂体-性腺功能，促进蛋白质合成及骨质形成，刺激骨髓造血功能，使红细胞和血红蛋白增加。

【适应证】其作用与甲睾酮相似，但作用强而持久。①用于男性性腺功能减退症、无睾症及隐睾症；②妇科疾病，如月经过多、子宫肌瘤、子宫内膜异位症；③老年性骨质疏松症及小儿再生障碍性贫血等。

【用法用量】肌内注射：每次 10~25mg，每周 1~3 次或隔日 1 次。

【不良反应】见苯乙酸睾酮的不良反应表。

苯乙酸睾酮的不良反应表

分类	罕见	不良反应处置
免疫系统	痤疮	减量或停药后可逐渐恢复，严重者可对症治疗
其他	浮肿、女性男性化	严重者可给予适当治疗

【咨询要点】儿童长期用药可严重影响生长发育。

雌二醇 [药典（二）；医保（乙）]
Estradiol

【分类】雌激素及其类似合成药。

【药理作用】本品是体内主要由卵巢成熟滤泡分泌的一种天然雌激素，能促进和调节女性性器官及副性征的正常发育。其主要药理作用为：①促使子宫内膜增生；②增强子宫平滑肌的收缩；③促使乳腺导管发育增生，但较大剂量能抑制垂体前叶催乳素的释放，从而减少乳汁分泌；④抗雄激素作用；⑤降低血中胆固醇，并能增加钙在骨中的沉着。

【适应证】卵巢功能不全或卵巢激素不足引起的各种症状，主要是功能性子宫出血、原发性闭经、绝经期综合征以及前列腺癌等。

【用法用量】①肌内注射：每次 0.5~1.5mg，每周 2~3 次，替代治疗剂量平均为每日 0.2~0.5mg。用于功能性子宫出血，每日 4~6mg，待血止后逐渐减量至每日或隔日 1mg，连用 3 周，继用黄体酮。用于退奶，在乳房未胀前，每次 4mg，连用 3~5 日。②口服：每日 1 片，如有子宫，应加用孕激素。③外用凝胶剂：已绝经妇女，每日早晨或晚间沐浴后涂 2.5g 于手臂、肩部、头颈部、腹部或大腿部，涂后约 2 分钟即干。连用 24 日，自第 13 日开始加口服黄体酮，每日 100mg，连用 12 日，休息 1 周，再重复治疗。尚未绝经妇女，于月经周期第 6 日开始，每日 2.5g 涂于皮肤，连用 25 日，后 13 日加服黄体酮，每日 100mg。④贴片：

一般选择直接贴于下腹或臀部。周效片应 7 日换 1 次，3~4 日效片应 3~4 日换用 1 次，1 周内用 2 片。连续使用 4 周为 1 个用药周期，并于使用周期的后 10~14 日加用醋酸甲羟孕酮 4mg，每日 1 次，连续 10~14 日。

【不良反应】见雌二醇的不良反应表。

雌二醇的不良反应表

分类	少见	不良反应处置
生殖系统	乳房胀痛及浮肿、脱发、子宫出血	不良反应的发生与用药剂量相关，在用药妇女中的发生率约为 10%。这些症状均为暂时性的。不良反应如较轻微，通常不需停药，但可根据症状或体征所提示是否雌激素过量或不足而调整剂量；子宫出血，可以对治疗剂量做适当调整，治疗停止阶段若阴道出血，请向医生报告
消化系统	恶心、胆结石	
免疫系统	皮肤反应	
神经系统	头痛、偏头痛	
呼吸系统	哮喘	
血液系统	静脉血栓形成	

苯甲酸雌二醇 [药典（二）；基（基）；医保（乙）]
Estradiol Benzoate

【分类】雌激素类。

【药理作用】本品作用与雌二醇相似，但肌内注射后吸收较慢。

【适应证】①补充雌激素不足，如萎缩性阴道炎、女性性腺的功能不良、外阴干枯症、绝经期血管舒缩症状、卵巢切除、原发卵巢衰竭等。②晚期前列腺癌（乳腺癌、卵巢癌患者禁用）。③与孕激素类药物合用，能抑制排卵。④闭经、月经异常、功能性子宫出血、子宫发育不良。

【用法用量】①用于绝经期综合征：肌内注射每次 1~2mg，每周 2~3 次。②子宫发育不良：每次 1~2mg，每 2~3 日肌内注射 1 次。③功能性子宫出血：每日肌内注射 1~2mg，至血净后酌情减量，后期择日用黄体酮撤退。④退奶：每日肌内注射 2mg，不超过 3 日后减量或改小量口服药至生效。⑤软膏剂：外用，每次 1.5g（含 1.35mg 苯甲酸雌二醇或雌二醇 0.98mg）涂于干净皮肤上（如手臂内侧、下腹部、腰部、臀和大腿等部位），每日 1 次，每月按月历 1~24 日连用，15~24 日每日并用口服甲羟孕酮片 4mg。

【不良反应】见苯甲酸雌二醇的不良反应表。

苯甲酸雌二醇的不良反应表

分类	罕见	不良反应处置
免疫系统	皮疹	一般比较轻微，减量或停药后可消失，严重者可给予抗过敏治疗
消化系统	恶心	减量或停药后可消失
心血管系统	血栓	如出现血栓应及时停药，并请医生评估是否给予抗栓治疗
其他	乳房胀痛、水钠潴留、头痛	

【咨询要点】注意事项：用药期间定期进行妇科检查。儿童用药可引起早熟，孕妇及正在哺乳的妇女禁用，用于回奶时需停止哺乳。

戊酸雌二醇 ^[药典（二）；医保（乙）]
Estradiol Valerate

【分类】雌激素类。

【药理作用】戊酸雌二醇片含有雌激素戊酸雌二醇，是人体天然雌激素 17β – 雌二醇的前体。使用戊酸雌二醇片期间不会抑制排卵，也基本不影响内源性激素的生成。激素替代治疗（HRT）可以减轻绝经妇女的许多雌激素缺乏的症状。

【适应证】与孕激素联合使用建立人工月经周期中用于补充主要与自然或人工绝经相关的雌激素缺乏：血管舒缩性疾病（潮热），生殖泌尿道营养性疾病（外阴阴道萎缩，性交困难，尿失禁）以及精神性疾病（睡眠障碍，神经衰弱）。

【用法用量】口服，剂量根据个体调整，一般每日 1 片。

【不良反应】见戊酸雌二醇的不良反应表。

戊酸雌二醇的不良反应表

分类	少见	临床报道（发生率不明）
免疫系统	皮疹、瘙痒	
消化系统	恶心、腹痛	消化不良、食欲增加
神经系统	头痛	眩晕
心血管系统		心悸
其他	体重增加或减轻，月经出血特征变化、撤退性出血增强或减弱、月经间期出血，表现为点滴状出血或突破性出血	水肿、抑郁症、视觉障碍、乳房发紧感和疼痛

【咨询要点】①注意事项：接受雌二醇 – 孕激素联合治疗超过 5 年的女性患者中，诊断为乳腺癌的风险增加 2 倍。②毒性反应：重复给药的毒理学研究，包括致肿瘤性的研究结果没有显示与人类使用相关的特殊风险。然而，必须牢记性激素能够促进一些激素依赖性组织和肿瘤的生长。戊酸雌二醇的生殖毒理学研究没有提示潜在的致畸性。由于戊酸雌二醇的使用不会造成非生理性的戊酸雌二醇血浆浓度，因此该制剂未显示对于胎儿有风险。关于 17β – 雌二醇的体外和体内研究没有提示致突变的潜在性。③药物过量：用药过量可能导致一些女性患者出现恶心和呕吐症状。不存在特殊抗毒剂，应对症治疗。

炔雌醇 ^[药典（二）；医保（乙）]
Ethinylestradiol

【分类】雌激素及其类似合成药。

【药理作用】本品为口服有效的强效雌激素，其活性为雌二醇的 7~8 倍、己烯雌酚的 20 倍。口服吸收好，经 1~2 小时血浓度达峰值，$t_{1/2}$ 为 6~14 小时，生物利用度 40%~50%。

【适应证】月经紊乱，如闭经、月经过少、功能性子宫出血、绝经期综合征，子宫发育不全、前列腺癌等。也作口服避孕药中常用的雌激素成分。

【用法用量】口服：每次 0.0125~0.05mg，每晚服用 1 次。用于前列腺癌，每次 0.05~0.5mg，每日 3 次。

【不良反应】见炔雌醇的不良反应表。

炔雌醇的不良反应表

分类	少见	不良反应处置
生殖系统	阴道不规则流血、闭经	停药或减量并观察患者症状
消化系统	恶心、呕吐	
泌尿系统	尿频、尿痛	
神经系统	头痛	
免疫系统	皮疹	

【咨询要点】注意事项：肝、肾、心脏病患者，子宫肌瘤、癫痫、糖尿病患者慎用。不明原因的阴道出血者不宜使用。

雌三醇
Estriol

【分类】雌激素 / 孕激素及其相关合成药。

【药理作用】本品是体内雌二醇的代谢物，其口服雌激素活性约为雌酮的 6 倍，但比雌二醇弱。特点是对阴道和子宫颈管具有选择性作用。对阴道上皮角化作用比雌二醇强，能促进阴道黏膜血管新生和阴道上皮损伤愈合；同时能增强子宫颈细胞功能，使子宫颈肌纤维增生，从而增加宫颈弹性和柔软性。此外，对下丘脑和垂体有反馈性抑制作用，但不抑制排卵，仅对黄体能产生明显影响。

【适应证】绝经后妇女因雌激素缺乏而引起的泌尿生殖道萎缩和萎缩性阴道炎（即老年性阴道炎），表现为外阴或阴道干燥、瘙痒、灼热、阴道分泌物异常及性交疼痛或尿频、尿急、尿失禁等症状。

【用法用量】①阴道给药：晚上睡前洗净双手及外阴，去掉药物的外包装，取出药栓，用手指将药轻柔地推入阴道深处。常用推荐剂量为每日 2mg，连续治疗 1 周，以后每周放置 1 粒维持或遵医嘱。根据个体差异，可酌情增加或减少用药剂量及间隔时间。乳膏剂第 1 周内每日使用 1 次 0.5g，然后根据缓解情况逐渐减少至维持量（如每周用 2 次）。有些尿失禁妇女可能需要较高的维持量。②绝经后妇女阴道手术前后：在手术前 2 周，每日使用 1 次 0.5g 软膏，术后 2 周内每周用药 2 次。可疑宫颈涂片辅助诊断检查前 1 周内，每 2 日用药 1 次，每次用 0.5g 乳膏。本药应在晚上就寝前通过给药器将药物送入阴道。

【不良反应】见雌三醇的不良反应表。

雌三醇的不良反应表

分类	临床报道（发生率不明）	不良反应处置
内分泌系统	影响细胞葡萄糖能量代谢	时间的延长，这些反应自行消失，一般不需处理
其他	轻微乳胀、腹胀或阴道灼热	

参考文献

[1] 秦春霞，李虹，张帅，等. 雌激素与葡萄糖能量代谢研究进展 [J]. 现代生物医学进展，2018，18（17）：

3388.

己烯雌酚 [药典（二）；基（基）；医保（甲）]
Diethylstilbestrol

【分类】雌激素类。

【药理作用】为人工合成的非甾体类雌激素物质，能产生与天然雌二醇相同的所有药理与治疗作用。主要用于雌激素低下或缺乏症及激素平衡紊乱引起的功能性出血、闭经，还可用于死胎引产前，以提高子宫肌层对催产素的敏感性，以及前列腺癌的姑息疗法。

【适应证】①己烯雌酚片主要用于补充体内雌激素不足，如萎缩性阴道炎、女性性腺发育不良、绝经期综合征、老年性外阴干枯症及阴道炎、卵巢切除后、原发性卵巢缺如。②乳腺癌、绝经后及男性晚期乳腺癌、不能进行手术治疗者。③前列腺癌，不能手术治疗的晚期患者。④预防产后泌乳、退（回）乳。

【用法用量】①闭经：口服小剂量可刺激垂体前叶分泌促性腺激素，每日不超过 0.25mg。②用于人工月经周期：每日服 0.25mg，连服 20 日，待月经后再用同法治疗，共 3 周期。③用于月经周期延长及子宫发育不全：每日服 0.1~0.2mg，持续 6 个月，经期停服。④治疗功能性子宫出血：每晚服 0.5~1mg，连服 20 日。⑤用于绝经期综合征：每日服 0.25g，症状控制后改为每日 0.1g（如同时每日舌下含服甲睾酮 5~10mg，效果更好）。⑥退乳：每次服 5mg，每日 2~3 次，连服 3 日；或肌内注射每日 1 次 4mg，连用 3~5 日，同时紧束双乳，少进液体。⑦老年性阴道炎：阴道塞药，每晚塞入 1~2 片（每片 0.2mg），共用 7 日。⑧配合手术用于前列腺癌：每日 6~10mg，3 次分服，连用 2~3 个月。⑨用于因子宫发育不良及子宫颈分泌物黏稠所致不育症：以小剂量促使宫颈黏液稀薄，精子易透入，于月经后每日服 0.1mg，共 15 日，1 个疗程为 3~6 个月。⑩用于稽留流产（怀孕 7 个月以内死胎，经 2 个月或 2 个月以上仍未娩出）：每次 5mg，每日 3 次，5~7 日为 1 个疗程，停药 5 日，如无效可重复 1 个疗程。

【不良反应】见己烯雌酚的不良反应表。

己烯雌酚的不良反应表

分类	临床报道（发生率不明）
消化系统	消化道恶心、呕吐、厌食、肝功能异常
神经系统	头痛、头晕，视物模糊，精神异常
泌尿生殖系统	不规则的阴道流血、子宫肥大、尿频或小便疼痛
其他	血栓症以及心功能不正常、高脂血症、钠潴留

黄体酮 [药典（二）；基（基）；医保（甲、乙）]
Progesterone

【分类】孕激素。

【药理作用】由卵巢黄体分泌的天然孕激素，为维持妊娠所必需。其药理作用主要为：在月经周期后期使子宫黏膜内腺体生长，子宫充血，内膜增厚，为受精卵植入做好准备。受精卵植入后则使之产生胎盘，并减少妊娠子宫的兴奋性，抑制其活动，使胎儿安全生长。与雌激素共同作用，促使乳房充分发育，为产乳作准备。使子宫颈口闭合，黏液减少，使精子不易穿透；大剂量时通过对下丘脑的负反馈作用，抑制垂体促性腺激素的分泌，产生抑制排卵作用。

【适应证】用于习惯性流产、痛经、经血过多或血崩症、闭经等。口服大剂量也用于黄体不足所致疾患，如经前综合征、排卵停止所致月经乱、良性乳腺病、围绝经期激素替代疗法。

【用法用量】①习惯性流产：肌内注射，每次 10~20mg，每日 1 次，或每周 2~3 次，一直用到妊娠第 4 个月。②先兆流产：肌内注射，一般每日 20~50mg，待疼痛及出血停止后，减为每日 10~20mg。③痛经：在月经之前 6~8 日，每日肌内注射 5~10mg，共 4~6 日，疗程可重复若干次。对子宫发育不全所致的痛经可与雌激素配合使用。④经血过多和血崩症：肌内注射，每日 10~20mg，5~7 日为 1 个疗程，可重复 3~4 个疗程，每疗程间隔 15~20 日。⑤闭经：先肌内注射雄激素 2~3 周后，立即给予本品每日肌内注射 3~5mg，6~8 月为 1 个疗程，总剂量不宜超过 300~350mg，疗程可重复 2~3 次。⑥功能性出血：肌内注射.每日 5~10mg，连用 5~10 日，如在用药期间月经来，应立即停药。

【不良反应】见黄体酮的不良反应表。

黄体酮的不良反应表

分类	少见	不良反应处置
内分泌系统	体重增加或减少、乳房肿胀	一旦出现血栓性疾病（如血栓性静脉炎、脑血管病、脑栓塞、视网膜血栓形成）的临床表现，应立即停药。出现突发性部位视力丧失或突发性失明，复视或偏头痛，应立即停药
消化系统	肝功能异常、阻塞性黄疸、恶心	
神经系统	头晕、头痛、失眠	
生殖系统	突破性出血、阴道点状出血，宫颈鳞 - 柱交界改变，宫颈分泌物性状改变	
免疫系统	过敏伴或不伴瘙痒的皮疹、黑斑病，黄褐斑	
其他	倦怠感、发热	

【咨询要点】①注意事项：肝、肾、心脏病患者，子宫肌瘤、癫痫、糖尿病患者慎用。不明原因的阴道出血者不宜使用。②药物过量：用量过大时个别患者可能出现嗜睡现象，可适当减量。

甲羟孕酮 <small>［药典（二）；基（基）；医保（甲）］</small>
Medroxyprogesterone

【分类】孕激素类。

【药理作用】动物实验表明本品对移植性肿瘤，如乳腺癌瘤株等有一定的抑制作用。其抗肿瘤作用与其孕激素活性有关。长期或超剂量服用可产生相应的激素类药物的症状。

【适应证】用于不能手术，复发性或转移性激素依赖性肿瘤的姑息治疗或辅助治疗，如子宫内膜癌、乳腺癌等。

【用法用量】①功能性闭经：口服，每日 4~8mg（2~4 片），连服 5~10 日。②子宫内膜癌：口服，每次 100mg（50 片），每日 3 次，或口服 500mg（250 片），每日 1~2 次，作为肌内注射后的维持量。③避孕：深部肌内注射，每次注射含醋酸甲羟孕酮 150mg 的无菌水混悬液 3ml，本品有效避孕时间为 3 个月，注射间隔为（90±7）日，于月经来潮的 1~5 日给予首次注射。

【不良反应】见甲羟孕酮的不良反应表。

甲羟孕酮的不良反应表

分类	少见	罕见	临床报道（发生率不明）	不良反应处置
免疫系统	过敏反应	多毛、出汗过多和体臭、皮肤干燥、硬皮病	少数病例有痤疮、秃头或多毛之报告	出现过敏反应停药，并给予对症治疗
消化系统	恶心及消化不良	阻塞性黄疸、直肠出血		一般症状较轻
血液系统	贫血、血质不调（注射剂）			
神经系统	神经质、失眠、嗜睡、疲累、头晕、麻痹、面瘫（注射剂）			减量或停药后一般可恢复
心血管系统	心动过速、血栓性静脉炎、深静脉血栓形成、肺栓塞、静脉曲张（注射剂）			
其他	呼吸困难和哮喘、声嘶、骨质疏松症（注射剂），乳溢、黄褐斑、性欲增高、子宫增生、泌尿生殖期感染、阴道囊肿、性交困难（注射剂）、月经不调	类似肾上腺皮质醇反应、高钙血症，宫颈癌、乳腺癌、无法恢复生育能力、意外妊娠、哺乳障碍、乳房大小变化、乳头出血、乳房肿块或黑斑病（注射剂）		减量或停药后一般可恢复

【咨询要点】①注意事项：孕酮类药物对胎儿有潜在性伤害，因此，妊娠期间不推荐使用本品。哺乳期妇女用药期间应停止哺乳。即将服用本品的育龄妇女应避免妊娠。②药物过量：可能会发生恶心和呕吐，停药后出血。一旦过量，应给予对症和支持治疗。

炔孕酮 [药典（二）]
Ethisterone

【分类】孕激素类。

【药理学】为口服有效的孕激素，其作用与黄体酮相似，能使增生期子宫内膜转化为分泌期，并促进乳腺发育。注射时孕激素活性相当于黄体酮的 1/5，口服则比后者强 15 倍；而雄激素作用很小，为睾丸素的 1/10。本品亦易从口腔黏膜吸收，因此舌下含用也有效。

【适应证】功能性子宫出血、月经异常、闭经、痛经等。也用于防止先兆性流产和习惯性流产，但由于维持妊娠作用较弱，效果并不好，如与雌激素炔雌醇合用则疗效较好。

【用法用量】①口服：每次 10mg，每日 3 次。②舌下含服：每次 10~20mg，每日 2~3 次。

【不良反应】见炔孕酮的不良反应表。

炔孕酮的不良反应表

分类	临床报道（发生率不明）
消化系统	恶心、呕吐、厌食
其他	头痛、嗜睡、水肿、体重增加、肝功能障碍等

环丙孕酮[药典（二）]
Cyproterone

【分类】孕激素类。

【药理作用】能抑制男性性激素（雄激素）的作用，雄激素也可由女性器官少量产生，并且也起一定的孕激素及抗促性腺激素作用。对于男性，用本药治疗可降低性欲及性功能，并抑制性腺功能，这些变化在停止治疗后是可逆的。本药可保护雄激素依赖性靶器官，如前列腺，使之不受来源于性腺和（或）肾上腺皮质的雄激素的影响。对于妇女，本药可减轻多毛症、雄激素依赖性脱发及增强的皮脂腺功能，治疗期间卵巢功能受到抑制。

【适应证】①降低男性性欲、治疗性欲倒错；②不能手术的前列腺癌；③女性重度雄性化体征：如非常严重的多毛症，雄激素依赖性严重脱发，最终导致秃顶（重度雄激素性脱发），常伴有重度痤疮和（或）皮脂溢。

【用法用量】一般治疗从每次 1 片，每日 2 次开始，需要时可增加到每次 2 片，每日 2 次，或甚至短期内 每日 3 次，每次 2 片。药物应在饭后用少量液体吞服。当达到满意效果时，应试用最低可能剂量维持疗效，常每日 2 次，每次半片即已足够。建立维持量或停止用药时，应逐渐减量，间隔数周将每日剂量减少 1 片或最好半片。绝经后或行子宫切除术的患者可以单独使用本药。根据症状的严重程度，该药的平均用量应为每日 1 次，每次 0.5~1 片，共 21 日，继之停药 7 日。

【不良反应】见环丙孕酮的不良反应表。

环丙孕酮的不良反应表

分类	少见	罕见	临床报道 （发生率不明）	不良反应处置
消化系统	恶心、呕吐	肝功能受损（高剂量）		
神经系统	疲乏、精力减退	烦躁或情绪抑郁		为暂时性的， 停药可缓解
心血管系统		血栓栓塞		
其他		乳房肿大（男）、不孕、乳房胀感、体重改变、卵巢过度刺激综合征		停药后通常可以消退

【咨询要点】①注意事项：不良反应 如果在联合治疗期间，在服药的 3 周内发生少量不规则出血，不应停止服药。然而如出血过多时，应进行必要的检查。妊娠期及哺乳期应权衡利弊使用。②药物过量：用高剂量本药治疗时，有发生肝功能受损，某些为严重受损的报告。

参考文献

［1］王英杰，赵昆 .TCRP 术联合醋酸环丙孕酮治疗子宫内膜息肉的疗效及安全性分析［J］.中国妇幼保健，2018，33（6）：1258-1259.

己酸羟孕酮[药典（二）；基（非）；医保（乙）]
Hydroxyprogesterone Caproate

【分类】孕激素类。

【药理作用】本品作用与黄体酮相似，但药理作用比后者强 7 倍。能使子宫内膜转变为分泌期内膜，促进乳腺小叶及腺体的发育，降低妊娠子宫的兴奋性，抑制其活动。有利于受精卵的着床和胚胎发育。本品可便于子宫内膜完整脱落，防止其生长和增生，减少子宫内膜细胞雌激素受体，加速雌激素代谢和排泄。抑制内膜腺上皮细胞核分裂活动，可防止子宫内膜增生。孕激素对靶细胞的生化作用是通过孕激素与特殊的胞质孕激素受体相结合，形成孕激素–受体复合物，当转移到细胞核内与染色质特殊受体相结合，引起组织代谢改变，如细胞核分裂减少，RNA 与 DNA 合成减少等。故孕激素可用于治疗子宫内膜癌，其作用机制为使子宫腺体细胞分化、成熟，肿瘤细胞变形萎缩而肿瘤受抑制。

【适应证】本药单用时用于月经不调、功能性子宫出血、子宫内膜异位症、习惯性流产等。大剂量可用作子宫内膜癌的辅助治疗。

【用法用量】一般深部肌内注射，每次 0.25~0.5g，每周 1~2 次。

【不良反应】见己酸羟孕酮的不良反应表。

己酸羟孕酮的不良反应表

分类	常见	少见	罕见但严重	临床报道 （发生率不明）	不良反应处置
消化系统		恶心、呕吐、食欲不振、腹泻		胃肠胀气	
免疫系统	荨麻疹、注射部位疼痛、肿胀	痤疮、注射部位瘙痒和结节	过敏性休克		如果过敏，立即停药
神经系统		头昏、乏力、疲乏		情绪不稳定、头痛	
生殖系统	月经紊乱、不规则出血、闭经				
心血管系统		心悸、潮红、高血压等			
其他		腰酸、腹痛、液体潴留、乳房肿块		肺栓塞、蜂窝织炎	使用中，如发现乳房有肿块，应立即停药

普拉睾酮 [药典（二）；基（非）；医保（乙）]
Prasterone

【分类】雄激素类药。

【药理作用】本品为脱氢表雄酮，该激素可促进宫颈组织型纤维芽细胞增生和平滑肌细胞增大，在脱氢表雄酮和雌二醇共同作用下使颈管组织血管通透性增加，水分增多，同时细胞基质酸性黏多糖增加。激素又可增强组织胶原蛋白酶活性，促使胶原纤维分解，使纤维间隙扩大，以及组织纤维断裂，最终导致宫颈管组织软化，伸展性增强，宫口松弛。

【适应证】晚期妊娠需要促进子宫颈成熟者。美国 FDA 于 2016 年 11 月 17 日批准用于治疗绝经后女性性交疼痛。

【用法用量】本品 0.2g 溶于 20ml 5% 葡萄糖注射液，静脉注射，每日 1 次，连用 3 日。或遵医嘱。

【不良反应】见普拉睾酮的不良反应表。

普拉睾酮的不良反应表

分类	少见	罕见但严重	临床报道 （发生率不明）
消化系统	恶心、呕吐、口干		
免疫系统	皮疹、手肿、手指麻木、注射局部血管痛	过敏性休克	
神经系统	眩晕、耳鸣、行走乏力		
生殖系统	阴道分泌物多		
其他	胸闷		胎儿心动过缓或胎儿窘迫，且已有死亡病例的报告

屈螺酮炔雌醇 [药典（二）；基（非）；医保（乙）]
Drospirenone and Ethinylestradiol

【分类】避孕药。

【药理作用】本品为复方口服避孕药（COCs），其避孕作用是基于多种因素的相互作用，最重要的是抑制排卵和改变宫颈分泌物。

【适应证】用于女性避孕。

【用法用量】必须按照包装所标明的顺序，每日约在同一时间用少量液体送服。每日1片，连服21日。停药7日后开始服用下一盒药，其间通常会出现撤退性出血。一般在该周期最后1片药服完后2~3日开始出血，而且在开始下一盒药时出血可能还未结束。

【不良反应】见屈螺酮炔雌醇的不良反应表。

屈螺酮炔雌醇的不良反应表

分类	常见	少见	罕见但严重
消化系统	恶心、腹痛	呕吐、腹泻	
神经系统	头痛、情绪低落、情绪改变	偏头痛	情绪波动
生殖和乳腺系统	乳房疼痛、乳房触痛	乳腺增生、性欲增加	阴道及乳腺异常、子宫不规则出血
免疫系统		皮疹、荨麻疹	结节性红斑、多形性红斑
其他	体重增加	体液潴留	

【咨询要点】①注意事项：使用本品可能会引起胎儿心动过缓或胎儿窘迫，且已有死亡病例的报告。②毒性反应：临床前重复给药毒性、遗传毒性、潜在致癌性和生殖毒性常规实验显示对人体无特别危险。然而，必须记住，性甾体激素可能促进某些激素依赖性组织和肿瘤的生长。

替勃龙 [药典（二）；基（非）；医保（乙）]
Tibolone

【分类】孕激素类。

【药理作用】替勃龙口服后迅速代谢成三种化合物而发挥其药理作用。具有孕激素和雄激素样活性。本品作为绝经后妇女雌激素缺乏的替代治疗药，可改善绝经期症状。

【适应证】治疗妇女自然绝经和手术绝经所引起的低雌激素症状。对于所有患者，应根据对患者的总体风险评估情况决定是否使用本品治疗，对于 60 岁以上的患者，尚应考虑脑卒中的风险。

【用法用量】每次 1 片，每日 1 次，老年人不必调整剂量。最好每日在同一时间服用。服用替勃龙开始或维持治疗绝经症状，应使用最小剂量持续最短时间。服用替勃龙治疗不应加用孕激素。

【不良反应】见替勃龙的不良反应表。

替勃龙的不良反应表

分类	少见	罕见但严重	临床报道（发生率不明）
消化系统	下腹痛		胃肠道不适、肝功能参数异常、胆囊疾病
免疫系统	毛发生长异常		皮疹、瘙痒、脂溢性皮炎、黄褐斑、多形性红斑、结节性红斑、血管性紫癜
神经系统			头痛、偏头痛、视觉障碍（包括视力模糊）、痴呆
肌肉骨骼系统			关节痛、肌痛
循环系统			脑卒中、静脉血栓栓塞、心肌梗死
其他	体重增加、宫颈涂片检查异常，阴道分泌物、子宫内膜壁增厚、绝经后出血、乳房触痛、生殖器瘙痒、阴道念珠菌病、阴道出血、盆腔疼痛、子宫颈异常、生殖器异常分泌物、外阴阴道炎、阴道出血或点滴出血	真菌感染、阴道真菌感染	抑郁、水肿、乳腺癌、子宫内膜癌

雷洛昔芬 [药典（二）；基（非）；医保（乙）]
Raloxifene

【分类】选择性雌激素受体调节剂。

【药理作用】本品对雌激素作用的组织有选择性的激动或拮抗活性。其生物学作用，同雌激素一样是通过与高亲和力的雌激素受体结合和基因表达的调节为介导的。这种结合引起不同组织的多种雌激素调节基因的不同表达。

【适应证】用于预防和治疗绝经后妇女的骨质疏松症，能显著地降低椎体骨折发生率，但髋部骨折发生率的降低未被证实。

【用法用量】推荐剂量是每日 1 片，可以在 1 日中的任何时候服用且不受进餐的限制。老年人无需调整剂量。通常建议饮食钙摄入量不足的妇女服用钙剂和维生素 D。

【不良反应】见雷洛昔芬的不良反应表。

雷洛昔芬的不良反应表

分类	常见	少见	罕见但严重
心血管系统	血管舒张（潮热）		静脉血栓栓塞事件，包括深静脉血栓形成、肺栓塞、视网膜静脉血栓、浅静脉血栓性静脉炎；血压升高
肌肉骨骼系统		小腿痛性痉挛	
消化系统		恶心、呕吐、腹痛、消化不良、转氨酶升高	
神经系统		偏头痛	
免疫系统		皮疹	
血液系统		血小板数目轻度减少	
其他	流感综合征	外周水肿	

绒促性素 [药典（二）；基（基）；医保（甲）]
Chorionic Gonadotrophin

【分类】促性腺激素。

【药理作用】本品是胎盘滋养层细胞分泌的一种促性腺激素，与促黄体生成素（LH）相似，而促卵泡成熟素（FSH）样作用甚微。对女性能促使卵泡成熟及排卵，并使破裂卵泡转变为黄体，促使其分泌孕激素。对男性则具有间质细胞激素（ICSH）的作用，能促进曲细精管功能，特别是睾丸间质细胞的活动，使其产生雄激素，促使性器官和副性征发育、成熟，促使睾丸下降并促进精子生成。

【适应证】①青春期隐睾症的诊断和治疗。②垂体功能低下所致的男性不育，可与尿促性素合用。长期促性腺激素功能低下者，还应辅以睾酮治疗。③垂体促性腺激素不足所致的女性无排卵性不孕症，常在氯米芬治疗无效后，联合应用本品与绝经后促性腺激素合用以促进排卵。④用于体外受精以获取多个卵母细胞，需与绝经后促性腺激素联合应用。⑤女性黄体功能不足、功能性子宫出血、妊娠早期先兆流产、习惯性流产。

【用法用量】①促排卵：用于女性无排卵性不孕或体外受精，于绝经后促性腺激素末次给药后 1 日或氯米芬末次给药后 5~7 日肌内注射 1 次 5000~10 000 单位，连续治疗 3~6 周期，如无效应停药。②黄体功能不足：于经期第 15~17 日排卵之日起隔日注射 1 次 1500 单位，连用 5 次，剂量可根据患者的反应作调整。妊娠后，须维持原剂量直至 7~10 孕周。③功能性子宫出血：肌内注射 1 次 1000~3000 单位。④青春期前隐睾症：肌内注射 1 次 1000~5000 单位，每周 2~3 次，出现良好效应后即停用。总注射次数不多于 10 次。发育性迟缓者隐睾功能测定，肌内注射 2000 单位，每日 1 次，连续 3 日。⑤男性性功能减退症：肌内注射 1 次 1000~4000 单位，每周 2~3 次，持续数周至数月。为促精子生成，治疗需持续 6 个月左右或更长，若精子数少于 500 万 /ml，应合并应用尿促性素 12 个月左右。⑥先兆流产或习惯性流产：肌内注射 1 次 1000~5000 单位。

【不良反应】见绒促性素的不良反应表。

绒促性素的不良反应表

分类	少见	罕见	不良反应处置
生殖系统	轻度到中度卵巢过度刺激综合征	严重的卵巢过度刺激综合征	本品不宜长期连续使用；发生不良反应后立即停药，严重的不良反应有可能危及生命
消化系统	呕吐、恶心、腹痛	腹泻	
神经系统	头痛	精神紊乱：抑郁、易怒、躁动	
免疫系统	局部反应/注射部位疼痛		
其他	倦怠感	乳房疼痛	

尿促性素 [药典（二）；医保（乙）]
Menotrophin

【分类】促性腺激素。

【药理作用】主要具有促卵泡成熟素（FSH）的作用，而促黄体生成素（LH）作用甚微。对女性能促进卵泡的发育和成熟，促使卵泡分泌激素，使子宫内膜增生。其后加用绒促性素，能增强促排卵作用。对男性则能促使睾丸曲细精管发育，促进造精细胞分裂和精子成熟。

【适应证】①与绒促性素或氯米芬配合使用以治疗无排卵性不孕症。凡垂体促性腺激素分泌不足或下丘脑促性腺激素释放激素分泌不足的无排卵患者均可应用，目前一般主张用于氯米芬或溴隐亭等诱发排卵无效的病例。与氯米芬联合使用，可减少本品用量约50%，同时可降低卵巢过度刺激的发生率。②亦用于原发性或继发性闭经、男性精子缺乏症以及卵巢功能试验等。长期重复使用不致抗体形成，并无过敏反应。

【用法用量】肌内注射。①用于诱导排卵：开始每日75~150单位，连用7~12日，至雌激素水平升高后，再肌内注射绒促性素（每日1次1000单位，连用5日，或1次3000单位），经12小时即排卵。②用于男性性腺功能低下：开始1周，给予HCG，每次2000单位，共2~3次，以产生适当的男性特征。然后，肌内注射本品，每次75~150单位，每周3次；同时给予HCG，每次2000单位，每周2次。至少治疗4个月。

【不良反应】见尿促性素的不良反应表。

尿促性素的不良反应表

分类	少见	罕见	不良反应处置
泌尿系统		尿量减少	
生殖系统	卵巢过度刺激综合征、卵巢增大	卵泡囊肿破裂出血、多胎妊娠和早产	如出现重度卵巢过度刺激综合征，应立即停药
消化系统	下腹不适或胀感、腹痛、恶心、呕吐		
其他		胸水、腹水	

戈那瑞林 [药典（二）；基（基）；医保（乙）]
Gonadorelin

【分类】促性腺激素类。

【药理作用】本品是按下丘脑释放的天然促黄体激素释放激素（LHRH）的化学结构进行

人工合成的十肽激素类药物。具有降低动物卵巢维生素 C 含量和诱发排卵的作用，显示促垂体性腺激素释放的功能。能刺激垂体合成和释放促性腺激素（FSH 和 LH），促性腺激素则刺激性腺释放性激素。下丘脑分泌促性腺激素释放素受多种因素的调控，其中包括循环中的性激素。单剂使用时能增加循环中的性激素；连续使用可致腺垂体中促性腺激素释放素受体下调，从而减少性激素的分泌。

【适应证】适用于鉴别诊断男性或女性由于下丘脑或垂体功能低下所引起的生育障碍，性腺萎缩性的性腺功能不足、乳溢性闭经、原发和继发性闭经、绝经和早熟绝经、垂体肿瘤，垂体的器官损伤和事实上的下丘脑功能障碍等。

【用法用量】①静脉注射：临用时每瓶用 2ml 灭菌 0.9% 氯化钠注射液溶解，女性每次 25μg，男性每次 100μg。在注入 0 分钟及注入后 25 分钟、45 分钟、90 分钟、180 分钟时各抽血 3ml，取血清保存，进行放免测法测定 LH 及 FSH 值，从而进行鉴别诊断。②皮下注射：开始每周 1 次，每次 0.5mg，而后每日 1 次，每次 0.1mg。

【不良反应】见戈那瑞林的不良反应表。

戈那瑞林的不良反应表

分类	少见	罕见	不良反应处置
免疫系统	注射部位瘙痒、疼痛或肿胀、皮疹、面部潮红	全身性或局部性过敏、过敏性休克	出现过敏反应时，应立即停用一切可疑的致敏药，鼓励患者多饮开水，在医师指导下口服抗组胺药、维生素 C 和静脉使用钙剂，必要时全身使用糖皮质激素治疗。如患者出现胸闷、气短、面色苍白、出冷汗、手足冰凉、血压下降等表现，应立即送医院。如发生休克，应立即肌内或皮下注射 0.1% 肾上腺素注射液 0.5~1ml（小儿酌减），必要时可数分钟重复注射 1 次或进行静脉、心内注射。并根据需要进行输液、给氧、滴注肾上腺皮质激素（氢化可的松或地塞米松），应用升压药和其他必要的急救措施。有呼吸困难时可缓慢静脉注射氨茶碱 0.25~0.5g，同时人工呼吸
消化系统	腹部或胃部不适		停药后一般可恢复
心血管系统	血栓性静脉炎		停药并给予适当治疗
其他	性欲减退	骨质疏松	停药后一般可恢复

参考文献

［1］江永贤，李根.注射用戈那瑞林致过敏性休克 1 例［J］，2018，15（8）：504-505.

戈舍瑞林 [医保（乙）]
Goserelin

【分类】抗肿瘤激素类。

【药理作用】本品是天然促性腺激素释放激素（GnRH）的一种合成类似物，长期使用可抑制垂体促性腺激素的分泌，从而引起男性血清睾酮的下降。首次用药后，可导致患者体内血清黄体生成激素（LH）和卵泡刺激素（FSH）水平升高，随后导致血清睾酮水平暂时性升高。在第 1 次注射此药后 21 日左右血清睾酮浓度可下降至去势水平，并在以后每 12 周 1 次的治疗中保持抑制。

【适应证】用于可用激素治疗的前列腺癌；绝经期及绝经期内分泌敏感的妇女乳腺癌；子宫内膜异位症。

【用法用量】①前列腺癌：3.6mg 腹壁皮下注射，每 4 周 1 次；或 10.8mg 植入剂，每 12 周 1 次。②乳腺癌：3.6mg 腹壁皮下注射，每 4 周 1 次。③其他疾病：同乳腺癌用法。

【不良反应】见戈舍瑞林的不良反应表。

戈舍瑞林的不良反应表

分类	非常常见	常见	偶见	罕见	临床报道（发生率不明）	不良反应处置
免疫系统	多汗	皮疹	药物超敏反应	速发过敏反应	脱发、潮热	皮疹多为轻度，不需中断治疗即可恢复，脱发一般停药后可逐渐长出。出现严重过敏反应，立即停药，对症治疗
内分泌系统		糖耐量受损				
神经系统	性欲下降	情绪变化		精神障碍		症状严重者，停药
心血管系统		心力衰竭、心肌梗死、血压异常			Q-T 间期延长	一般无须治疗
泌尿系统			输尿管梗阻			
生殖系统	勃起功能障碍					
其他		注射部位反应（针眼出血、皮下淤血、皮下药物漏出）、骨骼疼痛	关节痛、乳房触痛	垂体肿瘤		

参考文献

[1] 陈淑章 . 子宫内膜异位症术后使用戈舍瑞林治疗的疗效与不良反应的护理［J］. 影像研究与医学应用，2017，1（14）：195-196.

[2] 张晔 . 乳腺癌患者皮下注射戈舍瑞林的不良反应及护理［J］. 江苏医药，2016，42（04）：495-496.

[3] 兰波，马飞，徐兵河，等 . 戈舍瑞林联合阿那曲唑治疗绝经前乳腺癌患者的不良反应分析［J］. 中国肿瘤临床与康复，2015，22（09）：1037-1040.

曲普瑞林 ^{［药典（二）；基（非）；医保（乙）］}
Triptorelin

【分类】促性腺激素释放激素。

【药理作用】曲普瑞林是一种合成的十肽，是天然促性腺激素释放激素（GnRH）的类似物。动物研究和人体研究表明，初始刺激后，长期使用曲普瑞林可抑制促性腺激素的分泌，从而抑制睾丸和卵巢的功能。对动物进行的进一步研究提示另一作用机制：通过降低外周 GnRH 受体的敏感性产生直接性腺抑制作用。

【适应证】①治疗转移性前列腺癌：对以前未接受过其他激素治疗的患者，药物疗效更明显。②性早熟（女孩 8 岁以前，男孩 10 岁以前）。③生殖器内外的子宫内膜异位症（Ⅰ～Ⅳ期）。④女性不孕症。⑤手术前子宫肌瘤的治疗：伴有贫血症（血红蛋白含量 ≤ 8g/dl）时，为便于内窥镜手术和经阴道手术需缩小肿瘤大小时疗程限于 3 个月。

【用法用量】本品仅可肌内注射，用药盒内提供的溶剂复溶药物粉末，复溶后立即注射。复溶后得到的悬浮液不得与其他药品混合。①前列腺癌：每次1支，每4周注射1次。②性早熟：按体重每次50μg/kg，每4周注射1次。③子宫内膜异位症：应在月经周期的前5日开始治疗。每次1支，每4周注射1次。根据发病时严重程度以及治疗过程中临床指标的变化（包括功能和器质性指标）而定。原则上，1个疗程应至少4个月，至多6个月。建议不要使用曲普瑞林或其他GnRH类似物进行第2个疗程的治疗。④女性不孕症：在月经周期第2日肌内注射1支。当垂体去敏后（血浆雌激素<50pg/ml），一般在注射本品后15日，开始联合使用促性腺激素治疗。⑤手术前子宫肌瘤的治疗：治疗应在月经周期的前5日开始。每4周注射1次，每次1支。疗程为3个月。

【不良反应】见曲普瑞林的不良反应表。

曲普瑞林的不良反应表

分类	常见	少见	罕见但严重	不良反应处置
泌尿系统		尿路症状		
肌肉骨骼系统	骨质流失	骨痛、脊髓压迫、骨盆疼痛		
心血管系统	潮热、血栓性静脉炎			
生殖系统	性欲下降、阳痿，阴道干燥、性交困难	痛经、卵巢肥大	男子乳房女性化	
免疫系统		轻微过敏反应（如荨麻疹、皮疹、瘙痒、发热、头痛、疲乏、睡眠紊乱等）	血管性水肿	一般比较温和，停药后将消失
消化系统	恶心、呕吐、肝酶水平升高			
神经系统	感觉异常、视觉障碍			
其他		儿童偶发生出血		

炔诺酮 [药典（二）；医保（乙）]
Norethisterone

【分类】短效口服避孕药。

【药理作用】为19-去甲基睾酮衍生物，是一种口服有效的孕激素。其孕激素作用为炔孕酮的5倍，并有轻度雄激素和雌激素活性。能抑制下丘脑促黄体释放激素（LHRH）的分泌，并作用于垂体前叶，降低其对LHRH的敏感性，从而阻断促性腺激素的释放，产生排卵抑制作用，因此主要与炔雌醇合用作为短效口服避孕药。单独应用较大剂量时，能使宫颈黏液稠度增加，以防止精子穿透受精，同时抑制子宫内膜腺体发育生长，影响孕卵着床，可作为速效探亲避孕药。

【适应证】除作为口服避孕药外，还可用于功能性子宫出血、妇女不育症、痛经、闭经、子宫内膜异位症、子宫内膜增生过长等。

【用法用量】①用作短效口服避孕药：包括复方炔诺酮片、膜或纸片以及口服避孕片（膜）0号，从月经周期第5日开始服药，每日1片，晚餐后服用为宜（上夜班者早餐后服），连服22日，不能间断，服完等月经来后的第5日继续服药。②用作探亲避孕药：于同居当晚开始服用，每晚 1 丸（5mg）同居 10 日之内，必须连服 10 丸；同居半个月，连服 14 丸；超过半个月者，服完 14 丸后接着改服短效口服避孕药，直至探亲期结束。③治疗功能性子宫出血：每 8 小时服 1 片炔诺酮片、膜或纸片（2.5mg）（紧急情况下每 3 小时服药 1 次，待流血明显减少后改为 8 小时 1 次），然后逐渐减量，直至维持量每日 1 次，每次 1 片，再连服 20 日；也可在流血停止后，每日加服炔雌醇 0.05mg 或己烯雌酚 1mg，共 20 日。④不育症：口服炔诺酮 2.5mg 和炔雄醇 0.05mg，每日 1 次，连服 20 日，共 3 个周期。⑤痛经、子宫内膜异位症：于月经第 5~7 日开始，每日 1 次，每次 2.5mg，连服 20 日。

【不良反应】见炔诺酮的不良反应表。

炔诺酮的不良反应表

分类	少见	不良反应处置
生殖系统	突破性出血	多发生在漏服药时，还可导致避孕失败。一旦发生漏服，除按常规服药外，应在 24 小时内加服 1 片
消化系统	恶心、呕吐、肝功能损害或使肝良性腺瘤相对危险性增高	
神经系统	头昏、乏力、嗜睡、精神压抑、头痛、疲乏	
其他	体重增加，面部色素沉着	

【咨询要点】注意事项：35 岁以上的吸烟妇女服用本品，患缺血性心脏病危险性增加。长期用药需注意检查肝功能，特别注意乳房检查。

甲地孕酮 [药典（二）；医保（乙）]
Megestrol

【分类】短效口服避孕药。

【药理作用】为高效孕激素，口服时孕激素作用约为黄体的 75 倍，注射时约为后者的 50 倍。具有显著排卵抑制作用，还能影响宫颈黏液稠度和子宫内膜正常发育，从而阻止精子穿透、孕卵不易着床。

【适应证】主要用作短效口服避孕药，也可作肌内注射长效避孕药。还用于治疗痛经、闭经、功能性子宫出血、子宫内膜异位症及子宫内膜腺癌等。由于其抗雌激素活性，近亦用于乳腺癌的姑息治疗。

【用法用量】①用作短效口服避孕药：从月经周期第 5 日起，每日口服 1 片复方甲地孕酮片、膜或纸片，连服 22 日为 1 个周期，停药后 2~4 日来月经；然后于第 5 日继续服下 1 个月的药。②用作探亲避孕药：在探亲当日中午口服 1 片甲地孕酮探亲避孕片 1 号，当日晚上加服 1 片，以后每日晚上服 1 片，直至探亲结束，次日再服 1 片。③用作房事后避孕药：口服甲醚抗孕丸，于月经第 6~7 服 1 次，以后每次房事时服 1 粒；每周服 2 次以上者效果较好。探亲避孕时，于探亲当日中午或傍晚先服 1 粒，以后每次房事时服 1 粒。甲醚抗孕膜可舌下含服，凡常住一起者，第 1 次于月经第 6 日含 1 小格，以后每次房事含 1 片。探亲者，于探亲当天含服 1 片，以后每次房事含服 1 片。④治疗功能性子宫出血：口服甲地孕酮片、膜或纸片，每 8 小时 1 次、每次 2mg（严重情况下，每 3 小时 1 次，待流血明显减少后再改 8 小时 1 次），然后将剂量每 3 日递减 1 次，直至维持量每日 4mg，连服 20 日。流血停止后，每日加服炔雌醇 0.05mg 或己烯雌酚 1mg，共 20 日。⑤闭经：每次 1 片甲地孕酮片和炔雌醇 0.05mg，共 20 日，连服 3 个月。⑥痛经和子宫内膜增生过长：于月经第 5~7 日开始，每日口服 1 片甲地孕酮片，共 20 日。⑦子宫内膜异位症：甲地孕片，每次 1 片，每日 2 次，共 7 日；然后每日 3 次，每次 1 片，共 7 日，再后，每日 2 次，每次 2 片，共 7 日；最后每日 20mg，共 6 周。⑧子宫内膜癌：口服，每日 4 次，每次 10~80mg，连续 2 个月。⑨乳腺癌：口服，每日 4 次，每次 40mg，连续 2 个月为 1 个疗程。

【不良反应】 见甲地孕酮的不良反应表。

甲地孕酮的不良反应表

分类	常见	少见	罕见	不良反应处置
生殖系统		子宫出血、阴道流血、月经失调		不良反应与其他孕酮类药物相似，但一般较轻。体重增加为本品常见不良反应，是由于体内脂肪和体细胞体积增加所致，而不一定伴有液体潴留。对于晚期癌症恶病质及体重下降患者，这种副作用常是有益的。如发生不良反应立即告知医师，根据个体状况决定继续治疗或停药
消化系统	便秘	恶心、呕吐、腹泻、胃灼热感	血清转氨酶升高、肝内胆汁郁积伴黄疸	
心血管系统	高血压		心力衰竭	
泌尿系统		排尿次数增加		
免疫系统			皮疹、瘙痒	
其他	体重增加	呼吸困难、轻度水肿、乳房痛、溢乳、脸潮红	电解质紊乱、肌肉痉挛、疲乏、头痛、疼痛、胸部束紧感、潮热、脱发、腕管综合征	

【咨询要点】 ①注意事项：个别患者在突然停服本品后有一过性肾上腺皮质功能不足，观察到有轻度肾上腺抑制的实验室证据，可能是本品的糖皮质样活性引起。所有服用或长期用本品治疗突然停药的患者应考虑到有肾上腺抑制的可能性，可临时用糖皮质激素冲击剂量替代疗法。②毒性反应：有明确的致胎儿畸形或危害。

炔诺孕酮 [药典（二）；]
Norgestrel

【分类】 孕激素类。

【药理作用】 本品为速效、短效避孕药，避孕机制是显著抑制排卵和阻止孕卵着床，并使宫颈黏液稠度增加，精子穿透阻力增大，从而发挥速效避孕作用。

【适应证】 用于女性短期避孕。

【用法用量】 口服。在夫妇同居前 2 日开始服药，每晚 1 片，连服 10~15 日不能间断。如同居超过半个月应接服复方短效口服避孕药。

【不良反应】 见炔诺孕酮的不良反应表。

炔诺孕酮的不良反应表

分类	少见	罕见	不良反应处置
免疫系统		过敏性皮炎	减量或停药后一般可恢复
消化系统	恶心、呕吐、食欲缺乏	药物性肝炎	减量或停药后一般可恢复
神经系统		头昏、倦怠、痤疮	减量或停药后一般可恢复

【咨询要点】注意事项：应按规定用法服药，不可漏服。患有心血管疾病、肝肾疾病、糖尿病、哮喘病、癫痫、偏头痛、血栓性疾病、胆囊疾病以及精神病患者禁用。

左炔诺孕酮 [药典（二）]
Levonorgestrel

【分类】孕激素类。

【药理作用】本品为全合成的强效孕激素，活性比炔诺孕酮强 1 倍，约为炔诺酮的 100 倍。主要作用及作用机制与炔诺孕酮相似。本品也有一定雄激素活性和蛋白同化作用，口服或皮下注射均可抑制排卵。

【适应证】用于女性紧急避孕，即在无防护措施或其他避孕方法失误时使用；这些失误包括避孕套滑脱或破裂、体外排精失控、或安全期计算失误等。

【用法用量】口服片剂在无防护性性生活或避孕失败 72 小时内，服药越早，预防妊娠效果越好，单次口服 1 片。本品可在月经周期任何时间服用。

【不良反应】见左炔诺孕酮的不良反应量表。

左炔诺孕酮的不良反应量表

分类	常见	少见	罕见	不良反应处置
免疫系统		痤疮、多毛症	脱发	
消化系统	腹痛	轻度恶心、呕吐		一般不需处理，可自行消失
心血管系统		血压升高		
生殖系统	外阴阴道炎，生殖道分泌物增多、点滴出血，月经量少和闭经（节育系统）、意外妊娠	上生殖道感染、卵巢囊肿、痛经、乳房痛、宫内节育器脱落（部分或完全）、子宫异常出血（节育系统）	子宫穿孔（节育系统）	一般可自行消失，严重者可给予适当处理
其他		头痛、眩晕、疲劳、背部疼痛		一般不需处理，可自行消失

【咨询要点】①注意事项：如果放置有本系统的妇女发生带器妊娠，发生异位妊娠的相对风险性增加。②毒性反应：基于左炔诺孕酮的安全性药理学、毒性、遗传毒性以及致癌可能性的研究，临床前安全性评价结果显示其对人体不存在特别危害。

米非司酮 [药典（二）；医保（乙）]
Mifepristone

【分类】抗早孕药。

【药理作用】为强抗孕激素，能与孕受体及糖皮质激素受体结合，对子宫内膜孕酮受体的亲和力比黄体酮强 5 倍，对受孕动物各期妊娠均有引产效应，可作为非手术性抗早孕药。在有效剂量下对皮质醇水平无明显影响。由于该药不能引发足够的子宫活性，单用于抗早孕时不完全流产率较高，但能增加子宫对前列腺素的敏感性，故加用小剂量前列腺素后既可减少前列腺素的不良反应，又可使完全流产率显著提高（达95%以上）。本品同时具有软化和扩张子宫颈的作用。

【适应证】除用于抗早孕、催经止孕、胎死宫内引产外；还用于妇科手术操作，如宫内节育器的放置和取出、取内膜标本、宫颈管发育异常的激光分离以及宫颈扩张和刮宫术。

【用法用量】停经≤49日的健康早妊娠期妇女，于空腹或进食后1小时口服，服用方案有两种：①顿服200mg；②每次25mg，每日2次，连续3日，服药后禁食1小时。第3或第4日清晨于阴道后穹隆放置卡前列甲酯栓1mg（1枚），或使用其他同类前列腺素药物，卧床休息1小时后再起床，以免药物流出。如使用米索前列醇口服片，则服用400~600μg，在门诊观察6小时，注意用药后出血情况，有无胎囊排出和副反应。

【不良反应】见米非司酮的不良反应表。

米非司酮的不良反应表

分类	少见	不良反应处置
生殖系统	子宫出血	一般症状轻微，无需处理。治疗或随诊过程中，如出现大量出血或其他异常情况，应及时就医
消化系统	肛门坠胀感、恶心、呕吐、腹痛	
神经系统	头晕	
其他	乏力、皮疹	

苯扎氯铵^[药典（二）]
Benzalkonium Chloride

【分类】外用避孕药。

【药理作用】为季铵盐类外用杀精子药，接触5秒钟内即可使精子停止游动并死亡。本品不被阴道黏膜吸收，故不进入血液和乳汁，亦不影响阴道菌群。

【适应证】用于手术前皮肤消毒，黏膜和伤口消毒。也可用于外用避孕。

【用法用量】于房事前将药物放入阴道内，5~10分钟后可行房事。用药前、后不要接触肥皂。房事后至少2小时才可用清水冲洗。

【不良反应】见苯扎氯铵的不良反应表。

苯扎氯铵的不良反应表

分类	临床报道（发生率不明）
免疫系统	过敏反应、变态反应性结膜炎
生殖系统	影响精子活力
消化系统	恶心
其他	呼吸麻痹、视力减退

【咨询要点】①毒性反应：即使是小量该产品渗入地下水也会对饮用水造成危害，对水中有机物质有毒。对鱼类有剧毒。②药物过量：使用过量则引起心动过速、心悸、心绞痛、心律失常、头痛、神经质、兴奋、不安、失眠、骨骼肌痉挛、肌无力、震颤、出汗、潮红、怕热、发热、腹泻、呕吐、体重减轻等类似苯扎氯功能亢进的症状；会导致因呼吸肌麻痹而引起的呼吸困难和发绀，甚至窒息；中枢神经系统抑制、低血压、昏迷和死亡也可发生。

棉酚
Gossypol

【分类】男用避孕药。

【药理作用】棉酚具有抑制精子发生和精子活动的作用。其作用部位在睾丸生精上皮，以精子细胞和精母细胞最为敏感。由于破坏了生精上皮，从而导致精子畸形、死亡，直至无精子。棉酚右旋体无效，左旋体为活性成分，因此，左旋棉酚的作用为棉酚的 2 倍。

【适应证】除用作口服男用避孕药外，还可作外用杀精子剂；还用于治疗妇科疾病，包括月经过多或失调、子宫肌瘤、子宫内膜异位症等。

【用法用量】每日口服 1 次 20mg。连服 2 个月，然后每周 1 次 40mg 或 1 次 20mg，每周 2 次，连服 4 周。

【不良反应】见棉酚的不良反应表。

棉酚的不良反应表

分类	临床报道（发生率不明）	不良反应处置
生殖系统	性欲减退、精子减少症	
其他	低钾血症、疲乏、肌无力、嗜睡、食欲不振、胃肠道反应、面部手部灼烧感、横纹肌溶解综合征、头晕、潮热	如发生低钾血症，可口服或静脉补充钾盐，氯化钾每次 1mg，每日 3 次；横纹肌溶解服药后对症治疗，大量饮水复查恢复正常

【咨询要点】注意事项：长期应用可能产生对睾丸功能的不可逆性影响。服药前有精索静脉曲张的患者在服用棉酚后特别容易发生生精上皮长期或永久性损伤，故需要恢复生精功能的服药者，应预先检查诊断。

参考文献

［1］史英钦，蔺洁.长期服用复方醋酸棉酚片致严重低钾血症和横纹肌溶解综合征［J］.药物不良反应杂志，2017，19（2）：126–127.
［2］曹蕾，陆琴.复方醋酸棉酚治疗围绝经期功能性子宫出血患者对血清性激素水平的影响［J］.中国妇幼保健，2017，32（14）：3247–3248.

高血糖素 [医保（乙）]
Glucagon

【分类】降血糖药。

【药理作用】①升高血糖作用：促进肝糖原分解和促进糖异生，其代谢作用的主要靶器官是肝脏，促进 cAMP 的生成。②正性肌力作用：胰高血糖素的正性肌力作用不被普萘洛尔所阻断，可使心肌收缩力增加、心率加快，心输出量增加，血压上升。③对其他内分泌腺的作用：能兴奋肾上腺髓质。分泌儿茶酚胺类物质，也能增加胰岛素、甲状腺激、降钙素及生长激素的分泌。④对消化系统的作用：可增加胆汁和肠液的分泌，抑制胃、小肠及结肠的蠕动等。此外可增加肾血流量，促进尿中钠、钾、钙的排泄。

【适应证】①用于低血糖症，在暂时不能口服或静脉注射葡萄糖时特别有用。②用于心源性休克有效。

【用法用量】①肌内注射、皮下注射或静脉注射，用于低血糖症，每次 0.5~1.0mg，5 分钟左右即可见效。如 10 分钟仍不见效，则应尽快静脉使用葡萄糖。②用于心源性休克，连续静脉滴注，每小时 1~12mg。

【不良反应】见高血糖素的不良反应表。

高血糖素的不良反应表

分类	少见	不良反应处置
消化系统	恶心、呕吐	
心血管系统	心搏加速	立即停药
血液系统	血糖过高、低血钾	

胰岛素 ［药典（二）；基（基）；医保（甲）］
Insulin

【分类】降血糖药。

【药理作用】常规胰岛素根据来源可分为动物源性和人源性胰岛素，动物胰岛素由于氨基酸序列与人胰岛素有一定差异，过敏反应发生率比较高，而且剂量需要较大。动物胰岛素皮下注射，0.5~1 小时起效，24 小时达峰，作用维持 6~8 小时；人胰岛素皮下注射，0.5 小时内起效，1~3 小时达峰，作用持续时间大约 8 小时。人胰岛素较动物胰岛素起效快，作用时间长。不同部位皮下注射的吸收差别很大。

【适应证】用于糖尿病患者控制血糖特别是餐后高血糖。

【用法用量】①短效胰岛素用法一般为餐前 30 分钟皮下注射，用药后 30 分钟内须进食含碳水化合物的食物（以免给药后发生血糖过低症）。②每日 3~4 次。早餐前的 1 次用量最多，午餐前次之，晚餐前又次之，夜宵前用量最少。有时肌内注射。本品是可以静脉注射的胰岛素制剂，只有在急症时（如糖尿病性昏迷）才用。③因患者的胰岛素需要量受饮食热量和成分、病情轻重和稳定性、体型胖瘦、体力活动强度、胰岛素抗体和受体的数目和亲和力等因素影响，使用剂量应个体化。此外，小量（5~10U）尚可用于营养不良、消瘦、顽固性妊娠呕吐、肝硬化初期（同时注射葡萄糖）。本品还常与中效或长效胰岛素合并使用。

【不良反应】见胰岛素的不良反应表。

胰岛素的不良反应表

分类	少见	不良反应处置
眼部系统	眼屈光失调	停药
心血管系统	心悸、心动过速甚至昏迷	
其他	低血糖反应、出汗、乏力，重者出现意识障碍、共济失调、注射部位脂肪萎缩、脂肪增生	低血糖是本品治疗中最常见的不良反应，可能需要根据患者个体情况，通过调整胰岛素剂量和（或）调整进餐来降低低血糖的风险

【咨询要点】注意事项：用药期间应定期检查血糖、尿常规、肝肾功能、视力、眼底视网膜血管、血压及心电图等，以了解病情及糖尿病并发症情况。

门冬胰岛素
Insulin Aspart

【分类】降血糖药。

【药理作用】胰岛素的降血糖作用是通过胰岛素分子与肌肉和脂肪细胞上的胰岛素受体结合后，促进细胞对葡萄糖吸收利用，同时抑制肝脏葡萄糖的输出来实现的。注射本品后，在餐后 4 小时内，本品比可溶性人胰岛素起效快，使血糖浓度下降得更低。本品皮下注射后作用持续时间比可溶性人胰岛素短。皮下注射后，10~20分钟内起效，最大作用时间为注射后1~3小时，作用持续时间为3~5小时。

【适应证】用于糖尿病。

【用法用量】餐前注射，必要时，可在餐后立即给药。本品的用量因人而异，应由医生根据患者的病情决定。

【不良反应】见门冬胰岛素的不良反应表。

门冬胰岛素的不良反应表

分类	罕见	临床报道（发生率不明）
免疫系统	荨麻疹、皮疹、出疹、瘙痒、出汗、注射点局部的超敏反应（如红、肿和瘙痒）	变态反应
消化系统	胃肠道不适	
神经系统	周围神经系统病变、糖尿病视网膜病变、屈光不正	
呼吸系统	呼吸困难	
内分泌系统	脂肪代谢障碍	
循环系统	血管性水肿、心悸、血压下降	

【咨询要点】药物过量：当患者使用胰岛素的剂量超过需要剂量时会发生不同程度的低血糖，对于轻度低血糖可采取口服葡萄糖或含糖食品的治疗方式，所以，建议糖尿病患者随身携带含糖食品；对于严重的低血糖，在患者已丧失意识的情况之下，可由专业医务人员给患者肌内或皮下注射胰高血糖素（0.5~1.0mg），或由医务人员静脉注射葡萄糖。如果患者在10~15分钟之内对胰高血糖素无反应，则必须立即静脉注射葡萄糖。患者神志恢复之后，建议口服碳水化合物以免复发。

赖脯胰岛素 [药典（二）]
Insulin Lispro

【分类】降血糖药。

【药理作用】赖脯胰岛素的主要作用是调节葡萄糖代谢，其作用机制与门冬胰岛素相同。

【适应证】适用于需控制高血糖的糖尿病患者。

【用法用量】剂量应当由医生根据患者的需要决定。在输注赖脯胰岛素之前，应当仔细研究输液泵所附的生产厂家说明书。输液泵要使用正确的储药筒和导管，每48小时要更换输液器。插入输液器的时候要无菌操作。一旦发生低血糖，应当停止输注，直到低血糖缓解。

【不良反应】见赖脯胰岛素的不良反应表。

赖脯胰岛素的不良反应表

分类	常见	少见	罕见	临床报道（发生率不明）	不良反应处置
免疫系统	过敏反应（全身皮疹、气急、喘鸣、血压降低、脉搏加快或出汗，重症病例可能危及生命）		局部过敏		应停止用药

续表

分类	常见	少见	罕见	临床报道（发生率不明）	不良反应处置
其他	低血糖反应的早期症状为无力、饥饿、眼花、出冷汗、皮肤苍白、心悸、兴奋、手抖、神经过敏、头痛、颤抖等类似交感神经兴奋的症状；进一步发展为抑郁、注意力不集中、嗜睡、缺乏判断和自制力、健忘，也可有偏瘫、共济失调、心动过速、复视、感觉异常，严重者可惊厥和昏迷	脂肪营养不良		注射部位可能发生脂肪营养不良	不同部位轮流注射可减少此类反应。出现低血糖应给予葡萄糖可缓解

【咨询要点】①毒性反应：体外试验中，包括与胰岛素受体部位的结合以及对生长中的细胞的作用，赖脯胰岛素的表现与人胰岛素非常相似。研究还表明，赖脯胰岛素与胰岛素受体结合后的解离与人胰岛素相同。急性、1个月和12个月毒理学研究未见明显毒性。动物研究中赖脯胰岛素不引起生育力损害，无胚胎毒性，也没有致畸作用。②药物过量：胰岛素没有特定的过量定义，因为血糖浓度是胰岛素水平、葡萄糖利用率和其他代谢过程之间复杂的相互作用所致的结果。相对于食物摄入量和能量消耗情况，胰岛素过量会发生低血糖反应。轻度低血糖发作可以采用口服葡萄糖、其他糖类或含糖产品，效果良好。纠正中度低血糖可以采用肌内或皮下注射胰高血糖素，然后在患者充分恢复时口服碳水化合物。用胰高血糖素无效的患者必须静脉使用葡萄糖注射液。如果患者昏迷，应当肌内或皮下注射胰高血糖素。但是，如果没有胰高血糖素或患者使用胰高血糖素无效，则必须静脉输注葡萄糖注射液。患者意识一旦恢复，要马上给患者进餐。因为在明显的临床症状恢复后低血糖可能再次发生，有必要进行持续的碳水化合物摄入和观察。

低精蛋白锌胰岛素 [药典（二）；基（基）；医保（甲）]
Isophane Insulin

【分类】降血糖药。

【药理作用】与胰岛素相同，主要药效作用为降血糖。

【适应证】用于一般中、轻度糖尿病患者，重症须与胰岛素合作。

【用法用量】①必须在医师指导下，根据病情需要决定剂量和时间。②每日早餐前30~60分钟皮下注射1次，有时须于晚餐前再注射1次，必需时可与胰岛素混合使用，剂量根据病情而定。

【不良反应】注射部位可出现红斑，硬结或疼痛，低血糖，体重增加，偶有过敏反应引起休克，可皮下注射肾上腺素注射液并按休克原则处理。

精蛋白锌胰岛素 [药典（二）；基（基）；医保（甲）]
Protamine Zinc Insulin

【分类】降血糖药。

【药理作用】本品是一种长效动物胰岛素制剂。皮下注射后，在注射部位逐渐释放出游离胰岛素而被吸收。本品药理作用与胰岛素相同，主要药效作用为降血糖。

【适应证】用于治疗中、轻度糖尿病患者，重症须与胰岛素合用，有利于减少每日胰岛素注射次数，控制夜间高血糖。

【用法用量】本品于早餐前 30~60 分钟皮下注射，起始治疗为每日 1 次，每次 4~8 单位，按血糖、尿糖变化调整维持剂量。有时需于晚餐前再注射 1 次，剂量根据病情而定，一般每日总量 10~20 单位。使用前须滚动药瓶，使胰岛素混匀，但不要用力摇动以免产生气泡。

【不良反应】见精蛋白锌胰岛素的不良反应表。

精蛋白锌胰岛素的不良反应表

分类	少见	罕见	不良反应处置
免疫系统	注射部位红斑、硬结或疼痛	全身性及局部性的过敏	过敏性休克，可皮下注射肾上腺素注射液并按休克原则处理
其他	低血糖反应，体重增加	注射部位脂肪萎缩、脂肪增生	多见于年轻妇女，多为胰岛素制剂不纯所引起的脂肪溶解反应。为胰岛素所致的脂肪生成反应，于不同部位轮流注射可减少此种反应

【咨询要点】药物过量：过量注射本品可引起低血糖反应，应立即服用糖或含有糖分的食物消除症状。昏迷患者可注射胰高血糖素或静脉注射葡萄糖，以帮助患者恢复知觉，然后口服糖或葡萄糖。若低血糖反应频繁发生或导致昏迷，可能需要减少剂量。若严重低血糖未能及时治疗，会导致暂时或永久的脑部损害，以致死亡。

甘精胰岛素 [基（基）；医保（乙）]
Insulin Glargine

【分类】降血糖药。

【药理作用】本品在酸性（pH=4）注射液中，完全溶解。注入皮下组织后，因酸性溶液被中和而形成的微细沉积物可持续释放少量甘精胰岛素，具有长效作用的、平稳、无峰值的血药浓度 / 时间特性。在胰岛素与其受体结合的动力学方面，甘精胰岛素同人胰岛素极为相似。因此可以认为它与经由胰岛素受体而介导胰岛素的作用相同。

【适应证】需用胰岛素治疗的糖尿病。

【用法用量】皮下注射给药。在某一注射区内，每次注射的部位必须交替使用轮换。甘精胰岛素注射液不能同任何别的胰岛素或稀释液混合，混合或稀释会改变其时间 / 作用特性，混合会造成沉淀。

【不良反应】见甘精胰岛素的不良反应表。

甘精胰岛素的不良反应表

分类	常见	少见	罕见	临床报道（发生率不明）	不良反应处置
免疫系统		注射部位反应	过敏反应	紫癜、血管性水肿甚至过敏性休克	多数胰岛素注射部位的轻微反应，通常在数日或数周内能恢复
神经系统			味觉障碍		
肌肉骨骼系统			肌痛		
内分泌系统	低血糖			胰岛素抵抗，痛风	
眼部系统			视力障碍、视网膜病变		
其他	感染、上呼吸道感染	脂肪增生、咽炎、鼻炎	脂肪萎缩、水肿、体重增加	在注射部位可能发生脂肪营养不良	

【咨询要点】药物过量：如果注射甘精胰岛素的剂量远远高于患者对胰岛素的需求量，就可能发生低血糖反应。

参考文献

［1］杨红梅，王椿，黄慧.甘精胰岛素致痛风1例报道［J］.华西药学杂志，2018，33（02）：226.

地特胰岛素
Insulin Detemir

【分类】降血糖药。

【药理作用】本品是可溶性的、长效基础胰岛素类似物，其作用平缓且作用持续时间长。与人胰岛素和甘精胰岛素相比较，本品的时间作用曲线的变异性显著降低，其长效作用是通过在注射部位地特胰岛素分子间强大的自身聚合以及通过脂肪酸侧链与白蛋白相结合而实现的。与人胰岛素相比，地特胰岛素分子向外周靶组织的分布更为缓慢，这些延长机制的结合使本品的吸收和作用曲线比人胰岛素更易重复，即变异度小。地特胰岛素的降血糖作用是通过地特胰岛素分子与肌肉和脂肪细胞上的胰岛素受体结合后，促进细胞对葡萄糖的吸收利用，同时抑制肝脏葡萄糖的输出来实现的。

【适应证】用于治疗糖尿病。

【用法用量】与口服降血糖药联合治疗时，推荐地特胰岛素的初始治疗方案为每日1次给药，起始剂量为10U或0.1~0.2U/kg。地特胰岛素的剂量应根据病情进行个体化的调整。当地特胰岛素作为基础－餐时胰岛素给药方案的一部分时，应根据患者的病情，每日注射1次或2次，本品用量因人而异。本品经皮下注射，皮下注射部位可选择大腿、腹壁或者上臂，应在同一注射区域内轮换注射点。

【不良反应】见地特胰岛素的不良反应表。

地特胰岛素的不良反应表

分类	常见	罕见	临床报道（发生率不明）	不良反应处置
免疫系统		过敏反应、超敏反应、荨麻疹、皮疹、出疹		
神经系统		周围神经系统病变（痛性神经病变）		这种症状通常是可逆的
内分泌系统	低血糖	糖尿病视网膜病变		
眼部系统		屈光不正		这些反应通常为一过性的
其他		水肿	体质量减少、脂肪代谢障碍（包括脂肪萎缩和脂肪增生）	水肿的不良反应通常为一过性的。在特定注射部位不断轮换注射点，有助于减少脂肪代谢障碍的发生；注射部位反应发生为轻微和一过性的，通常在继续治疗几日至几周内消失

参考文献

［1］杨东明，闫萍.地特胰岛素与门冬胰岛素30治疗老年2型糖尿病疗效及不良反应的比较分析［J］.实用老年医学，2015，29（01）：77-79.

预混胰岛素 [基（基）；医保（甲、乙）]
Pre-Mixed Iusulin

【分类】降血糖药。

【药理作用】预混胰岛素含有标示百分比的短效胰岛素和中效胰岛素，可同时具有短效和长效胰岛素的作用。制剂中短效成分起效迅速，可以较好地控制餐后高血糖，中效成分持续缓慢释放，主要起替代基础胰岛素分泌作用。

【适应证】用于糖尿病控制血糖。

【用法用量】于早餐前半小时皮下注射 1 次，剂量根据病情而定。有时需要于晚餐前再注射 1 次。混悬型胰岛素在每次抽取前应缓慢摇动使其混匀，忌猛烈振荡。

【不良反应】见预混胰岛素的不良反应表。

预混胰岛素的不良反应表

分类	常见	罕见	临床报道 （发生率不明）	不良反应处置
内分泌系统	低血糖			意识清楚可以配合的低血糖患者，可口服糖类；意识昏迷患者需持续给予葡萄糖，患者在意识恢复后，仍需继续口服糖类直到胰岛素作用停止
免疫系统			全身性过敏反应、过敏性休克、荨麻疹、皮疹	动物胰岛素发生过敏者可换用人胰岛素；应用人胰岛素或提高制剂纯度；人胰岛素过敏者可试用胰岛素类似物；脱敏疗法；过敏性休克可用肾上腺素抢救
其他		注射部位皮肤发红、皮下结节、皮下脂肪萎缩等局部反应	周围神经系统病变、水肿、屈光不正、注射部位脂肪坏死	注射部位的不良反应须经常更换注射部位

甲苯磺丁脲 [药典（二）]
Tolbutamide

【分类】磺胺脲类降血糖药。

【药理作用】①刺激胰腺胰岛 β 细胞分泌胰岛素，先决条件是胰岛 β 细胞还有一定的合成和分泌胰岛素的功能；②通过增加门静脉胰岛素水平或对肝脏直接作用，抑制肝糖原分解和糖原异生作用，肝生成和输出葡萄糖减少；③也可能增加胰外组织对胰岛素的敏感性和糖的利用（可能主要通过受体后作用），因此，总的作用是降低空腹血糖和餐后血糖。

【适应证】适用于单用饮食控制疗效不满意的轻、中度 2 型糖尿病，患者胰岛 β 细胞有一定的分泌胰岛素功能，并且无严重的并发症。

【用法用量】口服。常用量每次 0.5g，每日 1~2g。开始在早餐前或早餐及午餐前各服 0.5g，也可 0.25g，每日 3 次，于餐前半小时服，根据病情需要逐渐加量，一般用量为每日 1.5g，最大用量每日 3g。

【不良反应】见甲苯磺丁脲的不良反应表。

甲苯磺丁脲的不良反应表

分类	少见	罕见	临床报道（发生率不明）	不良反应处置
免疫系统	皮疹			严重者给予抗过敏治疗
消化系统	腹泻、恶心、呕吐、胃痛或不适	黄疸、肝功能损害		应停止用药并及时就诊
血液系统		骨髓抑制、粒细胞减少、血小板减少症	粒细胞减少表现为咽痛、发热、感染，血小板减少症表现为出血、紫癜	应停止用药并及时就诊
其他	头痛、低血糖、高热			出现低血糖应及时给予葡萄糖

【咨询要点】①注意事项：下列情况应禁用，如1型糖尿病患者；2型糖尿病患者伴有酮症酸中毒、昏迷、严重烧伤、感染、外伤和重大手术等应激情况；肝、肾功能不全者；对磺胺药过敏者；白细胞减少的患者。②毒性反应：动物实验和临床观察证明磺酰脲类降血糖药物可造成死胎和胎儿畸形，孕妇禁用；本类药物可由乳汁排出，乳母不宜服用，以免婴儿发生低血糖。

格列本脲 [药典（二）；基（基）；医保（甲）]
Glibenclamide

【分类】口服降血糖药。

【药理作用】第二代磺脲类口服降血糖药。降血糖作用机制同甲苯磺丁脲。其作用较甲苯磺丁脲强200~250倍。口服后30分钟出现作用，半衰期为10小时，持续约16~24小时，蛋白结合率达95%。

【适应证】用于饮食不能控制的轻、中度2型糖尿病。

【用法用量】开始时每日剂量2.5~5mg，早餐前1次服；或每日2次，早、晚餐前各1次，然后根据情况每周增加2.5mg，一般每日量为5~10mg，最大不超过15mg。

【不良反应】见格列本脲的不良反应表。

格列本脲的不良反应表

分类	常见	少见	不良反应处置
消化系统	腹泻、恶心、呕吐、胃痛或不适	黄疸、肝功能损害	用药期间应定期测血糖、尿糖、尿酮体、尿蛋白和肝、肾功能，并进行眼科检查等，如有不良反应，停药就诊
神经系统	头痛		
其他		皮疹、骨髓抑制、粒细胞减少（表现为咽痛、发热、感染）、血小板减少症（表现为出血、紫癜）	

格列吡嗪 [药典（二）；基（基）；医保（甲、乙）]
Glipizide

【分类】口服降血糖药。

【药理作用】第二代磺脲类口服降血糖药，降血糖作用机制同甲苯磺丁脲。3日内可全部排出，无明显蓄积故较少引起低血糖。

【适应证】本品主要用于单用饮食控制治疗未能达到良好控制的轻、中度非胰岛素依赖型患者；对胰岛素抵抗患者可加用本品，但用量应在 30~40U 以下者。

【用法用量】一般每日 2.5~20mg，先从小量 2.5~5mg 开始，餐前 30 分钟服用。每日剂量超过 15mg 时，应分成 2~3 次餐前服用。控释片：每日 1 次，每次 5~10mg，根据血糖指标调整剂量，部分患者需 15mg，最大日剂量 20mg。

【不良反应】见格列吡嗪的不良反应表。

格列吡嗪的不良反应表

分类	常见	少见	临床报道（发生率不明）	不良反应处置
内分泌系统	低血糖			
神经系统		头晕、嗜睡、震颤		通常是短暂的，不需要中止治疗，可能是一种低血糖症状
眼部系统		视力模糊		
消化系统	腹泻、恶心、腹痛	呕吐、胆汁淤积性黄疸		似乎与剂量相关，一般随停药或减剂量而消失
泌尿系统			肾衰竭	大部分不良反应经停药或对症治疗可缓解
免疫系统		湿疹		

格列齐特 [药典（二）；医保（乙）]
Gliclazide

【分类】口服降血糖药。

【药理作用】第二代磺脲类口服降血糖药，降血糖作用机制同甲苯磺丁脲。大部分在肝脏代谢，代谢产物无显著降糖活性，主要由肾排出。

【适应证】成人 2 型糖尿病。

【用法用量】①缓释片：初始剂量建议为每日 30mg，每日 1 次，于早餐时服用；如血糖水平控制不佳，剂量可逐次增至每日 60、90 或 120mg，每次增量间隔至少 4 周（如治疗 2 周后血糖仍无下降时除外），通常日剂量范围为 30~120mg，最大日剂量为 120mg。65 岁以上患者开始治疗时每日 1 次，每次 30mg。高危患者如严重或代偿较差的内分泌疾病（垂体前叶功能不足、甲状腺功能减退、肾上腺功能不足）长期和（或）大剂量皮质激素治疗撤停、严重心血管疾病（严重冠心病、颈动脉严重受损、弥漫性血管病变）建议以每日 30mg 最小剂量开始治疗。②普通片：开始时每日 2 次，每日 40~80mg，早晚两餐前服用；连服 2~3 周，然后根据血糖调整用量；一般剂量每日 80~240mg，最大日剂量不超过 240mg。③用格列齐特缓释片代替其他口服降血糖药，应考虑先前使用药物的降糖强度和代谢半衰期，以免药物累加引起低血糖风险。用格列齐特缓释片代替格列齐特普通片时，1 片 80mg 普通片相当于 1 片缓释片，替代时必须监测血糖。

【不良反应】见格列齐特的不良反应表。

格列齐特的不良反应表

分类	少见	罕见	临床报道（发生率不明）	不良反应处置
免疫系统	皮肤过敏		过敏性紫癜及肾炎	进餐中服用可减少上述副作用
消化系统	恶心、呕吐、胃痛、腹泻、便秘			

续表

分类	少见	罕见	临床报道（发生率不明）	不良反应处置
血液系统		血小板减少、粒性白细胞缺乏、贫血		停药

【咨询要点】注意事项：必须定期测定患者的血、尿。开始用药宜从小剂量开始，以后按需要逐渐增量。

参考文献

［1］张兰予，冷慧敏，单萍.格列齐特不良反应文献概述［J］.中国药物滥用防治杂志，2015，21（06）：358-359.

格列喹酮[药典（二）；基（基）；医保（乙）]
Gliquidone

【分类】磺胺脲类降血糖药。

【药理作用】第二代口服降血糖药，为高活性亲胰岛 β 细胞剂，与胰岛 β 细胞膜上的特异性受体结合，可诱导产生适量胰岛素，以降低血糖浓度。

【适应证】2 型糖尿病。

【用法用量】餐前服用。根据患者个体情况，可适当调节剂量，一般日剂量为15~180mg。日剂量 30mg 以内者可于早餐前 1 次服用，大于此剂量者可酌情分为早、晚或早、中、晚分次服用。开始治疗量应从 15~30mg 开始，根据血糖情况逐步加量，每次加量 15~30mg。如原已服用其他磺酰脲类药改用本品时，可按相同量开始，按上述量逐渐加量调整。日最大剂量一般不超过 180mg。

【不良反应】见格列喹酮的不良反应表。

格列喹酮的不良反应表

分类	罕见	不良反应处置
免疫系统	过敏反应	一旦有皮肤过敏反应，应停用本品，代之以其他降血糖药或胰岛素
消化系统	胃肠道反应	一般为暂时性的，随着治疗继续而消失
其他	轻度低血糖反应	一般只需进食糖、糖果或甜饮料即可纠正，如仍不见效，应立即就医。少数严重者可静脉给葡萄糖

格列美脲[医保（乙）]
Glimepiride

【分类】口服降血糖药。

【药理作用】本品为磺脲类促胰岛素分泌剂，但与受体结合及解离的速度皆较格列本脲为快，较少引起较重的低血糖。本品的胰外作用，可增加葡萄糖的摄取。本品口服后较迅速而完全吸收，空腹或进食时对吸收无明显影响。在肝脏内通过细胞色素 P450 酶氧化代谢，代谢物无降糖活性。

【适应证】成人 2 型糖尿病。

【用法用量】开始时每日 1mg，1 次顿服。如不能满意控制血糖，每隔 1~2 周逐步增加剂量至每日 2mg、3mg、4mg，最大推荐剂量为每日 6mg。在达到满意疗效后，可减量，以采用最低有效量，避免低血糖。建议早餐前不久或早餐中服用，若不吃早餐则于第 1 次正餐前不久或餐中服用。以适量的水整片吞服。从其他口服降血糖药改用本品时，一般考虑原使用药物的降糖强度和代谢半衰期，以免药物累加引起低血糖风险；从胰岛素改用本品应在医生严密监测下进行。

【不良反应】见格列美脲的不良反应表。

格列美脲的不良反应表

分类	罕见	不良反应处置
免疫系统	瘙痒、红斑、荨麻疹样、麻疹样或斑丘疹样皮损，光敏反应	
消化系统	呕吐、腹痛、腹泻、肝酶的升高、胆汁淤积和黄疸	
血液系统	白细胞减少、粒细胞缺乏、血小板减少、溶血性贫血、再生障碍性贫血和各类血细胞减少症	通常停药后即可恢复
内分泌系统	低血糖反应	格列美脲片必须在进餐前即刻或进餐中服用。用格列美脲片治疗时不定时进餐或不进餐会引起低血糖，严重低血糖发作的症状可与脑卒中相类似。立即口服碳水化合物（糖类）后上述低血糖症状几乎全部消失
眼部系统	视觉障碍	尤其是在治疗开始阶段，由于血糖的改变，可能对视力产生暂时性影响
其他	血钠浓度降低	

参考文献

［1］柏华，肖渝 . 治疗剂量格列美脲致低血糖反应 1 例［J］. 临床合理用药杂志，2016，9（01）：111.

二甲双胍 [药典（二）；基（基）；医保（甲、乙）]
Metformin

【分类】口服降血糖药。

【药理作用】为双胍类口服降血糖药，作用较苯乙双胍弱。口服后吸收率仅 50%。

【适应证】①二甲双胍片首选用于单纯饮食控制及体育锻炼治疗无效的 2 型糖尿病，特别是肥胖的 2 型糖尿病。②本品与胰岛素合用，可减少胰岛素用量，防止低血糖发生。③可与磺酰脲类降血糖药合用，具协同作用。

【用法用量】①普通片：开始时每次 0.25g，每日 2~3 次，以后可根据病情调整用量，每次 0.5g，每日 1~1.5g。最大剂量不超过 2g。餐中服药，可减轻胃肠反应。②缓释片：开始时每日 1 次，每次 0.5g，晚餐时服用。后根据血糖调整药量，日最大剂量不超过 2g。

【不良反应】见二甲双胍的不良反应表。

二甲双胍的不良反应表

分类	常见	少见	罕见	不良反应处置
神经系统	味觉障碍			这些不良反应大多发生在开始治疗时，大多数患者通常可以自行缓解。为了避免这些不良反应，建议本品每日分 2~3 次随餐或餐后服用。缓慢增加剂量可提高胃肠道耐受性
消化系统	呕吐、腹痛、腹泻、口中有金属味			

续表

分类	常见	少见	罕见	不良反应处置
其他		乏力、疲倦、头晕、皮疹	乳酸性酸中毒虽然发生率很低，但应予注意	停药

【咨询要点】①注意事项：可减少肠道吸收维生素 B_{12}，使血红蛋白减少，产生巨红细胞贫血，也可引起吸收不良。②毒性反应：临床表现为呕吐、腹痛、过度换气、神志障碍，血液中乳酸浓度增加而不能用尿毒症、酮症酸中毒或水杨酸中毒解释。

瑞格列奈 [药典（二）；基（基）；医保（乙）]
Repaglinide

【分类】降血糖药。

【药理作用】瑞格列奈为短效胰岛素促泌剂，通过促进胰腺释放胰岛素来降低血糖水平，此作用依赖于胰岛中有功能的 β 细胞。瑞格列奈通过与 β 细胞上的受体结合以关闭 β 细胞膜中 ATP- 依赖性钾通道，使 β 细胞去极化，打开钙通道，使钙的流入增加，此过程诱导 β 细胞分泌胰岛素。

【适应证】用于饮食控制、减轻体重及运动锻炼不能有效控制其高血糖的 2 型糖尿病（非胰岛素依赖型）患者。当单独使用二甲双胍不能有效控制其高血糖时，瑞格列奈可与二甲双胍合用。

【用法用量】通常在餐前 15 分钟内服用本药，服药时间也可掌握在餐前 0~30 分钟内。患者误餐（或加餐）应针对此餐相应的减少（或增加）1 次服药。剂量因人而异，以个人血糖而定。推荐起始剂量为 0.5mg，以后如需要可每周或每 2 周作调整。接受其他口服降血糖药治疗的患者转用瑞格列奈片治疗的推荐起始剂量为 1mg。最大的推荐单次剂量为 4mg，随餐服用，但最大日剂量不应超过 16mg。

【不良反应】见瑞格列奈的不良反应表。

瑞格列奈的不良反应表

分类	少见	临床报道（发生率不明）
免疫系统		红斑、瘙痒、皮疹、荨麻疹
消化系统	腹痛、腹泻	呕吐、便秘、肝功能紊乱
内分泌系统	低血糖	
神经系统		头晕、头胀
其他		视觉异常

【咨询要点】药物过量：药物相对过量可能表现为降血糖作用的增大及出现低血糖症状（头晕、出汗、震颤、头痛等）。一旦出现这些反应，应采取有效措施纠正低血糖（口服碳水化合物）。更严重的低血糖伴有癫痫、意识丧失和昏迷，应静脉输入葡萄糖。

参考文献

[1] 龚思倩，蔡晓凌，韩学尧，等 . 瑞格列奈致低血糖昏迷一例报告 . 中国糖尿病杂志，2015，23（9）：853-855.

罗格列酮 [医保（乙）]
Rosiglitazone

【分类】降血糖药（噻唑烷二酮类胰岛素增敏剂）。

【药理作用】本品通过提高胰岛素的敏感性而有效地控制血糖。本品为过氧化物酶体增殖激活受体 γ（PPARγ）的高选择性、强效激动剂。激活 PPARγ 核受体，可对参与葡萄糖生成、转运和利用的胰岛素反应基因的转录进行调控。此外，PPARγ 反应基因也参与脂肪酸代谢的调节。在本品临床研究中，空腹血糖（FPG）和 HbA1c 的检测结果表明，本品可改善血糖控制情况，同时伴有血胰岛素和 C 肽水平降低，也可使餐后血糖和胰岛素水平下降。

【适应证】本品适用于治疗 2 型糖尿病。单一服用本品，并辅以饮食控制和运动，可控制 2 型糖尿病患者的血糖。对于饮食控制和运动加服本品或单一抗糖尿病药物，而血糖控制不佳的 2 型糖尿病患者，本品可与二甲双胍或磺酰脲类药物联合应用。

【用法用量】口服。①单药治疗：初始剂量可为每日 4mg，每日 1 次或分 2 次口服，如对初始剂量反应不佳，可逐渐加量至每日 8mg。②与磺酰脲类联合用药：初始剂量可为每日 4mg，每日 1 次或分 2 次口服，发生低血糖时，减少磺脲类用量。③与二甲双胍联合用药：初始剂量可为每日 4mg，每日 1 次或分 2 次。12 周后若空腹血糖控制不理想，剂量增加至每日 8mg。最大推荐剂量为每日 8mg，每日 1 次或分 2 次口服。

【不良反应】见罗格列酮的不良反应表。

罗格列酮的不良反应表

分类	少见	不良反应处置
消化系统	腹泻、轻、中度转氨酶升高	定期进行肝功能测定
血液系统	贫血、血脂升高	
心血管系统	诱发心力衰竭	严密监测心力衰竭的症状和体征
其他	头晕、头痛、轻、中度水肿	

【咨询要点】药物过量：根据志愿者临床研究显示，给予单剂量口服本品不超过 20mg 者，耐受性良好。一旦出现药物过量，可根据患者临床主诉给予适当的对症支持治疗，一般均可缓解。

吡格列酮 [药典（二）；基（基）；医保（乙）]
Pioglitazone

【分类】降血糖药。

【药理作用】本品属噻唑烷二酮类口服抗糖尿病药，为高选择性过氧化物酶体增殖激活受体（PPAR）的激动剂，通过提高外周和肝脏的胰岛素敏感性而控制血糖水平。其主要作用机制为激活脂肪、骨骼肌和肝脏等胰岛素所作用组织的 PPAR 核受体，从而调节胰岛素应答基因的转录，控制血糖的生成、转运和利用。

【适应证】对于 2 型糖尿病患者，本品可与饮食控制和体育锻炼联合以改善和控制血糖。可单独使用，当饮食控制、体育锻炼和单药治疗不能满意控制血糖时，它也可与磺脲、二甲双胍或胰岛素合用。

【用法用量】①单药治疗：初始剂量为每次 15mg 或 30mg，每日 1 次。如对初始剂量反应不佳，可加量至每次 45mg，每日 1 次。②联合治疗：与磺脲类药物合用时，初始剂量可为每次 15mg 或 30mg，每日 1 次。磺脲类剂量可维持不变；当患者发生低血糖时，应减少磺脲类药物用量。与二甲双胍合用时，初始剂量可为每次 15mg 或 30mg，每日 1 次。二甲双胍剂量可维持不变。一般而言，与二甲双胍合用时，二甲双胍无需降低剂量也不会引起低血糖。

【不良反应】见吡格列酮的不良反应表。

吡格列酮的不良反应表

分类	少见	罕见但严重	临床报道（发生率不明）	不良反应处置
消化系统	肝功能异常、恶心、胃肠道不适	ALT 升高、肝功异常		均为轻、中度转氨酶升高，并且可逆。减量或停药后可恢复
呼吸系统	上呼吸道感染、喉炎、鼻窦炎			严重者可给予对症治疗
血液系统	贫血	血红蛋白和红细胞压积下降		
心血管系统	诱发心力衰竭		国外文献报道，本品可造成血浆容积增加和由前负荷增加引起的心脏肥大，但仅见于 NYHA 标准心功能 III 和 IV 级的患者	需停药并对症处理
其他	轻/中度水肿、低血糖反应、血脂增高、肌痛、牙齿疾病、糖尿病恶化、骨折		有国外上市后的报道，服用噻唑烷二酮类药物包括吡格列酮，发生或加重（糖尿病）黄斑水肿并伴有视力下降，但发生频率非常罕见	低血糖一般只需进食糖、糖果或甜饮料即可纠正，如仍不见效，应立即就医。少数严重者可静脉给葡萄糖

【咨询要点】注意事项：只有当对胎儿潜在的好处超过潜在风险时，才应在孕期使用盐酸吡格列酮。因为现有数据强烈提示孕期血糖异常与先天异常和新生儿患病率、死亡率升高相关，大部分专家建议，怀孕期间使用胰岛素尽量将血糖控制到正常水平。因为许多药物可分泌入乳汁，母乳喂养的妇女不应使用盐酸吡格列酮。

阿卡波糖 [医保（乙）]
Acarbose

【分类】口服降血糖药。

【药理作用】为一新型口服降血糖药，在肠道内竞争性抑制葡萄糖苷酶，可降低多糖及蔗糖分解生成葡萄糖，减少并延缓吸收，因此具有降低餐后高血糖和血浆胰岛素浓度的作用。

【适应证】可与其他口服降血糖药或胰岛素联合应用于胰岛素依赖型或非胰岛素依赖型的糖尿病。

【用法用量】口服剂量需个体化，一般维持为每次 50~100mg，每日 3 次，餐前即刻吞服或与第 1 口主食一起咀嚼服用。开始时小剂量 25mg，每日 3 次，6~8 周后加量至50mg，必要时可加至 100mg，每日 3 次，每日量不宜超过 300mg。

【不良反应】见阿卡波糖的不良反应表。

阿卡波糖的不良反应表

分类	常见	少见	罕见	不良反应处置
消化系统	胃肠胀气、腹泻、胃肠道和腹部疼痛	恶心、呕吐、消化不良、肝酶升高	黄疸	如果不遵守规定的饮食，则胃肠道副作用可能加重。如果控制饮食后仍有严重的不适症状，应咨询医生并且暂时或长期减小剂量
其他			水肿	

【咨询要点】①注意事项：本品可使蔗糖分解为果糖和葡萄糖的速度更加缓慢，因此如果发生急性的低血糖，不宜使用蔗糖，而应该使用葡萄糖纠正低血糖反应。②药物过量：个别患者，尤其是在使用大剂量时会发生无症状的肝酶升高。因此，应考虑在用药的头6~12 个月监测肝酶的变化。停药后肝酶值会恢复正常。

伏格列波糖 [药典（二）；基（基）；医保（乙）]
Voglibose

【分类】降血糖药。

【药理作用】通过抑制肠道内将双糖分解为单糖的双糖类水解酶（α-葡萄糖苷酶），延迟了糖分的消化和吸收，从而改善餐后高血糖。本品抑制淀粉、麦芽糖和蔗糖负荷后的血糖增高，而对葡萄糖、果糖和乳糖负荷后的血糖增高无抑制作用。

【适应证】改善糖尿病餐后高血糖（本品适用于患者接受饮食及运动疗法没有得到明显效果时，或者患者除饮食及运动疗法外还用口服降血糖药物或胰岛素制剂而没有得到明显效果时）。

【用法用量】通常成人每次 0.2mg（每次 1 片），每日 3 次，餐前口服，服药后即刻进餐，疗效不明显时，经充分观察可以将每次用量增至 0.3mg（每次 1.5 片）。

【不良反应】见伏格列波糖的不良反应表。

伏格列波糖的不良反应表

分类	少见	罕见	临床报道（发生率不明）	不良反应处置
免疫系统	颜面浮肿、发汗、脱毛	皮疹、瘙痒、光敏反应		
内分泌系统	低血糖、高钾血症			如出现低血糖症状时不应给予蔗糖而应给予葡萄糖进行适当处理
消化系统	ALT、AST、LDH、γ-GT、ALP上升，腹泻，软便，肠鸣，腹痛，便秘，食欲不振，恶心，肠鸣，呕吐，胃灼热	急性重型肝炎、严重肝功能障碍或黄疸、胆囊炎、腹部胀满、肠排气增加、肠梗阻样症状、肠壁囊样积气症、结肠息肉、直肠肿瘤	严重肝硬化病例给药时，因伴随以便秘等为契机的高氨血症恶化、意识障碍（频率不明），所以应充分观察排便等状况，发现异常应立即停止给药等适当处理	充分观察，出现异常时应停止给药等适当处理
神经系统		头痛、眩晕、蹒跚、困倦		
血液系统	贫血、血清淀粉酶上升	血小板减少		
其他	口渴	口腔炎、腹股沟疝		

依帕司他^[医保（乙）]
Epalrestat

【分类】抗糖尿病药物。

【药理作用】本品是一种可逆性的醛糖还原酶非竞争性抑制剂，对醛糖还原酶具有选择性抑制作用。临床研究表明，依帕司他能抑制糖尿病性外周神经病变患者红细胞中山梨醇的积累，与对照组比较能显著改善患者的自觉症状和神经功能障碍。

【适应证】糖尿病性神经病变。

【用法用量】通常成人剂量为每次 50mg（1 片），每日 3 次，饭前口服。

【不良反应】见依帕司他的不良反应表。

依帕司他的不良反应表

分类	临床报道（发生率不明）
免疫系统	红斑、水疱、皮疹、瘙痒
消化系统	腹泻、恶心、呕吐、腹痛、食欲不振、腹部胀满感、胃部不适
血液系统	胆红素、ALT、AST、γ-GT 升高
神经系统	眩晕、头晕、嗜睡
其他	颈痛、乏力、浮肿、肿痛、四肢痛感、麻木、脱毛

【咨询要点】注意事项：服用本品后，尿液可能出现褐红色，此为正常现象，因此有些检测项目中可能会受到影响。一旦出现过敏表现，应立即停药，并进行适当处理。

参考文献

［1］宋桢.评价依帕司他治疗糖尿病周围神经病变（DPN）的有效性和安全性［J］.糖尿病新世界,2018,21(8）:186–188.

利拉鲁肽^[基（基）；医保（乙）]
Liraglutide

【分类】其他影响血糖药物。

【药理作用】利拉鲁肽是一种 GLP-1 类似物，与人 GLP-1 具有 97% 的序列同源性，人 GLP-1 可以结合并激活 GLP-1 受体。GLP-1 受体为天然 GLP-1 的靶点，GLP-1 是一种内源性肠促胰岛素激素，能够促进胰腺 β 细胞葡萄糖浓度依赖性地分泌胰岛素。与天然 GLP-1 不同的是，利拉鲁肽在人体中的药代动力学和药效动力学特点均适合每日 1 次的给药方案。利拉鲁肽能够以葡萄糖浓度依赖的模式刺激胰岛素的分泌，同时以葡萄糖浓度依赖的模式降低过高的胰高糖素的分泌。降血糖机制还包括轻微延长胃排空时间，通过减轻饥饿感和能量摄入降低体重和体脂量

【适应证】本品用于成人 2 型糖尿病患者控制血糖；适用于单用二甲双胍或磺脲类药物最大可耐受剂量治疗后血糖仍控制不佳的患者，与二甲双胍或磺脲类药物联合应用。

【用法用量】每日 1 次，可在任意时间注射，无需根据进餐时间给药。经皮下注射给药，注射部位可选择腹部、大腿或者上臂，改变注射部位和时间时无需进行剂量调整，然而，推荐本品于每日同一时间注射。起始剂量为每日 0.6mg，至少 1 周后，剂量应增加至 1.2mg。预计一些患

者在将剂量从 1.2mg 增加至 1.8mg 时可以获益，根据临床应答情况，为了进一步改善降糖效果，在至少 1 周后可将剂量增加至 1.8mg。

【不良反应】见利拉鲁肽的不良反应表。

利拉鲁肽的不良反应表

分类	常见	少见	不良反应处置
免疫系统		注射部位反应、荨麻疹	反应通常都为轻度，而且不会导致停用本品
消化系统	恶心、呕吐、腹泻、消化不良	可增加患胰腺炎风险	其中大多数为短暂、轻微或可耐受且和剂量有关，缓慢提高剂量可减少相关胃肠道不适发生。有胰腺炎病史的患者慎用

【咨询要点】药物过量：在本品的一项临床研究中，1 例 2 型糖尿病患者发生了单次皮下注射 17.4mg（最大推荐维持剂量 1.8mg 的 10 倍）的用药过量事件。导致了严重恶心和呕吐，但未发生低血糖，患者恢复并且没有出现并发症。如果发生药物过量，应当根据患者的临床体征和症状采取适当的支持治疗。

参考文献

［1］张凡，王丽霞 . 利拉鲁肽注射液致转氨酶升高 1 例［J］. 中国药物警戒，2018，15（06）：372-373.

西格列汀 [基（基）：医保（乙）]
Sitagliptin

【分类】降血糖药。

【药理作用】西格列汀是二肽基肽酶 4（DPP-4）抑制剂，在 2 型糖尿病患者中可通过增加活性肠促胰岛激素的水平而改善血糖控制。肠促胰岛激素包括胰高糖素样多肽 -1（GLP-1）和葡萄糖依赖性促胰岛素分泌多肽（GIP），由肠道全天释放，并且在进餐后水平升高。肠促胰岛激素是参与葡萄糖内环境稳态生理学调控的内源性系统的一部分。当血糖浓度正常或升高时，GLP-1 和 GIP 可通过涉及环磷腺苷的细胞内信号途径增加胰腺 β 细胞合成并释放胰岛素。

【适应证】本品配合饮食控制和运动，用于改善 2 型糖尿病患者的血糖控制。当单独使用盐酸二甲双胍血糖控制不佳时，可与盐酸二甲双胍联合使用，在饮食和运动基础上改善 2 型糖尿病患者的血糖控制。

【用法用量】口服，本品单药或与二甲双胍联合治疗的推荐剂量为 100mg，每日 1 次。本品可与或不与食物同服。

【不良反应】见西格列汀的不良反应表。

西格列汀的不良反应表

分类	少见	临床报道（发生率不明）
免疫系统		皮疹
消化系统	腹痛、腹泻、恶心、呕吐	急性胰腺炎
泌尿系统		泌尿系感染、肾炎
内分泌系统	低血糖	白细胞、碱性磷酸酶、尿酸升高
神经系统		头晕
心血管系统		高血压
其他		鼻咽炎、咽炎、咽痛、肌痛、关节痛、头晕等

左甲状腺素 [基（基）；医保（甲）]
Levothyroxine

【分类】甲状腺激素类。

【药理作用】本品中所含有的合成左甲状腺素与甲状腺自然分泌的甲状腺素相同。它与内源性激素一样，在外周器官中被转化为 T_3，然后通过与 T_3 受体结合发挥其特定作用。人体不能够区分内源性或外源性的左甲状腺素。

【适应证】①治疗非毒性的甲状腺肿（甲状腺功能正常）。②甲状腺肿切除术后，预防甲状腺肿复发。③甲状腺功能减退的替代治疗。④抗甲状腺药物治疗甲状腺功能亢进症的辅助治疗。⑤甲状腺癌术后的抑制治疗。⑥甲状腺抑制试验。

【用法用量】应于早餐前半小时，空腹将 1 日剂量 1 次性用适当液体（例如半杯水）送服。从低剂最开始（如 25μg/d），每 2~4 周逐渐加量，直至达到足剂量。

【不良反应】见左甲状腺素的不良反应表。

左甲状腺素的不良反应表

分类	临床报道（发生率不明）
免疫系统	潮红、荨麻疹
消化系统	呕吐、腹泻
生殖系统	月经紊乱
神经系统	头痛、失眠
心血管系统	心动过速、心悸、心律不齐、心绞痛、血压升高
其他	肌肉无力和痉挛、发热、假脑瘤、震颤、坐立不安、多汗、体重下降

【咨询要点】①毒性反应：左甲状腺素有非常轻微的急性毒性。已有充分的人体试验数据表明，在怀孕的不同时期应用左甲状腺素，对胎儿没有任何的毒性效应，也不会引发畸形。②药物过量：包括强烈的 β-拟交感神经效应，如心动过速、焦虑、激动和运动过度，使用 β 受体阻滞药能够缓解这些症状。极度药物过量的情况可以使用血浆除去法。已发生的中毒事件（如企图自杀）中，人体可以耐受 10mg 左甲状腺素而没有出现并发症，报道表明，长期滥用本品的患者会出现心脏性猝死。

参考文献

[1] 王振全，焦喜林，陈健.左甲状腺素钠致严重过敏反应一例［J］.临床误诊误治，2017，30（6）：79-80.

甲巯咪唑 [药典（二）；基（基）；医保（甲）]
Thiamazole

【分类】抗甲状腺药。

【药理作用】作用较丙硫氧嘧啶强，且起效快而代谢慢，维持时间较长。

【适应证】①甲状腺功能亢进的内科治疗：适用于轻症和不适宜手术或放射性碘治疗者，如儿童、青少年及手术后复发而不适于放射性碘治疗者。也可作为放射性碘治疗时的辅助治疗。②甲状腺危象的治疗：除应用大剂量碘剂和采取其他综合措施外，大剂量本品可作为辅助治疗以阻断甲状腺素的合成。③术前准备：为了减少麻醉和术后并发症，防止术后发生甲状腺危象，术前应先服用本品使甲状腺功能恢复到正常或接近正常，然后术前2周左右加服碘剂。

【用法用量】 ①成人：开始时每日30mg，可按病情轻重调节为每日15~40mg，每日最大量60mg，分次口服，病情控制后，逐渐减量，维持量为每日5~15mg，疗程一般12~18个月。②小儿：开始时剂量为每日按体重0.4mg/kg，分3次口服。维持量约减半或按病情轻重调节。

【不良反应】 见甲巯咪唑的不良反应表。

甲巯咪唑的不良反应表

分类	常见	少见	罕见	临床报道（发生率不明）	不良反应处置
免疫系统	瘙痒、皮疹				停药或减量
血液系统		白细胞减少、粒细胞缺乏			
消化系统		胃肠道反应	肝炎、黄疸	胆汁淤积性肝炎	停药，保肝治疗
其他		关节痛、头痛、脉管炎	间质性肺炎、肾炎、红斑狼疮样综合征		

参考文献

［1］王婷婷，高阳，鲁燕，等.甲巯咪唑致全身过敏性皮疹1例报告［J］.基层医学论坛，2017，21（13）：1721-1722.

［2］张莹，徐斑.甲巯咪唑致粒细胞缺乏症一例［J］.华西医学，2017，32（02）：306-307

［3］石卫峰，徐红冰，荣亮亮，等.甲巯咪唑片致胆汁淤积性肝炎一例［J］.实用药物与临床，2017，20（08）：985-986.

丙硫氧嘧啶 [药典（二）；基（基）；医保（甲）]
Propylthiouracil

【分类】 抗甲状腺素药。

【药理作用】 能抑制过氧化酶系统，使被摄入到甲状腺细胞内的碘化物不能氧化成活性碘，从而使酪氨酸不能碘化；同时，一碘酪氨酸和二碘酪氨酸的缩合过程受阻，以致不能生成甲状腺激素。由于本品不能直接对抗甲状腺激素，待已生成的甲状腺激素耗竭后才能产生疗效，故作用较慢。本品在甲状腺外能抑制 T_4 转化为 T_3，与其疗效亦有关系。

【适应证】 与甲巯咪唑相同。

【用法用量】 用药剂量应个体化，根据病情、治疗反应及甲状腺功能检查结果随时调整。每日剂量分次口服，间隔时间尽可能平均。①甲状腺功能亢进：成人口服常用量，300~450mg/d，分3次口服；极量，每次0.2g，每日0.6g。1~3周后可见症状缓解，1~2月后症状可以得到控制，患者甲状腺功能正常后，应逐渐减量至维持量，通常每日50~100mg。小儿开始剂量，每日按4mg/kg，分3次口服，维持量酌减。②甲状腺危象：每日0.4~0.8g，分3~4次服用，疗程不超过1周，作为综合治疗措施之一。③甲状腺功能亢进的术前准备：术前服用本品，每次100mg，每日3~4次，使甲状腺功能恢复到正常或接近正常，然后加服2周碘剂再进行手术。

【不良反应】 见丙硫氧嘧啶的不良反应表。

丙硫氧嘧啶的不良反应表

分类	常见	少见	罕见但严重	临床报道（发生率不明）
免疫系统	皮肤瘙痒、皮疹			
消化系统		胃肠道反应、肝酶升高	肝炎、黄疸	定期控制血常规、转氨酶和胆汁郁积指示酶
血液系统			间质性肺炎、肾炎、脉管炎	白细胞减少、粒细胞缺乏、再生障碍性贫血、红斑狼疮样综合征
其他		关节痛、头痛		

参考文献

［1］田彬彬.甲状腺功能亢进治疗中丙硫氧嘧啶和甲巯咪唑的临床应用效果对比研究［J］.黑龙江医学，2018，42（10）：1001-1002.

碘及碘化合物
Iodine and Iodides

【分类】抗甲状腺药。

【药理作用】碘为合成甲状腺激素的原料。当人体缺碘时，甲状腺体呈代偿性肥大，引起地方性甲状腺肿，可用含碘食盐（食盐中含 0.001%~0.02% 的碘化钾）或海带及其他含有机碘的海产品，或肌内注射碘化钾，加以预防。

【适应证】①甲状腺危象：碘剂的抗甲状腺作用快而强，用后能迅速改善症状，且必须同时配合应用硫脲类药物。②甲状腺功能亢进的术前准备：碘剂能使甲状腺组织变硬，血管减少，有利于部分切除手术的进行。甲状腺功能亢进患者于术前多先服一段时间的硫脲类药物，使症状和基础代谢率基本控制后，术前 2 周再加用碘剂。

【用法用量】①治疗甲状腺危象：每6小时1次，每次5ml。②甲状腺功能亢进症手术前准备：于术前 2 周服复方碘口服溶液，每日 3 次，每次从 5 滴逐日增加至 15 滴。

【不良反应】见碘及碘化合物的不良反应表。

碘及碘化合物的不良反应表

分类	临床报道（发生率不明）	不良反应处置
免疫系统	用药后立即或几小时后发生血管性水肿、上呼吸道黏膜刺激症状，甚至喉头水肿引起窒息	过敏反应需对症处理
其他	长期应用可出现口内铜腥味、喉部烧灼感、鼻炎、皮疹等	停药即可消失

阿仑膦酸钠 [医保（乙）]
Alendronate Sodium

【分类】抗骨质疏松类药。

【药理作用】为第三代氨基二膦酸盐类骨代谢调节剂，于骨内羟基磷灰石有强亲和力，能进入骨基质羟磷灰石晶体中，当破骨细胞溶解晶体，药物被释放，能抑制破骨细胞活性，并通过成骨细胞间接起抑制骨吸收作用。其抗骨吸收作用较依替膦酸二钠强 1000 倍，并且没有骨矿化抑制作用。使用本品治疗的患者 96% 脊椎的骨量增加，绝经后有骨质疏松的妇女椎体畸变、身高缩短，骨折发生率（包括髋骨、脊椎骨、腕骨）等均获得改善。

【适应证】用于绝经后妇女的骨质疏松症，以预防髋部和脊柱骨折（椎骨压缩性骨折），也适用于男性骨质疏松症以增加骨量。

【用法用量】口服，每日 1 次 10mg，或每周 1 次 70mg，早餐前 30 分钟用至少 200ml 白开水送服，不要咀嚼或吮吸药片。

【不良反应】见阿仑膦酸钠的不良反应。

阿仑膦酸钠的不良反应

分类	少见	临床报道（发生率不明）	不良反应处置
神经系统		头痛	
血液系统		短暂白细胞升高	
泌尿系统		尿血	
消化系统	胃肠道反应，如腹痛、腹泻、恶心、便秘、消化不良		服用该药一定要注意，该药必须且只能在每周固定的 1 日晨起时使用，在第 1 次进食之前至少半小时，用 1 满杯白开水送服，并且在服药后至少 30 分钟之内和第 1 次进食前，患者应避免躺卧，以尽快将药物送至胃部
免疫系统		罕见皮疹或红斑	
其他		骨骼肌疼痛、血钙降低	

【咨询要点】注意事项：本品可能对上消化道黏膜产生局部刺激。已报道的食管不良反应有食管炎、食管溃疡和食管糜烂，罕有食管狭窄和穿孔的报道。血清钙和磷呈轻度且短暂的下降，无临床症状。

依替膦酸二钠 ^[药典（二）；基（非基药）；医保（非医保）]
Etidronate Disodium

【分类】其他影响代谢的药物。

【药理作用】本品是骨代谢调节剂，能进入骨基质羟磷灰石晶体中，当破骨细胞溶解晶体，药物被释放，能抑制破骨细胞活性，并通过成骨细胞间接起抑制骨吸收效应，防止骨质的丢失。

【适应证】用于原发性骨质疏松症和绝经后骨质疏松症。

【用法用量】口服。每次 0.2g，每日 2 次，两餐间服用。

【不良反应】见依替膦酸二钠的不良反应表。

依替膦酸二钠的不良反应表

分类	常见
消化系统	腹部不适、腹泻、呕吐
呼吸系统	口炎、咽喉灼热感
免疫系统	瘙痒、皮疹
神经系统	头痛

氯膦酸二钠 [药典（二）；基（非基药）；医保（乙）]
Disodium Clodronate

【分类】影响骨代谢的药物。

【药理作用】用于治疗骨疾病，对骨类矿化组织具有强烈的亲和性，可以抑制这些组织中可能由恶性肿瘤引起的异常增强的骨吸收。

【适应证】用于恶性肿瘤引起的高钙血症及骨质溶解。

【用法用量】单次服用日剂量时，最好于早晨空腹并以 1 杯水送服；随后 1 小时内，患者应该禁止进食、饮水并口服其他任何药物。若分次服用日剂量时，应按上述方法服用第 1 个剂量，第 2 个剂量应在餐间服用，时间应安排在进食、饮水或服用其他任何药物 2 小时之后、1 小时之前。任何情况下本品不能与牛奶、含钙食物或其他 2 价阳离子同时服用，否则会减少膦酸盐的吸收。

【不良反应】见氯膦酸二钠的不良反应表。

氯膦酸二钠的不良反应表

分类	常见	少见	罕见但严重	临床报道（发生率不明）	不良反应处置
消化系统	转氨酶轻度升高（通常在正常范围内）	恶心、呕吐、腹泻，转氨酶升高超过正常两倍范围，不伴有肝功能损伤			适当减少剂量，可减少不良反应的发生
内分泌系统	无症状的低钙血症	有症状的低钙血症、血清甲状旁腺激素升高、血清碱性磷酸酶浓度改变			
呼吸系统			阿司匹林过敏哮喘患者影响呼吸功能		
免疫系统		过敏性皮肤反应			
泌尿系统		肾功能损伤，严重肾脏损害			

帕米磷酸二钠 [药典（二）；基（非基药）；医保（乙）]
Pamidronate Disodium

【分类】影响骨代谢的药物。

【药理作用】本品为强效的破骨细胞性骨吸收抑制剂。能够抑制破骨细胞前体附着骨并抑制其转化为成熟的、有功能的破骨细胞。

【适应证】恶性肿瘤并发的高钙血症和溶骨性骨转移引起的骨痛。

【用法用量】①用于防治骨质疏松症：每月 1 次 30mg 静脉滴注，连续 6 个月，改为预防量，每 3 个月 1 次 30mg 静脉滴注，连续 2 年。②治疗癌症骨转移性疼痛：每次用药 30~60mg，临用前稀释于不含钙离子的 0.9% 氯化钠注射液或 5% 葡萄糖注射液中。静脉缓慢滴注 4 小时以上，浓度不得超过 15mg/125ml，滴速不得大于每 2 小时 15~30mg。③治疗高钙血症：严格按照血钙浓度，在医生指导下酌情用药。④治疗变形性骨炎及骨质愈合不良：每日 30~60mg. 连续 1~3 日；或每日 30mg，连续 6 周。⑤预防癌症骨转移：每 4 周静脉滴注 30~60mg。

【不良反应】见帕米磷酸二钠的不良反应表。

帕米磷酸二钠的不良反应表

分类	常见	少见	罕见但严重	临床报道（发生率不明）	不良反应处置
消化系统	恶心、呕吐、厌食、腹痛、腹泻、便秘、胃炎	消化不良			避免同时应用 2 种双膦酸盐药物
神经系统	头痛、失眠、嗜睡	癫痫发作、易激怒、头晕、昏睡	意识障碍、幻觉		
血液系统	贫血、血小板减少症、淋巴细胞减少		白细胞减少		
免疫系统	皮疹	过敏反应，支气管痉挛，血管性水肿，瘙痒	过敏性休克		
心血管系统	高血压	低血压	左心室衰竭、摄入液量过多所致的充血性心力衰竭		
泌尿系统		急性肾衰竭、盎式综合征	原有肾脏疾病进一步加重、血尿		
其他	低钙血症、低磷血症、低钾血症、低镁血症、血清肌酐升高、结膜炎	肝功能检查异常，血清尿素氮升高，葡萄膜炎	高钾血症、高钠血症、巩膜炎、巩膜外层炎、黄视症	下颌骨坏死	

伊班膦酸钠 [药典（二）；基（非基药）；医保（乙）]
Ibandronate Sodium

【分类】骨代谢调节药。

【药理作用】本品为含氮的双膦酸盐化合物，主要作用于骨组织，能特异性与骨内羟磷灰石结合，通过抑制破骨细胞活性来抑制骨吸收并降低骨转换的速度。

【适应证】①用于绝经后骨质疏松症；②用于恶性肿瘤溶骨性骨转移引起的疼痛；③用于伴有或不伴有骨转移的恶性肿瘤引起的高钙血症。

【用法用量】①绝经后骨质疏松症：推荐剂量每次 2mg，每 3 个月 1 次。取本品 2mg 稀释于不含钙离子的 0.9% 氯化钠注射液或 5% 葡萄糖注射液 250ml 中缓慢静脉滴注，时间不少于 2 小时。②用于治疗恶性肿瘤溶骨性骨转移引起的疼痛：推荐剂量为 4mg，每周 3~4 次。取本品 4mg 稀释于不含钙离子的 0.9% 氯化钠注射液或 5% 葡萄糖注射液 500ml 中缓慢静脉滴注，时间不少于 2 小时。③用于伴有或不伴有骨转移的恶性肿瘤引起的高钙血症：在本品治疗前应适量给予 0.9% 氯化钠注射液进行水化治疗。推荐中度高钙血症患者单次剂量给予 2mg；重度高钙血症患者单次剂量给予 4mg。④骨质疏松患者：每次 3mg，15~30 秒内静脉注射，每 3 个月 1 次。对于轻度或重度肾功能不全的患者（肾肌酐清除率 <30ml/min，因临床资料研究有限，不建议使用本品）。

【**不良反应**】见伊班膦酸钠注射液的不良反应表。

伊班膦酸钠注射液的不良反应表

分类	常见	少见	不良反应处置
内分泌系统	低钙血症	低磷血症	在给予该类药物治疗后应该常规监测磷代谢情况，尤其是首次给药后；其次，尽量避免与能致血磷水平降低的药物如抗酸药（结合膦酸盐如铝盐、钙盐、镁盐）、利尿药、糖皮质激素、氨基酸等同时使用
肌肉骨骼系统	骨痛	肌肉痛	
免疫系统		超敏反应、血管性水肿	
呼吸系统		胸腔和纵隔疾病、肺水肿、喘鸣、支气管痉挛	
血液和淋巴系统		贫血、恶病质、淋巴水肿	
神经系统		睡眠障碍、焦虑、情绪不稳定、脑血管疾病、神经根损害、健忘症、偏头痛、神经痛、过度紧张	
心血管系统		心肌缺血、心血管疾病、心悸、高血压、静脉曲张	
消化系统		肠胃炎、吞咽困难、胃炎、口腔溃疡、唇炎、胆石症	
泌尿系统		膀胱炎、尿潴留、肾囊肿	
生殖系统		阴道炎、盆腔疼痛	
其他	发热	体温低、流感样疾病、寒战、良性肿瘤、恶性肿瘤及口腔念珠菌感染	

【**咨询要点**】①注意事项：在使用本品前，必须先纠正低血钙、维生素 D 缺乏症和其他骨和矿物质代谢失衡的情况。足量摄入维生素 D 和钙制剂非常重要，若无法从饮食中足量摄取，应考虑钙或维生素 D 治疗。②药物过量：高剂量的伊班膦酸钠的毒性作用主要表现为肝、肾毒性。因此，药物过量时应监测肝肾功能。静脉过量使用可能导致低钙血症、低磷血症、低镁血症。

参考文献

［1］李义秀,何佳珂,熊爱珍,等.伊班膦酸钠致急性重度低磷血症1例［J］.中国医院药学杂志,2018,38（02）:213-214.

唑来膦酸
Zoledronic Acid

【**分类**】抗肿瘤辅助用药。

【**药理作用**】唑来膦酸属于含氮双膦酸化合物，主要作用于人体骨骼，通过对破骨细胞的抑制，从而抑制骨吸收。双膦酸化合物对矿化骨具有高度亲和力，可以选择性的作用于骨骼。唑来膦酸静脉注射后可以迅速分布于骨骼当中并像其他双膦酸化合物一样，优先聚集于高骨转化部位。唑来膦酸的主要分子靶点是破骨细胞中法尼基焦磷酸合成酶，但并不排除还存在其他作用机制。

【适应证】用于恶性肿瘤溶骨性骨转移引起的骨痛。

【用法用量】静脉滴注。成人每次 4mg（1 瓶），用 100ml 0.9% 氯化钠注射液或 5% 葡萄糖注射液稀释后静脉滴注，滴注时间应不少于 15 分钟。每 3~4 周给药 1 次或遵医嘱。

【不良反应】见唑来膦酸的不良反应表。

唑来膦酸的不良反应表

分类	临床报道（发生率不明）	不良反应处置
消化系统	恶心、呕吐、便秘、腹泻、腹痛、吞咽困难、厌食	
呼吸系统	呼吸困难、咳嗽、胸腔积液、上呼吸道感染	
泌尿系统	泌尿道感染	
神经系统	乏力、胸痛、失眠、焦虑、兴奋、头痛、嗜睡	
肌肉骨骼系统	骨痛、关节痛、肌肉痛	
免疫系统	流感样症状、发热、结膜炎、急性葡萄膜炎、黄斑水肿，注射部位出现红肿、皮疹、瘙痒	
其他	低血压、贫血、低钾血症、低镁血症、低钙血症、低磷血症、粒细胞减少、血小板减少、全血细胞减少、体重下降、脱水、血清中肌酐值升高（与给药时间有关）、腿浮肿	如果发生药物过量导致明显的低钙血症症状，采取口服钙剂和（或）静脉滴注葡萄糖酸钙进行治疗可以逆转药物过量

【咨询要点】毒性反应：唑来膦酸的毒副反应多为轻度和一过性的，大多数情况下无需特殊处理会在 24~48 小时内自动消退。

骨肽
Ossotide

【分类】抗骨质疏松类药。

【药理作用】本品具有调节骨代谢，刺激成骨细胞增殖，促进新骨形成，以及调节钙、磷代谢，增加骨钙沉积，防治骨质疏松作用。

【适应证】用于增生性骨关节疾病及风湿、类风湿关节炎等，并能促进骨折愈合。

【用法用量】①静脉滴注：每次 10~20ml（5~10 支），每日 1 次，溶于 200ml 0.9% 氯化钠注射液中，15~30 日为 1 个疗程。②肌内注射：每次 2ml（1 支），每日 1 次，20~30 日为 1 个疗程。亦可在痛点和穴位注射或遵医嘱。

【不良反应】见骨肽的不良反应表。

骨肽的不良反应表

分类	临床报道（发生率不明）	不良反应处置
免疫系统	皮疹、发热、过敏性休克	如发生休克，应立即肌内或皮下注射 0.1% 肾上腺素注射液 0.5~1ml（小儿酌减），必要时可数分钟重复注射 1 次或进行静脉、心内注射。并根据需要进行输液、给氧、滴注肾上腺皮质激素（氢化可的松或地塞米松），应用升压药和其他必要的急救措施。有呼吸困难时可缓慢静脉注射氨茶碱 0.25~0.5g，同时人工呼吸
血液系统	白细胞升高	

参考文献

［1］于佳，陈鳌，罗君，等.复方骨肽注射液致发热伴严重白细胞升高1例［J］.医药导报，2018，37（10）：
1288.

［2］舒文琳，苏志坚.注射用复方骨肽致过敏性休克［J］.药物不良反应杂志，2017，19（6）：467-469.

鹿瓜多肽
Cervus and Cucumis Polypeptide

【分类】抗类风湿类及其他类药物。

【药理作用】本品中骨诱导多肽类生物因子可有效促进机体内影响骨形成和吸收的骨源性生长因子的合成，包括骨形态发生蛋白（BMPs），β-转化生长因子（TGF-β），成纤维细胞生长因子（FGF）等，从而具有多种生物活性，其主要药理作用有：促进细胞有丝分裂、分化作用、趋化作用和溶骨活性。

【适应证】用于风湿、类风湿关节炎，强直性脊柱炎，各种类型骨折，创伤修复及腰腿疼痛等。

【用法用量】①肌内注射：每次 2~4ml，每日 4~8ml。②静脉滴注：每日 8~12ml，加入 250~500ml 的 5% 葡萄糖注射液或 0.9% 氯化钠注射液中静脉滴注，10~15 日为 1 个疗程或遵医嘱，小儿酌减。

【不良反应】见鹿瓜多肽的不良反应表。

鹿瓜多肽的不良反应表

分类	罕见	临床报道（发生率不明）	不良反应处置
消化系统	腹痛	恶心、呕吐、胃不适、胃痛、腹胀、腹泻、口干、肝转氨酶升高、肝功能异常、黄疸	
呼吸系统	胸闷	呼吸困难、呼吸急促、咳嗽、哮喘、喉头水肿、鼻塞、咽干	
神经系统	头晕	头痛、抽搐、震颤、麻木、畏寒、乏力	
免疫系统	皮疹、瘙痒、水疱、潮红、过敏性休克	多汗、多形性红斑、疼痛、肿胀、寒战、发热、过敏样反应	如发生休克，应立即肌内或皮下注射 0.1% 肾上腺素注射液 0.5~1ml（小儿酌减），必要时可数分钟重复注射 1 次或进行静脉、心内注射。并根据需要进行输液、给氧、滴注肾上腺皮质激素（氢化可的松或地塞米松），应用升压药和其他必要的急救措施。有呼吸困难时可缓慢静脉注射氨茶碱 0.25~0.5g，同时人工呼吸
其他	血压升高	心悸、发绀、血压下降、心动过速、心律失常、Kounis 综合征、局部静脉炎	

参考文献

［1］王心慧，王明媚，卫晋菲，等.鹿瓜多肽致 Kounis 综合征一例［J］.天津医药，2018，46（09）：
999-1001.

鲑鱼降钙素 [药典（二）；医保（乙）]
Salmon Calcitonin

【分类】抗骨质疏松类药。

【药理作用】降钙素是调节钙代谢，抑制甲状旁腺素的激素之一，它能显著地降低高周转性骨病的骨钙丢失，诸如骨质疏松症、变形性骨病（Paget 病）、痛性神经营养不良症（Sudeck 病）和恶性骨质溶解症，它对停经后骨质疏松症的躯干骨作用比四肢骨更显著和对高周转性骨病比低周转性骨病更显著。它能抑制破骨细胞活性，同时刺激成骨细胞形成。降钙素也能抑制溶菌作用，从而使病理性升高的血钙浓度降低以及通过减少肾小管再吸收而增加尿钙、磷和血钠的排泄，然而血清钙不会降至正常范围以下。降钙素抑制胃和胰腺的分泌活动，但并不影响胃肠蠕动。

【适应证】禁用或不能使用常规雌激素与钙制剂联合治疗的早期和晚期绝经后骨质疏松症以及老年性骨质疏松症；继发于乳腺癌、肺癌或肾癌、骨髓瘤和其他恶性肿瘤骨转移所致的高钙血症；变形性骨炎；甲状旁腺功能亢进症、缺乏活动或维生素 D 中毒（包括急性或慢性中毒）；痛性神经营养不良症或 Sudeck 病。

【用法用量】加入灭菌注射用水中，皮下或肌内注射，需在医生指导下用药。①骨质疏松症：每日 1 次，依据病症的严重程度，每次 10~20μg 或隔日 20μg，为防止骨质进行性丢失，应根据个体需要，适量摄入钙和维生素 D。②高钙血症：每日 1~2μg/kg，1 次或分 2 次皮下或肌内注射，治疗应根据患者的临床和生物化学反应进行调整，如果注射的剂量超过 2ml，应采取多个部位注射。③变形性骨炎：每日或隔日 20μg。④痛性神经营养不良症：早期诊断是重要的，而且，一旦确诊，应尽早治疗。每日 20μg 皮下或肌内注射，持续 2~4 周；然后每周 3 次，每次 20μg，维持 6 周以上；这取决于患者的反应。

【不良反应】见鲑鱼降钙素的不良反应表。

鲑鱼降钙素的不良反应表

分类	罕见	临床报道（发生率不明）	不良反应处置
免疫系统		轻度的面部潮红伴发热感、注射部位局部反应或全身性皮肤反应、皮疹、过敏性休克	如发生休克，应立即肌内或皮下注射 0.1% 肾上腺素注射液 0.5~1ml（小儿酌减），必要时可数分钟重复注射 1 次或进行静脉、心内注射。并根据需要进行输液、给氧、滴注肾上腺皮质激素（氢化可的松或地塞米松），应用升压药和其他必要的急救措施。有呼吸困难时可缓慢静脉注射氨茶碱 0.25~0.5g，同时人工呼吸
泌尿系统	多尿		
神经系统		头晕、寒战	
消化系统		恶心、呕吐	
其他		心动过速、低血压、虚脱	

参考文献

［1］田丹，许青，李晓宇，等.国内外鱼降钙素制剂不良反应分析研究［J］.上海医药，2017，38（21）：38-42，58.

依降钙素[医保（乙）]
Elcatonin

【分类】抗骨质疏松类药。

【药理作用】本品为人工合成的鳗鱼降钙素多肽衍生物的无菌水溶液，其主要作用是抑制破骨细胞活性，减少骨的吸收，防止骨钙丢失，同时可降低正常动物和高钙血症动物血清钙，对实验性骨质疏松有改善骨强度、骨皮质厚度、骨钙质含量、骨密度等作用。

【适应证】骨质疏松症引起的骨痛。

【用法用量】骨质疏松症：肌内注射，每次 10 单位，每周 2 次。应根据症状调整剂量，或遵医嘱。

【不良反应】见依降钙素的不良反应表。

依降钙素的不良反应表

分类	罕见	临床报道（发生率不明）	不良反应处置
消化系统	恶心、呕吐、食欲不振、偶见腹痛、腹泻、口渴、胃灼热	上消化道出血，ALT、AST 上升	
呼吸系统		哮喘	
泌尿系统		尿频	
神经系统	眩晕、步态不稳、头痛、耳鸣、手足抽搐、注射部位疼痛	指端麻木、视力模糊、咽喉部有含薄荷类物质后感觉、无力感、全身乏力、胸部压迫感	
免疫系统	过敏性休克	皮疹、荨麻疹、瘙痒、出汗、颜面潮红、热感、发热、过敏性休克、寒战	若出现皮疹、荨麻疹等时，应停药。如发生休克，应立即肌内或皮下注射 0.1% 肾上腺素注射液 0.5~1ml（小儿酌减），必要时可数分钟重复注射 1 次或进行静脉、心内注射。并根据需要进行输液、给氧、滴注肾上腺皮质激素（氢化可的松或地塞米松），应用升压药和其他必要的急救措施。有呼吸困难时可缓慢静脉注射氨茶碱 0.25~0.5g，同时人工呼吸
其他	低钠血症	浮肿，心悸	

依普黄酮 [药典（二）；基（非基药）；医保（非医保）]
Ipriflavone

【分类】影响骨代谢药物。

【药理作用】本品能直接作用于骨，具有雌激素样的抗骨质疏松特性，但无雌激素对生殖系统的影响。促进成骨细胞的增殖，促进骨胶原合成和骨基质的矿化，增加骨量。减少破骨细胞前体细胞的增殖和分化，抑制成熟破骨细胞活性，降低骨吸收。通过雌激素样作用增加降钙素的分泌，间接产生抗骨吸收的作用。

【适应证】适用于改善原发性骨质疏松症的症状，提高骨量减少者的密度。

【用法用量】餐后口服。每日 3 次，每次 0.2g。

【不良反应】见依普黄酮的不良反应表。

依普黄酮的不良反应表

分类	少见	罕见但严重
消化系统	恶心、呕吐、食欲不振、胃部不适、胃灼热、腹痛、腹部胀满、腹泻、便秘、口腔炎、口干、舌炎、味觉异常	消化道溃疡、胃肠道出血或恶化症状；黄疸，如有异常情况，建议立即停药
免疫系统	出疹、瘙痒	建议停药
神经系统	眩晕、轻微头痛	
血液系统		粒细胞减少、贫血
其他		男子女性化乳房、舌唇麻木、浮肿

氨基葡萄糖 [医保（乙）]
Glucosamine

【分类】 骨质增生用药。

【药理作用】 骨性关节炎是关节软骨蛋白多糖生物合成异常而呈现退行性病变的结果。氨基葡萄糖是一种天然的氨基多糖，可以刺激软骨细胞产生有正常多聚体结构的蛋白多糖，抑制损伤软骨的酶如胶原酶和磷脂酶 A_2，并可防止损伤细胞的超氧化自由基的产生，从而可延缓骨性关节炎的病理过程和疾病的进展，改善关节活动，缓解疼痛。

【适应证】 治疗和预防全身所有部位的骨关节炎，包括膝关节、肩关节、髋关节、手腕关节、颈及脊椎关节和踝关节等。

【用法用量】 口服，每次 240~480mg（1~2 片），每日 3 次，饭时或饭后服用。6 周为 1 个疗程或根据需要延长。每年重复治疗 2~3 次。

【不良反应】 见氨基葡萄糖的不良反应表。

氨基葡萄糖的不良反应表

分类	临床报道（发生率不明）
免疫系统	皮疹、瘙痒、皮肤红斑
消化系统	恶心、便秘、腹胀、腹泻
泌尿系统	慢性肾小管间质肾炎、急性肾小管间质性肾炎

参考文献

［1］赵晨晨. 口服硫酸氨基葡萄糖胶囊致药敏反应 1 例［J］. 中国校医，2018，32（10）：759-761.

［2］GueyeSerigne, Saint-CricqMorgane, CoulibalyMoussa, et al. Chronic tubulointerstitial nephropathy induced by glucosamine: a case report and literature review.［J］. Clinical nephrology, 2016, 86（2）:106–110.

碳酸钙 D_3 [药典（二）；医保（乙）]
Calcium Carbonate and Vitamin D_3

【分类】 抗骨质疏松类药。

【药理作用】 钙是维持人体神经、肌肉、骨骼系统、细胞膜和毛细血管通透性正常功能所必需。维生素 D 能参与钙和磷的代谢，促进其吸收并对骨质形成有重要作用。

【适应证】 用于儿童、妊娠和哺乳期妇女、更年期妇女、老年人等的钙补充剂，并帮助防治骨质疏松症。

【用法用量】 口服，咀嚼后咽下。①成人：每次 1 片，每日 1~2 次，每日最大量不超过 3 片。②儿童：每次半片，每日 1~2 次。

【不良反应】 见碳酸钙 D_3 的不良反应表。

碳酸钙 D_3 的不良反应表

分类	临床报道（发生率不明）	不良反应处置
消化系统	嗳气、便秘	
神经系统	偏头痛	
其他	高钙血症、乳碱综合征、心律失常	临床应用骨化三醇时应避免同时使用含有维生素 D 成分的药品及其类似药物，以免产生可能的加合作用及高钙血症，并应监测血钙和血肌酐浓度，需根据患者血钙水平制定每日用量；应在监测血钙水平的情况下增加用量

醋酸钙 [医保（乙）]
Calcium Acetate

【分类】矿物质补充剂。

【药理作用】本品为补钙剂，主要有促进骨骼和牙齿的钙化，维持神经与肌肉正常兴奋性，以及毛细血管渗透性等作用。本品为磷结合剂，在消化道中与食物中的磷酸根结合成不易吸收的磷酸钙，减少磷的吸收，从而降低血中磷的浓度和由于血磷过高所致的甲状旁腺激素分泌过多。与其他补钙剂相比，本品与磷的结合能力强且不宜造成高钙血症。

【适应证】用于预防和治疗钙缺乏症，如骨质疏松、手足抽搐症、骨发育不全、佝偻病以及儿童、妊娠和哺乳期妇女、绝经期妇女、老年人钙的补充。慢性肾衰竭所致高磷血症。

【用法用量】①胶囊：口服。每次 1 粒（0.6g），每日 1 次。②片剂：口服。在餐前或餐中服用，每次 2~4 片，每日 3 次或遵医嘱。

【不良反应】见醋酸钙的不良反应表。

醋酸钙的不良反应表

分类	罕见	临床报道（发生率不明）	不良反应处置
消化系统	便秘	腹痛、恶心、呕吐	减药或停药自行恢复
神经系统		昏睡、肌无力	减药或停药自行恢复
其他		高钙血症、心律失常	

【咨询要点】药物过量　本品单次轻微过量使用不会造成严重伤害，可进行洗胃等常规处理。长期大剂量应用可造成高钙血症。

钙尔奇 D600
Caltrate D 600

【分类】抗骨质疏松类药。

【药理作用】本品作用及其机制与碳酸钙 D_3 相同。

【适应证】用于妊娠和哺乳期妇女、更年期妇女、老年人等的钙补充剂，并帮助防治骨质疏松症。

【用法用量】口服。每次 1 片，每日 1~2 次。

【不良反应】见钙尔奇 D600 的不良反应表。

钙尔奇 D600 的不良反应表

分类	罕见	临床报道（发生率不明）
消化系统		嗳气、便秘
循环系统	乳碱综合征	过量服用可发生高钙血症

第十章 主要影响变态反应和免疫功能的药物

氯苯那敏 [药典（二）；基（基）；医保（甲）]
Chlorphenamine

【分类】 羟烷基类抗组胺药。

【药理作用】 主要能竞争性阻断变态反应靶细胞上组胺 H_1 受体，使组胺不能与 H_1 受体结合，从而抑制其引起的过敏反应。氯苯那敏的抗组胺作用较强，用量小，副作用小，不影响组胺的代谢，也不阻止体内组胺的释放，具有中等程度的镇静作用和抗胆碱作用，适用于各种过敏性疾病。与解热镇痛药配伍用药治疗感冒。

【适应证】 适用于荨麻疹、湿疹、皮炎、药疹、皮肤瘙痒症、神经性皮炎、虫咬症、日光性皮炎。也可用于变应性鼻炎、血管舒缩性鼻炎、药物及食物过敏。

【用法用量】 口服。成人1次1片，1日3次。

【不良反应】 见氯苯那敏的不良反应表。

氯苯那敏的不良反应表

分类	常见	少见	临床报道（发生率不明）	不良反应处置
免疫系统	皮疹加重、过敏性休克		皮肤瘀斑	如发生休克，应立即肌内或皮下注射0.1%肾上腺素注射液0.5~1ml（小儿酌减），必要时可数分钟重复注射1次或进行静脉、心内注射。并根据需要进行输液、给氧、滴注肾上腺皮质激素（氢化可的松或地塞米松），应用升压药和其他必要的急救措施。有呼吸困难时可缓慢静脉注射氨茶碱0.25~0.5g，同时人工呼吸
消化系统	恶心、呕吐	肝损害	口渴	
泌尿系统		排尿困难、血尿	急性尿潴留、多尿	
血液系统			出血倾向	

续表

分类	常见	少见	临床报道 （发生率不明）	不良反应处置
神经系统	意识障碍	癫痫	嗜睡、困倦、虚弱感	
心血管系统	低血压、心源性休克		心悸、心动过缓、心肌损伤	
呼吸系统	呼吸困难			
其他	发热	阴茎水疱、面肌痉挛、重症肌无力	咽喉痛	

【咨询要点】毒性反应：服用量过大致急性中毒时，成人常出现中枢抑制。儿童中毒时，多呈中枢兴奋。当呼吸衰竭时，可采用人工呼吸，给氧等支持疗法，忌用中枢兴奋药。必要时可用去甲肾上腺素静脉滴注以维持血压，但不宜用肾上腺素。抢救中切忌用组胺注射作解毒药。

苯海拉明 [药典（二）；基（基）；医保（甲）]
Diphenhydramine

【分类】止吐药。

【药理作用】本品为乙醇胺的衍生物，抗组胺效应不及异丙嗪，作用持续时间也较短，镇静作用两药一致，有局麻、镇吐和抗 M 胆碱样作用。①抗组胺作用：可与组织中释放出来的组胺竞争效应细胞上的 H_1 受体，从而制止过敏反应；②对中枢神经活动的抑制：引起镇静催眠作用；③加强镇咳药的作用；④抗眩晕、抗震颤麻痹作用。

【适应证】①皮肤黏膜的过敏，如荨麻疹、血管性水肿、变应性鼻炎、皮肤瘙痒症、药疹，对虫咬症和接触性皮炎也有效；②晕动病的防治，有较强的镇吐作用；③帕金森病和锥体外系症状；④镇静，催眠；⑤加强镇咳药的作用，适用于治疗感冒或过敏所致咳嗽。

【用法用量】饭后口服，1 次 25~50mg，1 日 2~3 次。用于防治晕动病时，宜在旅行前 1~2 小时，最少 30 分钟前服用。

【不良反应】见苯海拉明的不良反应表。

苯海拉明的不良反应表

分类	临床报道（发生率不明）	不良反应处置
免疫系统	皮疹、过敏性休克	如发生休克，应立即肌内或皮下注射 0.1% 肾上腺素注射液 0.5~1ml（小儿酌减），必要时可数分钟重复注射 1 次或进行静脉、心内注射。并根据需要进行输液、给氧、滴注肾上腺皮质激素（氢化可的松或地塞米松），应用升压药和其他必要的急救措施。有呼吸困难时可缓慢静脉注射氨茶碱 0.25~0.5g，同时人工呼吸
消化系统	恶心、呕吐、食欲缺乏	
血液系统	皮下出血、粒细胞减少	
神经系统	头晕、头昏、嗜睡	

茶苯海明 [药典（二）；医保（乙）]
Dimenhydrinate

【分类】抗组胺药。

【**药理作用**】本品为苯海拉明与8-氨茶碱的复合物，具有抗组胺作用，可抑制血管渗出，减轻组织水肿，并有镇静和镇吐作用。本品口服后在胃肠道吸收迅速而完全。

【**适应证**】①用于皮肤、黏膜的过敏反应：如荨麻疹、接触性皮炎、变应性鼻炎、血管性水肿、花粉症及皮肤瘙痒症等，能有效地控制症状；用于血清病、变应性结膜炎等过敏性疾病，疗效次之。②用于预防晕动病，常与东莨菪碱合用。③用于治疗妊娠呕吐及放射性呕吐。④用于预防输血及血液代用品的反应。⑤缓解帕金森病症状及诸多药物引起的锥体外系反应。

【**用法用量**】口服。成人1次1片。预防晕动病应在出发前30分钟服药，治疗晕动病时每4小时服药1次。1日用量不得超过6片。7~12岁儿童1次0.5~1片，1日不得超过4片。

【**不良反应**】见茶苯海明的不良反应表。

茶苯海明的不良反应表

分类	临床报道（发生率不明）	不良反应处置
免疫系统	皮疹、固定性药疹、过敏性休克	皮下注射0.1%肾上腺素0.3~0.5 ml，随即静脉穿刺注入肾上腺素0.1~0.2ml，每隔10分钟重推1次，继以5%葡萄糖注射液滴注维持静脉给药畅通，同时静脉注射地塞米松20mg，平卧吸氧，保持呼吸道畅通
消化系统	胃肠不适	
泌尿系统	排尿困难	
神经系统	迟钝、思睡、注意力不集中、疲乏、头晕、幻觉	
眼部系统	视力下降	

异丙嗪 ^[药典（二）；基（基）；医保（甲）]
Promethazine

【**分类**】抗组胺药。

【**药理作用**】异丙嗪能竞争性阻断组胺H_1受体而产生抗组胺作用，能对抗组胺所致之毛细血管扩张，降低其通透性，缓解支气管平滑肌收缩所致的喘息，较盐酸苯海拉明作用强而持久。因较易进入脑组织，故有明显的镇静作用；能加强催眠药、镇痛药及麻醉药的中枢抑制作用；其抗胆碱作用亦较强，防治晕动症效果较好。

【**适应证**】①抗过敏：适用于长期的、季节性的变应性鼻炎，血管运动性鼻炎，变应性结膜炎，荨麻疹，血管性水肿，对血液或血浆制品的过敏反应，皮肤划痕症。②晕动病：防治晕车、晕船、晕飞机。③用于麻醉和手术前后的辅助治疗：包括镇静、催眠、镇痛、止吐。④用于防治放射病性或药源性恶心、呕吐。

【**用法用量**】肌内注射。①成人用量：抗过敏，1次25mg（0.5支），必要时2小时后重复；严重过敏时可用肌内注射25~50mg（0.5~1支），最高量不得超过100mg（2支）；止吐，1次12.5~25mg（0.25~0.5支），必要时每4小时重复1次；镇静催眠，1次25~50mg（0.5~1支）。②小儿常用量：抗过敏，每次按体重0.125mg/kg或按体表面积3.75mg/m^2，每4~6小时1次；抗眩晕，睡前可按需给予，1次6.25~12.5mg，或每日3次；止吐，每次12.5~25mg，必要时每4~6小时重复；镇静催眠，必要时每次按体重0.5~1mg/kg或每次12.5~25mg。

【**不良反应**】见异丙嗪的不良反应表。

异丙嗪的不良反应表

分类	临床报道（发生率不明）	不良反应处置
免疫系统	皮疹、增加皮肤对光的敏感性	出现过敏反应时，可在医师指导下口服抗组胺药、维生素 C 和静脉使用钙剂，必要时全身使用糖皮质激素治疗
消化系统	胃痛或胃部不适感、恶心或呕吐、黄疸	
血液系统	白细胞减少、粒细胞减少症及再生障碍性贫血	
神经系统	嗜睡，头晕目眩，反应迟钝（儿童多见），多噩梦，易兴奋，易激动，幻觉，中毒性谵妄，儿童易发生锥体外系反应、步履艰难、坐卧不安、哭闹不止、狂躁、吐字不清	
呼吸系统	呼吸抑制	
心血管系统	低血压、血压升高、血压轻度降低、面色发热、潮红、心率加快	
耳鼻喉系统	口、鼻、咽干燥，耳鸣	
眼部系统	视力模糊或色盲（轻度）	

【咨询要点】异丙嗪中毒的治疗要点为：过量立即予吞服活性炭，监护 6~8 小时，大量摄入者洗胃；严重反应以对症、支持治疗为主；血液灌流、血液透析等治疗不能清除体内的异丙嗪。

咪唑斯汀 [药典（二）；基（基）；医保（乙）]
Mizolastine

【分类】H_1 受体阻滞药。

【药理作用】具有独特的抗组胺和抗过敏反应炎症介质的双重作用。在利用过敏反应动物模型进行的试验中，咪唑斯汀还可抑制活化的肥大细胞释放组胺（0.3mg/kg，口服）以及抑制嗜中性粒细胞等炎性细胞的趋化作用（3mg/kg，口服）。同时，咪唑斯汀还抑制变态反应时细胞间黏附性分子 –1 的释放。药理试验显示咪唑斯汀具有抗炎活性，这可能与其具有抑制 5– 脂肪氧合酶的作用有关。

【适应证】用于成人或 12 岁以上的儿童所患的荨麻疹等皮肤过敏症状、季节性变应性鼻炎、花粉症及常年性变应性鼻炎。

【用法用量】口服。成人（包括老年人）和 12 岁以上儿童：每日 1 次，每次 1 片（10mg）。或遵医嘱服用。

【不良反应】见咪唑斯汀的不良反应表。

咪唑斯汀的不良反应表

分类	少见	罕见	不良反应处置
免疫系统	全身性皮疹、荨麻疹、瘙痒、血管性水肿等过敏反应		出现过敏反应时，可在医师指导下口服抗组胺药、维生素 C 和静脉使用钙剂，必要时全身使用糖皮质激素治疗
消化系统	腹泻、腹痛（包括消化不良）、口干、恶心	肝酶升高	
血液系统		白细胞计数降低、低中性粒细胞计数	

续表

分类	少见	罕见	不良反应处置
神经系统	头痛、头晕、困意和乏力	迷走神经异常（可能引起晕厥）、焦虑、抑郁	通常为一过性的
心血管系统		低血压、心动过速、心悸	
其他	食欲增加并伴有体重增加、发热、咽炎、骨痛	关节痛、肌痛、血糖或电解质水平的轻微变化	

【咨询要点】药物过量：建议在用常规方法清除未吸收药物的同时，进行至少 24 小时的包括心脏监测（Q-T 间期和心率）在内的全面症状监护。对肾功能损害患者研究的结果表明，血液透析不会增加药物的清除。

氯雷他定 [医保（乙）]
Loratadine

【分类】抗变态反应药。

【药理作用】哌啶类抗组胺药，为阿扎他定（Azatadine）的衍生物，具有选择性地拮抗外周组胺 H_1 受体的作用。其抗组胺作用起效快、较强、持久，比阿司咪唑及特非那定均强。本品无镇静作用，无抗毒蕈碱样胆碱作用，对乙醇无强化作用。

【适应证】用于变应性鼻炎、急性或慢性荨麻疹、变应性结膜炎、花粉症及其他过敏性皮肤病。

【用法用量】口服。①成人及 12 岁以上儿童：1 次 10mg，每日 1 次，空腹服用。日夜均有发作者，可每次 5mg，每日早、晚各服 1 次。② 2~12 岁，体重大于 30kg 者：每次 10mg，每日 1 次。③体重小于 30kg 者，每次 5mg，每日 1 次。

【不良反应】见氯雷他定的不良反应。

氯雷他定的不良反应

分类	少见	罕见	不良反应处置
神经系统	头痛		
消化系统	肝功能异常、黄疸、肝炎、肝坏死、口干		
免疫系统		多形性红斑及全身过敏反应	出现过敏反应时，可在医师指导下口服抗组胺药、维生素 C 和静脉使用钙剂，必要时全身使用糖皮质激素治疗

【咨询要点】注意事项：高剂量时可见疲劳、短暂性血压降低、反射性心搏加快及面红、眩晕。

西替利嗪 [医保（乙）]
Cetirizine

【分类】抗变态反应药。

【药理作用】为哌嗪类抗组胺药，是羟嗪的代谢产物，作用强而持久，具有选择性地抗 H_1 受体的特性，并具有稳定肥大细胞的作用，无明显的中枢抑制作用及抗胆碱作用。

【适应证】用于季节性和常年性变应性鼻炎、结膜炎及过敏反应所致的瘙痒和荨麻疹。

【用法用量】口服，成人及 12 岁以上儿童，每次 10~20mg，每日 1 次，或早晚各服 5mg。肾功能损害者需减量。2~6 岁者，每日 5mg；7~11 岁者，每日 10mg。

【不良反应】见西替利嗪的不良反应。

西替利嗪的不良反应

分类	少见	不良反应处置
神经系统	头痛、嗜睡、焦虑	减量或停药后一般可恢复，严重者给予对症治疗
消化系统	口干	

特非那定 [药典（二）]
Terfenadine

【分类】抗过敏药。

【药理作用】特异性 H_1 受体阻滞药。在抗组胺有效剂量下，本品及其代谢产物均不易透过血 – 脑屏障，故极少有中枢抑制作用。

【适应证】用于季节性和非季节性变应性鼻炎、荨麻疹及枯草热的治疗。

【用法用量】口服：成人及 12 岁以上者，每次 60mg，每日 2 次；6~12 岁儿童，每次 30mg，每日 2 次，或遵医嘱。

【不良反应】见特非那定的不良反应表。

特非那定的不良反应表

分类	少见	罕见	临床报道（发生率不明）	不良反应处置
免疫系统	皮肤潮红、瘙痒、皮疹			出现过敏反应时，可在医师指导下口服抗组胺药、维生素 C 和静脉使用钙剂，必要时全身使用糖皮质激素治疗
消化系统	胃部不适、恶心、呕吐、口干、食欲增加、大便习惯改变			
心血管系统		快速型室性心律失常、低血压、晕厥、心脏 Q-T 间期延长乃至心搏停止、死亡	心脏毒性、严重心律失常 国外文献报道罕见有下列不良反应发生，如：室性心律不齐、尖端扭转型室性心动过速、室性心动过速、心室颤动、心搏骤停、低血压、心房扑动、晕厥、眩晕、Q-Tc 间期延长等，以上反应多数由于药物相互作用引起	
其他	鼻干、咽干、咽痛、咳嗽			

非索非那定 [药典（二）]
Fexofenadine

【分类】H_1 受体拮抗药。

【药理作用】第二代 H_1 受体拮抗药，它选择性地阻断 H_1 受体，具有良好的抗组胺作用，但无抗 5- 羟色胺、抗胆碱和抗肾上腺素作用。

【适应证】本品适用于减轻季节性变应性鼻炎和慢性特发性荨麻疹引起的症状。

【用法用量】口服。①成人及 12 岁以上的儿童和老年人：季节性变应性鼻炎推荐剂量为每次 120mg（2 片），每日 1 次；慢性荨麻疹推荐剂量为每次 180mg（3 片），每日 1 次。肾功能低下者的首剂量为每次 60mg（1 片），每日 1 次。老人和肝损害患者不需要调整剂量。②6~11 岁儿童：季节性变应性鼻炎和慢性特发性荨麻疹推荐剂量为每次 30mg（片），每日 2 次；肾功能不全者的首剂量为每次 30mg（半片），每日 1 次。

【不良反应】见非索非那定的不良反应表。

非索非那定的不良反应表

分类	少见	不良反应处置
消化系统	恶心、消化不良	减量或停药后一般可恢复
血液系统	白细胞增多	减量或停药后一般可恢复
神经系统	头痛、嗜睡、头昏、疲倦	减量或停药后一般可恢复
其他	痛经、背痛、上呼吸道感染、咳嗽、发热、中耳炎、鼻窦炎	减量或停药后一般可恢复，严重者给予对症治疗

依巴斯汀 [医保（乙）]
Ebastine

【分类】哌啶类抗组胺药。

【药理作用】为哌啶类长效非镇静性第二代组胺 H_1 受体拮抗药，无中枢抑制作用。与特非那定相比，依巴斯汀作用强而持久。依巴斯汀对组胺诱发的支气管痉挛具有保护作用，其代谢产物卡巴斯汀对组胺诱发的支气管痉挛的保护作用是原药的 3 倍。依巴斯汀具有拮抗白三烯 C_4 的作用，可抑制白三烯 C_4 诱发的支气管痉挛，有抗胆碱作用。可抑制试验性喘息和鼻过敏。

【适应证】可用于变应性鼻炎和慢性荨麻疹，还可用作防治过敏性哮喘的辅助用药和预防用药。

【用法用量】口服。①成人及 12 岁以上儿童：1 次 1 片（10mg）或 2 片（20mg），1 日 1 次。②6~11 岁儿童：1 次半片（5mg），1 日 1 次。③2~5 岁儿童：1 次 2.5mg，1 日 1 次。

【不良反应】见依巴斯汀的不良反应表。

依巴斯汀的不良反应表

分类	临床报道（发生率不明）	不良反应处置
免疫系统	皮疹、浮肿、湿疹	出现过敏反应时，可在医师指导下口服抗组胺药、维生素 C 和静脉使用钙剂，必要时全身使用糖皮质激素治疗
消化系统	口干，胃不适，ALT、ALP 升高，肝损害	
血液系统	嗜酸性粒细胞增多	
神经系统	困倦、头痛、头昏	
心血管系统	心动过速	
其他	体重增加	

地氯雷他定^[医保（乙）]
Desloratadine

【分类】抗变态反应药物。

【药理作用】地氯雷他定是一种非镇静性的长效组胺拮抗药，具有强效、选择性的拮抗外周 H_1 受体的作用。已证实地氯雷他定具有抗过敏、抗组胺及抗炎作用。

【适应证】用于快速缓解变应性鼻炎的相关症状，如打喷嚏、流涕和鼻痒；鼻黏膜充血/鼻塞；以及眼痒、流泪和充血；腭痒及咳嗽。本品还用于缓解慢性特发性荨麻疹的相关症状如瘙痒，并可减少荨麻疹的数量及大小。

【用法用量】口服，每日 1 次，每次 1 片。进食不影响服药效果。

【不良反应】见地氯雷他定的不良反应表。

地氯雷他定的不良反应表

分类	少见	临床报道（发生率不明）	不良反应处置
免疫系统		瘙痒症、皮疹、荨麻疹	出现过敏反应时，可在医师指导下口服抗组胺药、维生素 C 和静脉使用钙剂，必要时全身使用糖皮质激素治疗
消化系统		口干、腹痛、恶心、呕吐、消化不良、腹泻、肝酶升高、胆红素升高、肝炎	
神经系统	头痛	疲倦、幻觉、头晕、嗜睡、失眠、心理活动亢奋	
心血管系统		心动过速、心悸	
其他		癫痫、血管性水肿、呼吸困难	

参考文献

[1]孔凡楼.地氯雷他定在慢性自发性荨麻疹患儿中的治疗效果[J].检验医学与临床，2018，15（15）：2330-2332.

溴苯那敏^[药典（二）]
Brompheniramine

【分类】抗过敏药。

【药理作用】溴苯那敏抗组胺作用较强，而持续时间短，并有镇静作用。临床常用马来酸制剂为抗组胺药，主要用于抗组胺 H_1 受体，通过竞争性阻滞作用对抗因过敏反应释放组胺所致的症状，尤其是鼻黏膜肿胀、痒感、鼻涕增多以及喷嚏不停等；另外具有抗胆碱能和镇定作用。

【适应证】慢性荨麻疹、皮肤瘙痒症及湿疹。

【用法用量】每次 4~8mg，每日 3~4 次；缓释片：每次 8~12mg，每 8 小时 1 次，3 岁以下儿童每日 0.4~0.6mg/kg，分 4 次服用；3~6 岁每次 1~2mg，每日 3~4 次。

【不良反应】见溴苯那敏的不良反应表。

溴苯那敏的不良反应表

分类	罕见	临床报道（发生率不明）	不良反应处置
消化系统	口干、恶心、呕吐、腹泻、便秘、腹痛		减量或停药后一般可恢复，严重者给予对症治疗
泌尿系统	尿潴留		
神经系统	嗜睡、乏力、疲倦、头晕、兴奋、神经性过敏、幻觉及抽搐、注意力不集中、协调性降低		
心血管系统	血压轻度升高或下降、心搏略快		
其他	发热、视力模糊		

左西替利嗪 [医保（乙）]
Levocetirizine

【分类】抗变态反应药。

【药理作用】本品为口服选择性组胺 H_1 受体拮抗药。无明显抗胆碱和抗 5- 羟色胺的作用，中枢抑制作用较小。

【适应证】治疗下列疾病的过敏相关症状，如季节性变应性鼻炎、常年性变应性鼻炎、慢性特发性荨麻疹。

【用法用量】口服，每次 5mg，每日 1 次。2~6 岁儿童，每次 2.5mg，每日 1 次。

【不良反应】见左西替利嗪的不良反应表。

左西替利嗪的不良反应表

分类	临床报道（发生率不明）	不良反应处置
消化系统	口干、肝损害、ALT 升高	
神经系统	嗜睡、头痛、疲倦、神经衰弱、腹痛	
免疫系统	药疹、荨麻疹	出现过敏反应时，可在医师指导下口服抗组胺药、维生素 C 和静脉使用钙剂，必要时全身使用糖皮质激素治疗

【咨询要点】①药物过量：症状：成人为嗜睡，儿童为起初兴奋，随后嗜睡。②处理方法：尚无特效的解毒剂。过量服用本品后，建议采取对症治疗及支持性治疗；如刚服用可考虑洗胃；血液透析对去除本品无效。

参考文献

［1］白荷荷，聂晓静.左西替利嗪致严重肝损害一例［J］.实用药物与临床，2016，19（11）：1453-1454.
［2］Isa An，VasfiyeDemir，IbrahimIbiloglu，et al. Fixed drug eruption induced by levocetirizine［J］. Indian Dermatology Online Journal，2017，8（4）.

酮替芬 [药典（二）；基（基）；医保（乙）]
Ketotifen

【分类】过敏介质阻释药。

【药理作用】本品兼有组胺 H_1 受体拮抗作用和抑制过敏反应介质释放作用，不仅抗过敏作用较强，且药效持续时间较长，故对预防各种支气管哮喘发作及外源性哮喘的疗效比对内源性哮喘更佳。

【适应证】用于变应性鼻炎，过敏性支气管哮喘。

【用法用量】①片剂：口服，每次 1 片，每日 2 次，早、晚服。②分散片：口服或含于口中吮服，也可加水分散后服用。每次半片或 1 片，每日 2 次，早、晚服。儿童剂量请咨询医师或药师。③气雾剂：用前摇匀即成混悬状，揿压喷头阀门即有相当量药物微粒喷出。用时将装在气雾剂上的鼻腔专用喷头对准鼻腔孔倒喷，在吸气时揿喷 1 次，喷时须将另一鼻孔用手堵住。每次 1~2 揿，每日 2~3 次。

【不良反应】见酮替芬的不良反应表。

酮替芬的不良反应表

分类	少见	罕见	不良反应处置
消化系统	口干、恶心		一般停药消失
神经系统	嗜睡、倦怠、记忆障碍	头痛、头晕、反应迟钝	
其他		体重增加	

倍他司汀 [药典（二）；基（基）；医保（甲、乙）]
Betahistine

【分类】脑血液循环改善药及促智药。

【药理作用】本品对脑血管、心血管，特别是对椎底动脉系统有较明显的扩张作用，显著增加心、脑及周围循环血流量，改善血循环，并降低全身血压，此外能增加耳蜗和前底血流量，从而消除内耳性眩晕，耳鸣和耳闭感，还能增加毛细血管通透性，促进细胞外液的吸收，消除淋巴内水肿；能对抗儿茶酚胺的缩血管作用及降低动脉压，并有抑制血浆凝固及 ADP 诱导的血小板凝集作用，能延长大白鼠体外血栓形成时间，还有轻微的利尿作用。

【适应证】本品主要用于梅尼埃综合征，血管性头痛及脑动脉硬化，并可用于急性缺血性脑血管疾病，如脑血栓、脑栓塞、一过性脑供血不足等；高血压所致直立性眩晕、耳鸣等亦有效。

【用法用量】口服，每日 2~4 次，每次限 1~2 片（每片 8mg），最大日剂量不得超过 48mg。

【不良反应】见倍他司汀的不良反应表。

倍他司汀的不良反应表

分类	临床报道（发生率不明）	不良反应处置
免疫系统	皮疹、瘙痒、出汗	出现过敏反应时，可在医师指导下口服抗组胺药、维生素 C 和静脉使用钙剂，必要时全身使用糖皮质激素治疗
消化系统	口干、胃部不适、恶心	
神经系统	头晕、头胀	
心血管系统	心悸	
其他	支气管痉挛	

参考文献

[1] 杨湘君，朱立勤.甲磺酸倍他司汀致支气管痉挛 [J].药物不良反应杂志，2016，18（6）：462-464.

雷公藤多苷 [基（基）；医保（甲）]
Tripterygium Glycosides

【分类】 免疫抑制药。

【药理作用】 本药具有较强的抗炎及免疫抑制作用。在抗炎作用方面，它能拮抗和抑制炎症介质的释放及实验性炎症及关节炎的反应程度。在抑制免疫作用方便，它能抑制 T 细胞功能、延迟性变态反应、白介素 –1 的分泌及抑制分裂原、抗原刺激的 T 细胞分裂与繁殖。

【适应证】 用于类风湿关节炎，肾病综合征，白塞综合征，麻风反应，自身免疫性肝炎等。

【用法用量】 口服。按体重每日 1~1.5mg/kg，分 3 次饭后服用，或遵医嘱。

【不良反应】 见雷公藤多苷的不良反应表。

雷公藤多苷的不良反应表

分类	临床报道（发生率不明）	不良反应处置
免疫系统	皮疹、瘙痒、脱发、面部色素沉着、黏膜疱疹、口腔溃疡	出现过敏反应时，可在医师指导下口服抗组胺药、维生素 C 和静脉使用钙剂，必要时全身使用糖皮质激素治疗
消化系统	黄疸、转氨酶升高、急性中毒性肝损伤、严重者可致肝功能衰竭、口干、恶心、呕吐、乏力、食欲不振、腹胀、腹泻、胃出血、结肠炎	
泌尿系统	少尿或多尿、水肿、肾功能异常等肾脏损害、急性肾衰竭	
血液系统	白细胞、血小板下降、粒细胞缺乏、全血细胞减少	
神经系统	头昏、头晕、嗜睡、失眠、神经炎、复视	
心血管系统	心悸、胸闷、心律失常、血压升高或下降、心电图异常，严重者可能出现心供血不足、血压骤降、休克或心力衰竭	如发生休克，应立即肌内或皮下注射 0.1% 肾上腺素注射液 0.5~1ml（小儿酌减），必要时可数分钟重复注射 1 次或进行静脉、心内注射。并根据需要进行输液、给氧、滴注肾上腺皮质激素（氢化可的松或地塞米松），应用升压药和其他必要的急救措施。有呼吸困难时可缓慢静脉注射氨茶碱 0.25~0.5g，同时人工呼吸
生殖系统	女子月经紊乱、月经量少或闭经；男子精子数量减少、活力下降	停药后可自行恢复

参考文献

［1］杨冬梅，刘俊.雷公藤多苷临床应用及不良反应的研究进展［J］.中国医院药学杂志，2018，38（20）：2185–2190.

环孢素 [医保（甲）]
Ciclosporin

【分类】 免疫抑制药。

【药理作用】 本品主要抑制 T 细胞功能。可选择性地及可逆性地改变淋巴细胞功能，抑制淋巴细胞在抗原或分裂原刺激下的分化、增殖，抑制其分泌细胞因子如白介素 –2（IL-2）及干扰素（IFN）等，抑制 NK 细胞的杀伤活力。环孢素与靶细胞质受体亲环蛋白结合后，形成环孢素 –Cyclophilin 复合物，此复合物可抑制 Ca^{2+} 依赖性的丝氨酸 / 苏氨酸磷酸酶活性，阻断了细胞质调节蛋白的去磷酸化。此外，环孢素还增加 T 细胞中转化生长因子 β

（TGF-β）的表达，亦与其免疫抑制作用有关。本品亦可影响 B 淋巴细胞功能，抑制某些非 T 细胞依赖性抗原刺激的抗体反应。本品对血细胞生成和吞噬细胞功能影响较小，较少引起骨髓抑制。

【适应证】主要用于肾、肝、心、肺、骨髓移植的抗排异反应，可与肾上腺皮质激素或其他免疫抑制剂合用，也可用于治疗类风湿关节炎、系统性红斑狼疮，肾病型慢性肾炎，自身免疫性溶血性贫血、银屑病、葡萄膜炎等自身免疫性疾病。

【用法用量】①器官移植：口服，于移植前 12 小时起每日服 8~10mg/kg，维持至术后 1~2 周，根据血药浓度减至每日 2~6mg/kg 的维持量；如与其他免疫抑制剂合用，则起始剂量应为每日 3~6mg/kg，分 2 次服。静脉滴注仅用于不能口服的患者，于移植前 4~12 小时每日给予 3~5mg/kg，以 5% 葡萄糖注射液或 0.9% 氯化钠注射液稀释成（1：20）~（1：100）的浓度于 2~6 小时内缓慢滴注。②自身免疫性疾病：口服，初始剂量为每日 2.5~5mg/kg，分 2 次服；症状缓解后改为最小有效量维持，但成人不应超过每日 5mg/kg，儿童不应超过 6mg/kg。

【不良反应】见环孢素的不良反应表。

环孢素的不良反应表

分类	常见
神经系统	震颤
泌尿系统	肾功能损伤
消化系统	厌食、恶心、呕吐、肝功能损伤
其他	高血压

吗替麦考酚酯 [药典（二）]
Mycophenolate Mofetil

【分类】选择性免疫抑制剂。

【药理作用】吗替麦考酚酯口服后可迅速吸收并水解为 MPA 的形式，是活性代谢产物。MPA 是强效的、选择性的、非竞争性和可逆性的次黄嘌呤单核苷酸脱氢酶（IMPDH）抑制剂，因此能够抑制鸟嘌呤核苷的从头合成途径使之不能形成 DNA。因为 T、B 淋巴细胞的增殖严格依赖于嘌呤的从头合成，而其他的细胞可以利用补救途径，因此 MPA 有抑制淋巴细胞增殖的作用。MPA 可以抑制有丝分裂原和同种特异性刺激物引起的 T、B 淋巴细胞增殖。MPA 还可以抑制 B 淋巴细胞产生抗体。MPA 可以抑制淋巴细胞和单核细胞糖蛋白的糖基化，而糖蛋白的糖基化是细胞与内皮细胞黏附相关的，因此可抑制白细胞进入炎症和移植物排斥反应的部位。吗替麦考酚酯不能抑制外周血单核细胞活化的早期反应，如白介素 -1 和白介素 -2 的产生等，但可以抑制这些早期反应所导致的 DNA 合成和增殖反应。

【适应证】本品适用于接受同种异体肾脏或肝脏移植的患者中预防器官的排斥反应。

【用法用量】①肾脏移植：肾移植成年患者，推荐口服剂量为每次 1g，每日 2 次（日剂量为 2g）。②肝脏移植：肝脏移植成年患者，推荐口服剂量为每次 0.5~1g，每日剂量 1~2g。③在肾脏、心脏或肝脏移植后应尽早开始口服吗替麦考酚酯治疗，推荐吗替麦考酚酯空腹服用；但是对稳定的肾脏移植患者，可以和食物同服。④伴有严重肝实质病变的肾脏移植患者不需要做剂量调整，但是，其他原因的肝脏疾病患者是否需要做剂量调整尚不清楚；对伴有严重肝实质病变的心脏移植患者尚无数据。⑤老年人：肾脏移植患者合适的推荐剂量为每次 1g，每日 2 次；肝脏移植患者为每次 0.5~1g，每日 2 次。⑥剂量调整：对于有严重慢性肾功能损害［肾小球滤过率小于 25ml/（min·1.73m^2）］的肾移植患者，在渡过了术后早期后，应避免使用大于每次 1g、每日 2 次的剂量。而且这些患者需要严密观察。

【不良反应】见吗替麦考酚酯的不良反应表。

吗替麦考酚酯的不良反应表

分类	常见	少见	罕见	临床报道（发生率不明）	不良反应处置
消化系统	腹泻、恶心、呕吐、消化不良		结肠炎（有时由巨细胞病毒属引起）、胰腺炎		严重可给予止吐等适当治疗
泌尿系统				在使用本品治疗的患者中有 BK 病毒相关性肾病的报道。这种感染可能造成严重的后果，有时可致肾移植物丢失	
血液系统	白细胞减少症、败血症、感染以及贫血			在接受本品联合其他免疫抑制剂治疗的患者中，有报道发生单纯红细胞再生障碍性贫血（PRCA）	如果出现中性粒细胞减少（绝对中性粒细胞计数 $<1.3 \times 10^3/\mu l$），应暂停或减量，进行相应的诊断性检查和适当的治疗
心血管系统		静脉炎、血栓形成（静脉用药）		脑膜炎和感染性心内膜炎偶有报道，有证据表明一定类型的感染如结核和非结核性分枝杆菌感染有较高的发生率	
其他	巨细胞病毒血症 / 综合征（条件致病菌感染）	淋巴瘤、持续高热、皮肤黏膜念珠菌病和单纯疱疹病毒感染（条件致病菌感染）、非黑色素瘤型皮肤癌	进行性多灶性白质脑病、其他类型的恶性肿瘤	在怀孕期间联合应用吗替麦考酚酯和其他免疫抑制剂的孕妇所产新生儿，有先天性畸形包括耳畸形的报道	

【咨询要点】注意事项：①吗替麦考酚酯静脉制剂禁用于对聚山梨醇酯 80（吐温）有超敏反应的患者。在出现任何感染症状，意外青肿，出血或其他骨髓抑制表征时立即汇报。②推荐吗替麦考酚酯和硫唑嘌呤不联合使用，因为两者都可能引起骨髓抑制，联合给药没有进行临床研究。

他克莫司[医保(乙)]
Tacrolimus

【分类】免疫抑制药。

【药理作用】本品系从放线菌 *Streptomyces tsukubaensis* 中提取的大环内酯类抗生素，其免疫抑制作用机制与环孢素相似，在体内和体外抑制淋巴细胞活性的能力分别比环孢素强 10~100 倍。它可与淋巴细胞内 FK506 结核蛋白 -12（FKBP-12）结合，形成药物 -FKBP-12 复合物，并进一步与 Ca^{2+}、钙调素、钙调磷酸酶结合，抑制后者的活性，阻断了对早期淋巴细胞基因表达必需的去磷酸化过程，进而抑制 T 细胞特异性的转录因子（NF-AT）的活化及白介素类（ILs）细胞因子的合成。可抑制 T、B 淋巴细胞的增殖反应，抑制细胞毒 T 细胞的产生，以及 T 细胞依赖的 B 细胞产生免疫球蛋白的能力，对激活淋巴细胞的各种细胞因子的转录也有抑制作用，同时可抑制 IL-2、IL-7 受体的表达，并可直接抑制 B 细胞的激活，抑制移植物抗宿主反应和迟发型超敏反应。本品肝毒性较环孢素小，且有刺激肝细胞再生的作用。

【适应证】主要用于器官移植的抗排异反应，尤其适于肝移植，还可用于肾、心、肺、胰、骨髓及角膜移植等。

【用法用量】通常开始采用每日 0.05~0.1mg/kg（肾移植），或 0.01~0.05mg/kg（肝移植）持续静脉滴注。能进行口服时，改为口服胶囊，开始剂量为每日 0.15~0.3mg/kg，分 2 次服；再逐渐减至维持量，每日 0.1mg/kg，分 2 次服，亦可根据实际情况调整，通常低于首次免疫抑制剂量。本品外用皮肤涂布可用于其他免疫抑制药疗效不佳或无法耐受的中、重度特应性皮炎。

【不良反应】见他克莫司的不良反应表。

他克莫司的不良反应表

分类	常见	少见	临床报道（发生率不明）
神经系统		头痛、失眠、震颤、嗜睡、视觉或听觉异常（白内障、青光眼、弱视、耳鸣、耳聋）、味觉丧失等神经毒性	
泌尿系统	肾毒性		
消化系统		腹泻、恶心	
免疫系统			皮疹等过敏反应
其他		肌痛、乏力、高血压、心律失常、高血钾、高血钙、低血镁、高尿酸血症及高血糖	可诱发肿瘤或感染

环磷酰胺[药典(二)；基(基)；医保(甲)]
Cyclophosphamide

【分类】免疫系统用药。

【药理作用】它主要通过肝 P450 酶水解成醛磷酰胺再运转到组织中形成磷酰胺氮芥而发挥作用。环磷酰胺可由脱氢酶转变为羧磷酰胺而失活，或以丙烯醛形式排出，导致泌尿道毒性。属于周期非特异性药，作用机制与氮芥相同。对环磷酰胺的耐药实验动物模型中主要表现为：①醛脱氢酶的活性增高；②通过谷胱甘肽转移酶与谷胱甘肽结合；③ DNA 的修复增加，在临床上耐药的机制正在研究，很多学者认为与多药耐药基因和 P 糖蛋白相关。

【适应证】为目前广泛应用的烷化剂。对恶性淋巴瘤、白血病、多发性骨髓瘤均有效，对乳腺癌、睾丸肿瘤、卵巢癌、肺癌、鼻咽癌、神经母细胞瘤、横纹肌瘤、骨肉瘤也有一定疗效。

【用法用量】①自身免疫疾病：口服，每日 2~3mg/kg，每日 1 次，维持量减半；静脉注射，每次 100~200mg，每日 1 次或隔日 1 次，连用 4~6 周。②器官移植：口服，每日 50~150mg；静脉注射，每次 0.2g，每日 1 次或隔日 1 次，总量 8~10g 为 1 个疗程。

【不良反应】见环磷酰胺的不良反应表。

环磷酰胺的不良反应表

分类	常见	少见	罕见	临床报道（发生率不明）	不良反应处置
免疫系统		皮疹、瘙痒、斑丘疹、多汗		脱发、皮肤色素沉着、毛发减少、皮肤黏膜症、中毒性表皮剥脱症	出现过敏反应时，可在医师指导下口服抗组胺药、维生素 C 和静脉使用钙剂，必要时全身使用糖皮质激素治疗
消化系统	恶心、呕吐、食欲异常、胃肠道反应、食欲不振、腹泻、腹部不适、腹痛、口腔溃疡、消化不良			急性胰腺炎	
泌尿系统		尿急、尿频、膀胱出血、膀胱炎、血尿		肾毒性、出血性膀胱炎	
血液系统	白细胞减少、血小板减少、中性粒细胞减少			贫血	
心血管系统			心律失常	心肌损伤	
神经系统		头痛、头晕	精神障碍	短暂性视力模糊	
呼吸系统		胸闷		肺炎、肺纤维化	
肌肉骨骼系统			骨痛、肌痛		
其他		乏力、发热、不适、腹部胀大、高热、寒战、疑似横纹肌溶解症	脱发、牙龈、会阴溃疡、静脉炎	口腔炎、过量的抗利尿激素（ADH）分泌、继发性肿瘤、骨髓抑制	

参考文献

［1］孙金英 . 环磷酰胺冲击治疗肾病综合征致不良反应的观察及护理［J］. 临床医学研究与实践，2018，3（09）：148-149.

［2］宁恺佳，王雯丽，谢芝丽，等 .161 例注射用环磷酰胺不良反应/事件报告分析［J］. 中国药业，2017，26(17)：74-77.

甲氨蝶呤 [药典（二）；基（基）；医保（甲）]
Methotrexate

【分类】免疫抑制药。

【药理作用】本品为叶酸拮抗药，具有很强的免疫抑制作用，它选择性地作用于增殖中的细胞，阻止免疫母细胞的进一步分裂增殖；对体液免疫的抑制作用似较对细胞免疫的作用为强。甲氨蝶呤还具有很强的抗炎作用，其抗炎作用部分是由于抑制细胞增殖的结果，部分是由于能抑制组胺等炎症性介质的反应。本品注射给药起效迅速，常于 1~2 日内见效。

【适应证】本品原为抗肿瘤药，经剂量、用法调整后用作免疫抑制药。主要用于类风湿关节炎、银屑病关节炎、红斑狼疮、脊柱关节病的周围关节炎、多肌炎、皮肌炎、多发性肉芽肿等自身免疫性疾病。

【用法用量】①口服：初始量 1 次 7.5mg，每周 1 次；可酌情增加至 20mg，每周 1 次，分 2 次服。②肌内注射：每次 10mg，每周 1 次。③静脉注射：每次 10~15mg，每周 1 次。银屑病（银屑病），口服，1 次 0.25~5mg，每日 1 次，6~7 日为 1 个疗程。

【不良反应】见甲氨蝶呤的不良反应表。

甲氨蝶呤的不良反应表

分类	临床报道（发生率不明）	不良反应处置
免疫系统	脱发、皮炎、色素沉着、皮肤发红、瘙痒或皮疹	
消化系统	黄疸，丙氨酸氨基转移酶、碱性磷酸酶、γ-谷氨酰转肽酶等升高，肝细胞坏死、脂肪肝、纤维化甚至肝硬化、口腔炎、口唇溃疡、咽炎、恶心、呕吐、胃炎及腹泻、消化道出血、食欲减退、假膜性结肠炎或出血性坏死性肠炎	可予对症治疗
泌尿系统	血尿、蛋白尿、尿少、氮质血症甚或尿毒症、肾损害	
血液系统	白细胞下降、白细胞和血小板减少，骨髓抑制、严重时可出现全血细胞下降、皮肤或内脏出血	
其他	药物性肺炎（咳嗽、气短、肺炎或肺纤维化），鞘内或头颈部动脉注射剂量过大时，可出现头痛、背痛、呕吐、发热及抽搐等症状，妊娠早期使用可致畸胎，少数患者有月经延迟及生殖功能减退、白细胞低下时可并发感染	

【咨询要点】①毒性反应：本品的致突变性、致畸性和致癌性较烷化剂为轻，但长期服用后，有潜在的导致继发性肿瘤的危险。②药物过量：对生殖功能的影响，虽也较烷化剂类抗癌药为小，但亦可导致闭经和精子减少或缺乏，尤其是在长期应用较大剂量后，但一般多不严重，有时呈不可逆性。

参考文献

［1］余莉华，陶少华，林丹娜，等.连续性肾脏替代方法成功治疗甲氨蝶呤中毒 1 例［J］.儿科药学杂志，2018，24（07）：36-39.

［2］赵退，苏建明.类风湿关节炎患者甲氨蝶呤中毒 6 例临床分析［J］.中国实用医药，2015，10（02）：14-16.

硫唑嘌呤 [药典（二）；基（基）；医保（甲）]
Azathioprine

【分类】免疫抑制药。

【药理作用】本品系巯嘌呤的咪唑衍生物，在体内分解为巯嘌呤而起作用。其免疫作用机制与巯嘌呤相同，即具有嘌呤拮抗作用，由于免疫活性细胞在抗原刺激后的增殖期需要嘌呤类物质，此时给以嘌呤拮抗即能抑制 DNA、RNA 及蛋白质的合成，从而抑制淋巴细胞的增殖，即阻止抗原敏感淋巴细胞转化为免疫母细胞，产生免疫作用。

【适应证】主要用于器官移植时抗排异反应，多与皮质激素并用，或加用抗淋巴细胞球蛋白（ALG），疗效较好。也广泛用于类风湿关节炎、系统性红斑狼疮、活动性慢性肝炎、溃疡性结肠炎、重症肌无力、硬皮病等自身免疫性疾病。对慢性肾炎及肾病综合征，其疗效似不及环磷酰胺。由于其不良反应较多而严重，对上述疾病的治疗不作为首选药物，通常是在单用皮质激素不能控制时才使用。

【用法用量】 ①口服，每日 1.5~4mg/kg，每日 1 次或分次口服。②异体移植：每日 2~5mg/kg，每日 1 次或分次口服。③白血病：每日 1.5~3mg/kg，每日 1 次或分次口服。

【不良反应】 见硫唑嘌呤的不良反应表。

硫唑嘌呤的不良反应表

分类	临床报道（发生率不明）	不良反应处置
免疫系统	皮疹	
消化系统	肝损害	可予对症治疗
血液系统	严重骨髓抑制	
其他	畸胎、肌萎缩、严重感染	

【咨询要点】 ①毒性反应：本药可致染色体异常，动物实验表明可致不同程度的胎儿异常，并具有明显的致畸性，不能排除本药对人体的致癌性。②药物过量：一般采用对症处理，严重者可考虑透析排出。

参考文献

［1］杨黄欢，陈浩田，曹倩.硫唑嘌呤治疗 292 例克罗恩病致肝损害分析［J］.浙江实用医学，2018，23（03）：173-175.

［2］肖冬媛.硫唑嘌呤不良反应的临床表现与安全用药［J］.中国处方药，2016，14（02）：38-39.

卡介苗 [药典（三）]
Bacillus Calmette-Guerin Vaccine

【分类】 免疫增强药。

【药理作用】 本品以无毒牛型结核菌悬液制成，为非特异性免疫增强剂，具有免疫佐剂作用，能增强抗原的免疫原性，加速诱导免疫应答反应。能增强单核－巨噬细胞系统的吞噬功能，促进白介素 1（IL-1）的生成；促进 T 细胞增殖并增强其功能；增强体液免疫反应；增强天然杀伤细胞（NK）的功能。用于治疗恶性黑色素瘤，或在肺癌、急性白血病、恶性淋巴瘤根治性手术或化疗后作为辅助治疗，均有一定疗效。此外，死卡介苗由于应用活卡介苗可形成经久不愈的溃疡，故多改用死卡介苗（简称"死卡"）。还用于小儿哮喘性气管炎的治疗、小儿感冒的预防以及成人慢性气管炎的防治。

【适应证】 ①肿瘤的辅助治疗；②预防结核病；③治疗小儿哮喘性支气管炎及预防小儿感冒。

【用法用量】 ①用于肿瘤的辅助治疗：①皮肤划痕法，即在四肢皮肤上纵横划痕各 10 条，每条长 5cm，交叉成为方块，以刺破表皮微微渗血为度，向划痕处置卡介苗 1~2ml（75mg 活菌 /ml），每周 1~2 次，10~20 次为 1 个疗程。皮内针刺法，即用无针注射器作 20 点、40 点或 60 点针刺接种卡介苗于四肢。瘤内注射法，即将卡介苗注入肿瘤结节内，多用于恶性黑色素瘤，剂量为卡介苗悬液 0.05~0.15ml。口服，每周 75~150mg（最多 200mg），

1~2 次，1 月后改为每周或两周 1 次，第 3 个月后每月 1 次，直至 1 年以上。服时将卡介苗置于胶囊中或混在 1 杯水中 1 次服下。胸腔内注射，应用于肺癌手术后，在术后 3~5 日由胸腔引流管内注入卡介菌 107 个活菌。②预防结核病：1 岁以内健康婴儿，一般可直接接种卡介苗，但有明显结核病接触史者或应用皮内注射菌苗时，或 1 岁以上的儿童、成年人，必须先作结核菌素试验，阴性的方可接种。接种后 4~8 周才产生免疫力（免疫可维持 3~4 年），2~3 个月后再作结核菌素试验，阴性者表示接种成功，阳性者应再补种。以后每 3~4 年复种 1 次，复种前也应先作结核菌素试验。③接种方法：口服法，限用于出生后 2 个月以内婴儿，生后次日开始服用，隔日 1 次，共服 3 次；或每日 1 次，连服 3 次，每次用量 1ml。皮上划痕法，主要用于 1 岁以下健康儿童（1 岁以上也可用），用乙醇消毒三角肌处皮肤，待干后滴 1~2 滴菌苗，用针通过菌苗划长 1~1.5cm 的"井"字，以划破表皮略有出血为度，划后用针涂抹数次，使菌苗充分渗入划痕处，等 5~10 分钟局部隆起时再穿衣服。皮肉注射法，主要用于 1 岁以上健康儿童，每次注射 0.1ml。④治疗小儿哮喘性支气管炎及预防小儿感冒：小儿手臂或下腿内侧皮肤以 75% 酒精消毒，干后滴"死卡"1 滴，用消毒的针划痕（长 1cm），以不出血为度。每周 1 次，共 50 次。

【不良反应】见卡介苗的不良反应。

卡介苗的不良反应

分类	临床报道（发生率不明）	不良反应处置
泌尿系统	尿频、尿急、血尿、排尿困难、膀胱红肿或局部红肿	出现过敏反应时，可在医师指导下口服抗组胺药、维生素 C 和静脉使用钙剂，必要时全身使用糖皮质激素治疗
免疫系统	接种部位溃疡、淋巴结炎和瘢痕形成、超敏反应、皮疹，类狼疮反应	
其他	发热、肺炎、肝炎；有活体组织检查的肉芽肿性炎症；或败血症的传统症状，包括循环不良，急性呼吸困难和散在的血管内凝血，乏力、关节疼痛、眼部症状、睾丸炎或附睾炎、关节炎、骨炎、播散性卡介苗感染、死亡	

参考文献
［1］刘二勇，周林.卡介苗接种效果和不良反应［J］.中国实用儿科杂志，2016，31（5）：347-349.
［2］夏露，李涛，李锋，等.慢性肉芽肿病患儿接种卡介苗后严重不良反应的研究［J］.中华传染病杂志，2017，35（7）：443-445.

细菌溶解物制剂
Bacterial Lysates

【分类】免疫增强药。

【药理作用】本品为免疫刺激剂。在动物试验中，该药对实验感染的抵抗力有增强作用，对巨噬细胞和 B 淋巴细胞有刺激作用，并可增加呼吸道黏膜的免疫球蛋白分泌。在人体中，该药可加快 T 淋巴细胞循环，提高唾液中 SIgA 的分泌水平，增进多克隆有丝分裂的非特异性反应和增强混合的异源淋巴细胞的反应。

【适应证】用于免疫治疗，可预防呼吸道的反复感染及慢性支气管炎急性发作。可作为急性呼吸道感染治疗的合并用药。

【用法用量】①预防和（或）巩固治疗：每日空腹口服 1 粒，连用 10 日之后停用 20 日，如此连续使用 3 个月为 1 个疗程。②急性期的治疗：每日空腹口服 1 粒，连用 10 日，直至症状消失。如果需使用抗生素，则最好从治疗开始就同时服用本药。

【不良反应】见细菌溶解物制剂的不良反应。

细菌溶解物制剂的不良反应

分类	临床报道（发生率不明）	不良反应处置
消化系统	恶心、呕吐、腹痛等	
免疫系统	发热、皮疹、呼吸困难等	出现过敏反应时，可在医师指导下口服抗组胺药、维生素 C 和静脉使用钙剂，必要时全身使用糖皮质激素治疗

匹多莫德 [药典（二）；基（非）；医保（乙）]
Pidotimod

【分类】免疫调节剂。

【药理作用】本品是一种人工合成的口服免疫增强剂，通过刺激和调节细胞介导的免疫反应而起作用。

【适应证】适用于细胞免疫功能低下患者：呼吸道反复感染（气管炎、支气管炎）；耳鼻喉系统反复感染（鼻炎、鼻窦炎、耳炎、咽炎、扁桃体炎）；泌尿系统反复感染；妇科反复感染。也可作为急性感染时抗菌药物治疗的辅助用药。

【用法用量】口服给药。①急性期用药：儿童每次 1 袋（0.4g），每日 2 次（早、晚各 1 次），共 2 周或遵医嘱；成人每次 2 袋（0.8g），每日 2 次（早、晚各 1 次），共 2 周或遵医嘱。②预防用药：儿童每次 1 袋（0.4g），每日 1 次（早餐前），连续 60 日或遵医嘱；成人每次 2 袋（0.8g），每日 1 次（早餐前），连续 60 日或遵医嘱。

【不良反应】见匹多莫德的不良反应表。

匹多莫德的不良反应表

分类	少见	不良反应处置
消化系统	恶心、呕吐、腹泻	一般无需停药治疗
免疫系统	皮疹	出现过敏反应时，可在医师指导下口服抗组胺药、维生素 C 和静脉使用钙剂，必要时全身使用糖皮质激素治疗
神经系统	头痛、眩晕	

银耳多糖 [药典（二）；基（非）；医保（非）]
Tremella Polysaccharide

【分类】免疫增强剂。

【药理作用】本品为担子菌多糖类免疫增强剂，有改善机体免疫功能提升白细胞的作用。

【适应证】用于化、放疗和其他原因所致的白细胞减少症。亦可用于慢性迁延性肝炎和慢性活动性肝炎的辅助治疗。

【用法用量】口服。每次 1g，每日 3 次，或遵医嘱。

【不良反应】见银耳多糖的不良反应表。

银耳多糖的不良反应表

分类	少见	不良反应处置
内分泌系统	口干、咽干	减量或停药后一般可恢复，严重者给予对症治疗

香菇多糖
Lentinan

【分类】免疫增强药。

【药理作用】具有免疫增强作用，其机制在体内虽无直接杀伤肿瘤细胞作用，但可通过增强机体的免疫功能而发挥抗肿瘤活性。在体内能使脾脏和腹腔的 NK 细胞活性增强，诱生干扰素与本品剂量相关，其活性与白细胞介素类或干扰素诱导剂有协同作用。另有证明，在体外本品可增强脱氧胸腺嘧啶核苷的抗艾滋病毒的活性。本品与抗肿瘤药合用，可起到增敏作用。

【适应证】①用于大肠癌、胃癌、乳腺癌在一定程度上提高了患者的细胞免疫功能，提高了化疗效果。②用于急慢性白血病、胃癌、肺癌、乳腺癌等肿瘤的辅助治疗，提高患者免疫功能，减轻放射治疗和化学治疗的副作用。③用于治疗乙型病毒性肝炎。

【用法用量】①静脉注射：每次 1mg，每周 2 次；或每次 2mg，每周 1 次。用前用 0.9% 氯化钠注射液或 5% 葡萄糖注射液稀释后静脉注射。②口服：成人每次 12.5mg，每日 2 次；儿童每次 5~7.5mg，每日 2 次。③静脉滴注：每次 2mg，每周 1 次。一般 3 个月为 1 个疗程。

【不良反应】见香菇多糖的不良反应表。

香菇多糖的不良反应表

分类	少见	临床报道（发生率不明）	不良反应处置
免疫系统	一过性皮疹、潮红		出现过敏反应时，可在医师指导下口服抗组胺药、维生素 C 和静脉使用钙剂，必要时全身使用糖皮质激素治疗
消化系统	恶心	呕吐	
血液系统		红细胞、白细胞及血红蛋白减少	
心血管系统	心搏骤停		
神经系统		头痛、头重、头晕	
呼吸系统	急性哮喘	胸闷、胸部压迫感、咽喉狭窄感	
肌肉骨骼系统	关节酸痛、背部疼痛、腰椎疼痛、骶尾骨胀痛		
其他	多汗	休克	如发生休克，应立即肌内或皮下注射 0.1% 肾上腺素注射液 0.5~1ml（小儿酌减），必要时可数分钟重复注射 1 次或进行静脉、心内注射。并根据需要进行输液、给氧、滴注肾上腺皮质激素（氢化可的松或地塞米松），应用升压药和其他必要的急救措施。有呼吸困难时可缓慢静脉注射氨茶碱 0.25~0.5g，同时人工呼吸

参考文献

[1] 徐玲霞，项瑞龙，邓珊明，等 .1 例香菇多糖致严重不良反应的病例报道及原因分析 [J]. 中国合理用药探索，2018，15（11）：153-155.

转移因子
Transfer Factor

【分类】其他免疫增强剂。

【药理作用】本品可增强或抑制体液免疫和细胞免疫功能。

【适应证】临床可用于辅助治疗某些抗生素难以控制的病毒性或霉菌性细胞内感染（如带状疱疹，流行性乙型脑炎，白色念珠菌感染，病毒性心肌炎等）；对恶性肿瘤可作为辅助治疗剂；免疫缺陷病（如湿疹、血小板减少、多次感染综合征及慢性皮肤黏膜真菌病有一定疗效）。

【用法用量】①口服：建议每次 3~6mg，每日 2~3 次。②皮下注射：淋巴回流较丰富的上臂内侧或大腿内侧腹股沟下端为宜，也可皮下注射于上臂三角肌处。每次 1~2 支，每周或两周 1 次或遵医嘱。

【不良反应】见转移因子的不良反应表。

转移因子的不良反应表

分类	临床报道（发生率不明）	不良反应处置
免疫系统	皮疹、瘙痒	出现过敏反应时，可在医师指导下口服抗组胺药、维生素 C 和静脉使用钙剂，必要时全身使用糖皮质激素治疗
呼吸系统	哮喘	
生殖系统	先兆流产	

脾多肽
Spleen Polypeptide

【分类】免疫增强药。

【药理作用】本品对机体免疫功能有双向调节作用，能够纠正机体免疫功能紊乱，具有激活和增强机体非特异性免疫功能的作用，能够促进 T 淋巴细胞成熟并可使未致敏淋巴细胞激活成为致敏淋巴细胞，从而提高了淋巴细胞免疫功能，触发和增强机体对感染的抵抗力；还可诱生干扰素，直接阻止病毒蛋白质的合成与复制，并能增强细胞表面抗原表达，促进 NK 细胞的细胞毒活性，调节淋巴细胞和巨噬细胞功能，可明显改善机体细胞免疫功能；本品能刺激骨髓细胞增殖，产生大量白细胞，使造血功能得到提高。此外，脾多肽注射液还可以非毒性地抑制细胞糖酵解，使以高度糖酵解为特征的肿瘤细胞缺乏能量来源，造成肿瘤细胞代谢过程发生障碍，阻止 G_0、G_1 期肿瘤细胞不能向增殖、分裂期发展，从而达到抗癌的效果。

【适应证】用于原发性和继发性细胞免疫缺陷病（如湿疹、血小板减少、多次感染综合征等）、呼吸道及肺部感染，可在治疗放化疗引起的白细胞减少症、白血病、再生障碍性贫血、淋巴瘤及其他恶性肿瘤、改善肿瘤患者恶病质、改善术后或重症患者身体虚弱时辅助使用。

【用法用量】①肌内注射：1 次 2~8ml，1 日 1 次，或遵医嘱。②静脉滴注：1 次 10ml，溶于 500ml 的 0.9% 氯化钠注射液或 5%~10% 葡萄糖注射液中，1 日 1 次。或遵医嘱。儿童酌减或遵医嘱。

【不良反应】见脾多肽的不良反应表。

脾多肽的不良反应表

分类	临床报道（发生率不明）	不良反应处置
免疫系统	发热、皮疹	停药后症状可消失
其他	降钙素原急剧升高	

参考文献

［1］刘凯，李成 . 脾多肽注射液致降钙素原急剧升高 1 例［J］. 中国医院药学杂志，2018，38（09）：1018-1019.

<h1 style="text-align:center">胸腺素
Thymosin</h1>

【分类】免疫增强药。

【药理作用】胸腺素可使由骨髓产生的干细胞转变成 T 细胞，因而有增强细胞免疫功能的作用，对体液免疫的影响甚微。

【适应证】用于胸腺发育不全综合征、运动失调性毛细血管扩张症、慢性皮肤黏膜真菌病等免疫缺陷病。对全身性红斑狼疮、类风湿关节炎等自身免疫性疾病有一定疗效。国内猪胸腺素试用于复发性口疮、麻风、重症感染、慢性肾炎等伴有细胞免疫功能低下的患者时，发现对麻风和重症感染的效果最为满意。对乙型肝炎患者可使氨基转移酶恢复正常，与干扰素 –α 合用，较二药单用效更佳。

【用法用量】肌内注射：每次 2~10mg，每日或隔日 1 次。用于胸腺发育不良症幼儿，每日 1mg/kg，症状改善后，改维持量为每周 1mg/kg，作长期替代治疗。

【不良反应】见胸腺素的不良反应表。

胸腺素的不良反应表

分类	临床报道（发生率不明）	不良反应处置
免疫系统	过敏性休克、固定型药疹	如发生休克，应立即肌内或皮下注射 0.1% 肾上腺素注射液 0.5~1ml（小儿酌减），必要时可数分钟重复注射 1 次或进行静脉、心内注射。并根据需要进行输液、给氧、滴注肾上腺皮质激素（氢化可的松或地塞米松），应用升压药和其他必要的急救措施。有呼吸困难时可缓慢静脉注射氨茶碱 0.25~0.5g，同时人工呼吸
消化系统	胃肠道反应	
神经系统	精神抑郁	
心血管系统	心律失常	

参考文献

［1］徐海强，孙菁菁，张竹 . 肌内注射胸腺素致过敏性休克 1 例［J］. 人民军医，2016，59（04）：388.

<h1 style="text-align:center">重组人干扰素 ^[药典（三）；基（基）；医保（乙）]
Recombinant Human Interferon</h1>

【分类】免疫增强药。

【药理作用】干扰素具有抗病毒、抗肿瘤活性和免疫调节作用。它与细胞膜表面的特异性干扰素受体结合后，可启动一系列细胞内反应。最近发现干扰素的抗肿瘤作用还与其抑制血管内皮细胞增殖，抑制肿瘤内新生血管的生成有关。

【适应证】可用于肿瘤、病毒感染及慢性活动性乙型肝炎等。

【用法用量】各种不同干扰素制剂的用法不同，详细用法参阅说明书或遵医嘱。

【不良反应】见重组人干扰素的不良反应表。

重组人干扰素的不良反应表

分类	常见	少见	罕见	临床报道（发生率不明）	不良反应处置
循环系统	转氨酶升高	白细胞减少、血小板减少、高血压、低血压、心动过速	凝血酶原时间和部分凝血酶致活酶时间的延长、高血糖、体位性低血压		
内分泌系统			甲状腺功能障碍	甲状腺功能减退	
消化系统		厌食、腹泻、恶心、口炎	便秘、麻痹性肠绞痛、消化不良、胃肠胀气、唾液增多、溃疡性口炎		
免疫系统		一过性皮疹、瘙痒、脱发、疖肿、发热、寒战、潮热	紫癜、疱疹性发疹、唇疱疹（非疱疹性）、皮疹、麻疹、皮肤红斑	过敏性休克	出现过敏反应时，可在医师指导下口服抗组胺药、维生素C和静脉使用钙剂，必要时全身使用糖皮质激素治疗。如发生休克，应立即肌内或皮下注射0.1%肾上腺素注射液0.5~1ml（小儿酌减），必要时可数分钟重复注射1次或进行静脉、心内注射。并根据需要进行输液、给氧、滴注肾上腺皮质激素（氢化可的松或地塞米松），应用升压药和其他必要的急救措施。有呼吸困难时可缓慢静脉注射氨茶碱0.25~0.5g，同时人工呼吸
呼吸系统		鼻衄、咳嗽	鼻充血、呼吸困难、打喷嚏		
神经系统	头痛	知觉损害、神经错乱、眩晕、运动失调、感觉异常、焦虑、抑郁、紧张、激动不安、嗜睡、乏力、失眠、视觉异常	眼球运动麻痹		加服解热镇痛药可以减轻或消除流感样症状，常出现在用药的第1周，一般在注射后48小时内消失
运动系统		肌痛、关节痛	大腿痉挛		

盐酸左旋咪唑[药典（二）]
Levamisole Hydrochloride

【分类】免疫增强剂。

【药理作用】为四咪唑（驱虫净）的左旋体，其活性约为四咪唑（混旋体）的1~2倍，后发现它有免疫增强作用，能使处于免疫缺陷或免疫抑制状态的机体免疫功能恢复正常，对正常机体的影响并不显著。它且无抗微生物的作用，但可提高机体对细菌及病毒感染的抵抗力。

【适应证】用于肺癌、乳腺癌手术后或急性白血病、恶性淋巴瘤化疗后的辅助治疗。此外，尚可用于自身免疫性疾病如类风湿关节炎、红斑狼疮、银屑病以及上呼吸道感染、小儿呼吸道感染、肝炎、细菌性痢疾、疮疖、脓肿等。对顽固性支气管哮喘的近期疗效显著。

【用法用量】①癌痛的辅助治疗：1 日量 150~250mg，每日 3 次，连服 3 日，休息 1 周，然后再进行下 1 个疗程。②类风湿关节炎等：每次 50mg，每日服 2~3 次，可连续服用。③支气管哮喘：每次 50mg，每日 3 次，连服 3 日，停药 1 周，6 个月为 1 个疗程。④银屑病（银屑病）：外用涂布，每次 5ml，每 3~5 日 1 次，涂布剂需保持 24 小时以上。

【不良反应】见盐酸左旋咪唑的不良反应。

盐酸左旋咪唑的不良反应

分类	临床报道（发生率不明）	不良反应处置
消化系统	恶心、呕吐、腹痛等，口腔异味、食欲不振	停药后能自行缓解
神经系统	头晕、头痛、神志混乱、失眠、惊厥、共济失调、嗜睡	
血液系统	粒细胞减少、白细胞减少、血小板减少、粒细胞缺乏症	
免疫系统	发热、流感样症状、关节痛、肌痛、皮疹、发痒、皮肤脉管炎、剥脱性皮炎	出现过敏反应时，可在医师指导下口服抗组胺药、维生素 C 和静脉使用钙剂，必要时全身使用糖皮质激素治疗
其他	乏力、蛋白尿、感觉异常、视力模糊、肝功能损伤、焦躁、味觉嗅觉异常、心房颤动	

参考文献

[1]张一凡，覃璇，林娟，等.左旋咪唑或联合中药治疗复发性阿弗他口腔溃疡的系统评价与 Meta 分析[J].口腔医学研究，2015，31（5）：479-484，489.

人免疫球蛋白 [药典（三）；医保（乙）]
Human Immunoglobulin

【分类】免疫增强剂。

【药理作用】注射免疫球蛋白是一种被动免疫疗法。它是把免疫球蛋白内含有的大量抗体输给受者，使之从低或无免疫状态很快达到暂时免疫保护状态。由于抗体与抗原相互作用起到直接中和毒素与杀死细菌和病毒。因此，免疫球蛋白制品对预防细菌、病毒性感染有一定的作用。

【适应证】主要用于预防麻疹和传染性肝炎。若与抗生素合并使用，可提高对某些严重细菌和病毒感染的疗效。

【用法用量】肌内注射。①预防麻疹：可在与麻疹患者接触 7 日内按体重注射 0.05~0.15ml/kg，5 岁以下儿童 1.5~3.0ml，6 岁以上儿童最大注射量不超过 6ml。预防效果通常为 2~4 周。②预防传染性肝炎：按体重注射 0.05~0.1ml/kg，或成人每次注射 3ml，儿童每次注射 1.5~3ml，预防效果通常为 1 个月左右。

【不良反应】见人免疫球蛋白的不良反应表。

人免疫球蛋白的不良反应表

分类	临床报道（发生率不明）	不良反应处置
免疫系统	过敏反应	无需特殊处理，可自行恢复
消化系统	肠炎	
泌尿系统	肾衰竭	
血液系统	血栓栓塞、溶血反应	
呼吸系统	肺病	
其他	（持续）头痛、身体疼痛、发冷、发热、传染病	

参考文献

[1]崔赢，栾兰，黄瑞.静脉输注人免疫球蛋白不良反应的临床特点[J].实用药物与临床，2015，18（12）：1490-1493.

乌苯美司 [药典（二）；基（非）；医保（乙）]
Ubenimex

【分类】免疫增强剂。

【药理作用】本品为从链霉菌属的培养液中分离所得的二肽化合物，可竞争性地抑制氨肽酶 B 及亮氨酸肽酶。增强 T 细胞的功能，使 NK 细胞的杀伤活力增强，且可使集落刺激因子合成增加而刺激骨髓细胞的再生及分化。本品能干扰肿瘤细胞的代谢，抑制肿瘤细胞增生，使肿瘤细胞凋亡，并激活人体细胞免疫功能，刺激细胞因子的生成和分泌，促进抗肿瘤效应细胞的产生和增殖。

【适应证】用于抗癌化疗、放疗的辅助治疗，老年性免疫功能缺陷等。可配合化疗、放疗及联合应用于白血病、多发性骨髓瘤、骨髓增生异常综合征及造血干细胞移植后，以及其他实体瘤患者。

【用法用量】成人每日 30mg，1 次或分 3 次口服；儿童酌减或遵医嘱。如症状缓解，可每周服用 2~3 次。

【不良反应】见乌苯美司的不良反应表。

乌苯美司的不良反应表

分类	少见	临床报道（发生率不明）	不良反应处置
免疫系统	皮肤异常（出疹、发红、瘙痒等）		出现过敏反应时，可在医师指导下口服抗组胺药、维生素 C 和静脉使用钙剂，必要时全身使用糖皮质激素治疗
消化系统	肝功能异常	大便失禁	

参考文献

[1]贾东丽，郭龙，井慧超.乌苯美司片致大便失禁 1 例[J].临床合理用药杂志，2018，11（19）：11.

白芍总苷 [医保（乙）]
Total Glucosides of Paeony

【分类】免疫抑制剂。

【药理作用】本品为抗炎免疫调节药，对多种炎症性病理模型如大鼠佐剂性关节炎、卡拉胶诱导的大鼠足爪肿胀和环磷酰胺诱导的细胞和体液免疫增高或降低模型等具有明显的抗炎和免疫调节作用。临床药理研究表明，本品能改善类风湿关节炎患者的病情，减轻患者的症状和体征，并能调节患者的免疫功能。

【适应证】 类风湿关节炎。

【用法用量】 口服。1 次 0.6g（2 粒），1 日 2~3 次。

【不良反应】 见白芍总苷的不良反应表。

白芍总苷的不良反应表

分类	临床报道（发生率不明）	不良反应处置
免疫系统	皮疹	出现过敏反应时，可在医师指导下口服抗组胺药、维生素 C 和静脉使用钙剂，必要时全身使用糖皮质激素治疗
消化系统	软便	
血液系统	血小板减少	

参考文献

［1］尚进，马丽，戈全治，等 . 白芍总苷致药源性血小板减少症 1 例［J］. 人民军医，2018，61（2）：174-175.

薄芝糖肽 [药典（二）；基（非）；医保（乙）]
Bozhi Glycopeptide

【分类】 免疫调节剂。

【药理作用】 本品具有调节机体免疫功能的作用，对机体非特异性免疫、体液免疫及细胞免疫等均有促进作用；具有抗氧化作用，清除氧自由基；此外，尚有促进核酸、蛋白质生物合成等作用。

【适应证】 用于进行性肌营养不良、萎缩性肌强直及前庭功能障碍、高血压等引起的眩晕和自主神经功能紊乱、癫痫、失眠等症。亦可用于肿瘤、肝炎的辅助治疗。

【用法用量】 ①肌内注射：每次 2ml（1 支），每日 2 次。②静脉滴注：每日 4ml（2 支），用 250ml 0.9% 氯化钠注射液或 5% 葡萄糖注射液稀释后静脉滴注。1~3 个月为 1 个疗程或遵医嘱。

【不良反应】 见薄芝糖肽的不良反应表。

薄芝糖肽的不良反应表

分类	少见	临床报道（发生率不明）	不良反应处置
免疫系统	皮疹	瘙痒、荨麻疹、潮红、红斑、局部皮肤反应、面部水肿等过敏反应，甚至发生过敏性休克	出现过敏反应时，可在医师指导下口服抗组胺药、维生素 C 和静脉使用钙剂，必要时全身使用糖皮质激素治疗。如发生休克，应立即肌内或皮下注射 0.1% 肾上腺素注射液 0.5~1ml（小儿酌减），必要时可数分钟重复注射 1 次或进行静脉、心内注射。并根据需要进行输液、给氧、滴注肾上腺皮质激素（氢化可的松或地塞米松），应用升压药和其他必要的急救措施。有呼吸困难时可缓慢静脉注射氨茶碱 0.25~0.5g，同时人工呼吸
神经系统		头晕、头痛、烦躁不安、失眠、眩晕、嗜睡、晕厥、精神差、口周麻木	
心血管系统		心悸、心律失常、心脏不适、发绀、血压下降、心慌	

续表

分类	少见	临床报道（发生率不明）	不良反应处置
消化系统		恶心、呕吐、腹泻、腹痛、腹部不适、口干、口苦、胃寒	
血液系统		白细胞下降、血小板下降	
呼吸系统		胸闷、气喘、憋气、喉头阻塞感	
肌肉骨骼系统		肌肉、关节疼痛、肢体抖动	
其他	发热	全身疼痛、寒战、乏力、多汗、全身性水肿、体温下降	

参考文献

［1］林梅英，刘益峰.薄芝糖肽注射液致过敏性休克1例［J］.人民军医，2017，60（09）：923-924.

人参多糖
Ginseng Polysacchride

【分类】免疫增强药。

【药理作用】本品能诱生内源性肿瘤坏死因子（TNF），对肿瘤细胞有杀伤和抑制作用，对正常小鼠及荷瘤小鼠机体免疫功能有增强和激活作用。对小鼠 S180 肉瘤有明显的抑制作用；对环磷酰胺化疗有明显的抑瘤增效作用；对环磷酰胺化疗所致的白细胞总数减少，有明显的升高白细胞作用；并能明显提高 S180 肉瘤荷瘤小白鼠腹腔巨噬细胞吞噬功能，促进血清溶血素（IgM）生成，具有增强非特异免疫功能和体液免疫功能的作用。对 D-氨基酸半乳糖所致的肝损伤具有明显的保护作用，其作用机制是稳定和加强肝细胞膜、保护肝细胞线粒体及维持肝组织 cAMP/cGMP 的相对稳定。

【适应证】用于减轻肿瘤放、化疗引起的副作用，亦可作为肿瘤治疗的辅助用药。免疫调节剂，可提高机体免疫功能，用于急慢性肝炎及各种肝损伤，各种慢性感染，糖尿病及各种免疫性疾病。

【用法用量】肌内注射，每次 4ml，1 日 2 次。

【不良反应】见人参多糖的不良反应。

人参多糖的不良反应

分类	临床报道（发生率不明）	不良反应处置
免疫系统	局部红肿	减量或停药后一般可恢复，严重者给予对症治疗
神经系统	口唇发麻	减量或停药后一般可恢复，严重者给予对症治疗

第十一章 抗肿瘤药物

氮芥 [药典（二）；基（非）；医保（甲）]
Chlormethine

【分类】化疗用药。

【药理作用】本品为双功能烷化剂，主要抑制DNA合成，同时对RNA和蛋白质合成也有抑制作用。其作用机制是氮芥可与鸟嘌呤第7位氮呈共价结合，产生DNA的双链内交叉联结或DNA的同链内不同碱基的交叉联结，阻止DNA复制，造成细胞损伤或死亡。对肿瘤细胞的G$_1$期和M期杀伤作用最强，大剂量时对各期细胞均有杀伤作用，属细胞周期非特异性药物。

【适应证】注射剂用于恶性淋巴瘤，尤其是霍奇金病的治疗，腔内用药对控制癌性胸腔、心包腔及腹腔积液有较好疗效。擦剂外用治疗皮肤蕈样霉菌病。酊剂用于治疗白癜风。

【用法用量】①注射剂静脉注射：每次4~6mg/m²（或0.1mg/kg），加0.9%氯化钠注射液10ml由输液小壶或皮管中冲入，并用0.9%氯化钠注射液或5%葡萄糖注射液冲洗血管，每周1次，连用2次，休息1~2周重复。②腔内给药：每次5~10mg（1~2支），加0.9%氯化钠注射液20~40ml稀释，在抽液后即时注入，每周1次，可根据需要重复。③局部皮肤涂抹：新配制每次5mg（1支），加0.9%氯化钠注射液50ml，每日1~2次，主要用于皮肤蕈样霉菌病。擦剂，取本品1ml用乙醇稀释成200ml（含盐酸氮芥0.05%），涂擦患处。

酊剂外用，每日 2 次，用棉签或毛刷蘸取药液轻涂患处。

【不良反应】见氮芥的不良反应表。

氮芥的不良反应表

分类	常见	少见	不良反应处置
血液系统	白细胞减少、嗜中性粒细胞减少、血小板减少、全血细胞减少或骨髓抑制、贫血		
消化系统		恶心、呕吐	
泌尿生殖系统	男性：睾丸萎缩、精子减少、精子活动能力降低、不育 女性：月经紊乱、闭经		
免疫系统	脱发	局部涂抹可产生迟发性皮肤过敏反应	
其他	乏力、头晕、外漏引起溃疡		若漏出血管外，可导致局部组织坏死，一旦发生反应立即用硫代硫酸钠注射液或 1% 普鲁卡因注射液局部注射，用冰袋冷敷局部 6~12 小时

【咨询要点】①注意事项：使用本品可引起骨髓抑制。②毒性反应：对动物毒性主要表现为明显的胃肠道反应和骨髓抑制。③药物过量：剂量按体重超过 0.6mg/kg 可导致中枢神经系统毒性，严重骨髓抑制及心脏毒性。

苯丁酸氮芥 [药典（二）；非基；医保（乙）]
Chlorambucil

【分类】其他肿瘤及支持疗法用药。

【药理作用】苯丁酸氮芥为芳香族氮芥衍生物，是一具有双重功能的烷化剂。通过形成一高活性的乙撑亚胺基团产生烷基化作用，其一种可能的作用方式就是通过乙撑亚胺的衍生物在 DNA 的 2 条螺旋连上交联，进而破坏 DNA 的复制。

【适应证】霍奇金病、数种非霍奇金淋巴瘤、慢性淋巴细胞性白血病、瓦尔登斯特伦巨球蛋白血症、晚期卵巢腺癌。对部分乳腺癌患者也有明显的疗效。

【用法用量】①霍奇金病：单一用药剂量一般为 0.2mg/（kg·d），持续治疗 4~8 周，本品通常作为联合化疗方案的组成药物，有多种组合方案，还可替代氮芥，使毒性减轻且疗效相同。②非霍奇金淋巴瘤：起始单一用药剂量一般为 0.1~0.2mg/（kg·d），4~8 周，此后进行维持治疗，可减少剂量或改为间歇用药。本品通常用于治疗晚期弥漫性淋巴细胞性淋巴瘤以及行放疗后复发的患者。对于晚期非霍奇金淋巴细胞性淋巴瘤，单药治疗和联合化疗的总缓解率无明显差别。③慢性淋巴细胞白血病：通常在患者已出现症状或外周血细胞计数提示已有骨髓受损（而不是骨髓衰竭）时开始使用本品。初始剂量为 0.15mg/（kg·d），用至全血白细胞降到 10 000/μl。第 1 个疗程结束后 4 周可再次用药，剂量为每 5 日 0.1mg/kg。通常经大约 2 年的治疗，部分患者血白细胞数降至正常范围，肿大的脾和淋巴结不再能触及，骨髓中淋巴细胞比例也降至 20% 以下。骨髓衰竭患者应首选泼尼松龙治疗，待有骨髓再生表现后，方可开始使用本品。④瓦尔登斯特伦巨球蛋白血症：起始剂量为 6~12mg/d，直至出现白细胞减少症，随后推荐剂量视病情而定，减至 2~8mg/d。⑤卵巢癌：单一用药的一般剂量为 0.2mg/（kg·d），4~6 周；也可以用 0.3mg/（kg·d）直至白细胞减少。维持剂量用每日 0.2mg/kg，并且白细胞可维持在 4000/mm³ 以下。实际应用时，维持疗程可以用药 2~4 周，每疗程间相隔 2~6 周。⑥晚期乳腺癌：单一用药的一般剂量为 0.2mg/（kg·d），用药 6 周。本品可与泼尼松龙联合应用。如不考虑体重，14~20mg/d 给药超过 4~6 周，通常不会发生严重的造血抑制。本品也可与甲氨蝶呤、5-氟尿嘧啶及泼尼松龙联合使用，剂量为 5~7.5mg（m²·d）。⑦患霍奇金病和非霍奇金淋巴瘤的儿童：可考虑应用本品治疗，其剂量方案与成人相近。

【不良反应】见苯丁酸氮芥的不良反应表。

苯丁酸氮芥的不良反应表

分类	常见	少见	罕见	临床报道（发生率不明）	不良反应处置
免疫系统		血管性水肿和荨麻疹		多形性红斑、中毒性表皮坏死松解症、史-约综合征的报道	
消化系统		胃肠道紊乱如恶心、呕吐、腹泻及口腔溃疡		有引起肝脏毒性和黄疸的报道	
血液系统	骨髓抑制、白细胞减少症、嗜中性白细胞减少症、血小板减少症、全血细胞减少症或者骨髓抑制、贫血		不可逆性骨髓衰竭、白血病、继发其他肿瘤		及时停药、骨髓抑制一般可以恢复
神经系统		发生运动紊乱包括战栗、抽搐、肌肉痉挛、肾病综合征的儿童用药后可发生癫痫、接受日常剂量或间歇高剂量的患者有局灶性和（或）广泛性癫痫发作	神经毒性	报道有易激动	停药而缓解
其他		严重的肺间质纤维化、发热、外周神经病、间质性肺炎、无菌性膀胱炎、不育			及时停药可恢复

【咨询要点】①毒性反应：本药能导致染色体损伤，人体和动物体内外基因毒性实验表明本药具有致畸作用，在大鼠试验中，本品可损害产生精子的能力并有可能导致睾丸萎缩，也可抑制卵巢功能，引起闭经，致癌性。②药物过量：最主要的表现是可逆性的全血细胞减少，神经毒性表现为激越行为、共济失调以及反复癫痫大发作，应密切监测血常规，并根据病情需要采用适当的支持性疗法和输血。本品不可透析。

卡莫司汀 [药典（二）；医保（乙）]
Carmustine

【分类】烷化剂。
【药理作用】现认为本品进入体内后，在生理条件下经过 OH⁻ 离子的作用形成异氰酸盐和重氮氢氧化物。异氰酸盐使蛋白质氨甲酰化，重氮氢氧化物生成正碳离子使生物大分子烷化。异氰酸盐可抑制 DNA 聚合酶，抑制 DNA 修复和 RNA 合成。产生 DNA 交叉链的第一步反应是使 $G-O^6$ 部位烷化，再在 $C-N^1$ 和 $G-N^3$ 之间以 2 碳键生成链间交联。O^6- 烷基 - 鸟嘌呤（O^6-A-G）转移酶可以除去第一步反应中生成的 $G-O^6-$ 烷基，从而防止交联的生成。缺少 O^6-A-G 转移酶的细胞称为 MER^- 细胞，对亚硝脲类烷化剂敏感，而 MER^+ 细胞则对其耐药，这是检测肿瘤的 MER 从而达到一定选择性化疗的基础。本品属周期非特异性药，与一般烷化剂无完全的交叉耐药。

【适应证】 临床上主要用于脑瘤、恶性淋巴瘤及小细胞肺癌，对多发性骨髓瘤恶性黑色素瘤、头颈部癌和睾丸肿瘤也有效。

【用法用量】 静脉滴注，每日 125mg（或 $100mg/m^2$），连用 2 日。使用时与 0.9% 氯化钠注射液或 5% 葡萄糖注射液 200ml 混合。

【不良反应】 见卡莫司汀的不良反应表。

卡莫司汀的不良反应表

分类	临床报道（发生率不明）	不良反应处置
血液系统	1 次静脉注射后，骨髓抑制经常发生在用药后 4~6 周，白细胞最低值见于 5~6 周，在 6~7 周逐渐恢复。但多次用药，可延迟至 10~12 周恢复。1 次静脉注射后，血小板最低值见于 4~5 周，在 6~7 周内恢复，血小板下降常比白细胞严重	化疗期间要根据医生要求定期复查血常规。化疗后应避免接触患感冒的人，少去人多的地方。白细胞太低可能会导致感染，出现发热等情况。如果化疗后在家中出现发热，千万不要自行服用退热药物，一定要到医院化验血常规。白细胞太低需要注射升高白细胞的药物，合并感染时候还需要消炎药
呼吸系统	长期治疗可产生肺间质或肺纤维化。有时甚至 1~2 个疗程后即出现肺并发症，部分患者不能恢复	
生殖系统	可抑制睾丸或卵巢功能，引起闭经或精子缺乏	
心血管系统	静脉炎	
其他	对肝肾均有影响，肝脏损害常可恢复，肾脏毒性可见氮质血症、功能减退、肾脏缩小	

【咨询要点】 ①毒性反应：本品有继发白血病的报道；亦有致畸胎的可能性；本品可抑制睾丸或卵子功能，引起闭经或精子缺乏；孕妇使用会出现严重问题，如果使用或使用过程中怀孕，患者应知道其潜在的危险，应禁用；哺乳期妇女亦禁用。②药物过量：如出现严重骨髓抑制可输注成分血或使用粒细胞集落刺激因子。

尼莫司汀 [医保（乙）]
Nimustine

【分类】 烷化剂。

【药理作用】 属亚硝脲类药物，具有烷化作用，能抑制 DNA 和 RNA 的合成。可通过血 - 脑屏障。

【适应证】 用于肺癌、胃癌、直肠癌、食管癌和恶性淋巴瘤等，可与其他抗肿瘤药物合并使用。

【用法用量】 每次剂量为 2~3mg/kg 或 $90~100mg/m^2$，以灭菌注射用水溶解（5mg/ml），缓慢静脉注射或静脉滴注。6 周后可重复使用，总剂量 300~500mg。本品还可用于胸腹腔注射、动脉注射和膀胱内给药。

【**不良反应**】见尼莫司汀的不良反应表。

尼莫司汀的不良反应表

分类	常见	少见	罕见	临床报道（发生率不明）	不良反应处置
血液系统	白细胞减少、血小板减少			贫血、有时出现出血倾向等	每次给药后至少6周应每周进行周围血液检查，若发现异常应做适当处理
呼吸系统				偶出现间质性肺炎及肺纤维化	
免疫系统		脱发	皮疹		出现此类过敏反应症状应停药。
消化系统	呕吐、食欲不振	ALT、AST升高，恶心	腹泻、口腔炎		可预防使用止吐药，饮食要清淡、易消化、少食多餐，避免油炸、油腻、生冷的食物；根据患者情况服用保肝药物
泌尿系统			蛋白尿、BUN升高	肾功能损害（特别是有肾功能不全病史的患者）偶在大剂量滴注后发生	
其他		发热、全身乏力、头痛	眩晕、低蛋白血症、痉挛		

【**咨询要点**】①注意事项：造血系统障碍的恢复，随着给药次数的增加而有延迟的倾向，目前尚无与其他抗癌剂合用以减轻造血系统障碍的方法。②毒性反应：动物实验有致畸作用，因此孕妇或可能妊娠的妇女不宜用药。

雌莫司汀 [医保（乙）]
Estramustine

【**分类**】烷化剂。

【**药理作用**】本品为雌二醇和氮芥的结合物，雌激素活性弱于雌二醇，抗肿瘤活性弱于大多数其他烷化剂。在体内主要以氧化的异构体雌酮氮芥存在，两种形式在前列腺内都有累积。部分氨基甲酸酯键在肝中水解，释放出雌二醇、雌酮和氮芥基因。雌莫司汀和雌酮氮芥的血浆半衰期为10~20小时，代谢物主要经粪便排泄。

【**适应证**】用于治疗晚期前列腺癌。

【**用法用量**】每次2~3粒胶囊，每日2次。如经3~4周后无效，即应停止治疗。治疗开始亦可用静脉注射，300mg/d，共3周后改口服2~3粒胶囊，每日2次；或继续静脉注射，每周2次，每次300mg。胶囊应在饭前1小时以前或饭后2小时以后用开水送服。

【**不良反应**】见雌莫司汀的不良反应表。

雌莫司汀的不良反应表

分类	临床报道（发生率不明）	不良反应处置
生殖系统	男性乳房发育、乳头软化、性欲降低	
心血管系统	充血性心力衰竭、血栓栓塞、高血压等	
消化系统	恶心、呕吐、厌食等	

续表

分类	临床报道（发生率不明）	不良反应处置
其他	体液潴留、肝功能障碍、白细胞减少、血小板减少；超敏反应、过敏性皮疹、血管性水肿；腔隙性脑梗死、肺栓塞	如本品治疗时出现血管性水肿，应立即停药

参考文献

［1］Inoue T， Ogura K， Kawakita M， et al. Effective and Safe Administration of Low-Dose Estramustine Phosphate for Castration-Resistant Prostate Cancer［J］. Clin Genitourin Cancer， 2016， 14（1）：e9-9e17.

［2］Fukui T， Nakamura K， Sakatani T， et al. Low-Dose Estramustine Phosphate Monotherapy in Castration-Resistant Prostate Cancer Patients［J］. Hinyokika Kiyo， 2017， 63（2）：57-62.

白消安 [药典（二）；基（基）；医保（甲、乙）]
Busulfan

【分类】化疗用药。

【药理作用】属双甲基磺酸酯类的双功能烷化剂，为细胞周期非特异性药物。进入人体内磺酸酯基团的环状结构打开，通过与细胞的 DNA 内鸟嘌呤起烷化作用而破坏 DNA 的结构与功能。

【适应证】①主要适用于慢性粒细胞白血病的慢性期（但对费城 1 号染色体阴性患者效果不佳）。②用于原发性血小板增多症、真性红细胞增多症、骨髓纤维化等慢性骨髓增殖性疾病。③用于联合环磷酰胺，作为慢性粒细胞白血病同种异体的造血干细胞移植前的预处理。

【用法用量】①慢性粒细胞白血病：成人每日总量 4~6mg/m^2，直至白细胞计数降低 15×10^9/L 时停药；如服药 3 周，白细胞计数仍不见下降，可适当增加剂量，对缓解期短于 3 个月的患者可给予维持量，每次 2mg，每周 2 次，以维持白细胞计数于 10×10^9/L 左右。儿童每日 1.8~4.6mg/m^2，分 3 次服。②真性红细胞增多症、原发性血小板增多症：诱导剂量为每日 4~6mg，维持剂量一般为诱导剂量的一半，确切剂量应个体化，如有必要需要延长治疗。③造血干细胞移植前预处理：中心静脉导管给药，每次 0.8mg/kg，每 6 小时 1 次，连用 4 日。在骨髓移植 3 日前，本药第 16 次剂量给予后 6 小时，给予环磷酰胺，每次 60mg/kg，滴注 1 小时，每日 1 次，连用 2 日。

【不良反应】见白消安的不良反应表。

白消安的不良反应表

分类	常见	少见	临床报道（发生率不明）	不良反应处置
呼吸系统	鼻炎、肺部病变、咳嗽、鼻出血、呼吸困难	肺纤维化		
消化系统	恶心、口腔黏膜炎、呕吐、食欲减退、腹泻、腹胀、消化不良、口干、直肠功能紊乱、转氨酶升高、高胆红素血症		有肝静脉闭塞的报道	出现胃肠道反应，对患者进行心理疏导，指导患者做深呼吸动作，提醒患者食用一些清淡、营养丰富的食物，饭后不要马上卧床。发生口腔黏膜炎的患者，局部涂以碘甘油。应用保肝治疗，避免使用对肝脏有损害的药物

续表

分类	常见	少见	临床报道 （发生率不明）	不良反应处置
泌尿生殖系统		男子乳腺发育、睾丸萎缩、血及尿中尿酸升高		应增加液体的摄入量，并碱化尿液，或服用别嘌醇
血液系统	深度骨髓抑制			停药或减少剂量
神经系统	头痛、失眠、眩晕、焦虑、抑郁		高剂量给药后有患者出现癫痫发作的报道	一旦发生癫痫，将患者置于平卧位，将其头部偏向一侧，将压舌板置于患者口腔一侧，将口、鼻腔内分泌物及时清除，给予高流量吸氧
心血管系统	心动过速、高血压、血栓形成、血管扩张、结节性多动脉炎		有心内膜纤维化的报道	
免疫系统	皮疹、瘙痒	脱发、皮肤色素沉着、多形性红斑		
其他	低镁血症、高血糖、低钾血症、低钙血症、过敏反应、发热、寒战、虚弱、疼痛、全身性水肿、注射部位炎症	肾上腺皮质功能低下、白内障		

【咨询要点】①毒性反应：本品为强效的细胞毒性药物，可引起深度骨髓抑制。②药物过量：如果药物过量，停止服药，密切观察血液系统状态，一旦有医疗指征时，应开始积极支持治疗，有本药可以通过透析清除的报道，因此一旦过量可以考虑透析，由于本药通过与谷胱甘肽结合而代谢，过量时也可考虑给予谷胱甘肽。

参考文献

［1］段海玲.在造血干细胞移植预处理中应用白消安的护理体会［J］.世界最新医学信息文摘，2015，15（50）：159.

阿糖胞苷[药典（二）；基（基）；医保（甲）]
Cytarabine

【分类】抗代谢药。

【药理作用】本品为主要作用于细胞 S 增殖期的嘧啶类抗代谢药物，通过抑制细胞 DNA 的合成，干扰细胞的增殖。阿糖胞苷进入人体后经激酶磷酸化后转为阿糖胞苷三磷酸及阿糖胞苷二磷酸，前者能强有力地抑制 DNA 聚合酶的合成，后者能抑制二磷酸胞苷转变为二磷酸脱氧胞苷，从而抑制细胞 DNA 聚合及合成。本品为细胞周期特异性药物，对处于 S 期增殖期细胞的作用最敏感，对抑制 RNA 及蛋白质合成的作用较弱。

【适应证】与其他细胞抑制剂一起，用于白血病和淋巴瘤。

【用法用量】①急性白血病诱导缓解治疗：常规剂量是每日 $100\sim200mg/m^2$，多数病例采用连续静脉滴注或快速输液 5~10 日。维持治疗的剂量通常是每日 $70\sim200mg/m^2$，采用快速静脉注射或皮下注射 5 日，每间隔 4 周进行 1 次。②非霍奇金淋巴瘤：成人多采用联合化疗方案（多种肿瘤抑制剂联用），剂量是 $300mg/m^2$，在每个治疗周期的第 8 日给药。儿童的非霍奇金淋巴瘤，要按病期及组织学类型而定，可分别采用不同的治疗方案及不同的剂量。

【不良反应】见阿糖胞苷的不良反应表。

阿糖胞苷的不良反应表

分类	临床报道（发生率不明）	不良反应处置
免疫系统	不规则斑点、节结状皮疹、大面积的红皮病或红斑、脱发、掌心和脚心的灼烧疼痛、过敏反应、过敏性水肿、结膜炎、角膜炎	
消化系统	恶心、呕吐、厌食、肠壁溃疡、气肿和感染、口腔和肛门发炎、严重腹泻、肠梗阻、腹膜炎、肝损伤伴酶升高、胆汁滞留、血中胆红素增加、胰腺炎、肝功能异常、黄疸、肠坏死、坏死性结肠炎、胃肠道溃疡（包括肠壁囊样积气导致的腹膜炎）、肝脓肿	
呼吸系统	气促、咽喉痛	
泌尿系统	肾功能异常、尿潴留	
神经系统	神经毒性、神经炎、头晕、头痛、大脑和小脑的功能失调（眼睛颤动，语言混乱，供给失调，陈述不清）、胡思乱想、嗜睡、意志消沉、急性腹痛、昏迷、畏光、眼痛、大量流泪、视觉障碍	
运动系统	骨髓抑制、肌肉和(或)颈部关节及腿部关节疼痛、横纹肌溶解	
其他	贫血、白细胞减少、血小板减少、巨幼红细胞增多和网织红细胞减少、心包炎、血栓性静脉炎、脓毒血症	当药物引起骨髓抑制使血小板计数低于 50 000/mm^3 或多核粒细胞计数低于 1000/mm^3 时，应考虑停药或更改治疗方案。外周血有形成分计数在停药后可能进一步降低，在停药后 12~24 日达最低值。需要时，当有确切骨髓恢复的表现时，可再次开始治疗

【咨询要点】①毒性反应：骨髓抑制，表现为白细胞减少、血小板减少和贫血。程度较轻的毒性反应包括恶心、呕吐、腹泻和腹痛、口腔溃疡以及肝功能异常。②药物过量：慢性过量可引发严重的骨髓损害，例如大量出血，危及生命和感染以及神经毒性。阿糖胞苷的骨髓毒性有其剂量限度，高剂量治疗，每个治疗周期总剂量累积约达标 18~36g，严重的的骨髓毒性甚至可能产生骨痨。这与剂量、患者年龄、临床条件以及联用的细胞毒药物有关。怀疑过量的患者要在一段较长的时间内进行短间隔常规血细胞计数。阿糖胞苷能被血液透析去掉，但在过量患者中使用这一方法尚无报道。因无有效的解毒药，本品每次使用都应极端小心。对过量患者的治疗，多采取支持疗法，如输血和抗生素治疗。对疏忽过量的患者，如注射本品至脊髓液严重过量，应及时用 0.9% 氯化钠注射液进行脊髓液交换。

参考文献

［1］段绍琴、李娜、孙梦远、等.36 例儿童急性淋巴细胞白血病大剂量阿糖胞苷临床不良反应分析［J］.临床医药文献电子杂志，2018，5（10）：144-145，147.

［2］Albanesi Marcello, Carluccio Paola, Nico Andrea, et al. A desensitization protocol for delayed allergy to cytarabine: analysis of two cases［J］. Postepy dermatologii i alergologii, 2018, 35（2）:222-224.

氟尿嘧啶 [药典（二）；基（基）；医保（甲、乙）]
Fluorouracil

【分类】抗代谢药。

【药理作用】本品对消化道癌及其他实体瘤有良好疗效，在肿瘤内科治疗中占有重要地位。

需经过酶转化为 5- 氟脱氧尿嘧啶核苷酸而具有抗肿瘤活性。5-FU 通过抑制胸腺嘧啶核苷酸合成酶而抑制 DNA 的合成，此酶的作用可能把甲酰四氢叶酸的一碳单位转移给脱氧尿嘧啶核苷一磷酸合成胸腺嘧啶核苷一酸。5-FU 对 RNA 的合成也有一定抑制作用。5-FU 是一种不典型的细胞周期特异性药，它除了主要作用于 S 期外，对其他期的细胞亦有作用。

【适应证】本品的抗瘤谱较广，主要用于消化道肿瘤；较大剂量本品治疗绒毛膜上皮癌。亦常用于乳腺癌、卵巢癌、肺癌、宫颈癌、膀胱癌及皮肤癌等。

【用法用量】静脉注射或静脉滴注所用剂量相差甚大。单药静脉注射一般按体重每日 10~20mg/kg，连用 5~10 日，每个疗程 5~7g（甚至 10g）。若为静脉滴注，通常按体表面积每日 300~500mg/m²，连用 3~5 日，每次静脉滴注时间不得少于 6~8 小时；静脉滴注时可用输液泵连续给药维持 24 小时。用于原发性或转移性肝癌，多采用动脉插管注药，腹腔内注射按体表面积每次 500~600mg/m²，每周 1 次，2~4 次为 1 个疗程。

【不良反应】见氟尿嘧啶的不良反应表。

氟尿嘧啶的不良反应表

分类	少见	罕见	临床报道（发生率不明）	不良反应处置
免疫系统			皮疹、色素沉着、甲床变黑	
消化系统		口腔黏膜炎或溃疡、腹部不适或腹泻	恶心、食欲减退、呕吐、结肠炎	严重者有血性腹泻或便血，应立即停药，给以对症治疗，否则可致生命危险
呼吸系统		咳嗽、气急		
神经系统		小脑变性、共济失调	长期使用有神经系统毒性、视神经毒性	
运动系统			骨髓抑制、手足口病	
其他	周围血白细胞减少、心肌缺血	血小板减少	注射部位可引起静脉炎或动脉内膜炎	如经证实心血管不良反应（心律失常，心绞痛，ST 段改变），则停药

【咨询要点】毒性反应：人类有极少数由于在妊娠初期 3 个月内应用本品而致先天性畸形者，并可能对胎儿产生远期影响。

参考文献

[1] 徐莉，张玉洁，冯娟，等.氟尿嘧啶致结肠炎及手足综合征 [J].药物不良反应杂志，2015（2）：150-151.
[2] 王宏强，李佳，夏延哲.氟尿嘧啶致骨髓抑制、神经和视神经毒性不良反应 1 例[J].中国医院药学杂志，2019（01）：106-107.

吉西他滨[医保（乙）]
Gemcitabine

【分类】抗代谢药。

【药理作用】本品作用机制与氟尿嘧啶基本相同。

【适应证】对多种肿瘤如消化道肿瘤、乳腺癌、卵巢癌、绒毛膜上皮癌、子宫颈癌、肝癌、膀胱癌、皮肤癌（局部涂抹）、外阴白斑（局部涂抹）等均有一定疗效。

【用法用量】①静脉注射：每次 0.25~0.5g，每日或隔日 1 次，每个疗程总量 8~10g。②静脉滴注：每次 0.25~0.75g，每日 1 次或隔日 1 次，每个疗程总量 8~10g。治疗绒毛膜癌时可将剂量加大到每日 25~30mg/kg，溶于 5% 葡萄糖注射液 1000ml 中滴注 6~8 小时，每 10 日为 1 个疗程。

【不良反应】见吉西他滨的不良反应表。

吉西他滨的不良反应表

分类	常见	少见	罕见	临床报道（发生率不明）	不良反应处置
血液系统				贫血、白细胞减少和血小板减少症都有可能出现在给予吉西他滨治疗之后。发热性中性粒细胞减少症常有报告	化疗期间要根据医生要求定期复查血常规。化疗后应避免接触患感冒的人，少去人多的地方。白细胞太低可能会导致感染，出现发热等情况。如果化疗后在家中出现发热，千万不要自行服用退热药物，一定要到医院化验血常规。白细胞太低需要注射升高白细胞的药物，合并感染时候还需要消炎药
消化系统	恶心和恶心伴有呕吐、腹泻、口腔炎、肝功能异常				极少需要减少药物剂量，并且很容易用抗呕吐药物控制。可依据情况使用保肝药物
泌尿系统	轻度蛋白尿和血尿				
免疫系统	皮疹非常常见，且经常与瘙痒相关、皮疹通常是轻度的、脱发（通常是轻度脱发）也常有报告				
呼吸系统		呼吸困难		目前有关间质性肺炎的报告不多	
心血管系统			心力衰竭	曾有过心律失常，特别是室上性心律失常的报告	
其他	流感样症状、发热、头痛、寒战、肌痛、乏力和厌食				

【咨询要点】①注意事项：延长输液时间和增加给药频率都可能增加毒性，由于吉西他滨可引起心脏和（或）心血管病症，因此具有心血管疾病病史的患者使用吉西他滨时要特别谨慎。②毒性反应：动物实验表明本品具有生殖毒性。妊娠期妇女应避免应用吉西他滨，除非有明确的必要性；应告知女性在吉西他滨治疗期间避免妊娠，一旦怀孕，应立即通知其主治医生；应告知接受吉西他滨治疗的男性，在治疗期间和治疗后 6 个月不要生育，而且，由于吉西他滨治疗可能引起不育，因此应告知男性治疗前保存精子。③药物过量：对本品过量尚无解毒剂。临床一旦怀疑有过量情况，应对血液学指标进行适当的检测，必要时对患者进行支持治疗。

参考文献

[1]李臻, 吴圣豪, 池琼.吉西他滨序贯化放疗在非小细胞肺癌中的疗效及不良反应分析[J].中国现代医生, 2018, 56（23）：57-60.

羟基脲 [药典（二）；基（基）；医保（甲）]

Hydroxycarbamide

【分类】免疫抑制药。

【药理作用】本品是一种核苷二磷酸还原酶抑制剂，可阻止核苷酸还原为脱氧核苷酸，干扰嘌呤及嘧啶碱基生物合成，选择性地阻碍 DNA 合成，对 RNA 及蛋白质合成无阻断作用。本品为周期特异性药，对 S 期细胞敏感。

【适应证】用于恶性黑色素瘤、胃癌、肠癌、乳癌、膀胱癌、头颈部癌、恶性淋巴瘤、原发性肝癌及急、慢性粒细胞白血病。并与放疗、化疗合并治疗脑瘤。

【用法用量】常用剂量为每日 40~60mg/kg，每周 2 次，6 周为 1 个疗程。亦有采用大剂量间歇给药法，每 8 小时给药 1 次，剂量 60mg/kg；或 6 小时给药 1 次，100mg/kg，24 小时为 1 个疗程，间歇 4~7 日。

【不良反应】见羟基脲的不良反应表。

羟基脲的不良反应表

分类	临床报道（发生率不明）
免疫系统	皮肤血管毒性反应、脱发、皮疹
血液系统	骨髓抑制、血管溃疡、血管坏死
其他	高热、顽固性溃疡

【咨询要点】毒性反应：主要为骨髓抑制及致畸胎作用。

参考文献

［1］林珍，常花蕾，吴小枫，等.羟基脲致肿瘤溶解综合征、骨髓抑制 1 例［J］.药物流行病学杂志，2017，26（07）：508-510.

［2］戴婷，钱锡芬.71 例羟基脲不良反应文献分析［J］.中国药物警戒，2017，14（04）：226-229.

巯嘌呤 [药典（二）；基（基）；医保（甲）]

Mercaptopurine

【分类】其他肿瘤及支持疗法用药。

【药理作用】属于抑制嘌呤合成途径的细胞周期特异性药物，化学结构与次黄嘌呤相似，因而能竞争性地抑制次黄嘌呤的转变过程。本品进入体内，在细胞内必须由磷酸核糖转移酶转为 6- 巯基嘌呤核糖核苷酸后，方具有活性。其主要的作用环节包括：①通过负反馈作用抑制酰胺转移酶，因而阻止 1- 焦磷酸 -5- 磷酸核糖（PRPP）转为 1- 氨基 -5- 磷酸核糖（PRA）的过程，干扰了嘌呤核苷酸合成的起始阶段。②抑制复杂的嘌呤间的相互转变，既能抑制次黄嘌呤核苷酸转为腺嘌呤核苷酸及次黄嘌呤核苷酸转为黄嘌呤核苷酸、鸟嘌呤核苷酸的过程，同时本品还抑制辅酶 I（NAD$^+$）的合成，并减少了生物合成 DNA 所必需的脱氧三磷酸腺苷（dATP）及脱氧三磷酸鸟苷（dGTP），因而肿瘤细胞不能增殖，本品对处于 S 增殖周期的细胞较敏感，除能抑制细胞 DNA 的合成外，对细胞 RNA 的合成亦有轻度的抑制作用。用巯嘌呤治疗白血病常产生耐药现象，其原因可能是体内出现了突变的白血病细胞株，因而失去了将巯嘌呤变为巯嘌呤核糖核苷酸的能力。

【适应证】适用于绒毛膜上皮癌、恶性葡萄胎、急性淋巴细胞白血病及急性非淋巴细胞白血病、慢性粒细胞白血病的急变期。

【用法用量】①绒毛膜上皮癌：成人每日 6~6.5mg/kg，分 2 次口服，以 10 日为 1 个疗程，疗程间歇为 3~4 周。②白血病：开始每日 2.5mg/kg 或 80~100mg/m^2，每日 1 次或分次服用，一般于用药后 2~4 周可见显效，如用药 4 周后，仍未见临床改进及白细胞数下降，可考虑在仔细观察下，加量至每日 5mg/kg；维持量每日 1.5mg~2.5mg/kg 或 50mg~100mg/m^2，每日 1 次或分次口服。小儿常用量为每日 1.5mg~2.5mg/kg 或 50mg/m^2，每日 1 次或分次口服。

【不良反应】见巯嘌呤的不良反应表。

巯嘌呤的不良反应表

分类	常见	少见	临床报道(发生率不明)	不良反应处置
免疫系统		脱发、皮疹、色素沉着	有掌跖红斑报道	
消化系统		恶心、呕吐、食欲减退、口腔炎、腹泻、肝功能异常	急性胰腺炎、胆汁淤积出现黄疸	
泌尿系统		高尿酸血症、血尿		鼓励患者多饮水
血液系统	骨髓抑制		可致白细胞减少及血小板减少	首次出现显著的粒细胞减少、粒细胞缺乏、血小板减少、出血或黄疸等征象时，应立即停药，若停药 2~3 日细胞计数保持平稳或有所上升，可恢复用药，用量为原剂量的 1/2
呼吸系统		间质性肺炎、肺纤维化		
其他			有导致关节疼痛的报道，有导致免疫溶血性贫血、血清病的报道	

参考文献

［1］方圣博 . 巯嘌呤致儿童急性胰腺炎 1 例［J］. 中国医院药学杂志 2017，37（8）：1547–1548.

卡培他滨 [医保（乙）]
Capecitabine

【分类】抗代谢药。

【药理作用】本品口服后经肠黏膜迅速吸收，然后在肝脏被羧基酯酶转化为无活性的中间体 5'- 脱氧 –5– 氟胞苷（5'-Deoxy-5-Florocytidine，5'-DFCR），以后经肝脏和肿瘤组织的胞苷脱氨酶的作用转化为 5'- 脱氧 –5– 氟尿苷（5'-Deoxy-5-Fluorouridine，5'-DFUR），最后在肿瘤组织内经胸苷磷酸化酶催化为 5–FU 而起作用。

【适应证】主要用于晚期乳腺癌、大肠癌，可作为蒽环类和紫杉类治疗失败后的乳腺癌解救治疗。

【用法用量】每日 2500mg/m^2，连用 2 周休息 1 周。每日总剂量分早、晚 2 次于饭后半小时用水吞服。如病情恶化或产生不能耐受的毒性应停止治疗。

【不良反应】见卡培他滨的不良反应表。

卡培他滨的不良反应表

分类	非常常见	常见	临床报道 （发生率不明）	不良反应处置
内分泌系统		脱水		
神经系统		感觉异常、味觉障碍、头痛、头昏（除眩晕外）		
眼部系统		流泪增多、结膜炎		
消化系统	腹泻、呕吐、恶心、口腔炎、腹痛、厌食	食欲低下		可依据情况使用保肝药物
免疫系统	手－足综合征、皮炎	皮疹、脱发、红斑、干皮症	剥脱性皮炎、过敏性紫癜	
其他	疲劳、昏睡	发热、无力、虚弱、高胆红素血症		

【咨询要点】①注意事项：卡培他滨可引起较严重腹泻，对于出现严重腹泻的患者应给予密切监护，若患者出现脱水，应立即补充液体和电解质。在合理用药范围，应及早开始使用标准止泻药物（如洛哌丁胺）。必要时需降低给药剂量。②毒性反应：妊娠期间禁止使用卡培他滨，如果妊娠期间使用，或患者在用药期间怀孕，应告知患者该药对胎儿的潜在风险，应劝告育龄妇女在接受卡培他滨治疗期间避免怀孕。由于卡培他滨可能致母乳喂养幼儿出现严重不良反应，建议哺乳期妇女接受卡培他滨治疗时停止授乳。③药物过量：急性药物过量的表现为恶心、呕吐、腹泻、黏膜炎、胃肠刺激、出血和骨髓抑制。可采用常规治疗、支持治疗（旨在纠正临床表现）及预防并发症。

替吉奥 [医保（乙）]
Tegafur，Gimercil and Oteracil Potassium

【分类】抗代谢药。

【药理作用】本品为复方的氟尿嘧啶衍生物口服抗癌剂，它含有替加氟（FT）吉美嘧啶（CDHP）及奥替拉西（Oxo），它们含量的摩尔比为 1∶0.4∶1。FT 是 5-FU 的前体药物，具有优良的口服生物利用度，能在活体内转化为 5-FU。CDHP 能够抑制在二氢嘧啶脱氢酶作用下从 FT 释放出来的 5-FU 的分解代谢，有助于长时间血中和肿瘤组织中 5-FU 有效深度，从而取得与 5-FU 持续静脉滴注类似的疗效。Oxo 能够拮抗 5-FU 的磷酸化，口服给药之后，Oxo 在胃肠组织中具有很高的分布浓度，从而影响 5-FU 在胃肠道的分布，进而降低 5-FU 毒性的作用。替吉奥与 5-FU 相比具有以下优势：①能维持较高的血药浓度并提高抗癌活性；②明显减少药毒性；③给药方便。

【适应证】不能切除的局部晚期或转移性胃癌。

【用法用量】体表面积 < 1.25m^2 的患者，每次用 40mg，每日 2 次，早餐和晚餐后服用；28 日为 1 个周期，间隔 14 日再重复。体表面积为 1.25~1.5m^2 的患者，每次用 50mg，每日 2 次，早餐和晚餐后服用；28 日为 1 个周期，间隔 14 日再重复。体表面积 ≥ 1.5m^2 的患者，每次用 60mg，每日 2 次，早餐和晚餐后服用；28 日为 1 个周期，间隔 14 日再重复。如果患者在服药期间肝肾功能正常，血液抽检正常，胃肠无不适，间隔时间可以缩短为 7 日。每次用量可以依次调高到 50mg，60mg，75mg。不能与其他氟尿嘧啶类药物和抗真菌类药

物联用。

【不良反应】见替吉奥的不良反应表。

替吉奥的不良反应表

分类	常见	较常见	临床报道 （发生率不明）	不良反应处置
血液系统	白细胞减少、嗜中性粒细胞减少、血小板减少、血红蛋白降低、红细胞压积降低、淋巴细胞减少	出血倾向（皮下出血点、鼻衄、凝血因子异常）、嗜酸性细胞增多、白细胞增多		
泌尿系统		BUN 升高、肌酐升高、蛋白尿、血尿、尿胆原阳性		
消化系统	食欲减退，恶心呕吐，腹泻，口腔炎，味觉异常，AST、ALT 升高，胆红素升高，ALP 升高	肠梗阻、腹痛、腹胀、上腹痛、胃炎、腹鸣、陶土样大便、便秘、口角炎、唇炎、舌炎、口干、黄疸		可依据情况使用保肝药物
免疫系统	色素沉着、皮疹	红斑、脱屑、潮红、水疱、手–足综合征、皮肤溃疡、皮炎、脱发、指甲异常、甲沟炎、单纯疱疹、皮肤干燥 / 粗糙	光敏性皮炎、DLE 样疹	
神经系统	全身不适	麻木、头痛、眩晕	头晕	
心血管系统		低血压、高血压、ECG 异常、雷诺综合征	心悸	
眼部系统		溢泪、结膜炎、角膜炎、角膜糜烂、眼痛、视觉下降、眼干	角膜溃疡、泪管堵塞	
其他	LDH 升高、总蛋白降低、白蛋白降低	发热、全身热感、鼻炎、咽炎、痰多、尿糖、血糖升高、水肿、肌痛、CK 升高、关节痛、电解质异常（血钠升高、血钠降低、血钾升高、血钾降低、血钙升高、血钙降低、血氯升高、血氯降低）、体重降低	血清淀粉酶升高、间质性肺炎	

【咨询要点】①注意事项：有极少数患者缺乏二氢嘧啶脱氢酶（DPD），若使用氟尿嘧啶类药物，则在给药初期可能出现严重不良反应（如口腔炎、腹泻、造血功能异常和神经系统疾病）。②毒性反应：妊娠期或可能妊娠的妇女禁用替吉奥，妊娠期妇女服用本品后曾发生新生儿畸形。哺乳期妇女服用替吉奥胶囊时应停止哺乳（尚无临床资料，但大鼠试验发现替吉奥可经乳汁排泄。长期毒性试验结果显示，本品主要毒性作用靶器官是骨髓造血干细胞。

参考文献

[1] 杨霄霄, 孙亚萍, 薛旗山, 等. 替吉奥所致重症药物性间质性肺疾病一例报道并文献复习 [J]. 中国全科医学, 2018, 21 (11)：1361–1363, 1367.

培美曲塞[医保(乙)]
Pemetrexed

【分类】抗代谢药。

【药理作用】为一种多靶点抗叶酸代谢的抗肿瘤药物，通过干扰细胞复制过程中叶酸依赖性代谢过程而发挥作用。体外试验显示，本品可以抑制胸苷酸合成酶、二氢叶酸还原酶、甘氨酸核糖核苷甲酰基转移酶等叶酸依赖性酶，这些酶参与胸腺嘧啶核苷和嘌呤核苷的生物合成。

【适应证】用于恶性胸膜间皮瘤及非小细胞肺癌二线治疗。

【用法用量】仅可静脉滴注，与顺铂联用，推荐剂量为 500mg/m^2，第 1 日，滴注超过 10 分钟，21 日为 1 个周期。顺铂推荐剂量为 75mg/m^2，在本品滴注结束后 30 分钟开始滴注，时间超过 2 小时。

【不良反应】见培美曲塞的不良反应表。

培美曲塞的不良反应表

分类	非常常见	常见	少见	罕见	不良反应处置
血液系统	血红蛋白、白细胞和中性粒细胞减少	血小板减少	中性粒细胞减少性发热		化疗期间要根据医生要求定期复查血常规。化疗后应避免接触患感冒的人，少去人多的地方。白细胞太低可能会导致感染，出现发热等情况。如果化疗后在家中出现发热，不要自行服用退热药物，一定要到医院化验血常规。白细胞太低需要注射升高白细胞的药物，合并感染时候则需要消炎药
消化系统	恶心、厌食、呕吐、口炎、咽炎、腹泻	便秘，AST、ALT 升高	腹痛	结肠炎	为减少与治疗相关的血液学毒性和胃肠道毒性，必须指导接受培美曲塞治疗的患者补充叶酸和维生素 B$_{12}$，作为预防措施。可用保肝药物预防
神经系统			神经障碍、运动神经元病		
免疫系统	湿疹、脱屑	瘙痒、脱发	变态反应、过敏和多形性红斑	皮疹	出现严重过敏，立即停药，对症治疗。预服地塞米松（或相似药物）可以降低皮肤反应的发生率及其严重程度。给药方法：地塞米松 4mg，口服，每日 2 次，本品给药前 1 日、给药当日和给药后 1 日连服 3 日
心血管系统			室上性心律失常		
其他	疲劳	发热	肌酐升高		

【咨询要点】①注意事项：为减少与治疗相关的血液学毒性和胃肠道毒性，必须指导接受培美曲塞治疗的患者补充叶酸和维生素 B$_{12}$，作为预防措施。服用时间：第 1 次给予本品治疗开始前 7 日至少服用 5 次日剂量的叶酸，一直服用整个治疗周期，在最后 1 次本品给药后 21 日可停服；患者还需在第 1 次本品给药前 7 日内肌内注射维生素 B$_{12}$1 次，以后每 3 个周期肌内注射 1 次，以后的维生素 B$_{12}$ 给药可与本品用药在同 1 日进行。叶酸给药剂量：350~1000μg，常用剂量是 400μg；维生素 B$_{12}$ 剂量 1000μg。②毒性反应：根据培美曲塞的作用机制，对妊娠期、哺乳期女性及成熟男性的建议与卡培他滨相同。本品有遗传毒性。

③药物过量：培美曲塞过量的报告很少，包括嗜中性粒细胞减少症、贫血、血小板减少、黏膜炎和皮疹。药物过量的预期并发症包括骨髓抑制，可表现为嗜中性粒细胞减少、血小板减少和贫血。此外，也可见到伴或不伴发热的感染、腹泻和黏膜炎。如果发生药物过量，医生应根据需要采取常规的支持治疗措施。

参考文献

[1]吴洪美,贺章勤,余春华.培美曲塞治疗晚期肺癌出现严重皮疹护理一例[J].华西医学,2015,30(01):196-197.

雷替曲塞
Raltitrexed

【分类】抗肿瘤药。

【药理作用】雷替曲塞是叶酸类似物，是胸腺嘧啶核苷酸合成酶有效的特异性抑制药，胸腺嘧啶核苷酸合成酶涉及 DNA 合成。

【适用症】用于晚期结 / 直肠癌，也用于乳腺癌和其他实体瘤。

【用法用量】在肾功能正常的患者中推荐雷替曲塞的初始剂量为 $3mg/m^2$，静脉滴注 15 分钟。依据初始剂量毒性的严重程度最多可以减量 50%，毒性恢复后可以间隔 3 周给予。每次用药前应进行全血细胞计数，如果白细胞或血小板计数低于可接受水平应停止治疗，应检测肝肾功能，剂量应依据肾功能调整；在肾损伤（肌酐清除率小于 65ml/min）患者中必须调整雷替曲塞的剂量，不进行剂量调整可能导致死亡。剂量间隔从 3 周增加到 4 周，应以肌酐清除率为基础调整剂量。

【不良反应】见雷替曲塞的不良反应表。

雷替曲塞的不良反应表

分类	常见	少见	罕见	临床报道（发生率不明）	不良反应处置
消化系统	恶心、呕吐、腹泻、食欲不振、AST 和 ALT 的可逆性升高	黏膜炎、口炎、消化不良、便秘			恶心和呕吐通常为轻度（WHO 1/2 级），常于用药 1 周内发生，可用止吐药治疗；腹泻通常为轻或中度，可停止给药或根据毒性反应的等级降低剂量
血液系统	白细胞减少、贫血	血小板减少		血红蛋白下降	这些反应通常为轻到中度（WHO 1/2），于用药后第 1 或 2 周内发生，第 3 周前恢复。也有可能发生重度，可能会危及生命或致命，尤其与胃肠道毒性反应同时发生时
内分泌系统		体重下降、脱水、外周性水肿、高胆红素血症和碱性磷酸酶升高			
心血管系统		心律失常、心房颤动、充血性心力衰竭		心脏毒性	

分类	常见	少见	罕见	临床报道 （发生率不明）	不良反应处置
免疫系统	皮疹	瘙痒、脱发、出汗、味觉异常和结膜炎		脱皮	
肌肉骨骼和神经系统		关节痛、肌痛、张力过强、失眠、抑郁、眩晕、感觉异常	头痛		
其他	乏力、发热	流感样症状	腹痛、寒战、蜂窝织炎和败血症、感染		通常为轻到中度，在用药1周内发生，且可逆

【咨询要点】①注意事项：注册药品信息推荐在出现严重毒性的患者中，每6小时静脉给予亚叶酸25mg/m²。②毒性反应：雷替曲塞致畸，在夫妻任一方接受药物治疗时应避免妊娠，直至治疗结束后至少6个月。雷替曲塞能损伤男性生育能力。

参考文献

［1］王珺，梁淑影.雷替曲塞二线治疗晚期结直肠癌的疗效分析［J］.郑州大学学报，2017，52（3）：317-321.

［2］柯雯，华海清，秦叔逵，等.雷替曲塞为基础化疗方案治疗晚期原发性肝癌的临床观察［J］.肿瘤防治研究，2017，44（4）：281-285.

博来霉素 [医保（乙）]
Bleomycin

【分类】抗肿瘤抗生素。

【药理作用】本品与铁的复合物嵌入DNA，引起DNA单链和双链断裂。它不引起RNA链断裂。作用的第1步是本品的二噻唑环嵌入DNA的G-C碱基对之间，同时末端三肽氨基酸的正电荷和DNA磷酸基作用，使其解链。作用的第2步是本品与铁的复合物导致超氧或羟自由基的生成，引起DNA链断裂。

【适应证】用于头颈部、食管、皮肤、宫颈、阴道、外阴、阴茎的鳞癌和霍奇金病及恶性淋巴瘤、睾丸癌等，亦可用于治疗银屑病。

【用法用量】本品口服无效。用注射器吸取适量的灭菌注射用水或0.9%氯化钠注射液、葡萄糖注射液等，注入博来霉素瓶内，使之完全溶解后，抽入注射器内备用。①给药途径：肌内或皮下注射，用上述注射液不超出5ml，溶解15~30mg（效价）的博来霉素；用于皮下注射时，1mg（效价）/ml以下浓度注射为适度。动脉内注射，将药物5~15mg溶解后，直接缓慢注射。静脉注射，用5~20ml适合静脉注射用的溶液，溶解15~30mg（效价）的药物后，缓慢静脉注入；如果明显发热时，则应减少药物单次使用量为5mg（效价）或更少，同时可以增加使用次数。治疗癌性胸膜炎，取60mg（效价）博来霉素溶解后，缓慢注入胸腔内，保留4~6小时后，抽出残留积液，一般1次可缓解。②注射频率：一般为每周2次。可根据病情调节、每日1次至每周1次。③使用总量：以肿瘤消失为目标，总量一般为300~400mg（效价）。即使肿瘤消失后，有时也应适当地追加治疗，如每周1次，每次为 15mg（效价）静脉注射，共 10 次。

【不良反应】见博来霉素的不良反应表。

博来霉素的不良反应表

分类	常见	临床报道（发生率不明）	不良反应处置
免疫系统		手指、脚趾、关节处皮肤肥厚和色素沉着、引起趾甲变色脱落、脱发、药物皮疹、发热、过敏性休克	如发生休克，应立即肌内或皮下注射 0.1% 肾上腺素注射液 0.5~1ml（小儿酌减），必要时可数分钟重复注射 1 次或进行静脉、心内注射。并根据需要进行输液、给氧、滴注肾上腺皮质激素（氢化可的松或地塞米松），应用升压药和其他必要的急救措施。有呼吸困难时可缓慢静脉注射氨茶碱 0.25~0.5g，同时人工呼吸
消化系统		肝细胞脂肪浸润伴肝肿大、食欲缺乏、恶心，少见呕吐、腹泻、口腔炎、口腔溃疡、恶性腹泻	
呼吸系统	肺毒性、呼吸困难、咳嗽、胸痛、肺部啰音、非特异性肺炎、肺纤维化、肺功能失常		随时注意肺部纤维化，尤其注意肺活量、一氧化碳扩散容积、动脉内氧气分压等指标、胸部放射科照片检查，当发现肺部异常时，应立即停止用药，并适当的对症治疗。老年患者和心肺功能不良的患者，应特别注意，要减少用药剂量或延长用药间隔时间
神经系统		肿瘤局部疼痛、头痛、头部沉痛感、残尿感	
血液系统		骨髓抑制	
其他		肿瘤坏死引起出血、静脉炎、心电图改变、心包炎	

【咨询要点】药物过量：可产生严重的肺毒性。

参考文献

［1］戴滨冰，赵婷媛，戴辉艳.博来霉素致过敏性休克 1 例［J］.安徽医药，2018，22（10）：2064-2066.

丝裂霉素 [药典（二）；医保（甲）]
Mitomycin

【分类】抗肿瘤药。

【药理作用】从结构上看具有苯醌、乌拉坦及乙烯亚胺基三种有效基团。在细胞内通过还原酶活化后起作用，可使 DNA 解聚，同时拮抗 DNA 的复制。高浓度时对 RNA 和蛋白质的合成亦有抑制作用。主要作用于晚 G_1 期和早 S 期。在酸性和乏氧条件下也有作用。耐药主要由细胞膜通透性降低，以致细胞内浓度下降；降解加快和所谓的突变——选择机制。

【适应证】对多种实体肿瘤有效，特别是对消化道癌为目前各国常用的抗肿瘤药物之一。

【用法用量】①静脉注射：每次 6~8mg，以氯化钠注射液溶解后静脉注射，每周 1 次。也可每次 10~20mg，每 6~8 周重复治疗。②动脉注射：剂量与静脉注射相同。③腔内注射：每次 6~8mg。④联合化疗：FAM（氟尿嘧啶、阿霉素、丝裂霉素）主要用于胃肠道肿瘤。

【不良反应】见丝裂霉素的不良反应表。

丝裂霉素的不良反应表

分类	临床报道（发生率不明）
免疫系统	脱发，药液外漏可致局部疼痛、坏死、溃疡、皮肤潮红
消化系统	恶心、呕吐
泌尿系统	轻度会阴部灼热感、不可逆的肾功能损害、血尿、膀胱刺激征
血液系统	骨髓抑制、白细胞及血小板减少
心血管系统	本品与阿霉素同时应用可增加心脏毒性
其他	间质性肺炎、发热、乏力、肌肉痛

参考文献

[1]李可，万滨.膀胱癌经膀胱灌注不同类型药物的治疗效果及安全性分析[J].实用癌症杂志，2016，31（09）：1504-1506.

柔红霉素 [药典（二）；基（基）；医保（甲）]
Daunorubicin

【分类】抗肿瘤药。

【药理作用】本品作用与阿霉素相同，嵌入 DNA，可抑制 RNA 和 DNA 的合成，对 RNA 的影响尤为明显，选择性地作用于嘌呤核苷。

【适应证】治疗急性粒细胞及急性淋巴细胞白血病。

【用法用量】静脉注射或滴注。静脉注射前每支加 10ml 0.9% 氯化钠注射液溶解；静脉滴注用 0.9% 氯化钠注射液 250ml 溶解后滴注，1 小时内滴完。成人每个疗程的用量为 0.4~1.0mg/kg，儿童为 1.0mg/kg，每日 1 次，共 3~5 次，连续或隔日给药。停药 1 周后重复，总给药量不超过 25mg/kg。

【不良反应】见柔红霉素的不良反应表。

柔红霉素的不良反应表

分类	临床报道（发生率不明）	不良反应处置
免疫系统	口腔溃疡、脱发、皮疹、发热	口腔溃疡反应多在骨髓毒性之前出现，应立即停药
消化系统	恶心、呕吐、腹痛、溃疡性口腔炎，食欲不振，ALT、AST、ALP 升高、黄疸	
泌尿系统	BUN 升高、蛋白尿	
血液系统	贫血、粒细胞减少、血小板减少、出血、骨髓抑制较严重、漏出血管外时可致局部组织坏死	不应用药过久
神经系统	头痛、眩晕	
心血管系统	心脏毒性（心肌损害、心电图异常、心律失常，严重者可有心力衰竭）	
其他	倦怠、畏寒、呼吸困难	

参考文献

[1]李雪芹，欧阳贤凤.柔红霉素对 50 例急性白血病患者心脏损害的临床分析[J].华西药学杂志，2015，30（03）：392.

多柔比星 [药典（二）；医保（甲）]
Doxorubicin

【分类】 抗肿瘤抗生素。

【药理作用】 本品为蒽环类化合物，主要作用机制是直接嵌入 DNA 核碱对之间，干扰转录过程，阻止 mRNA 的形成起到抗肿瘤作用。它既抑制 DNA 的合成又抑制 RNA 的合成，所以对细胞周期各阶段均有作用，为细胞周期非特异性药物。此外，本品还可导致自由基的生成，能与金属离子结合；与细胞膜结合；自由基的形成与心脏毒性有关；本品对乏氧细胞也有作用。

【适应证】 用于急性白血病、淋巴瘤、乳腺癌、肺癌及多种其他实体肿瘤均有效。

【用法用量】 静脉注射，一般主张间断给药，40~50mg/m² 每 3 周 1 次；也可给予 20~30mg/m²，每周 1 次，连用 2 次静脉注射。目前认为总单量不宜超过 450mg/m²，以免发生心脏毒性。

【不良反应】 见多柔比星的不良反应表。

多柔比星的不良反应表

分类	非常常见	常见	不常见	临床报道（发生率不明）	不良反应处置
血液系统	白细胞减少症、中性粒细胞减少、贫血、血小板减少症				白细胞减少是患者最常见的不良反应，也可见贫血和血小板减少。这些反应一般在治疗早期便可见，而且是暂时的。临床试验中很少因骨髓抑制而停药。出现血液学毒性反应可能需要减少用量或暂停及推迟治疗。当中性粒细胞计数 <1000/mm³ 或血小板计数 <50 000/mm³ 时应暂停使用本品。当中性粒细胞计数 <1000/mm³ 时，可同时使用 G-CSF 或 GM-CSF 来维持血液细胞数目
免疫系统	掌跖红肿疼痛综合征、脱发	荨麻疹、皮疹、皮肤色素沉着过度、指甲色素沉着过度		过敏反应（表现为低血压或高血压、呼吸困难、潮红、皮疹和窒息等）、过敏性休克、光敏反应、照射皮肤过敏（放射线回忆反应）、瘙痒症、皮肤异常	脱发一般停药 1~2 个月可恢复生长
心血管系统		充血性心力衰竭、窦性心动过速	栓塞	房室传导阻滞、快速型心律失常、束支传导阻滞	
消化系统	口腔炎、腹泻、呕吐、恶心、食欲不振	食管炎、腹痛		胃肠道出血、糜烂性胃炎、结肠炎	
内分泌系统				脱水、高尿酸血症	

续表

分类	非常常见	常见	不常见	临床报道 （发生率不明）	不良反应处置
生殖系统				闭经、精子缺乏、 精液缺乏	
泌尿系统				色素尿	
其他	发热、虚弱、 寒战、感染	输液部位反 应、脓毒血症、 败血症		休克、出血、血栓 性静脉炎、静脉炎、 潮热	本品滴注管与5%葡萄糖滴注管 相连接以进一步稀释并最大限 度地减少血栓形成和外渗危险

【咨询要点】①毒性反应：在用药期间，多柔比星可能引起女性患者不育，还可引起闭经，尽管多柔比星会导致绝经提前，但在终止治疗后排卵和月经仍可能恢复。在男性患者中，多柔比星有致突变作用并且可以损伤人类精子中的染色体；少精症或无精症可能是永久性的，但有报道在一些病例中精子数量恢复到正常水平，这种情况可能发生在治疗结束后数年。男性患者在接受多柔比星治疗期间应当采取有效的避孕措施；如果女性患者在妊娠期间接受多柔比星治疗或在用药期间发生妊娠，则必须告知患者药物对胎儿有潜在危害。②药物过量：急性药物过量会导致严重的骨髓抑制（主要表现为白细胞降低和血小板降低）、胃肠道毒性反应（主要为黏膜炎）和急性心功能改变。已证实单次使用250mg和500mg的多柔比星是致命的，这些剂量可导致24小时内急性心肌衰竭和严重的骨髓抑制，且用药后10~15日效应最大，在此期间应加强支持疗法，并采取输血、无菌隔离护理等措施。延迟性心力衰竭可于过量用药半年后出现，患者应密切观察，一旦出现心力衰竭征象时应予以常规治疗。

参考文献

[1]毕铁琳,严明兰,赵天毓.盐酸多柔比星脂质体注射液致不良反应1例[J].中国实验诊断学,2017,21(09):1639-1640.

表柔比星 [药典（二）；医保（乙）]
Epirubicin

【分类】抗肿瘤抗生素。

【药理作用】本品的作用机制与多柔比星基本相同；与多柔比星相比，疗效相等或略高。本品与多柔比星一样主要经胆道排泄，48小时尿中排出10%，4天内胆道排出40%，其中绝大部分以原型及与葡萄糖醛酸的结合物排出。在血浆中和尿中可测出本品的主要代谢产物为表阿霉醇，以及表柔比星和表阿霉醇与葡萄糖醛酸的结合物。其血浆清除率高，而排泄相对缓慢，表明其与组织广泛结合。本品不能透过血-脑屏障。尿中排出为注射剂量的7%~23%，肾功能正常与否对本品的药代动力影响不大。但由于主要由肝胆系统排出（约占40%~45%），对有肝转移和肝功能受损的患者，本品在血浆中的浓度维持时间较长，故应适当减少剂量，一般可给半量。

【适应证】用于急性白血病、淋巴瘤、乳腺癌、肺癌及多种其他实体肿瘤均有效。

【用法用量】50~90mg/m^2，静脉注射，每3周1次。

【不良反应】见表柔比星的不良反应表。

表柔比星的不良反应表

分类	非常常见	常见	不常见	罕见	临床报道（发生率不明）	不良反应处置
血液系统	白细胞减少症、粒细胞减少症和中性粒细胞减少症、贫血		血小板减少症		骨髓抑制引起的出血和组织缺氧	如果患者出现毒性体征，包括严重的中性粒细胞减少症/中性粒细胞减少性发热和血小板减少症（可能在第21日仍持续存在），要进行剂量调整或推迟后续给药时间
免疫系统	脱发		过敏反应、过敏性休克、荨麻疹		局部毒性、皮疹、瘙痒、皮肤变化、红斑、潮红、皮肤和指甲色素沉着过度、光敏性、照射皮肤过敏	
心血管系统			静脉炎和血栓性静脉炎	充血性心力衰竭（呼吸困难；水肿、肝大、腹水、肺水肿、胸腔积液、奔马律）、心脏毒性（心电图异常、心律失常、心肌病）、室性心动过速、心动过缓、房室传导阻滞和束支传导阻滞、休克、血栓栓塞（包括肺栓塞）		
消化系统		黏膜炎、食管炎、口腔炎、呕吐、腹泻和恶心			口腔黏膜糜烂、口腔溃疡、口腔疼痛、黏膜烧灼感、口腔出血和口腔黏膜色素沉着	
内分泌系统		厌食和脱水		高尿酸血症		
神经系统				头晕		
眼部系统					结膜炎、角膜炎	
生殖系统				闭经、精子缺乏		
泌尿系统	色素尿					

续表

分类	非常常见	常见	不常见	罕见	临床报道 （发生率不明）	不良反应处置
其他	感染	注射部位红斑		不适、虚弱、发热、寒战、转氨酶水平变化、急性淋巴细胞白血病	静脉硬化、局部疼痛、重度蜂窝织炎、给药时溢出静脉造成组织坏死、感染性休克、脓毒症和肺炎、左心室射血分数无症状性下降	建议先注入0.9%氯化钠注射液检查输液管通畅性及注射针头确实在静脉，之后再经此通畅的输液管给药。操作过程中应谨慎，避免外渗。如果发生外渗，应立即停止给药，使用特殊治疗（例如右丙亚胺）可避免或降低蒽环类药物外渗的不良反应。冷却用药部位并使之保持凉爽，使用透明质酸和二甲亚砜（DMSO）可缓解疼痛

【咨询要点】①毒性反应：Ames试验结果显示无论代谢活化与否，表柔比星均可引起细菌突变；对V79中国仓鼠肺成纤维细胞进行HGPRT试验，在未代谢活化的条件下表柔比星有致突变作用，在代谢活化的条件下没有致突变作用；在人淋巴细胞染色体日变试验中无论代谢活化与否表柔比星都显示出诱裂变作用；小鼠骨髓染色体畸变体内试验中表柔比星也显示出诱裂变作用。大鼠、兔等动物实验显示有生殖毒性。②药物过量：表柔比星急性药物过量会导致严重的骨髓抑制（主要表现为白细胞减少症和血小板减少症）、胃肠道毒性反应（主要为黏膜炎）和急性心脏并发症；单次大剂量给药能在24小时内诱发急性心力衰竭并且在10~14日内发生严重骨髓抑制。有必要进行对症处理，如输血及将患者转移到无菌病房。已有延迟性心力衰竭在治疗结束数月至数年后出现的报道，因此应密切观察患者一旦出现心力衰竭征象时应予以常规治疗。尚无已知的表柔比星过量的解毒药，如果出现药物过量，应提供支持治疗和对症治疗。表柔比星无法涌过透析清除。

吡柔比星 [医保（乙）]
Pirarubicin

【分类】抗肿瘤抗生素。

【药理作用】本品为半合成的蒽环类抗癌药，作用及作用机制与多柔比星基本相同。因本品同时干扰DNA、mRNA合成，在细胞分裂的G_2期阻断细胞周期、抑制肿瘤生长，已证实本品具有广谱的抗肿瘤作用和较强的抗癌活性。

【适应证】用于乳腺癌、恶性淋巴瘤、急性白血病、头颈部恶性肿瘤、胃癌、泌尿生殖系统肿瘤（膀胱癌、输尿管癌、肾盂癌、卵巢癌、宫颈癌、子宫内膜癌）等。

【用法用量】将本品加入5%葡萄糖注射液或灭菌注射用水10ml溶解。可静脉、动脉、膀胱内注射。①静脉注射：一般按体表面积每次25~40mg/m²。②动脉给药：如头颈部癌按体表面积每次7~20mg/m²，每日1次，共用5~7日；亦可每次14~25mg/m²，每周1次。

③膀胱内给药：按体表面积每次 15~30mg/m²，稀释为 500~1000μg/ml 浓度，注入膀胱腔内保留 1~2 小时，每周 3 次为 1 个疗程，可用 2~3 个疗程。

【不良反应】见吡柔比星的不良反应表。

吡柔比星的不良反应表

分类	常见	临床报道（发生率不明）
免疫系统	脱发	皮肤色素沉着、皮疹
消化系统		恶心、呕吐、食欲不振、口腔黏膜炎、腹泻、肝功能异常
泌尿系统		肾功能异常、尿频、排尿痛、血尿、膀胱萎缩
运动系统		骨髓抑制
其他		心脏毒性

【咨询要点】①注意事项：骨髓抑制为剂量限制性毒性，主要为粒细胞减少，平均最低值在 14 日，第 21 日恢复，贫血及血小板减少少见；心脏毒性低于 ADM，急性心脏毒性主要为可逆性心电图变化，如心律失常或非特异性 ST-T 异常，慢性心脏毒性呈剂量累积性。②药物过量：本品总限量为按体表面积 700~950mg/m²。

参考文献

［1］韩艳霞.吡柔比星治疗难治及复发性恶性血液病的临床效果和不良反应［J］.中国医药，2018，13（7）：1052-1055.

阿柔比星 [药典（二）；非基；医保（乙）]
Aclarubicin

【分类】蒽环类抗肿瘤药。

【药理作用】本品为新蒽环类抗肿瘤抗生素，抗癌谱与多柔比星相似。本品能抑制癌细胞的生物大分子合成，特别对 RNA 合成的抑制作用强。

【适应证】用于急性白血病、恶性淋巴瘤，也可试用于其他实体恶性肿瘤。

【用法用量】临用前，加氯化钠注射液或 5% 葡萄糖注射液溶解，静脉注射或滴注。①白血病与淋巴瘤：15~20mg/d，连用 7~10 日，间隔 2~3 周后可重复。②实体瘤：每次 30~40mg，每周 2 次，连时 4~8 周。本品也可与其他抗癌药物联合应用。

【不良反应】见阿柔比星的不良反应表。

阿柔比星的不良反应表

分类	常见	少见	罕见	临床报道（发生率不明）	不良反应处置
免疫系统	脱发	血性红斑、放疗区出现皮肤发红	指甲松离		
消化系统	恶心、呕吐、食欲减退、口腔黏膜红斑、口腔溃疡、食管炎、胃炎、腹泻、腹胀	肝功能异常			
泌尿生殖系统	男性生殖腺功能异常	蛋白尿、血尿酸增高导致的肾损害		肾功能异常	鼓励患者多喝水，碱化尿液
血液系统	骨髓抑制				

续表

分类	常见	少见	罕见	临床报道 （发生率不明）	不良反应处置
心血管 系统	心脏毒性				用药前后测定心脏功能、 心电图、超声心动图
其他	血尿酸增高	结膜炎、流泪、 过敏反应、发热		静脉炎	

【咨询要点】①毒性反应：本品对实验动物有一定的心脏毒性和骨髓抑制，能通过胎盘，妊娠妇女使用后，有导致流产的可能，对胎儿的毒性反应有时可于数年后出现，因此妊娠期、哺乳期妇女禁用。②药物过量：出现药物过量，立即停止用药，加强支持治疗，并采取输血、无菌隔离护理等措施。

长春新碱 [药典（二）；基（基）；医保（甲）]
Vincristine

【分类】抗肿瘤药。

【药理作用】本品除作用于微管蛋白外，还可干扰蛋白质代谢及抑制 RNA 多聚酶活力，并抑制细胞膜类脂质的合成和氨基酸在细胞膜的运转。

【适应证】①急性白血病，尤其是儿童急性白血病，对急性淋巴细胞白血病疗效显著。②恶性淋巴瘤。③生殖细胞肿瘤。④小细胞肺癌。⑤乳腺癌、慢性淋巴细胞白血病、消化道癌、黑色素瘤及多发性骨髓瘤等。

【用法用量】静脉注射，每次 $1.4g/m^2$，每周 1 次，总量 20~30mg 为 1 个疗程。

【不良反应】见长春新碱的不良反应表。

长春新碱的不良反应表

分类	临床报道（发生率不明）	不良反应处置
免疫系统	脱发、局部组织刺激、过敏性休克	如发生休克，应立即肌内或皮下注射 0.1% 肾上腺素注射液 0.5~1ml（小儿酌减），必要时可数分钟重复注射 1 次或进行静脉、心内注射。并根据需要进行输液、给氧、滴注肾上腺皮质激素（氢化可的松或地塞米松），应用升压药和其他必要的急救措施。有呼吸困难时可缓慢静脉注射氨茶碱 0.25~0.5g，同时人工呼吸
消化系统	腹绞痛、便秘、麻痹性肠梗阻	
神经系统	手指、足趾麻木、神经毒性、腱反射迟钝或消失、外周神经炎、运动神经、感觉神经和脑神经也可受到破坏	
生殖系统	长期应用可抑制睾丸或卵巢功能，引起闭经或精子缺乏	
其他	骨髓抑制、血压的改变、血栓性静脉炎	

【咨询要点】毒性反应：本品在动物中有致癌作用。

依托泊苷 [药典（二）；医保（甲）]
Etoposide

【分类】鬼臼毒素衍生物。

【药理作用】研究表明本品（VP-16）很可能主要不是作用于分裂中期，而对 S 及 G_2 期有较大的杀伤作用，使细胞期阻滞于 G_2 期。VP-16 可能在体内激活某些内切酶，或通过其代谢物作用于 DNA。VP-16 的非糖苷同系物 4- 去甲基表鬼臼毒素可以抑制微管的组装和拓扑异构酶 II 使 DNA 不能修复。

【适应证】主要用于小细胞肺癌、淋巴瘤、睾丸肿瘤、急性粒细胞白血病，对卵巢癌、乳腺癌、神经母细胞瘤亦有效。

【用法用量】每日 60~100mg/m²，静脉注射（一般应用 0.9% 氯化钠注射液稀释，每次 100mg），每日 1 次，连续 5 日，每 3~4 周重复 1 次。口服相同剂量，连服 10 日或加倍剂量连服 5 日，亦每 3~4 周重复 1 次。

【不良反应】见依托泊苷的不良反应表。

依托泊苷的不良反应表

分类	临床报道（发生率不明）	不良反应处置
血液系统	白细胞减少、血小板减少、出血和贫血	治疗开始前以及以后的每个磷酸依托泊苷疗程之前，均应进行血小板计数、血红蛋白、白细胞计数及其白细胞分类检查。血小板计数低于 50 000/mm³ 或中性粒细胞绝对计数低于 500/mm³ 时，必须停止治疗，直到血细胞计数恢复安全范围后方可继续使用本品
泌尿系统	BUN 升高	
消化系统	恶心、呕吐、食欲不振、口腔炎、腹痛、腹泻、便秘等，ALT、AST、ALP、胆红素升高	用标准的止吐疗法可能控制此种恶心和呕吐
免疫系统	过敏表现有时出现红疹、红斑、瘙痒；严重的脱毛、脱发、放射性皮炎	发生过敏反应时应立即停止输注本品，然后酌情使用升压药物类固醇激素、抗组胺药，或血容量扩充剂。国外研究报道，依托泊苷发生过敏反应，具有潜在的免疫机制，依托泊苷磷酸盐是依托泊苷的前体药物，可用于对依托泊苷过敏的患者。脱毛和脱发均是可逆的
神经系统	四肢麻木、头痛等	嘱咐患者勿进冷食、冷饮及勿接触冷水或其他冷的物品
循环系统	心电图改变、不整脉、低血压等	
呼吸系统	间质性肺炎	
其他	倦怠、疲劳	

【咨询要点】①注意事项：本药可引起骨髓抑制，应经常进行血液、肝肾功能检查，随时调节药物剂量或停药。因长期服用有呈迁延性倾向，应慎重给药。对儿童及生殖年龄的患者给药时，应考虑到对性腺的影响。由于本药主要通过肝脏排泄，所以有肝肾功能障碍及老年人应慎用本药。②毒性反应：动物实验表明有致畸出现，因此妊娠期妇女或有妊娠可能的妇女最好不用本药。因药物可进入乳汁中，哺乳期妇女应中止哺乳。

参考文献

[1] 柯尊琼, 刘艳红, 王佳等. 依托泊苷致严重不良反应 1 例 [J]. 中国药师, 2018, 21（08）: 1438-1439.

[2] Cernadas JR.Reactions to cytostatic agents in children [J]. CurrOpin Allergy Clin Immunol, 2017, 17（4）: 255-261.

伊立替康[医保（乙）]
Irinotecan

【分类】鬼臼毒素衍生物。

【药理作用】为半合成水溶性喜树碱类衍生物。本品及其代谢产物 SN38 为 DNA 拓扑异构酶 I（Topo I）抑制剂，其与 Topo I 及 DNA 形成的复合物能引起 DNA 单链断裂，阻止 DNA 复制及抑制 RNA 合成，为细胞周期 S 期特异性。临床前研究 CPT-11 及其代谢物 SN38 对体外多株肿瘤细胞系（包括鼠白血病，人胃癌，肺癌，乳腺癌等）及体内多种实验肿瘤模型（Co-4 结肠癌，St-15 和 Sc-16 胃癌，Mx-1 乳腺癌等）有广谱抗瘤活性。它在体内很少被表达 MDR 基因的肿瘤识别，对 VCR 或 ADM 耐药的 P_{388} 鼠白血病同样有效。

【适应证】为晚期大肠癌的一线用药，也可用于术后的辅助化疗；对肺癌、乳腺癌、胰腺癌等也有一定疗效。

【用法用量】①3 周给药法：$300\sim350mg/m^2$，加 0.9% 氯化钠注射液，或 5% 葡萄糖注射 200ml，静脉滴注 30 分钟，每 3 周 1 次。②每周给药法：$100\sim150mg/m^2$，加 0.9% 氯化钠注射液或 5% 葡萄糖注射液 200ml，静脉滴注 30 分钟，每周 1 次，连用 2 周，休息 1 周。每 2 周期为 1 个疗程。

【不良反应】见伊立替康的不良反应表。

伊立替康的不良反应表

分类	非常常见	少见	罕见	不良反应处置
消化系统	腹泻（迟发性）、恶心、呕吐、腹部痉挛 / 疼痛、食欲减退、腹泻（早发性）、便秘、胃肠胀气、口腔炎、消化不良、碱性磷酸酶升高、AST 增加			①本品可以引起早发性和迟发性腹泻，它们由不同的机制产生，两种腹泻都可能是严重的。早发性腹泻（在静脉滴注本品时或结束后的短时间内发生）是因为胆碱能作用所致，通常是暂时性的，很少有严重性；有可能同时伴有鼻炎、流涎增多、瞳孔缩小、流泪、出汗、潮红、心动过缓和可引起腹部绞痛的肠蠕动亢进症状。对使用本品时或结束后短时间内出现胆碱综合征的患者静脉或皮下注射 0.25~1mg（总剂量 ≤ 1mg/d）的阿托品（除非有使用禁忌证）。在下次使用本品时，应预防性使用硫酸阿托品。年龄 ≥ 65 岁的患者中，发生早发性腹泻的可能性较大，应该多加监测。迟发性腹泻（通常在使用本品 24 小时后发生，出现第 1 次稀便的中位时间为滴注后第 5 天）持续时间可能较长，可能导致脱水、电解质紊乱或感染，甚至为致命的。一旦发生迟发性腹泻需要及时给予洛哌丁胺治疗。应指导患者备有洛哌丁胺，一旦出现粪便不成形、解稀便或排便频率比以往增多时就要开始治疗。临床研究中的洛哌丁胺给药方案为首剂 4mg，然后每 2 小时给予 2mg 直至患者腹泻停止后 12 小时；在晚上，患者可以每 4 小时服用洛哌丁胺 4mg，不推荐连续使用以上剂量洛哌丁胺 48 小时以上，因为有出现麻痹性肠梗阻的风险，也不推荐使用时间少于 12 小时，不推荐洛哌丁胺预防性给药。②推荐患者用药前先给予止吐剂。在每周给药方案的临床研究中，大部分患者接受地塞米松 10mg 联合另 1 种止吐剂如 5-HT$_3$ 阻滞药（例如恩丹司琼或格拉司琼）的治疗。应该在化疗的当日，输注本品前至少 30 分钟给予止吐药。根据随后的需要，医师也可以考虑给予患者止吐药（例如丙氯拉嗪）

分类	非常常见	少见	罕见	不良反应处置
血液系统	白细胞减少、贫血、中性粒细胞减少	血小板减少		出现中性粒细胞减少的并发症时应及时给予抗生素治疗。如果出现中性粒细胞减少性发热或中性粒细胞绝对计数低于 $1.5×10^9/L$ 时，应暂停本品化疗。新疗程的化疗应该在粒细胞计数恢复到 $>1.5×10^9/L$ 后再开始。在患者恢复之后，后续的治疗剂量应该根据患者中性粒细胞减少的情况而降低。并不需要常规给予集落刺激因子（CSF）治疗，但是医师可以考虑给予中性白细胞减少患者使用 CSF
内分泌系统	体重下降、脱水			
免疫系统	脱发、出汗、皮疹			
呼吸系统	呼吸困难、咳嗽增多、鼻炎			
心血管系统			血栓	
其他	发热、疼痛、头痛、背痛、寒战、轻度感染、浮肿、腹部膨隆	乏力		

【咨询要点】①注意事项：本品是通过静脉滴注给药的，需要注意防止外渗，静滴部位要注意观察是否有炎症发生。一旦发生外渗，用无菌水冲洗并推荐给予冰敷。②毒性反应：怀孕妇女使用本品后可能引起胎儿的损害，应告之育龄妇女在使用本品时避免怀孕。由于很多药物通过人乳排泄，喂养婴儿具有发生严重不良反应的潜在风险，所以推荐在使用本品时中断人乳喂养。建议在 ≥ 65 岁的患者中使用较低的初始剂量。③药物过量：在人体中，单次剂量达到 $750mg/m^2$，其不良事件与推荐剂量方案报道的相似。有给药剂量达到推荐治疗剂量 2 倍的报道，这种剂量可能是致命的。报道最严重的不良反应是严重中性粒细胞减少和严重腹泻。目前尚无已知的盐酸伊立替康过量的解毒剂，应支持呼吸和循环系统功能，为防止腹泻引起的脱水应给予最佳对症支持治疗，并治疗所有感染并发症。

托泊替康（拓扑替康） [药典（二）；非基；医保（乙）]
Topotecan

【分类】化疗用药。

【药理作用】半合成的喜树碱衍生物，是一种具有抑制拓扑异构酶Ⅰ活性作用的抗肿瘤药，拓扑异构酶Ⅰ通过诱导 DNA 单链可逆性断裂，使 DNA 螺旋松解，托泊替康与拓扑异构酶Ⅰ–DNA 复合物结合，从而阻碍断裂 DNA 单链的重新连接。托泊替康的细胞毒性作用认为是发生在 DNA 合成过程中，托泊替康 – 拓扑异构酶Ⅰ–DNA 形成三元复合物与复制酶相互作用，造成双链 DNA 的损伤，哺乳动物细胞无法有效的修复损伤的 DNA 双链。

【适应证】初始化疗或序贯化疗失败的转移性卵巢癌患者，对化疗敏感，一线化疗失败的小细胞肺癌患者。

【用法用量】在首次使用本品前，患者基础中性粒细胞数需 >1500 个 /mm³，血小板数需 >10 万个 /mm³。本品的推荐剂量为每日 1 次，每次 $1.25mg/m^2$，静脉滴注 30 分钟，连续用药

5日，每21日为1个疗程。对病情未进展的病例，由于治疗起效较慢，建议至少使用本品4个疗程。本品用于卵巢癌的3项临床试验中，治疗起效的中位时间为9~12周；用于小细胞肺癌的4项临床试验中，其中位时间为5~7周。在任何疗程中，如出现严重中性粒细胞减少，下个疗程治疗剂量应减少0.25mg/m²。亦可先不考虑减量，而在下1个疗程治疗第6日（即完成托泊替康治疗后24小时）使用G-CSF。若出现血小板数减少至25 000个/mm³以下，下个疗程治疗剂量应减少0.25mg/m²。

【不良反应】见托泊替康的不良反应表。

托泊替康的不良反应表

分类	常见	少见	罕见	临床报道（发生率不明）	不良反应处置
免疫系统		脱发、皮疹、瘙痒、红斑疹、荨麻疹、大疱疹、斑丘疹	血管性水肿、严重皮炎、严重瘙痒、过敏反应、血管性水肿、类过敏性反应		
消化系统	恶心、呕吐、腹泻、便秘、腹痛、肠梗阻、口腔炎、畏食、中性粒细胞减少性结肠炎	一过性肝酶升高		胆红素升高	
血液系统	重度骨髓抑制	严重出血、致命性败血症	白细胞总数减少、Ⅳ度粒细胞缺失、血小板减少、贫血	首次使用时，检查患者的血常规，用药期间，严密监测患者的外周血情况，血小板通常在中位时间为15日时，降到最低，需给予血小板注射，治疗中只有当中性粒细胞数恢复至1500个/mm³以上，血小板至100 000个/mm³以上，血红蛋白水平至9.0g/dl以上（必要时输血）时，患者方可继续使用
心血管系统	低血压、深静脉血栓形成				
泌尿生殖系统		血清肌酐增加、血尿、蛋白尿			
神经系统	头痛	感觉异常、全身痛、周围神经病变			通常比较轻微，可以耐受
其他		呼吸困难、咳嗽、肺炎、间质性肺疾病、肺栓塞、伴有中性粒细胞减少性败血症或发热/感染、厌食、关节、肌肉疼痛、胸痛、背痛、骨骼痛		粒细胞缺乏伴感染性发热、致命性败血症	严密保护性隔离，给予RhG-CSF并进行抗感染治疗

【咨询要点】①毒性反应：托泊替康对哺乳动物细胞有遗传毒性，并可能有致癌作用。在伴或不伴代谢活化条件下，托泊替康可诱发 L5178Y 小鼠淋巴瘤细胞基因突变和人培养淋巴细胞发生染色体畸变；托泊替康可引起小鼠骨髓细胞染色体畸变；托泊替康不引起细菌的突变；和其他细胞毒性药物一样，托泊替康以低于人体临床静脉用药［1.5mg/（$m^2 \cdot d$）］的剂量的给大鼠［0.59mg/（$m^2 \cdot d$）］和兔子［1.25mg/（$m^2 \cdot d$）］用药后，可引起胚胎毒性；$0.59mg/m^2$ 的剂量在大鼠中有致畸胎作用（主要是对眼睛、脑、颅骨和椎骨的作用）。②药物过量：托泊替康的过量反应主要是骨髓抑制和口腔炎，目前尚无本药过量的解毒剂，对症治疗。

参考文献

［1］符一岚. 托泊替康致Ⅳ度粒细胞缺失［J］. 药物不良反应杂志，2015，17（6）：229-230.

紫杉醇 [药典（二）；医保（甲）]
Paclitaxel

【分类】紫杉烷类。

【药理作用】本品为从短叶紫杉树皮中提取的具有抗癌活性物质，为一种新型的抗微管药物。能特异性地结合到小管的 β 位上，导致微管聚合成团块和束状，通过防止多聚化过程使微管稳定化而抑制微管网的正常重组。对小鼠 L_{1220}、P_{388} 和 P_{1534} 白血病、B_{16} 黑色素瘤有显著的抗瘤活性，能使细胞停止于对放射敏感的 G_2 和 M 期。主要经肝代谢，随胆汁进入肠道，经粪便排出体外。

【适应证】对卵巢癌、乳腺癌、非小细胞肺癌有较好的疗效，对头颈癌、食管癌、胃癌、膀胱癌、恶性黑色素瘤、恶性淋巴瘤等有效。

【用法用量】①单药剂量一般为 $135\sim200mg/m^2$，每 3 周 1 次。如配合 G-CSF，剂量可高达 $250mg/m^2$。②联合用药需减少剂量，一般为 $135\sim175mg/m^2$，静脉滴注 3 小时，3 周为 1个周期，3 周期为 1 个疗程。③亦有采用每周方案，单药剂量为 $50\sim80mg/m^2$，每周 1 次，连用 $2\sim3$ 周、休息 1 周，为 1 个周期，$3\sim4$ 周期为 1 个疗程，与其他抗癌药联合应用时亦要减少剂量。

【不良反应】见紫杉醇的不良反应表。

紫杉醇的不良反应表

分类	常见	少见	罕见	临床报道（发生率不明）	不良反应处置
血液系统	中性粒细胞减少、白细胞减少、血小板减少、贫血		发热性中性粒细胞减少症	急性髓性白血病、骨髓增生异常综合征、血液毒性	可选用利血生、鲨肝醇等口服，粒细胞集落刺激因子（G-CSF）支持；粒细胞严重低下的患者应实行隔离。如体温超过 38℃ 并持续存在，外周血中性粒细胞低于 1.0×10^9/L，立即做血培养及药敏，并根据经验联合应用有效的广谱抗生素。如多种抗生素治疗无效，应考虑其他少见致病菌或真菌的感染。血小板低于 20×10^9/L 以下有发生自发性出血可能，必要时可输注单采血小板，酌情皮下注射重组人白细胞介素11（IL-11）或血小板生长因子（TPO）

续表

分类	常见	少见	罕见	临床报道（发生率不明）	不良反应处置
免疫系统	过敏反应、潮热、脸红、皮疹、脱发	皮肤异常、指甲异常、呼吸窘迫、血管水肿、全身荨麻疹		中毒性表皮坏死松解症、剥脱性皮炎、皮肤坏死、过敏性休克	脱发一般停药后可逐渐长出。为了防止发生严重的过敏反应，接受本品治疗的所有患者应事先进行预防用药，通常在用本品治疗之前12及6小时左右给予地塞米松20mg口服，或在用本品之前30~60分钟左右静脉滴注地塞米松20mg；苯海拉明（或其同类药）50mg，在用本品之前30~60分钟静脉注射或深部肌内注射，以及在注射本品之前30~60分钟给予静脉滴注西咪替丁（300mg）或雷尼替丁（50mg）
神经系统	神经毒性、外周神经病变、视觉诱发电位异常			意识模糊、惊厥大发作、自主神经病变、脑病、惊厥、外周运动神经病变、头晕、共济失调、张力过高、感觉异常、头痛、眩晕、失眠	
眼部系统				视神经异常、闪光暗点、闪光幻觉、飞蚊症	
消化系统	恶心和呕吐、腹泻、黏膜炎、碱性磷酸酶升高、AST升高	胆红素升高		肝脏坏死、肝性脑病、厌食	
心血管系统	低血压、心电图异常	心动过缓	心肌梗死、心肌病、室性心动过速、房室传导阻滞、心动过速、血栓形成、高血压、血栓性静脉炎	心室功能衰竭、充血性心力衰竭、心房纤颤、射血分数降低	
呼吸系统				胸闷、心慌、呼吸困难	
其他	感染	脓毒性休克		隐球菌性脑膜炎、败血症、脑白质病、巨细胞病毒感染、卡氏囊虫病感染、鸟分枝杆菌复合体感染、食道念珠菌病、隐孢子虫胃肠炎、肺炎、单纯疱疹、尿路感染、上呼吸道感染、鼻窦炎、鼻炎、耳聋、耳鸣、耳毒性	

【咨询要点】①毒性反应：妊娠期妇女禁用；如果紫杉醇被用于妊娠期妇女或应用本药品期间患者怀孕，应立即告诉患者此种潜在危害性，对于正接受紫杉醇治疗期间的育龄妇女，应劝告其避免怀孕。哺乳妇女禁用；因为许多药物都可经人乳汁分泌，也因为对母乳喂养的婴儿具有严重不良反应的潜在可能性，故建议在接受紫杉醇治疗时应中断哺乳。②药物过量：用药过量时最主要的可预测的并发症包括骨髓抑制、外周神经毒性及黏膜炎；儿童患者使用紫杉醇过量可能会导致急性酒精中毒（可能与接受过多的含有乙醇的紫杉醇溶媒有关）。尚无治疗紫杉醇过量的药物。

参考文献

［1］郭风梅，徐志红.一例静脉滴注紫杉醇致过敏性休克的病例分析［J］.北方药学，2017，14（12）：173-174.

［2］刘荣英，柯昌云，马双，等.紫杉醇脂质体药物致严重心脏毒性一例［J］.海南医学，2017，28（13）：2219-2220.

多西他赛 [医保（乙）]
Docetaxel

【分类】紫杉烷类。

【药理作用】作用与紫杉醇（PTX）相同，为 M 期周期特异性药物。体外实验表明，对多种小鼠及人体肿瘤细胞株有细胞毒作用，抗瘤谱较 PIX 广。对 5 种人体卵巢癌细胞株有效疗效优于 DDP、CTX 和 ADM。研究表明本品与 PTX 之间具有不完全交叉耐药，与 DDP 和 5-FU 无交叉耐药。在细胞内浓度高，且潴留时间长，对过度表达 P- 糖蛋白的许多肿瘤细胞株具有活性。体内试验显示对肺癌、结肠癌、乳腺癌、黑色素瘤、卵巢癌等多种小鼠移植人体肿瘤有效。临床前研究表明与 CTX、VP-16、5-FU 联合应用有协同作用，但与 DDP ADM 联合未显示协同作用。本品对放射线也有增敏作用。

【适应证】对晚期乳腺癌、卵巢癌、非小细胞肺癌有较好的疗效。对头颈癌、胰腺癌、小细胞肺癌、胃癌、黑色素瘤、软组织肉瘤也有一定的疗效。

【用法用量】单药剂量为 $100mg/m^2$，静脉滴注 1 小时，3 周重复。联合用药一般为 $75mg/m^2$，国内用 $60mg/m^2$，较易耐受。每周方案，可分次给药，每周 1 次。连本品应以提供的溶剂溶解，然后以 0.9% 氯化钠注射液或 5% 葡萄糖注射液稀释。

【不良反应】见多西他赛的不良反应表。

多西他赛的不良反应表

分类	非常常见	常见	不常见	少见	罕见	不良反应处置
血液系统	中性粒细胞减少、贫血、发热性中性粒细胞减少、感染	血小板减少症		出血事件合并中性粒细胞减少		可选用利血生、鲨肝醇等口服，粒细胞集落刺激因子（G-CSF）支持；粒细胞严重低下的患者应实行隔离。如体温超过38℃并持续存在，外周血中性粒细胞低于 $1.0×10^9$/L，立即做血培养及药敏，并根据经验联合应用有效的广谱抗生素。如多种抗生素治疗无效，应考虑其他少见致病菌或真菌的感染。血小板低于 $20×10^9$/L 以下有发生自发性出血可能，必要时可输注单采血小板，酌情皮下注射重组人白细胞介素 11（IL-11）或血小板生长因子（TPO）

续表

分类	非常常见	常见	不常见	少见	罕见	不良反应处置
免疫系统	脱发、皮肤反应、指甲改变、红斑及皮疹、胸闷，背痛等过敏反应	呼吸窘迫、血管水肿、全身荨麻疹、皮炎、甲癣	低血压	支气管痉挛	皮肤损伤、过敏性休克	脱发一般停药后可逐渐长出。应密切注意患者的过敏反应，特别是在第1次及第2次输注时。在多西他赛开始输注的最初几分钟内有可能发生过敏反应，因此，应准备好治疗低血压及支气管痉挛的设备。如果发生过敏反应，当症状轻微时，如红斑或局部皮肤反应则不需终止治疗。但当发生重度过敏反应时，如重度低血压、支气管痉挛或全身皮疹/红斑，则需立即停止输注并进行对症治疗
消化系统	恶心和呕吐、腹泻、口腔炎、厌食	味觉错乱、便秘、腹痛、胃肠道出血、胆红素升高、碱性磷酸酶升高	食管炎			可预防使用止吐药；化疗期间予保肝支持治疗，可有效预防肝损伤
神经系统	感觉神经症状、运动神经事件					治疗中，嘱咐患者勿进冷食、冷饮及勿接触冷水或其他冷的物品
心血管系统		心律失常、低血压、高血压	心力衰竭			
内分泌系统	外周水肿					患者在接受多西他赛治疗前需预防用药以减轻体液潴留的发生率和严重程度及减轻过敏反应的严重程度，预防用药包括口服皮质类固醇，如地塞米松每日16mg（8mg，每日2次），在多西他赛注射1日前开始服用，持续3日
眼部系统				一过性的视觉障碍（闪烁、闪光、盲点）		停止输注后可逆转
呼吸系统	呼吸困难					
其他	肌痛	关节痛			耳毒性、听力异常和（或）听觉损失	

【咨询要点】①毒性反应：多西他赛不能用于妊娠期妇女；应告诫育龄期妇女在接受多西他赛治疗时应避免怀孕，一旦怀孕应立即通知治疗医生。由于其潜在的对哺乳婴儿的不良反应，在多西他赛治疗期间应停止母乳喂养。②药物过量：可预料到的过量主要并发症包括骨髓抑制、外周神经毒性及黏膜炎。有少数药物过量报道，尚无解毒药可用，应将患者移至特殊监护病房内并严密监测生命体征。可尽快进行 G-CSF 治疗。如有需要，应采取其他对症治疗。

他莫昔芬 [药典（二）；医保（甲）]
Tamoxifen

【分类】抗肿瘤激素类。

【药理作用】为雌激素的部分激动剂，具有雄激素样作用，但强度仅为雌二醇的1/2。动物实验表明它能促使阴道上皮角化和子宫重量增加，并能防止受精卵着床，延迟送卵。它与雌二醇竞争雌激素受体，这种药物受体复合物可转位入细胞核内，阻止染色体基因活化，从而抑制肿瘤细胞生长。

【适应证】用于晚期乳腺癌和卵巢癌。临床治疗乳腺癌，有效率一般在30%左右，雌激素受体阳性患者疗效较好（49%），阴性患者疗效差（7%）。绝经前和绝经后患者均可使用，而绝经后和60岁以上的患者较绝经前和年轻患者的效果为好。从病灶部位来看，皮肤、淋巴结和软组织的疗效好，骨和内脏转移的效果差。

【用法用量】口服，每次10mg，每日2次，可连续使用。

【不良反应】见他莫昔芬的不良反应表。

他莫昔芬的不良反应表

分类	非常常见	常见	少见	罕见	不良反应处置
血液系统		血小板减少	白细胞减少		
内分泌系统		高钙血症、体液潴留		高脂血症	高脂血症可通过健康饮食、锻炼和戒烟等措施进行预防
消化系统		恶心、呕吐		肝酶数值的改变或脂肪肝，胆汁淤积和肝炎	
生殖系统		阴道出血、月经抑制	外阴瘙痒、阴道分泌物增多，子宫内膜改变（增生、息肉和癌变）	绝经前妇女卵巢囊性肿大，子宫纤维瘤	
心血管系统			血栓栓塞性合并症	心绞痛	
眼部系统				视觉障碍（白内障、视网膜和角膜改变）	
免疫系统			皮疹	毛发变细、脱发	
其他	潮热		肿瘤疼痛或肿瘤突然恶化、疲乏、眩晕、头痛	血管性水肿	

【咨询要点】①毒性反应：妊娠期间禁止使用他莫昔芬，在孕妇中曾经有关于自发性流产，出生缺陷和胎儿死亡的少量报告，但是因果关系尚未确定。此外，还应该警告妇女，在服用他莫昔芬期间或终止治疗后2个月内怀孕，会对胎儿有潜在的风险。哺乳期间不应该服用他莫昔芬，权衡治疗对于母亲的重要性来决定是停止哺乳，还是停止他莫昔芬治疗。他莫昔芬在一些体外实验和啮齿类动物体内遗传毒性实验中表现出了遗传毒性。②药物过量：药物过量预期会造成抗雌激素副作用。无特效的他莫昔芬解毒剂，过量时应采取对症治疗。

参考文献

[1]寇玉彬,陆运松,陈小平.他莫昔芬致高脂血症引发急性胰腺炎一例[J].肝胆胰外科杂志,2018,30(06):516–517.

来曲唑[药典(二);医保(乙)]
Letrozole

【分类】抗肿瘤激素类。

【药理作用】通过抑制芳香化酶，使雌激素水平下降，从而消除雌激素对肿瘤生长的刺激作用。体内外研究显示，本品能有效抑制雄激素向雌激素转化，而绝经后妇女的雌激素主要来源于雄激素前体物质在外周组织的芳香化，故特别适用于绝经后的乳腺癌患者。本品体内活性比第一代芳香化酶抑剂氨鲁米特强 150~250 倍。由于其择性较高，不危及糖皮质激素、盐皮质激素和甲状腺功能，大剂量使用对肾上腺皮质类固醇类物质分泌无抑作用，因此具有较高的治疗指数。新近的临床研究证明本品常规剂量对雌激素的抑制水平明显高于同类药物，如阿那曲唑等。各项临床前研究表明，本品对全身各系统及器官没有潜在的毒性，具有耐受性好、药理作用强的特点。与其他芳香化酶抑到剂和抗雌激素药将相比，抗肿瘤作用更强。

【用法用量】口服，每次 2.5mg，每日 1 次。性别、年龄及肝肾功能与本品无临床相关关系，故老年患者和肝肾功能受损的患者不必调整剂量。

【不良反应】见来曲唑的不良反应表。

来曲唑的不良反应表

分类	非常常见	常见	不常见	少见	罕见	不良反应处置
血液系统			白细胞减少			
内分泌系统		高胆固醇血症	全身水肿			
神经系统		抑郁、头痛、头晕	嗜睡、焦虑、失眠、记忆缺陷、感觉减退、味觉障碍、脑血管意外			
眼部系统			白内障、眼部刺激、视力模糊			
心血管系统			血栓性静脉炎、高血压、缺血性心脏病	肺栓塞、动脉血栓、脑血管栓塞		
呼吸系统			呼吸困难、咳嗽			
消化系统		恶心、呕吐、消化不良、便秘、腹泻	腹痛、口腔炎、口干、肝酶升高		肝炎	一般情况无需特殊处理，可遵医嘱服用保肝药
免疫系统		脱发、多汗、红斑	瘙痒症、皮肤干燥、风疹		血管性水肿、过敏反应、中毒性表皮坏死松解症、多形性红斑	

续表

分类	非常常见	常见	不常见	少见	罕见	不良反应处置
肌肉骨骼系统	关节痛	肌痛、骨痛、骨质疏松、骨折	关节炎			①按时进行骨密度测定，若骨密度检查 T 值≤ –2.0，则需要每半年给予唑来膦酸 4mg 治疗，同时补充钙和维生素 D，每隔 1~2 年进行骨密度监测。②若骨密度检查 T 值≥ –2.0，且无其他危险因素，可以单纯通过补钙和维生素 D 进行治疗，治疗期间每隔 1~2 年进行骨密度监测
泌尿系统			尿频、尿路感染			
生殖系统			阴道流血、阴道异常分泌、阴道干燥			
其他		疲劳、外周水肿	发热、黏膜干燥、口渴、乳腺疼痛			

阿那曲唑 [药典（二）；医保（乙）]
Anastrozole

【分类】激素类抗肿瘤药。

【药理作用】本品为高效、高选择性非甾体类芳香化酶抑制剂。绝经后妇女雌二醇的主要来源为雄烯二酮在外周组织中的芳香化酶复合物的作用下转化为雌酮，雌酮随后转化为雌二醇，减少循环中的雌二醇水平证明有利于乳腺癌妇女。本品没有孕激素样、雄激素样及雌激素样活性；服用本品时无需补充皮质激素。

【适应证】适用于绝经后妇女的晚期乳腺癌的治疗。尤其适用于绝经后妇女激素受体阳性的早期乳腺癌的辅助治疗；曾接受 2~3 年他莫昔芬辅助治疗的绝经后妇女激素受体阳性的早期乳腺癌的辅助治疗。

【用法用量】①成人（包括老年人）：口服，每日 1 次，每次 1 片（1mg）。②儿童：本药不推荐儿童服用。③肾功能损害：轻度至中度肾功能损害患者不用调整剂量。④肝功能损害：轻度肝功能损害患者不用调整剂量。对于早期乳腺癌，推荐的疗程为 5 年。

【不良反应】见阿那曲唑的不良反应表。

阿那曲唑的不良反应表

分类	罕见	临床报道（发生率不明）
免疫系统		皮肤潮红、头发油脂过度分泌、皮疹、红斑性丘疹
消化系统		胃肠功能紊乱（厌食、恶心、呕吐和腹泻）、肝功能改变（如转肽酶及碱性磷酸酶升高）

续表

分类	罕见	临床报道（发生率不明）
神经系统		乏力、忧郁、头痛
运动系统		骨质疏松
生殖系统	子宫出血	阴道干涩

【咨询要点】①注意事项：一般的不良反应阴道出血现象偶见报告，主要出现在晚期乳腺癌患者从原有的激素疗法改为本品治疗的前几周，如有持续出血现象，应考虑做进一步的评估。由于本品降低了循环中雌激素的水平，故有可能导致骨密度下降，使部分患者骨折的风险增加。②药物过量：在健康男性志愿者中最大单一剂量达60mg，绝经后晚期乳腺癌妇女每日达10mg时仍然可被良好耐受，未得到产生有危及生命症状的单一剂量。本品药物过量无专门解救药，治疗只能对症处理。若患者清醒则可以进行催吐。因本品蛋白结合率较低，故透析可以奏效。应给予一般的支持性监护包括密切观察患者并监测其生命体征。

依西美坦[医保（乙）]
Exemestane

【分类】抗肿瘤激素类。

【药理作用】乳腺癌细胞的生长可依于雌激素的存在，女性绝经期后循环中的雌激素（雌酮和雌二醇）主要由外周组织中的芳香酶将肾上腺和卵巢中的雄激素（雄烯二酮和睾酮）转化而来。通过抑制芳香酶来阻止雌激素生成是一种有效的选择性治疗绝经后激素依赖性乳腺癌的方法。本品为一种不可逆性甾体芳香酶灭活剂，结构上与该酶的自然底物雄烯二酮相似，为芳香酶的伪底物，可通过不可逆地与该酶的活性位点结合而使其失活，从而明显降低绝经妇女血液循环中的雌激素水平，但对肾上腺中皮质类固醇和醛固醇的生物合成无明显影响。在高于抑制芳香作用浓度的600倍时，对类固醇生成途径中的其他酶不产生明显影响。

【适应证】用于以他莫昔芬治疗后病情进展的绝经后晚期乳腺癌患者。

【用法用量】饭后口服，每次1片（25mg），每日1次。轻度肝肾功能不全者不必调整给药剂量。

【不良反应】见依西美坦的不良反应表。

依西美坦的不良反应表

分类	非常常见	常见	少见	罕见	不良反应处置
神经系统	失眠	眩晕、腕管综合征、感觉错乱	嗜睡		症状严重者，停药
消化系统	恶心	腹痛、呕吐、便秘、消化不良、腹泻、厌食		肝炎、淤胆型肝炎	饭后服用可减轻胃肠道
呼吸系统	呼吸困难	咳嗽			

分类	非常常见	常见	少见	罕见	不良反应处置
肌肉骨骼系统	关节和肌肉骨骼痛	骨质疏松、骨折			①按时进行骨密度测定，若骨密度检查 T 值 ≤ −2.0，则需要每半年给予唑来膦酸 4mg 治疗，同时补充钙和维生素 D，每隔 1~2 年进行骨密度监测。②若骨密度检查 T 值 ≥ −2.0，且无其他危险因素，可以单纯通过补钙和维生素 D 进行治疗，治疗期间每隔 1~2 年进行骨密度监测
免疫系统		皮疹、皮肤瘙痒、脱发	过敏反应	急性全身发疹性脓疱病	出现严重过敏反应，立即停药，对症治疗
其他	疲劳、潮热、出汗增多	疼痛、外周性水肿			

【咨询要点】药物过量：在依西美坦的临床研究中，女性健康志愿者单次给药剂量高达 800mg，绝经后的晚期乳腺癌女性高达每日 600mg，这些剂量均能很好耐受。尚不知依西美坦导致出现危及生命症状的单次剂量。没有针对药物过量的专用解药，应给予对症处理，采用常规支持性治疗，包括对患者密切的生命体征监测和临床观察。

托瑞米芬 [医保（乙）]
Toremifene

【分类】抗肿瘤激素类。

【药理作用】是一种非类固醇类三苯乙烯衍生物，与同类其他药物例如三苯氧胺和氯米芬相比，枸橼酸托瑞米芬与雌激素受体结合，可产生雌激素样或抗雌激素作用，或同时产生两种作用，这主要依赖疗程长短、动物种类、性别和靶器官的不同而定。一般来说，非类固醇类三苯乙烯衍生物在人和大鼠中主要表现为抗雌激素作用，在小鼠身上表现为雌激素样作用。

【适应证】适用于绝经后妇女雌激素受体阳性 / 或不详的转移性乳腺癌。

【用法用量】推荐剂量为每日 1 次，每次 1 片（60mg）。肾功能不全患者不需调整剂量。肝功能损害者应谨慎服用本品。

【不良反应】见托瑞米芬的不良反应表。

托瑞米芬的不良反应表

分类	非常常见	常见	偶见	罕见	非常罕见	不良反应处置
生殖系统		阴道出血	子宫肥大	子宫息肉	子宫内膜增生、子宫内膜癌	
消化系统		恶心、呕吐	食欲不振、便秘	转氨酶升高	黄疸	遵医嘱服用保肝药
免疫系统		皮疹、瘙痒			脱发	严重的皮肤反应应立即停药，脱发一般停药后可逐渐长出

续表

分类	非常常见	常见	偶见	罕见	非常罕见	不良反应处置
神经系统		头晕、抑郁	失眠	眩晕		可遵医嘱服用抗抑郁药
呼吸系统			呼吸困难			
眼部系统					一过性角膜不透明	
血液系统			血栓栓塞事件			
其他	面部潮红、多汗	疲倦、水肿	体重增加、头痛			遵医嘱服药，不可过量

【咨询要点】药物过量：健康志愿者在每日用 680mg 时出现眩晕、头痛和头晕。过量时要考虑到本品呈剂量相关延长 Q-Tc 间期的潜能。不需要用特殊解毒剂，对症处理即可。

参考文献

[1] 陈军. 托瑞米芬治疗年轻可手术乳腺癌的疗效及安全性 [J]. 中国实用医药，2015，10（19）：158-159.

顺铂 [药典（二）；医保（甲）]
Cisplatin

【分类】铂化合物。

【药理作用】本品为金属铂类络合物，属细胞周期非特异性抗肿瘤药。具有抗瘤谱广、对乏氧细胞有效的特点。本品在细胞内低氯环境中迅速解离，以水合阳离子的形式与细胞内 DNA 结合形成链间、链内或蛋白质 DNA 交联，从而破坏 DNA 的结构和功能。本品静脉给药后迅速吸收，分布于全身各组织：肾、肝、卵巢、子宫、皮肤、骨等含量较多，脾、胰、肠、心、肌肉、脑中较少，瘤组织无选择性分布。

【适应证】适用于小细胞与非小细胞肺癌、睾丸癌、卵巢癌、宫颈癌、子宫内膜癌、前列腺癌、膀胱癌、黑色素瘤、肉瘤、头颈部肿瘤及各种鳞状上皮癌和恶性淋巴瘤的治疗。

【用法用量】推荐剂量为每日 1 次，每次 1 片（60mg）。肾功能不全患者不需调整剂量。肝功能损害者应谨慎服用本品。

【不良反应】见顺铂的不良反应表。

顺铂的不良反应表

分类	临床报道（发生率不明）	不良反应处置
泌尿系统	血尿、肾小管坏死	采用静脉水化、甘露醇利尿及顺铂输注 6~8 小时的方案可降低肾毒性的发生率与严重程度
消化系统	恶心、呕吐、食欲降低和腹泻	恶心、呕吐可预防使用止吐药，腹泻患者可使用蒙脱石散等止泻药
血液系统	白细胞和（或）血小板的减少，一般与用药剂量有关，骨髓抑制一般在 3 周左右达高峰，4~6 周恢复	可选用利血生、鲨肝醇等口服，粒细胞集落刺激因子（G-CSF）支持；粒细胞严重低下的患者应实行隔离。如体温超过 38℃ 并持续存在，外周血中性粒细胞低于 $1.0 \times 10^9/L$，立即做血培养及药敏，并根据经验联合应用有效的广谱抗生素。如多种抗生素治疗无效，应考虑其他少见致病菌或真菌的感染。血小板低于 $20 \times 10^9/L$ 以下有发生自发性出血可能，必要时可输注单采血小板，酌情皮下注射重组人白细胞介素 11（IL-11）或血小板生长因子（TPO）

续表

分类	临床报道（发生率不明）	不良反应处置
耳部系统	耳鸣和高频听力减低	不需特殊处理
神经系统	周围神经损伤多见，表现为运动失调、肌痛、上下肢感觉异常等；少数患者可能出现大脑功能障碍，亦可出现癫痫，球后视神经炎等	治疗中，嘱咐患者勿进冷食、冷饮及勿接触冷水或其他冷的物品
免疫系统	如心率加快、血压降低、呼吸困难、面部水肿、变态反应性发热等过敏反应	预防使用地塞米松等抗过敏药物，输液期间严密观察
其他	高尿酸血症：常出现腿肿胀和关节痛。血浆电解质紊乱：低镁血症、低钙血症、肌肉痉挛。心脏毒性：少见心律失常、心电图改变、心动过缓或过速、心功能不全等。免疫系统：会出现免疫抑制反应。牙龈变化：牙龈会有铂金属沉积	

【咨询要点】①注意事项：顺铂仅能由静脉、动脉或腔内给药，通常采用静脉滴注方式给药。给药前2~16小时和给药后至少6小时之内，必须进行充分的水化治疗，以减小其肾脏毒性。②毒性反应：孕妇应用可导致胎儿损害，小鼠实验中本品表现出致畸性和胚胎毒性；若妊娠期间应用，或给药期间发现怀孕，应告之患者其对胎儿的潜在危害性，应劝告有生育可能的妇女避免怀孕。有报道在人乳汁中检测到本品，建议母亲应用本品时中止授乳。本品在细胞实验中表现出致突变性，使组织培养的动物细胞出现染色体畸变。③药物过量：剂量过大时，可在给药后3小时内给予透析清除。

卡铂 [药典（二）；医保（甲）]
Carboplatin

【分类】铂化合物。

【药理作用】本品为周期非特异性抗肿瘤药，直接作用于 DNA，从而能抑制分裂旺盛的肿瘤细胞。本品静脉注射或滴注后迅速与组织结合，在24小时内血浆浓度降到最低水平，呈二室开放模型。主要由肾脏排出，但有小部分由胆汁和粪中排出。

【适应证】主要用于实体瘤如小细胞肺癌、卵巢癌、睾丸肿瘤、头颈部癌及恶性淋巴瘤等均有较好的疗效。也可试用其他肿瘤如子宫颈癌、膀胱癌及非小细胞性肺癌等。

【用法用量】推荐剂量为 $0.3~0.4g/m^2$，1次给药，或分5次五日给药。均4周重复给药1次，每2~4周期为1个疗程。

【不良反应】见卡铂的不良反应表。

卡铂的不良反应表

分类	临床报道（发生率不明）	不良反应处置
血液系统	骨髓抑制，主要表现为白细胞和血小板降低、贫血	可选用利血生、鲨肝醇等口服，粒细胞集落刺激因子（G-CSF）支持；如体温超过38℃并持续存在，外周血中性粒细胞低于 $1.0 \times 10^9/L$，立即做血培养及药敏，并根据经验联合应用有效的广谱抗生素。如多种抗生素治疗无效，应考虑其他少见致病菌或真菌的感染

续表

分类	临床报道（发生率不明）	不良反应处置
消化系统	恶心、呕吐、腹痛、腹泻、便秘和食欲不振	可预防使用止吐药
泌尿系统	肌酐清除率降低	用药前检测肾功能水平，当肌酐清除率小于 60ml/min 时应给与减量 25%，小于 30ml/min 时停止用药
耳部系统	听觉丧失，耳鸣	
神经系统	感觉异常、神经毒性	
免疫系统	发热、瘙痒、荨麻疹、红斑和极少有的支气管痉挛、过敏性休克	
其他	偶见味觉减退、脱发，不伴有感染或过敏反应的发热、寒战，呼吸道、心血管、黏膜、生殖泌尿道、皮肤、骨骼肌等部位副反应	

【咨询要点】①注意事项：骨髓抑制是卡铂剂量限制性毒性，注射后 14~24 日白细胞和血小板降至最低，一般在 35~41 日可恢复正常水平。对白细胞低于 4000/mm³ 及血小板低于 8 万 /mm³ 都应慎用或减量应用。一般体质差、65 岁及 65 岁以上的患者和加强化疗的复治患者，产生的骨髓抑制更严重，持续时间更长。卡铂与其他骨髓中毒性药物合用或配合放疗，骨髓抑制会加重。但只要应用合理适当，骨髓抑制是可逆的，不会产生积累影响。②毒性反应：本品孕妇用药可导致胎儿损害；若妊娠期间应用本品，或本品给药期间发现怀孕，应告知患者本品对胎儿的潜在危害性，应劝告有生育可能的妇女避免怀孕。母亲应用本品后可能对哺乳期婴儿产生毒性，故建议此时母亲应中止授乳。体外和体内试验结果均表明本品有致突变性。有报道提示，本品与其他药物合用出现继发性恶性肿瘤。③药物过量：卡铂过量引起骨髓抑制和肝、肾功能损伤有关的并发症；高剂量的卡铂会导致极少出现的失明。卡铂过量还没有解毒剂。

奥沙利铂[医保（乙）]
Oxaliplatin

【分类】铂化合物。

【药理作用】本品属于新的铂类衍生物，其中央铂原子被草酸和 1,2– 二氨环己烷包围，呈反式构象，是 1 个立体异构体。与其他铂类衍生物一样，奥沙利铂通过产生烷化结合物作用于 DNA，形成链内和链间交联，从而抑制 DNA 的合成及复制。奥沙利铂与 DNA 结合迅速，最多需 15 分钟，而顺铂与 DNA 结合分为 2 个时相，其中包括 1 个 48 小时后的延迟相。在人体内给药 1 小时之后，通过测定白细胞内的加合物，可显示其存在。复制过程中的 DNA 合成，其后 NDA 的分离、RNA 及细胞蛋白质的合成均被抑制。某些对顺铂耐药的细胞系，奥沙利铂治疗均有效。

【适应证】适用于经过氟尿嘧啶治疗失败后的结、直肠癌转移的患者，可单独或联合氟尿嘧啶使用。

【用法用量】在单独或联合用药时，推荐剂量为每次 130mg/m²，加入 250~500ml 5% 葡萄糖注射液中滴注 2~6 小时。没有主要毒性出现时，每 3 周（21 日）给药 1 次。剂量的调整应以安全性，尤其是神经学的安全性为依据。

【不良反应】见奥沙利铂的不良反应表。

奥沙利铂的不良反应表

分类	非常常见	常见	不常见	罕见	临床报道（发生率不明）	不良反应处置
血液系统	贫血、中性粒细胞减少、血小板减少、白细胞减少、淋巴细胞减少、鼻出血	中性粒细胞减少合并发热，中性粒细胞减少合并败血症、出血，血栓性深静脉炎				可选用利血生、鲨肝醇等口服，粒细胞集落刺激因子（G-CSF）支持；粒细胞严重低下的患者应实行隔离。如体温超过38℃并持续存在，外周血中性粒细胞低于1.0×10^9/L，立即做血培养及药敏，并根据经验联合应用有效的广谱抗生素。如多种抗生素治疗无效，应考虑其他少见致病菌或真菌的感染
神经系统	外周感觉神经病变、头痛、感觉异常	头昏、运动神经炎、假性脑膜炎、抑郁、失眠		构音障碍		治疗中，嘱咐患者勿进冷食、冷饮及勿接触冷水或其他冷的物品。可以采用间歇式给药模式预防神经毒性，提高机体对其的耐受性
消化系统	腹泻、恶心、呕吐、口腔炎/黏膜炎、腹痛、便秘、厌食	消化不良、胃食道反流、呃逆、直肠出血	肠梗阻、小肠梗阻	结肠炎，包括由艰难梭菌引起的腹泻		
内分泌系统		脱水	代谢性酸中毒			
肌肉骨骼系统	背痛	关节痛、骨痛				
呼吸系统	呼吸困难、咳嗽	鼻炎、上呼吸道感染、肺栓塞		间质性肺病，肺纤维化		
免疫系统	皮肤异常、脱发	皮肤剥脱、红斑疹、皮疹、过度出汗、皮肤附属组织异常、面色潮红			过敏性休克	
泌尿系统		排尿困难、尿频和血尿				
眼部系统		结膜炎、眼睛功能异常		视力敏度一过性降低，影响视野的异常，视神经炎		

续表

分类	非常常见	常见	不常见	罕见	临床报道（发生率不明）	不良反应处置
其他	发热、疲劳、无力、疼痛、体重增加、感染、味觉异常	胸痛、体重减轻	耳毒性	耳聋、血小板减少、溶血性贫血		除中性粒细胞降低的发热，发热反应一般不需特别处理，超过38.5℃，可使用布洛芬等退烧药

【咨询要点】①注意事项：奥沙利铂的剂量限制性毒性反应是神经系统毒性反应，主要体现在外周感觉神经病变，表现为肢体末端感觉障碍和（或）感觉异常，伴或不伴有痛性痉挛，通常遇冷会激发。这些症状在接受治疗的患者中的发生率为95%；在治疗间歇期，症状通常会减轻，但随着治疗周期的增加，症状也会逐渐加重。②毒性反应：在临床前研究中，以单次给药和多次重复给药的方法对多种动物（包括小鼠、大鼠、狗和（或）猴）进行研究时观察的靶器官包括骨髓、胃肠道、肾脏、睾丸、神经系统以及心脏等。在动物中观察到的靶器官毒性除了心脏以外，其他的毒性反应与其他含铂类药物、其他作用于 DNA 而用于人癌症治疗的细胞毒药物产生的毒性一致。③药物过量：尚无解毒剂可供使用。出现用药过量时，不良反应会加剧，应开始血液学监测，并进行对症治疗。

替莫唑胺 [药典（二）；医保（乙）]
Temozolomide

【分类】抗肿瘤药。

【药理作用】替莫唑胺为咪唑并四嗪类具有抗肿瘤活性的烷化剂。在体循环生理 pH 状态下，迅速转化为活性产物 MTIC [3- 甲基 –（三嗪 –1–）咪唑 –4– 甲酰胺]。MTIC 的细胞毒作用主要表现为 DNA 分子上鸟嘌呤第 6 位氧原子上的烷基化以及第 7 位氮原子的烷基化。通过甲基化加成物的错配修复，发挥细胞毒作用。

【适应证】临床上治疗脑或鞘内瘤和晚期黑色素瘤脑转移，以及成人顽固性多形性成胶质细胞瘤等。

【用法用量】本药第 1 个疗程 28 日，最初剂量为每次 150mg/m^2，每日 1 次，连续服用 5 日。如果治疗周期内，第 22 日与第 29 日（下个周期的第 1 日）测得的绝对中性粒细胞数（ANC）≥ 1.5 × 10^9/L，血小板数 ≥ 100 × 10^9/L 时，下个周期剂量为 200mg/m^2，每日 1 次，连续服用 5 日。在治疗期间，第 22 日（首次给药后的 21 日）或其后 48 小时内检测患者的全血数，之后每星期测定 1 次，直到测得的绝对中性粒细胞数（ANC）≥ 1.5 × 10^9/L，血小板数 ≥ 100 × 10^9/L 时，再进行下个周期的治疗。在任意治疗周期内，如果测得的绝对中性粒细胞数（ANC）<1.0 × 10^9/L 或者血小板数为 <50 × 10^9/L 时，下个周期的剂量将减少 50mg/m^2，但不得低于推荐剂量 100mg/m^2。

【不良反应】见替莫唑胺的不良反应表。

替莫唑胺的不良反应表

分类	常见	少见	临床报道（发生率不明）	不良反应处置
免疫系统		皮疹、脱发、瘙痒、瘀点	史 - 约综合征和变态反应、多形性红斑、中毒性表皮坏死松解症	
消化系统	恶心、呕吐、便秘、食欲减退	腹泻、腹痛、体重下降、消化不良、味觉异常	肝酶升高、高胆红素血症、胆汁淤积及肝炎	
血液系统	骨髓抑制、全血细胞减少、白细胞减少、贫血、淋巴细胞减少		骨髓增生异常综合征	在同步化疗期间应按血液学和非血液学毒性标准暂停或终止服用本品
神经系统	头痛	瞌睡、头晕		
其他	疲乏	发热、无力、疼痛、不适、呼吸困难、僵直、感觉异常	继发的恶性疾病、再生障碍性贫血、免疫力下降	

【咨询要点】①注意事项：接受替莫唑胺治疗期间卡氏肺囊虫性肺炎发生率可能较高。②毒性反应：在多周期研究中，主要毒性靶器官是骨髓、淋巴网状系统、睾丸和胃肠道；本药是烷化剂，预期具有致瘤的作用；在人外周淋巴细胞测定中能引起染色体畸变。③药物过量：剂量限制性毒性为血液学毒性，使用中应进行血液学评价，必要时应采取支持性措施。

参考文献

［1］赵亮.替莫唑胺联合贝伐单抗对复发恶性脑胶质瘤患者骨髓抑制及肝肾功能的影响［J］.北方药学，2018，15（06）：131-132.

［2］李梅，宋向奇，肖增兵，等.早期替莫唑胺治疗在胶质母细胞瘤中应用的网状 Meta 分析［J］.现代预防医学，2017，44（20）：3832-3836+3840.

伊马替尼 ［药典（二）；基（基）；医保（乙）］
Imatinib

【分类】蛋白激酶抑制剂。

【药理作用】伊马替尼是一种小分子蛋白酪氨酸激酶抑制剂，可有效抑制 Bcr-Abl 酪氨酸激酶（TK）以及以下几个 TK 受体的活性：Kit、通过 C-Kit 原癌基因编码的干细胞因子（SCF）受体、盘状结构域受体（DDR1 和 DDR2）、集落刺激因子受体（CSF-1R）和血小板衍生生长因子受体 α 和 β（PDGFR-α 和 PDGFR-β）。伊马替尼还可以抑制这些受体激酶激活后介导的细胞行为。伊马替尼在体内外均可在细胞水平上抑制 Bcr-Abl 酪氨酸激酶，能选择性抑制 Bcr-Abl 阳性细胞系细胞、费城染色体阳性（Ph＋）的慢性髓性白血病（CML）和急性淋巴细胞白血病患者的新鲜细胞的增殖和诱导其凋亡。此外，伊马替尼还可抑制血小板衍化生长因子（PDGF）受体、干细胞因子（SCF），C-Kit 受体的酪氨酸激酶，从而抑制由 PDGF 和干细胞因子介导的细胞行为。胃肠道间质肿瘤（GIST）细胞表达活性 Kit 突变，体外实验显示伊马替尼抑制 GIST 细胞的增殖并诱导其凋亡。

【适应证】用于费城染色体阳性的慢性髓性白血病（Ph+CML）的慢性期、加速期或急变期；用于不能切除和（或）发生转移的恶性胃肠道间质瘤（GIST）的成人患者。

【用法用量】成人每日 1 次，每次 400mg 或 600mg；或每次 400mg，每日 2 次（在早上及晚上）。儿童和青少年每日 1 次或分 2 次服用（早晨和晚上）。不能吞咽胶囊的患者（包括儿童），可以将胶囊内药物分散于水或苹果汁中。建议怀孕期和哺乳期妇女在打开胶囊时，避免药物与皮肤或眼睛接触，或者吸入，接触打开的胶囊后应立即洗手。Ph+CML 的患者慢性期推荐剂量为 400mg/d，急变期和加速期为 600mg/d。对不能切除和（或）转移的恶性 GIST 患者，甲磺酸伊马替尼的推荐剂量为 400mg/d，在治疗后未能获得满意的反应，如果没有严重的药物不良反应，剂量可考虑从 400mg/d 增加到 600mg/d 或 800mg/d。对于 GIST 患者，甲磺酸伊马替尼应持续治疗，除非病情进展，对 GIST 完全切除术后成人患者辅助治疗的推荐剂量为 400mg/d，临床研究中伊马替尼用药时间为 1 年。

【不良反应】见伊马替尼的不良反应表。

伊马替尼的不良反应表

分类	常见	少见	罕见	临床报道（发生率不明）	不良反应处置
全身反应	水潴留、疲劳、乏力、发热、畏寒、寒战、僵直、呼吸困难、咳嗽、盗汗	胸痛、出血、脱水、高尿酸血症、低钾血症、食欲增加、食欲降低、高钙血症、高血糖症、低钠血症、胸腔积液、多汗、荨麻疹、指甲断裂、紫癜、血碱性磷酸酶增加、银屑病	肺出血、间质性肺炎、过敏性休克、Sweet 综合征、史－约综合征、急性泛发性发疹性脓疱病（AGEP）	有晚期疾病、严重感染和其他合并症引起死亡的病例报道	定期监测体重，必要时采取适当的支持治疗，对于严重的不良反应，可停药，直到不良反应消失，然后再根据该不良反应的严重程度调整剂量
消化系统	肝酶升高	黄疸、肝炎、高胆红素血症	肝坏死、肝功能衰竭		停药，直到上述指标分别降到正常范围上限的 1.5 或 2.5 倍以下
	食欲不振、恶心、呕吐、腹泻、消化不良、腹痛、胀气、腹胀、便秘、胃食道反流、口腔溃疡、口干、胃炎	胃肠道出血、口腔炎、黑便、腹水、胃溃疡、呃逆、嗳气、食管炎、呕血、胰腺炎、胃肠炎	肠梗阻、肿瘤出血或坏死、胃肠穿孔	胃肠穿孔引起死亡	
泌尿系统		肾衰竭、肾区痛、尿频、血尿、泌尿系感染		肾衰竭而死亡	
血液系统	中性粒细胞、血小板减少、贫血、全血细胞减少、发热性中性粒细胞减少、出血	血小板增多、淋巴细胞减少、骨髓抑制、嗜酸性粒细胞增多、淋巴结病、	溶血性贫血		剂量减少到 400mg/d 或儿童和青少年每日 260mg/m^2，如果血细胞减少持续 2 周，则进一步减少剂量至 300mg/d 或儿童和青少年每日 200mg/m^2，如血细胞减少持续 4 周，应停药，直到中性粒细胞 ≥ 1×10^9/L 和血小板 ≥ 20×10^9/L。再用时剂量为 300mg/d 或儿童和青少年每日 200mg/m^2

续表

分类	常见	少见	罕见	临床报道 （发生率不明）	不良反应处置
神经系统	失眠、抑郁、焦虑、性欲降低、头痛、头晕、味觉障碍、感觉异常、感觉减退	脑溢血、晕厥、周围神经病变、嗜睡、偏头痛、记忆损害、坐骨神经痛	脑水肿、颅内压增高、意识模糊		
心血管系统		心悸、充血性心力衰竭、心动过速、高血压、低血压、四肢发冷	心搏骤停、心肌梗死、心包炎、急性心脏压塞、血栓/栓塞	充血性心力衰竭和左心室功能障碍、心包积液	出现的不良心源性休克/左心室功能紊乱，可以通过全身使用类固醇激素、循环支持治疗和暂时停用伊马替尼使病情改善
生殖系统和乳房		男性乳房女性化、勃起功能障碍、乳房增大、阴囊水肿、月经过多、经期紊乱、乳头痛痛、性功能障碍			
其他	眼睑水肿、结膜下出血	败血症、肺炎、单纯疱疹、上呼吸道感染、鼻咽炎、蜂窝织炎、巩膜出血、视网膜出血、眼睑水肿、黄斑水肿、耳鸣、听力丧失、咽喉炎	玻璃体积血、真菌感染	复杂的胸腔积液	对于水肿的患者，可以选择使用利尿剂，其他支持疗法或降低本品剂量

吉非替尼 [医保（乙）]
Gefitinib

【分类】蛋白激酶抑制剂。

【药理作用】吉非替尼是表皮生长因子受体（EGFR）酪氨酸激酶抑制剂，与 EGFR 的 ATP 激酶结合位点上的三磷酸腺苷竞争，阻断其酪氨酸激酶活性，阻断 EGFR 的信号传导通路，阻断肿瘤细胞生长和进展的关键过程。

【适应证】单药适用于表皮生长因子受体（EGFR）基因外显子 19 突变的晚期或转移性非小细胞肺癌（NSCLC）患者的一线治疗（Ⅰ类证据）。即便其他 EGFR-TKI 耐药后在使用该药物仍有治疗作用，且不增加新的不良反应。本品单药可试用于治疗既往接受过至少 1 次化学治疗失败的局部晚期或 NSCLC，不推荐本品用于 EGFR 野生型 NSCLC 患者。

【用法用量】本品的推荐剂量为 250mg（1 片），每日 1 次，空腹口服或与食物同服。当不能整个片剂给药时，可将片剂分散于水中；也可通过鼻胃管给予该药液。当患者出现不能耐受的腹泻或皮肤不良反应时，可通过短期暂停治疗（最多 14 日）解决，随后恢复每日 250mg 的剂量。

【不良反应】见吉非替尼的不良反应表。

吉非替尼的不良反应表

分类	非常常见	常见	不常见	罕见	不良反应处置
消化系统	腹泻、恶心、呕吐、口炎、厌食	继发于腹泻，恶心、呕吐或厌食的脱水，口干	胰腺炎、消化道穿孔		①进低纤维素、高蛋白质食物，补充足够体液；②避免对肠道有刺激的食物；③多休息④服用止泻药；⑤必要时静脉补充液体和电解质；⑥腹泻次数1日超过5次以上或有血性腹泻应停用化疗药
	ALT升高	AST升高，主要为轻度至中度总胆红素升高	肝炎		化疗期间予保肝支持治疗，可有效预防肝损伤
免疫系统	脓疱疹，在红斑的基础上有时伴皮肤干燥发痒及皲裂	指甲异常、脱发	过敏反应，包括血管性水肿和荨麻疹	大疱状况，包括中毒性表皮坏死松解症、史-约综合征和多形性红斑、皮肤血管炎、毛发变黑、脓疱疹	对于脱发，一般停药后逐渐长出，预先向患者说明可能出现的反应，减轻患者恐慌
眼部系统		结膜炎、眼睑炎和眼干	可逆的角膜糜烂，有时伴睫毛生长异常、角膜炎		
血液系统		出血，如鼻出血和血尿			调整用药周期并减少药物剂量，必要时补充血小板
呼吸系统		间质性肺病			
泌尿系统		无症状的血肌酐实验室值升高，蛋白尿、尿频、尿急、尿痛、排尿不适、下腹部疼痛等、排尿困难		出血性膀胱炎	用药前检测肾功能水平，当肌酐清除率小于60ml/min时，应给予减量25%，小于30ml/min时，停止用药
其他	虚弱、味觉异常	发热	耳毒性	耳聋	如果化疗后在家中出现发热，千万不要自行服用退热药物，一定要到医院化验血常规

【咨询要点】药物过量：对于本品服用过量还没有专门的治疗方法，可给予对症处理，特别是严重腹泻应按临床指征管理。在Ⅰ期临床试验中，少量患者每日服用1000mg的剂量，观察到一些不良反应的发生频率增加和严重程度升高，主要是腹泻和皮疹。在1项研究中少量患者每周接受1500~3500mg剂量的治疗，吉非替尼暴露量不随着剂量的增加而增加，不良反应主要为轻度到中度严重性，与吉非替尼已知的安全性特性一致。

参考文献

［1］姜军，刘昱君，赵君慧.吉非替尼致毛发变黑1例［J］.临床肿瘤学杂志，2016，21（07）：669-670.

贝伐珠单抗[药典(二);非基]
Bevacizumab

【分类】其他抗肿瘤药。

【药理作用】贝伐珠单抗是一种重组的人源化单克隆抗体,可以选择性地与人血管内皮生长因子(VEGF)结合并阻断其生物活性。贝伐珠单抗中包含人类抗体的框架区以及可结合 VEGF 的人源化鼠抗体的抗原结合区,可以抑制 VEGF 与其位于内皮细胞上的受体 Flt-1 和 KDR 相结合。通过使 VEGF 失去生物活性而减少了肿瘤的血管形成,从而抑制了肿瘤的生长。

【适应证】贝伐珠单抗联合以 5- 氟尿嘧啶为基础的化疗适用于转移性结 / 直肠癌患者的治疗。贝伐珠单抗联合卡铂与紫杉醇用于不可切除的晚期、转移性或复发性非小细胞肺癌患者的一线治疗。

【用法用量】静脉滴注,用 0.9% 的氯化钠注射液稀释到需要的给药容积,贝伐珠单抗溶液的终浓度应该保持在 1.4~16.5mg/ml 之间。首次给药时间需持续 90 分钟,如果第 1 次滴注耐受性良好,则第 2 次滴注的时间可以缩短到 60 分钟;如果患者对 60 分钟的滴注也具有良好的耐受性,那么随后进行的所有滴注都可以用 30 分钟的时间完成。建议持续贝伐珠单抗的治疗直至疾病进展为止。转移性结 / 直肠癌(mCRC)的推荐剂量为联合 m-IFL(改良 IFL)化疗方案时,5mg/kg,每 2 周给药 1 次。

【不良反应】见贝伐珠单抗的不良反应表。

贝伐珠单抗的不良反应表

分类	常见	少见	罕见	临床报道（发生率不明）	不良反应处置
泌尿系统	蛋白尿				4 级蛋白尿,就应该永久性地终止贝伐珠单抗治疗
消化系统		胃肠道穿孔	严重肠穿孔		应用贝伐珠单抗的过程中,如果患者出现腹痛,在进行鉴别诊断时应考虑胃肠道穿孔的可能。对于发生了胃肠道穿孔的患者,贝伐珠单抗应永久停用
眼部系统		严重眼部感染			
血液系统		中性粒细胞减少			
神经系统			可逆性后部白质脑病综合征(RPLS)		诊断需要由大脑影像学检查结果确认,首选核磁共振成像。在发生了 RPLS 的患者中,建议采用包括控制高血压在内的特异性对症治疗,同时停用贝伐珠单抗
生殖系统			卵巢衰竭		
心血管系统	高血压	充血性心力衰竭	脑血管意外、短暂性脑缺血发作和心肌梗死		用药前充分控制患者血压,开始用药时,对患者的血压进行监测,出现高血压脑病或高血压危象,应永久停用,对于已经发生了动脉血栓栓塞的患者,应该永久性地停用贝伐珠单抗
		静脉栓塞	动脉栓塞		若发生了威胁生命(4 级)的静脉栓塞事件,包括肺栓塞,应该停用贝伐珠单抗。对于栓塞事件≤ 3 级的患者需要进行密切的监测,若出现严重过敏反应,应立即停用本药,并采取适当治疗

续表

分类	常见	少见	罕见	临床报道（发生率不明）	不良反应处置
其他		肺出血、咳血、瘘、超敏反应/输液反应、鼻中隔穿孔、发声困难	伤口愈合及手术并发症（包括严重及致命的）的概率会增加		出现伤口愈合并发症的患者应暂停贝伐珠单抗，直至伤口痊愈。预计进行择期手术时应暂停贝伐珠单抗治疗。为了避免出现影响伤口愈合/伤口开裂的风险，在贝伐珠单抗治疗停止后和进行择期手术之间的最适当的间隔时间，目前还没有定论。手术前至少停药28日。手术后至少28日及伤口完全恢复之前不能使用贝伐珠单抗，有出血或者瘘出现的患者，应停用贝伐珠单抗。如发生超敏反应/输液反应，应中止输注，并采取适当的治疗

阿达木单抗
Adalimumab

【分类】其他抗肿瘤药。

【药理作用】阿达木单抗是重组人单克隆肿瘤坏死因子（TNF）抗体，特异性与 TNF-α 结合，阻止它与内源性细胞表面 TNF 受体的相互作用。它也调整由 TNF 引起或调节的生物反应。已发现在类风湿关节炎、强直性脊柱炎、银屑病关节炎和克罗恩病患者的受累组织和滑膜液中 TNF 水平的升高。阿达木单抗被描述为一种生物性缓解病情抗风湿药（DMARD）。

【适用症】单用于中度至重度活动性类风湿关节炎和活动性进行性银屑病关节炎的治疗；也可用于活动性强直性脊柱炎。

【用法用量】对于患有类风湿关节炎的成人患者，建议用量为 40mg，每 2 周皮下注射单剂量给药。

【不良反应】见阿达木单抗的不良反应表。

阿达木单抗的不良反应表

分类	常见	少见	罕见	临床报道（发生率不明）	不良反应处置
感染	呼吸道感染	全身性感染、肠道感染、皮肤和软组织感染、耳部感染、口腔感染、生殖道感染、泌尿道感染、真菌感染	神经系统感染包括病毒性脑膜炎、机会性感染和结核、细菌感染、眼部感染、关节感染	乙肝病毒再活化、致死性败血病、阑尾炎、带状疱疹	出现新的严重感染时，应中断本品治疗，采用适当的抗菌药物治疗，直到感染得到控制。如确诊活动性结核，禁用本品
血液和淋巴系统	白细胞减少、贫血	白细胞增多、血小板减少、凝血和出血疾病、血乳酸脱氢酶上升	特发性血小板减少性紫癜、全血细胞减少		对于已经确诊血液系统异常的患者，应该立即停止本品的使用.

分类	常见	少见	罕见	临床报道（发生率不明）	不良反应处置
内分泌系统	血脂升高	低钾血症、尿酸水平升高、血钠异常、低钙血症、高血糖、低磷血症、脱水			
神经系统	头痛	情绪变化、焦虑、失眠、感觉异常、偏头痛、坐骨神经痛	脑血管意外、震颤、神经疾病、多发性硬化、脱髓鞘病变		
眼部系统		视觉受损、结膜炎	眼睑炎、眼肿、复视	眼充血、眼干、眼分泌物、畏光、视力下降	
耳部和迷路系统		眩晕	耳聋、耳鸣		
心血管系统		心动过速、高血压、面部潮红、血肿	心肌梗死、心律不齐、充血性心力衰竭、心搏骤停、主动脉瘤、动脉血管阻塞、血栓性静脉炎		如患者出现充血性心力衰竭的症状，或者以往的症状出现恶化，应该停止使用本品
呼吸系统		哮喘、呼吸困难、咳嗽	肺栓塞、间质性肺病、慢性阻塞性肺病、肺炎、胸腔积液、肺纤维化		
消化系统	腹痛、恶心、呕吐、肝酶升高	胃肠道出血、消化不良、胃食管反流、干燥综合征	胰腺炎、吞咽困难、面部水肿、肠穿孔、胆囊炎和胆结石、肝脏脂肪变性、血胆红素升高、乙型肝炎的再激活	腹泻、食欲减退、大便失禁	若出现乙型肝炎再激活，应停止本品治疗，并采取有效的抗病毒治疗
免疫系统	皮疹（包括脱落性皮疹）	银屑病发作或恶化、荨麻疹、淤伤（包括紫癜）、指甲断折、多汗症、脱发、瘙痒、超敏反应	盗汗、疤痕、多形性红斑、血管性水肿、皮肤血管炎、横纹肌溶解症、系统性红斑狼疮、狼疮样综合征	过敏样反应、口腔疱疹	诱发银屑病需停药治疗后缓解；荨麻疹可口服抗组胺药治疗。狼疮样综合征较罕见，一旦发生需停药
肌肉骨骼系统	骨骼肌疼痛	肌痉挛（包括血肌酸激酶水平升高）		关节肿痛、手指痛	若出现严重过敏反应，应立即停用本药，并采取适当治疗
泌尿系统		肾功能损伤、血尿	夜尿症		
生殖系统			勃起功能障碍		
其他	注射部位反应（红斑、瘙痒、出血、疼痛或肿胀）	胸痛、水肿、愈合障碍、自身抗体检查阳性、除黑色素瘤以外的皮肤癌（包括基底细胞癌和鳞状细胞癌）、良性肿瘤	注射部位发炎、淋巴瘤、实体器官肿瘤、黑色素瘤、白血病	注射部位胀肿、碱性磷酸酶水平增高、肝脾T细胞淋巴瘤	注射部位反应多轻微，无需停药；慎用于有癌症病史的患者

参考文献

［1］孙婧，张建中.阿达木单抗治疗类风湿关节炎引起银屑病一例［J］.中华皮肤科杂志，2018，51（10）：760.

［2］张瑞丽，朱小红，华海康，等.阿达木单抗治疗重度银屑病14例临床疗效及安全性观察［J］.中华皮肤科杂志，2018，51（8）：604-606.

［3］王霞，夏光涛.阿达木单抗治疗类风湿关节炎的研究进展［J］.世界临床药物，2018，39（04）：280-284.

帕尼单抗［药典（二）；非基；非医保］
Panitumumab

【分类】其他抗肿瘤药。

【药理作用】本品为一种重组的人源 IgG_2 单克隆抗体，可与 EGFR 特异性结合，竞争性抑制 EGFR 配体结合，阻止配体诱导的受体自磷酸化作用及受体相关激酶的激活，进而抑制细胞生长，诱导细胞凋亡，减少前炎症细胞因子和血管生长因子的合成，以及 EGFR 的细胞内摄作用。

【适应证】①用于表皮生长因子受体（EGFR）表达阳性，且经含氟尿嘧啶、奥沙利铂和伊立替康的化疗失败后的转移性结肠、直肠癌。②与氟尿嘧啶、亚叶酸、奥沙利铂合用作为一线治疗方案用于野生型 KRAS 的转移性结肠、直肠癌。③与氟尿嘧啶、亚叶酸、伊立替康合用作为二线治疗方案用于经过含氟尿嘧啶化疗后的野生型 KRAS 的转移性结肠、直肠癌。

【用法用量】① EGFR 阳性的转移性结肠癌：静脉滴注，每次 6mg/kg，每 14 日 1 次，滴注时间 60 分钟；剂量高于 1000mg 时，滴注时间为 90 分钟。②野外型 KRAS 的转移性结肠、直肠癌（一线）：第 1 日 6mg/kg，静脉滴注 1 小时（若患者可耐受，随后可静脉滴注 30 分钟），并联合应用 FOLFOX4 方案（第 1 日静脉给予奥沙利铂 $85mg/m^2$ 和亚叶酸 $200mg/m^2$，随后第 1~2 日分别静脉弹丸式注射氟尿嘧啶 $400mg/m^2$，静脉滴注氟尿嘧啶 $600mg/m^2$，滴注时间为 22 小时），每 2 周为 1 个疗程。③野外型 KRAS 的转移性结肠、直肠癌（二线）：第 1 日 6mg/kg，静脉滴注 1 小时（若患者可耐受，随后可静脉滴注 30 分钟），并联合应用 FOLFIRI 方案（第 1 日静脉给予伊立替康 $180mg/m^2$ 和消旋亚叶酸 $400mg/m^2$，随后第 1 日静脉弹丸式注射氟尿嘧啶 $400mg/m^2$，在第 1~2 日持续静脉滴注氟尿嘧啶 $2400mg/m^2$），每 2 周 1 个疗程。

【不良反应】见帕尼单抗的不良反应表。

帕尼单抗的不良反应表

分类	常见	少见	不良反应处置
消化系统	恶心、呕吐、腹痛、便秘、腹泻、非感染性胃肠道黏膜炎症	唇炎、口腔炎、食欲缺乏	
呼吸系统	咳嗽、呼吸困难	肺纤维化	
心血管系统		深静脉血栓形成、血栓性静脉炎	

分类	常见	少见	不良反应处置
免疫系统	皮肤干燥、皮炎、瘙痒、红斑、皮疹、皮肤皲裂、脓疱形成、皮肤剥脱、甲沟炎、光敏反应、皮肤毒性/重度皮肤毒性，可能合并感染	抗体形成、输液反应（过敏反应、支气管痉挛、发热、寒战、低血压）	①中度皮肤毒性，局部使用2.5%氢化可的松软膏或红霉素软膏，口服氯雷他定；对瘙痒者，给予苯海拉明或苯甲酸软膏涂抹；重度皮疹患者，给予冲击剂量的甲泼尼龙琥珀酸钠；合并感染的患者，选择抗生素进行治疗 ②用药前后应用0.9%氯化钠注射液冲洗静脉管路，若出现轻至中度输液反应，可降低输液速度50%；对于出现严重输液反应者，应立即停药，根据反应的严重性和持续时间决定是否永久停药
其他	外周水肿、虚弱、疼痛	结膜炎、泪液过量、眼刺激症状、睫毛增生、眼充血、骨痛、背痛、僵直、高血糖、低钙血症、低钾血症、低镁血症	用药期间及疗程结束后8周内应定期检测电解质

【咨询要点】药物过量：当使用本药剂量达到推荐剂量的2倍时，可导致皮肤毒性、腹泻、脱水、疲劳等不良反应，应立即停药，对症治疗。

异环磷酰胺 [药典（二）；基（基）；医保（乙）]
Ifosfamide

【分类】抗肿瘤药。

【药理作用】与DNA链发生不可逆的交联，干扰DNA的合成。与其他氮芥药物无交叉耐药。治疗大鼠Yoshida腹水肉瘤，疗效达到环磷酰胺的疗效指数；在晚期白血病L_{1210}模型中，异环磷酰胺与顺铂、阿糖胞苷和氟尿嘧啶有协同作用，但与环磷酰胺无协同作用。异环磷酰胺联用长春新碱对延长Yoshida腹水肉瘤动物存活时间比单独使用任一药物更为有效。和环磷酰胺在30种选择性人肿瘤模型中有相似的抗瘤活性谱，但异环磷酰胺的有效率高，而且毒性较小。

【适应证】①睾丸肿瘤：用于按照TNM分级（精原细胞瘤和非精原细胞瘤）属于Ⅱ～Ⅳ期的对初始治疗不应答或应答不足的晚期肿瘤患者的联合化疗。②宫颈癌：FIGO分期ⅣB期宫颈癌（如果通过手术或放疗对本病的根治疗法已不可能）的姑息性顺铂/异环磷酰胺，联合化疗（单独使用：不再用其他联合药物）——作为姑息性治疗的替代治疗。③乳腺癌：用于晚期的难治性或复发性乳腺癌的姑息性治疗。④非小细胞肺癌：用于不能手术或转移性肿瘤患者的单独或联合化疗。⑤小细胞肺癌：用于横纹肌肉瘤或标准治疗失败后的骨肉瘤的单独或联合化疗；手术或放疗失败后的其他软组织肉瘤或尤文肉瘤；细胞生长抑制剂的初始治疗失败后的联合化疗。⑥非霍奇金淋巴瘤：用于对初始治疗不应答或应答不够的高度恶性非霍奇金淋巴瘤患者的联合化疗，复发肿瘤患者的联合治疗。⑦霍奇金淋巴瘤：用于初始化疗或放化疗失败后的进展初期或早期复发（完全缓解的持续时间短于1年）的霍奇金淋巴瘤患者，在已制定的联合化疗方案，比如MINE案的框架下实施。

【用法用量】成人每日1.2~2.4g/m²静脉滴注，最多为60mg/kg，连续使用5日。本品也可以以单一大剂量作24小时的连续性静脉滴注给药，剂量一般为每个疗程5g/m²（125mg/kg），不应高于 8g/m² (200mg/kg)；单一大剂量可能导致更严重的血液、泌尿、肾和中枢神经毒性，应注意将用于人体的异环磷酰胺注射液的浓度不能超过 4%。如与任何其他细胞生长抑制药物联合使用，使用异环磷酰胺时必须在每次化疗周期前和周期间期监控血细胞计数，使用剂量应根据血常规经常调整。如果在本品治疗期间出现膀胱炎伴镜下血尿或肉眼血尿，应该中止给药直至患者情况恢复正常。

【不良反应】见异环磷酰胺的不良反应表。

异环磷酰胺的不良反应表

分类	常见	少见	罕见	临床报道（发生率不明）	不良反应处置
免疫系统			皮炎和黏膜炎、过敏反应		出现过敏反应时，鼓励患者多饮开水，在医师指导下口服抗组胺药、维生素 C 和静脉使用钙剂，必要时全身使用糖皮质激素治疗。如患者出现胸闷、气短、面色苍白、出冷汗、手足冰凉、血压下降等表现，应立即送医院
消化系统			一过性无症状肝功能异常、心脏和肺毒性、伴有肝酶（ALT、AST、γ-GT）和（或）胆红素升高的肝功能障碍		若高剂量用药可因肾毒性产生代谢性酸中毒
	胃肠道反应：食欲减退、恶心及呕吐等与剂量相关				一般停药 1~3 日即可消失
泌尿系统		出血性膀胱炎、血尿、肾毒性与剂量相关、肾小管性肾功能不全，伴有高氨基酸尿、磷酸尿、酸性尿和蛋白尿，甚或范可尼综合征	严重肾病（剂量累积）	极少有低血钾的报道	可在给药后几小时或几周内出现，通常在停药后几日内消失
生殖系统			无精子症和（或）持续性少精子症	不可逆的卵巢功能素乱导致闭经和女性性激素水平降低的报道	
血液系统		骨髓抑制		有报道对少数成年和儿童患者用 I/M 治疗后发生先天性发育不良性贫血	多在 2~3 周后恢复

续表

分类	常见	少见	罕见	临床报道（发生率不明）	不良反应处置
神经系统	嗜睡、昏睡、定向力障碍及幻觉、晕眩、虚弱、健忘、抑郁、坐立不安、意识错乱、小脑症状、尿失禁和癫痫发作等脑病症状	焦虑不安、神情慌乱、幻觉和乏力等（与剂量有关）	晕厥、癫痫样发作甚至昏迷	视觉损伤和头晕病例罕见报道	在通常情况下，脑病症状是可逆的，一般在停止使用异环磷酰胺的数日内便会自动消失。脑病症状一经出现，应该停止使用异环磷酰胺，即使患者在恢复正常后，也不应该再次使用该药。严重的疾病进展极为罕见，死亡病例仅见于大剂量用药的个例报道。分次给药可降低脑病的发病率和严重程度
心血管系统		血压降低	严重心力衰竭	注射部位可产生静脉炎	
呼吸系统			慢性间质性肺纤维化和肺炎	有中毒性过敏性肺水肿的个案报告	
其他	脱发	增加继发性肿瘤或晚期并发症前兆的风险	急性胰腺炎、发热、溃疡性角膜炎		100% 的患者可能发生脱发，但可以恢复

【咨询要点】药物过量：最常见的是骨髓抑制，主要表现为白细胞减少；持续时间及严重程度与药物过量的程度有关，需要经常监测血常规及患者的一般情况。由于异环磷酸胺无特异的解毒剂，因而每次用药时应特别谨慎，在治疗异环磷酰胺用药自杀、意外用药过量或中毒时，可以进行血液透析。若出现严重中性粒细胞减少，需要进行炎症预防，治疗感染需使用足量的抗生素。若出现血小板减少，要根据需要补充血小板。如果没有预防或预防不充分，也会发生严重出血性膀胱炎。

左亚叶酸钙 [药典（二）]
Calcium Levofolinate

【分类】抗肿瘤辅助用药。

【药理作用】亚叶酸是四氢叶酸（THF）的 5- 甲酰衍生物的非对映异构体混合物，其生物活性物质为左旋体，称为左亚叶酸。亚叶酸不需要经过二氢叶酸还原酶的作用而直接参与使用叶酸作为体内转移一碳基团载体的生物反应。L- 亚叶酸（L-5 甲酰四氢叶酸）快速代谢（依次为 5,10- 甲基四氢叶酸，5,10- 亚叶酸四氢叶酸）为 L-5- 甲基四氢叶酸。L-5-甲基四氢叶酸能够通过其他途径代谢为 5,10- 亚甲基四氢叶酸，5,10- 亚甲基四氢叶酸通过 $FADH_2$ 和 NADPH 辅酶的催化还原，不可逆地转化为 5- 甲基四氢叶酸。使用亚叶酸能够抵消抑制二氢叶酸还原酶的叶酸拮抗药（例如甲氨蝶呤）的治疗效果和毒性；亚叶酸钙能够增强氟尿嘧啶（如 5- 氟尿嘧啶）在肿瘤治疗中的疗效和毒性作用，同时使用亚叶酸似乎并不改变 5- 氟尿嘧啶在血浆中的药代动力学过程。5- 氟尿嘧啶在体内代谢为脱氧氟尿嘧啶核苷酸，结合并抑制胸苷酸合成酶（该酶在 DNA 修复和复制中十分重要）。亚叶酸在体内很容易转化成 5,10– 亚甲基四氢叶酸，该转化物能够稳定脱氧氟尿嘧啶核苷酸与胸苷酸合成酶的结合，进而增强对该酶的抑制作用。

【适应证】本品与 5– 氟尿嘧啶合用，用于治疗胃癌和结直肠癌。

【用法用量】100mg/m^2 加入 0.9% 氯化钠注射液 100ml 中静脉滴注 1 小时，之后予以 5– 氟尿嘧啶 375~425mg/m^2，静脉滴注 4~6 小时。

【不良反应】见左亚叶酸钙的不良反应表。

左亚叶酸钙的不良反应表

分类	常见	少见	罕见	临床报道（发生率不明）	不良反应处置
免疫系统				过敏性休克、过敏样症状	若出现过敏性休克时，立即平卧，给氧，皮下注射肾上腺素 0.5~1mg（小儿减半），使用抗过敏药物，使用升压药维持血压，应用糖皮质激素，补充液体维持水、电解质平衡，维持酸碱平衡
消化系统	腹泻、恶心呕吐、食欲不振	剧烈的腹泻	严重的口腔黏膜炎	肝功能损害、黄疸、重症肝炎、肝硬化、严重的肠炎、消化道溃疡	要严密监测，发现异常时，应停止给药并进行适当处理
呼吸系统				间质性肺炎	当出现发热、咳嗽、呼吸困难等呼吸道症状时，要停止给药，进行 X 线等检查，同时给予肾上腺皮质激素等
泌尿系统				急性肾功能不全、肾病综合征	要严密监测，发现异常时，应停止给药并进行适当处理
血液系统	白细胞减少、中性粒细胞减少、血红蛋白下降、血小板下降、总胆红素升高、ALT 及 AST 升高、BUN 及 Cr 升高			骨髓抑制、溶血性贫血、弥漫性血管内凝血，有报道，本品与氟尿嘧啶类药物和其他抗恶性肿瘤药物并用的患者，可诱发急性白血病和骨髓异常增生综合征（MDS）	要严密监视，发现异常时，应减量停药并进行适当处理
神经系统	感觉神经毒性	运动神经毒性		大脑白质脑症，神经系统障碍	应严密监测，出现这些症状时要停止给药
心血管系统				充血性心力衰竭、心肌梗死、稳定型心绞痛、室性期前收缩	应严密监测，发现异常时应减量停药，并进行适当处理
其他	口腔黏膜炎，发热、脱发			手足综合征（手掌、足趾红斑、疼痛肿胀、发红、感觉过敏等）、嗅觉丧失、急性胰腺炎、史 – 约综合征、中毒性表皮坏死松解症	要严密监测，出现异常时应停止给药，并进行适当处理

【咨询要点】①注意事项：腹泻患者需待腹泻停止后再继续给药，腹泻可能是消化道毒性的 1 个标志，腹泻的患者可能发生快速、致死的临床恶化，故对发生腹泻的患者应予小心监测直到症状完全消失。如发生腹泻和（或）黏膜炎，建议减少氟尿嘧啶的剂量。②毒性

反应：大鼠和家兔的生殖毒性研究显示，亚叶酸钙在人用剂量的至少 50 倍时，未见胚胎毒性。由于动物生殖毒性研究并不能完全预测药物人体作用，所以妊娠期妇女只有在潜在获益超过胎儿安全风险时方可使用本品。③药物过量：过量甲酰四氢叶酸钙剂量可使叶酸拮抗药化疗作用无效，无特别针对甲酰四氢叶酸钙的解毒剂。若过量，应给予适当的辅助治疗。若与 5-FU 联用时过量，依照 5-FU 过量方法处理。

安吖啶 [药典（二）；基（基）；医保（乙）]
Amsacrine

【分类】干扰核酸生物合成的药物。

【药理作用】安吖啶具有广谱的抗肿瘤活性，作用机制类似蒽环类药物。安吖啶和 DNA 结合，对腺嘌呤、胸腺嘧啶碱基对的配对有影响，主要抑制 DNA 合成，对 S 和 G_2 期细胞抑制作用较明显，对 RNA 的合成影响较小。

【适应证】对急性白血病和恶性淋巴瘤有效。对蒽环类和阿糖胞苷产生耐药的患者无明显交叉耐药性，部分患者仍有效。

【用法用量】①急性白血病：按体表面积每次 $75mg/m^2$，每日 1 次，静脉注射或滴注，连用 7 日，最大耐受剂量是 $150mg/m^2$。②实体瘤：按体表面积每次 $75\sim120mg/m^2$，3~4 周 1 次。

【不良反应】见安吖啶的不良反应表。

安吖啶的不良反应表

分类	常见	少见	罕见	临床报道（发生率不明）
消化系统	肝功能异常	胃肠道反应、低至中度恶心、呕吐		当总剂量达到 $750mg/m^2$ 或更高时，容易发生黏膜炎
血液系统	骨髓抑制（为剂量限制性毒性）	继发感染、出血		当给药量达到 $90\sim120mg/m^2$，即可出现血小板和白细胞减少
神经系统			癫痫发作	
心血管系统		心肌受损	心律不齐	
其他	肛周溃疡、口腔溃疡、一过性脱发			

维 A 酸 [药典（二）；基（基）；医保（乙）]
Tretinoin

【分类】细胞诱导分化药 / 促细胞分化剂。

【药理作用】维 A 酸是维生素 A 的代谢中间体，主要影响骨的生长与上皮代谢。通过调节表皮细胞的有丝分裂和表皮细胞的更新，促进正常角化，影响上皮代谢，对上皮角细胞的生长和角质层的脱落有明显的促进作用，可促使已有的粉刺去除，同时又抑制新的粉刺；可阻止角质栓的堵塞，对角蛋白的合成有抑制作用。

【适应证】①适用于痤疮、扁平苔藓、白斑、毛发红糠疹和面部糠疹等。②可作为银屑病、鱼鳞病的辅助治疗，也可用于治疗多发性寻常疣以及角化异常类的各种皮肤病。③用于治疗急性早幼粒细胞白血病（APL），并可作为维持治疗药物。

【用法用量】①用于皮肤疾病治疗：口服制剂，每日 2~3 次，每次 10mg；乳膏剂，局部外用，洗净患处后，取适量本品涂于患处，每晚睡前 1 次。②用于急性早幼粒细胞白血病的治疗：口服制剂，按体表面积每日服用 45mg/m²，每日最高总量不超过 0.12g，分 2~4 次服用，疗程 4~8 周；根据治疗反应调整用量，达完全缓解后，还应给予标准化治疗。

【不良反应】见维 A 酸的不良反应表。

<h4 style="text-align:center">维 A 酸的不良反应表</h4>

分类	常见	临床报道 （发生率不明）	不良反应处置
免疫系统	唇炎、黏膜干燥、结膜炎、甲沟炎、脱发、红斑、脱屑、瘙痒、烧灼感及刺痛感以及对光过敏、皮肤色素变化等		①外用若出现刺激反应，可外用少量润肤剂，如刺激症状严重，可外用皮质类固醇制剂以缓解症状。面部、褶皱部及生殖器等敏感部位不建议使用该药。用药期间避免过量日晒，建议使用防晒霜，以降低光敏性。当联合使用光疗时，光疗剂量需适当降低，防止皮肤晒伤。②内服出现的皮肤黏膜炎，一般较轻，大部分不良反应停药后可自行恢复。该类不良反应具有剂量依赖性，轻微不适可给予局部保湿或弱效皮质类固醇激素，也可每日加予 800IU 维生素 E；若程度严重，可适量减量甚至停药
内分泌系统	高血脂（多发生于治疗后 2~3 个月）	糖尿病	初始用药 2 个月内，2~4 周复查 1 次血脂，之后 3 个月复查 1 次。若血脂出现异常，每月复查，并且先饮食控制及适当锻炼，再考虑药物干预。当甘油三酯 >499mg/dl，予药量减半处理；甘油三酯 >800mg/dl 时，予停药，停药后大部分患者血脂可恢复正常
生殖系统	致畸		
肝胆系统	肝功能受损		服药前及服药期间注意进行生化监测，部分肝酶升高患者，减量或停药后可自行恢复。初始用药 2 个月内，2~4 周复查 1 次肝功，之后 3 个月复查 1 次。如果肝酶出现异常，复查周期调整为 1 周，如果检测值超过正常值的 3 倍，应当停药
肌肉及骨骼系统	肌痛、骨痛、关节痛、韧带附着处钙化、骨骺线过早闭合、骨质疏松、骨肥厚、长骨细小、脊柱前后纵韧带钙化等		
神经系统	头痛、头晕、疲劳、假性脑瘤（特发性颅内高压）、畏光、夜盲	抑郁	患者出现严重头痛、恶心、呕吐和视力改变等症状，应行眼科检查以评估视盘水肿情况，一旦确诊假性脑瘤（特发性颅内高压），立即停药
其他	维 A 酸 - 急性早幼粒细胞白血病综合征（发热、呼吸窘迫、严重水肿、心包胸腔积液、肺水肿、可伴有肾衰竭，偶伴心肌收缩力受损，白细胞增多等）、口干		

亚砷酸 [基(基); 医保(乙)]
Arsenious Acid

【分类】抗肿瘤药。

【药理作用】亚砷酸的作用机制目前尚不十分清楚。在体外试验中，亚砷酸能够引起 NB_4 人急性早幼粒细胞白血病细胞的形态学变化、DNA 断裂和凋亡。亚砷酸也可以引起早幼粒细胞白血病 / 维 A 酸受体融和蛋白（PML/RAR-α）的损伤和退化。

【适应证】用于急性早幼粒细胞白血病，原发性肝癌晚期。

【用法用量】①治疗白血病：成人每日 1 次，每次 10mg（或按体表面积每次 $7mg/m^2$），用 5% 葡萄糖注射液或 0.9% 氯化钠注射液 500ml 稀释后静脉滴注 3~4 小时，4 周为 1 个疗程，间歇 1~2 周，也可连续用药。儿童每次 0.16mg/kg，用法同上。②治疗肝癌：每日 1 次，每次 7~$8mg/m^2$，用 5% 葡萄糖注射液或 0.9% 氯化钠注射液 500ml 稀释后静脉滴注 3~4 小时，2 周为 1 个疗程，间歇 1~2 周可进行下 1 个疗程。

【不良反应】见亚砷酸的不良反应表。

亚砷酸的不良反应表

分类	临床报道（发生率不明）	不良反应处置
免疫系统	皮肤干燥、红斑或色素沉着	
消化系统	肝功能改变（AST、ALT 及血清胆红素升高等）、食欲减退、腹胀或腹部不适、恶心、呕吐及腹泻	可对症治疗，严重时可停药观察；使用过程中出现肝功能异常，应及时做针对治疗、密切观察病情，必要时停药
泌尿系统	急性肾衰竭	使用过程中出现肾功能异常，应及时做针对治疗、密切观察病情，必要时停药
神经系统	头痛	可对症治疗，严重时可停药观察
心血管系统	轻度心电图异常、心动过速	
其他	关节或肌肉酸痛、浮肿、尿素氮升高	遇未按规定用法用量用药而发生的急性中毒者，可用二巯基丙磺酸钠类药物解救

【咨询要点】①注意事项：不良反应与患者个体对砷化物的解毒和排泄功能以及对砷的敏感性有关，临床观察表明本品毒副反应轻，较少出现骨髓移植和外周血常规（主要是白细胞）的下降。②毒性反应：亚砷酸对细菌、酵母和哺乳动物细胞无明显的致突变作用，但人纤维原细胞、人淋巴细胞试验等体外试验显示亚砷酸具有致断裂作用，小鼠骨髓微核试验也显示亚砷酸可导致细胞染色体畸变的发生率升高。③药物过量：尚未发现因亚砷酸用药过量引起急性中毒的报道；如使用本品过量引起急性中毒，可用二巯基丙磺酸钠类药物抢救。

右丙亚胺 [药典(二); 非基; 医保(乙)]
Dexrazoxane

【分类】其他免疫抑制剂。

【药理作用】本品与阿霉素联合应用时对后者的心脏毒性有保护作用，但其发挥心脏保护作用的机制尚不十分清楚。右丙亚胺为 EDTA 的环状衍生物，容易穿透细胞膜。实验研究表明，右丙亚胺在细胞内转变为开环螯合剂，干扰铁离子中介的自由基的形成，而后者为蒽环类抗生素产生心脏毒性的部分原因。

【适应证】可减少阿霉素引起的心脏毒性的发生率和严重程度，适用于接受阿霉素治疗累积量达 300mg/m²，并且医生认为继续使用阿霉素有利的女性转移性乳腺癌患者。对刚开始使用阿霉素者不推荐用本药。

【用法用量】推荐剂量比为 10∶1［右丙亚胺（500mg/m²）∶阿霉素（50mg/m²）］。本品需用 0.167mol/L 乳酸钠 25ml 配成溶液，缓慢静脉推注或转移入输液袋内，浓度为 10mg/ml，快速静脉滴注，30 分钟后方可给予阿霉素。用 0.167mol/L 乳酸钠溶液配成的溶液可用 0.9% 氯化钠或 5% 葡萄糖注射液进一步稀释成右丙亚胺 1.3~5.0mg/ml 溶液，转移入输液袋，快速静脉滴注，配成这样的溶液，在室温 15~30℃或冷藏 2~8℃，只能保存 6 小时。

【不良反应】见右丙亚胺的不良反应表。

右丙亚胺的不良反应表

分类	常见	少见	不良反应处置
免疫系统		红斑	
血液系统		增加化疗药物的骨髓抑制	对患者经常做全血检查
神经系统	神经毒性		
心血管系统		静脉炎	
其他	疲劳、发热、感染、败血症	注射部疼痛	

【咨询要点】药物过量：右丙亚胺的解毒剂尚不清楚。对怀疑右丙亚胺过量患者，可采取支持疗法，以改善骨髓抑制和其他相关病情控制。对右丙亚胺过量的处理应包括控制感染、体液调节及补充必须的营养。

美法仑 [药典（二）；非基；医保（乙）]
Melphalan

【分类】化疗用药。

【药理作用】美法仑是一双功能的烷化剂。它的 2 个双 −2− 氯乙基团，可分别形成中间产物正碳离子，再与 DNA 中的鸟嘌呤第 7 位氮共价结合，产生烷基化作用，使 DNA 双链内交叉连接，从而阻止细胞复制。

【适应证】①适用于多发性骨髓瘤及晚期卵巢腺癌；单独应用或与其他药物合用，对于部分晚期乳腺癌患者有显著疗效。②对部分真性红细胞增多症患者有效。③作为外科治疗乳腺癌的辅助药。

【用法用量】①多发性骨髓瘤：每日 0.15mg/kg，分次服用，连用 4 日，6 周后重复下 1 个疗程。对于治疗有反应者延长治疗超过 1 年，未见病情改进。②卵巢腺癌：每日 0.2mg/kg，共 5 日，每 4~8 周或当外周血常规恢复时给予下 1 个疗程的治疗。也可使用美法仑静脉注射治疗。③晚期乳腺癌：每日 0.15mg/kg 或 6mg/m²，连用 5 日，每 6 周重复疗程，当出现骨髓毒性时应减少剂量。④真性红细胞增多症：诱导缓解期，每日 6~10mg，共 5~7 日，之后每日 2~4mg，直至能满意地控制症状。维持剂量可每周 1 次，每次 2~6mg，其间必须对患者仔细、谨慎地进行血常规监测，根据血细胞计数结果，适当调整剂量。

【不良反应】见美法仑的不良反应表。

美法仑的不良反应表

分类	常见	少见	临床报道（发生率不明）	不良反应处置
免疫系统		过敏反应（荨麻疹、水肿、皮疹、过敏性休克）	斑丘疹、瘙痒、脱发	
消化系统	恶心、呕吐、胃肠不适、腹泻		胃炎、肝脏受损	出现严重腹泻，需要密切观察患者病情，及早补液，维持水、电解质平衡，并应用抗菌药物预防感染。适当的保肝治疗
呼吸系统			间质性肺炎、肺纤维化	
血液系统	骨髓抑制，白细胞、血小板减少		溶血性贫血	监测血常规，当第 1 次出现非正常的白细胞或血小板大幅度减少时，应暂时中断治疗
泌尿系统			肾功能受损的骨髓瘤患者的血尿素氮水平可一过性升高	

【咨询要点】①毒性反应：美法仑对动物有致突变作用，也曾有患者使用美法仑引起染色体改变的报道。不断增加的报告显示，美法仑同其他烷化剂一样有导致人类白血病的可能；曾有报道，淀粉样变性、恶性黑色素瘤、冷凝综合征和卵巢癌患者在接受美法仑治疗时，由于延长疗程而导致急性白血病。在使用美法仑前应谨慎权衡治疗带来的益处和患白血病的危险。②药物过量：急性口服过量美法仑的初期症状很可能是胃肠道反应，包括恶心、呕吐和腹泻。静脉注射过量后的症状为腹泻，甚至出血。全身性毒性反应是骨髓抑制，导致白细胞及血小板减少。本品无特效解毒药，需至少严密监察血常规 4 周，至出现康复的证据；必要时可进行一般性支持疗法，并适当输血。

硝卡芥 [医保（乙）]
Nitrocaphane

【分类】烷化剂类抗肿瘤药。

【药理学】本品为我国创制的氮芥类抗肿瘤药，作用机制与氮芥相似，作用迅速，抗菌谱较广。本品能通过血 – 脑屏障，主要经尿和粪便排出。

【适应证】癌性胸腹水，肺小细胞癌及鳞状细胞痛、鼻咽癌、喉癌及淋巴肉瘤等。食管癌、肝癌、脑瘤、多发性骨髓瘤及绒癌。乳腺癌、宫颈癌的局部注射用药。

【用法用量】①静脉注射：每次 20~40mg，每日或隔日 1 次，10~20 次为 1 个疗程（疗程总量为 200~400mg）。②动脉注射：剂量同静脉注射。③腔内注射：每次 60~80mg，每周 1 次，注射前应尽量抽出胸腔积液。④瘤内注射：20mg/d 或隔日 40mg，溶于 0.9% 氯化钠注射液中分点注射。⑤口服：60mg/d，分 2~3 次服，连续 10~14 日为 1 个疗程。

【不良反应】见硝卡芥的不良反应表。

硝卡芥的不良反应表

分类	临床报道（发生率不明）	不良反应处置
消化系统	恶心、呕吐、食欲下降等	
血液系统	白细胞和血小板减少	停药后 2~3 周可恢复
其他	脱发、皮疹、倦怠、乏力和血栓性静脉炎、严重过敏反应	发生严重过敏反应需停药后对症处理

福莫司汀 [药典（二）；基（基）；医保（乙）]
Fotemustine

【分类】抗肿瘤药。

【药理作用】具有烷基化和氨甲酰化活性及实验性的广谱抗肿瘤活性。其化学结构式含有 1 个丙氨酸的生物电子等配体（氨基 –1– 乙基磷酸），使其容易穿透细胞及通过血 – 脑屏障。

【适应证】用于原发性恶性脑肿瘤和播散性恶性黑色素瘤（包括脑内部位）。

【用法用量】静脉滴注。①单一药剂化疗：诱导治疗，每周 1 次，连续 3 次后，停止用药 4~5 周。维持治疗，每 3 周治疗 1 次；通常使用剂量 $100mg/m^2$。②联合化疗：去掉诱导治疗中的第 3 次给药，剂量维持 $100mg/m^2$。

【不良反应】见福莫司汀的不良反应表。

福莫司汀的不良反应表

分类	常见	少见	不良反应处置
消化系统	中度恶心及呕吐、氨基转移酶、碱性磷酸酶和血胆红素中有中度的升高	腹泻、腹痛	可对症治疗
血液系统	血小板减少和白细胞减少		
神经系统		神经功能障碍（意识障碍、感觉异常、失味症）	暂时性、可逆性
其他		发热、注射部位静脉炎、尿素暂时性增加、瘙痒	停药后可恢复

【咨询要点】①注意事项：孕期及哺乳期禁用。②毒性反应：当本品与大剂量达卡巴嗪在同一日同时应用时偶尔会发生肺毒性（成年人急性呼吸窘迫综合征），注意避免此种给药方法。③药物过量：目前尚无特效的解毒剂，需加强血液学监控。

洛莫司汀 [药典（二）；基（基）；医保（乙）]
Lomustine

【分类】抗肿瘤药。

【药理作用】本品为细胞周期非特异性药，对处于 G_2–S 边界，或 S 早期的细胞最敏感，对 G_2 期亦有抑制作用。本品进入人体后，其分子从氨甲酰胺键处断裂为两部分：一为氯乙胺部分，将氯解离，形成乙烯碳正离子，发挥烃化作用，致使 DNA 链断裂，RNA 及蛋白质受到烃化，这些主要与抗瘤作用有关；另一为氨甲酰基部分变为异氰酸酯，或再转化为氨甲酸，以发挥氨甲酰化作用，主要与蛋白质，特别是与其中的赖氨酸末端氨基等反应。

据认为这主要与骨髓毒性作用有关，氨甲酰化作用还可破坏一些酶蛋白，使 DNA 受烃化破坏后较难于修复，有助于抗癌作用。

【适应证】用于脑部原发肿瘤（如成胶质细胞瘤）及继发性肿瘤；治疗实体瘤，如联合用药治疗胃癌、直肠癌及支气管肺癌、恶性淋巴瘤等。

【用法用量】口服给药：$100\sim130mg/m^2$，顿服，每 6~8 周 1 次，3 次为 1 个疗程。

【不良反应】见洛莫司汀的不良反应表。

洛莫司汀的不良反应表

分类	少见	罕见	不良反应处置
免疫系统		全身性皮疹	严重时可给予抗过敏等治疗
消化系统	恶心、呕吐	胃肠道出血、肝功能损害	预先用镇静药或甲氧氯普胺并空腹服药可减轻
血液系统		骨髓抑制	
其他		抑制睾丸或卵巢功能	

【咨询要点】①注意事项：与一般烷化剂无交叉耐药性，与长春新碱、丙卡巴肼及抗代谢药物亦无交叉耐药性。以本品组成联合化疗方案时，应避免合用有严重降低白细胞和血小板的抗癌药。②毒性反应：对小鼠和兔子的试验表明该药物有致癌性。有致畸胎的可能，因可引起突变和畸变，孕妇及哺乳期妇女应禁用。③药物过量：尚无药物可对抗本品过量，如出现严重骨髓抑制、白细胞过低可使用粒细胞集落刺激因子。

司莫司汀 ^[药典（二）；基（基）；医保（甲）]
Semustine

【分类】抗肿瘤药。

【药理作用】本品作用及作用机制与洛莫可汀基本相同。本品与其他烷化剂并无交叉耐药性。

【适应证】用于肺癌、恶性黑素瘤、恶性淋巴瘤、胃癌、肠癌、原发性肝癌等多种实体瘤；脑瘤及转移性脑肿瘤。

【用法用量】口服：单用为 $200\sim225mg/m^2$，每 6~8 周给药 1 次；也可 $36mg/m^2$，每周 1 次，6 周为 1 个疗程。合并其他药物时，可给 $75\sim150mg/m^2$，6 周给药 1 次；或 $30mg/m^2$，每周 1 次，连给 6 周。

【不良反应】见司莫司汀的不良反应表。

司莫司汀的不良反应表

分类	临床报道（发生率不明）	不良反应处置
免疫系统	轻度脱发、全身皮疹	
消化系统	恶心、呕吐、肝损害	服镇静剂或应用止吐药物
泌尿系统	肾损害	
血液系统	迟发性骨髓抑制，血小板减少在先、白细胞与红细胞减少在后	建议第 2 次及第 3 次的剂量可减少 30%~50%
其他	倦怠、乏力、抑制睾丸与卵巢功能引起闭经及精子缺乏	

塞替派 [药典（二）；基（基）；医保（甲）]
Thiotepa

【分类】抗肿瘤的药物。

【药理作用】塞替派为细胞周期非特异性药物，在生理条件下，形成不稳定的亚乙基亚胺基，具有较强的细胞毒性作用。塞替派是多功能烷化剂，能抑制核酸的合成，与 DNA 发生交叉联结，干扰 DNA 和 RNA 的功能，改变 DNA 的功能，故也可引起突变。

【适应证】主要用于乳腺癌、卵巢癌、癌性体腔积液的腔内注射以及膀胱癌的局部灌注等，也可用于胃肠道肿瘤等。

【用法用量】①静脉或肌内注射（单一用药）：成人每次 10mg（0.2mg/kg），每日 1 次，连续 5 日后改为每周 3 次；1 个疗程总量 300mg，如血常规良好，在第 1 个疗程结束后 1.5~2 个月后可重复疗程。儿童根据体重每次 0.2~0.3mg/kg，每日 1 次，连用 5 次后改为每周 1 次，约 25~40mg 为 1 个疗程。②胸腹腔或心包腔内注射：每次 10~30mg，每周 1~2 次。③膀胱腔内灌注：每次排空尿液后将导尿管插入膀胱内向腔内注入 50~100mg（溶于 50~100ml 氯化钠注射液中），每周 1~2 次，10 次为 1 个疗程。④瘤内注射：开始按体重 0.6~0.8mg/kg 向瘤体内直接注射，以后维持治疗，根据患者情况按体重 0.07~0.8mg/kg 注射，每 1~4 周重复。

【不良反应】见塞替派的不良反应表。

塞替派的不良反应表

分类	少见	罕见	不良反应处置
免疫系统		过敏反应	出现过敏反应时应停止用药并给予抗过敏等治疗
消化系统	胃肠道反应		减量或停药后可好转
生殖系统	闭经及影响精子形成		
其他	骨髓抑制、注射部位疼痛、头痛、头晕	出血性膀胱炎	多在用药后 1~6 周发生，停药后大多数可恢复

【咨询要点】药物过量：药物过量后没有解毒药物。以往出现骨髓毒性后建议输注全血或白细胞、血小板悬液。目前，白细胞下降可使用粒细胞集落刺激因子。

达卡巴嗪 [医保（乙）]
Dacarbazine

【分类】其他抗肿瘤药。

【药理作用】本品具有抗肿瘤作用，由于它是一种嘌呤类生物合成的前体，能干扰嘌呤的生物合成；进入体内后，在肝脏微粒体中，去甲基形成单甲基化合物，具有直接细胞毒作用。主要作用于 G_2 期。抑制嘌呤、RNA 和蛋白质的合成，也影响 DNA 的合成。故也被认为是一种烷化剂类抗肿瘤药。

【适应证】用于黑色素瘤，也用于软组织瘤和恶性淋巴瘤等。

【用法用量】①静脉注射：取 2.5~6mg/kg 或 200~400mg/m²，用 0.9% 氯化钠注射液

10~15ml，溶解后用5%葡萄糖注射液250~500ml稀释后滴注。30分钟以上滴完，每日1次。连用5~10日为1个疗程，一般间歇3~6周重复给药。②静脉滴注：每次200mg/m²，每日1次，连用5日，每3~4周重复给药。③动脉灌注：位于四肢的恶性黑色素瘤，可用同样剂量动脉注射。

【不良反应】见达卡巴嗪的不良反应表。

达卡巴嗪的不良反应表

分类	临床报道（发生率不明）	不良反应处置
消化系统	食欲不振、恶心呕吐、腹泻、肝功能损害	消化道反应通常2~8小时后可减轻或消失
泌尿系统	肾功能损害	
神经系统	面部麻木、流感样症状（如全身不适、肌肉疼痛）	
免疫系统	发热、脱发	
其他	血管刺激反应、白细胞和血小板下降、贫血、骨髓抑制	一般在用药2~3周出现血常规下降，第4~5周可恢复正常

参考文献

[1] 张云琛，李小玲. 达卡巴嗪致高热1例 [J]. 医药导报，2016，35（01）：101.

氮甲 [医保（乙）]
Formylmerphalan

【分类】烷化剂类抗肿瘤药。

【药理学】本品是我国自行研制的抗肿瘤化学药，为美法仑的衍生物。特点是对某些肿瘤细胞的选择性较高，对生长旺盛的正常组织损害较小。对肿瘤细胞的核酸及蛋白质生物合成有显著抑制，而对小肠、淋巴组织及骨髓的核酸及蛋白质生物合成的影响较轻。故本品比美法仑作用强而毒性小。本品经尿排出，其代谢产物为羟基水解物。

【适应证】①睾丸精原细胞瘤，疗效较突出。近期有效率91.3%，其中治后肿瘤消失及显著缩小的约63.8%。②多发性骨髓瘤，疗效较明显，缓解期较长。③恶性淋巴瘤，但显效较慢，可作为维持治疗。

【用法用量】成人每日剂量为150~200mg（3~4mg/kg），分3~4次或睡前1次口服（与氯丙嗪或异丙嗪在睡前同服可减轻不良反应），总剂量最6~8g为1个疗程。

【不良反应】见氮甲的不良反应表。

氮甲的不良反应表

分类	临床报道（发生率不明）	不良反应处置
消化系统	食欲不振、恶心、呕吐、腹泻、无力	本品与氯丙嗪、碳酸氢钠同服，可减少胃肠道反应
血液系统	白细胞下降、血小板下降	一般在停药后2~3周血常规即可恢复
其他	脱发、头晕、乏力、指/趾末端麻木	

氟达拉滨 [药典（二）；非基；医保（乙）]
Fludarabine

【分类】化疗用药。

【药理作用】本品为阿糖腺苷的氟化核苷酸类似物，可相对地抵抗腺嘌呤脱氨基酶的脱氨基作用，在体内被快速地去磷酸化成为 2F-Ara-A，后者可以被细胞摄取，然后被细胞内的脱氧胞苷激酶磷酸化后成为有活性的三磷酸盐 2F-Ara-ATP。该代谢产物可以通过抑制核糖核酸还原酶、DNA 聚合酶 α、δ 和 ε，DNA 引物酶和 DNA 连接酶的活性从而抑制 DNA 的合成。此外还可以部分抑制 RNA 聚合酶Ⅱ的活性从而减少蛋白的合成。另外，体外研究显示，慢性淋巴细胞白血病（CLL）的淋巴细胞用 2F-Ara-A 处理后，出现广泛的 DNA 片段化和细胞凋亡。

【适应证】用于 B 细胞性慢性淋巴细胞白血病（CLL）患者的治疗，这些患者至少接受过 1 个标准的包含烷化剂的方案的治疗，但在治疗期间或治疗后，病情并没有改善或仍持续进展。

【用法用量】①口服：成人推荐剂量是每日 40mg/m²，每 28 日连续服用 5 日。②静脉注射：推荐的剂量是 25mg/m²，每 28 日连续静脉用药 5 日，每个小瓶装有 2ml 灭菌注射用水，每 1ml 配制溶液中应含有 25mg 磷酸氟达拉滨。抽取相应剂量（计算依据患者体表面积）于注射器内，如果是静脉内快速推注，需再用 10ml 0.9% 氯化钠注射液稀释。③静脉滴注：抽取到注射器内的所需剂量用 100ml 0.9% 氯化钠注射液稀释后滴注，滴注时间应为 30 分钟左右。

【不良反应】见氟达拉滨的不良反应表。

氟达拉滨的不良反应表

分类	常见	少见	罕见但严重	临床报道（发生率不明）	不良反应处置
免疫系统	发热、寒战、肺炎的感染、水肿	不适、疲倦、虚弱、皮肤红斑	自身免疫疾病表现	有可能出现严重的机会性感染，有史－约综合征或毒性表皮坏死松解症发生的报道	出现自身免疫疾病的患者，应严密监测自身免疫性溶血性贫血的体征，建议溶血的患者中断治疗，输血和应用肾上腺皮质激素治疗
消化系统	食欲不振、恶心、呕吐、腹泻、胃炎	肝酶改变		血小板减少相关的消化道出血	
泌尿系统			出血性膀胱炎		测定肌酐清除率，若肌酐清除率在 30~70ml/min 之间，药物减半并严密监测血液学改变，如果肌酐清除率小于 30ml/min，应禁用该药
血液系统	骨髓抑制、单纯红细胞再生障碍性贫血				需严密监测血常规
神经系统	周围神经病变	精神错乱	昏迷、焦虑不安		通常能够耐受
心血管系统			心力衰竭、心律失常		
其他	视觉障碍		失明	有报告肿瘤溶解综合征，合并症包括高尿酸血症、高磷酸血症、低钙血症、代谢性酸中毒、高钾血症、血尿、尿酸结晶尿和肾衰竭	

【咨询要点】药物过量：高剂量的磷酸氟达拉滨与不可逆的中枢神经系统的毒性有关，表现为迟发的失明、昏迷和死亡；还与骨髓抑制造成的重度血小板减少和粒细胞减少有关。尚不清楚磷酸氟达拉滨过量的特效拮抗药，治疗方法主要包括停用药物和支持治疗。

硫鸟嘌呤[药典（二）；非基；医保（乙）]
Thioguanine

【分类】化疗用药。

【药理作用】属于抑制嘌呤合成途径的常用嘌呤代谢拮抗药物，是细胞周期特异性药物，对处于 S 期细胞最敏感，除能抑制细胞 DNA 的合成外，对 RNA 的合成亦有轻度抑制作用。本品是鸟嘌呤的类似物，在人体内必须由磷酸核糖转移酶转为 6-TG 核糖核苷酸方具活性，本品的作用环节与硫嘌呤相似；此外，6-TG 核糖核苷酸通过对鸟苷酸激酶的抑制作用，可阻止一磷酸鸟苷（GMP）磷酸化为二磷酸鸟苷（GDP）。

【适应证】①急性淋巴细胞白血病及急性非淋巴白血病的诱导缓解期及继续治疗期。②慢性粒细胞白血病的慢性期及急变期。

【用法用量】成人口服，开始时每日 2mg/kg 或 100mg/m²，每日 1 次或分次服用，如 4 周后临床未改进，白细胞未见抑制，可慎将每日剂量增至 3mg/kg。维持量按每日 2~3mg/kg 或 100mg/m²，1 次或分次口服。联合化疗中 75~200mg/m²，1 次或分次服，连用 5~7 日。小儿口服常用量为每日 2.5mg/kg，每日 1 次或分次服用。

【不良反应】见硫鸟嘌呤的不良反应表。

硫鸟嘌呤的不良反应表

分类	常见	临床报道（发生率不明）	不良反应处置
消化系统	肝功能损害伴有黄疸	严重肝损害、肝窦阻塞综合征	每周检查周围血常规，检查肝功能。出现肝窦阻塞综合征，以抗凝药物为主，辅以保肝、利尿、成分输血、维持电解质平衡等对症治疗
	恶心、呕吐、食欲减退等		
泌尿系统	高尿酸血症、尿酸性肾病		增加水的摄入量，并使尿液保持碱性，或同时服用别嘌醇
血液系统	骨髓抑制、白细胞和血小板减少		出现血细胞减少症，应迅速停药，各实验值恢复后，可从小剂量开始服用
其他	闭经、精子缺乏		

替加氟[药典（二）；非基；医保（乙）]
Tegafur

【分类】其他肿瘤及支持疗法用药。

【药理作用】本品为氟尿嘧啶的衍生物，在体内经肝脏活化逐渐转变为氟尿嘧啶而起抗肿瘤作用。能干扰和阻断 DNA、RNA 及蛋白质合成，主要作用于 S 期，是抗嘧啶类的细胞周期特异性药物，其作用机制、疗效及抗瘤谱与氟尿嘧啶相似，但作用持久，吸收良好，毒性较低。化疗指数为氟尿嘧啶的 2 倍，毒性仅为氟尿嘧啶的 1/4~1/7。慢性毒性实验中未见到严重的骨髓抵制，对免疫的影响较轻微。

【适应证】主要用于消化道肿瘤，如胃癌、直肠癌、胰腺癌、肝癌，亦可用于乳腺癌、肺癌，还可用于前列腺癌、膀胱癌、肾癌、头颈部癌等。

【用法用量】①消化道肿瘤、乳腺癌：口服，每日剂量800~1200mg，分3~4次服用，总量30~50g为1个疗程。静脉滴注，每次15~20mg/kg，溶于5%葡萄糖注射液或0.9%氯化钠注射液500ml中，每日1次，总量20~40g为1个疗程。也可与其他抗肿瘤药物联合应用。直肠给药，每次500mg，每日1~2次。②支气管肺癌、膀胱癌、前列腺癌、肾癌：每日800~1200mg，分3~4次服用，总量30~50g为1个疗程。

【不良反应】见替加氟的不良反应表。

替加氟的不良反应表

分类	常见	少见	不良反应处置
血液系统	轻微骨髓抑制、白细胞、血小板下降		定期查血常规、肝肾功能，轻度可以对症治疗，根据不良反应程度减量或停药
神经系统	头痛、眩晕、共济失调、精神状态改变		
消化系统		恶心、呕吐、腹泻、肝肾功能改变	餐后服用可减轻胃肠道反应，对于有轻度胃肠道反应，可以对症处理，反应严重则减量或停药
其他	注射部位静脉炎、肿胀、疼痛	发热、皮肤瘙痒、色素沉着、眼部损伤、口腔黏膜糜烂	

卡莫氟 [药典（二）；非基；医保（乙）]
Carmofur

【分类】化疗用药。

【药理作用】本品为氟尿嘧啶的衍生物，口服吸收迅速，在体内缓慢释放出氟尿嘧啶，干扰或阻断DNA、RNA及蛋白质合成而发挥抗肿瘤作用。

【适应证】主要用于消化道癌（食道癌、胃癌、结肠癌、直肠癌），乳腺癌亦有效。

【用法用量】成人口服，每次200mg，每日3~4次；或按体表面积每日140mg/m²，分3次口服。联合化疗每次200mg，每日3次。

【不良反应】见卡莫氟的不良反应表。

卡莫氟的不良反应表

分类	常见	少见	罕见但严重	不良反应处置
消化系统	肝、肾功能异常，恶心，呕吐，腹痛，腹泻	尿频、尿急、尿痛	消化道溃疡	
血液系统		白细胞、血小板减少		定期检查白细胞、血小板，若出现骨髓抑制，酌情减量或停药
神经系统		白质脑病、步行及意识障碍、锥体外系反应	重度精神神经症状	若出现下肢乏力、步行摇晃、说话不清、头晕麻木、站立不稳和健忘等症状应及时停药

分类	常见	少见	罕见但严重	不良反应处置
心血管系统		胸痛、心电图异常		
其他		皮疹、发热、水肿		

去氧氟尿苷 [药典（二）；非基；医保（乙）]
Doxifluridine

【分类】氮芥类似药。

【药理作用】去氧氟尿苷是一种氟尿嘧啶类衍生物，由肿瘤组织中高活性的嘧啶核苷磷酸化酶转化成氟尿嘧啶（5-Fu），发挥其选择性抗肿瘤作用。试验显示去氧氟尿苷的治疗指数高于 5-Fu。

【适应证】用于乳腺癌、胃癌、结 / 直肠癌、鼻咽癌。

【用法用量】①口服：每日总量 0.8~1.2g，分 3~4 次，并根据年龄、症状可适当增减。②静脉滴注：每次 3g/m²，临用前 5% 葡萄糖注射液或 0.9% 氯化钠注射液溶解，稀释成 25mg/ml，静脉滴注 1 小时以上，连续 5 日，每 21 日为 1 个疗程。

【不良反应】见去氧氟尿苷的不良反应表。

去氧氟尿苷的不良反应表

分类	常见	少见	罕见但严重	临床报道（发生率不明）	不良反应处置
免疫系统		色素沉着、瘙痒感、毛发脱落、指、趾甲异常和皮炎，皮疹等			
消化系统	腹泻、恶心、呕吐、食欲缺乏	口干、唇炎、腹痛、腹胀、便秘、胃炎、麻痹性肠梗阻、胃肠道出血、胃溃疡、舌炎等			密切注意患者的状况，当出现严重的腹部疼痛、腹泻和其他症状时，立即停药并对症治疗，当发生脱水时，应当采取适当的治疗，如补液
泌尿系统		BUN 上升、血尿、蛋白尿、尿频			
血液系统	白细胞减少、血红蛋白降低	血小板减少、贫血			进行血液、肝肾功检查，充分观察患者的状态，发现异常时，减量、停药并予以适当处理
神经系统		倦怠感、头晕、头痛、思睡、耳鸣、脚步不稳、定向障碍、嗅觉倒错、口齿不清、味觉减弱等		脑白质病	一旦出现心脏毒性和神经毒性，应立即停药
心血管系统			胸部压迫感、心悸、心电图异常（ST 段升高）		
其他		发热、咽喉不适感、眼睛疲劳			

【**咨询要点**】①注意事项：剂量越大，滴注时间越短，不良反应越大。②毒性反应：大鼠相关研究结果表明，本品有致畸性，给药量为 50mg/（kg·d）时，胎鼠出现骨骼畸形和钙化延迟等。③药物过量：可能出现严重危及生命的心脏毒性反应，应积极有效地监测患者的心脏功能变化，使用 β 受体阻滞药对症治疗。

长春地辛 [药典（二）；非基；医保（乙）]
Vindesine

【**分类**】化疗用药。

【**药理作用**】本品为细胞周期特异性抗肿瘤药物，抑制细胞内微管蛋白的聚合，阻止增殖细胞有丝分裂中的纺锤体的形成，使细胞分裂停止于有丝分裂中期。本品对移植性动物肿瘤的抗瘤谱较广，与长春碱和长春新碱无完全的交叉耐药。

【**适应证**】对非小细胞肺癌、小细胞肺癌、恶性淋巴瘤、乳腺癌、食管癌及恶性黑色素瘤等恶性肿瘤有效。还可用于急性淋巴细胞白血病、慢性粒细胞白血病、头颈部肿瘤。

【**用法用量**】一般用于成人恶性肿瘤。①静脉注射：单药常用剂量为每次 3mg/m²，每 7~10 日 1 次，0.9% 氯化钠注射液溶解后注射，4~6 周为 1 个疗程。②静脉滴注：单药治疗用量同"静脉注射"项，溶于 5% 葡萄糖注射液 500~1000ml 中，缓慢静脉滴注，持续 6~12 小时。临用前，加氯化钠注射液使溶解，每次 4mg，每周 1 次，1 个疗程总量为 16~20mg。联合用药时，每次 3mg/m²，每周 1 次，连用 2 周、休息 1 周为 1 个疗程。

【**不良反应**】见长春地辛的不良反应表。

长春地辛的不良反应表

分类	常见	少见	不良反应处置
免疫系统		脱发、皮疹	
消化系统	食欲缺乏、恶心、呕吐、腹胀、便秘、腹痛		
泌尿生殖系统		尿酸升高、抑制睾丸或卵巢功能	
血液系统	白细胞或血小板减少		当白细胞计数低于 3×10^9/L 及血小板数低于 50×10^9/L 时，应停止用药
神经系统	感觉异常、腱反射消失或降低、末梢神经炎	外周神经炎	
心血管系统	心肌缺血	静脉炎	
其他		肌肉疼痛和肌无力、发热、注射时药液外漏引起局部疼痛、坏死及溃疡	一旦药液外漏，应立即停止注射，局部冷敷，并用 0.5% 普鲁卡因封闭

【**咨询要点**】毒性反应：本品有致畸、致突变和生殖毒性。

参考文献

［1］刘斐烨.长春地辛联用伏立康唑致急性患儿严重神经毒性反应 1 例［J］.中国医院药学杂志,2018,38（8）:1771.

长春瑞滨 [药典（二）；医保（乙）]
Vinorelbine

【分类】 植物生物碱及其他天然药物。

【药理作用】 本品属长春花生物碱类抗肿瘤药物，主要作用是与微管蛋白结合，因之使细胞在有丝分裂过程中微管形成障碍。本品作用与长春新碱（VCR）相似，浓度 >12nmol 时可拮抗 G_2-M 期，对轴突微管也有亲和力，因之可引起神经毒性，但较 VCR 要轻。进入血液后 80% 与蛋白结合，96 小时后降到 50%。清除呈三室模型。通过放射性核素标记的药物说明在 72 小时内尿中排出不足 12%，在人和猿中 50%~70% 由粪中排出（3~4 周）。所以肾功能异常的患者可用此药，但因主要由胆道排出，所以有胆管阻塞的患者应减量。

【适应证】 主要用于非小细胞肺癌（NSCLC）、乳腺癌、卵巢癌、淋巴瘤等。

【用法用量】 25~30mg/m²，静脉滴注，每周 1 次，连用 2 次为 1 个疗程。

【不良反应】 见长春瑞滨的不良反应表。

长春瑞滨的不良反应表

分类	非常常见	常见	不常见	罕见	临床报道（发生率不明）	不良反应处置
血液系统	粒细胞减少症	贫血				治疗必须在严密的血液学监测下进行，每次用药前均须测定血红蛋白、白细胞、粒细胞计数。当粒细胞减少时（<2000/mm³），用药应延迟至患者血常规恢复正常
神经系统		小肠麻痹引起的便秘	深腱反射消失、感觉异常	麻痹性肠梗阻	长期用药可出现下肢无力	
消化系统	便秘		恶心、呕吐		肠梗阻	
心血管系统			心肌梗死、心绞痛和（或）心电图短暂改变		静脉炎	
其他		中度进行性脱发、下颌痛			静脉用药外渗可引起局部皮肤红肿甚至坏死	如药物渗入周围组织可引起严重局部刺激，一旦药物外渗应立即停止用药，尽量吸出渗出的药液，渗出部位局部皮下注射 1ml 透明质酸（250IU/ml）和采用热敷措施有助于减轻症状，余药从另一静脉输入

【咨询要点】 药物过量：过量应用主要引起粒细胞降低，增加感染的危险性并危及生命。

替尼泊苷 [药典（二）；非基；医保（乙）]
Teniposide

【分类】 鬼臼毒素衍生物。

【**药理作用**】为周期特异性细胞毒类药物，作用于细胞周期 S 期和 G_2 早期，可阻止细胞进入有丝分裂期。替尼泊苷可以剂量依赖的方式导致 DNA 单链或双链断裂和 DNA–蛋白质交联。其作用机制似与抑制 II 型拓扑异构酶的活性有关，因为替尼泊苷没有嵌入 DNA，也不与 DNA 紧密结合。替尼泊苷的细胞毒作用与细胞内形成的双链 DNA 断裂的相对数量有关，这反映了拓扑异构酶 II–DNA 中间产物的稳定性。

【**适应证**】用于恶性淋巴瘤、中枢神经系统肿瘤和膀胱癌。推荐与其他抗癌药物联合使用。

【**用法用量**】①恶性淋巴瘤和膀胱癌：初始剂量 30mg/（$m^2 \cdot d$），连续 5 日，然后停药 10 日。每 15 日为 1 个疗程，通常需要 2~3 个疗程；或 40~50mg/m^2，每周 2 次，至少治疗 6~9 周，骨髓储量良好的患者，在医疗监测下可每周用药 3 次。维持剂量 100mg/m^2，每 10~14 日 1 次，这种维持治疗应坚持数月。②中枢神经系统肿瘤：每周 1 次 100~130mg/m^2，滴注给药，用药 6~8 次后停药 2 周，为 1 个疗程，1 个疗程（6~8 周）后可评估疗效；如有效，则继续治疗直至肿瘤缩小。③霍奇金病：用丙卡巴肼和泼尼松治疗的患者，在治疗的第 1、4、8、11 和 14 日可用药 40mg/m^2，随后停药 14 日。本品可与其他已批准的抗肿瘤化疗药物联合使用；当本品与其他具有骨髓抑制作用的药物联合使用时，应适当降低本品剂量；应定期监测外周血细胞计数，必要时，应定期进行骨髓检查；唐氏综合征患者对化疗反应尤为敏感，治疗这些患者时应考虑调整剂量。

【**不良反应**】见替尼泊苷的不良反应表。

替尼泊苷的不良反应表

分类	常见	少见	临床报道（发生率不明）	不良反应处置
免疫系统	脱发、过敏反应(寒战、发热、心动过速、支气管痉挛、呼吸困难、低血压及皮疹）		已有发生伴有或不伴有瘙痒的荨麻疹的报道	出现过敏反应，应暂停滴注本品并适时使用升压药物、皮质激素、抗组胺药或扩容药物，这些反应可立即减轻
消化系统	恶心、呕吐	口腔炎、黏膜炎、厌食、腹泻、腹痛和肝功异常		可以用止吐药来控制症状
血液系统	骨髓抑制（白细胞或血小板减少）、贫血		有发生免疫性溶血性贫血的报道	白细胞计数低于 2 000/mm^3 或血小板计数低于 75 000/mm^3 时，应停止使用本品
神经系统			高于推荐剂量的患者可发生中枢神经系统的抑制	
心血管系统	一过性低血压		已有可能由于心律失常和低血压而导致猝死的报道	低血压时，应暂停输液，待血压恢复正常后，应减慢滴注速度
其他			感染、肾功能不全、水肿等症状也已有报道	

【**咨询要点**】药物过量或之前用过止吐药的患者可出现中枢神经系统抑制、低血压代谢性酸中毒，目前尚无有效特殊解毒剂。药物过量的并发症为继发性骨髓抑制，可用支持治疗，包括输血和使用抗生素。

羟喜树碱 [药典（二）；非基；医保（甲）]
Hydroxycamptothecine

【分类】氮芥类似药。

【药理作用】本品通过抑制拓扑异构酶 I 而发挥细胞毒作用，使 DNA 不能复制，造成不可逆的 DNA 链破坏，从而导致细胞死亡。

【适应证】用于原发性肝癌、胃癌、头颈部上皮癌、膀胱癌及直肠癌、白血病等恶性肿瘤。

【用法用量】本品不能用葡萄糖等酸性药液溶解和稀释。①原发性肝癌：静脉注射，每日 4~6mg，用 0.9% 氯化钠注射液 20ml 溶解后，缓慢注射。肝动脉给药用 4mg 加 0.9% 氯化钠注射液 10ml 灌注，每日 1 次，15~30 日为 1 个疗程。②胃癌：静脉注射，每日 4~6mg，用 0.9% 氯化钠注射液 20ml 溶解后，缓慢注射。③膀胱癌：膀胱灌注后加高频透热 100 分钟，剂量由 10mg 逐渐增加至 20mg，每周 2 次，10~15 次为 1 个疗程。④直肠癌：经肠系膜下动脉插管，以 6~8mg 加入 0.9% 氯化钠注射液 500ml 动脉注入，每日 1 次，10~20 次为 1 个疗程。⑤头颈部上皮癌：每日 4~6mg，用 0.9% 氯化钠注射液 20ml 溶解后，缓慢静脉注射。⑥白血病：成人剂量按体表面积每日 6~8mg/m^2，加入氯化钠注射液中静脉注射，连续给药，30 日为 1 个疗程。

【不良反应】见羟喜树碱的不良反应表。

羟喜树碱的不良反应表

分类	常见	少见	不良反应处置
消化系统		食欲减退、恶心、呕吐	不影响治疗，停药后消化道症状很快减轻并消失
泌尿生殖系统		尿急、尿痛、血尿、尿频、轻度蛋白尿	用药期间鼓励患者多喝水，停药 1 周后逐渐消失，下个周期药物剂量相应减少
血液系统	骨髓抑制（白细胞下降）		对Ⅲ度、Ⅳ度白细胞或中性粒细胞降低者，可以使用粒细胞集落刺激因子治疗。对Ⅲ度、Ⅳ度血小板降低或血红蛋白降低的患者，可输注成分血，对Ⅳ度白细胞或中性粒细胞降低并伴有严重感染性发热的患者，停止化疗
神经系统			
心血管系统		心电图异常	
其他		嗜睡、乏力、头痛、脱发	

【咨询要点】药物过量：引起严重骨髓抑制、脏器功能损害，应及时停药，并进行对症治疗。

斑蝥酸钠维生素 B$_6$ [药典（二）；非基；医保（乙）]
Disodium Cantharidinate and Vitamin B$_6$

【分类】化疗用药。

【药理作用】抑制肿瘤细胞蛋白质和核酸的合成，继而影响 RNA 和 DNA 的生物合成，最终抑制癌细胞的生成和分裂；可降低肿瘤细胞 cAMP 磷酸二酯酶活性，提高过氧化氢酶活力，改善细胞能量代谢，同时降低癌毒素水平；可直接抑制癌细胞内 DNA 和 RNA 合成及前体的渗入，使癌细胞形态和功能发生变化，直接杀死癌细胞。对骨髓细胞无抑制作用，并能升高白细胞。

【适应证】适用于原发性肝癌、肺癌及白细胞低下症，亦可用于肝炎、肝硬化及乙型肝炎携带者。

【用法用量】静脉滴注，每日 1 次。每次 10~50ml，以 0.9% 氯化钠或 5%~10% 葡萄糖注射液适量稀释后滴注。

【不良反应】见斑蝥酸钠维生素 B_6 的不良反应表。

斑蝥酸钠维生素 B_6 的不良反应表

分类	常见	少见	临床报道（发生率不明）	不良反应处置
免疫系统		局部静脉炎		局部用 50% 硫酸镁湿热敷，更换穿刺部位
消化系统		肝功能损伤		
其他	发热、恶心、呕吐		喉头水肿	停药并吸氧，静脉注射甲泼尼龙琥珀酸钠 40mg，肌内注射异丙嗪 25mg，静脉注射 10% 葡萄糖酸钙 20ml，氨茶碱 250mg 加入 5% 葡萄糖注射液 250ml 中静脉滴注

高三尖杉酯碱 [药（二）；基（基）；医保（甲、乙）]
Homoharringtonine

【分类】β - 内酰胺抗生素。

【药理作用】对 ^3H 标记的门冬酰胺掺入蛋白质有抑制作用，对 ^3H 标记的胸腺嘧啶核苷掺入 DNA 也有影响。本品还能诱导细胞分化，提高 cAMP 的含量，抑制糖蛋白合成。电子显微镜下可以看到染色质向核边缘集中、浓缩，形成染色体团块向核外膨出，发展成为核分离的"凋落小体"，最后核碎裂。

【适应证】适用于各型急性非淋巴细胞白血病的诱导缓解期及继续治疗阶段，尤其对急性早幼粒细胞性白血病、急性单核细胞性白血病、急性粒细胞性白血病疗效更佳，对慢性粒细胞性白血病及真性红细胞增多症等亦有一定疗效。

【用法用量】①静脉滴注：1~4mg/d，4~6 日为 1 个疗程，间歇 1~2 周后可再用。②肌内注射：1~2mg/d，加于 2% 苯甲醇溶液 2ml 中注射，4~6 日为 1 个疗程，间歇 1~2 周后可再用。

【不良反应】见高三尖杉酯碱的不良反应表。

高三尖杉酯碱的不良反应表

分类	临床报道（发生率不明）	不良反应处置
免疫系统	脱发、皮疹、过敏性休克	
消化系统	恶心、呕吐、厌食、口干、肝功能损害	
心血管系统	血压降低、窦性心动过速、房性或室性期前收缩及心电图出现 ST 段变化及 T 波平坦、奔马律、心房扑动、心肌损害、房室传导阻滞及束支传导阻滞、心房颤动	立即停药
血液系统	白细胞数下降，对粒细胞系列的抑制较重、红细胞系列次之、对巨核细胞系列的抑制较轻	多数患者可以恢复
其他	骨关节痛	

【咨询要点】毒性反应：心脏毒性，用量偏大或用于老年人时会产生急性心肌毒性，应避免对已反复采用阿霉素或柔红霉素等蒽醌类抗生素治疗的患者应用本品，以免有增加心脏

毒性的可能。

榄香烯 [药典（二）；基（非基药）；医保（乙）]
Elemene

【分类】其他肿瘤及支持疗法用药。

【药理作用】降低肿瘤细胞有丝分裂能力，诱发肿瘤细胞凋亡，抑制肿瘤细胞生长。本药品还可以直接作用于细胞膜，使肿瘤细胞破裂，改变和增强肿瘤细胞的免疫原性，诱发及促进机体对肿瘤细胞的免疫反应。

【适应证】本品合并放、化疗常规方案对肺癌、肝癌、食道癌、鼻咽癌等恶性肿瘤，可增强疗效，降低放、化疗的毒副作用。也可用于介入、腔内化疗、癌性胸腹水的治疗。

【用法用量】静脉注射，每次 0.4~0.6g，每日 1 次，2~3 周为 1 个疗程。用于恶性胸腹水，每次 200~400mg/m²，抽胸腹水后，胸腔内或腹腔内注射，每周 1~2 次。

【不良反应】见榄香烯的不良反应表。

榄香烯的不良反应表

分类	少见	临床报道（发生率不明）
消化系统	消化道反应轻度	
神经系统	局部疼痛	
免疫系统	过敏反应	
其他	发热	静脉炎、疼痛

【咨询要点】①注意事项：部分患者用药后会有轻微的发热，多在 38℃ 以下，于给药之前 30 分钟口服泼尼松可预防或减轻发热。腔内注射时，少数患者会产生头痛，可根据患者情况使用局麻药，减轻或缓解疼痛。②毒性反应：妊娠期妇女不宜使用，哺乳期妇女用药期间应停止哺乳。

参考文献

[1] 边吉来. 榄香烯注射液在中晚期肺癌维持治疗中的疗效观察 [J]. 中国医药指南，2018，16（14）：1-2.
[2] 王应军，张瑞，王薇薇. 静脉滴注榄香烯注射液致不良反应 6 例 [J]. 中华医院药学杂志，2016，36（4）：337-338.

米托蒽醌 [药典（二）；医保（乙）]
Mitoxantrone

【分类】其他肿瘤及支持疗法用药。

【药理作用】本品为一种蒽醌抗肿瘤新药，其结构及抗癌作用与阿霉素相近，因其无氨基糖结构，不产生自由基，且有抑制脂质过氧化作用，故对心脏毒性较低。其作用机制表明，可视本品为细胞周期非特异性药物，因它可杀灭任何细胞周期的癌细胞，增殖与非增殖细胞均受到抑制。分裂细胞比休止细胞对本品更敏感，S 后期对本品最敏感。

【适应证】用于乳腺癌和恶性淋巴瘤、胃肠道癌、白血病、膀胱癌、卵巢癌、原发性肝癌、多发性骨髓瘤及弥漫性胸膜间皮瘤（恶性间皮瘤）。

【用法用量】临用前，将本品溶于 50ml 以上的氯化钠注射液或 5% 葡萄糖注射液中滴注，时间不少于 30 分钟。单用本品每次 12~14mg/m²，每 3~4 周 1 次；或 4~8mg/m²，每日 1 次，连用 3~5 日，间隔 2~3 周。联合用药每次 5~10mg/m²。

【不良反应】见米托蒽醌的不良反应表。

米托蒽醌的不良反应表

分类	少见	临床报道（发生率不明）	不良反应处置
免疫系统		脱发、皮疹、口腔炎、药液外漏处可引起严重的皮下组织坏死（局部红肿、烧灼感、暗红色胀痛、破溃、疼痛剧烈、溃疡可深至骨膜不易愈合）	
消化系统	肝功能损伤	恶心、呕吐、口腔黏膜炎、食欲减退、腹泻	
泌尿系统		血尿、尿道感染	
血液系统		白细胞与血小板下降	于治疗后 10~14 日发生白细胞下降，到 3 周左右开始恢复
心血管系统	心悸、期前收缩、心射血分数降低、心律失常、心电图异常及心肌梗死	心脏毒性比阿霉素轻，心力衰竭	对心脏功能不全者以及接受过阿霉素累积量超过者禁用，对阿霉素用量超过 350mg/m² 又需要使用本品治疗者，要用超声心电图或多门控血流心脏扫描监测
其他		头痛	

参考文献

[1] 陈聪琴，郭丽萍，杜家宝，等. 临床药师参与 1 例米托蒽醌致心力衰竭患者的药学监护 [J]. 中国药房，2015，26（11）：1563–1565.

甘氨双唑钠 [药典（二）；医保（乙）]
Glycididazole Sodium

【分类】抗肿瘤药。

【药理作用】本品为肿瘤放疗的增敏剂，属于硝基咪唑类化合物，可将射线对肿瘤乏氧细胞 DNA 的损伤固定，抑制其 DNA 损伤的修复，从而提高肿瘤乏氧细胞对辐射的敏感性。

【适应证】放射增敏药，适用于对头颈部肿瘤、食管癌、肺癌等实体肿瘤进行放射治疗的患者。

【用法用量】静脉滴注，每次 800mg/m²，于放射治疗前加入到 100ml 0.9% 氯化钠注射液中充分摇匀后，30 分钟内滴完。给药后 60 分钟内进行放射治疗。建议于放射治疗期间按隔日 1 次，每周 3 次用药。

【不良反应】见甘氨双唑钠的不良反应表。

甘氨双唑钠的不良反应表

分类	临床报道（发生率不明）	不良反应处置
消化系统	ALT、AST 的轻度升高	
心血管系统	心悸、窦性心动过渡、轻度 ST 段改变	
免疫系统	皮肤瘙痒、皮疹，恶心、呕吐、过敏反应	若发生过敏反应，应立即停止给药并采取适当的措施

【咨询要点】注意事项：本品必须伴随放射治疗使用，单独使用本品无抗癌作用。使用本

品时应注意监测患者肝功能和心电图变化，特别是肝功能、心脏功能异常者。

甲异靛 [医保（乙）]
Meisoindigo

【分类】抗肿瘤药。

【药理作用】本品对小鼠 Lewis 肺癌及大鼠 Waker–256 有明显抑瘤作用。腹腔或口服给药均可抑制肿瘤细胞DNA的生物合成。口服1次给药可引起麻醉的大鼠心率和呼吸频率减慢，呼吸幅度降低。

【适应证】用于慢性粒细胞白血病等。

【用法用量】口服，成人每次 50mg，每日 2~3 次。

【不良反应】见甲异靛的不良反应表。

甲异靛的不良反应表

分类	临床报道（发生率不明）	不良反应处置
血液系统	骨髓抑制	应定期监测白细胞和血小板数量
消化系统	食欲不振、恶心、呕吐、腹痛、腹胀及腹泻	
其他	关节痛、肌痛、颜面及双下肢浮肿和颜面色素沉着、头痛、头胀、皮肤瘙痒及肝功能损害如 ALT 轻度升高、一过性双下肢疼痛	

六甲蜜胺 [药典（二）；医保（乙）]
Altretamine

【分类】烷化剂类抗肿瘤药。

【药理作用】结构与烷化剂三乙撑蜜胺（TEM）相似，对动物肿瘤瓦克癌肉瘤 –256 有抑制作用，但药理研究表明其作用与 TEM 不同，为一种嘧啶类抗代谢药物，抑制二氢叶酸还原酶，抑制胸腺嘧啶和尿嘧啶掺入 DNA 和 RNA。为 S 期周期特异性药物。本品与顺铂和烷化剂无交叉耐药。

【适应证】用于卵巢痛、小细胞肺癌、恶性淋巴瘤、乳腺癌等。亦可用于慢性粒细胞白血病，比较安全。

【用法用量】口服。一般为每日 300mg/m^2，分 4 次服，14~21 日为 1 个疗程；与其他药物联合应用剂量为 100~225mg/m^2，每周期为 7~14 日。在饭后 1~1.5 小时服药能减少胃肠道反应。

【不良反应】见六甲蜜胺的不良反应表。

六甲蜜胺的不良反应表

分类	临床报道（发生率不明）	不良反应处置
消化系统	恶心、呕吐、厌食	剂量限制性毒性
血液系统	骨髓抑制如白细胞减少、血小板减少、贫血	可能需要减量；定期监测血细胞计数
神经系统	外周神经病变、中枢（共济失调、抑郁、意识错乱、困倦、幻觉、嗜睡）	必要时中止治疗或减少给药剂量；应定期进行神经系统检查
其他	皮疹、脱发、肝肾毒性、膀胱炎、瘙痒、体重减轻	

【**咨询要点**】注意事项：与抗抑郁药联合应用，可产生体位性低血压；与甲氧氯普胺合用可产生肌张力障碍，应慎用；本品与维生素 B_6 同时使用，可能减轻周围神经毒性。

放线菌素 D [药典（二）；基（非基药）；医保（甲）]
Dactinomycin

【**分类**】放线菌素类。

【**药理作用**】放线菌素主要作用于 RNA，高浓度时同时影响 RNA 与 DNA 的合成。嵌合入 DNA 双链内与其鸟嘌呤基团结合。抑制 DNA 依赖的 RNA 聚合酶的活力，干扰细胞的转录过程，从而抑制 RNA 的合成。

【**适应证**】①对霍奇金病（HD）及神经母细胞瘤疗效突出，尤其是控制发热。②对无转移的绒癌初治时单用本药，治愈率达 90%~100%，与单用甲氨蝶呤的效果相似。③对睾丸癌有效，一般与其他药物联合使用。

【**用法用量**】静脉注射，成人每日 300~400μg/kg。溶于 0.9% 氯化钠注射液 20~40ml 中，每日 1 次，10 日为 1 个疗程，间歇期 2 周，1 个疗程总量为 4~6mg。

【**不良反应**】见放线菌素 D 的不良反应表。

放线菌素 D 的不良反应表

分类	常见	少见
血液系统	骨髓移植，血小板及粒细胞减少	
消化系统	多见于每次剂量超过 500μg 时，恶心、呕吐、腹泻、少数有口腔溃疡	肝功能损害
免疫系统		皮肤红斑、脱屑、色素沉着（均为可逆性）
其他	脱发（通常出现在给药后的 7~10 日）（可逆）	漏出血管对软组织损害严重

平阳霉素 [药典（二）；基（基）；医保（甲）]
Bleomycin A5

【**分类**】放线菌素类抗肿瘤药。

【**药理作用**】从我国浙江平阳县土壤中的放线菌培养液中分离得到的抗肿瘤抗生素，经研究与国外的博来霉素成分相近。主要抑制胸腺嘧啶核苷掺入 DNA，与 DNA 结合使之破坏。另外它也能使 DNA 单链断裂，并释放出部分游离碱基，可能因此破坏 DNA 模板，阻止 DNA 复制。

【**适应证**】用于头颈部鳞癌、恶性淋巴瘤、乳腺癌、食管癌及鼻咽癌等，亦可用于其他处如肺、子宫颈及皮肤的鳞癌。

【**用法用量**】肌内、静脉或肿瘤内注射，每次 8mg，隔日 1 次，总量 240mg。

【**不良反应**】见平阳霉素的不良反应表。

平阳霉素的不良反应表

分类	临床报道（发生率不明）	不良反应处置
免疫系统	脱发、皮肤反应、过敏性休克	严重过敏反应停止给药，并给予甾体激素
消化系统	胃肠道反应（恶心、呕吐、食欲不振等）	
其他	发热、肢端麻木、口腔炎、化学性肺炎或肺纤维变	可给予退热药

参考文献

［1］王军辉，李丽莎．平阳霉素局部注射引起严重过敏反应1例［J］．临床皮肤科杂志，2015，44（04）：237.

洛铂^[医保（乙）]
Lobaplatin

【分类】铂化合物。

【药理作用】具烷化作用，属烷化剂（广义）。本品对多种动物和人肿瘤细胞株有明确的细胞毒作用，与顺铂的抑瘤作用相似和较强，对耐顺铂的细胞株，仍有一定的细胞毒作用。

【适应证】主要用于乳腺癌、小细胞肺癌及慢性粒细胞白血病。

【用法用量】静脉注射按体表面积每次 $50mg/m^2$，再次使用时应待血液毒性或其他临床副作用完全恢复，推荐的应用间歇期为3周。如副作用恢复较慢，可延长使用间歇。治疗持续时间应根据肿瘤的反应，最少应使用2个疗程。如肿瘤开始缩小，可继续进行治疗，总数可达6个疗程。

【不良反应】见洛铂的不良反应表。

洛铂的不良反应表

分类	临床报道（发生率不明）	不良反应处置
血液系统	血小板减少、白细胞减少	血小板低于 $20 \times 10^9/L$ 以下有发生自发性出血可能，必要时可输注单采血小板，酌情皮下注射重组人白细胞介素11（IL-11）或血小板生长因子（TPO）
消化系统	恶心、呕吐、腹泻、可逆性 AST 和 ALT 升高	建议使用预防性止吐剂；化疗期间予保肝支持治疗，可有效预防肝损伤
神经系统	感觉异常、神经疾病、神经痛、耳毒性、精神错乱和视觉异常等	治疗中，嘱咐患者勿进冷食、冷饮及勿接触冷水或其他冷的物品
泌尿系统	肾功能异常、肾衰竭	用药前检测肾功能水平，当肌酐清除率小于60ml/min 时应给予减量25%，小于30ml/min 时停止用药
免疫系统	过敏反应表现为疹状紫癜、皮肤潮红、皮肤反应	

【咨询要点】①注意事项：在洛铂的剂量限制性毒性中，血小板减少最为强烈，约有26.9%实体瘤患者的血小板计数低于 $50\ 000/mm^3$。在已用大剂量化疗后的卵巢癌患者中，血小板减少发生的频率高达75%。血小板数降低常在注射洛铂后2周（14日）开始，血小板计数常在下降后1周恢复到 $100\ 000/mm^3$。在15%患者中（大量化疗后卵巢癌患者中达32.5%）白细胞计数低于 $2000/mm^3$。血常规改变呈可逆性，但可引起继发的副作用，如血小板减少引起出血，白细胞减少引起感染。②毒性反应：大鼠、犬的长期毒性试验表明，其毒性与卡铂相似，主要毒性为骨髓造血抑制。肾毒性较低，在体内外试验均表现出致突

变作用，尚未进行致癌试验，但这类烷化剂均有致畸和致癌的潜在作用。③药物过量：对洛铂没有特异性的解毒剂。如发生过量，建议给患者进行大量输液、强制性利尿，并进行严密监护和对症处理。

参考文献

［1］于娜.洛铂联合紫杉醇治疗食管癌的不良反应分析［J］.中医临床研究，2017，9（35）：130-131.

丙卡巴肼 [药典（二）；医保（甲）]
Procarbazine

【**分类**】抗肿瘤药。

【**药理作用**】为周期非特异性药，抑制 DNA 和蛋白质的合成。进入人体后自身氧化形成 H_2O_2 和 OH 基，可引起类似电离辐射样作用，特别是可使鸟嘌呤的第 3 位和腺嘌呤的第 1 位上甲基化。与其他抗肿瘤药和放射线无交叉耐药性。药理研究发现有多种生物效应，如抑制有丝分裂、使染色体排列紊乱、致畸胎、致癌、抑制免疫、细胞毒作用。口服后吸收良好。血浆半衰期为 7~10 分钟。主要分布于肝、肾，可进入脑脊液。在肝和红细胞中迅速去甲基化形成代谢物。主要由尿中排出（6 小时为 55%，24 小时为 70%，只有 5% 以原型排出），另有 10% 由肺排出。

【**适应证**】主要用于霍奇金病，有 1/3~1/2 的患者能获得完全缓解，缓解期为 3 周至 6 个月或更长。对其他恶性淋巴瘤、多发性骨髓瘤和肺癌亦有一定疗效。

【**用法用量**】一般每日 150~200mg，分 3~4 次服用。1 个疗程总量可根据血常规而定。

【**不良反应**】见丙卡巴肼的不良反应表。

丙卡巴肼的不良反应表

分类	临床报道（发生率不明）	不良反应处置
消化系统	恶心、呕吐等	
血液系统	骨髓抑制如白细胞降低、血小板减低	多在服药后 4~6 周出现，程度与剂量有关。停药后 2~3 周可恢复到正常水平
神经系统	中枢神经系统毒性（眩晕、嗜睡、精神错乱、脑电图不正常等）、周围神经炎（下肢感觉异常、深反射消失、麻痹等）	
其他	皮炎、脱发、增加肺癌风险	

【**咨询要点**】注意事项：本品为弱的单胺氧化酶抑制剂，服药期间凡含有高酪胺成分的食物如乳酪和香蕉等均不宜食用。若同时用拟交感神经药和抗抑郁剂丙米嗪则应小心。苯噻嗪类药物有协同的镇静作用，与巴比妥类、麻醉药、抗组胺炎和利血平等合用亦应谨慎，可引起溶血性贫血，对肝、肾功能或骨髓功能不全的患者应减少剂量。少数年轻妇女服药后可引起闭经。

达沙替尼 [药典（二）；基（非基药）；医保（乙）]
Dasatinib

【**分类**】靶向治疗药物。

【**药理作用**】蛋白酶抑制剂，达沙替尼为一种强效的、次纳摩尔的 BCR–ABL 激酶抑制剂，其在 0.6~0.8nmol 的浓度下具有较强活性。

【**适应证**】用于对甲磺酸伊马替尼耐药或不耐受的费城染色体阳性（Ph+）慢性髓细胞白血病（CML）慢性期、加速期和急变期（急粒变和急淋变）成年患者。

【**用法用量**】① Ph+ 慢性期 CML 的患者推荐起始剂量为达沙替尼 100mg，每日 1 次，口服，早晚均可。② Ph+ 加速期、急变期 CML 的患者推荐起始剂量为 70mg，每日 2 次，分别于早、晚口服。

【**不良反应**】见达沙替尼的不良反应表。

达沙替尼的不良反应表

分类	常见	少见	罕见但严重	临床报道（发生率不明）	不良反应处置
血液系统及淋巴系统	骨髓抑制，如 Ph+ 慢性 CML ANC < 0.5 × 10^9/L 或血小板 < 50 × 10^9/L				①停止治疗直至 ANC ≥ 1.0 × 10^9/L 和血小板 ≥ 50 × 10^9/L ②以最初的起始剂量重新开始治疗 ③如果血小板 < 25 × 10^9/L 并持续 > 7 日，重复第 1 步，并减量至 80mg，每日 1 次（第 2 次事件），或者停药（第 3 次事件）
	骨髓抑制，如 Ph+ 加速期和急变期 ANC < 0.5 × 10^9/L 或血小板 < 10 × 10^9/L				① 检察血细胞减少是否与白血病相关（骨髓穿刺或活检） ② 如果血细胞减少与白血病无关，那么停止治疗直至 ANC ≥ 1.0 × 10^9/L 且血小板 ≥ 20 × 10^9/L，并以最初的起始剂量重新开始治疗 ③ 如果再次出现血细胞减少，重复第 1 步并减量至 50mg，每日 2 次（第 2 次事件）或 40mg ④ 如果血细胞减少与白血病相关，考虑将剂量增加至 90mg，每日 2 次
	发热性中性粒细胞减少症，全血细胞减少、出血		红细胞发育不全		
内分泌系统	厌食症、食欲障碍	高尿酸血症、低蛋白血症			
神经系统	头痛、神经疾病、抑郁、失眠	焦虑、精神状态混乱、情感不稳定、晕厥、颤动、健忘症			
眼部系统	视力障碍	结膜炎			
耳及迷路系统	耳鸣	眩晕			

续表

分类	常见	少见	罕见但严重	临床报道（发生率不明）	不良反应处置
心血管系统	充血性心力衰竭	心肌梗死、心绞痛、心脏扩大、高血压、面红	肺源性心脏病、心肌炎、急性冠脉综合征、低血压、血栓性静脉炎、网状青斑		
呼吸系统	胸腔积液、呼吸困难、咳嗽、肺水肿、肺动脉高压、肺浸润、肺炎	支气管痉挛、哮喘	急性呼吸道窘迫综合征	增加肺动脉高压风险	
消化系统	腹泻、恶心、呕吐、腹痛、胃肠道出血、大肠炎、胃炎、消化不良、腹胀、便秘、口腔软组织疾病、肝脏酶类及胆红素的升高	胰腺炎、上消化道溃疡、食道炎、腹水、肛裂、吞咽困难、肝炎、胆囊炎、胆汁淤积	蛋白丢失性胃肠病	严重腹泻	
肌肉骨骼系统	肌肉骨骼疼痛、关节痛、肌痛、肌肉炎症、肌无力	肌肉骨骼僵硬、横纹肌溶解症	肌腱炎	全身肌肉骨骼关节疼痛，儿童出现肌肉骨骼疼痛	
生殖系统		男子乳腺发育、月经不调			
免疫系统	皮疹、脱发、皮炎、瘙痒、痤疮、皮肤干燥、荨麻疹	光过敏、色素沉着、脂膜炎、皮肤溃疡、指甲疾病		儿童可出现口唇水肿、皮疹	
泌尿系统	使用本品后会出现红色尿液（为可逆性）	肾衰竭、尿频、蛋白尿			
其他	发热、寒战、体重降低或增加、血肌酸激酶升高、挫伤、液体潴留、疲劳、浅表性水肿、无力、疼痛、胸痛、全身水肿、寒冷、细菌性、病毒性、真菌性及非特异性感染、上呼吸道感染、疱疹病毒感染、小肠及结肠感染	不适、温度不耐受、肿瘤溶解综合征、败血症		可逆性毛发色素脱失	

【咨询要点】①毒性反应：除非有明确需要，本品不应用于妊娠期妇女，若在妊娠期间服用该药，患者必须被告知对胎儿的潜在危险。治疗过程中或停止治疗几周内，可能会发生的心脏毒性包括致命性的充血性心力衰竭、危及生命的心律失常及其他心肌病。若出现时，可采用洋地黄、利尿剂、限制饮食钠的摄入等对症治疗措施。②药物过量：临床研究中本品过量仅限于个案病例，该药品会伴有 3 级或 4 级的骨髓抑制，若摄入推荐剂量的患者，应密切监测其骨髓抑制情况，并给予适当的支持性治疗。

参考文献

［1］魏爱玲.达沙替尼致可逆性毛发色素脱失［J］.药物不良反应杂志，2017，19（4）：315.

门冬酰胺酶 [药典（二）；基（基）；医保（甲）]
Asparaginase

【分类】抗肿瘤药。

【药理作用】肿瘤细胞不能自己合成对生长必要的氨基酸门冬酰胺，必须依赖宿主供给，本品能使门冬酰胺水解，使肿瘤细胞缺乏门冬酰胺，从而起到抑制生长的作用。正常细胞由于能够自己合成门冬酰胺，故受影响较少。因此，这是一种对肿瘤细胞具有选择性抑制作用的药物。本品在实验动物中对实体瘤和白血病均有效，且与常用的巯嘌呤、甲氨蝶呤、长春新碱、阿糖胞苷等无交叉耐药现象。口服后血中无可测出的酶活力，肌内注射后血中浓度为静脉注射者的 1/10。静脉注射后酶活力维持的时间因产品来源而不同，一般在3~24 小时后活力消失一半，3~10 日后即降至微量或不能测出。酶从尿中排出极微，体内无蓄积。

【适应证】对急性淋巴细胞白血病的疗效最好，缓解率在 50% 以上，缓解期为 1~9 月。对急性粒细胞白血病和急性糖单核细胞白血病也有一定疗效。对恶性淋巴瘤也有较好的物疗效。其优点是对于常用药物治疗后复发的病例也有效，缺点是单独应用不但缓解期短，而且很易产生耐受性，故目前大多与其他药物合并应用。

【用法用量】可用于静脉注射、静脉滴注、肌内注射和鞘内注射。10 000~15 000 单位 /m²，每周 3~7 次，亦可每周 1 次，一般 3~4 周为 1 个疗程。总剂量应根据所用药物的纯度和毒性而定。静脉注射以 0.9% 氯化钠注射液 20~40ml 稀释，静脉滴注用 5% 葡萄糖注射液或 0.9% 氯化钠注射液 500ml 稀释。

【不良反应】见门冬酰胺酶的不良反应表。

门冬酰胺酶的不良反应表

分类	常见	罕见但严重	临床报道（发生率不明）
免疫系统			脱发、荨麻疹
消化系统	食欲减退、恶心、呕吐、腹泻	急性胰腺炎、肝功能衰竭	氮质血症、肝功能损伤
内分泌系统			血糖升高
泌尿系统			蛋白尿
血液系统	骨髓抑制、白细胞和血小板下降，有的患者可有贫血、凝血障碍、局部出血		血管肿胀、凝血异常

续表

分类	常见	罕见但严重	临床报道（发生率不明）
神经系统		广泛脑器质性障碍	头痛、嗜睡、精神错乱、昏迷、意识障碍、定向障碍
心血管系统			心血管系统症状、血压下降
其他			寒战、呼吸困难

参考文献

［1］王芊入，肖桂荣，徐珽.临床药师参与1例左旋门冬酰胺酶致血糖升高的药学实践［J］.中国药师，2015，18（07）：1185-1187.

第十二章　维生素类和营养类药物、酶制剂以及调节水、电解质和酸碱平衡的药物

骨化三醇 [医保（乙）]
Calcitriol

【分类】维生素类药物、骨质疏松用药。

【药理作用】本品为维生素 D$_3$ 经肝脏和肾脏羟化酶代谢为抗佝偻病活性最强的 1,25-二羟代谢物。能促进肠道钙的吸收；能刺激原有的破骨细胞活性或加速形成新的破骨细胞，从而促使骨的吸收，使血中钙、磷转移入血循环；促进肾脏近曲小管对钙和磷的吸收，使血钙、血磷浓度提高。口服后由小肠迅速吸收，不需代谢活化，部分由肾脏降解。

【适应证】①绝经后和老年性骨质疏松；②慢性肾衰竭尤其是接受血液透析患者之肾性骨营养不良症；③术后甲状旁腺功能低下；④特发性甲状旁腺功能低下；⑤假性甲状旁腺功能低下；⑥维生素 D 依赖性佝偻病；⑦低血磷性维生素 D 抵抗型佝偻病等。

【用法用量】口服，应根据每个患者血钙水平制定每日最佳剂量。①绝经后骨质疏松：推荐剂量为每次 0.25μg，每日 3 次。服药后分别于第 4 周、第 3 个月、第 6 个月监测血钙和血肌酐浓度，以后每 6 个月监测 1 次。②肾性骨营养不良（包括透析患者）：起始阶段的每日剂量为 0.25μg，血钙正常或略有降低的患者隔日 0.25μg 即可。如 2~4 周内生化指标及病情未见明显改善，则每隔 2~4 周将本品的每日用量增加 0.25μg，在此期间至少每周测定血钙 2 次。大多数患者最佳用量为每日 0.5~1.0μg 之间。③甲状腺功能低下和佝偻病：推荐起始剂量为每日 0.25μg，晨服。如生化指标和病情未见明显改善，则每隔 2~4 周增加剂量。在此期间，每周至少测定血钙浓度 2 次。甲状旁腺功能低下者，偶有吸收不佳现象，因此这种患者需要较大剂量或遵医嘱。

【不良反应】见骨化三醇的不良反应表。

骨化三醇的不良反应表

分类	常见	少见	罕见	临床报道 （发生率不明）	不良反应处置
免疫系统		皮疹		风疹、红斑、瘙痒	出现过敏反应时，可在医师指导下口服抗组胺药、维生素 C 和静脉使用钙剂，必要时全身使用糖皮质激素治疗
消化系统		腹痛、恶心	食欲减退、呕吐	烦渴、便秘、口渴	
循环系统	高钙血症		血肌酐升高	脱水、钙质沉着、发热、血管钙化	
神经系统		头痛		情感淡漠、肌无力、感觉障碍	
泌尿系统		泌尿系感染		多尿	
运动系统				发育迟缓、全身骨痛	

【咨询要点】药物过量：可引起高钙血症和高钙尿症，及高磷血症；反之，在用治疗剂量的本品同时过量摄入钙和磷，可能会导致相似的症状。

维生素 A [药典（二）；医保（乙）]
Vitamin A

【分类】维生素类药物。

【药理作用】具有促进生长，维持上皮组织如皮肤、结膜、角膜等正常功能的作用，并参与视紫红质的合成。增强视网膜感光力，参与体内许多氧化过程，尤其是不饱和脂肪酸的氧化。维生素 A 缺乏时，则生长停止，骨骼成长不良，生殖功能衰退，皮肤粗糙、干燥，角膜软化，并发生干燥性眼炎及夜育症。

【适应证】①适用于维生素 A 缺乏症，如夜盲症、眼干燥症、角膜软化症和皮肤粗糙等；②用于补充需要，如妊娠、哺乳期妇女和婴儿等；③有认为对预防上皮癌、食管癌的发生有一定意义。

【用法用量】①严重维生素 A 缺乏症：口服，成人每日 10 万 U，3 日后改为每日 5 万 U，给药 2 周，然后每日 1 万 ~2 万 U，再用药 2 个月。吸收功能障碍或口服困难者可用肌内注射，成人每日 5 万 ~10 万 U，3 日后改为每日 5 万 U，给药 2 周；1~8 岁儿童，每日 0.5 万 ~1.5 万 U，给药 10 日。②轻度维生素 A 缺乏症：每日 1 万 ~2.5 万 U，分 2~3 次口服。③补充需要：成人每日 5000U，哺乳期妇女每日 5000U，婴儿每日 600~1500U，儿童每日 200~300U。

【不良反应】见维生素 A 的不良反应表。

维生素 A 的不良反应表

分类	临床报道（发生率不明）	不良反应处置
神经系统	颅内压升高、脑部神经损害	严重者给予对症治疗

【咨询要点】①注意事项：长期应用大剂量可引起维生素 A 过多症，甚至发生急性或慢性中毒，以 6 个月至 3 岁的婴儿发生率最高。表现为食欲不振、皮肤发痒、毛发干枯、脱

发、口唇皲裂、易激动、骨痛、骨折、颅内压升高（头痛、呕吐、前囟宽而隆起）。停药1~2周后可消失。成人1次剂量超过100万U，小儿1次超过30万U，即可致急性中毒。不论成人或小儿，如连续每日服10万U超过6个月，可致慢性中毒，须注意。老年人长期服用维生素A可能因视黄基醛清除延迟而致维生素A过量。长期大剂量应用可引起齿龈出血、唇干裂。②毒性反应：摄入过量维生素A可致严重中毒，甚至死亡。急性中毒发生于大量摄入维生素A（成人超过150万单位，小儿超过7.5万~30万单位）6小时后，患者出现异常激动或骚动、头昏、嗜睡、复视、严重头痛、呕吐、腹泻、脱皮（特别是唇和掌），婴儿头部可出现凸起肿块，并有骚动、惊厥、呕吐等颅内压升高、脑积水、假性脑瘤表现。慢性中毒可表现为骨关节疼痛、肿胀、皮肤瘙痒、口唇干裂、疲劳、软弱、全身不适、发热、头痛、呕吐、颅内压升高、视盘水肿、皮肤对阳光敏感性升高、易激动、食欲不振、脱发、腹痛、夜尿增多、肝毒性反应、门静脉高压、溶血、贫血、小儿骨骺早愈合、妇女月经过少。

维生素 D ^[药典（二）；医保（甲）]
Vitamin D

【分类】维生素类药物。

【药理作用】对钙、磷代谢及小儿骨骼生长有重要影响，能促进钙、磷在小肠内吸收，其代谢活性物质能促进肾小管对钙的吸收，也可能促进对磷的吸收。维生素D缺乏时，人体吸收钙、磷能力下降，血中钙、磷水平较低，钙、磷不能在骨组织上沉积，成骨作用受阻，甚至骨盐再溶解。在儿童称为佝偻病（又称维生素D缺乏病），在成人称为骨软化病。如血钙明显下降，出现手足搐搦、惊厥等症状，常见于缺乏维生素D的婴儿，亦称为婴儿手足搐搦症。本品对牙齿的发育也有密切的关系，佝偻病患者兼有龋齿，可用本品防治。

【适应证】维生素D缺乏，防治佝偻病、骨软化症和婴儿手足搐搦症。

【用法用量】①治疗佝偻病：口服1日2500~5000U，约1~2个月后待症状开始消失时即改用预防量。②婴儿手足搐搦症：口服1日2000~5000U，1个月后改为每日400U。③预防维生素D缺乏症：用母乳喂养的婴儿1日400U，妊娠期必要时1日400U。

【不良反应】见维生素D的不良反应表。

维生素 D 的不良反应表

分类	临床报道（发生率不明）	不良反应处置
消化系统	呕吐、便秘或腹泻、恶心	严重者给予对症治疗
神经系统	头痛	严重者给予对症治疗
循环系统	血钙过多	严重者给予对症治疗
其他	骨关节疼痛、发热、口唇干裂、肿胀	严重者给予对症治疗

【咨询要点】长期过量服用，可出现中毒，主要毒副作用是血钙过多，早期表现为骨关节疼痛、肿胀、皮肤瘙痒、口唇干裂、发热、头痛、呕吐、便秘或腹泻、恶心等。晚期症状包括发痒、肾功能下降、骨质疏松症、体重下降、肌肉和软组织石灰化等。孕妇使用过量，可致胎儿瓣膜上主动脉狭窄、脉管受损、甲状旁腺功能抑制而使新生儿长期低血糖抽搐，故应予注意。

维生素 B$_1$ [药典（二）；基（基）；医保（甲）]
Vitamin B$_1$

【分类】维生素类药物。

【药理作用】在体内与焦磷酸结合成辅羧酶，参与糖代谢中丙酮酸和 α – 酮戊二酸的氧化脱羧反应，是糖代谢所必需。缺乏时，氧化受阻形成丙酮酸、乳酸堆积，并影响机体能量供应。其症状主要表现在神经和心血管系统，出现感觉神经与运动神经均受影响的多发性周围神经炎，表现为感觉异常、神经痛、四肢无力，以及肌肉酸痛和萎缩等症状。心血管方面由于血中丙酮酸和乳酸增多，使小动脉扩张，舒张压下降，心肌代谢失调，故易出现心悸、气促、胸闷、心脏肥大、肝肺充血和周围水肿等心脏功能不全的症状。消化道方面表现为食欲下降导致衰弱和体重下降等。

【适应证】适用于维生素 B$_1$ 缺乏所致的脚气病或韦尼克脑病的治疗。亦可用于维生素 B$_1$ 缺乏引起的周围神经炎、消化不良等的辅助治疗。

【用法用量】肌内注射。①成人：重型脚气病，1 次 50~100mg，每日 3 次，症状改善后改口服。②小儿：重型脚气病，每日 10~25mg，症状改善后改口服。

【不良反应】见维生素 B$_1$ 的不良反应表。

维生素 B$_1$ 的不良反应表

分类	临床报道（发生率不明）	不良反应处置
免疫系统	严重过敏反应、过敏性休克	如发生休克，应立即肌内或皮下注射 0.1% 肾上腺素注射液 0.5~1ml（小儿酌减），必要时可数分钟重复注射 1 次或进行静脉、心内注射。并根据需要进行输液、给氧、滴注肾上腺皮质激素（氢化可的松或地塞米松），应用升压药和其他必要的急救措施。有呼吸困难时可缓慢静脉注射氨茶碱 0.25~0.5g，同时人工呼吸

【咨询要点】①毒性反应：正常剂量对正常肾功能者几无毒性。大剂量肌内注射时，需注意过敏反应，表现为吞咽困难，皮肤瘙痒，面、唇、眼睑浮肿，喘鸣等。大剂量静脉注射时，可能发生过敏性休克。大剂量用药时，可干扰测定血清茶碱浓度，测定尿酸浓度可呈假性增高，尿胆原可产生假阳性。②药物过量：肠胃外大剂量应用维生素 B$_1$ 产生的过敏性休克可用肾上腺素治疗。

维生素 B$_2$ [药典（二）；基（基）；医保（甲）]
Vitamin B$_2$

【分类】维生素类药物。

【药理作用】为体内黄素酶类辅基的组成部分（黄素酶在生物氧化还原中发挥递氢作用），当缺乏时，影响机体的生物氧化，使代谢发生障碍。

【适应证】用于预防和治疗维生素 B$_2$ 缺乏症，如口角炎、唇干裂、舌炎、阴囊炎、结膜炎、脂溢性皮炎等。

【用法用量】口服，成人，1 次 1~2 片，1 日 3 次。

【不良反应】见维生素 B$_2$ 的不良反应表。

维生素 B₂ 的不良反应表

分类	临床报道（发生率不明）	不良反应处置
免疫系统	皮疹、过敏反应、过敏性休克、变应性鼻炎	如发生休克，应立即肌内或皮下注射 0.1% 肾上腺素注射液 0.5~1ml（小儿酌减），必要时可数分钟重复注射 1 次或进行静脉、心内注射。并根据需要进行输液、给氧、滴注肾上腺皮质激素（氢化可的松或地塞米松），应用升压药和其他必要的急救措施。有呼吸困难时可缓慢静脉注射氨茶碱 0.25~0.5g，同时人工呼吸

【咨询要点】①毒性反应：在正常肾功能状态下几乎不产生毒性，服用后尿呈黄色，但不影响继续用药。②药物过量：摄取过多，可能引起瘙痒、麻痹、流鼻血、灼热感、刺痛等。

维生素 B₆ $^{[药典（二）；基（基）；医保（甲）]}$
Vitamin B₆

【分类】维生素类药物。

【药理作用】在体内与 ATP 经酶作用生成具有生理活性的磷酸吡多醛和磷酸吡多胺。它是某些氨基酸的氨基转移酶、脱羧酶及消旋酶的辅酶，参与许多代谢过程，如脑中抑制性递质 γ-氨基丁酸是由谷氨酸脱羧产生，色氨酸转化为烟酸亦需维生素 B₆ 参与。此外，磷酸吡多醛可参与亚油酸转变为花生四烯酸的过程。动物缺乏维生素 B₆ 时可致动脉粥样硬化病变。

【适应证】①适用于维生素 B₆ 缺乏的预防和治疗，防治异烟肼中毒。②也可用于妊娠、放射病及抗癌药所致的呕吐，脂溢性皮炎等。③全胃肠道外营养及因摄入不足所致营养不良、进行性体重下降时的维生素 B₆ 的补充。④下列情况对维生素 B₆ 需要量增加：妊娠及哺乳期、甲状腺功能亢进、烧伤、长期慢性感染、发热、先天性代谢障碍（胱硫醚尿症、高草酸盐尿症、高胱氨酸尿症、黄嘌呤酸尿症）、充血性心力衰竭、长期血液透析、吸收不良综合征伴肝胆系统疾病（如酒精中毒伴肝硬化）、肠道疾病（乳糜泻、热带口炎性肠炎、局限性肠炎、持续腹泻）、胃切除术后。⑤新生儿遗传性维生素 B₆ 依赖综合征。

【用法用量】皮下注射、肌内或静脉注射，1 次 0.5~1 支（50~100mg），1 日 1 次。用于环丝氨酸中毒的解毒时，每日 3 支（300mg）或 3 支（300mg）以上。用于异烟肼中毒解毒时，每 1g 异烟肼给 10 支（1g）维生素 B₆ 静脉注射。

【不良反应】见维生素 B₆ 的不良反应表。

维生素 B₆ 的不良反应表

分类	临床报道（发生率不明）	不良反应处置
免疫系统	皮疹、过敏反应	出现过敏反应时，可在医师指导下口服抗组胺药、维生素 C 和静脉使用钙剂，必要时全身使用糖皮质激素治疗
其他	肌痛	

复合维生素 B $^{[医保（乙）]}$
Vitamin B Compound Tablets

【分类】维生素 B 属药物。

【药理作用】本品参与机体新陈代谢过程，为体内多种代谢环节所必需的辅酶和提供组织呼吸的重要辅酶。维生素 B₁ 是碳水化合物代谢所需辅酶的重要组成成分；维生素 B₂ 为组织呼吸所需的重要辅酶组成成分；维生素 B₆ 为多种酶的辅基，参与氨基酸及脂肪的代谢；烟酰胺为辅酶Ⅰ及Ⅱ的组分，为脂质代谢、组织呼吸的氧化作用和糖原分解所必需；泛酸钠为辅酶 A 的前体，参与碳水化合物、脂肪、蛋白质的代谢。

【**适应证**】用于 B 族维生素缺乏所致的各种疾病的辅助治疗，如营养不良、厌食、脚气病和糙皮病等。

【**用法用量**】口服，成人每次 1~3 片，儿童每次 1~2 片；每日 3 次。肌内或皮下注射，常用量每次 2ml，每日 3 次。

【**不良反应**】见复合维生素 B 的不良反应表。

复合维生素 B 的不良反应表

分类	临床报道（发生率不明）	不良反应处置
免疫系统	皮肤潮红、瘙痒，口唇肿胀及灼热	严重者给予对症治疗
消化系统	食欲减退、腹痛、恶心	严重者给予对症治疗
泌尿系统	尿液可能呈黄色	停药即可消失
神经系统	头痛、头晕、眼花、烦躁、疲倦	严重者给予对症治疗

维生素 C [药典（二）；基（基）；医保（甲）]
Vitamin C

【**分类**】维生素类药物。

【**药理作用**】维生素 C 在体内抗坏血酸和脱氢抗坏血酸形成可逆的氧化还原系统，此系统在生物氧化及还原作用中和细胞呼吸中起重要作用。维生素 C 参与氨基酸代谢、神经递质的合成、胶原蛋白和组织细胞间质的合成。可降低毛细血管的通透性，加速血液的凝固，刺激凝血功能，促进铁在肠内吸收，促使血脂下降，增加对感染的抵抗力，参与解毒功能，且有抗组胺的作用及阻止致癌物质（亚硝胺）生成的作用。

【**适应证**】①用于治疗坏血病，也可用于各种急慢性传染性疾病及紫癜等辅助治疗。②慢性铁中毒的治疗：维生素 C 促进去铁胺对铁的螯合，使铁排出加速。③特发性高铁血红蛋白症的治疗。④下列情况对维生素 C 的需要量增加：患者接受慢性血液透析、胃肠道疾病（长期腹泻、胃或回肠切除术后）、结核病、癌症、溃疡病、甲状腺功能亢进、发热、感染，创伤、烧伤、手术等；接受肠道外营养的患者，因营养不良，体重骤降，以及在妊娠期和哺乳期；应用巴比妥类、四环素类，水杨酸类，或以维生素 C 作为泌尿系统酸化药时。

【**用法用量**】肌内或静脉注射，成人每次 100~250mg，每日 1~3 次；小儿每日 100~300mg，分次注射。救治克山病可用大剂量，由医师决定。必要时，成人每次 2~4g，每日 1~2 次，或遵医嘱。

【**不良反应**】见维生素 C 的不良反应表。

维生素 C 的不良反应表

分类	临床报道（发生率不明）	不良反应处置
免疫系统	变态反应、过敏性休克	如发生休克，应立即肌内或皮下注射 0.1% 肾上腺素注射液 0.5~1ml（小儿酌减），必要时可数分钟重复注射 1 次或进行静脉、心内注射，并根据需要进行输液、给氧、滴注肾上腺皮质激素（氢化可的松或地塞米松），应用升压药和其他必要的急救措施。有呼吸困难时可缓慢静脉注射氨茶碱 0.25~0.5g，同时人工呼吸

【**咨询要点**】①注意事项：大量长期服用突然停药，有可能出现坏血病症状。②药物过量：

每日服 1~4g，可引起腹泻、皮疹、胃酸增多、胃液反流，有时尚可见泌尿系结石、尿内草酸盐与尿酸盐排出增多、深静脉血栓形成、血管内溶血或凝血等，有时可导致白细胞吞噬能力降低。每日用量超过 5g 时，可导致溶血，重者可致命。孕妇服用大量时，可产生婴儿坏血病。

多维元素 [药典（二）]
Vitamins with Minerals

【分类】维生素及矿物质类非处方药。

【药理作用】维生素和矿物质均为维持机体正常代谢和身体健康必不可少的重要物质。二者是构成多种辅酶和激素的重要成分，缺乏时可导致代谢障碍而引致多种疾病。

【适应证】用于预防和治疗因维生素与矿物质缺乏所引起的各种疾病。

【用法用量】口服，成人及 12 岁以上儿童每日 2 片，12 岁以下儿童每日 1 片，饭后服用。

【不良反应】见多维元素的不良反应表。

多维元素的不良反应表

分类	临床报道（发生率不明）	不良反应处置
消化系统	胃部不适	
泌尿系统	尿液可能呈黄色	停药即可消失

复合维生素 [药典（二）]
Vitamin Complex

【分类】维生素及矿物质类药物。

【药理作用】维生素和微量元素是维持人体正常生命活动所必需的重要物质。缺乏时可导致代谢障碍，维生素类药构成多种辅酶，参与多种物质的代谢、利用和合成，促使骨骼生长，维持上皮组织的结构完整，保持正常的生长发育。本品所含各种维生素、矿物质和微量元素的量，尤适用于妇女妊娠期和哺乳期的营养需要。

【适应证】用于妊娠期和哺乳期妇女对维生素、矿物质和微量元素的额外需求，并预防妊娠期因缺铁和叶酸所致的贫血。

【用法用量】口服。每次 1 片，每日 1 次，与早餐同时服用；如存在晨起恶心现象，可在中午或者晚上服用。

【不良反应】见复合维生素的不良反应表。

复合维生素的不良反应表

分类	少见	罕见	临床报道（发生率不明）	不良反应处置
消化系统	胃肠道功能紊乱		粪便颜色变黑	停药即可消失
其他		过度兴奋	过敏反应	严重者给予对症治疗

倍他胡萝卜素[药典（二）]
Betacarotene

【分类】维生素及矿物质类药物。

【药理作用】本品是维生素 A 的前体。倍他胡萝卜素服用后，在充分量的胆汁条件下，结合成脂质微粒，50% ~100% 被吸收，进入黏膜细胞，在小肠壁黏膜细胞处被吸收，进入细胞表层，并结合形成乳糜粒，在 15-15′ 二氧化酶作用下，游离出 2 分子维生素 A，故本品具有维生素 A 的作用。

【适应证】用于各种原因所致的倍他胡萝卜素不足、缺乏症或需求增加。咀嚼片用于红细胞生成性原卟啉症。

【用法用量】口服。每日 1 次，每次 1 粒。或遵医嘱。

【不良反应】见倍他红萝卜素的不良反应表。

倍他红萝卜素的不良反应表

分类	少见	罕见	临床报道（发生率不明）	不良反应处置
免疫系统	皮肤黄染			停药后可自行消失
消化系统	稀便			停药后可自行消失
其他		瘀斑和关节痛		停药后可自行消失

【咨询要点】①注意事项：服用本品期间不宜再服维生素 A。妊娠期对维生素 A 需要量略增加，但日剂量不宜超过 6000 单位。②毒性反应：有报道大量摄入维生素 A 可致胎儿畸形，如尿道畸形、生长迟缓、早期骨骺闭合等；维生素 A 还可经乳汁分泌，故孕妇及哺乳期妇女应在医生指导下使用。③药物过量：会使皮肤色素变深变黄，停药后可自行消失；红细胞和白细胞计数可下降，血沉增快，凝血酶原时间缩短。特殊患者，需长期大量服用倍他胡萝卜素和维生素 A 时，应随访监测血细胞计数、血沉、凝血酶原时间、眼震颤电动图、血浆胡萝卜素、维生素 A 含量测定及暗适应试验。

胰蛋白酶[药典（二）；基（基）；医保（乙）]
Trypsin

【分类】酶类药物。

【药理作用】本品具肽链内切酶的作用，选择性地作用于变性蛋白使之水解成多肽或氨基酸，提高组织通透性、抑制水肿和血栓周围的炎症反应；溶解血凝块、渗出液、坏死组织；分解痰液、脓液等黏性分泌物；促使局部药液迅速扩散吸收。

【适应证】用于清除血凝块、脓液、坏死组织及炎性渗出物，用于坏死性创伤、溃疡、血肿、脓肿及炎症等的辅助治疗。眼科用本品治疗各种眼部炎症、出血性眼病以及眼外伤、视网膜震荡等。本品还可应用于毒蛇咬伤，使毒素分解破坏。

【用法用量】①肌内注射：每次 1.25 万 ~5 万单位，每日 1 次。②结膜下注射：每次 1250~5000 单位，每日或隔日 1 次。③毒蛇咬伤：以 0.25~0.5% 盐酸普鲁卡因注射液溶解成 5000 单位 /ml 浓度的溶液以牙痕为中心，在伤口周围作浸润注射或在肿胀部位上方作环状封闭，每次用量 5 万 ~10 万单位。

【不良反应】见胰蛋白酶的不良反应表。

胰蛋白酶的不良反应表

分类	罕见	临床报道 （发生率不明）	不良反应处置
免疫系统	皮疹、血管性水肿	注射局部疼痛、硬结	
血液系统	白细胞减少、凝血功能障碍		
神经系统	头痛、头晕		症状轻时不影响继续治疗，给予抗组胺药和对症药物即可控制，严重时应立即停药
眼部系统	眼压升高、角膜水肿、角膜线状浑浊，玻璃体疝、虹膜色素脱落、葡萄膜炎及眼部创口开裂或延迟愈合等		青光眼症状可持续 1 周后消退
其他	寒战、发热、呼吸困难、腹痛、胸痛		

糜蛋白酶 [药典（二）；医保（乙）]
Chymotrypsin

【分类】酶类药物。

【药理作用】本品能促进血凝块、脓性分泌物和坏死组织等的液化清除。糜蛋白酶具有肽链内切酶及脂酶作用，可将蛋白质大分子的肽链切断，成为分子量较小的肽，或在蛋白质分子肽链端上作用，使氨基酸分出；并可将某些脂类水解。通过此作用能使痰中纤维蛋白和黏蛋白等水解为多肽或氨基酸，使黏稠痰液液化，便于咳出，对脓性或非脓性痰都有效。此外，尚能松弛睫状韧带及溶解眼内某些组织的蛋白结构。

【适应证】①用于眼科手术松弛睫状韧带、减轻创伤性虹膜睫状体炎；也可用于白内障摘除、使晶体易于移去。②用于创伤或手术后伤口愈合、抗炎及防止局部水肿、积血、扭伤血肿、乳房手术后浮肿、中耳炎、鼻炎等。③用于慢性支气管炎、支气管扩张或肺脓肿的治疗，可使脓性或非脓性痰液均可液化，易于咳出。④毒蛇咬伤的处理。

【用法用量】①肌内注射：通常 1 次 4000 单位（约 5mg），用前以氯化钠注射液溶解。②经眼给药：用于眼科作为酶性分解晶状体悬韧带，以氯化钠注射液溶解本品，配成 1：5000 溶液，从瞳孔注入后房，经 2~3 分钟，在晶体浮动后，用氯化钠注射液冲洗，即可取出晶状体。③喷雾吸入：用于液化痰液，可制成 0.05% 溶液雾化吸入。④局部注射：在处理软组织炎症或创伤时，可用 800 单位（约 1mg）溶于 1ml 的 0.9% 氯化钠注射液的药液局部注入创面。毒蛇咬伤，糜蛋白酶 10~20mg，每瓶用灭菌注射用水 4ml 稀释后，以蛇牙痕为中心向周围作浸润注射，并在伤口中心区域注射 2 针，再在肿胀上方 3cm 许作环状封闭 1~2 层，根据不同部位每针 0.7~0.7ml，至少 10 针，最多 26 针。⑤外用：寻常痤疮，糜蛋白酶局部涂搽，1 日 2 次。慢性皮肤溃疡，糜蛋白酶（400μg/ml）水溶液，湿敷创面，每次 1~2 小时。

【不良反应】见糜蛋白酶的不良反应表。

糜蛋白酶的不良反应表

分类	罕见	临床报道（发生率不明）	不良反应处置
免疫系统	过敏性休克	发热，多汗，局部注射部位疼痛、肿胀	如发生休克，应立即肌内或皮下注射0.1%肾上腺素注射液0.5~1ml（小儿酌减），必要时可数分钟重复注射1次或进行静脉、心内注射。并根据需要进行输液、给氧、滴注肾上腺皮质激素（氢化可的松或地塞米松），应用升压药和其他必要的急救措施。有呼吸困难时可缓慢静脉注射氨茶碱0.25~0.5g，同时人工呼吸
血液系统		凝血功能障碍	
其他		眼压增高	

参考文献

　[1]靳睿芳.1例雾化吸入糜蛋白酶致过敏性休克、哮喘急性发作的护理［J］.当代护士：专科版（下旬刊），2015（9）：157–157.

溶菌酶
Lysozyme

【**分类**】酶类药物。

【**药理作用**】本品是在生物体内广泛分布的一种黏多糖水解酶，能液化革兰阳性菌细胞壁的不溶性多糖，将其水解成可溶性黏肽，是一种具杀菌作用的天然抗感染物质，具有抗菌、抗病毒、抗炎、增强抗生素疗效及加快组织恢复的作用。

【**适应证**】用于慢性鼻炎、急慢性咽喉炎、口腔溃疡、水痘、带状疱疹和扁平疣等。

【**用法用量**】口服，1次50~100mg，1日3次。

【**不良反应**】见溶菌酶的不良反应表。

溶菌酶的不良反应表

分类	临床报道（发生率不明）	不良反应处置
免疫系统	皮疹	出现过敏反应时，可在医师指导下口服抗组胺药、维生素C和静脉使用钙剂，必要时全身使用糖皮质激素治疗

三磷酸腺苷 [药典（二）；医保（乙）]
Adenosine Triphophate

【**分类**】其他生化制剂。

【**药理作用**】本品为一种辅酶，有改善机体代谢的作用，参与体内脂肪、蛋白质、糖、核酸以及核苷酸的代谢。同时又是体内能量的主要来源，当体内吸收、分泌、肌肉收缩及进行生化合成反应等需要能量时，三磷酸腺苷即分解成二磷酸腺苷及磷酸基，同时释放出能量。

【**适应证**】辅酶类药。用于进行性肌萎缩、脑出血后遗症、心功能不全、心肌疾患及肝炎等的辅助治疗。

【**用法用量**】肌内注射或静脉注射，1次10~20mg，1日10~40mg。

【**不良反应**】见三磷酸腺苷的不良反应表。

三磷酸腺苷的不良反应表

分类	临床报道（发生率不明）	不良反应处置
免疫系统	荨麻疹	出现过敏反应时，可在医师指导下口服抗组胺药、维生素C和静脉使用钙剂，必要时全身使用糖皮质激素治疗
消化系统	呃逆、ALT升高	
神经系统	头晕、乏力	
心血管系统	低血压、心搏骤停	
其他	咳嗽、胸闷、暂时性呼吸困难、有哮喘病史者可能诱发哮喘、关节酸痛、下肢痛	

脑蛋白水解物[药典（二）]
Cerebroprotein Hydrolysate

【分类】脑血液循环改善药及促智药。

【药理作用】本品为一种大脑所特有的肽能神经营养药物。能以多种方式作用于中枢神经，调节和改善神经元的代谢，促进突触的形成，诱导神经元的分化，并进一步保护神经细胞免受各种缺血和神经毒素的损害。本品可通过血－脑屏障，促进脑内蛋白质的合成，影响呼吸链，具有抗缺氧的保护能力，改善脑内能量代谢。激活腺苷酸环化酶和催化其他激素系统。提供神经递质、肽类激素及辅酶前体。

【适应证】用于颅脑外伤、脑血管病后遗症伴有记忆减退及注意力集中障碍的症状改善。

【用法用量】每个疗程最好连续注射，参考患者年龄、病情以决定疗程长短及剂量，皮下注射不超过2ml，肌内注射不超过5ml。静脉滴注，一般使用10~30ml，稀释于250ml 0.9%氯化钠注射液中缓慢滴注，每日1次。约60~120分钟滴完，可连续使用10~14日为1个疗程。

【不良反应】见脑蛋白水解物的不良反应表。

脑蛋白水解物的不良反应表

分类	少见	罕见	临床报道（发生率不明）	不良反应处置
免疫系统	皮疹、荨麻疹、红斑疹、斑丘疹、皮肤瘙痒、皮肤潮红、喉头水肿、头面部水肿	过敏样反应和过敏性休克		出现过敏反应时，应立即停用一切可疑的致敏药，鼓励患者多饮开水，在医师指导下口服抗组胺药、维生素C和静脉使用钙剂，必要时全身使用糖皮质激素治疗。若出现过敏性休克时，立即平卧，给氧，皮下注射肾上腺素0.5~1mg（小儿减半），使用抗过敏药物，使用升压药维持血压，应用糖皮质激素，补充液体维持水、电解质平衡，维持酸碱平衡
消化系统	腹泻、腹痛、恶心、呕吐、便秘、口干、氨基转氨酶升高			减量或停药后可恢复
泌尿系统	血尿素氮升高			

续表

分类	少见	罕见	临床报道 （发生率不明）	不良反应处置
呼吸系统	呼吸困难、胸闷、憋气、呼吸急促、咳嗽、鼻塞、支气管痉挛			发生支气管痉挛应给予支气管扩张剂
神经系统	头晕、眩晕、头痛、惊厥、麻木、抽搐、憋气、烦躁、震颤、抑郁、失眠、癫痫发作	失语症、感觉异常、躁动不安		
心血管系统	心悸、心动过速、心律失常、血压升高、血压下降			应停药，必要时给予适当治疗
其他	寒战、畏寒、乏力、腰痛、背痛、水肿、	视力异常	注射部位疼痛、静脉炎，大剂量使用时，注射过快会引起少数患者发热	应停药，必要时给予适当治疗

参考文献

［1］廖剑波，杨红玉.注射用脑蛋白水解物致242例不良反应分析［J］.中国医院药学杂志，2016，36（20）：1797–1800.

氯化钠 [药典（二）；基（基）了；医保（甲）]
Sodium Chloride

【分类】调节水、电解质平衡药。

【药理作用】氯化钠是一种电解质补充药物。钠和氯是机体重要的电解质，主要存在于细胞外液，对维持正常的血液和细胞外液的容量和渗透压起着非常重要的作用。正常血清钠浓度为135~145mmol/L，占血浆阳离子的92%，总渗透压的90%，故血浆钠量对渗透压起着决定性作用。正常血清氯浓度为98~106mmol/L，人体中钠、氯离子主要通过下丘脑、垂体后叶和肾脏进行调节，维持体液容量和渗透压的稳定。

【适应证】各种原因所致的失水，包括低渗性、等渗性和高渗性失水；高渗性非酮症糖尿病昏迷，应用等渗或低渗氯化钠可纠正失水和高渗状态；低氯性代谢性碱中毒；外用0.9%氯化钠注射液冲洗眼部、洗涤伤口等；还用于产科的水囊引产。

【用法用量】静脉滴注。

【不良反应】见氯化钠的不良反应表。

氯化钠的不良反应表

分类	临床报道（发生率不明）	不良反应处置
血液系统	溶血	应停药，必要时给予适当治疗
心血管系统	血压升高、心率加快、急性左心衰竭	应停药，必要时给予适当治疗
其他	水钠潴留、胸闷、呼吸困难、脑水肿	应停药，必要时给予适当治疗

【咨询要点】药物过量：可致高钠血症和低钾血症，并能引起碳酸氢盐丢失。

氯化钾 [药典（二）；基（基）；医保（甲）]
Potassium Chloride

【分类】调节水、电解质平衡药。

【药理作用】钾是细胞内的主要阳离子，其浓度为 150~160mmol/L，而细胞外的主要阳离子是钠离子，血清钾浓度仅为 3.5~5.0mmol/L。机体主要依靠细胞膜上的 Na^+、K^+–ATP 酶来维持细胞内外的 K^+、Na^+ 浓度差。体内的酸碱平衡状态对钾代谢有影响，如酸中毒时 H^+ 进入细胞内，为了维持细胞内外的电位差，K^+ 释放到细胞外，引起或加重高钾血症。而代谢紊乱也会影响酸碱平衡，正常的细胞内外钾离子浓度及浓度差与细胞的某些功能有着密切的关系，如碳水化合物代谢、糖原贮存和蛋白质代谢、神经、肌肉包括心肌的兴奋性和传导性等。

【适应证】①治疗各种原因引起的低钾血症，如进食不足、呕吐、严重腹泻、应用排钾性利尿药、低钾性家族周期性麻痹、长期应用糖皮质激素和补充高渗葡萄糖后引起的低钾血症等。②预防低钾血症，当患者存在失钾情况，尤其是发生低钾血症对患者危害较大时（如使用洋地黄类药物的患者），需预防性补充钾盐，如进食很少、严重或慢性腹泻、长期服用肾上腺皮质激素、失钾性肾病、巴特综合征等。③洋地黄中毒引起频发性、多源性期前收缩或快速心律失常。

【用法用量】每 1g 氯化钾的含钾量为 13.4mmol。①用于严重低钾血症或不能口服者，将 10% 氯化钾注射液 10~15ml 加入 5% 葡萄糖注射液 500ml 中滴注，补钾剂量、浓度和速度根据临床病情和血钾浓度及心电图缺钾图形改善而定，钾浓度不超过 3.4g/L（45mmol/L），补钾速度不超过 0.75g/h（10mmol/h），每日补钾量为 3~4.5g（40~60mmol）。②体内缺钾引起严重快速室性异位心律失常时，如尖端扭转型室性心动过速、短阵、反复发作多行性室性心动过速、心室扑动等威胁生命的严重心律失常时，钾盐浓度要高（0.5%，甚至 1%），滴速要快，1.5g/h（20mmol/h），补钾量可达每日 10g 或 10g 以上；如病情危急，补钾浓度和速度可超过上述规定，但需严密动态观察血钾及心电图等，防止高钾血症发生。

【不良反应】见氯化钾的不良反应表。

氯化钾的不良反应表

分类	临床报道（发生率不明）	不良反应处置
免疫系统	皮下组织坏死、手足口唇麻木	应停药，必要时给予适当治疗
神经系统	晕厥、焦虑、意识模糊	
心血管系统	静脉炎、心律减慢、心律失常、传导阻滞、甚至心搏骤停	
其他	软弱、乏力、呼吸困难、高钾血症	

【咨询要点】①注意事项：不得直接静脉注射，未经稀释不得进行静脉滴注。静脉滴注浓度较高，速度较快或静脉较细时，易刺激静脉内膜引起疼痛，甚至发生静脉炎。②药物过量：应用过量易发生高钾血症。一旦出现高钾血症，应及时处理。如立即停止补钾，避免应用含钾饮食、药物及保钾利尿药；静脉滴注高浓度葡萄糖注射液和胰岛素，以促进 K^+ 进入细胞内，10%~25% 葡萄糖注射液每小时 300~500ml，每 20g 葡萄糖加胰岛素 10 单位；若存在代谢性酸中毒，应立即使用 5% 碳酸氢钠注射液，无酸中毒者可使用 11.2% 乳酸钠

注射液，特别是 QRS 波增宽者；应用钙剂对抗 K⁺ 的心脏毒性，当心电图提示 P 波缺乏、QRS 波变宽、心律失常，而不应用洋地黄类药物时，给予 10% 葡萄糖酸钙 10ml 静脉注射 2 分钟，必要时间隔 2 分钟重复使用；口服聚磺苯乙烯以阻断肠道 K⁺ 的吸收，促进肠道排 K⁺；伴有肾衰竭的严重高钾血症，可行血液透析或腹膜透析，而以血透清除 K⁺ 效果好，速度快；应用袢利尿药，必要时同时补充 0.9% 氯化钠注射液。

参考文献

［1］陈姝，赵永琴.1 例高龄阿尔茨海默病患者微泵注射氯化钾外渗致皮下组织坏死护理体会［J］.中外医学研究，2017，15（24）：161-163.

氯化钙[药典（二）；基（非基药）；医保（乙）]
Calcium Chloride

【分类】电解质制剂。

【药理作用】钙补充剂。钙离子可维持神经肌肉正常的兴奋性，促进神经末梢分泌乙酰胆碱。可以改善细胞膜的通透性，增加毛细血管的致密性，使渗出减少，起到抗敏作用。能够促进骨骼与牙齿的钙化形成。

【适应证】①治疗钙缺乏、急性血钙过低、碱中毒及甲状旁腺功能低下导致的手足搐搦症，维生素 D 缺乏症等。②过敏性疾患。③镁中毒的解救。④氟中毒的解救。⑤心脏复苏时的应用。

【用法用量】①用于低钙或电解质的补充：每次 0.5~1g，稀释后缓慢静脉注射（每分钟不超过 0.5ml），1~3 日内重复给药。②甲状旁腺功能亢进术后"骨饥饿综合征"患者的低钙：稀释于 0.9% 氯化钠注射液或右旋糖酐内，每分钟滴注 0.5~1mg。③用作强心剂：0.5~1g，稀释后静脉滴注，每分钟不超过 1ml，心室内注射。④治疗高血钾：根据心电图决定剂量。⑤抗高血镁治疗：首次 0.5g，缓慢静脉注射，根据患者反应决定是否重复应用。⑥小儿用量：低钙时治疗量为 25mg/kg，静脉缓慢滴注。

【不良反应】见氯化钙的不良反应表。

氯化钙的不良反应表

分类	常见	不良反应处置
神经系统	头痛、嗜睡、精神错乱	严重者给予对症治疗
心血管系统	心律失常、心搏停止、高血压	
消化系统	恶心、呕吐、食欲不振	
其他	发热、眼及皮肤对光敏感	

【咨询要点】药物过量：临床研究中本品过量仅限于个案病例，该药品会伴有 3 级或 4 级的骨髓抑制，若摄入推荐剂量的患者，应密切监测其骨髓抑制情况，并给予适当的支持性治疗。

葡萄糖酸钙[药典（二）；基（基）；医保（甲、乙）]
Calcium Gluconate

【分类】调节水、电解质平衡药。

【药理作用】本品为钙补充剂。作用及其机制与氯化钙基本相同。

【适应证】①治疗钙缺乏，急性血钙过低、碱中毒及甲状旁腺功能低下所致的手足搐搦症；②过敏性疾患；③镁中毒时的解救；④氟中毒的解救；⑤心脏复苏时应用（如高血钾或低血钙，或钙通道阻滞引起的心功能异常的解救）。

【用法用量】用 10% 葡萄糖注射液稀释后缓慢注射，每分钟不超过 5ml。成人用于低钙血症，1 次 1g，需要时可重复；用于高镁血症，1 次 1~2g；用于氟中毒解救，静脉注射本品1g，1 小时后重复，如有搐搦可静脉注射本品 3g；如有皮肤组织氟化物损伤，每平方厘米受损面积应用 10% 葡萄糖酸钙 50mg。小儿用于低钙血症，按体重 25mg/kg（6.8mg 钙）缓慢静脉注射。但因刺激性较大，本品一般情况下不用于小儿。

【不良反应】见葡萄糖酸钙的不良反应表。

葡萄糖酸钙的不良反应表

分类	临床报道（发生率不明）	不良反应处置
免疫系统	过敏性休克、皮肤对光敏感	如发生休克，应立即肌内或皮下注射 0.1% 肾上腺素注射液 0.5~1ml（小儿酌减），必要时可数分钟重复注射 1 次或进行静脉、心内注射。并根据需要进行输液、给氧、滴注肾上腺皮质激素（氢化可的松或地塞米松），应用升压药和其他必要的急救措施。有呼吸困难时可缓慢静脉注射氨茶碱 0.25~0.5g，同时人工呼吸
消化系统	呕吐、恶心、食欲不振、口中有金属味、异常口干、便秘	
神经系统	嗜睡、持续头痛、抽搐	
心血管系统	心律失常甚至心搏停止、高血压	
其他	全身发热、眼对光敏感、高钙血症	

【咨询要点】注意事项：静脉注射时如漏出血管外，可致注射部位皮肤发红、皮疹和疼痛，并可随后出现脱皮和组织坏死。若发现药液漏出血管外，应立即停止注射，并用氯化钠注射液作局部冲洗注射，局部给予氢化可的松、1% 利多卡因和透明质酸，并抬高局部肢体及热敷。

乳酸钠林格注射液 [药典（二）]
Sodium Lactate Ringer's Injection

【分类】电解质类。

【药理作用】人体在正常情况下血液中也有少量乳酸，主要自葡萄糖或糖原酵解生成，来自肌肉、皮肤、脑及细胞等，乳酸生成后或再被转化为糖原或丙酮酸，或进入三羧酸循环被分解为水及二氧化碳，因此乳酸钠的终末代谢产物为碳酸氢钠，可纠正代谢性酸中毒。高钾血症伴酸中毒时，乳酸钠可纠正酸中毒并使钾离子自血及细胞外液进入细胞内。降解乳酸的主要脏器为肝及肾脏，当体内乳酸代谢失常或发生障碍时，疗效不佳。

【适应证】调节体液、电解质及酸碱平衡药。用于代谢性酸中毒或有代谢性酸中毒倾向的脱水病例。

【用法用量】静脉滴注，成人每次 500~1000ml，按年龄、体重及症状不同可适当增减。给药速度为成人每小时 300~500ml。

【不良反应】见乳酸钠林格注射液的不良反应表。

乳酸钠林格注射液的不良反应表

分类	少见	罕见	不良反应处置
血液系统	血钾浓度下降		可对症治疗
心血管系统	心率加速、胸闷、气急、肺水肿、心力衰竭、血压升高		应停药并及时给予对症治疗
其他	体重增加、水肿	药疹	减量或停药后可恢复

【咨询要点】①注意事项：有低钙血症者（如尿毒症），在纠正酸中毒后易出现手足发麻、疼痛、搐搦、呼吸困难等症状，常因血清钙离子浓度降低所致。②毒性反应：孕妇有妊娠中毒症者可能加剧水肿、升高血压。③药物过量：可能形成水肿或使体内离子失去平衡。

碳酸氢钠 [药典（二）；基（基）；医保（甲）]
Sodium Bicarbonate

【分类】盐溶液 / 电解质溶液类。

【药理作用】本品使血浆内碳酸根浓度升高，中和氢离子，从而纠正酸中毒；由于尿液中碳酸根浓度增加后 pH 值升高，使尿酸、磺胺类药物与血红蛋白等不易在尿中形成结晶或聚集；口服能迅速中和和缓冲胃酸，而不直接影响胃酸分泌。在不影响乳酸盐浓度的前提下，向肿瘤中直接注射碱性碳酸氢钠溶液，改变肿瘤生存环境的酸碱度，阻止肿瘤的乳酸性酸增多，细胞通过提高代谢性乳酸性酸的量来提高对葡萄糖饥饿的耐受力，使癌细胞对葡萄糖饥饿的耐受力减弱，让肿瘤细胞在不利的环境中生存从而使其凋亡。

【适应证】①用于代谢性酸中毒，碱化尿液以预防尿酸性肾结石，减少磺胺药的肾毒性，急性溶血时防止血红蛋白沉积在肾小管，治疗胃酸过多引起的症状。②静脉滴注对巴比妥类、水杨酸类药物及甲醇等药物中毒有非特异性的治疗作用。③外用滴耳软化耵聍。④ 2% 溶液坐浴用于霉菌性阴道炎。⑤预防运动性横纹肌溶解症，用于靶向肝肿瘤内乳酸性酸积累的肝动脉插管化疗栓塞术。

【用法用量】①口服：成人每次 0.3~2g，每日 0.9~6g；小儿每次 0.1~1.0g，每日 3 次。②代谢性酸中毒：静脉滴注，补碱量（mmol）=（2.3− 实际测得的 BE 值）× 0.25 × 体重（kg），或补碱量（mmol）= 正常的 CO_2CP− 实际测得的 CO_2CP（mmol）× 0.25 × 体重（kg）。除非体内丢失碳酸氢盐，一般先给计算剂量的 1/3~1/2，4~8 小时内滴注完毕。③心肺复苏抢救：首次 1mmol/kg，以后根据血气分析结果调整用量（每1g碳酸氢钠相当于12mmol碳酸氢根）。④碱化尿液：成人静脉滴注，2~5mmol/kg，4~8 小时内滴注完毕。

【不良反应】见碳酸氢钠的不良反应表。

碳酸氢钠的不良反应表

分类	临床报道（发生率不明）	不良反应处置
消化系统	食欲减退、恶心、呕吐	严重者给予对症治疗
泌尿系统	尿频、尿急	严重者给予对症治疗
神经系统	异常疲倦虚弱、精神症状、持续性头痛	严重者给予对症治疗
心血管系统	心律失常	严重者给予对症治疗
呼吸系统	呼吸减慢	严重者给予对症治疗
肌肉骨骼系统	肌肉痉挛、疼痛、水肿、肌肉疼痛或抽搐	严重者给予对症治疗

【咨询要点】①注意事项：可能产生穿孔的溃疡病患者忌用；忌与酸性药物配伍。本品碱化尿液可增加肾脏对水杨酸制剂的排泄；与抗凝药如华法林和 M 胆碱酯酶药等合用，后者吸收减少；与含钙药物、乳及乳制品合用，可致乳碱综合征；与西咪替丁、雷尼替丁等 H₂ 受体拮抗药合用，后者的吸收减少；与排钾利尿药合用，增加发生低氯性碱中毒的危险性；本品可使尿液碱化，影响肾对麻黄碱的排泄，故合用时麻黄碱剂量应减小。②毒性反应：痛风患者不宜常服碳酸氢钠，会加重该病的缠绵，从而造成对精神系统、心血管系统、泌尿系统、消化系统的影响。③药物过量：可能导致组织缺氧，严重的可造成中枢神经系统酸中毒，还可能增加血浆渗透压引起其他病症。

参考文献

［1］宋金春，龙星颖 . 碳酸氢钠临床应用的研究进展［J］. 医学综述，2018，24（15）：3050-3053.

乳酸钠 [药典（二）；基（基）；医保（甲）]
Sodium Lactate

【分类】酸碱平衡调节药。

【药理作用】本品的作用和作用机制与乳酸钠林格注射液基本相同。

【适应证】用于纠正代谢性酸中毒，腹膜透析液中缓冲剂、高钾血症伴严重心律失常（QRS 波增宽者）。

【用法用量】高钾血症首次可予静脉滴注 11.2% 注射液 40~60ml，以后酌情给药。严重高钾血症导致缓慢异位心律失常，特别是心电图 QRS 波增宽时，应在心电图监护下给药，有时须高达 200ml 才能奏效，此时应注意血钠浓度及防止心力衰竭。

【不良反应】见乳酸钠的不良反应表。

乳酸钠的不良反应表

分类	少见	罕见	临床报道（发生率不明）	不良反应处置
心血管系统	血压升高、心率加速、胸闷、气急等肺水肿、心力衰竭表现			严重者给予对症治疗
其他	体重增加、水肿	低钾血症、药疹	低钙血症者（如尿毒症），在纠正酸中毒后易出现手足发麻、疼痛、搐搦、呼吸困难等症状，常因血清钙离子浓度降低所致	出现过敏反应时，可在医师指导下口服抗组胺药、维生素 C 和静脉使用钙剂，必要时全身使用糖皮质激素治疗

【咨询要点】①注意事项：给药速度不宜过快，以免发生碱中毒、低钾及低钙血症。孕妇有妊娠高血压综合征者可能加剧水肿、升高血压，应用时宜谨慎。②毒性反应：糖尿病病患者服用双胍类药物，阻碍肝脏对乳酸的利用，易引起乳酸中毒。③药物过量：可致碱中毒、钠潴留等。

果糖 [药典（二）；医保（乙）]
Fructose

【分类】葡萄糖类药物。

【药理作用】果糖注射液是一种能量和体液补充剂。果糖比葡萄糖更易形成糖原，主要在肝脏通过果糖激酶代谢，易于代谢为乳酸，迅速转化为能量。

【适应证】用于糖尿病、肝病患者供给能量、补充体液。此外能加速乙醇代谢，用于急性中毒的辅助治疗。

【用法用量】缓慢静脉滴注，一般每日 10% 果糖注射液 500~1000ml。剂量根据患者的年龄、体重和临床症状调整。

【不良反应】见果糖的不良反应表。

果糖的不良反应表

分类	临床报道（发生率不明）	不良反应处置
免疫系统	荨麻疹	出现过敏反应时，可在医师指导下口服抗组胺药、维生素 C 和静脉使用钙剂，必要时全身使用糖皮质激素治疗
消化系统	上腹部不适、疼痛或痉挛性疼痛	严重者给予对症治疗
呼吸系统	肺水肿	严重者给予对症治疗
循环系统	周围水肿、乳酸性酸中毒、发热、注射部位感染、血栓性静脉炎	严重者给予对症治疗
内分泌系统	高尿酸血症、脂代谢异常、稀释性低钾血症	
神经系统	四肢抽搐	严重者给予对症治疗

口服补液盐[药典（二）；基（基）；医保（甲）]
Oral Rehydration Salt

【分类】调节水、电解质平衡药。

【药理作用】钠离子、钾离子是维持体内恒定的渗透压所必需，而恒定的渗透压，则为维持生命所必需，体内的钠和钾如丢失过多，则会出现低钠综合征或低钾综合征。急性腹泻，暑天高温，劳动大量出汗均可导致上述症候。本品可以补充钠、钾及体液，调节水及电解质的平衡。

【适应证】治疗和预防急、慢性腹泻造成的轻度脱水。

【用法用量】口服，溶于 500ml 温水中，一般每日服用 3000ml，直至腹泻停止。

【不良反应】见口服补液盐的不良反应表。

口服补液盐的不良反应表

分类	临床报道（发生率不明）	不良反应处置
免疫系统	皮疹	出现过敏反应时，可在医师指导下口服抗组胺药、维生素 C 和静脉使用钙剂，必要时全身使用糖皮质激素治疗
消化系统	恶心	

参考文献
[1]陈令全.口服补液盐联合蒙脱石散对妊娠期急性胃肠炎的安全性和疗效观察[J].中外女性健康研究，2018（23）：88-89.

混合糖电解质注射液
Carbohydrate and Electrolyte Injection

【分类】调节水、电解质及酸碱平衡药物（糖类）。

【药理作用】使用禁食白兔进行的试验表明，本品与 7.5% 葡萄糖电解质注射液比较，其血液总酮体明显降低，肝脏糖原显著升高，本品中混合的葡萄糖、果糖及木糖醇在体内均可有效地被利用，同时，一次性水分平衡为正，电解质平衡系维持或减轻到负平衡。使用手术侵袭负荷中等程度糖尿病大鼠的试验表明，本品与 10% 葡萄糖电解质注射液比较，手术后的血液葡萄糖浓度及尿液中总糖分排泄率明显降低，即使在耐糖作用降低时糖分的利用也良好。

【适应证】不能口服给药或口服给药不能充分摄取时，补充和维持水分和电解质，并补给能量。

【用法用量】缓慢静脉滴注，成人每次 500~1000ml。给药速度（按葡萄糖计）通常成人每小时不得超过 0.5g/kg。根据年龄、症状及体重等不同情况可酌量增减。

【不良反应】见混合糖电解质注射液的不良反应表。

混合糖电解质注射液的不良反应表

分类	少见	临床报道（发生率不明）	不良反应处置
免疫系统	皮疹	过敏性休克	如发生休克，应立即肌内或皮下注射 0.1% 肾上腺素注射液 0.5~1ml（小儿酌减），必要时可数分钟重复注射 1 次或进行静脉、心内注射。并根据需要进行输液、给氧、滴注肾上腺皮质激素（氢化可的松或地塞米松），应用升压药和其他必要的急救措施。有呼吸困难时可缓慢静脉注射氨茶碱 0.25~0.5g，同时人工呼吸
消化系统		肝功能障碍	
泌尿系统		肾功能障碍	
其他		脑水肿、肺气肿、末梢水肿、水中毒、高钾血症、血管性静脉炎、血管痛	

参考文献

［1］张灵，梅飞，刘辉，等.混合糖电解质注射液致过敏性休克 1 例［J］.中国药师，2018，21（03）：469–470.

腹膜透析液 [基（基）；医保（甲）]
Peritoneal Dialysis Solution

【分类】透析液。

【药理作用】①透析液电解质浓度与正常血浆相近，并可按临床情况予以调整。透析液中一般不含钾离子，有利于清除体内过多钾离子，维持正常血钾浓度，但有低钾血症时，可临时在透析液中加入钾盐，每升腹膜透析液加 10% 氯化钾溶液 3ml，其钾离子浓度近 4mmol/L。②透析液浓度一般略高于血浆渗透浓度，有利于体内水清除，故可根据体内水潴留程度适当提高透析液的渗透浓度。除非严重水肿或急性肺水肿，尽量避免使用高浓度葡萄糖透析液以免过度脱水，引起严重高血糖和高糖刺激腹膜导致腹膜丧失超滤功能。③腹膜透析液 pH 值为 5.0~5.8。目前均以乳酸盐为碱基，它进入体内后经肝脏代谢为碳酸氢根离子。

【适应证】急性肾衰竭；慢性肾衰竭；急性药物或毒物中毒；顽固性心力衰竭；顽固性水肿；电解质紊乱及酸碱平衡失调。

【用法用量】①治疗急、慢性肾衰竭伴水潴留者，用间歇性腹膜透析每次 2L，留置 1~2 小时，每日交换 4~6 次。无水潴留者，用连续性不卧床腹膜透析（CAPD），一般每日 4 次，每次 2L，日间每次间隔 4~5 小时，夜间 1 次留置 9~12 小时，以增加中分子尿毒症毒素清除。一般每日透析液量为 8L。②治疗急性左心衰竭，酌情用 2.5% 或 4.25% 葡萄糖透析液 2L；后者留置 30 分钟，可脱水 300~500ml；前者留置 1 小时，可脱水 100~300ml。③儿童：每次交换量一般为 50ml/kg。

【不良反应】见腹膜透析液的不良反应表。

腹膜透析液的不良反应表

分类	临床报道（发生率不明）	不良反应处置
呼吸系统	呼吸困难	
消化系统	腹膜炎、腹膜流出液浑浊、呕吐、腹泻、恶心、便秘、腹痛、腹胀、腹部不适	
免疫系统	史 – 约综合征、荨麻疹、皮疹（包括瘙痒性、红斑性及全身性）、瘙痒症	出现过敏反应时，可在医师指导下口服抗组胺药、维生素 C 和静脉使用钙剂，必要时全身使用糖皮质激素治疗
运动系统	肌痛、肌痉挛、肌肉骨骼痛	
神经系统	灌注部位疼痛	
其他	导管相关并发症	

参考文献

［1］孙占山. 腹膜透析合并卵巢蒂扭转致血性腹透液 1 例［J］. 中国血液净化，2015，14（6）：383.

氨基酸注射液 ^[药典（二）；医保（乙）]
Amino Acid Injection

【分类】营养补充类、氨基酸类药。

【药理作用】本品在能量供给充足的情况下，可进入组织细胞，参与蛋白质的合成代谢，获得正氮平衡，并生成酶类、激素、抗体、结构蛋白等生理活性物质，促进组织愈合，恢复正常生理功能。

【适应证】低蛋白血症。用于蛋白质摄入不足、吸收障碍等氨基酸不能满足机体代谢需要的患者。亦用于改善手术后患者的营养状况。

【用法用量】静脉滴注，成人每次 250~500ml，儿童 35~50ml/kg。

【不良反应】见氨基酸注射液的不良反应表。

氨基酸注射液的不良反应表

分类	临床报道（发生率不明）	不良反应处置
免疫系统	皮疹、瘙痒、面部潮红、多汗、过敏性休克	如发生休克，应立即肌内或皮下注射 0.1% 肾上腺素注射液 0.5~1ml（小儿酌减），必要时可数分钟重复注射 1 次或进行静脉、心内注射。并根据需要进行输液、给氧、滴注肾上腺皮质激素（氢化可的松或地塞米松），应用升压药和其他必要的急救措施。有呼吸困难时可缓慢静脉注射氨茶碱 0.25~0.5g，同时人工呼吸

续表

分类	临床报道（发生率不明）	不良反应处置
消化系统	恶心、呕吐	滴注速度过快引起，应严格控制滴注速度
神经系统	头晕、头痛、注射部位疼痛	滴注速度过快引起，应严格控制滴注速度
呼吸系统	胸闷、呼吸困难	
其他	心悸、发热、发冷、血栓性静脉炎、低血糖、组织水肿	

复方氨基酸注射液^[药典（二）]
Compound Amino Acid Injection

【分类】氨基酸类。

【药理作用】本品是一种含有 20 种左旋结构氨基酸的溶液。氨基酸的模式是在临床状况下，根据药物动力学研究而制定的，故可满足肝功能衰竭状态下的特殊代谢需要。肝功能衰竭是以氨基酸失调，尤其是支链氨基酸与芳香氨基酸之间的不平衡为特征，本品的模式特别照顾到患者的这些变化。本品的构成适于肝病患者的特殊蛋白需要，特别适用于肝病患者的非肠道营养，使用足量的氨基酸能达到有效的蛋白平衡，而没有诱发肝性脑病的危险。

【适应证】预防和治疗肝性脑病，补充肝病时肝性脑病急性期或表现期的静脉营养。

【用法用量】根据个人需求而定，一般使用 7~10ml/（kg·d）［≥0.7~1.0g（氨基酸）/（kg·d）］；最大剂量为 15ml/（kg·d）［≥1.5g（氨基酸）/（kg·d）］。通过中心静脉导管进行静脉注射。

【不良反应】见复方氨基酸注射液的不良反应表。

复方氨基酸注射液的不良反应表

分类	少见	罕见	临床报道（发生率不详）	不良反应处置
免疫系统	药疹	过敏反应、过敏性休克		如出现休克，按休克抢救原则治疗
心血管系统	心房纤颤			应停药并及时给予对症治疗
其他	体重增加、水肿、咯血、头痛	短暂性失明	输注速度过快，可能出现不耐受	减量或停药后可恢复

【咨询要点】①注意事项：应密切注意水、电解质和酸碱平衡，根据血清离子谱补充电解质。为支持输入氨基酸参与合成代谢、达到最好利用，能量物质（葡萄糖和脂肪）应同时输入。低钠血症或血清渗透压升高的患者输注要谨慎，过快的输注速度会引起不耐受以及肾脏氨基酸丢失所致的氨基酸失衡。对同时患有肾功能不全的患者，氨基酸的用量应该随血清尿素和肌肝的水平调整。②药物过量：可引起恶心、寒战、眩晕以及肾脏氨基酸丢失。应立即停止输注，缓解之后应以低速率输注。

参考文献

［1］闫雪莲，刘荣吉，梅丹，等.复方氨基酸注射液中亚硫酸盐引起过敏反应及风险防范［J］.2018，16（4）：89-92.

低分子右旋糖酐氨基酸注射液 [药典（二）；基（基）；医保（甲）]
Dextran 40 and Amino Acids Injection

【分类】血浆代用品和血浆蛋白组分。

【药理作用】本品为营养性血容量扩充剂，静脉滴注后能提高血浆胶体渗透压，吸收血管外水分而增加血容量，升高及维持血压。可解聚红细胞及血小板，降低血液黏滞性，改善微循环，防止血栓形成。还可补充人体内必需氨基酸，显著增加蛋白质合成。促进人体内蛋白质代谢正常，纠正负氮平衡，补充蛋白质，加快伤口愈合。

【适应证】用于治疗兼有蛋白质缺乏的血容量减少的患者。

【用法用量】静脉滴注。每次 500ml，每日 1 次，通常连续用药 4~5 日。

【不良反应】见低分子右旋糖酐氨基酸注射液的不良反应表。

低分子右旋糖酐氨基酸注射液的不良反应表

分类	少见	罕见	临床报道（发生率不明）	不良反应处置
免疫系统	发热、寒战、类白血病反应	严重过敏	少数患者可出现过敏反应，表现为皮肤瘙痒、荨麻疹、恶心、呕吐、哮喘，重症患者口唇发绀、虚脱、血压剧降、支气管痉挛，个别患者甚至会出现过敏性休克，直至死亡	出现过敏反应时，应立即停用一切可疑的致敏药，鼓励患者多饮开水，在医师指导下口服抗组胺药、维生素 C 和静脉使用钙剂，必要时全身使用糖皮质激素治疗。如患者出现胸闷、气短、面色苍白、出冷汗、手足冰凉、血压下降等表现，应立即送医院。若出现过敏性休克时，立即平卧，给氧，皮下注射肾上腺素 0.5~1mg（小儿减半），使用抗过敏药物，使用升压药维持血压，应用糖皮质激素，补充液体维持水、电解质平衡，维持酸碱平衡
淋巴系统	淋巴结肿大			
骨骼系统	关节炎			
血液系统	凝血障碍、出血时间延长			
消化系统	恶心、呕吐			
神经系统	头痛			
心血管系统	低血压			
其他	大小便失禁、皮肤坏死、视盘水肿			

【咨询要点】注意事项：产妇对右旋糖酐过敏或发生类过敏反应时会导致子宫张力过高使胎儿缺氧。有致死危险性或造成婴儿神经系统严重受损，因此不可在分娩时与止痛药或硬膜外麻醉药一起使用。本品从肾脏排泄，增加尿液黏度，会导致少尿及肾衰竭。

木糖醇 [药典（二）；基（非基药）；医保（乙）]
Xylitol

【分类】其他影响代谢的药物。

【药理作用】本品可不依赖胰岛素，直接透过细胞膜，在细胞内代谢，产生热量。因此可以改善糖代谢，消除糖尿病酮症的作用，作为糖尿病患者的糖代谢。

【适应证】用于糖尿病患者的糖代谢。

【用法用量】口服。每日 3~4 次，每次 10~15g。

【不良反应】见木糖醇的不良反应表。

木糖醇的不良反应表

分类	常见	临床报道（发生率不明）	不良反应处置
消化系统	有肠鸣、腹胀、腹泻等	恶心、呕吐	适当减少剂量，可减少不良反应的发生
神经系统		头晕、头痛	
免疫系统		过敏样反应、皮疹、瘙痒	出现过敏反应时，可在医师指导下口服抗组胺药、维生素 C 和静脉使用钙剂，必要时全身使用糖皮质激素治疗
其他		代谢性酸中毒、肾损伤、大脑功能损伤	

参考文献

[1] 李新辰，赵志刚. 含木糖醇药物安全性评价及药学监护药品评价［J］. 2018：15（06）

多种微量元素注射液[医保（乙）]
Multi Trace Element Injection

【分类】肠外营养药。

【药理作用】本品为微量元素的浓缩液，可供应锌、锰、铜、磷、铁的正常每日需要量，用作多种氨基酸注射液和葡萄糖注射液的添加剂，可发挥各种电解质和微量元素的特有作用以便机体内有关生化反应能正常进行。

【适应证】本品为肠外营养的添加剂。10ml 能满足成人每日对铬、铜、铁、锰、钼、硒、锌、氟和碘的基本和中等需要。妊娠妇女对微量元素的需要量轻度增高，所以本品也适用于妊娠妇女补充微量元素。

【用法用量】成人推荐剂量为每日 10ml。在配伍得到保证的前提下用本品 10ml 加入 500~1000ml 多种氨基酸或葡萄糖注射液中，静脉滴注时间 6~8 小时，滴注速率不宜过快。体重超过 15kg 的儿童每日 0.1ml/kg，稀释后静脉滴注。滴注速率不超过 1ml/min。在无菌条件下，配制好的注射液必须在 12 小时内滴注完毕，以免被污染。

【不良反应】见多种微量元素注射液的不良反应表。

多种微量元素注射液的不良反应表

分类	临床报道（发生率不明）	不良反应处置
循环系统	静脉炎	严重者给予对症治疗
神经系统	局部疼痛	严重者给予对症治疗

脂溶性维生素注射液[医保（乙）]
Fat–Soluble Vitamin Injection

【分类】维生素类药。

【药理作用】提供每日生理需要的脂溶性维生素，包括维生素 A、维生素 D_2、维生素 E、维生素 K_1。

【适应证】本品系静脉营养必不可少的组成部分之一，用以满足成人每日对脂溶性维生素 A、维生素 D_2、维生素 E、维生素 K_1 的生理需要。

【用法用量】成人和 11 岁以上儿童 1 日 1 支（10ml）。在可配伍性得到保证的前提下，使用前在无菌条件下，将本品加入脂肪乳注射液 500ml 内，轻轻摇匀后即可滴注，并在 24 小时内用完。本品可用于溶解注射用水溶性维生素，使用前在无菌条件下，将本品 10ml 加入 1 瓶注射用水溶性维生素内，溶解后再加入脂肪乳注射液中。

【不良反应】见脂溶性维生素注射液的不良反应表。

脂溶性维生素注射液的不良反应表

分类	常见	少见	罕见	临床报道（发生率不明）	不良反应处置
免疫系统	皮疹、潮红、瘙痒、多汗、面色改变、红斑疹、过敏性反应	过敏性休克、荨麻疹、局部皮肤反应、面部水肿、斑丘疹、四肢冰冷、眼睑水肿			出现过敏反应时，可在医师指导下口服抗组胺药、维生素 C 和静脉使用钙剂，必要时全身使用糖皮质激素治疗。如发生休克，应立即肌内或皮下注射 0.1% 肾上腺素注射液 0.5~1ml（小儿酌减），必要时可数分钟重复注射 1 次或进行静脉、心内注射。并根据需要进行输液、给氧、滴注肾上腺皮质激素（氢化可的松或地塞米松），应用升压药和其他必要的急救措施。有呼吸困难时可缓慢静脉注射氨茶碱 0.25~0.5g，同时人工呼吸
消化系统	恶心、腹痛、呕吐	腹胀、腹部不适、胃灼热、恶心加重、呕吐加重			
泌尿系统	尿失禁				
血液系统	非特异性出血、紫癜				
心血管系统	发绀、心悸	血压升高、血压降低、血压不稳、心动过速、心律失常、心脏纤颤			
神经系统	头晕、抽搐、麻木、意识丧失、精神异常、意识模糊、躁动不安、焦急不安	神志不清、头痛、昏迷、惊厥、头胀、头部发紧、震颤、晕厥			
呼吸系统	胸闷	呼吸急促、咳嗽、气短、气喘	胸闷加重、喉头水肿、呼吸抑制	呼吸困难	
肌肉骨骼系统	腰痛、腰背疼痛、四肢无力、肌痉挛、肌痛				
眼部系统	视觉异常、视物模糊				

续表

分类	常见	少见	罕见	临床报道 （发生率不明）	不良反应处置
其他	局部麻木、寒战、高热、发热	畏寒、全身颤抖、苍白、输液反应、乏力			

参考文献

［1］谢彦军，吴世福，田月洁，等 .491 例注射用脂溶性维生素严重不良反应分析［J］.中国药物警戒，2018，15（03）：176–180.

［2］杨艳，杨苏亚 .脂溶性维生素（Ⅱ）致呼吸困难 1 例［J］.人民军医，2016，59（03）：285.

奥利司他 [药典（二）]
Orlistat

【分类】减肥药。

【药理作用】本品为可逆的胃肠道脂肪酶抑制剂，通过与胃和小肠腔内胃脂肪酶和胰脂肪酶的活性丝氨酸部位形成共价键使酶失活，失活的酶不能将食物中的脂肪（主要是甘油三酯）水解为可吸收的游离脂肪酸和单酰基甘油。未消化的甘油三酯不能被身体吸收，从而减少热量摄入，控制体重。

【适应证】适用于肥胖症患者和伴发危险因素（高血压、糖尿病和高脂血症）的超重患者，还可用于减少在体重降低后的反弹。

【用法用量】本品推荐剂量为餐时或餐后 1 小时内服 0.12g（1 粒），每日 3 次。如果由于某餐未进或食物中不含脂肪，则可省略 1 次服药。

【不良反应】见奥利司他的不良反应表。

奥利司他的不良反应表

分类	少见	临床报道（发生率不明）	不良反应处置
消化系统	油性斑点（便）、带便性胃肠排气、大便紧急感、脂（油）性便、脂肪泻、大便次数增多和大便失禁，腹痛/腹部不适、胃肠胀气、水样便、软便、直肠痛/直肠部不适、牙齿不适、牙龈不适；憩室炎	上市后监测还发现有胰腺炎的报道；有罕见的转氨酶升高、碱性磷酸酶升高和重度肝炎的报告，并出现肝衰竭病例，其中部分患者需要进行肝移植或可直接导致死亡，胆汁淤积型肝炎、亚急性肝功能衰竭、大量肝细胞坏死	大部分患者用药一段时间后可改善；低脂膳食可减少发生胃肠道不良反应的可能性，这有助于患者自行检测和调整脂肪摄入量
免疫系统	皮肤干燥、皮疹	有发生罕见过敏反应的报道，主要临床表现为瘙痒、荨麻疹、血管性水肿、支气管痉挛和过敏性反应，出现大疱疹十分罕见	出现过敏反应时，应立即停用一切可疑的致敏药，鼓励患者多饮开水，在医师指导下口服抗组胺药、维生素 C 和静脉使用钙剂，必要时全身使用糖皮质激素治疗。如患者出现胸闷、气短、面色苍白、出冷汗、手足冰凉、血压下降等表现，应立即送医院
内分泌系统	便秘、水肿、多尿、烦渴等	糖尿病酮症酸中毒	
呼吸系统	上呼吸道感染、下呼吸道感染、流行性感冒		

续表

分类	少见	临床报道（发生率不明）	不良反应处置
泌尿系统	泌尿道感染	急性尿酸盐肾病	
神经系统	头痛、焦虑、疲劳、健忘		
心血管系统	高血压		
其他	背痛、肌痛、关节炎和功能紊乱、月经失调、阴道炎、致癌风险		

参考文献

［1］Kose M，Emet S，Akpinar TS，et al. An unexpected result of obesitytreatment：Orlistat-related acute pancreatitis［J］. Case Rep Gastroen-terol，2015，9（2）：152-155.

左卡尼汀[医保（乙）]
Levocarnitine

【分类】营养药。

【药理作用】本品是哺乳动物能量代谢中需要的体内天然物质，其主要功能是促进脂类代谢。足够量的游离卡尼汀可使堆积的脂酰–CoA进入线粒体内，减少其对腺嘌呤核苷酸转位酶的抑制，使氧化磷酸化得以顺利进行。左卡尼汀是肌肉细胞尤其是心肌细胞的主要能量来源，脑、肾等许多组织器官亦主要靠脂肪酸氧化供能。左卡尼汀还能增加NADH细胞色素C还原酶、细胞色素氧化酶的活性、加速ATP的产生，参与某些药物的解毒作用。对于各种组织缺血缺氧，左卡尼汀通过增加能量产生而提高组织器官的供能。

【适应证】适用于慢性肾衰竭长期血液透析患者因继发肉碱缺乏产生的一系列并发症状，临床表现如心肌病、骨骼肌病、心律失常、高脂血症，以及低血压和透析中肌痉挛等。

【用法用量】每次血液透析后推荐起始剂量是10~20mg/kg，溶于5~10ml灭菌注射用水中，2~3分钟1次静脉推注，血浆左卡尼汀波谷浓度低于正常（40~50μmol/L）立即开始治疗，在治疗第3周或第4周时调整剂量（如在血透后5mg/kg）。

【不良反应】见左卡尼汀的不良反应表。

左卡尼汀的不良反应表

分类	少见
免疫系统	瘙痒、皮疹
消化系统	腹泻、消化不良、恶心、呕吐
泌尿系统	肾功能异常
血液系统	贫血、高钙血症、高钾血症、血容量增多症
神经系统	头痛、头晕、失眠、压抑
心血管系统	心血管异常、高血压、低血压、心动过速
其他	胸痛、感冒症状、注射部位反应、甲状腺异常、咳嗽、咽喉炎、鼻炎、寒战、发热

参考文献

［1］李庆超，王恩生.左卡尼汀不良反应文献概述［J］.中国药物滥用防治杂志，2018，24（03）：175-176.

复方 α－酮酸 ^[医保（乙）]
Compound α–Ketoacid

【分类】补益类。

【药理作用】本品可提供必需氨基酸并尽量减少氨基氮的摄入。酮或羟氨基酸本身不含有氨基，其利用非必需氨基酸的氮转化为氨基酸，因此可减少尿素合成，尿毒症毒性产物的蓄积也减少。酮或羟氨基酸不引起残存肾单位的超滤，并可改善肾性高磷酸血症和继发性甲状旁腺功能亢进，改善肾性骨营养不良。

【适应证】配合低蛋白饮食，预防和治疗因慢性肾功能不全而造成蛋白质代谢失调引起的损害。通常用于肾小球滤过率低于每分钟 25ml 的患者。低蛋白饮食要求成人每日蛋白摄入量为 40g 或 40g 以下。

【用法用量】每日 3 次，每次 4~8 片，用餐期间整片吞服；必要时遵医嘱。此剂量是按 70kg 成人体重计算的。对于肾小球滤过率低于每分钟 25ml 的患者，本品配合不超过每日 40g（成人）的低蛋白饮食，可长期服用。

【不良反应】见复方 α－酮酸的不良反应表。

复方 α－酮酸的不良反应表

分类	临床报道（发生率不明）	不良反应处置
其他	高钙血症	建议减少维生素 D 的摄入量。如高钙血症持续发生，将本品减量并减少其他含钙物质的摄入

聚磺苯乙烯钠
Sodium Polystyrene Sulfonate

【分类】电解质平衡调节药。

【药理作用】本品为钠型阳离子交换树脂，口服后在胃部酸性环境中分子上的钠离子被氢离子取代成氢型树脂。当氢型树脂进入肠内即与肠道中的钾、铵等离子进行交换，吸附钾后随粪便排出体外，从而消除体内钾离子。本品尚可与少量镁、钙离子交换。开始作用时间需数小时至数日。钠型树脂的优点是既不会加重酸中毒，又能摄取尿毒症患者肠道内的铵离子，因此可减少尿素的合成。

【适应证】①可用于治疗各种原因引起的高钾血症，特别是急、慢性肾衰竭时的高钾血症。②用于治疗急、慢性肾衰竭，肾病综合征，狼疮性肾炎，肝肾综合征等并发的高钾血症（血钾 >5.5mmol/L 者）。

【用法用量】①口服：成人每次 15~30g，事先可用温水或饮料 20~100ml 调匀，每日 1~3 次或遵医嘱，连用 2~3 日。若有便秘，可与甘露醇粉或山梨醇粉等量同时服用。儿童参考剂量每日按 1g/kg 计算。②直肠给药：每次 30~60g，用水或 20% 甘露醇 100~200ml 混匀作高位保留灌肠，保留时间从 30~45 分钟至 4~10 小时。

【不良反应】见聚磺苯乙烯钠的不良反应表。

聚磺苯乙烯钠的不良反应表

分类	临床报道（发生率不明）	不良反应处置
免疫系统	恶心、呕吐、胃痛、食欲不振、便秘、腹泻、结肠坏死	
其他	血压升高、心律不齐、肌无力、应激性精神紊乱等。低钾血症、低钙血症、钠潴留	应监测电解质，低钾血症应根据个体反应决定是否停止治疗

【咨询要点】注意事项：①大剂量应用于老年患者及儿童，可引起粪便嵌塞，新生儿口服后可发生胃肠道结石（对新生儿及儿童，应小心直肠给药，以避免树脂嵌入），若有必要，可应用作用温和的缓泻药，以预防或治疗便秘。②治疗期间应经常测定血钾水平，避免血钾过低，血钾降至 4.5mmol /L 时即应停药。③聚磺苯乙烯钠可导致钠超负荷，应慎用于肾衰竭或需限制钠摄入的患者，如心力衰竭患者及严重高血压患者；对于这些患者，应首选聚磺苯乙烯钙。

参考文献

［1］S.C 斯威曼 . 李大魁等译 . 马丁代尔药物大典［M］. 北京 . 化学工业出版社 .2014；1318.

聚苯乙烯磺酸钙[医保（乙）]
Calcium Polystyrene Sulphonate

【分类】电解质平衡调节药。

【药理作用】本品是阳离子交换树脂，可与钙离子交换钾离子及胃肠道中的其他阳离子，用途与聚磺苯乙烯钠相似：增加钾的排泄从而治疗高钾血症，且对于不能耐受体内钠负荷升高的患者，优于聚磺苯乙烯磺酸钠。

【适应症】主要用于预防和治疗急、慢性肾功能不全和肾衰竭患者的高钾血症。

【用法用量】口服：每次 15g，每日 3~4 次。②直肠给药：通常日剂量为 30g，剂型为加入 100ml 2% 甲基纤维素"450"及 100ml 水的悬浮剂，若可能，至少静置 9 小时，给予灌肠剂后，应充分冲洗结肠以清除树脂。

【不良反应】见聚苯乙烯磺酸钙的不良反应表。

聚苯乙烯磺酸钙的不良反应表

分类	临床报道（发生率不明）	不良反应处置
消化系统	便秘、恶心、食欲不振及胃部不适	
其他	低钾血症、高钙血症	应监测电解质，根据个体反应决定是否停止治疗

【咨询要点】注意事项：①禁用于甲状旁腺功能亢进症、多发性骨髓瘤、伯克肉样瘤或转移性癌症患者。②避免用于阻塞性肠道疾病的患者和肠蠕动减少的新生儿。

第十三章　眼科用药

玻璃酸钠 [医保（乙）]
Sodium Hyaluronate

【分类】眼科用药。

【药理作用】玻璃酸钠为广泛存在于动物和人体内的生理活性物质。在人皮肤、关节滑膜液、脐带、房水、眼玻璃体中均有分布。本品具有高度的黏弹性、可塑性以及良好的生物相容性，在预防黏连和修复软组织方面有明显作用。临床上用于多种皮肤损伤，促进伤口愈合，对于擦伤及撕裂伤，腿部的溃疡，糖尿病性溃疡，压迫性溃疡，以及清创术、静脉淤滞性溃疡等均有效。玻璃酸钠为关节滑液的主要成分，是软骨基质的成分之一。在关节腔内起润滑作用，可覆盖和保护关节软骨，改善关节挛缩，抑制软骨变性变化表面，改善病理性关节液，增加润滑功能。

【适应证】滴眼用于防治干眼症、眼睛疲劳、斯－约综合征等内因性疾患和手术后药物性、外伤、光线对眼造成的刺激及戴软性接触镜等引起的外因性疾病。注射液为眼科手术辅助用药，用于白内障囊内、囊外摘除术，抗青光眼手术，角膜移植手术等。

【用法用量】滴眼，每次 1 滴，每日 5~6 次，可根据症状适当增减。眼前房手术常用量为每次 0.2ml 左右。前房内注射术毕根据手术需要清除残留药液。

【不良反应】见玻璃酸钠的不良反应表。

玻璃酸钠的不良反应表

分类	少见	罕见	临床报道 （发生率不明）	不良反应处置
免疫系统	眼睑炎、眼睑皮肤炎		过敏性休克	如发生休克，应立即肌内或皮下注射 0.1% 肾上腺素注射液 0.5~1ml（小儿酌减），必要时可数分钟重复注射 1 次或进行静脉、心内注射。并根据需要进行输液、给氧、滴注肾上腺皮质激素（氢化可的松或地塞米松），应用升压药和其他必要的急救措施。有呼吸困难时可缓慢静脉注射氨茶碱 0.25~0.5g，同时人工呼吸
其他	瘙痒感、刺激感、弥漫性表层角膜炎等角膜障碍	眼痛	一过性眼压升高	

双氯非那胺 [药典（二）]
Diclofenamide

【分类】眼科用药。

【药理作用】在其分子中含有 2 个磺酰胺基团，故具有较强的碳酸酐酶抑制功能，除抑制

Na^+、K^+再吸收外，还增加Cl^-的排出，故代谢性酸中毒的发生缓慢。本品可减少房水生成量的39%，从而使眼压下降。无论正常眼及青光眼均可使其眼压下降，正常眼平均下降0.32kPa（2.4mmHg），青光眼平均下降1.08kPa（8.1mmHg）。但房水流出易度不变，即本品没有增加房水排出的功能。

【适应证】适用于各种类型的青光眼，对各种类型青光眼急性发作时的短期给药控制眼压，是一种有效的辅助药物。特别适用于急性闭角型青光眼急性发作期、急性眼压升高的继发性青光眼及对乙酰唑胺不敏感的患者。亦可作为抗青光眼手术的术前降压剂。本品也和其他碳酸酐酶抑制剂一样，不能长期用于控制眼压。

【用法用量】①开始时每次100~200mg，12小时1次，维持量为25~50mg，每日25~150mg。②成人常用量：口服，每次2~4片，每日2~6片。③抗青光眼：成人口服，首次100mg（4片），以后每12小时服1次，直至获得满意的效果。维持量25~50mg（1~2片），每日1~3次。

【不良反应】见双氯非那胺的不良反应表。

双氯非那胺的不良反应表

分类	少见	罕见但严重	不良反应处置
免疫系统	磺胺样皮疹，剥脱性皮炎		严重者可给予抗过敏等治疗
内分泌系统		代谢性酸中毒、低钾血症	补充碳酸氢钠及钾盐有可能减轻症状
消化系统	金属样味觉、恶心、消化不良、腹泻；更易出现厌食		减量或停药后可逐渐恢复
泌尿系统	多尿、夜尿、肾及泌尿道结石等	肾衰竭	
血液系统		急性溶血性贫血、粒细胞减少症、血小板减少症、嗜伊红细胞增多症、再生障碍性贫血	
神经系统	疲劳、体重减轻、困倦抑郁、嗜睡、性欲降低等，更易出现精神错乱		减量或停药后可逐渐恢复
其他	四肢麻木及刺痛感、暂时性近视		

【咨询要点】①注意事项：不能耐受磺胺类药物或其他磺胺衍生物利尿药的患者，也不能耐受本品。②毒性反应：动物实验证实应用高于成人剂量10倍对啮齿动物胎仔有较高的致畸发病率，已有报告指出将要分娩的和妊娠期的妇女不宜使用，尤其是妊娠的前3个月。洋地黄苷类与本品合用，可提高洋地黄的毒性，并可发生低钾血症。

附录　历年药害事件

时间	药物	原因 / 导致损害	后果
1890~1950 年	甘汞	汞中毒	死亡儿童约 585 人
1900~1949 年	蛋白银	银质沉着症	约 100 人死亡
1922~1970 年	氨基比林	粒细胞、白细胞减少	约 2082 人死亡
1930~1960 年	醋酸铊	铊中毒	半数用药者（万余人）死亡
1933~1972 年	己烯雌酚	阴道腺癌	约 300 人受损害
1935~1937 年	二硝基酚	白内障（眼及骨髓损害）	近万人失明，177 人骨髓抑制，9 人死亡
1938 年	磺胺酏剂（二甘醇）	肝、肾损伤	约 358 人中毒，107 人死亡
1942 年	黄热病疫苗	病毒性肝炎	28 000 多人受害，62 人死亡
1950 年	孕激素	女婴外生殖器男性化	受害者达 600 多例
1953 年	非那西汀	肾损伤、溶血肾病	约 2000 人受损害，几百人死亡
1954 年	二磺二乙基锡	中毒性脑炎综合症	270 人中毒，110 人死亡
1956~1961 年	沙利度胺（反应停）	海豹肢畸形	10 000 多人受害，5000 余人死亡
1960 年	异丙肾上腺素气雾剂	严重心律失常	3500 人死亡
1967 年	氨苯噁	肺动脉高压	70 例用药者受损害
1963~1972 年	氯碘羟喹（Clioquinol）	SMON 病（亚急性脊髓视神经病）	11 000 多人中毒，几百人死亡
1968~1979 年	心得宁	眼 – 皮肤 – 黏膜综合征	约 2257 人受损害
2001 年	梅花 K 黄柏胶囊	非法添加过期变质四环素	128 人中毒
2003 年	龙胆泻肝丸	关木通中含有马兜铃酸	10 万人致病
2005 年	聚丙烯酰胺水凝胶	导致各种病变	数万人出现病变
2006 年	鱼腥草注射液	临床研究不到位	严重的不良反应
2006 年	亮菌甲素	工业二甘醇假冒药用丙二醇	15 人中毒，13 人死亡
2007 年	静注人免疫球蛋白	不明，可能是储存不当	6 人死亡
2007 年	静注人免疫球蛋白	非法购进血浆原料	导致部分患者丙肝抗体阳性
2007 年	注射用甲氨蝶呤	清场不彻底药品混料	上百人下肢伤残，无法行走
2008 年	刺五加注射液	被雨水浸泡药品更换包装后销售	3 人死亡
2008 年	肝素钠原料药	可能是混入多磺酸软骨素	81 人死亡
2009 年	糖脂宁胶囊	非法添加过量格列本脲	8 人治疗，死亡 2 人

中文药名索引

（按汉语拼音顺序排列）